치료적 반사요법 – *전문가를 위한 단계별 가이드*

Therapeutic Reflexology – *A Step-by-Step Guide to Professional Competence*

치료적 반사요법

전문가를 위한 단계별 가이드

성기석 외 옮김

Therapeutic Reflexology

A Step-by-Step Guide to Professional Competence

Paula S. Stone, MA, NCTMB, LMT, CMR, CRI, ARCB-CR

영 문 출 판 사

■ **옮긴이** (가나다 순)

고은경 마산대학교 물리치료과 교수
김민정 제주대학교 건강뷰티향장학과 교수
김수연 세종대학교 향장뷰티산업학과 교수
김효철 원광디지털대학교 한방미용예술학과 교수
노재준 오산대학교 건강재활과 교수
성기석 한국과학마사지 협회장
이명희 송호대학교 뷰티케어학과 교수
장예선 제주관광대학교 관광뷰티 디자인학과 교수
정형국 안산대학교 물리치료과 교수

알림:
이 책의 저자와 출판사는 여기에 담겨 있는 정보와 기술적 추천사항들이 연구와 전문가 자문을 기반으로 하고, 이 책의 출판 시점에서 통상적으로 승인되는 기준에 적합하도록 노력했다. 그럼에도 불구하고, 새로운 정보들이 활용 가능할 수 있으므로, 임상적 및 기술적 실습 변화가 필요하다. 독자는 사용 전에 모든 물품 및 기기에 대한 제작자의 설명과 정보를 참고하길 권하며, 필요시에는 건강관련 전문가에게 자문을 구하길 추천한다. 이러한 조언은 임상적 목적을 위한 새로운 물품 및 기기를 사용할 때 특히나 중요하다. 저자와 출판사는 이 책에 언급된 내용의 적용으로 인한 직접적 및 간접적 법적 책임, 손실, 부상, 피해에 대한 책임을 부인한다.

치료적 반사요법 - 전문가를 위한 단계별 가이드

2017년 5월 11일 초판인쇄
2017년 5월 18일 초판발행

지은이 : Paula S.Stone
옮긴이 : 성 기 석 외
발행인 : 박 병 조
발행처 : 도서출판 영문출판사
등 록 : 1987년 12월 21일 제2-419호
주 소 : 서울시 강남구 삼성동 69-1
전 화 : (02) 514-5590, 776-5590
팩 스 : (02) 756-8943
홈페이지 : www.ymsbook.net
E-mail : yeongmunsa@empal.com
정 가 : 35,000원
ISBN 978-89-7224-411-0 98510

※ 파본은 교환해 드립니다.

전하는 말 (Dedication)

이 책을 다른 이들을 섬기기 위하여 배움을 추구하고, 지식을 키우고, 지혜를 전파하며, 사랑하는 마음을 키우고자 하는 모든 이들에게 바칩니다. 그리고, 이 책을 완성하기까지 변함없이 지원을 해주고 격려를 해준 나의 남편과 딸을 비롯한 모든 가족들에게도 고마움을 표합니다.

마음에서 나온 것은 마음으로 간다

사무엘 테일러 콜리지 (Samuel Taylor Coleridge)

치유란 선의의 기술이자 선물입니다. 치유를 기술이라 부는 이유는 사람의 신체 내에서 발생하는 변화가 무한하고 치유사만이 이러한 변화를 우리 몸이 필요한 종류와 수준에 맞추어 조율할 수 있기 때문입니다. 기계는 인간의 몸에서 나타나는 수많은 변이와 반응을 처리하는 지혜와 감각을 가지고 있지 않습니다. 전산화된 기계라도 치유사의 기술과 비교할 수 없습니다. 인간에 대한 치유사의 선의는 치유기술의 효과를 더욱더 강화시킵니다.

스티븐 쳉 박사 (Dr. Stephen T. Chang), 위대한 도 (*The Great Tao*), p.236

만약 치유라는 행위가 발생한다면 당신의 안에서 발생하게 됩니다. 이는 모든 것들이 치유의 방향으로 엄격하게 움직이기 때문입니다.

스탠 그로스 박사 (Dr. Stan Gross), 내 안의 의사 (*The Physicians Within*), p.95

진정한 치유사는 모든 치유의 원천이 우리 안으로 흘러 들어오고 우리 몸을 통과하며 우리 주위를 둘러싼 신성한 정신이라는 것을 알고 있습니다.

폴라 S 스톤 (Paula S. Stone)

간단한 목차 (Brief Contents)

전하는 말 (Dedication) v

편집후기 (Acknowledgments) viii

저자 소개 (About the Author) ix

이 책의 기획의도 (How This Book Came to Be) x

추천사 (Foreword) xi

목차 (Contents) xiv

서문 (Preface) xx

제1부 반사요법 개요 (Overview of Reflexology) 1

제1장 반사요법 소개 (Introduction to Reflexology) 2

제2장 반사요법에 대한 이론 (Theories of Reflexology) 18

제3장 존 테라피, 경락 테라피, 반사요법 (Zone Therapy, Meridian Therapy, and Reflexology) 28

제4장 반사요법의 형태 (Forms of Reflexology) 38

제5장 반사요법과 연관된 마사지 및 테라피 (Reflexology, Massage, and Allied Practices) 50

제2부 반사요법 실습 (The Reflexology Practice) 59

제6장 웰니스 모델 (Wellness Model) 60

제7장 세션 별 기본요소 및 차트 웰니스 모델 (Session Fundamentals and Charting) 72

제8장 반사요법 실습과 비즈니스 (Reflexology Practice and Business) 92

제9장 반사요법 치료사를 위한 셀프케어 (Self-Care for Reflexologists) 102

제3부 반사요법의 기본요소 (Fundamentals of Reflexology) 111

제10장 신체의 근원 (Orientation to the Body) 112

제11장 발과 다리에 대한 해부학과 생리학 (Anatomy and Physiology of the Foot and Leg) 122

제12장 가이드라인과 안정화 (Guidelines and Stabilization) 136

제13장 손을 이용한 반사요법 테크닉 (Touch, Thumb, and Finger Techniques) 146

제4부 실전에서의 반사요법 (Reflexology in Practuce) 159

제14장 신체기관 (The Body) 160
제15장 피부기관 (Integumentary System) 184
제16장 골격기관 (Skeletal System) 198
제17장 근육기관 (Muscular System) 218
제18장 신경기관 (Nervous System) 236
제19장 심혈관 기관 (Cardiovascular System) 262
제20장 감각기관 (Sensory System) 278
제21장 호흡기관 (Respiratory System) 296
제22장 내분비기관 (Endocrine System) 310
제23장 림프기관과 면역체계 (Lymphatic System and Immunity) 332
제24장 소화기관 (Digestive System) 346
제25장 비뇨기관 (Urinary System) 366
제26장 생식기관 (Reproductive System) 382

부록 (Appendices)

부록 A 유용한 정보 (Resources) A-1
부록 B 치료의 전문 윤리 및 기준 (Professional Ethics and Standards of Practice) A-2
부록 C 차트 (Charts) A-3
부록 D 아로마테라피와 에센셜 오일 (Aromatherapy and Essential Oils) A-15
부록 E 건강 문제 도표 (Table of Health Challenges) A-24
부록 F 용어사전 (Glossary) A-80
부록 G 참고문헌 (Bibliography) A-99

찾아보기 (Index) I-1

편집후기 (Acknowledgments)

이 책을 출판하는 것은 제 인생의 목표였습니다. 제가 알고 있는 많은 이들과 그렇지 않은 이들 모두의 격려와 기다림, 그리고 그들의 지지가 이 책을 완성하게 하였습니다. 수많은 이들 중에도 다음과 같은 사람들에게 더 깊은 감사의 마음을 전하고 싶습니다:

- 이 책을 기획하는 것에서부터 출판까지 변함없이 무조건적인 지지를 보내준 편집장 마크 코헨(Mark Cohen)
- 이 책을 세상에 선보이게 해준 모든 Pearson 출판사 일원들
- 나의 과거, 현재, 그리고 미래에서 휴머니즘과 지식, 그리고 지혜를 함께 나눠주신 선생님들
- 지칠 줄 모르는 지지와 격려를 표해준 키티 칼라한 (Kitty Callahan)
- 원고 작성에 참신한 시각과 여러 도움을 준 스테파니 디어만 (Stehanie Pate Dearman)
- DVD와 사진 제작에 많은 시간과 재능을 할애해준 래리 클레몬 (Larry Clemmons)
- 제 10장에서 발 모델로 차가운 눈에 기꺼이 발을 담그어준 코니 호틀 (Connie Hottle)과 사진작가 샌디 퍼거슨 (Sandy Ferguson)
- 부록 E 증상별 테라피 참고자료를 타이핑해준 사만사 존슨 (Samantha Johnson)
- 기술 지원에 유머 지원까지 해준 Computer Check의 오너인 얀 쿠드느카 (Jan Kudrnka)
- 나의 발전을 향한 영감을 불어넣어준 모든 학생, 고객, 동료, 친구, 그리고 선생님들
- 원고를 검토해주면서 통찰력 있는 조언을 제공해준 검토자들과, 나의 질문에 성심성의껏 답해준 스탠 그로스 박사 (Dr. Stan Gross)
- 이 책에 그들의 연구를 참고하여 실을 수 있도록 기꺼이 허락해준 의학전문가들과 여러 저자와 학자들, 각 분야의 전문가들
- 만자나레스 박사 (Dr. Manzanares)의 연구자료를 이 책에 실을 수 있도록 도움을 준 지저스 만자나레스 박사 (Dr. Jesus Manzanares), 린다 콜리어 (Linda Collier), 그리고 번역자 수잔나 쏜버그 (Susana Thornburgh)
- 이 책을 구입할 정도로 반사요법에 많은 관심이 있는 독자 여러분. 이 책이 당신에게 도움이 되길 바랍니다.
- 그리고 사랑이 모든 것들을 실현할 수 있다는 가르침을 준 나의 가족들

검토자 명단

Stephanie Adamson
Black Hawk College
Moline, Illinois

Karen Ball, LMT
Academy of Ancient Reflexology
St. Augustine, Florida

Richard S. Butler, BS, LMT
Oregon School of Massage
Portland, Oregon

Wendy Coad, MFA, LMT, NCTMB, RPP, ARCB
The Vital Energy Source
New York, New York

Yvette Eastman
Touchpoint Institute of Reflexology and Kinesthetics
Belcarra, British Columbia, Canada

Maggie Fennimore
St. Charles School of Massage
St. Charles, Missouri

Bill Flocco
American Academy of Reflexology
Burbank, California

Nadine Forbes
Steiner Education Group
Baltimore, Maryland

Cindi Gill, LMT, LMTI
Body Business School of Massage Therapy
Durant, Oklahoma

Janet Gulla
Stony Brook University
Stony Brook, New York

Christine Issel, MA
Sacramento California

Edward Koehler, LMT
Pensacola, Florida

Deb Kortyna, NBCMTB, NBCR
Cortiva Institute-Desert Institute of the Healing Arts
Oro Valley, Arizona

Donna Kraft- Smith, LMT
Just for Health School of Reflexology & Healing Arts
Englewood, Colorado

Rachel Lord, BA, RN, CMT
Just for Health School of Reflexology & Healing Arts
Englewood, Colorado

Sheila McGinnis, BSN, CMT
School of Integrative Body Mind Therapies
Philadelphia, Pennsylvania

Tara McManaway, M.Div. CMT
The College of Southern Maryland
La Plata, Maryland

Chari Moye
Baltimore School of Reflexology
Baltimore, Maryland

Elizabeth Reveley, BA, LMT
Aloha Institute of Massage and Healing Arts
Kailua, Hawaii

Jennifer Spence, NCMT
Mt. Nittany Institute of Natural Health
State College, Pennsylvania

Ms. Frankie Avalon Wolfe, MH, PhD
Healing Feats Natural Health
Littleton, Colorado

저자 소개 (About the Author)

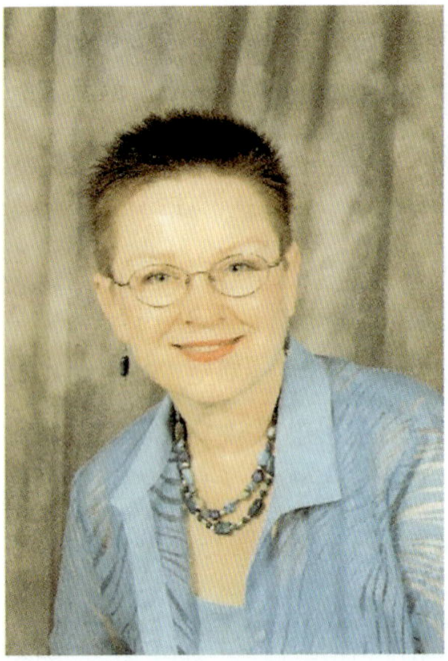

폴라 스톤 박사(Paula S. Stone, MA, NCTBM, ARCB)는 국가 공인 마사지 테라피스트이자 반사요법 치료사며, 교육자 및 건강관리전문가이다. Mississippi State University에서 교육학 학사(우등 졸업) 학위를 받고 영문학 석사 학위를 받은 후, 폴라는 기업 커뮤니케이션, 트레이닝, 저널리즘 분야에서 경력을 쌓았다. 기업에서 근무를 하며, 그녀는 국내외 회사를 상대로 마케팅 커뮤니케이션 프로그램과 트레이닝 프로그램을 개발 및 실행해왔다.

자연치유와 보완요법 및 대체요법에 오랜 관심을 쌓으면서, 폴라는 텍사스 플라노에 위치한 Texas Massage Institute에서 수학 후 학위를 수여받았다. 그녀는 National Certification Board for Therapeutic Massage and Bodywork에서 국가 공인 마사티 테라피스트 자격을 부여 받았으며, American Reflexology Certification Board에서 국가 공인 반사요법 치료사 자격을 부여 받았다. 그녀는 개인 클리닉에서 마사지, 반사요법, 바디워크 등을 이행하면서, 신경근 마사지, 아시아식 바디워크, 에너제틱 힐링, 치료효과가 있는 반사요법 부문에서 계속해서 심도 있는 연구를 진행해왔다.

바디워크 분야에서 꾸준히 실력을 쌓아오면서, 폴라는 여러 교육기관 및 강연을 통해 반사요법, 마사지, 병리학, 웰빙, 윤리 및 기타 코스에 대한 내용을 교육해왔다. 그녀는 ABMP의 자매 교육기관인 The Stone Institute LLC의 설립하여, 반사요법, 마사지, 관련 트리트먼트 및 건강관리에 대한 코스 교육을 제공하고 있다. 폴라는 American Massage Therapy Association (AMTA), Reflexology Association of America (RAA), International Council of Reflexologists (ICR)의 회원으로 활동하고 있기도 하며, Reflexology Association of Missouri의 초대회장이자 의장이기도 하다.

폴라 스톤은 바디워크 및 자연치유에 대한 인식과 교육을 확장시키기 위하여, 이 분야의 교육 프로그램과 자료를 개발 및 저술, 그리고 이에 대한 내용을 강연하며 활발히 활동을 하고 있다. 그녀는 Tappan's Handbook of Healing Massage Techniques (fifth edition)에서 반사요법 부문을 완성하는데 기여를 하기도 했다. 폴라는 *Massage Therapy Journal* (현재 *MTJ*), *Reflexology Across America*, *St. Louis Post-Dispatch*를 비롯한 국립 및 지역 출판서적에 기고를 하고 있다. 2010년, 폴라는 Reflexology Association of America에서 Recognition Award를 수여 받으면서 반사요법 분야에 대한 공로를 인정받았다. 또한 미국의 National Association for Reflexology의 책임자로 선출되면서, 이 단체의 이사진으로 활동하기도 했다.

이 책이 저술될 당시, 폴라는 American Commision for Accreditation of Reflexology Education의 회원이자 Training Curriculum Development Committee로서, 미국의 반사요법에 대한 표준 교육 수준을 발전시키는데 활발한 활동을 하고 있었다. 그녀는 Federation of State Massage Therapy Boards에서 도입한 Massage and Bodywork Licensing Exam (MBLEx)에도 기여를 하였다. 폴라는 바디워크 부문 및 교육법 개발에 대한 연구를 계속하면서, 21세기의 바디워크에 대한 교육법과 학습법을 발전시키고자 하고 있다.

이 책의 기획의도 (How This Book Came to Be)

셀프케어와 자연치유법에 대한 관심이 계속해서 확대되고 있습니다. 사람들은 자기 스스로를 보살피기 위한 효과적인 방법을 찾으면서 더 건강한 삶을 살고자 합니다. 반사요법은 단순명쾌하기 때문에, 이해하기도 그리고 실행하기도 쉽습니다. 가장 기본적인 테크닉도 제대로만 신체에 적용된다면, 즉각적인 효과를 느낄 수 있습니다. 잘 훈련되고 충분한 지식을 갖춘 전문 반사요법 치료사에 대한 수요가 늘어나고 있습니다. 이러한 흐름은 교육목적으로 그리고 전인적인 목적으로 반사요법 분야에 핵심적인 지식을 제시할 수 있는 교과서의 필요성을 이끌게 되었습니다.

현대의 전인론적인 반사요법은 신체를 전체적인 유기체 하나로 보고 있습니다. 올바른 테크닉을 발(또는 손, 귀 등)의 반사신경에 적용을 하여 신체 전체에 영향을 주면서, 항상성을 향상시키고 이를 통해 신체가 더 건강해지는 것입니다. 반사요법을 제공하는 사람은 압통점을 종종 느끼게 되는데, 이 책의 부록의 차트를 보면 알 수 있듯이, "압통점이 있는 부분에 문제가 있는 것"이라는 결론을 내리게 됩니다. 이러한 접근법에 여러 문제가 있습니다. 첫째, 이것은 그저 진단의 일부이기 때문에, 진단을 할 수 있는 공인 자격을 부여 받은 사람만이 합법적으로 할 수 있다는 것입니다. 둘째, 압통점은 신체를 증상의 집합체로 보는 통념적인 관점을 반영하고 있습니다. 신체의 모든 행동과 상태, 감정, 마음과 정신이 분리되지 않은 상호의존적이라는 것입니다. 이러한 전체론적인 관점이 이 책의 기본적인 원칙입니다.

이 책은 반사요법의 전문적인 실습에 대하여 기본적이면서도 핵심적인 지식을 제공하고 있습니다. 중심적인 개념, 신체조직, 기본 테크닉 등의 기본적인 지식을 배우는 것이 매우 중요합니다. 댄스, 무술, 체조, 요가 아사나를 단계적으로 배우는 것과 유사합니다. 핵심적인 지식은 시간이 지나면서 지식으로 변하고, 결과적으로 지혜로 발전하게 되는 스킬과 고난도의 테크닉 및 반사요법을 쌓기 위한 토대입니다.

이 책을 쓰기까지 30년이 걸렸습니다. 자연 치유, 영적 수행, 반사요법, 마사지, 무술 훈련에 대하여 평생에 걸쳐 쌓아온 흥미에 수많은 시간 동안 강의실과 임상연구를 통해 축적해둔 경험의 집약체라고 할 수 있습니다.

이 책은 다른 이들을 섬기기 위하여, 배움을 추구하고,
지식을 쌓고자 하며, 지혜를 전파하고자 하는
모든 이들에게 제가 드리는 선물입니다.

모든 이들에게 축복이 깃들길 바랍니다.

폴라 스톤 (Paula S. Stone)

추천사 (Foreword)

1994년, 캐나다 밴쿠버에서 강연을 할 기회가 있었습니다. 이곳에 있을 때, 월경전 증후군 트리트먼트에 대한 반사요법 연구를 공유하는 반사요법 치료사를 만나게 되었습니다. 그 당시, 반사요법은 저에게 낯선 분야 였습니다. 발, 손, 귀의 특정 부분에 압력을 가하는 요법이라는 것은 알았지만, 이 테라피에 대하여 직접적인 경험은 없었습니다.

하지만, 저는 반사요법에 부정적인 관심을 갖고 있었습니다. 첫째, 반사요법은 이중맹검법으로 과학연구의 금본위인 플라시보 효과가 작용하는 임상실험이었기 때문입니다. 둘째, 자격증을 수여한 연구자가 제공하는 테라피였기 때문입니다. 가장 중요한 이유였기도한 이유인 셋째는 결과가 믿지못할만큼 놀랍다는 것이었습니다. 8주동안 반사요법으로 치료를 받은 실험대상 중 62%가 평균적으로 PMS 증상이 감소하는 결과를 보였으며, 반면 "플라시보 마사지"를 받은 여성 중 19%만이 증상이 감소했습니다.

소프트볼 크기의 난소 낭종이 있었던 한 여성을 알게 되었습니다. 그녀는 낭종을 제거하기 위하여 수술 일정을 잡아두었고, 수술 전까지 반사요법 트리트먼트를 받기로 결정했습니다. 4개월 후, 수술 전 진행한 초음파 검사를 통해, 낭종이 없어졌다는 것을 알게 되었습니다. 검사 결과보고서에는 "골반 촬영 결과, 상태가 정상이며 이전에 관찰되었던 낭종 덩어리는 더 이상 관찰되지 않음. 이러한 상태 호전에 대하여 정확한 설명은 불확실함." 이라고 적혀있었습니다.

이러한 케이스로 저는 반사요법에 대하여 더 깊은 연구를 하게 되었고, 반사요법에 대하여 더 많이 배울수록, 반사요법의 효력에 대하여 더더욱 확신을 하게 되었습니다. 오늘날, 이 힐링 아트는 캘리포니아 뉴포트 비치에 위치한 저의 개인 클리닉인 Whitaker Wellness Institute에서 가장 인기있는 테라피 중에 하나입니다. 우리 클리닉에는 정규직 박사요법 전문가가 2명이 상주하고 있으며, 이들은 불안증과 불면증에서부터 고혈압과 혈액순환 질환, 메스꺼움을 비롯한 항암치료 부작용 등을 치료해 왔습니다.

저희 환자들은 반사요법을 좋아하고, 대부분의 환자들은 트리트먼트를 받은 후 긴장이 완화됨을 느낀다고 이야기하고 있습니다. 하지만, 반사요법의 효능은 단순히 트리트먼트 이후의 편안함 그 이상을 넘어섭니다. 폴라 스톤의 치료효과가 있는 반사요법: 전문가를 위한 단계별 가이드(*Therapeutic Reflexology: A Step-by- Step Guide to Professional Competence*)에서 언급 했듯이, 수많은 과학연구 자료들이 반사요법의 효능을 많은 질병의 보조 또는 독립형의 트리트먼트로써 저평가 하고 있습니다.

체계적인 연구와 명확한 설명으로 이루어진 이 교과서를 통해, 폴라 스톤은 반사요법의 어마어마한 가치에 대하여 눈을 뗄 수 없는 사례들을 소개하고 있으며, 많은 연구자료와 참고자료를 제시하고 있습니다. 또한, 치료사들을 위한 체계적인 가이드라인도 제시하고 있습니다. 이 책은 병세를 호전시킬 수 있는 깊이 있는 연구뿐만이 아니라, 이 독특하고 강력한 테라피의 메커닉과 테크닉에 대한 완벽한 탐구도 다루고 있기도 합니다.

반사요법은 Whitaker Wellness에서 제공하고 있는 침술, 마사지, 킬레이션 치료법, 영양요법, 비타민과 미네랄 IV 및 기타 대체요법과 함께, 종종 주류의학 전문가들로부터 회의적이고 노골적인 적대감을 받기도 합니다. 그들의 이러한 적대감은 수긍하기 쉽습니다.
이러한 테라피들이 오늘날의 의학을 점령하고 있는 약물과 수술과 아주 다르고, 많은 부분이 받아들이기 어려운 기준에서 출발했기 때문입니다.

하지만, 저는 통합의학, 보완의학, 또는 대체의학 분야를 모두 포함한 모든 건강관리 전문가들이 이 책을 열린 마음으로 읽는다면, 그들이 폄하했던 반사요법의 가능성에 대하여 완벽한 이해를 할 수 있을 것이라 믿습니다. 폴라 스톤의 책은 반사요법 치료사들을 위한 교과서로 활용될 수 있을 뿐만이 아니나라, 이 놀라운 테라피의 서막을 여는 대단한 가치를 제공할 것입니다. 저는 폴라 스톤의 *치료효과가 있는 반사요법*이 앞으로 몇 년간 반사요법 치료사들과 반사요법에 관심있는 개인들에게 인정을 받고 널리 활용되는 책이 될 것이라 예상합니다.

줄리안 휘태커 박사 (Julian Whitaker, MD)
Whitaker Wellness Institute 창립자
캘리포니아 뉴포트비치
www.whitakerwellness.com
*Health & Healing newsletter*의 저자
www.drwhitaker.com

역자서문

반사요법은 다양한 건강관리 분야에서 쉽게 접근할 수 있는 치료기법 중의 하나라고 생각한다. 심지어 보건 전문가가 아닌 일반인도 반사요법에 관심을 많이 가지고 있을 것이다. 이 책이 그들에게 좋은 정보를 제공할 뿐만 아니라, 전문적인 지식을 제공할 것이다.

이 책은 반사요법에 대한 기본 지식은 물론 전문적인 지식을 다루고 있어, 일반인은 물론 건강관리 전문가에게도 꼭 필요한 반사요법의 필수 교재이다.

책의 구성이 다른 교재보다 체계적이고, 기초에서부터 실습에 이르기까지 다양한 내용을 다루고 있다. 특히, IV부에서는 신체 기관에 따른 반사요법과 그들의 효과를 다루고 있다.

이 책의 저자인 폴라 스톤 (Paula S. Stone) 박사는 바디워크와 반사요법의 대가로 잘 알려져 있으며, 본 책에서도 마사지를 소개하고 있다.

본 역자들은 본 교재가 여러 사람들에게 도움이 되길 바란다. 그리고 본 책이 나오기까지 도움을 주신 영문사 박병조 사장님과 직원분들에게도 감사드린다.

역자 대표 성 기 석

목차(Contents)

전하는 말 (Dedication) v
간단한 목차 (Brief Contents) vi
편집후기 (Acknowledgments) viii
저자 소개 (About the Author) ix
이 책의 기획의도 (How This Book Came to Be) x
추천사 (Foreword) xi
서문 (Preface) xx

제1부 반사요법 개요 (Overview of Reflexology) 1

제1장 반사요법 소개 (Introduction to Reflexology) 2

개요(Overview) 4
반사요법을 왜 배우는가?(Why Learn Reflexology?) 4
반사요법의 역사 (History of Reflexology) 5
인도(India) 5
이집트(Egypt) 6
아시아(Asia) 7
티베트(Tibet) 8
중국과 일본(China and Japan) 9
유럽(Europe) 10
미국(United States) 11
반사요법의 부활 (Resurgence) 15

제2장 반사요법에 대한 이론 (Theories of Reflexology) 18

개요(Overview) 20
반사요법의 목적(Objective of Reflexology) 20
반사요법의 정의(Definition of Reflexology) 21
반사요법의 작용에 대한 이론 (Theories on How Reflexology Works) 21
림프 이론(Lymphatic Theory) 21
경락 이론(Meridian Theory) 21
신경 이론(Nerve Theory) 22
고유수용기 이론(Proprioceptor Theory) 24
존 이론 (Zone Theory) 24
반사요법의 효과에 대한 원리(Why Reflexology is Effective) 24
이외의 기타 이론(Other Theories) 24
현대 통합 이론(Contemporary Inclusive Theory) 24
반사요법의 체내 노폐물 감소 및 건강증진 효과 (Lessen Deposits, Improve Health) 24

제3장 존 테라피, 경락 테라피, 반사요법 (Zone Therapy, Meridian Therapy, and Reflexology) 28

개요(Overview) 30
존 테라피와 반사요법(Zone Therapy and Reflexology) 30
수직 방향의 (종적 방향의) 존 [Vertical (Longitudinal) Zones] 30
가로 방향의 (수평 방향의) 존 [Transverse (Horizontal) Zones] 31
존에 대한 동양의 해부학적 관점 (Eastern Anat-omical View of Zones) 32
존 테라피의 원리(Principles of Zone Therapy) 32
존 테라피와 반사요법의 적용 (Applications of Zone Therapy and Reflexology) 33
존 테라피와 경락 테라피(Zone Therapy and Meridian Therapy) 34
경락 테라피와 반사요법(Meridian Therapy and Reflexology) 34

제4장 반사요법의 형태 (Forms of Reflexology) 38

개요(Overview) 40
반사점 지도(Reflex Maps) 40
반사요법 테크닉과 도구(Techniques and Tools) 40
발 반사요법(Foot Reflexology) 42
손 반사요법(Hand Reflexology) 42
이침요법(Auriculotherapy) 43
홍채 진단법과 공막학 (Iridology and Sclerology) 44
혀 진단법(Tongue Assessment) 45
신체 반사요법(Body Reflexology) 47

제5장 반사요법과 연관된 마사지 및 테라피 (Reflexology, Massage, and Allied Practices) 50

개요(Overview) 52
반사요법의 뚜렷한 특징(Reflexology is Distinctive) 52
반사요법과 마사지 테라피(Reflexology and Massage Therapy) 52
반사요법과 아로마테라피(Reflexology and Aromatherapy) 53
아로마테라피를 적용할 수 있는 질병 및 질환(Conditions) 53
에센셜 오일(Essential Oils) 54
적용법(Application) 54

반사요법과 지압(Reflexology and Acupressure) 55
반사요법과 림프 도수 마사지
(Reflexology and Lymphatic Drainage) 55
반사요법과 기타 테라피 및 트리트먼트
(Reflexology and Other Approaches) 55

제2부 반사요법 실습 (The Reflexology Practice) 59

제6장 웰니스 모델 (Wellness Model) 60

개요(Overview) 62
연관된 건강증진 방법의 역할
(Role of Allied Health Practices) 62
웰니스 패러다임(Wellness Paradigm) 63
고객에게 반사요법을 적용할 시의 접근방법(Reflexology Applications in Approaches to Client Care) 65
완화치료(Palliative Care) 65
컨디션 매니지먼트(Condition Management) 65
치료과정 변경(Therapeutic Change) 66
반사요법 및 존 테라피에 대한 지시증
(Indications of Reflexology and Zone Therapy) 66
반사요법 및 존 테라피에 대한 주의사항, 고려사항 및 금기증
(Cautions, Considerations, and Contraindications of Reflexology and Zone Therapy) 67
주의사항 및 고려사항(Cautions and Considerations) 67
금기증(Contraindications) 67
반사요법 및 존 테라피에 대한 신체반응
(Responses to Reflexology and Zone Therapy) 68
긍정적 신체반응(Positive Responses) 68
신체적 불편함(Physical Discomfort) 68
명현반응(Healing Crisis) 68
감정적 또는 심리적 표출(Emotional or Psychological Release) 69
고객과의 커뮤니케이션 기술(Communication Skills) 69

제7장 세션 별 기본요소 및 차트 (Session Fundamentals and Charting) 72

개요(Overview) 74
룸 셋업(Room Setup) 74
세션의 의도(Intention) 75
세션 진행(Conducting a Session) 76
고객 응대(Greet the Client) 76
발 세정(Greet the Feet) 76
반사요법 세션 진행 (Perform the Reflexology Session) 77
세션 마무리(Conclude the Session) 82
세션의 차트 기록(Chart the Session) 82
차트 작성 양식(Charting Formats) 82
SOAP 노트(Soap Notes) 83
CARE 노트(Care Notes) 85
차트작성 팁(Charting Tips) 85
진단의뢰서(Medical Referrals) 85
세션 주기(Frequency) 86
세션의 최종 목표 확인(Identifying Session Goals) 86
세션 일정(Schedules) 87
세션 설계(Session Design) 88
목표(Objective) 88
접근법(Approach) 88
시간(Duration) 88
청취기술(Listening Skills) 89

제8장 반사요법 실습과 비즈니스 (Reflexology Practice and Business) 92

개요(Overview) 94
사업 구조(Business Structure) 94
사업계획과 전문인력 양성 계획
(Business and Professional Development Plan) 94
부기 및 회계(Bookkeeping and Accounting) 94
보험(Insurance) 95
비용 공개(Disclosure of Fees) 95
사업 윤리(Ethics) 96
전문가적 경계(Professional Boundaries) 96
기밀유지(Confidentiality) 96
반사요법 실행범위(Scope of Practice) 97
공중보건 및 위생(Public Health and Safety) 97
최상의 반사요법 실행기준 (Best Practice Standards) 97
자격증 및 인증 취득 (Licensing and Certification) 99
마사지(Massage) 99
아로마테라피(Aromatherapy) 99
지압(Acupressure) 99
림프 도수 마사지(Lymphatic Drainage) 99

제9장 반사요법 치료사를 위한 셀프케어 (Self-Care for Reflexologists) 102

개요(Overview) 104
인체공학, 신체역학, 지렛대의 원리
(Ergonomics, Body Mechanics, Leverage) 104
적절한 신체역학의 효과
(Benefits of Proper Body Mechanics) 104
부적절한 신체역학으로 인한 영향
(Effects of Improper Body Mechanics) 105
기본 개념(Basic Concepts) 105
적용(Applications) 106
스트레칭(Stretches) 107

전체론적인 셀프케어(Holistic Self-Care) 107

제3부 반사요법의 기본요소 (Fundamentals of Reflexology) 111

제10장 신체의 근원 (Orientation to the Body) 112

개요(Overview) 114
신체 자세(Body Positions) 114
신체 평면도와 방향에 대한 명칭 (Body Planes and Directional Terms) 114
방향과 움직임(Directions and Movements) 115

제11장 발과 다리에 대한 해부학과 생리학 (Anatomy and Physiology of the Foot and Leg) 122

개요(Overview) 124
발의 구조(Structure of the Foot) 124
발의 뼈(Bones of the Foot) 125
지골(Phalanges) 125
종자골(Sesamoid Bones) 127
족근골(Tarsal Bones) 127
장심(Metatarsal Bones) 127
아치(Arches) 127
발꿈치(Heel) 127
발의 생체역학(Biomechanics of the Foot) 127
다리의 구조(Structure of the Leg) 128
뼈(Bones) 129
근육(Muscles) 129
힘줄(Tendons) 129
신경(Nerves) 131
혈관계(Venous System) 131

제12장 가이드라인과 안정화 (Guidelines and Stabilization) 136

개요(Overview) 138
기준선(Guidelines) 138
5개의 기본 기준선(Five Basic Guidelines) 138
위치(Location) 138
반사요법 세션 중의 발의 자세 (Reflexology Foot Positions) 139
반사요법 교습(Teaching Conventions) 139
고객의 편안함(Client Comfort) 139
인체공학과 셀프케어(Ergonomics and Self-Care) 139
기준선 위치 (Locating Guidelines) 142
종단힘줄 기준선(Longitudinal Tendon Guideline) 142
머리/목 기준선(Head/Neck Guideline) 142
횡경막 기준선(Diaphragm Guideline) 142
허리 기준선(Waist Guideline) 143
골반 기준선(Pelvic Guideline) 143

제13장 손을 이용한 반사요법 테크닉 (Touch, Thumb, and Finger Techniques) 146

개요(Overview) 148
터치(Touch) 148
터치의 특성(Qualities of Touch) 148
매질(Medium) 148
드래그(Drag) 149
방향(Direction) 149
속도(Speed) 149
리듬(Rhythm) 149
빈도(Frequency) 149
소요시간(Duration) 149
압의 깊이(Depth of Pressure) 149
치유, 압, 통증(Healing, Pressure, and Pain) 149
치유(Healing) 150
압과 통증(Pressure and Pain) 150
테크닉의 적용(Technique Approaches) 151
통증한계 내에서 적용 (Work within Pain Thresh이ds) 151
기구를 활용한 깊은 지압 (Deep Pressure with Devices) 151
손만을 사용한 강한 지압(Hands-Only Deep Work) 151
손만을 사용한 여러 지압 (Hands-Only Variable Pressure) 152
부드럽고 지속적인 압력 (Gentle, Persistent Pressure) 152
반사요법 세션 중 느껴지는 부분 (What is Felt During Reflexology?) 152
압통과 통증의 예상원인(Possible Reasons for Tenderness Pain) 152

제4부 실전에서의 반사요법 (Reflexology in Practuce) 159

제14장 신체기관 (The Body) 160

개요(Overview) 162
신체의 화학반응(Chemistry) 162
생체분자(Organic Molecules) 164
세포구조(Cell Structure) 164
세포기능(Cell Function) 165
조직(Tissue) 166
신체의 구성(Organization of the Body) 166
장기(Organs) 168
신체기관(Systems of the Body) 168

신체 프로토콜(Body Protocols) 169
전신의 반사점에 대한 반사요법 (Reflexes for the Entire Body) 169
존바이존 반사요법(Zone-by-Zone) 170
건강 상의 문제에 대한 반사요법 (Health Challenges) 170
시스템바이시스템 반사요법(System-by-system) 171
참조 부위(Referral Areas) 172
태아형 자세, 반사점, 존 간의 관계(Relationship Among Fetal Position, Reflexes, Zones) 173

제15장 피부기관 (Integumentary System) 184
개요(Overview) 186
피부(The Skin) 186
피부 구조(Structure of the Skin) 186
피부질환(Conditions of the Skin) 189
피부 반사점(Integumentary Reflexes) 193
피부기관 프로토콜 (Integumentary System Protocol) 194

제16장 골격기관 (Skeletal System) 198
개요(Overview) 200
골격기관의 기능과 반사점 (Functions and Reflexes of the Skeletal System) 200
뼈(The Bones) 201
중축골격과 반사점(Axial Skeleton and Reflexes) 201
두개골 반사점(Skull Reflex) 201
부속골격과 반사점(Appendicular Skeleton and Reflexes) 206
관절(Joints) 207
뼈의 화학성분(Bones as Chemical Factories) 207
골격기관 프로토콜(Skeletal System Protocol) 207

제17장 근육기관 (Muscular System) 218
개요(Overview) 220
근육기관의 기능(Functions of the Muscular System) 220
수의근(Voluntary Muscle) 220
불수의근(Involuntary Muscle) 220
심근(Cardiac Muscle) 221
근육의 운동(Muscle Movement) 222
근긴장도(Muscle Tension) 222
근육기관의 반사점(Muscular Svstem Reflexes) 222
골반, 엉덩이, 다리, 무릎 반사점(Pelvis, Hip, Leg, Knee Reflexes) 222
어깨, 팔, 팔꿈치 반사점(Shoulder, Arm, Elbow Reflexes) 224
턱관절 장애(TMJD) [Temporomandibular Joint Disorder (TMJD) Protocol] 230

제18장 신경기관 (Nervous System) 236
개요(Overview) 238
신경기관의 기능 (Functions of the Nervous System) 239
신경세포(Nerve Cells) 239
중추신경계(Central Nervous System) 241
말초신경계(Peripheral Nervous System) 244
신경기관의 반사점(Nervous System Reflexes) 249
뇌 반사점과 머리 반사점 (Brain Reflex and Head Reflex) 249
얼굴 반사점(Face Reflex) 249
척수 반사점(Spinal Cord Reflex) 249
말초신경계 반사점 (Peripheral Nervous System Reflex) 254
좌골신경 반사점(Sciatic Nerve Reflex) 255
보조 반사점(Helper Reflexes) 256
신경기관 프로토콜(Nervous System Protocols) 256
신경기관 프로토콜(Nervous System Protocol) 256
머리와 목 프로토콜 (발가락 프로토콜) [Head and Neck Protocol (Toe Protocol)] 256
두통 프로토콜(Headache Protocol) 257
수전증 프로토콜(Tremors Protocol) 257

제19장 심혈관 기관 (Cardiovascular System) 262
개요(Overview) 264
신체의 순환작용(Circulation Through the Body) 264
심장주기(The Cardiac Cycle) 266
혈압(Blood Pressure) 268
발동 맥박(Pedial Pulses) 268
심혈관기관 반사점(Cardiovascu Lar System Reflexes) 268
심장 반사점(Heart Reflex) 269
중추신경계 반사점(Central Nervous System Reflexes) 269
전신 반사점(Entire Body Reflex) 269
신장 반사점(Kidney Reflex) 271
뇌와 목 반사점(Brain and Neck Reflexes) 271
분비선 반사점(Gland Reflexes) 271
횡경막 반사점(Diaphragm Reflex) 271
등과 흉부 반사점(Back and Chest Reflexes) 271
심혈관기관 프로토콜(Cardiovascular System Protocol) 271

제20장 감각기관 (Sensory System) 278
개요(Overview) 280
피부(Skin) 280
근육과 관절(Muscles and Joints) 280
내장기관(Visceral Organs) 280

광수용기(눈)[Photoreceptors (Eyes)] 280
눈의 부속기관(Accessory Organs of the Eye) 281
눈의 구조(Structure of the Eye) 281
화학수용기(미각과 후각)
[Chemoreceptors (Taste and Smell)] 283
미각(Taste) 283
후각(Smell) 284
후각과 미각(Smell and Taste) 284
기계적감각수용기 (청각과 균형)
[Mechanoreceptors (Hearing and Balance)] 285
청각(Hearing) 285
귀(The Ear) 285
균형(Balance) 287
감각기관 반사점(Sensory System Reflexes) 287
엄지발가락의 감각기관 반사점
(Sense Reflexes in the Great Toe) 287
발 샤프트의 반사점(Reflexes in Shafts of Toes) 287
눈 반사점(Eye Reflex) 287
귀 반사점(Ear Reflex) 288
코 반사점(Nose Reflex) 290
혀 반사점(Tongue Reflex) 290
보조반사점(Helper Reflexes) 291
감각기관 프로토콜(Sensory System Protocol) 291

제21장 **호흡기관** (Respiratory System) 296
개요(Overview) 298
기관(Organs) 298
코(Nose) 298
부비강(Sinus) 299
인두(목구멍)[Pharynx (Throat)] 300
비인두(Nasopharynx) 300
구강인두(Oropharynx) 300
인후두(Laryngopharynx) 300
기도(기관)[Trachea (Windpipe)] 300
기관지와 세기관지(Bronchi and Bronchioles) 300
폐(Lungs) 300
호흡근육(Muscles of Respiration) 300
횡경막(Diaphragm) 300
늑간근(Intercostal Muscles) 300
호흡주기(Respiration Cycle) 301
호흡기관 반사점(Respiratory Reflexes) 303
코, 입, 인두(Nose, Mouth, Pharynx) 303
부비강 반사점(Sinus Reflex) 303
기도(기관) 반사점[Trachea (Windpipe) Reflex] 303
폐, 갈비뼈, 늑간근 반사점
(Lungs, Ribs, Intercostal Muscles Reflexes) 303
횡경막과 명치 반사점(Diaphragm and Solar Plexus Reflexes) 303
흉부(Chest) 304
보조반사점(Helper Reflexes) 304
호흡기관 프로토콜(Respiratory System Protocol) 304

제22장 **내분비기관** (Endocrine System) 310
개요(Overview) 312
내분비기관의 기능(Functions of the Endocrine System) 312
내분비선의 기능과 반사점
(Endocrine Gland Functions and Reflexes) 314
시상하부 반사점(Hypothalamus Reflex) 316
뇌하수체 반사점 [Pituitary Gland (Hypophysis) Reflex] 318
송과선 반사점(Pineal Gland Reflex)
갑상샘 반사점(Thyroid Gland Reflex) 320
부갑상샘 반사점(Parathyroid Glands Reflex) 321
흉선 반사점(Thymus Gland Reflex) 321
부신 반사점[Adrenal (Suprarenal) Gland Reflex] 322
췌장(랑게르한스 섬) 반사점
[Pancreas (Islands of Langerhans) Reflex] 323
난소 및 고환 반사점(Ovary and Testis Reflex 324
내분비기관 반사점에 대한 팁
(Tips for the Endocrine Reflexes) 325
내분비기관 프로토콜 (Endocrine System Protocol) 325

제23장 **림프기관과 면역체계**
(Lymphatic System and Immunity) 332
개요(Overview) 334
림프기관 및 면역체계의 기능 및 반사점 (Functions and
Reflexes of the Lymphatic System and Immunity) 334
림프관과 반사점 (Lymphatic Vessels and Reflexes) 334
임파상기관과 반사점 (Lymphoid Organs and Reflexes) 335
면역(Immunity) 339
림프의 흐름(Lymphatic Movement) 340
림프기관과 면역체계 프로토콜
(Lymphatic System and Immunity Protocol) 340

제24장 **소화기관** (Digestive System) 346
개요(Overview) 348
소화기관의 기능 및 장기
(Functions and Organs of the Digestive System) 348
입, 인두, 식도(Mouth, Pharynx, Esophagus) 350
위(Stomach) 351
소장(SmallIntestine) 352
대장(Large Intestine) 352
소화기관 반사점(Digestive System Reflexes) 352

입, 치아, 혀 반사점 (Mouth, Teeth, Tongue Reflexes) 352
인두 반사점과 식도 반사점
(Pharynx Reflex and Esophagus Reflex) 352
위 반사점(Stomach Reflex) 353
소장 반사점(SmallIntestine Reflex) 354
회맹판/충수 반사점 (Ileocecal Valve/Appendix Reflex) 354
대장 반사점(Large Intestine Reflex) 354
상행결장 반사점과 간 만곡부 반사점(Ascending Colon Reflex and Hepatic Flexure Reflex) 354
횡행결장 반사점과 비만곡 반사점(Transverse Colon Reflex and Splenic Flexure Reflex) 355
하행결장 반사점(Descending Colon Reflex) 355
S자상만곡 반사점(Sigmoid Flexure Reflex) 355
직장 반사점과 항문 반사점
S자결장 반사점(Sigmoid Colon Reflex) 355
이차기관 및 해당 반사점
(Secondary Organs and Their Reflexes) 356
췌장(Pancreas) 356
간(liver) 356
쓸개(Gallbladder) 357
소화기관 프로토콜(Digestive System Protocol) 359

제25장 비뇨기관 (Urinary System) 366
개요(Overview) 368
비뇨기관의 기능(Functions of the Urinary System) 368
비뇨기(Urinary Organs) 370
조절 기능(Regulatory Functions) 374
비뇨기관 반사점(Urinary System Reflexes) 375
신장 반사점(Kidney Reflex) 375
요관 반사점(Ureter Reflex) 375
방광 반사점(Bladder Reflex) 375
요도 반사점(Urethra Reflex) 376
보조 반사점(Helper Reflexes) 376
비뇨기관 반사점 프로토콜(Urinary System Protocol) 376

제26장 생식기관 (Reproductive System) 382
개요(Overview) 384
생식기관(Reproductive System) 384
여성의 생식기관(Female Reproductive System) 387
배란, 월경, 임신(Ovulation, Menstruation, Pregnancy) 388
남성의 생식기관(Male Reproductive System) 388
생식기관의 반사점 (Reproductive System Reflexes) 390
난소/고환 반사점(Ovary/Testis Reflex) 390
난관/정관 반사점(Oviduct/Vas Deferens Reflex) 392
자궁/전립선 반사점(Uterus/Prostate Reflex) 392
자궁/전립선 만성 반사점, 좌골신경 반사점, 난소/고환 만성 반사점(Chronic Uterus/Prostate Reflex, Sciatic Reflex, Chronic Ovary/Testis Reflex) 392
핀포인트 반사점(Pinpoint Reflexes) 392
보조 반사점(Helper Reflexes) 392
존(Zones) 392
생식기관 프로토콜(Reproductive System Protocols) 394

부록 (Appendices)

부록 A **유용한 정보** (Resources) A-1
부록 B **치료의 전문 윤리 및 기준** (Professional Ethics and Standards of Practice) A-2
부록 C **차트** (Charts) A-3
부록 D **아로마테라피와 에센셜 오일** (Aromatherapy and Essential Oils) A-15
부록 E **건강 문제 도표** (Table of Health Challenges) A-24
부록 F **용어사전** (Glossary) A-80
부록 G **참고문헌** (Bibliography) A-99

찾아보기 (Index) I-1

서문 (Preface)

치료효과가 있는 반사요법: 전문가를 위한 단계별 가이드는 반사요법에 대한 핵심 지식을 제공하기 위하여 저술되었다. 이 저술목표를 명확하게 하기 위하여, 공식적인 반사요법 수련에 대한 핵심지식과 그 필요성에 대한 내용들을 다음과 같이 설명하고자 한다.

핵심지식은 무엇인가? (What is Core Knowledge?)

핵심지식은 해당 분야의 지식으로 구성되어 있는 주제에 대한 기본적인 정보와 기술을 말한다. 핵심지식은 구체적이며 변함이 없는 사항으로, 해당분야의 기본적으로 중요한 정보이다. 핵심지식은 정보, 기술, 비판적사고의 토대이다. 예를 들어, "발의 해부학적 불변 계측점을 식별하고 정확한 위치를 찾기 위한" 목표를 성취하기 위해서는 명확하고 세부적인 정보를 알아야 한다. 이 정보를 통해 학생들은 모든 사람들에 대하여 기준선 및 존을 정확하게 찾아내고 촉진할 수 있으며, 반사점이 위치를 정확하게 찾는 해부학적 지형도를 작성할 수 있게 된다.

순차적인 정보는 다른 아이디어에 따라 그 위에 쌓이고, 다른 기술에 따라 그 위에 쌓이게 된다. 명확하고 변하지 않으며 순차적인 정보를 통해 학생들은 테크닉을 배우고 정확히 모사할 수 있다. 다음 단계를 이동하기 전에 그 단계에서 제시된 정보와 테크닉을 배운 사람은 더 높은 단계로 가면서 능숙해지고 경쟁력을 갖추게 된다. 순서와 프로토콜을 시행하고, 트리트먼트 세션을 문서화하며, 전문서적을 읽고 고객 및 건강관리 분야의 다른 전문가들과 소통할 수 있는 능력을 키워나갈수록, 그에 대한 충분한 이해를 할 수 있게 되는 것이다.

반사요법 교육에 있어서 핵심지식은 왜 중요한가? (Why is Core Knowledge Important to the Field of Reflexology Education?)

반사요법은 다른 보완요법 및 대체요법과 마찬가지로 빠르게 변화하고 발전하고 있다. 반사요법은 바디워크의 가장 인기있는 테라피 중 하나이며, 성장하고 있는 분야이다. 이러한 추세에 맞추어, 반사요법의 지식, 기술, 전문적인 경쟁력에 대한 교육지침이 확대되고 있다.

미국에서는 반사요법 시행에 대한 규정이 설립되고 있다. 이 규정은 이 분야에 대한 핵심지식을 포함하고 있으며, 이에 따라 교육자는 학생들이 반사요법 치료사 자격을 획득하거나 반사요법을 이행하기 위하여, 반사요법의 핵심지식과 기술을 학생들에게 가르쳐야 하는 책임을 가지고 있다.

이 책은 반사요법에 대한 정보를 어떻게 제공하는가? (How does This Textbook Provide Core Knowledge?)

이 책의 목표는 반사요법의 핵심지식에 대한 전인적인 교수법 관점에서 제공하고 있다. 세부정보에 대한 개요와 신체 부위에 따른 반사요법 테크닉 등을 제공하고 있으며, 교육기관에서 제공하는 반사요법의 커리큘럼에 맞추어 중요한 부분을 부각시키고 있기도 하다. 또한, 다양한 교육자료와 강의방안 및 학습 프로그램을 제공하여 핵심정보 학습을 돕고 있다.

이 책의 구성 (Organization)

이 책은 크게 네 부분으로 나눌 수 있다. 제I부는 반사요법의 정의, 역사, 이론, 관련 테라피 및트리트먼트와 같은 반사요법에 대한 개요를 제시하고 있다. 제 II 부는 웰니스 반사요법 실습, 이에 대한 차트 정보, 사업방침, 셀프케어를 다루었으며, 제 III부에서는 반사요법의 기본 기술을 소개하였다. 제 IV부는 해부학 및 생리학적 관점에서 신체 및 신체기관을 설명하며, 이 신체기관에 반사요법을 적용하는 것에 대한 내용을 설명하였다.

제 I 부 반사요법 개요

제1장부터 5장은 반사요법의 간략한 역사, 반사요법의 과학적 원리, 현재의 반사요법 형태, 반사요법과 연관된 마사지와 테라피를 다루고 있다.

- 제1장, "반사요법의 개요"는 반사요법이 시작된 것으로 추정되는 BC 2,500, 이집트에서의 역사에서부터 유라시아 반도까지 전파된 현대의 반사요법에 대한 내용을 제시하였다. "반사요법 테라피"와 "반사요법"에 대한 정의를 통해, 이들 용어에 대한 명확한 이해를 도우며 반사요법 학습하였을 시의 이점에 대하여 논의한다.
- 제2장, "반사요법에 대한 이론' 에서는 현대의 반사요법과 관련된 이론의 구성요소를 논의하면서, 이와 함께 반사요법의 효과를 설명하기 위한 이론을 다룬다. 림프, 경락, 신경, 자가수용성, 존 등 반사요법과 관련된 다양한 이론을 본 장에서 설명하도록 한다.
- 제3장, "존 테라피(Zone therapy), 메리디안 테라피(Meridian therapy), 반사요법"은 테라피와 트리트먼트 방법과 이들 사이의 관계를 제시하고 있다.
- 제4장, "반사요법의 형태"는 발과 손의 반사요법, 귀 침 요법, 홍채 진단법, 공막학, 전신 반사요법 등 주요 테라피를 소개 및 서술하며, 혀를 통한 건강진단법을 간략히 소개한다.
- 제5장, "반사요법과 연관된 마사지와 테라피"에서는 반사요법과 마사지, 아로마테라피, 침술, 림프 도수 마사지의 차이점을 통해 이를 구분하고 있다. 또한, 이와 같은 마사지나 테라피가 반사요법과 어떻게 통합하여 적용될 수 있는지를 설명한다.

제 II 부 반사요법 실습

제6장에서부터 제9장은 전문적인 반사요법 실습 및 테라피 계획 구성, 진행 및 문서화를 위하여 필요한 핵심 지식을 다룬다. 특히, 셀프케어를 중점을 두도록 한다.

- 제6장, "웰니스 모델"에서는 고객을 위한 웰니스 패러다임(Wellness paradigm)과 반사요법 접근방식(완화요법, 컨디션 관리, 개선요법)을 이야기한다. 반사요법 및 존 테라피의 지시증, 주의사항, 고려사항 및 금기증을 다루도록 하며, 반사요법에 대한 반사요법에 대하여 예상되는 고객의 신체 반응 및 반작용에 대한 부분도 설명한다.
- 제7장, "세션 별 기본요소 및 차트"는 반사요법 세션 설계 방법, 테라피 세션 목표의 중요성, 세션을 진행하기 위해 필요한 과정을 소개하고 있다. 이 장에서는 SOAP와 CARE라는 두 종류의 테라피 세션 차트 형식을 통해, 고객의 테라피 세션을 문서화하는 방법을 배우며, 진료의뢰서, 테라피 세션 구성, 고객 응대방법 등의 내용도 다룬다.
- 제8장, "반사요법 실습과 비즈니스"는 사업계획, 사업윤리 등 사업을 운영하기 위하여 필요한 기본적인 사항을 제시한다. 라이센싱 및 자격증에 대한 내용도 이 장에서 다루도록 한다.
- 제9장, "반사요법 치료사를 위한 셀프케어"에서는 전문가 스스로가 건강하게 장수하기 위한 건강관리의 필요성을 강조하고 있다. 올바른 인체공학, 신체 역학, 레버리지, 셀프케어 방법 등의 이점, 적용법 및 그 결과에 대한 내용을 상세하기 다룬다.

제 III 부 반사요법의 기본요소

제10장에서 제13장까지는 반사요법의 이론, 원칙 및 적용법에 대한 핵심지식에 대한 내용을 다룬다.

- 제10장, "신체의 근원"은 의학 분야에서 사용되는 일반적인 신체 용어와 위치, 신체 기관 사이의 관계, 체액의 흐름 등에 대한 내용을 설명하고 있다.
- 제11장, "발과 다리에 대한 해부학과 생리학"은 발과 하퇴의 뼈, 근육, 힘줄, 신경, 혈관조직 등의 구조에 대한 내용을 이야기하며, 발의 생체역학에 대한 내용도 제시한다.
- 제12장, "가이드라인과 스태블라이제이션"은 반사요법에서 발을 다룰 때의 가이드라인과 안정적으로

발 부위에 반사요법을 시행하기 위하여 필요한 위치와 테크닉 등에 대한 내용을 설명한다.

- 제13장, "손을 이용한 반사요법 테크닉"에서는 엄지와 손가락 등 손을 이용한 반사요법의 원칙과 테크닉을 다룬다. 이 장에서는 터치의 8가지 효과, 치유, 지압, 통증에 대한 논의, 반사요법 세션 중의 느낌, 지압에 대한 접근, 실전에서 활용될 수 있는 기술과 기기 등을 이야기하고 있다. 테크닉 부분에서는 썸워킹(thum-walking), 썸롤링(thumb rolling), 손가락 테크닉(finger techinique)에 대한 기본적인 기술에서부터 고난도의 기술까지 소개하고 있다.

제 IV 부 실전에서의 반사요법

제IV부의 각각의 장에서는 해부학 및 생체학, 반사점의 위치, 반사작용을 유도하고 효과를 높이기 위한 다양한 테크닉, 반사요법에 대한 프로토콜 등에 대한 내용을 다룬다. 각각의 장에는 내용을 요약하는 부분이 별도로 있으며, "웰빙 스포트라이트", "깊이 생각해보기", "실전에서의 반사요법", "사례분석" 등의 부분에서는 추가로 도움될 수 있는 정보를 제시하고 있다.

제IV부는 제14장 신체기관, 제15장 피부기관, 제16장 골격기관, 제17장 근육기관, 제18장 신경기관, 제19장 심혈관 기관, 제20장 감각기관, 제21장 호흡기관, 제22장 내분비기관, 제23장 림프기관과 면역체계, 제24장 소화기관, 제25장 비뇨기관, 제26장 생식기관으로 구성되어 있다.

부록

부록은 이 책의 내용에 대한 추가 정보, 유용한 정보, 참고 자료 등에 대한 내용으로 구성되어 있다.

- 부록 A 유용한 정보는 미국 및 전세계에 위치한 반사요법에 관한 전문기관 및 조직 명단을 보여주고 있으며, 이 곳을 통해 반사요법 치료사를 찾아볼 수도 있다.
- 부록 B 전문가를 위한 윤리조항 및 표준지침은 반사요법에서의 윤리에 대한 정의와 그것을 이행해야 하는 필요성을 이야기하고 있다.
- 부록 C 차트는 반사요법에 대한 고객의 정보 및 정보 기입을 문서화하기 위해 필요한 문서양식을 제공하고 있다. 이 장의 양식은 입문단계의 학생에서부터 반사요법 치료사까지 반사요법을 차트화할 때 적합한 다양한 방법이기도 하다.
- 부록 D 아로마테라피와 에센셜 오일은 에센셜 오일에 대하여 가장 대표적인 15개의 질문과 에센셜 오일을 적용할 때 참고할 수 있는 정보를 다루고 있다.
- 부록 E 증상별 테라피 참고자료는 일반적인 질병 및 질환과 이를 치료 및 완화할 때, 반사작용을 유도하거나
- 부록 F 용어해석은 생물학적 및 의학적 용어, 인체의 흐름 및 움직임, 반사요법 및 바디워크 용어, 반사요법 테크닉, 반사요법에서의 반사점, 경영학 및 실습 용어 등의 분야에 대한 주요 용어와 그것의 의미를 명기하고 있다.
- 부록 G 참고문헌 목록은 이 책을 작성할 때 참고하였던 자료 목록을 수록하고 있다. 본 목록은 일반적인 내용, 경영, 윤리, 철학 및 개념, 반사요법과 마사지 및 기타 바디워크, 연관된 마사지 및 테라피 등으로 분류되어 있다.

찾아보기에서는 이 책에 수록된 주요 용어 및 개념, 적용법 사람 등에 대한 내용을 확인할 수 있는 페이지 번호를 확인할 수 있다.

이 책의 특징 (Features)

제I부부터 IV부는 장으로 구성되어 있으며, 각각의 장은 반사요법 치료사로서 습득하고 알아두어야 할 정보, 지식, 기술 등을 명확히 전달하기 위하여 교육학적 특징을 담은 내용으로 구성되어 있다.

- **학습목표** – 이 부분은 각 장별로 다루는 정보 및 기술에 대한 개요를 제시하고 있다.
- **주요 용어** – 모든 분야에서는 분야별 전문가와 효율적으로 (의미를 이해하고, 전문용어로 말하며, 그것을 기입하는 등) 의사소통을 하기 위하여 특정 전문용어를 알아두어야 한다. 의사, 간호사, 관련 의료전문가와 협업하는 반사요법 치료사는 의학용어를 알아두어야 하며, 이외에도 반사요법 치료사들이 사용하는 특정 전문용어도 알아두어야 한다. 이 부분에서는

이 책에 수록된 의학용어와 반사요법 전문용어뿐만 이 아니라, 그 외의 단어 중에서 필수적으로 그 의미와 적용 및 사용법을 알아두어야 하는 용어를 보여주고 있다. 이 주요 용어 목록에 수록된 단어는 이 책 내에서 굵은 글씨체로 표시되어 있다.

- **개요** – 각 장의 서두에는 개요를 통해, 각 장별로 제시되는 핵심정보를 요약하여 보여주고 있다.
  이 부분의 내용은 해당 장의 학습목표를 반영하고 있기도 하다.
- **요약박스** – 제 IV부의 14장에서부터 26장에 수록된 요약박스는 신체조직을 설명한 신체기관**설명**, 필수 조직기관을 기입한 **일차기관**, 신체기관이나 건강 상태에 즉각적인 영향을 미치는 반사점을 나타낸 다이렉트 리플렉스(Direct Reflex), **직접적인 반사점**을 보조하는 반사점을 명기한 **헬퍼 리플렉스**(Helper Refelex), 신체조직의 일반적인 상태를 다루고 있는 **건강 및 질병관리** 등으로 구성되어 있다.
- **제목 및 소제목** – 제목 및 소제목은 가독성을 높이고, 학습목표에 부합하는 내용을 적절한 위치에서 확인할 수 있도록 작성되었다.
- **표** – 이 책에 실린 50여개 이상의 표는 정보를 간략하게 요약하여 전달하고 있다.
- **그림** – 200여개 이상의 컬러 그림은 반사요법의 컨셉 및 테크닉을 적절하게 묘사하였다.
- **테크닉 박스** – 테크닉 박스에는 실전에서 활용할 수 있는 테크닉이 중점적으로 제시되어 있다. 이 박스에는 175개 이상의 기본 단계에서부터 고급 단계의 전문가까지 활용할 수 있는 테크닉이 유용한 팁과 함께 실려 있다. 기본 단계의 테크닉은 전통적인 반사요법 테크닉을 다루고 있으며, 주로 엄지 손가락과 그 외의 손가락 등 손을 이용한 반사요법에 대한 내용을 제시하였다. "확장 단계"의 테크닉에서는 주로 손을 안정적으로 활용하여서 더 완벽하고 강한 반사요법을 이행하기 위한 테크닉을 다루고 있으며, "고급 단계"의 테크닉에서는 손가락을 롤링(rolling)시켜서, 발과 발가락을 회전시키고 구부리는 테크닉을 포함하고 있다.

  이와 같은 책의 구성을 통한 반사요법 학습은 변화하는 환경에 대한 점진적인 학습을 돕고 있으며, 반사요법의 입문자들이 확장 및 고급 단계의 테크닉을 배우기 전에 기본적인 테크닉에 숙련될 수 있게끔 하고 있다.
- **프로토콜** – 프로토콜은 반사요법 반사점의 단계별 순서, 테크닉, 해당 반사요법의 효과를 보여주고 있다. 신체기관을 다룬 각각의 장(제15장에서 26장)에 제시되어 있는 프로토콜은 해당 신체기관의 반사점에 대한 반사요법을 다루고 있다. 프로토콜은 학습자에게 입증된 체계적인 반사요법을 제시하기 위한 목적으로 작성되었으며, 고객에게 효과적인 반사요법을 제공하는 것을 목표로 함과 동시에, 반사점의 위치를 학습하고 인체공학적인 사운드 테크닉을 발전시키며 머슬 메모리(muscle memory)를 구축하는데 도움을 주고자 하였다.
- **장 요약** – 각 장의 말미에는 장별 주요 개념과 내용을 요약하여 보여주고 있다. 이 부분은 학습목표를 보완하고 있으며, 장별 내용을 복습할 때 활용할 수 있다.
- **실전 테크닉** – 제12장에서부터 26장에는 장별로 다루었던 실전에서 활용할 수 있는 테크닉에 대한 체크리스트를 수록하였다. 학생들은 실전 테크닉 부분을 통하여 반사요법을 실습 경험을 쌓으면서 숙달할 수 있다.
- **배운 내용 점검하기** – 이 부분은 학습목표를 기반으로 하여 장별 내용을 복습하기 위한 내용을 수록하였다.

특별자료(Special Features)

- DVD – 학습용 DVD는 반사요법의 역사 및 적용법, 반사요법 세션을 위한 테이블과 의자 배치방법, 기본에서부터 고급 단계까지의 발 반사요법 테크닉, 손 반사 요법 순서, 셀프케어(self-care) 스트레칭에 대한 내용 등을 수록하고 있다.
- **사례분석** – 사례분석은 실전 반사요법 세션에서 노출된 결과와 관련된 테라피 세션 시나리오를 다루고 있다. 이 부분의 사례들은 반사요법 치료사들이 실제로 접할 수 있는 상황과 매우 유사하며, 해당 사례에서 맞닥뜨린 문제점, 문제해결 단계 및 방법, 실제 사례에서의 결과 등에 대한 내용을 수록하였다.

- **임상사례** – 이 부분에서는 반사요법이 건강 및 질병 관리에 미치는 영향을 설명하고 있다.
- **웰빙 스포트라이트** – 이 부분에서는 고객 및 반사요법 치료사들의 효과적인 건강관리를 위한 주요 내용을 중점적으로 제시하였다.
- **깊이 생각해보기** – 이 부분은 반사요법 세션을 진행 시 마주치면서 고민할 수 있는 문제와 그것에 대한 시사점을 제시하면서, 해당 주제에 대한 문제해결 능력을 배양하는 것을 목표로 하고 있다.
- **노트** – 이 부분을 통해, 본문의 내용에 대한 추가 정보를 전달하고 있다.
- **유용한 팁** – 반사요법 치료사들을 위한 제안사항, 힌트, 전문 정보 등에 대한 유용한 정보를 효과적으로 전달하기 위하여 교과서 곳곳에 위치하고 있다.
- **교수자료** – 치료효과가 있는 반사요법: *전문가를 위한 단계별 가이드*의 교수자료는 장별 개요, 교수법, 수업 토론자료, 실습평가 문제은행 및 평가양식, 필기시험 문제은행 및 정답 등을 수록하고 있다. 또한, 첨부된 파워포인트 슬라이드는 학습목표에 부합하는 시청각 자료와 핵심내용 등을 포함하고 있다.

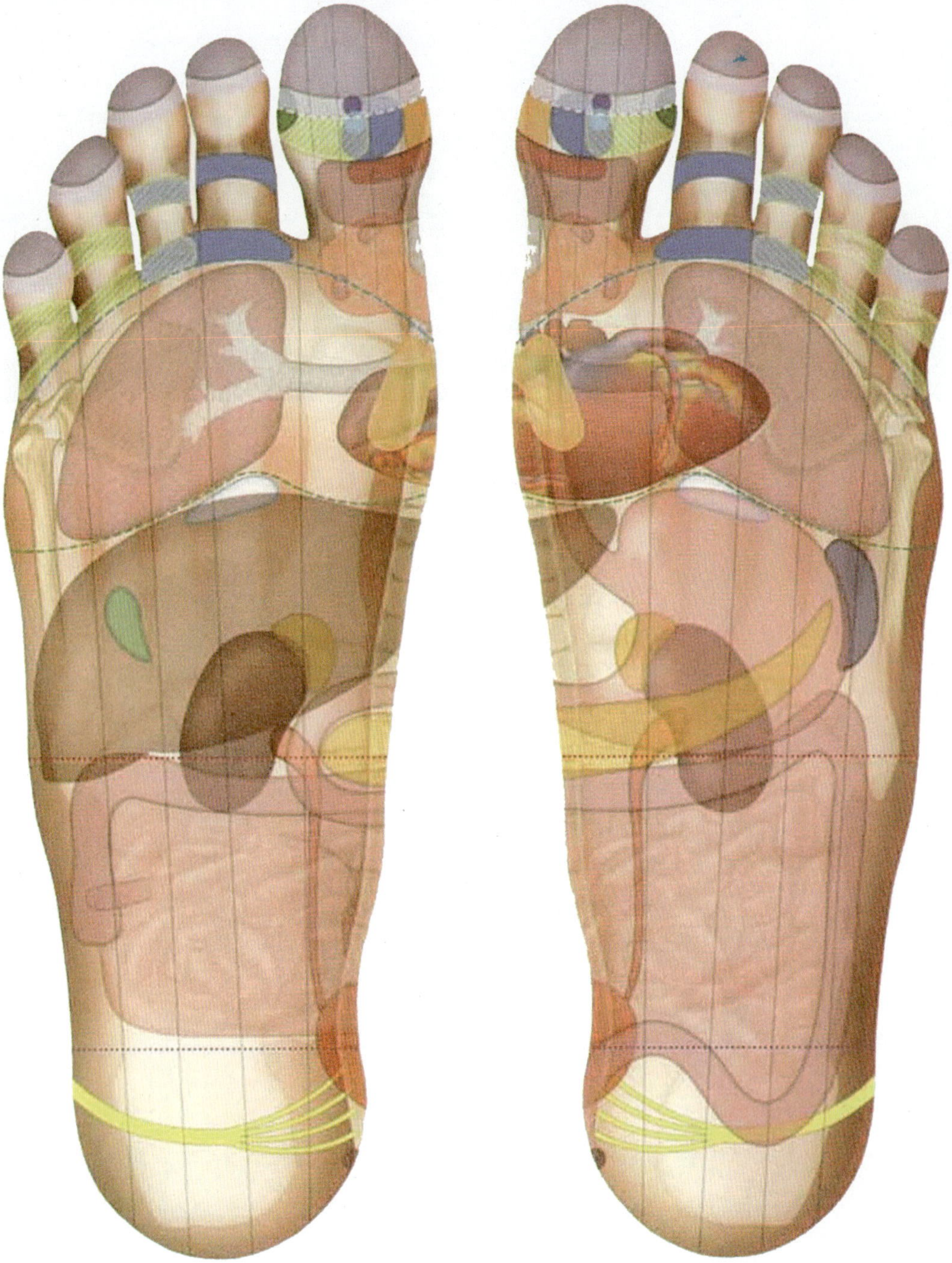

제1장
반사요법 소개

제2장
반사요법에 대한 이론

제3장
존 테라피, 경락 테라피,
반사요법

제4장
반사요법의 형태

제5장
반사요법과 연관된
마사지 및 테라피

제 I 부

반사요법 개요

(Overview of Reflexology)

제 1 장 반사요법 소개
(Introduction to Reflexology)

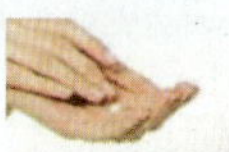

이 장의 개요 (Chapter Highlights)

학습목표
주요 용어
개요
반사요법을 배우는 이유
반사요법의 역사
반사요법의 부활
요약
배운 내용 점검하기

학습 목적 (Learning Objectives)

1. 이 장의 주요 용어와 그 의미를 이해한다.
2. 동양과 아시아 지역(인도, 중국, 일본, 티벳), 지중해 지역(이집트, 그리스, 아프리카, 아라비아), 유럽, 미국에서의 반사요법의 발전과정과 적용법을 설명한다.
3. 1,500년대에서부터 1,800년대까지 유럽의 과학계에서 과학적 관점에서 본 반사요법을 설명한다.
4. 유럽 사회에서 반사요법의 역사를 형성한 대표적인 인물을 확인한다.
5. 동양에서의 몸-마음-영혼에 대한 총체적인 관점과 유럽 및 미국의 과학적 관점에서의 반사요법의 차이를 설명한다.
6. 윌리엄 피츠제럴드 박사(Dr. William H. FitzGerald), 조 라일리 박사(Dr. Joe Shelby Riley), 유니스 잉검(Eunice Ingham), 그리고 밀드레드 카터(Mildred Carter)가 미국에서의 반사요법 발전에 미친 영향을 서술한다.

주요 용어 (Key Terms)

바이탈 에너지 포인트 (vital energy point) 4
반사학 4
반사요법 4
진단 8
처방 8
치료법 8
치유 8

반사요법 실전

DVD 플레이리스트:

- 반사요법 소개

개요 (Overview)

발을 이용한 신체 건강 유지 및 증진의 여러 방법은 세계 전역에서 고대 시대부터 이어져왔다. 고대 유물 및 구두로 전해오는 전통에 따르면, 일부 형태의 풋워크(foot work)는 고대 인도, 티벳, 중국 등의 아시아 지역에서 시행되어 왔고, 이러한 전통은 오늘날까지 이어져오고 있다.

반사요법은 21세기의 현대적인 바디워크의 한 형태로 완벽한 자체적인 힐링 시스템(healing system)이다. 각국의 다양한 사람들은 반사요법을 긴장 및 통증 완화, 건강 증진을 위하여 활용하고 있다. 반사요법을 시행할 때 필요한 것은 반사점에 대한 지식, 테크닉, 반사요법을 적용하는 발, 그리고 반사요법 치료사의 숙련된 손 뿐이다. 기본적인 반사요법 테크닉은 가르치기 쉽고, 비전문가가 가족이나 본인 스스로에게 이를 적용하기도 쉽다. 반사요법 세션은 특별한 기구 없이, 어느 장소에서든 진행할 수 있다는 점에서 반사요법은 이상적인 테라피이자 건강관리 방법이기도 하다.

전문적인 반사요법 치료사들(반사요법 치료사들로부터 일정 훈련을 받은 반사요법 치료사들)은 특정 테크닉을 특별한 방법으로 발, 손, 귀의 한 부위(반사점)에 적용하여 특정 신체 반응을 이끌어 내기도 한다. 전문적인 반사요법은 유럽, 아시아를 비롯한 세계 곳곳에서 테라피로 공인받고 있으며, 반사요법에 대한 관심 역시 계속 증가하면서 미국에서도 가장 인기 있는 보완 또는 대체 테라피가 되었다. 반사요법 테크닉은 마사지 및 기타 다른 형태의 바디워크(제5장 참고)와 다르며, 숙련된 테크닉을 갖추기 위하여 특별 훈련과정이 필요하다.

본 개요에서는 반사요법의 역사에 대하여 다루며, 다음과 같은 질문을 제기한다: 왜 반사요법을 배우는가? 반사요법의 효능은 무엇인가? 현대 반사요법은 무엇인가? 반사요법은 어디서 온 것인 것? 반사요법을 다른 형태의 치유법과 어떻게 비유할 수 있을까?

풋워크의 역사는 수천년에 걸쳐서 광범위한 문화 및 지역과 관련되어 있다. 풋워크의 원천은 "풋워크가 어디서 처음 시작되었는가?"라는 질문으로 시작된다. 우선은 현재까지 알려진 풋워크의 시작부터 짚어보기로 하자.

반사요법을 왜 배우는가? (Why Learn Reflexology?)

반사요법은 포괄적인 치유 체계이다. 발의 반사점을 활성화하여 한 사람에게 물리적, 감정적, 정신적, 영적인 부분에 모두 영향을 미친다는 점에서, 종합적인 테라피

깊이 생각해보기 (Think it Over)

반사요법 vs 반사학 (Reflex Therapy versus Reflexology)

반사요법은 발, 손, 귀 또는 신체 전반에 걸쳐서 반사점이나 바이탈 에너지 포인트(vital energy point)를 지압, 침, 열기, 약재 및 기타 테크닉을 사용하여 활성화시켜서 신체 다른 부위의 영향을 주는 고대나 현대적인 방법에 대한 통칭이다. 반사요법은 인체에 물리적, 감정적, 영적인 면에 균형을 맞추고 정상화하는데 목적을 두고 있다.

반사학은 20세기 미국에서 발전되고 명성을 얻은 체계를 일컫는다. 현대 반사요법은 엄지 손가락을 비롯해 다른 손가락과 손 전체를 사용하며, 몇몇의 경우에는 반사점이라 불리는 특정 부위에 압을 주어서 신체 다른 부위에 영향을 주기 위하여 도구를 사용하기도 한다. 발, 손, 또는 귀 반사요법은 반사점이 위치해 있고 활성화되는 신체 부위와 관련되어 있다.

이러한 정의를 기반으로 하였을 때, 반사학은 반사요법의 한 형태일까? 그렇다면 그러한 이유는 무엇이고, 그렇지 않다면 그렇지 않은 이유는 무엇일까?

표 1.1 반사요법을 왜 배우는가?

반사요법의 특징	효능
자연적임	인체에 내제된 자연치유력을 작용시켜서 신체 스스로 치유할 수 있도록 돕는다.
안전함	약물치료에서 발생할 수 있는 부작용이 없다.
배우기 쉬움	거의 모든 사람이 일부 반사요법을 자기 자신이나 다른 이들을 위하여, 배우고 시행할 수 있다. 반사요법을 한번 배우면, 평생 활용할 수 있다.
건강한 삶을 위한 방법	반사요법을 다른 건강을 위한 방법과 함께 시행함으로써, 건강한 삶을 유지하고 향상시킬 수 있다.
비용이 거의 들지 않음	반사요법을 한번 배우면, 기타 다른 건강관리 방법이나 의학적인 방법에 비교하였을 때, 소요되는 비용이 매우 미미하다. 특별한 제품이나 도구가 필요하지 않으며, 다른 치유법에 비교하였을 때, 간접비용이 상대적으로 매우 적다.
유연성이 있으며 다양하게 적용 가능함	어느 장소에서 어느 때나 시행할 수 있다. 다른 건강관리 방법이나 의학적인 방법에서 요하는 특별한 환경, 도구, 복장 등이 필요하지 않다.

이다. 연령에 불문하고 누구나 셀프 케어(self-care)나 친구 및 가족들에게 도움을 주기 위하여 일정 수준의 반사요법을 배우고 시행할 수 있다. 반사요법 치료사는 가장 포괄적인 경험을 제공해야 한다.

동양과 서양 의학 모두 반사요법의 효험을 문서로 기록해두고 있다. ■표 1.1에서는 반사요법을 배우고 시행해야 하는 대표적인 이유를 요약하여 보여주고 있다.

반사요법의 역사(History of Reflexology)

고대의 사람들은 일반적으로 생각하고 있는 것보다 훨씬 광범위하게 학문 및 문화적인 면에서 활발히 교류를 해왔었다. 의학 및 치료술은 발전하고 사람들 간에 활발하게 전파되어왔다. 클라우스 쉐노렌버거(Claus C. Schnorrenberger, MD) 박사는 *천추(Chen-Chiu)*에서 한 장 전체를 이침요법(이어테라피; ear therapy)에 관하여 고대 중국, 인도, 그리스, 아랍 국가 및 서유럽 간의 역사적 관계에 대한 내용으로 다루었다. 크리스틴 이젤(Christine Issel)의 *Reflexology: Art, Science & History* (역주: 반사요법: 예술, 과학 & 역사)에서는 고대시대부터 현대에 이르기까지, 유럽, 극동, 미국에서의 반사요법 역사를 되짚어보기도 했다. 이외에도 이 책의 참고문헌에서는 반사요법의 역사에 대하여 다른 참고 자료를 명기해두었다.

이 장에서 다룰 반사요법의 역사 부분에서는 오늘날에 전세계적으로 시행되는 반사학 및 반사요법에 영향을 미친 중점적인 아이디어 및 시대흐름을 다루었다. (“깊이 생각해보기: 반사요법 vs 반사학”을 참고)

인도(India)

5,000여년 전(BC 3,000), 고대 인도 사람들은 전세계에서 가장 오랜 역사를 가진 종교 중 하나인, 힌두교의 종교적인 관점에서 인생, 건강, 영혼을 통합하여 보았다. 이들은 치유 및 영적인 면에 있어서, 발과 손에 특별한 주의를 기울였다.

힌두교는 발전하면서, 손가락의 상징적인 자세나 의례적인 형태인 *무드라(mudras)*의 매우 정교한 체계라 할 수 있는 불교에 통합되었다. 불교의 승려들은 무술 자세의 특정 무드라, 의례절차, 명상 등을 치유적인 목적으로 가르쳤었다. 시푸 나가보시 토미오(Shifu Nagaboshi Tomio)는 *The Bodhisattva Warriors* (역주: 보살 전사)에서, 무드라는 “상징적이고 이례적인 목적의 손동작으로 영적 위치의 수준, 힘, 그리고 양상을 의미한다.” 라고 말하고 있다.

인도와 아시아의 조각상, 그림, 태피스트리, 삽화, 문헌에서는 영적인 존재를 정지 상태의 무드라 동작을 취하고 있는 남성과 여성으로 묘사하고 있다. 전해지지

깊이 생각해보기(Think it Over)

손 동작(Hand Positions)

회로는 전류가 흐르는 폐쇠된 경로나 루트를 말한다. 무드라에서는 손과 손가락이 무엇인가를 만질 때, 이들이 생체전위적 에너지에 대한 회로를 형성한다고 보고 있다. 크리스찬 예술에서 묘사된 기도하는 손과 서양의 학자들이 손가락을 모으고 지긋이 누르며 생각을 하는 것은 무드라를 인식한 서양인들의 무의식적이고 자연적인 반응이다. 문화와 시간에 걸쳐서 확산된 손동작은 이와 같은 손동작에 대한 본능적인 흐름을 나타내고 있다. 서양 과학은 뇌와 건강, 그리고 치유에 대한 무드라의 효능을 입증하기 시작했다.

무드라는 건강상의 이점을 생성하는가? 반사요법을 시행할 때, 다른 사람의 신체를 만지는 것에 대하여 에너지적인 면에서의 이점은 어떠한가?

않은 인도 요가 철학 및 탄트라 전통에 대한 연구와 그에 따른 파생 연구가 활발히 진행되면서, 이들 연구 내용은 손(무드라)의 특정 지점을 자극하는 것과 생물학적-영적인 면에 미치는 영향 간의 관계를 명기한 지침 및 설명을 담고 있다. 무드라의 특정 손 동작은 손 안에서 감정과 영적인 부분에 영향을 미치는 부위나 순환로와 연결되어 있다. (“깊이 생각해보기: 손 동작.” 참고)

손은 손쉽게 볼 수 있고 쉽게 접할 수 있는 부위인데, 발 역시 손만큼 중요하다. 불교와 관련된 현존하는 조각상과 조각품을 보면, 균형의 중도를 보여줌과 동시에 다른 부분도 발에 위치한 지점을 명확하게 나타내고 있다. 하지만, 이러한 지점을 나타낸 정확한 목적은 알려지지 않았다. 왜 그런 것일까? 이러한 지점은 현재 해부학을 기반으로 한 반사점의 의학적 모델에서 파생된 것이며, 2,000년 전, 3,000년 전, 4,000년 전의 문화적 내용이 소실되었기 때문이다. (■그림 1.1)

그의 본래 목적이 무엇이든지, 역사적 기록은 풋워크 및 고대 인도와 이집트에서 광범위하게 시행되었던 여러 치유법을 보여주고 있다. 이들의 지식이 서쪽으로는 지중해로, 동쪽으로는 아시아로 전파된 것이다. 이러한 의학적 치유법은 결국 서방 유럽으로 그들의 향로를 구축하게 된 것이라 할 수 있다.

이집트(Egypt)

지중해 연안에 위치한 국가를 비롯해 고대 국가들은 파라오의 땅, 이집트의 광대한 지식과 부의 진면목을 알아보았다. 중앙 아프리카, 그리스, 중동(아랍)의 귀족, 학자, 의사, 과학자, 상인, 종교의 신도, 학생들은 의학

그림 1-1

신도들은 인도 비하르주에서 마하보디 사원 근처에 남겨진 부처의 발자국을 돌로 조각하여 경의를 표했다.

출처: Kunz, Barbara, and Kevin Kunz (2007). Complete Reflexology for Life. DK Publishing, p.17. © Maciej Wojtkowiak /Alamy.

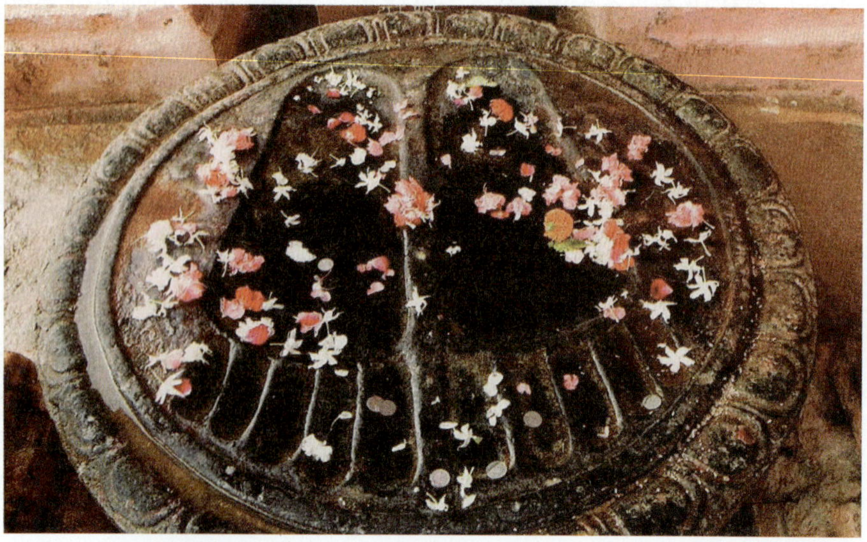

및 다른 분야의 지식을 학습하고, 배우며, 그 지식을 교류하기 위하여 이집트로 모여들었다.

고대 이집트는 전반적인 고대 국가뿐만이 아니라 그리스를 통해, 현대 서양 의학에도 영향을 주었다. 클라우스 쉐노렌버거(Claus C. Schnorrenberger, MD) 박사는 고대 그리스의 명성 높은 의사이자 의학의 아버지라 인정받는 히포크라테스(Hippocrates; BC 5~6)는 유년시절 이집트에서 3년간 유학을 하였는데, 이때 그가 배운 이집트인들의 지식을 그리스의 의학에 통합시켰으며, 이것이 훗날 서방 유럽으로 전파되었다고 전했다. 이러한 이유로 히포크라테스는 과학적 접근법을 치유법에 적용한 것으로 인정받고 있다.

풋워크와 관련된 치료술의 역사를 거슬러올라가면, 파라오 주치의의 묘(Physician's Tomb)이 종종 언급된다. BC 2,500년경 (4,500여년 전), 존경 받는 왕정 주치의였던 앙크마호르(Ankhmahor)를 매장한 정교한 무덤이 이집트 사카라에 세워졌다. 무덤 내부의 벽화는 삶, 건강, 그리고 영혼을 하나로 보고 인생을 6개의 시기로 나누어 묘사하고 있다. 이러한 벽화는 할례 의식, 출산, 약리학, 시체위생처리, 치의학, 그리고 테라피의 한 형태로 해석할 수 있는 어떤 의식을 나타내고 있다고 전해진다. ("Think I over: 이집트의 반사요법" 참고)

벽화에 나타난 픽토그래피(phictography)는 두 명의 사람이 서로의 손과 발을 맞대고 누르고 있는 동작을 명확히 보여주고 있다. (■그림 1.2) 픽토그래피 원본은 무덤 내부에 돌로 된 벽을 조각한 부조이다. 오늘날, 사람들은 이 벽화를 연색화 한 사진을 쉽게 접할 수 있다.

고대 로마인들이 이집트까지 세력을 확장하였을 때, 고대 로마인들이 이집트인들의 사상과 다양한 실습법을 고대 로마 제국은 물론 유럽 전역에 전파함으로써, 수세기가 지난 후에도 이를 기반으로 한 학문이 발전하였다고 여겨지고 있다.

아시아(Asia)

BC 563에서 BC 483까지 (약 2,500여년 전)는 훗날 부처 또는 석가모니로 불려지는 고타마 싯타르타 왕자(Prince Siddhartha Guatama)가 생존하였던 시기로, 싯타르타 왕자는 히말라야 산 기슭에 위치한 인도 북부 지역의 갠지스강 평야에서 그의 사상과 학문을 가르쳤다. 불교가 인도 전역에 퍼지면서, 불교의 여러 사상과 이론과 치유법이 힌두교의 이론과 결합되었다고 추측된다.

불교의 승려들은 인도에서 네팔, 티베트, 투르케스탄(현재의 중앙 아시아), 중국, 일본, 버마(현재의 미얀마), 시암(현재의 태국), 실론(현재의 스리랑카)로 여행을 하였다. 이 시기에 승려들이 이 지역들로 이주하면서, 불교 사상과 함께 앞서 언급한 치유법과 의학 이론과 실습 방법이 전달되었을 것이다.

아시아 전역의 불교와 관련된 기록을 되짚어보면, 몇몇의 상징적 의미를 가지는 심볼이 돌에 직접 조각되고(그림 1.1), 불상의 발에 직접 새겨진 것을 볼 수 있다.

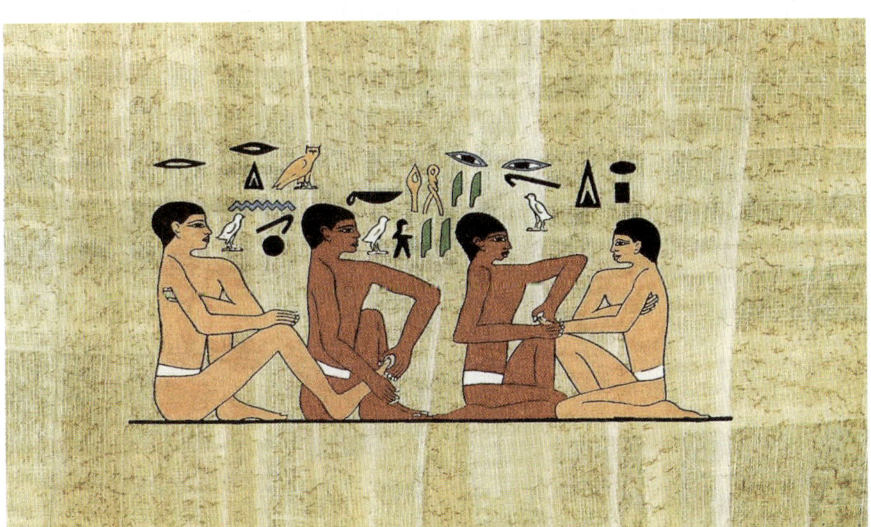

그림 1-2
이집트 사카라에 위치한 파라오 주치의, 앙크마호르의 묘 내부의 벽화, BC 2,330에 완성된 것으로 추정

출처: Kunz, Barbara and Kevin Kunz (2007). Complete Reflecsology for Life. DK Publishing, p.15 Dorling Kindersley © Ann Gillanders / The British School of Reflexology (www.footreflexology .com)/TheInternationalInsituteofReflexology.

깊이 생각해보기(Think it Over)

이집트의 반사요법 (Reflexology in Egypt)

파라오 주치의의 묘 내부의 벽화에 대한 논의는 계속해서 이어지고 있다. 하지만, 명확한 가설은 하나이다. 벽화에 새겨진 2명의 대상이 다른 대상의 손과 발에 어떤 행위를 취하고 있다는 것이다.

반사요법 치료사들은 이 벽화가 치료사들이 반사작용을 유도하는 것으로 알려진 손과 발, 그리고 팔 밑의 특정 부위에 압을 가하는 것으로 해석하고 있다. 일부 이집트 전문 학자들은 이들이 행하고 있는 것이 반사요법이 아닌, 페디큐어와 메니큐어와 같은 행위라고 보고 있다. 에너지 포인트(마르마)를 활성화하는 고대 인도의 치유법을 배운 이들은 벽화 속 인물들의 동작 중 행위를 받은 사람의 손 동작이 마르마 중 하나인 겨드랑이 아래에 위치하고 있는 것에 유심히 다루고 있기도 하다. 이와 같이 벽화의 해석은 여전히 여러 의견으로 나뉜다.

그림 1. 2는 손과 발에 행하는 반사요법의 "증빙"으로 볼 수 있을까? 벽화 속 한 인물은 오늘날 반사요법 치료사들이 목 반사점을 활성화하기 위한 동일한 테크닉을 엄지 발가락 아래에 행하고 있다. 하지만, 이것이 특정 고대 이집트인이 반사요법 치료사들과 동일한 의도를 염두하고 이 동작을 취한 것일까? 벽화 속 또 다른 인물은 손에 어떤 행동을 취하고 있다.

이 벽화는 몸단장으로 해석할 수 있기도 하다. 만약 이들의 행위가 몸단장이라면, 왜 이러한 의미를 나타낸 벽화가 파라오 주치의의 묘에 있는 것일까? 그림 속 인물들이 팔 아래나 겨드랑이 아래에 손을 넣은 이유는 무엇일까?

이에 대한 실증적 연구가 여전히 필요한 것이며, 명확히 해석한 절대적인 어떤 답변이 중요한 것일까? 만약에 그렇다면 그 이유는 무엇이고, 그렇지 않다면 그렇지 않은 이유는 무엇인가?

몇몇의 사람들은 이러한 심볼을 반사점에 대한 초기 기록이라고 해석하고, 어떤 이들은 발과 손에 전 우주와의 합일을 나타나는 것이라고 보고 있다.

쉐노렌버거 박사는 여러 세기에 걸쳐, 중국, 인도, 아라비아 등 여러 국가에서 의학 부문에서 활발한 변화가 일어났다고 이야기했다. 중국의 불교도였던 아이 칭(I Ching)은 CE 650~750년, 인도 전역을 순례하며, 인도의 아유르베다 의술의 발전사항을 관찰했다. 그는 천추에 "아랍의 의사인 라제스(Rhazes)는 바그다드에서 그와 함께 일년 여 동안 함께 거주했던 중국의 한 학자와 함께 살았으며, 그리스의 의사였던 갈렌(CE 129-199)가 편찬한 의학서적 16권을 송별 선물로 요청했다고 한다." 라고 전했다. (Schnorrenberger, 184) 이외에도 쉐노렌버거 박사의 논문는 귀 마사지 요법을 중점적으로 다룬 내용이 의학의 역사와 그에 미친 영향에 대한 사례를 언급했다.

티베트(Tibet)

티베트는 인도의 아유르베다 학문과 여행하는 승려들을 통해 도입된 불교가 동시에 전파되었다. 이러한 이념은 기존에 티베트에 있었던 본교(本校)를 능가했다. 아유르베다 학문과 불교는 기존의 티베트 문화와 융화되어, 티베트 의학의 체계를 완성하게 되었다.

불교 승려들이 티베트를 방문하기 전에, 티베트인들은 구전되는 전통에 의지하였기 때문에, 이들의 치유법 체계에 대한 초기 흐름을 추정하기는 어렵다. 승려들이 BC 17세기 초반에 산스크리트어를 기반으로 한 티베트 철자를 창제하게 되면서, 티베트인들은 그들의 의학 체계를 페르시아, 인도, 중국, 그리스 등지에서 전파된 의술과 통합하였다. 몇몇의 자료에서는 바이탈 에너지 포인트(vital energy point)라 알려진 신체 전체의 에너지 흐름에 중요한 영향을 미치는 특정 부위를 나타낸 의학 문헌을 찾아볼 수 있기도 하다.

티베트 의학은 종교적 관습과 밀접하게 연관되어 있다. 이들은 모든 질병이 영적 질병으로 인한 것이라는 관점을 기반으로 하고 있으며, 영적 불균형을 균형있게 하는 것이 신체의 불균형을 치유할 수 있으며, 이로 인해 건강이 회복된다고 주장한다. 이러한 오래된 믿음은 본교에서 파생된 것으로 티베트 불교로 발전하였으며, 본교의 사제들 역시 의사이기도 했다.

티베트의 의사들은 오늘날의 의사들처럼 통증의 원인을 **진단**하거나 식별해냈으며, **치료법**으로 알려진 어떤 일정 단계의 행동을 취하거나 **처방**을 하고, 보완책을 찾거나 통증을 치료하기 위하여 **치유법**을 찾기도 했다. 질병을 치유하는 것과 더불어, 오늘날 심리학이라 불리는 분야에 대한 연구를 수천년 동안 이어오기도 했다. 마음의 본성과 그것이 무엇인지, 어떻게 작용하며 정신적 질환을 어떻게 치유할지에 대한 연구를 중점적으로 다루며, 이를 체계화하고 실전에 적용하기도 했다.

티베트 전통 의학 분야의 의사들은 신체 불균형의 원인을 진단하고 균형을 회복하기 위하여, 손목에 위치한 12개의 맥을 짚어서 그 상태를 진단했는데, 이 12개의 맥들은 각각의 신체 기관과 연관되어 있다고 전해진다. 이들의 치료법은 고차원적으로 발달된 약초학, 침술, 지압, 뜸질을 바이탈 에너지 포인트에 직접 적용하고 종교적 의식을 거쳐서 이루어졌다. 식이요법, 마사지, 손과 발에 적용되는 특별한 테크닉 역시 질병을 치료하는데 중요한 역할을 했다.

어린이 환자의 경우, 손목이 매우 얇고 작기 때문에 신체조직과 연관된 각각의 12개의 맥을 식별하는 것이 어렵다. 이러한 이유로 소아진료의 경우, 귀를 통해 질병을 진단하고 이를 치료하기도 했다. 귀에 위치한 바이탈 에너지 포인트 진단(이혈 진단)은 티베트 의학에서 잘 알려진 분야이다. 어린이가 10~12살 정도로 성장하면서 손목이 12개의 맥을 짚기에 적당한 크기가 되면, 손목의 맥을 통해 이들의 질병을 진단하였다.

1959년, 중국이 티베트를 침략하였을 때, 불교사원에 보관되어 있던 많은 고대 문헌자료들이 대량으로 파괴되었다. 이 중 국외로 유출되어 손실되지 않은 몇몇 자료들 중에는 티베트 의학에 대한 내용이 산스크리트어로 기록된 것으로 영어로 번역되기를 기다리는 중이다. 티베트의 의사들이 진행한 강연 및 수업, 전세계 곳곳에 티베트 의학 지식을 전파한 불교 승려들의 활동, 그리고 다방면에 걸친 번역작업이 티베트의 고대 의학 체계에 대한 이해를 높일 것이다.

중국과 일본(China and Japan)

구두로 전해지는 중국의 역사와 문헌에서는 황제(Emperor Huang; Emperor Hwang) 시절, 치유법에 대한 종합적인 건강관리법이 발전하면서, 4,000여년 전의 풋워크에 대한 내용을 담고 있다. 이러한 건강관리법은 후세에 전해지면서, *황제내경(黃帝內經; 황제의 내과 서적)* 또는 *내경(內經)*에 기록되게 되었다. 내경은 의학 치유법에 관련 여러 문헌 중 현존하는 유일한 서적이다.

고대 중국의 문헌에서는 경락(신체 전체를 통과하는 12개의 에너지 통로)과 경락을 따라 위치한 바이탈 에너지 포인트 간의 상관관계를 기록하고 있다. 경락에 위치한 에너지 포인트들은 이 부위에 압을 가하거나(지압), 문지르거나, 마사지를 하거나, 약쑥이나 뜸쑥과 같은 약제를 적용하거나, 바늘을 삽입(침술)하여 활성화시켰다. 바이탈 에너지 포인트에 적용된 압은 신체의 다른 부위에 영향을 미치게 되는데, 귀에 위치한 바이탈 에너지 포인트에 압을 가하는 방법이 오늘날 알려진 귀 지압법, 귀 침술, 또는 귀 반사요법이다.

이러한 양식의 바디워크는 중국에서 일본까지 전파되면서, 침술, 지압, 뜸술 그리고 일본식 지압 마사지(시아추; shiatsu)과 통합되게 된다. 이 시기에 전해진 경락, 바이탈 에너지 포인트, 그리고 이들에 영향을 주는 테크닉에 대한 내용이 아시아 지역의 초기 및 현대 의학 문헌에 기반이 되었다. 이러한 의학적 접근법의 효험은 (최소한 영어로 번역된 서적의 경우에는) 불명확한 역사적 출처에도 불구하고 아시아 지역에서 명실상부 인정받고 있다.

바이탈 에너지 포인트의 위치와 그 역할이 전반적으로 모든 문헌에 걸쳐서 일관성 있게 나타난 점을 이해하는 것이 매우 중요하다. 바이탈 에너지 포인트를 부르는 명칭은 각기 다르며, 일반적으로 신체의 균형과 건강을 회복하기 위하여 바이탈 에너지 포인트를 활성화하는 체계에 따라 지압점, 혈, 츠보 포인트(중국식; tsubo point), 또는 시아추 포인트(일본식; shiatsu point) 등으로 불린다. 발, 손 그리고 귀에 적용되는 압은 신체의 균형과 건강에 대하여 매우 정교하고, 통합적이며 총체적인 접근법의 유일한 요소이다.

불교의 승려들, 도미니크회와 프란체스코회 선교사들, 마르코 폴로, 많은 무역상들과 여행자들, 그리고 의사와 과학자들이 고대 중국을 방문하였을 때, 이들은 매우 다채로운 중국 문화를 접하게 되었다. 원 나라(AD 1279-1368) 시기에 남겨진 역사 문헌에 따르면, 몽고의 지도자였던 쿠빌라이(Kubla Khan)이 외부인들의 방문을 적극 환영하였으며, 이 시기에 이탈리아의 탐험가인 마르코 폴로가 *동반견문록*을 저술하며, 마사지법을 포함한 당시 중국의 문화를 서방에 전달했다.

일본의 치유법은 중국과는 별개로 발전하였다. 바이탈 에너지 포인트의 일반적인 경로는 중국과 일본, 두 지역의 시스템 사이에 여러 유사점을 보이고 있다. 자연 전체론적인 관점을 통해, 현대 중국, 일본 및 기타 아시아 지역의 치유 시스템은 풋 테라피, 핸드 테라피, 이어 테라피 등을 포함하고 있다.

유럽 (Europe)

중국 의학을 기반으로 탄생되었다는 가설이 있는 지압 테라피의 일종인 존 테라피(Zone therapy)는 유럽 지역에서 셀프케어 및 의사들이 부유층을 대상으로 한 치료법으로 시행되었다. 존 테라피는 신체의 특정 부위의 일정 범위 내에서 압을 가하면 동일한 범위 내에서 반사작용을 발생시키는 것이다. 이러한 형태의 자가지압 테라피는 스트레스와 통증을 완화하기 위하여 활용되었다. (제2장과 3장 참고)

존 테라피는 수세기 동안 전해져 내려오면서 신체에 대한 지식을 과학적인 방식으로 용어와 체계를 갖추었다. 초기, 존 테라피에 대한 서적은 1582년 이탈리아의 아다무스 박사(Dr. Adamus)와 아타티스 박사(Dr. A'tatis)가, 그리고 1583년 독일의 볼 박사(Dr. Ball)가 출판하였다.

과학적 사고와 그 과정에 대한 흐름이 가속화되고 그 체계가 정착되면서, 신체는 경이로움을 가진 하나의 기계로 인식하기 시작했다. 독일의 생리학자인 요한 어거스트 운체(Johann August Unzer)는 1771년, 반사작용의 개념을 발견하고, "*반사(reflex)*"라는 용어를 고안하여 가해진 압에 대한 운동 반응을 설명했다. 영국의 생리학자인 마샬 홀(Marshall Hall)은 1833년, "*반사작용(reflex action)*"이라는 용어를 사용하여, 무의식 반사작용과 의식적인 반사작용을 구분했다. 이와 같은 방법으로, 생리학적 반사작용에 대한 개념을 특정 신체 부위의 구역 (존 테라피; zone therapy) 을 비롯하여, 발, 손, 귀 에 압을 가했을 때(반사요법의 전신) 나타나는 신체반응과 연관하여 생각하게 되었다.

과학의 발전은 성능이 향상된 현미경과 망원경을 탄생시키며, 전 우주에 대하여 연구하고, 공부하고, 완벽히 이해 할 수 있는 개념 내에서 지금까지 관찰할 수 없었던 우주 전체를 관찰할 수 있게 되었다. 이 시기의 학자들은 신체는 기계론적인 세계에서 놀라움이 가득한 대단한 기계로 보게 된다. 찰스 다윈(Charles Darwin; 1809–1882)의 〈*The Origin of Species (종의 기원)*〉이 1859년 출판되면서 큰 반향을 일으켰고 문화적 촉매제 역할을 하며, 특수한 과학 분야를 형성하는데 기여를 하였다. 이 때 탄생한 새로운 학문 분야 중 하나가 바로 신경학이다.

1885년 창설된 The Neurological Society of London(역주: 런던 신경학 연구회)는 〈*Brain: A Journal of Neurology (역주. 뇌: 신경학 저널)*〉을 분기별로 발행하기 시작했으며, 이 저널은 현재까지도 발간되고 있다. 〈*Brain*〉은 과학적 개념을 기반으로 한 신경학 연구에 대한 토론의 장을 제공하고 있으며, 반사작용에 대한 내용도 다루고 있다. 이 저널에서는 해부학, 신경학, 병리학, 생리학, 심리학을 비롯하며 형이상학 분야를 포함하여 다양한 연구 분야의 내용을 실어 왔으며, 형이상학을 포함한 다양한 연구 분야에서 바라보는 반사작용에 대한 내용도 다뤄왔다. 출판이 된지 120여년이 지난 후, 이 저널에서는 더더욱 의학적인 시각으로 반사작용을 바라보고 있다.

서양의 과학적 접근법으로 인하여, 서양에서는 신체–마음–정신에 대한 패러다임이 붕괴되었다. 하지만, 유럽과 미국 전역에 이들에 대한 연구와 정보가 보급되게 되었다.

런던의 헨리 헤드 경(Sir Henry Head; 1861–1940)은 1890년 대에 머리 부위와 신체 내부장기 사이의 관계를 차트화시켰다. 척수질환을 가진 환자에 대한 연구를 수년간 진행한 후, 헤드 경은 피부, 척수, 그리고 뇌 사이에 어떤 관계가 있다고 주장했다. 그는 1893년, 〈*Brain*〉에 그의 연구 내용을 발표하면서, "헤드 대(Head's zones)"이라고 불리게 되는 이들의 관계를 역설했다.

이와 동일한 시기에, 영국의 생리학자인 찰스 쉐링턴 경(Sir Charles Scott Sherrington; 1857–1952)은 그가

관찰한 자극반응 작용에 대한 신체반응을 발견하며, 이를 "*자기수용 작용(proprioceptive action)*"이라 명명했다. 이 연구로 쉐링턴 경과 그의 동료인 에드가 아드라인 박사(Dr. Edgar Douglas Adrian; 1889–1977)은 1932년, 노벨 의학상을 수상하게 되었다.

아드라인 박사는 자극의 강도보다는 신경의 크기가 신경자극의 전기적 강도에 영향을 준다는 것을 발견했다. 그의 연구는 가벼운 압이 강한 압과 동일한 신체 치유 효과가 있다는 것을 시사한다. 반사요법 치료사들은 이러한 원칙을 적용하여, 그들의 지압 테크닉을 모듈화하고 있다.

미국 (United States)

윌리엄 피츠제럴드 박사 (Dr. William H. FitzGerald) 조 라일리 박사 (Dr. Hoe Shelby Riley) 유니스 잉검 (Eunice Ingham) 밀드레드 카터(Mildred Carter) 모두 미국 내에서 반사요법의 발견 및 발전에 기여를 한 인물들이다.

윌리엄 피츠제럴드 박사(1872–1942) (■그림 1.3)는 존 테라피를 미국 의료전문가들과 비(非) 전문가들에게 전파한 인물이다. 피츠제랄드 박사는 1895년 Univrsity of Vermont에서 의학 학위를 수여받은 우수한 의사였으며, Boston City Hospital과 Central London (영국) Nose and Throat Hospital에 재직했다. 1900년대, 비엔나로 이주하면서 그는 귀 관련 질환을 진단하고 치료하는데 저명한 아담 폴리처 박사 (Dr. Adam Politzer; 귀 관련 질환 전문)와 오토 치아리 박사 (Dr. Otto Chiari; 후두 및 기관지 질환 전문)의 연구를 돕게 되었다.

피츠제럴드 박사는 1902년, 알폰스 코넬리우스 박사 (Dr. Alfons Cornelius)의 *Pressure Points, Their Origin and Significiance* (역주: 지압점의 원천과 중요성)가 출판되었을 당시, 비엔나에 거주하고 있었는데, 코넬리우스 박사의 이 책은 반사점을 활성화한 마사지를

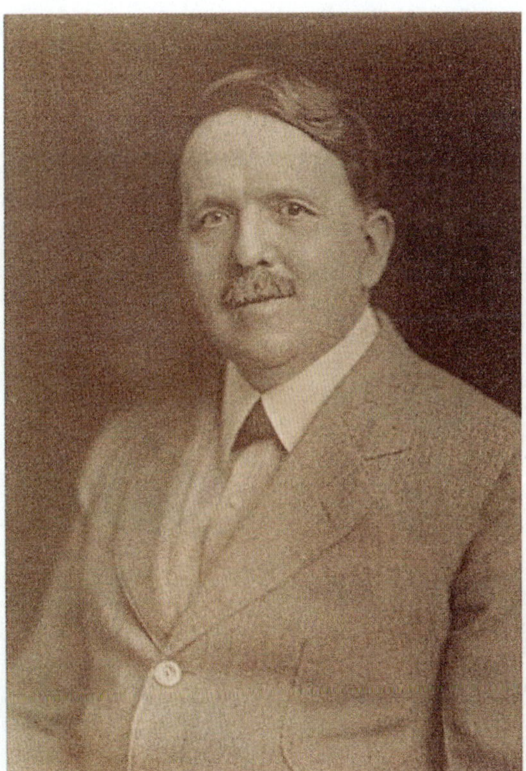

그림 1-3
윌리엄 피츠제럴드 박사 (William H. FitzGerald, MD)

출처: Diana Demms Reddington의 사용 동의를 받음

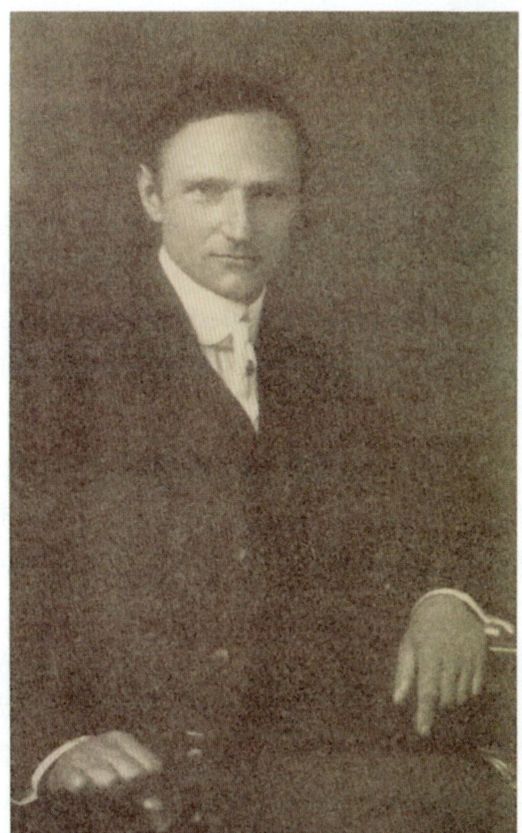

그림 1-4
조 라일리 박사 (Dr. Joe Shelby Riley)

출처: Eunice D. Ingham의 연구자료, Dwight Byers의 사용 동의를 받음

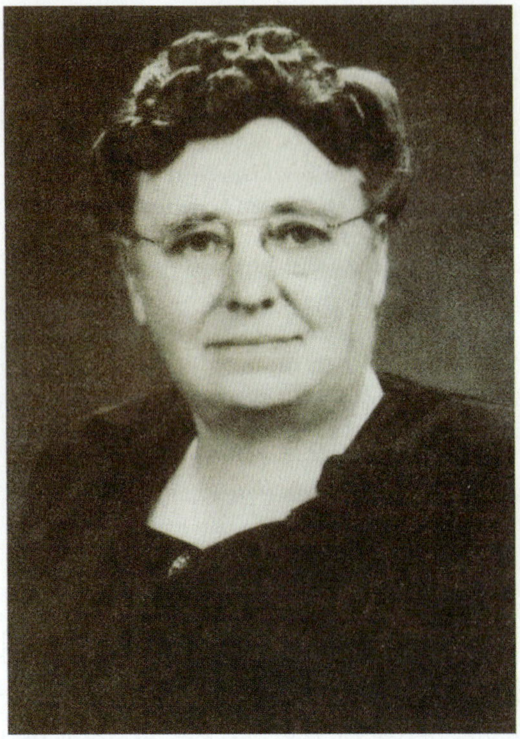

그림 1-5
유니스 잉검 (Eunice Ingham)

출처: Eunice D. Ingham의 연구자료, Dwight Byers의 사용 동의를 받음

활용한 질병 치료법에 대한 책이었다. 피츠제럴드 박사는 St. Francis Hospital의 인후과(nose and throat department)의 과장으로 임용되면서 코네티컷 하트포드로 돌아오게 된다. 그는 당시 유명한 이탈리아의 테너 성악가인 움베르토 소렌티노(Umberto Sorrentino)의 후두 질환을 치료하면서, 구강 및 인후 부위에 일정 수준의 압력을 가하고 손의 특정 부위를 자극하여 후두의 통증 및 긴장을 완화할 수 있다는 것을 발견했다. 피츠제럴드 박사의 발견은 약을 사용하지 않고 통증을 완화할 수 있다는 면에서 큰 흥미를 끌게 되었다. 이후에도 그는 계속에서 반사요법과 관련된 발견을 진행하였다.

환자를 대상으로 한 임상실험과 기타 문서 자료를 활용하여, 피츠제럴드 박사와 에드윈 바우어 박사(Edwin F. Bowers, MD)는 1917년, *Zone Therapy or Relievig Paint at Home* (역주:존 테라피 또는 집에서 하는 통증 완화법)를 공동 저술하였다. 현재 존 테라피로 명명된 지압점 테라피는 손과 발(특히 뼈와 관절 부위), 입, 몸의 특정 부위에 압력을 가하여 통증을 경감하는 것이다. 피츠제럴드 박사와 바우어 박사는 계속해서 이 치료법을 발전시켜 나갔다.

존 테라피에 대한 세간의 관심은 조 라일리 박사(Dr. Joe Selby Riley, MD, MS, DO, ND) (■그림 1.4)가 피츠제럴드 박사와 바우어 박사의 연구를 기반으로 존 테라피를 그의 치료법에 접목시키는데 영향을 주었다. 유니스 잉검(Eunice Ingham; ■그림 1.5)는 라일라 박사의 밑에서 물리치료사 및 마사지 테라피스트로 재직한 사람으로, 라일리 박사와 함께 존 테라피와 컴프레션 테라피(compression therapy)에 대한 초석을 마련하고 문서로 기록하고, 치료법을 체계화하였다. 또한, 약을 사용하지 않고 질병 및 질환을 치료하는 이들의 치료효과가 여러 사례를 통해 입증되었다. 잉검은 존 테라피와 컴프레션 테라피에 대한 내용 및 사례를 수록한 *Stories the Feet Can Tell* (1938년 작; 역주: 발이 알려주는 것)을 출판하였는데, 이 책에서 잉검은 존 테라피를 "존 테라피의 중국식 방법 (this Chinese method of Zone Therapy)"라 칭했는데, 이를 통해 존(zone)과 경락 간의 역사적 관계를 유추할 수 있다.

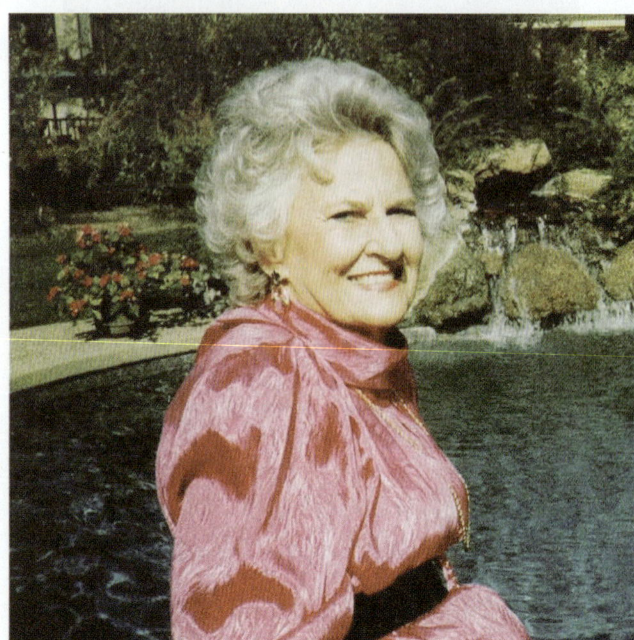

그림 1-6
밀드레드 카터 (Mildred Carter)

출처: Mildred Carter의 연구자료, Tammy Weber의 사용 동의를 받음

1940년 대, 라일리 박사의 강력한 지지로, 잉검은 독자적인 연구를 진행하며 존 테라피에 대하여 전국 곳곳에서 강연을 하게 되었다. 잉검은 존 테라피의 테크닉과 그 과정을 오늘날 널리 알려진 "반사요법"이라 명명했다. 50년대로 넘어가면서, 잉검은 다음과 같은 반사요법의 초석을 세우게 되었다:

1. 전신에 위치하고 있는 반사점에서부터 발에 위치한 반사점까지 세부적인 위치
2. 오늘날 알려진 반사요법과 더 친숙한 형태로 점차 구체화시킨 발에 중점적으로 분포된 반사점
3. (도구를 사용하는) 존 테라피와 (손의 압 만을 사용하는) 반사요법 간의 차이
4. 손가락, 엄지 손가락, 손 테크닉을 활용한 반사요법

1950년 대에, *Stories the Feet Have Told* (1951년 작, 역주: 발이 알려주는 것)의 제 2권이 출판되었고, 현재 이 책은 단권으로 통합되어 손가락과 특수 핸드 테크닉을 활용하여 발의 반사점을 활성화시키는 반사요법의 효과를 보여주고 있다. 잉검의 반사요법은 반사요법의 잉검 메소드(Ingham Method of Reflexology)로 발전하였으며, 잉검의 조카인 드와이트 바이어스(Dwight

표 1.2 반사요법에 영향을 미친 주요 역사적 사건

시기	지역	역사적 사건
BC 3000	인도	생명, 건강, 영혼을 통합한 종교적 의식이 행해짐.
BC 2500	이집트	이집트 사카라의 파라오 주치의의 무덤에서 테라피에 대한 벽화가 만들어짐.
BC 2000	중국	*황제내경*(黃帝內經; 황제의 내과 서적)에서 의학지식과 치유법이 문서화됨.
BC 7	티베트	몸, 발, 손, 귀의 바이탈 에너지 포인트가 최초로 문서화 됨. 이에 대한 내용은 구두로 훨씬 오래전부터 전해내려옴.
1582-1583년	유럽	이탈리아의 아다무스 박사(Dr. Adamus)와 아타티스 박사(Dr. A'tatis)가, 그리고 1583년 독일의 볼 박사(Dr. Ball)가 존 테라피에 대한 서적을 출판함.
1771년	독일	요한 어거스트 운체(Johann August Unzer)가 "반사(reflex)"라는 용어를 고안함.
1833년	영국	마샬 홀(Marshall Hall)이 "반사작용"에 대한 용어를 고안함.
1885년	영국	The Neurological Society of London(역주: 런던 신경학 연구회)이 창설되면서, 반사요법에 대한 과학적 연구를 기반으로 한 논문이 출판되기 시작함.
1893년	영국	헨리 헤드 경(Sir Henry Head)이 피부와 내부 장기 간의 관계를 증명함. (헤드의 존; Head's zones)
1913년	미국	윌리엄 피즈제럴드 박사(Dr. William FitzGerald)가 존 테라피를 미국의 의학전문가들과 비전문가들에게 소개함.
1932년	영국	찰스 쉐링턴 경(Sir Charles Scott Sherrington; 1857-1952)과 에드가 아드라인 박사(Dr. Edgar Adrian)가 자극반응에 대한 자기수용 작용(proprioceptive action)"을 발견하며 노벨상을 수상함.
1940년대	미국	밀드레드 카터(Mildred Carter)와 유니스 잉검(Eunice Ingham)이 비전문가들에게 열풍을 일으킴.
1972년	미국/중국	닉슨 대통령(President Nixon)이 중국을 공식적으로 방문함. 지압 및 침술에 대한 개념이 미국인들에게 확산됨.
1980년에서부터 현재까지	미국	반사요법에 대한 인기가 치솟고, 이의 변형 및 발전된 형태가 다양하게 나타남.

Note: BCE indicates before common era. CE indicates common era which began at year 0 in the Western calendar

Byers)가 오늘날까지 그녀의 연구를 이어나가고 있다.

밀드레드 카터(Mildred Carter)는 잉검과 함께 반사요법을 연구한 이로, 존 테라피 철학을 기반으로 기초 연구를 진행하였다. (■ 그림 1.6) 카터의 주요 연구 업적은 다음과 같다:

1. 동양의 지압법, 유럽의 존 테라피와 반사요법 및 기타 자연치유법을 통합
2. 전신에 위치한 반사점을 확인하고, 발, 손, 귀, 머리의 마이크로리플렉스(microreflex)에 대한 맵(map)을 제시
3. 도구(롤러, 클립, 다월, 마사지 도구, 크리스털 등)를 사용
4. 신체, 바이털 포인트, 차크라, 경락의 에너지 흐름을 정의
5. 신체 내부 및 외부 치유, 운동과 깊은 호흡, 영양요법과 힐링 푸드, 약초 및 보조 치유법를 중시

카터의 업적 중 가장 눈에 띄는 점은 일상에서 쉽게 접할 수 있는 물품(빗, 빨래집게, 목재 다월, 클램프, 고무밴드 등)과 특수 도구(마사지 롤러 등)을 사용하여 반사점을 자극하는 방법을 제시한 것이다. 그녀는 1975년, *Hand Reflexology* (역주: 손 반사요법)라는 책을 출판하며, 다양한 입증 사례와 함께 연구 내용을 선보였다. 그녀는 이 책에서 반사요법에 대하여 다음과 같이 이야기하였다:

> 질병을 "지압"을 활용하여 치료하는 중국식 치료법을 다룬 수많은 서적들이 최근 출판되고 있다. 반사요법과 지압은 고대 치유술에서 기원한 것이다.
>
> 이들은 동일한 치유 원칙과 관련되어 있고 그것을 기반으로 하고 있다. 중국인들이 침을 사입하는 신체의 특정 부위는 서양에서 압을 가하여 생명력을 활성화시키는 손과 발의 특정 부위와 많은 공통점이 있다. - 이는 즉, 완벽하게 안전한 방법으로 마사지를 통해 즉각적인 치유력을 신체의 질병이나 질환 부위에 전달하는 것이다. (p.46)

"반사요법 vs. 지압"이라는 장에서, 카터는 반사요법의 효과를 침으로 인한 감염이나 침을 잘못 놓음으로써 생기는 위험이 없이 동일한 치유효과를 얻을 수 있다고 언급했다. 반사요법은 간편하고 약을 사용하지 않고, 본인이 직접 할 수 있는 자연치유법으로서, 통증 완화나 질병/질환 치료를 위한 목적으로 적용할 수 있다.

카터는 그녀의 딸이 타미 웨버(Tammy Webber)와 Body Reflexology (역주: 신체 반사요법)을 1983년에 초판을 출판한 뒤, 이에 대한 개정 및 증보판은 1994년에 세상에 선보였다. "신체 반사요법"은 일반 대중이 인식하고 있는 반사요법의 의미와 개념을 다루고 있다. "신체 반사요법"은 손과 발, 귀는 물론 전신에 위치한 반사점에 가하는 테라피를 통칭하는 것이다. (자세한 내용은 제4장 참고) 왼발과 오른발에는 신체에 영향을 미치는 반사점이 각각 위치하고 있다. 각각의 손과 귀 역시 마이크로리플렉스(microre-flex)라 할 수 있다. 전문가들 카터의 반사요법이 오늘날 행해지고 있는 시아추 마사지나 지압 마사지에 영향을 주었다고 말하고 있다.

자조관리의 선두주자들의 움직임이 일고 잉검과 카터의 연구서적이 출판되고, 이들이 반사요법에 대한 강연을 진행하면서 반사요법이 널리 알려지게 되었다. 이와 같은 움직임은 미국에서의 반사요법에 대한 인식 확장 및 성장, 그리고 반사요법의 발전을 이끌게 되었다.

반사요법의 부활(Resurgence)

1800년 대, 중국인들이 미국으로 이주하면서 동양철학 및 동양의학을 미국으로 전파하게 된다. 1972년, 닉슨 대통령(President Nixon)이 중국을 방문함으로 해서, 중국의 문화, 대표적인 중국 의학, 무예, 철학, 음식 등이 미국 대중문화의 주류로 대두되게 된다. 반사요법을 많은 이들이 수용하고 이들을 행하면서, 대체요법의 영역이 급속도로 확장하게 되었다. 반사요법의 특징은 웰빙에 대한 자연친화적이고 국부적이며 통합적인 접근법이다. ■ 표 1.2는 현대 반사요법에 대한 주요 역사적 사건을 간략히 보여주고 있다.

반사요법의 영역은 최근 몇 해, 급속도로 성장해왔다. 잉검의 가설 및 반사요법을 변형시키거나 발전시킨

형태의 테라피가 출연해왔으며, 신체의 원기 체계는 반사요법과 경락 및 기타 에너지 시스템과 접목한 형태로 발전하였다. 또한, 해부학적 체계는 해부학 및 생리학적 과정을 중심으로 발전하였다. 몇몇의 테라피 전문가들은 도구와 기구를 사용하여 테라피를 제공하기도 하는 반면, 어떤 이들은 오직 인체의 손만을 사용하여 테라피를 제공하기도 했다.

오늘날, 반사요법은 바디워크의 대표적인 양식 중 하나로 여겨진다. 마사지 및 기타 형태의 바디워크와 유사한 점도 있지만, 반사요법만의 독특하면서도 독창적인 형태도 보여지고 있다. (제5장 참고)

요약 (Summary)

- 풋워크는 4,500년 이상의 역사를 가지고 있다.
- 극동 지역과 아시아 지역(인도, 중국, 일본, 티베트) 및 지중해 지역(이집트, 그리스, 아프리카, 아라비아)에서는 고대 시대에서부터 풋워크가 행해졌다.
- 풋워크가 존 테라피의 형태로 유럽 전역에 퍼졌다.
- 유럽의 과학 및 의학 전문가들이 신체의 반사점을 발견하고 이에 대한 광범위한 연구를 진행했다.
- 고대 및 아시아의 반사요법이 동양의 신체-마음-정신에 대한 총체적인 개념을 중점으로 한 반면, 유럽 및 미국의 반사요법은 과학적 개념을 내세웠다.
- 1900년 대에 걸쳐 윌리엄 피츠제럴드 박사(Dr. William H FitzGerald), 조 라일리 박사(Dr. Joe Shelby Riley), 유니스 잉검(Eunice Ingham), 밀드레드 카터(Mildred Carter)가 미국의 반사요법의 발전에 영향을 주었다.

배운 내용 점검하기 (How much did you learn?)

해당 내용 연결하기

왼쪽 열에 위치한 용어에 대한 올바른 설명을 연결하라.

_____ 1. 반사요법
_____ 2. 밀드레드 카터
_____ 3. 인도
_____ 4. 티베트
_____ 5. 중국
_____ 6. 반사 테라피
_____ 7. 윌리엄 피츠제럴드
_____ 8. 마르코 폴로
_____ 9. 유니스 잉검
_____ 10. 이집트

a. 사카라 지역의 파라오 주치의의 무덤이 위치한 국가
b. 발을 위한 핸드 테크닉의 완성 형태
c. 존 테라피
d. 손을 사용하여 치유효과가 있는 순환을 발생시키는 무드라
e. 전신 바디워크에 사용할 수 있는 도구 및 기구
f. 황제내경
g. 소아의 귀에 위치한 바이털 에너지 포인트
h. 중국의 문화를 서양에 전파함
i. 발과 손에 위치한 반사점에 대한 20세기 반사요법
j. 전신에 위치한 바이탈 에너지 포인트나 반사점에 적용하는 압력

객관식 문항

1. 반사요법은
   a. 20세기의 바디워크 형태이다.
   b. 인식할 수 있는 반사점을 활성화시킬 수 있는 핸드 테크닉을 국지적으로 적용하는 것이다.
   c. 휴식 및 통증 완화를 위하여 활용될 수 있다.
   d. a와 b에 대한 설명 모두를 의미한다.
   e. b와 c에 대한 설명 모두를 의미한다.
   f. 위의 모두를 의미한다.

2. 1500년 대 이후, 스트레스 및 통증 완화를 위하여 ___가 유럽 내에서 행해졌다.
   a. 라일리 메소드 (The Riley method)
   b. 풋 마사지
   c. 존 테라피
   d. 내경

3. 서양에 중국 문화를 전파한 이는 누구인가?
   a. 비슈누 (Vishnu)
   b. 마르코 폴로 (Marco Polo)
   c. 고타마 싯타르타 왕자 (Prince Siddhartha Guatama)
   d. 찰스 쉐링턴 경 (Sir Charles Sherrington)

4. 신체 전체의 에너지 흐름을 정의하고, 전신의 반사점을 증명하였으며 손과 발의 반사점을 중점적으로 다룬 이는 누구인가?
   a. 유니스 잉검 (Eunice Ingham)
   b. 볼 박사 (Dr. Ball)
   c. 윌리엄 피츠제럴드 박사 (Dr. William FitzGerald)
   d. 밀드레드 카터 (Mildred Carter)

5. 에드가 아드리안 박사 (Dr. Edgar Adrian)는 자극의 강도가 아닌 신경의 크기가 신경 자극의 강도에 영향을 미친다는 것을 발견했다. 이러한 내용은
   a. 참이다.
   b. 거짓이다.

6. 반사반응에 대한 개념을 밝히고 압력을 가했을 때 운동반응을 설명할 수 있는 "반사"라는 용어를 고안한 사람은 누구인가?
   a. 아다무스 박사 (Dr. Adamus)와 아타티스 박사 (Dr. A'tatis)
   b. 볼 박사 (Dr. Ball)
   c. 요한 어거스트 운체(Johann August Unzer)
   d. 마샬 홀 (Marshall Hall)

7. 존 테라피와 반사요법의 차이를 구분하고, 오늘날 반사요법과 밀접한 형태인 발에 집중적으로 위치한 반사점 (이후 손에 집중적으로 위치한 반사점)의 위치를 밝혀낸 이는 누구인가?
   a. 유니스 잉검 (Eunice Ingham)
   b. 볼 박사 (Dr. Ball)
   c. 윌리엄 피츠제럴드 박사 (Dr. William FitzGerald)
   d. 찰스 다윈 (Charles Darwin)

8. 미국의 의학 전문가들과 비전문가들에게 존 테라피를 도입시켰다고 평가받는 이는 누구인가?
   a. 밀드레드 카터 (Mildred Carter)
   b. 윌리엄 피츠제럴드 박사 (Dr. William FitzGerald)
   c. 유니스 잉검 (Eunice Ingham)
   d. 조 라일리 박사 (Dr. Joe Shelby Riley)

9. 1833년, "반사 작용(reflex action)"이라는 용어를 처음으로 사용하여 무의식 반사작용과 의식적인 반사작용을 구분한 이는 누구인가?
   a. 아다무스 박사(Dr. Adamus)와 아타티스 박사(Dr. A'tatis)
   b. 볼 박사 (Dr. Ball)
   c. 요한 어거스트 운체(Johann August Unzer)
   d. 마샬 홀 (Marshall Hall)

10. 이집트 사카라 지역의 파라오 주치의의 무덤에 새겨진 벽화는 삶, 건강, 영혼을 통합한 6단계를 나타내고 있다. 이 벽화들은 할례 의식, 출산, 약리학, 시체 위생처리, 치의학, 그리고 테라피의 한 형태로 해석할 수 있는 어떤 의식을 나타내고 있다고 전해지며, 반사요법의 한 형태로 해석되기도 한다. 이러한 내용은
    a. 참이다.
    b. 거짓이다.

제 2 장 반사요법에 대한 이론
(Theories of Reflexology)

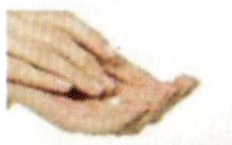

이 장의 개요 (Chapter Highlights)

학습목표
주요 용어
개요
반사요법의 목적
반사요법의 작용에 대한 이론
반사요법의 효과에 대한 원리
요약
배운 내용 점검하기

학습 목적 (Learning Objectives)

1. 이 장의 주요 용어와 그 의미를 이해한다.
2. 반사요법의 정의를 이해한다.
3. 에너지 모델과 생리학적 모델을 정의한다.
4. 반사요법의 작용 원리와 과정을 설명한 6개의 이론과 각각의 이론에 대한 3가지 주요 사항을 설명한다.

주요 용어 (Key Terms)

경락 20
경락 이론 (Meridian theory) 21
고유수용기 24
고유수용기 이론 (Proprioceptor theory) 24
고장 (高張) 21
림프 21
림프이론 (Lymphatic theory) 21
반사점 20
수용기 23
생리학적 모델 (Physiological model) 20
신경 22
신경 이론 (Nerve theory) 22
에너지 모델 (Energy model) 20
저장 (低張) 21
존 (Zone) 23
존 이론 (Zone theory) 24
존 테라피 (Zone therapy) 24
침전물 23
테라피 (therapy) 21
항상성 20
현대 통합 이론 (Contemporary inclusive theory) 24
혈관 23

개요 (Overview)

반사요법의 작용원리를 설명하고자 하는 많은 이론이나 가설이 있다. 이 장에서는 이와 같은 많은 이론과 가설 중에서 생리학적 모델과 에너지 모델을 기반으로 하고 있는 몇 가지 이론을 논의하고자 한다. **생리학적 모델(Physiological model)**은 신체의 작동원리를 바탕으로 반사요법을 설명한다. 림프, 신경, 고유수용기 이론이 생리학적 모델과 연관된다. **에너지 모델(energy model)** 또는 에너지 의학 패러다임(energy medicine paradigm)은 신체를 하나의 생체전위 에너지 네트워크(bioelectrical energy network)로 보고 있다. 건강한 신체는 자연적인 흐름과 균형의 결과이며, 질병은 이와 같은 신체의 에너지 흐름이 너무 적게 흐르거나 지나치게 흐를 때 발생하는 것이다. 에너지 모델의 대표적인 예로는 경락 이론(meridian theory)과 존 이론(zone theory)이 있다. 이 두 이론 모두 반사요법은 반사점, 존, 바이탈 에너지 포인트, 경락이라 부르는 에너지 통로를 활용하여, 체내의 에너지 균형을 유도하는 것이라는 주장을 뒷받침하고 있다.

반사요법의 목적 (Objective of Reflexology)

반사요법의 가장 단순하고 기본적인 개념은 "반사요법의 과학적 연구와 특정 결과를 도출하기 위하여 특정 방법으로 반사점을 자극하기 위한 특정 테크닉"이다. 반사요법 치료사들은 신체의 반사작용을 활성화하기 위하여 수많은 테크닉을 활용하여서 신체가 **항상성**을 유지(신체 균형 및 정상 상태)하도록 한다.

항상성은 자동반사적이며 자가조절하는 신체의 메커니즘으로, 내부 및 외부 조건과 상관없이 체내 환경이 상대적으로 일정한 상태로 유지되게끔 한다. 예를 들어, 성인의 혈액 온도는 외부 온도와 무관하게 약 37℃(98.6°F)로 유지된다.

반사요법에서 **반사점**이란 특정 지점을 자극하였을 때 신체의 변화를 일으킬 수 있는 지점이다. 반사점은 피부가 아닌 피부 아래의 조직에 위치하고 있다. 이 지점은 핀헤드(pin head)처럼 매우 작거나, 족궁처럼 클 수 있다. 반사요법 치료사들은 특정 방법을 통해 반사점을 자극하여 고객의 신체, 마음, 감정이 평온한 상태를 이루게끔 하여, 신체가 항상성을 유지할 수 있도록 만든다. 이 때, 반사요법 치료사들이 치유 과정을 직접적으로 조절하는 것이 아니라, 신체의 자체적으로 내제된 시스템을 통해

깊이 생각해보기 (Think it Over)

반사요법의 정의 및 적용 범위 (Definitions and Scope of Practice)

반사요법에 대한 정의는 매우 구체적이다. 위에 제시된 정의 문구에서 "반사요법은 반사점을 과학적으로 연구한 것"이라는 문구로 시작하는데, 여기서 "학문적으로 연구한 것"이라는 내용은 지식을 의미하는 라틴어 scientia에서 기원한 영어 단어 "science (학문)"을 근거로 하고 있다.

American Heritage Dictionary (p.612)에 따르면, science는 (1) 자연현상에 대한 관찰, 인지, 서술, 실험 탐구 및 이론적 설명, (2) 방법론적 활동, 체계 또는 연구, (3) 연구와 학문적 방법을 요구하는 활동, (4) 경험을 통해 얻을 수 있는 지식이라고 설명되어 있다.

이러한 정의는 서양 과학적 방법론에서 유래한 생리학적 모델과 수천년 동안 축적된 많은 경험 사례에서 유래한 에너지 모델을 포괄한다. 이 두 패러다임 모두 사례의 주체, 전제, 체계를 포함한 지식이라 할 수 있으며, 반사요법에 대하여 건강을 증진하기 위한 전문적 교육지식을 제공할 수 있는 발전된 형태의 바디워크로 바라보고 있다고 알 수 있다.

반사요법의 정의를 통해 알 수 있는 의미는 무엇일까? 앞서 언급된 반사요법의 3가지 정의에 대한 의미는 무엇일까? 반사요법을 학습할 때, 이러한 정의를 어떻게 활용할 수 있을까? 또한 이러한 정의가 반사요법을 적용할 때, 어떻게 영향을 미칠 것인가?

자체적으로 치유할 수 있는 능력을 활성화 시키는 것이다.

반사요법에 대한 정의는 매우 다양하다. 다음과 같은 정의는 세계 전역의 병원, 클리닉을 비롯하여 여러 기관에서 통증 조절, 스트레스, 우울증, 기타 건강 상의 문제를 치유하면서 진행한 반사요법에 대한 연구와 프로토콜, 그리고 반사요법의 효과를 기반으로 반사요법에 대한 정의를 도출한 것이다. 이러한 정의는 에너지 모델과 생리학적 모델의 관점 모두에서 수용할 수 있기도 하다. ("깊이 생각해보기: 반사요법의 정의 및 적용 범위")

반사요법의 정의(Definition of Reflexology)

- 반사요법은 반사점을 학문적으로 연구한 것이며, 특정 신체반응을 도출하기 위하여 특정 방법으로 반사점을 자극하는 특정 테크닉을 적용하는 것을 말한다.
- 반사요법의 대표적인 효과는 신체 혈액 순환과 신경 자극을 활성화하고 생체전위 에너지를 활성화시켜서 신체의 기능이 정상화되고 균형 상태를 유지하며 자가치유 할 수 있도록 하는 것이다.
- 반사요법 치료사들은 질병을 진단, 이에 대한 처방이나 치료를 하지 않는다.

반사요법의 작용에 대한 이론 (Theories on How Reflexology Works)

반사요법이 어떻게 신체에 영향을 미치는가를 타당하게 설명하기 위한 다양한 이론이 있다. 이러한 이론들은 원칙, 법, 방법(반사요법 적용)과 관련된 하나의 묶음이라 할 수 있다. **테라피**는 특별한 기술 및 경험을 활용한 이론에 대한 적용법이나 실행방법이며, 건강 관리 및 증진과 웰빙을 목적으로 한 것이다. 다음은 반사요법 작용에 대한 대표적인 이론이다.

림프 이론(Lymphatic Theory)

림프조직의 대표적인 역할은 질병에 대하여 신체를 보호하는 것이며 과도한 조직액을 모으는 것이다. 림프 조직은 림프(lymph)라 하는 무색 투명한 액체와 림프절, 림프관으로 구성되어 있으며, 손과 발에는 수많은 림프관이 뒤덮고 있다. **림프 이론**에서는 반사요법의 리드미컬하고 압력을 가하는 테크닉이 신경림프 부분을 자극하여서 신체의 독소와 노폐물 및 기타 불필요한 부산물을 운반하는 림프의 흐름을 활성화한다고 명기하고 있다. 활성화된 림프 흐름으로 신체는 적절한 화학적 균형을 회복하게 되고 신체의 건강을 향상시키게 된다.

정신 신경 면역학 분야에서는 반사요법이 면역체계에 대한 정신학적 및 신경학적 반응에 미치는 효과를 다루고 있다. 해소되지 않은 감정이나 생각 양식, 분노, 두려움, 증오 또는 질투와 같은 부정적인 감정, 축적된 스트레스는 면역체계의 효율성을 저하시킨다.

축적된 스트레스는 신체에 부정적인 영향을 미칠 수 있다. 즉 "치유 과정에 있어서 면역반응을 저하시키고, 혈액의 포도당 농도를 변화시키고, 단백질과 지방 대사 활동에 영향을 주어, 이에 따라 스트레스에 대한 면역 기능을 저하"시키는 것이다. (Fritz, *Fundamentals of Therapeutic Massage*, p.178) 반사요법은 림프의 흐름을 활발하게 하고 긴장을 완화시키며 신체, 마음, 영혼의 균형을 회복시킨다.

경락 이론(Meridian Theory)

전통 동양 의학(Traditional Oriental Medicine; TOM) 모델에서는 음양오행(Five Elements; 불, 물, 토양, 금속, 나무), 경락, 바이탈 에너지 포인트로 인체를 해부학, 생리학, 병리학적 관점으로 설명하며, 이들과 인체와의 관계를 설명한다. **경락 이론**은 생명력이 신체 내에 존재하며 최상의 건강은 에너지 흐름이 균형을 이루었을 때 이루어진다는 주장을 전제로 두고 있다. 이러한 에너지는 다른 말로 생체전위 에너지(서양), 프라나(prana; 산스크리트어), 기(氣; 중국어), 기(ki, 일본어)라 한다. 에너지는 경락이라 불리는 에너지 통로 또는 채널을 통해 이동한다. (■그림 2.1 참고)

지압점을 포함한 바이탈 에너지 포인트는 발, 손, 귀를 포함한 신체 전반에 고루 분포되어 있다. 바이탈 에너지의 개념은 경락 이론의 일체이다. 이 이론에 따르면 **저장**(농도가 평균보다 낮음)이나 **고장**(농도가 평균보다 높음) 상태의 에너지가 신체 전반적인 건강을 저해하거나

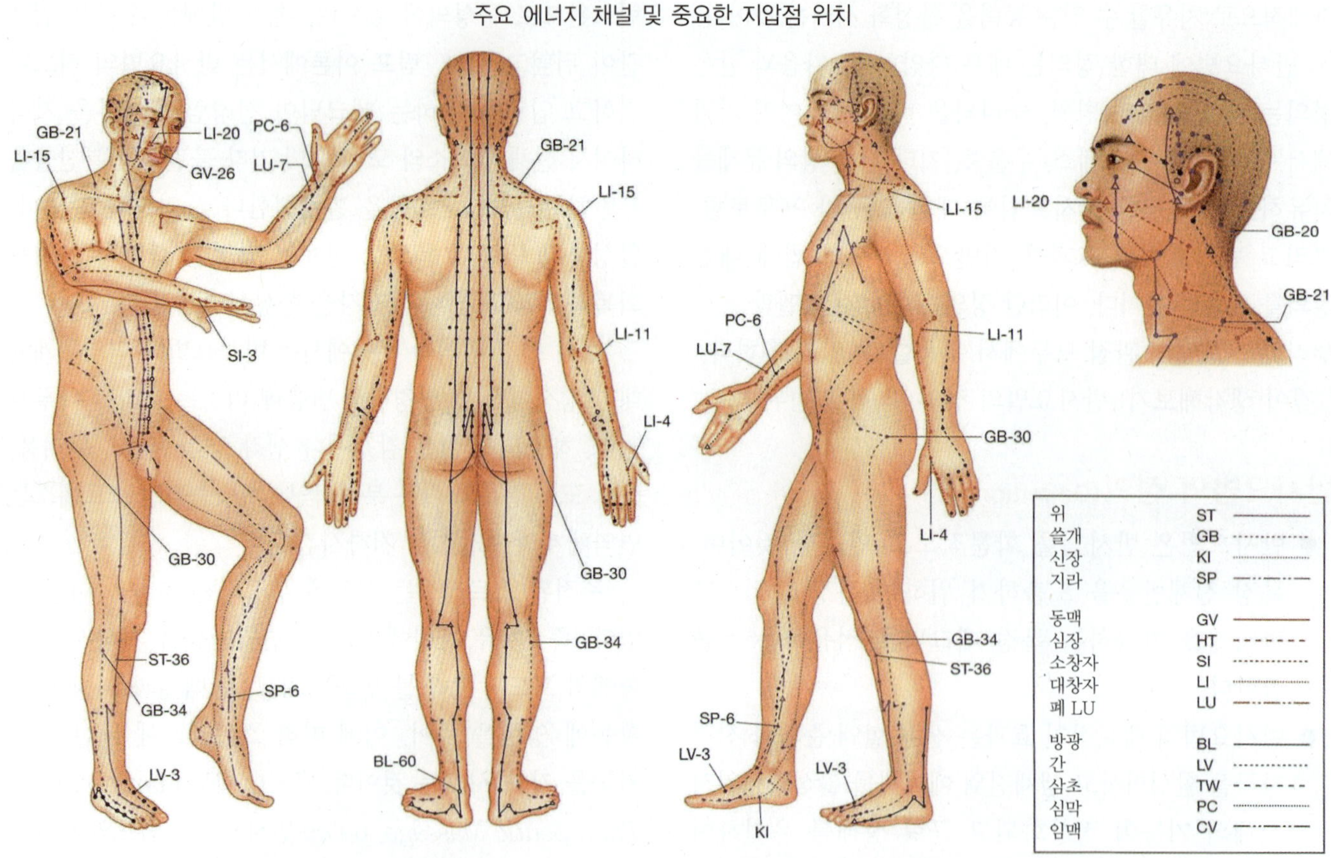

그림 2-1
전통 동양 의학에서의 신체 경락 체계

저하시키는 것이다. 정체된 에너지에 활기를 불어넣고 과도하게 긴장된 에너지를 안정시키는 행위를 통해, 에너지 흐름의 균형이 맞추어짐으로써 건강이 회복된다.

반사요법 치료사들은 반사점(일부 반사점은 바이탈 에너지 포인트와 지압점과 중복되기도 함)과 버티칼 존(vertical zone; 경락과 대략적으로 중복)을 활성화시켜서 신체 내부의 회복을 도와서 신체 균형 및 건강을 회복을 돕는다. 지압 전문가이자 의사인 B.F. 하트 박사(B.F. Hart, MD)는 "반사요법을 신체에 적용하였을 때, 신체의 전기적 생명력이 반사점으로부터 연결된 경락을 따라 이동한다. … 활성화 된 혈액흐름을 통해 손상되지 않은 신경 기능을 활성화시킴과 동시에 세포재생 능력을 활성화시킨다."라고 주장했다. (Carter and Webber, *Body Reflexology*, p.248)

현대의 반사요법은 전통 동양 의학(Traditional Oriental Medicine; TOM)의 경락 및 지압점에 대한 연구를 반사요법의 반사점과 함께 다루고 있다. 이에 대한 자세한 내용은 제3장에서 논의하기로 한다. *Tappan's Handbook of Healing Massage Thechniques* (역주: 타판의 힐링 마사지 테크닉 핸드북)은 아시아의 바디워크에 대한 전반적인 개요를 잘 제시하고 있다.

신경 이론(Nerve Theory)

신경 이론('신경정신학 이론'이라고도 함)은 신체 전역에 신경 자극을 전달하는 특수한 세포인 신경에 대한 개념을 전제로 하고 있다. 이러한 전제는 각각의 발에 위치한 7,200개의 말초신경이 척수와 연결되어 있으며, 나아가 뇌까지 연결되어 있다는 주장을 바탕으로 하고 있다. 신경 이론에서는 발이나 손에 위치한 반사점에 압을 적용하였을 때, (특히 반사점이 연부조직에 위치하였을 경우,) 이 반사점이 뇌와 자극을 주고받으며 이를 통해 즉각적인 반응을 일으킨다고 이야기하고 있다. 기본적으로 신체는 각각의 치유력을 보유하고 활성화시킬 수 있다.

스페인 바르셀로나의 Autonomous University에서 의학 및 외과를 전공한 지저스 만자나레스 박사(Jesus Manzanares, MD)는 1980년대 초반부터 70,000건 이상의 임상실험을 통해 반사요법을 연구해왔다. 그는 뇌파(EEG; electronencephalogram) 연구 방법을 활용하여 반사요법 테크닉을 신체에 적용하였을 때의 뇌파 변화를 연구하고자 하였는데, 그의 연구는 반사요법의 메커니즘으로써 중추신경계를 학문적으로 다룬 첫 번째 연구라는데 그 의의가 있다.

만자나레스 박사는 발 부위의 생체검사에 대한 연구도 진행했다. 이 생체검사는 다양한 물질들이 혼합된 신체 **노폐물**이 쌓인 유기 조직의 특징을 확인하는 것이다.

만자나레스 박사는 앞서 언급된 연구를 통해 다음과 같은 결론을 도출하였다:

- 반사점 부위는 명확한 특징을 보이는 부위가 아니라 여러 조직(신경섬유, 결합조직, **혈관**, 동맥 말단, 정맥, 모세혈관)이 결합한 부위이다. 노폐물은 기타 조직에 비례하여 신경조직에 더 많이 분포하고 있으며, 이를 통해 반사요법과 신경조직 사이의 관계를 뒷받침할 수 있다.
- 체내 노폐물은 여러 개의 피하결합조직에 의하여 생성되며 피하세포조직(하피층; ■그림 2.2 참고) 내에 위치하고 있다. 이들은 크기, 밀도, 유동성, 감도에 따라 구분할 수 있다. 조직은 반사요법에 의하여 없어지거나 용해되기 보다는 형태가 변하거나 밀도나 낮아질 수 있다.
- 체내 노폐물은 반사점과 연결된 장기, 분비선 또는 신체 부위의 불균형(해부학적 또는 기능적 문제)의 결과이다. 체내 노폐물의 물리적 특징은 장기조직의 불균형, 장기조직과 연결된 반사점이 위치한 발 부위의 **존** (또는 협계), 그리고 병리학적 상태에 따라 나타난다.
- 체내 노폐물은 질병이나 질환의 급성, 아급성, 또는 만성 단계에서 나타난다. 급성 단계에서는 반사점을 자극하였을 때 매우 고통이 심하지만 노폐물은 만져지지 않는데, 이는 불균형한 조직이 노폐물을 형성할 수 있는 시간이 없었기 때문이다. 아급성 및 만성 상태에서는 노폐물을 인지할 수 있으며 자극하였을 때 더더욱 고통이 심하다.
- 반사요법테크닉은 반사점 부위에 위치한 **수용기** (특정 종류의 행위에 대응하는 특수 신경세포)를 자극하여 노폐물이 위치한 감각세포 섬유 내에서 자극을 분산하는 것이다. 이를 통해 발생하는 반응(세포 내의 양극성 변화)은 생체전위적 반응이라 할 수 있는 자극을 유발시킨다.
- "정상상태로의 회복" 효과, 또는 신체 장기 또는 조직 내에서의 조화는 교감 및 부교감 신경조직의 균형회복을 통해 발생하게 된다.

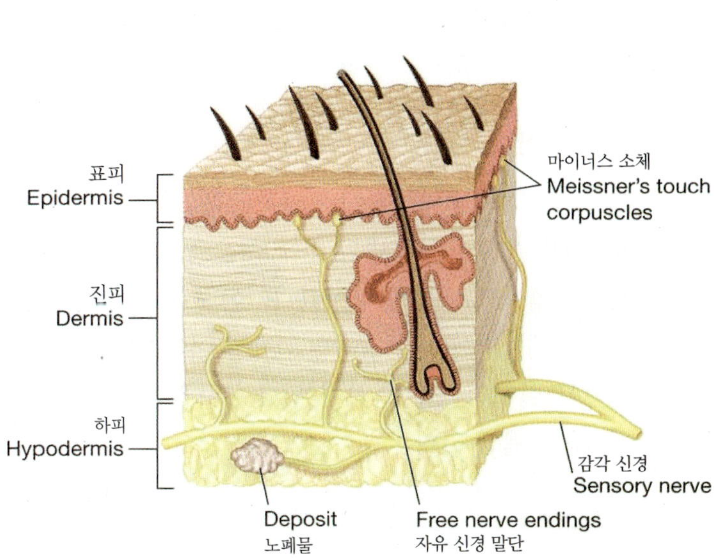

그림 2-2
피부 내 노폐물이 축적되는 위치

지저스 만자나레스 박사의 연구에 따른 노폐물 축적 위치이에 대한 자세한 내용은 피부기관(제15장), 신경기관(제18장), 심혈관 기관(제19장)에서 다루기로 한다.

고유수용기 이론(Proprioceptor Theory)

고유수용기는 관절, 인대, 힘줄, 신체 말단(손과 발), 기타 신체 다른 부위 내에 위치한 수용기이다. 이들의 주요한 기능은 팔과 다리의 위치와 움직임에 따라 신체가 그 상태를 인지하는 것을 도우며, 신축성, 압력, 고통에 반응시키는 것이다. 고유수용기는 중추신경계를 통해 자세 변화를 손과 발을 비롯한 광범위한 신체 부위와 연결된 뇌에 전송한다.

고유수용기 이론은 반사요법을 통해 적용하는 지압 테크닉과 가동범위 테크닉이 기계적 자극의 수용이라 불리는 특수한 고유수용기를 활성화시키는 것이다.
이러한 활성화 반응은 반사요법을 시행하는 동안 긴장을 완화시킴으로써 부교감 신경조직에 영향을 준다.

존 이론(Zone Theory)

존 이론은 손과 발을 포함하여 신체를 종단적 및 횡단적으로 동일하게 10개의 구역('존'이라 함)으로 나누어서 보고있다. 존 테라피에서는 한 존에 적용된 압력이 전체의 존에 영향을 준다고 주장한다. 유럽에서 이미 그 명성이 확고한 **존 테라피**(1500년 대에 작성된 존 테라피에 대한 문서기록이 현존하고 있음)는 1913년에 윌리엄 피츠제럴드 박사(Dr. William H. FitzGerald)가 미국에 도입하였으며, 조 라일리 박사(Dr. Joe Shelby Riley)가 연구를 진행했다. 또한, 유니스 잉검(Eunice Ingham)과 밀드레드 카터(Mildred Carter)는 존 테라피의 개념과 적용법을 반사요법에 접목했다. 이러한 이유로, 존 이론은 반사요법과 함께 연구를 진행하고 있으며, 존 테라피는 반사요법과 함께 종종 시행되기도 한다. (제3장에서는 존 테라피에 대한 자세한 내용을 다루고 있다.)

반사요법의 효과에 대한 원리
(Why Reflexology is Effective)

이외의 기타 이론(Other Theories)

앞서 제시된 이론 이외에도 반사요법의 효과를 설명할 수 있는 이론은 다양하다. 이러한 이론들은 순환(영양소와 노폐물 운반을 돕는 순환 활성화), 휴식 및 긴장완화(휴식을 통한 치유), 심리적 및 플라시보 효과(심적 균형), 에너지 전달(전위 이론, 양극성 및 기타 이론)에 대한 내용을 포함한다.

현대 통합 이론(Contemporary Inclusive Theory)

현대 통합 이론은 반사요법 치료사가 하나의 반사요법에만 테크닉을 적용하더라도, 이를 통해 발, 손, 귀의 반사점과 바이탈 에너지 포인트를 활성화시킴으로써 즉각적으로 신체 조직에 영향을 주기 때문에 효과적이라고 주장한다. 발, 손, 귀의 반사점을 활성화시켰을 때, 신경조직, 림프조직, 순환기조직, 감각조직이 영향을 받게 된다. 반사요법 세션 동안 실행되는 관절운동 테크닉은 전신체 영향을 미치는 것이다. (고유수용기 이론) 발, 손, 귀의 반사점을 활성화시켰을 때, 이 부위에 위치한 바이탈 에너지 포인트는 우연히 또는 의식적으로 활성화된다. (경락 이론)

다시 말하면, 실용적 이론이나 모델을 증명하거나 이를 반박할 필요가 없다는 것이다. 반사요법은 다양한 이론이 타당하기 때문에 그 효과가 받아들여지는 것이다. 반사요법은 보편적이고 전세계 문화에서 수천 년 동안 받아들여지고 있는 것이다.

반사요법의 체내 노폐물 감소 및 건강증진 효과 (Lessen Deposits, Improve Health)

반사요법 치료사들은 발과 손에 축적된 노폐물을 줄이는 것이 건강과 웰빙을 향상시킬 수 있다는 데에 동의한다. 체내 노폐물과 신체 건강과의 관계를 이해하는 것은 반사요법의 실행하는데 초석이 된다. 이에 대한 기본적인 이해는 다음과 같다:

1. 옛날부터 체내 노폐물은 결정형 부산물, 무기물 미네랄 소금, 독소, 체액, 결합부위의 신경 및 혈관 조직을 포함하여, 신체기관에서 발생한 여러 물질의 혼합으로 인하여 형성된다고 여겨졌다. 발에 대한 생체검사를 진행한 만자나레스 박사의 연구는 체내 노폐물 혼합물이 신경섬유, 결합조직 및 혈관조직의 부산물이라는 것을 보여주고 있다.
2. 반사점에 위치한 체내 노폐물은 체내 흐름을 방해한다. 여기서 말하는 체내 흐름은 신경(신경조직), 혈액(순환기 조직), 림프(림프조직), 바이탈 에너지 흐름(경락 조직)의 흐름을 모두 포함한다. 이러한 주장은 체내 노폐물과 반사요법에 대한 여러 이론 간의 관계를 설명하고 있다.
3. 체내 노폐물을 감소시킴으로써 건강을 증진시킬 수 있다는 개념은 신경, 림프 및 기타 관련 이론과 밀접하게 연관되어 있다.
4. 반대로, 체내 노폐물을 반사요법을 통해 줄이는 것은 체내 흐름을 정상화시키고, 신체가 항상성을 회복하며 건강을 향상시킬 수 있다는 의미가 된다.

요약 (Summary)

- 반사요법의 작용원리에 대하여 설명할 수 있는 여러 이론이 있다. 대부분의 이론은 에너지 모델이나 생리학적 모델을 기반으로 하고 있다.
- 반사점에 쌓인 체내 노폐물은 체내의 흐름을 저해하고 신체조직의 기능 및 건강에 영향을 미친다.
- 신체는 항상성을 유지하기 위해 스스로 노력한다. 반사요법은 체내 노폐물을 감소시킴과 동시에, 신체가 항상성을 유지하고 자가 치유하려는 자연적인 성질이 발휘되는 것을 돕는다.
- 림프 이론에 따르면, 반사요법은 림프 흐름을 활성화시키고, 신체가 질병에 대응할 수 있도록 돕는 역할을 한다.
- 저장 또는 고장성을 띄고 있는 에너지는 건강과 웰빙에 영향을 준다. 경락 이론에 따르면 바이탈 에너지 흐름의 균형을 유지하는 것은 신체의 균형, 건강 향상 및 유지에 필수적인 사항이다.
- 신경 이론은 반사점 부위에 일정한 압력을 적용하는 것이 전위자극을 척수를 통해 뇌로 전달하게 되며, 이를 통해 신체가 치유력을 활성화시키게 된다고 주장 한다.
- 고유수용기 이론은 반사요법을 통한 지압 테크닉과 관절운동이 관절수용기를 활성화시켜서 부교감신경 조직에 영향을 미치고, 결과적으로 긴장완화 효과를 준다고 역설한다.
- 존 테라피와 반사요법은 서로 복합적으로 사용되었을 때, 매우 큰 효과가 있는 상호보완적인 테라피이다.
- 현대 통합 이론은 반사요법이 여러 신체조직에 동시다발적으로 작용하기 때문에 반사요법이 효과적이라고 주장한다.

배운 내용 점검하기 (How much did you learn?)

해당 내용 연결하기

왼쪽 열에 위치한 용어에 대한 올바른 설명을 연결하라.

_____ 1. 체내 노폐물
_____ 2. 항상성
_____ 3. 림프
_____ 4. 경락
_____ 5. 신경
_____ 6. 고유수용기
_____ 7. 반사점
_____ 8. 존
_____ 9. 반사요법
_____ 10. 자가치유

a. 신체가 가지고 있는 생명력의 에너지 통로
b. 자율적이고 자가조절하는 메커니즘, 균형작용
c. 가상으로 종단 방향으로 10개로 동일하게 나뉜 신체 부위
d. 관절, 인대, 힘줄 내의 수용기
e. 체액
f. 변화를 일으킬 수 있는 특정 부위
g. 반사점 및 반사점에 적용하는 특정 테크닉에 대한 연구
h. 내제된 원리와 과정에 따른 것
i. 신경자극을 전달하는 특수세포
j. 피부의 피하층에 위치한 부산물

객관식 문항

1. 다음 중 림프 이론에 대한 올바른 설명은 무엇인가?
   a. 림프의 주요 기능 2가지 중 하나는 신체를 질병으로부터 보호하는 것이고, 다른 하나는 과도한 조직액을 모으는 것이다.
   b. 반사요법에서 일정한 리듬으로 압력을 가하는 테크닉은 림프 흐름을 발생시킨다.
   c. 림프절은 발에 위치하고 있지만 손에는 위치하고 있지 않다.
   d. A와 B
   e. B와 C
   f. 위의 모두

2. 다음 이론 중 관절, 인대, 힘줄, 신체 말단에 위치한 수용기가 중추신경계를 통해 뇌로 자세변화를 전송한다는 이론은 무엇인가?
   a. 신경이론
   b. 고유수용기 이론
   c. 림프 이론
   d. 존 이론

3. 다음 중 반사점 부위, 특히 신체의 연부조직부위에 압력을 가했을 때, 전위자극을 척수를 통해 뇌로 전송하여 신체의 치유력을 활성화시킨다는 이론은 무엇인가?
   a. 신경 이론
   b. 고유수용기 이론
   c. 림프 이론
   d. 존 이론

4. 다음 중 세로 방향으로 나뉜 10개의 가상 신체 지점 부위 중 하나 이상의 신체 부위 중 어느 곳이든 압력을 가했을 때, 다른 신체 부위 전체에 영향을 준다고 주장하는 이론은 무엇인가?
   a. 신경 이론
   b. 고유수용기 이론
   c. 림프 이론
   d. 존 이론

5. __를 통해 건강을 증진시킨다는 개념은 신경 이론과 밀접하게 연관되어 있다.
   a. 장
   b. 체내 노폐물 감소
   c. 체내 노폐물 증가
   d. 담즙 증가

6. 발과 손의 체액 흐름을 저해하는 체내 노폐물을 감소시킴으로써 신체의 항상성을 유지하고 건강을 증진시킬 수 있다. 이러한 체액 흐름이 영향을 미치는 신체 조직은 무엇인가?
   a. 신경 조직, 순환기관, 림프조직, 경락조직
   b. 신경조직만 해당
   c. 순환기관 및 경락조직만 해당
   d. 배설기관만 해당

빈칸 채우기

현대 통합 이론
림프 이론
경락 이론
신경 이론
고유수용기 이론
존 이론

1. ________________는 에너지 통로들을 따라 위치한 바이탈 에너지 포인트를 활성화시켜서 신체 기능을 정상화시키고 에너지 흐름의 균형을 회복시켜서 건강을 증진시키고 이를 유지한다고 주장한다.

2. ________________는 발이나 손(특히 연한 신체조직 부위) 내에 위치한 반사점 부위에 적당한 압력을 가함으로써 뇌가 즉각적인 반응을 발생시킨다고 주장한다.

3. ________________는 반사요법이 효과적인 이유는 많은 반사점과 신체 조직이 손과 발의 반사점을 활성화시켰을 때, 동시적으로 영향을 주기 때문이라고 주장한다.

4. ________________는 압박과 관절가동범위운동 테크닉이 기계적 감각 수용기를 활성화시키며, 부교감신경 조직에 영향을 준다고 주장한다.

5. ________________는 적당한 압력과 관절운동 테크닉이 기계적감각수용기를 활성화시켜서, 부교감신경조직에 영향을 준다고 주장한다.

6. ________________는 신체를 세로방향으로 동일한 크기의 존을 10개의 구역으로 나눈 것을 기반으로 한 이론이다.

제 3 장 존 테라피, 경락 테라피, 반사요법
(Zone Therapy, Meridian Therapy, and Reflexology)

이 장의 개요 (Chapter Highlights)

학습목표
주요 용어
개요
존 테라피와 반사요법
존 테라피와 경락 테라피
경락 테라피와 반사요법
요약
배운 내용 점검하기

학습 목적 (Learning Objectives)

1. 이 장의 주요 용어와 그 의미를 이해한다.
2. 종적 방향의 존과 횡적 방향의 존의 차이를 알고, 신체 상에서 이들의 위치를 파악한다.
3. 존 테라피, 반사요법, 경락 간의 관계를 설명한다.
4. 존 테라피의 원리를 설명한다.
5. 반사요법 치료사들이 존 테라피를 어떻게 활용하는지를 제시한다.

주요 용어 (Key Terms)

경락 30
고장(高張) 상태 30
동양의 해부학적 관점 32
저장(低張) 상태 30
존 30
존 테라피 30
종적 방향의 존 30
진정 30
탄력 30
탄력강화 30
해부학적 지표 32
횡적 방향의 존 31

개요 (Overview)

반사요법은 건강에 대한 전체적인 관점을 제시하며 신체의 균형을 맞추는 것을 목표로 한다. 건강한 신체는 완벽한 균형과 탄력의 상태를 갖추고 있는데, 이 상태는 곧 지나치게 긴장되거나 이완된 상태가 아닌 평형 또는 준비된 자연 그대로의 상태를 말한다. 신체의 불균형은 탄력이 약하거나 충분치 않을 때(**저장**(低張) 상태) 또는 지나치게 탄력이 활성화되거나 긴장된 상태(**고장**(高張) 상태)일 때 발생한다. 신체의 균형은 저장 상태를 강화(**탄력 강화**)시키고, 고장 상태를 **진정**(긴장 완화)시켰을 때 나타난다. 반사요법, 존 테라피, 경락 테라피의 목표는 신체의 균형을 맞추는 것이다.

존 테라피는 신체를 **존**(zone)이라 불리는 가상의 세로 및 가로 구역으로 나누어서 본다. 존 테라피의 원리는 이해하고 적용하기 쉬우며, 셀프케어를 위하여 다른 이들에게 가르치기에도 용이하다. 또한 반사요법과 병행하였을 때, 그 효과를 극대화시키기도 한다. 존 테라피를 매우 자연스럽게 반사요법과 접목하는 방법은 신체를 **종적 방향의 구역**(longitudinal zones; vertical zones)과 **횡적 방향의 구역**(transverse zones; horizontal zones)으로 각각 나누어서 보는 것이다.

전통 동양 의학(Traditional Oriental Medicine; TOM; 제2장에서 설명)에서는 인간을 급격하게 변화하는 우주의 일부라고 정의하며, 신체의 건강은 인간과 우주 사이의 균형을 유지함으로써 나타나는 결과라고 이야기한다. 기본 원리는 음양 에너지, 즉 음기(陰氣)와 양기(陽氣) 사이의 관계인데, 여기서 말하는 기(氣)는 모든 생명체에 흐르는 바이탈 에너지를 말한다. 이 에너지는 12개의 에너지 통로 또는 채널(**경락**)을 통해 신체 전체에 흐르게 된다. 발과 손에 반사요법을 가했을 때, 발과 손의 바이탈 에너지 포인트를 활성화시켜서 신체의 조화와 균형, 그리고 건강을 증진시키게 된다.

존 테라피와 반사요법 (Zone Therapy and Reflexology)

존 테라피는 수세기의 역사를 가진 치유법으로 치료사들이 해당 부위나 존의 구역 내에서 신체 장기와 기타 부위에 반사요법 테크닉을 적용하는 것이다. 초기 유럽에서 발견된 존 테라피에 대한 자료는 1582년에 이탈리아의 의사인 아다무스(Admus)와 아타티스(A' tatis)가 작성한 자료와 1583년에 독일의 볼 박사(Dr. Ball)가 작성한 자료로 확인된다. (제1장 참고)

1917년, 미국의 윌리엄 피츠제럴드 박사(William H. FitzGerald, MD; 제1장 참고)와 에드윈 바우어스 박사(Edwin F. Bowers, MD)는 *Zone Therapy or Relieving Pain at Home*(역저: 존 테라피 또는 집에서 통증 완화하기)라는 책을 공동 저술했다. 피츠제럴드 박사와 바우어 박사는 이 책을 통해 손가락, 핀, 고무줄, 기타 도구를 활용하여 신체에 압력을 가함으로써 통증을 완화하는 방법을 설명했다. 존 테라피의 진통효과 원리는 신경조직에 대한 이해를 바탕으로 하고 있는데, 이에 대하여 피츠제럴드 박사와 바우어 박사는 다음과 같이 이야기 하고 있다:

> 부상 부위에 압력을 가했을 때 발생하는 현상은 a) "신경 차단(nerve block)"으로 부상 부위로부터 뇌까지 연결된 신경에 압력을 가함으로써 뇌가 부상 사실을 인지하는 것을 방해하거나 막는 것이다. 즉, 부상당한 신체 부위는 중앙 관제탑에 부상에 대한 내용을 전달할 수 없는 상태인데, 이는 전송할 수 있는 통로가 성능이 저하됐기 때문이다. (p.16)
>
> 이와 같은 현상에 대한 또 다른 이유는 존의 통각 상실이다. "부상당한 신체 부위에 가해진 압력이나 부상당한 부위와 연결된 존에 가해진 압력은 통증을 완화하게 된다." (p.16)

수직 방향의 (종적 방향의) 존 [Vertical (Longitudinal) Zones]

피츠제럴드 박사의 연구를 기반으로, 존 테라피는 신체를 수직 방향으로 또는 종적 방향으로 10개의 동일한 구역, 즉 10개의 존으로 나누었는데, 이 존은 기본적으로 각각 동일한 등거리를 갖는다. 가상의 선이 정수리에서부터 시작하여서 다리와 팔의 아래 방향으로 뻗어 나가며, 각각의 손가락과 발가락 중앙으로 이어진다. 존은 손톱과 발톱의 바닥까지 *신체 전체*에 걸쳐있다. 존 테라피에 대한 현대의 연구는 각각 존의 말단을 손가락과 발가락 사이에 두고 있다. 엄지발가락과 엄지손가락에는 각각 5개의 존이 위치하고 있는 것이다.

존에 숫자를 붙일 때의 기준은 척수와 신체 중앙을 양분하는 중앙선이나 정중앙의 면이다. 존은 측면으로 척수와 나란히 위치하게 된다. 신체 오른편의 존 1은 척수에서 시작하며 척수와 병렬되어 있으며, 신체 왼편의 존 1 역시 척수에서 시작하여 척수와 나란하게 위치하고 있다. 존 2는 존 1의 측면에 위치하고 있으며, 존 3, 4, 5 역시 이와 같은 형태로 위치하고 있다. 존 5는 신체의 가장 최측면에 위치하고 있으며 신체의 한 면에 위치하고 있기도 하다.

존들은 (반사점과 비슷하게) 신체의 중앙선을 가로지르지 않는다. 신체의 오른쪽에 위치한 모든 장기, 분비선, 이외의 신체 부위는 오른발의 5개의 존과 연결되어 있으며, 왼쪽의 신체 부위 및 기관은 왼발의 5개의 존과 연결되어 있다. 곧 양발은 전신 부위 및 기관을 완전하게 반영(생물학적으로 전체적인 이미지)하여 있는 것이다. (■그림 3.1 참고)

가로 방향의 (횡적 방향의) 존

[Transverse (Horizontal) Zones]

독일의 마사지 테라피스트이자 반사요법 치료사고 강사이기도 한 한 마쿼트(Hanne Marquardt)는 가로 방향의 존을 제시한 이로 인정받고 있다. 마쿼트는 반사점에 대하여 1958년부터 연구를 시작했으며, 1974년에 잉검 부인(Mrs. Ingham)이 사망하기 전까지 유니스 잉검

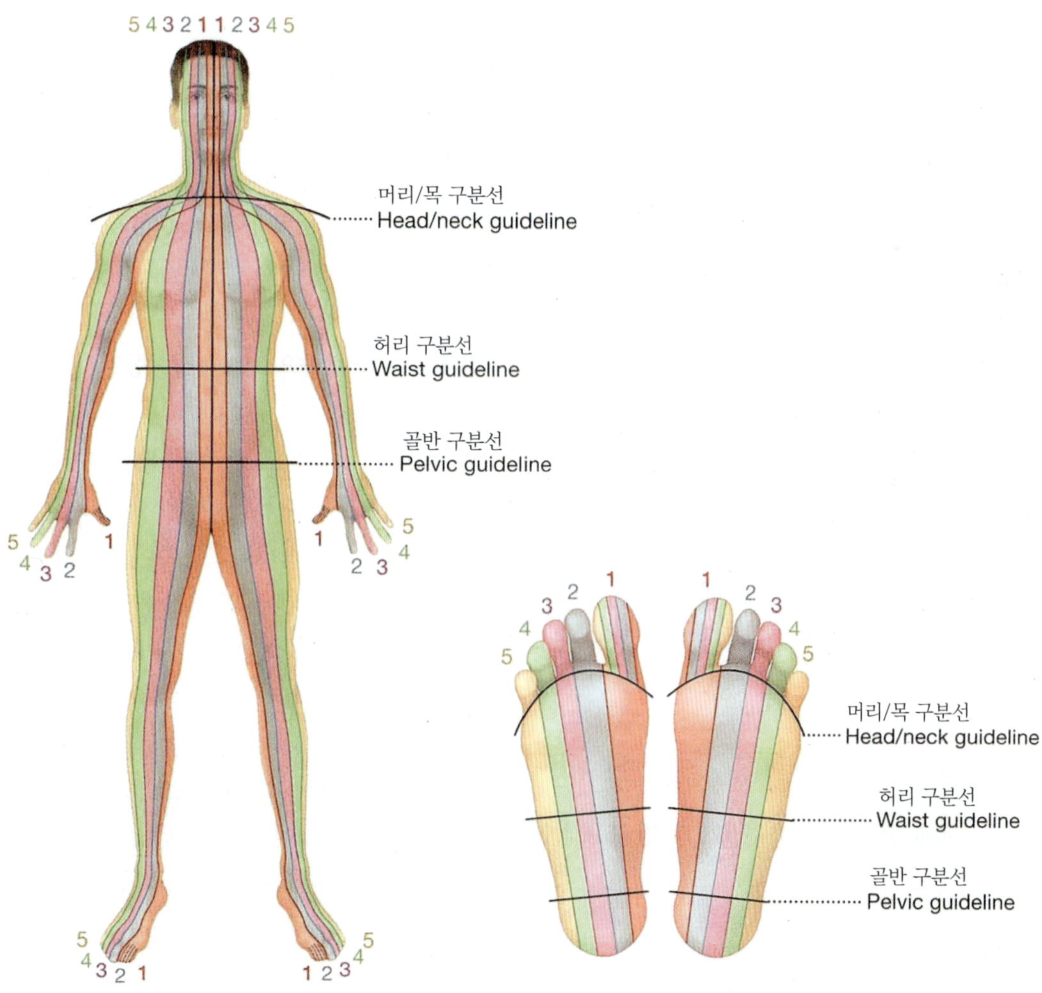

그림 3-1

윌리엄 피츠제럴드 박사(Dr. William H. FitzGerald)와 한 마쿼트(Hanne Marquardt)가 제시한 신체를 수직 방향으로 나눈 10개의 존과 가로 방향으로 나눈 3개의 존

(Eunice Ingham)과 함께 연구활동을 진행하기도 했다.

마쿼트는 골격 내에서 가로방향 또는 수평방향의 3개의 선이 **해부학적 지표(anatomical landmark)**와 관련되어 있다는 사실을 관찰했다. 여기서 해부학적 지표는 뼈와 같은 신체 구조 조직을 기준으로 한 기준선을 말한다. 각각의 가로 방향의 선은 신체를 세 개의 구역으로 나누어 세 개의 가로 방향의 존을 생성하며, 각각의 존은 상부와 하부 구역을 가지고 있다. 골격계 내에서 각각의 가로 방향의 존은 발에서 세 개의 가로 방향의 구역과 연결되어 있다. (그림 3.1) 이 존은 다음과 같은 부위를 포함한다:

- 목과 어깨 (견갑대의 윗 부분)
- 흉부 및 상복부 (어깨에서 허리까지)
- 하복부와 골반 (허리에서 골반 기저부까지)

존에 대한 동양의 해부학적 관점 (Eastern Anat-omical View of Zones)

동양의 해부학적 관점에서는 손바닥을 앞을 바라보도록 돌린 후, 손을 머리 위로 든 자세에서 수직 방향의 존을 설명할 수도 있다. 이 자세를 유지한 상태를 보았을 때, 모든 존들은 손가락에서부터 머리, 발가락까지 수직방향으로 연결되어 있다. (■ 그림 3.2)

동양의 해부학점 관점에서는 이러한 연관성이 점진적인 변화된 것이라고 이야기한다. 인체(그리고 일부 동물들)를 격자형 패턴으로 나눈 존은 기어다니는 상태나 걸어다니는 상태의 자세 모두에 상관없이 모든 손과 발에 연관되어 있다. 아기가 기어 다닐 때, 엄지손가락과 엄지발가락은 인체의 중앙성과 가장 가깝게 위치하고 있음을 볼 수 있다.

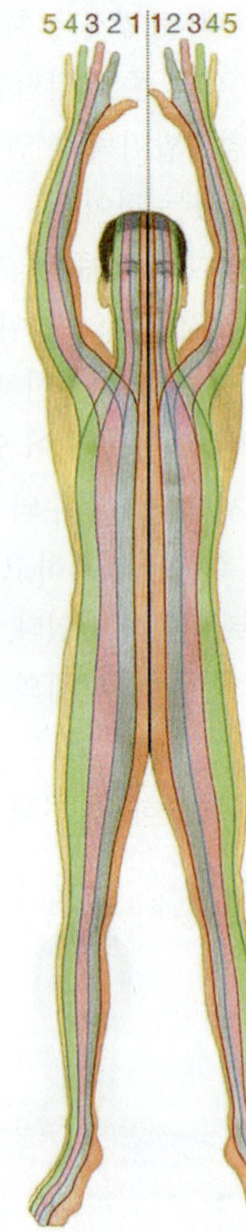

그림 3-2

신체를 수직 방향으로 나눈 존 (동양의 해부학적 관점)

존 테라피의 원리 (Principles of Zone Therapy)

다음과 같은 몇 가지 존 테라피의 원리가 반사요법에 적용된다:

1. 10개의 동일한 크기의 수직 또는 세로 방향의 가상의 존이 신체 전체에 위치하고 있다. 존은 인체의 중앙성(척수)와 병렬 형태로 위치하고 있으며, 세로 방향으로 확장된다. 존은 머리에서부터 몸통, 그리고 신체 말단(손과 발)로 확장된다. 엄지발가락과 엄지손가락에는 5개의 모든 존이 위치하고 있다.
2. 5개의 존은 신체의 왼쪽에 위치하고 있으며, 다른 5개의 존은 오른쪽에 위치하고 있다.
3. 존은 (반사점과 마찬가지로) 중앙성을 가로지르지 않는다. 왼발에 위치한 5개의 존은 신체의 왼쪽 부분과 상관관계가 있으며, 오른발에 위치한 5개의 존은 신체의 오른쪽 부분과 상관관계가 있다.
4. 존 내에서 모든 신체활동은 해당 존과 연결되어 있는 모든 신체장기, 분비선, 신체 부위에 영향을 준다. 귀, 눈, 난소, 신장과 같은 일부 신체기관은 신체 양쪽에 위치하고 있고, 신체의 한쪽에만 위치하고 있는 신체기관도 있다. 예를 들어, 간, 담낭, 맹장은 오른쪽에 위치하고 있으며, 비장은 왼쪽에 위치하고

있다. 심장, 위, 췌장의 경우, 양쪽 발에 한 개 이상의 존과 연결되어 있다. 어떤 존에서의 신체활동이 해당 존의 신체기관, 분비선, 신체조직에 영향을 준다는 원리는 변치 않는 사실이다.

5. 신체장기, 분비선, 신체조직의 위치와 에너지 패턴은 사람에 따라 다르다. 이는 유전적 요인, 부상, 수술, 출산 및 기타 요인에 따라 나타난다.
6. 존은 신체의 명확한 지도라기 보다는 기준선이다. 일반적인 경우와 달리 장기가 신체의 반대편에 위치한 경우와 같이, 특이한 경우를 제외하고는 표준 해부학에 따라 존을 활성화 시킨다.
7. 존(과 반사점)을 완벽히 활성화 시켜서 최상의 효과를 내기 위하여 (인체 말단에서 중심부 방향으로, 중심부 방향에서 인체 말단으로, 중앙에서 측면으로, 측면에서 중앙으로, 사선 방향의 인체 말단에서 중심부 방향으로, 사선 방향의 중심부에서 인체 말단으로) 반사요법 테크닉을 적용한다.
8. 특정 존(과 반사점)을 활성화 시키기 위하여, 해부학적 패턴과 에너지 패턴을 고려하여 인접한 존을 반복해서 활성화 시킨다.
9. 반사점이 특히 연한 부위에 위치하고 있을 때, 인접한 존과 함께 전체 존을 완전히 활성화 시킨다. 이는 해당 부위에 에너지를 더 많이 불어넣는 효과가 있다.
10. 장기조직을 제거하는 것은 신체 조직에 상처를 남긴다. 존(과 특정 반사점)을 활성화 시켜서, 혈액 공급을 향상시키고 신경조직을 활성화시키며 해당 상처부위에 에너지를 전달할 수 있다.

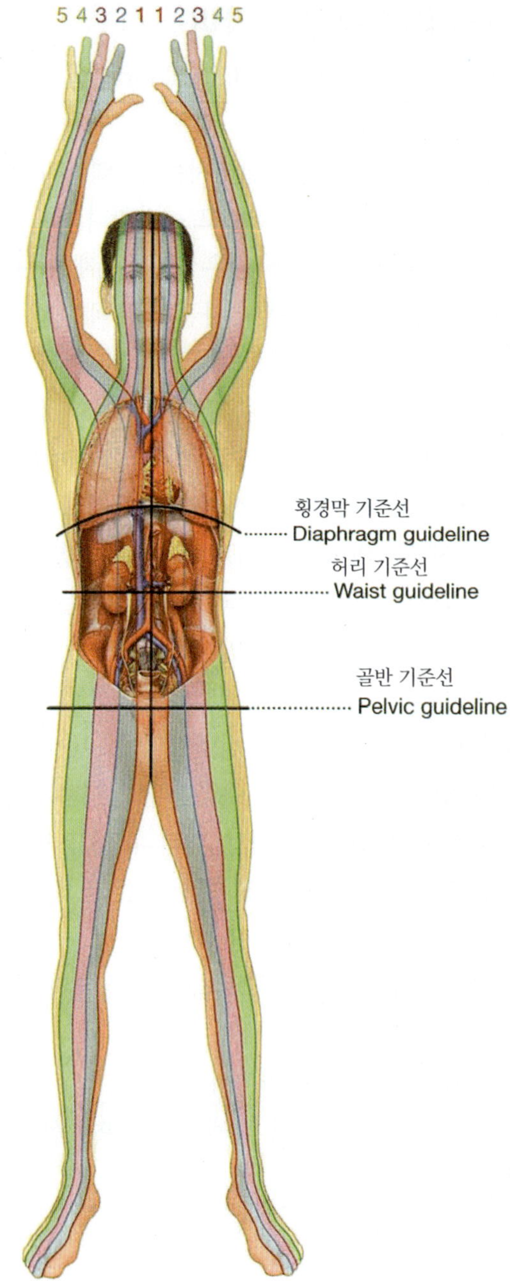

그림 3-3
인체의 장기와 10개의 존 및 기준선

존 테라피와 반사요법의 적용
(Applications of Zone Therapy and Reflexology)

반사요법 치료사들은 신체와 발의 존을 전반적으로 식별할 수 있으며, 해부학 및 생리학적 관점에 맞추어 신체조직과 존과의 상관관계를 형성할 수 있다. 반사요법 기준선(제12장)에 따른 존들은 발에서의 신체 장기 및 신체부위의 해부학적 위치를 보여주고 있다. 반사요법 테크닉을 해당 존에 적용하는 것은 해당 존과 상관관계가 있는 신체부위에 영향을 주게 된다. (■그림 3.3)

일반적인 존 테라피 방법이 이 책에서 제시되어 있다. 존은 "표준" 해부학 및 생리학을 기반으로 표시되어 있다. 반사요법을 배운 이들이 알아두어야 할 중요한 내용 중 하나는 고객의 상태를 확인하고 고객과의 상담을 통해 적절한 테크닉을 개발하고 적용하는 능력을 키우는 것이며, 일반 상식을 갖추고 변화하는 사회에서 살아가는 사람들이 직면한 건강문제를 해결하기 위한 열정의 마음과 함께, 존 테라피와 반사요법의 정보를 활용하는 능력을 키우는 것이다.

존 테라피와 경락 테라피
(Zone Therapy and Meridian Therapy)

입증되지 않는 몇 가지 가설에서는 존 테라피가 신체의 경락선을 기반으로 하고 있다고 주장한다. 존 테라피와 경락 테라피 간에는 눈에 띄는 유사점이 존재하는데, 그 중 신체의 존과 경락의 흐름이 유사한 수직 패턴을 보인다는 것이다. 존은 수직과 수평 방향으로 분포하고 있으나, 12개의 경락 에너지 통로는 몇몇은 커브형태이고 각이 져 있지만 대부분 수직선 상으로 구성되어 있다. 쓸개 경락은 가장 두드러지는 비직선형을 보이고 있다. (그림 2.1) 피츠제럴드의 존(그림 3.1)과 비교하였을 때, 손가락과 발가락의 경락점 시작과 끝의 위치는 존과 가장 유사한 경락점이라고 할 수 있다. (■그림 3.4)

존 테라피, 지압, 그리고 몇몇의 반사요법 학파에서는 신체에 흐르는 에너지가 수직방향의 통로(에너지 통로, 존 또는 경락)으로 흐른다고 주장한다. 시아추 전문가들과 다른 바디워크 전문가, 지압 테라피스트, 침술사들은 전신에 테라피를 제공하고, 반사요법 치료사들은 손, 발, 귀에만 테라피를 제공한다. 하지만, 이들 모두 신체의 흐름이 저해되었을 때 신체의 불균형 상태가 발생하고, 결국에는 질병이 발생한다는 주장에 동의한다. 또한 이러한 흐름의 균형을 회복하는 것은 더 나은 건강과 웰빙을 위한 연장선상인 것에 동의하며, 신체의 치유 에너지 생성을 돕는다.

존 테라피와 경락 테라피의 역사적 시작이 무엇이든, 이들은 각각의 연구와 적용법을 통해 각각의 뚜렷한 특징을 갖추어왔다. 반사요법, 존 테라피, 경락 테라피는 그 자체만으로 매우 효과적인 테라피이며, 해부학적으로나 에너지 치유 원리를 공부하고자 하는 이들에게 탄탄한 기반이라 할 수 있다.

경락 테라피와 반사요법
(Meridian Therapy and Reflexology)

오약석 신부(吳若石, Father Josef Eugster)와 유진 쳉 박사(Dr. Eugene Cheng)는 Father Josesef's New Foot Reflexology (역주: 오약석 신부의 새로운 발 반사요법) (2007)에서 TOM과 반사요법 간의 상조적인 관계를 설명했다.

> 발 반사요법은 적절한 압력을 발에 가하여 전도성을 높이고, 영양소, 산소, 림프를 장기 조직으로 흡수시키는 모세혈관 벽의 침투성을 향상시키는 것이다. 트리트먼트를 통해, 모든 신체조직에 쌓인 노폐물과 독소를 재생시키고, 간과 폐에 이러한 노폐물과 독소가 전달되어 이들을 대사작용을 하고, 마지막으로 신장에서 해독하는 과정을 거치게 된다. 발 반사요법은 즉각적을 신체의 순환과 호흡기관의 활동을 향상시키고, 신경조직의 기능과 대사작용을 활성화시키며, 체온을 올리고 면역체계를 강화시키는 효과가 있다. (p.69)

그림 3-4
손과 발의 경락점

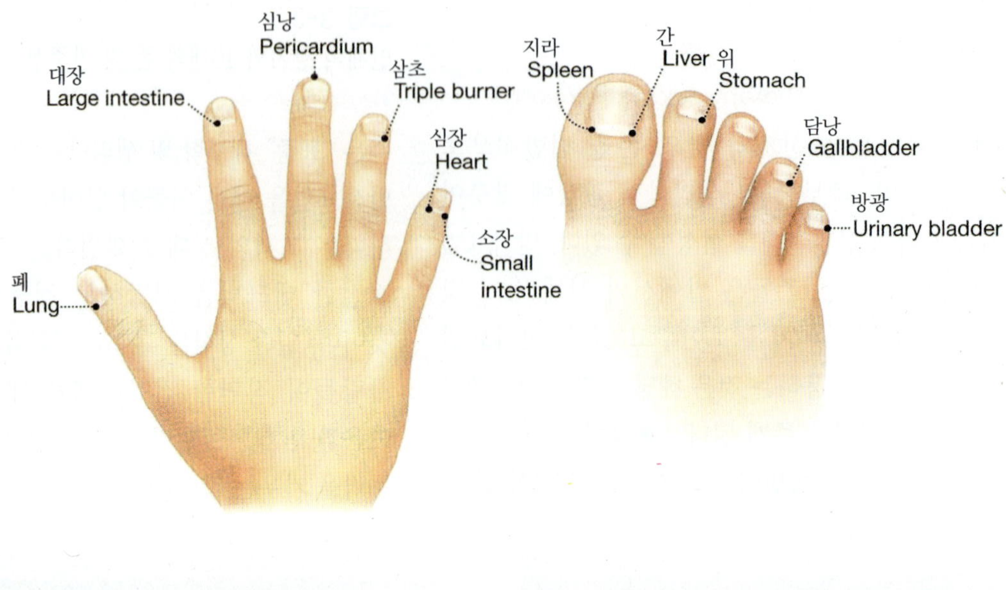

오약석 신부와 쳉 박사는 반사요법이 경락 조직에 미치는 영향을 다음과 같이 설명하고 있다: "발 반사요법은 신체의 주요 경락을 자극하고, 전반적인 물리적 균형을 유도하며, 필수 신체 장기의 기능을 향상시킴으로써, 신체의 경락 시스템을 활성화시키고 기와 혈액의 흐름을 저해하는 요소를 제거한다." (p.70)

반사요법과 경락 테라피는 신체가 항상성을 유지하고 건강한 상태를 만드는 것을 목표로 하고 있다. 반사요법과 접목한 TOM은 발과 손의 바이탈 에너지 포인트에 중점을 두고 있다. 이에 대한 추가 내용은 오약석 신부와 쳉 박사가 저술한 Father Josef's New Foot Reflexology과 릴리안 티브쉬라니-몰텐(Lilian Tibshraeney-Morten)이 저술한 Moving the Energy: Reflexology and Meridian Therapy(역주: 반사요법과 경락 테라피를 통한 에너지 이동), 고 탄(Ko Tan)의 Traditional Chinese Medicine Simplified(역주: 간소화된 전통 중국 의학)을 참고하도록 한다.

요약 (Summary)

- 신체는 10개의 가상의 수직방향 또는 측면 방향의 존과 3개의 수평방향 또는 횡 방향의 존으로 나뉜다. 엄지발가락과 엄지손가락에는 5개의 존이 모두 위치하고 있다. 가로 방향의 존은 발의 골격 내에서의 해부학적 지표(뼈와 같은 해부학적 구조를 기반으로 한 기준선)와 일치한다.
- 반사요법, 존 테라피, 경락 테라피는 수직 방향의 통로 내에서 에너지 흐름을 유지하는 트리트먼트이다. 이들의 역사적 기원과 무관하게, 이들 트리트먼트의 원리는 각각의 연구를 통해 각각의 특징을 갖추며 발전해왔다.
- 존 테라피에는 10가지 원리가 있다. 이 중 핵심 개념은 존이 신체 전체에 걸쳐 위치하고 있다는 것이다. 신체 오른쪽과 왼쪽에는 각각 5개의 존이 위치하고 있으며, 이 존은 신체 중앙을 가로지르지 않는다.
- 오른발에 위치한 존은 신체의 오른쪽 기관과 연관되어 있으며, 왼발에 위치한 존은 신체의 왼쪽 기관과 연관되어 있다. 일부 신체 조직, 분비선, 신체기관은 신체 양쪽에 위치하고 있으며, 신체의 한쪽 면에만 위치하고 있는 신체기관도 있다. 심장과 같은 일부 기관은 1개 이상의 존이나 신체 중앙을 가로질러 위치하고 있다.
- 신체장기, 분비서, 신체조직의 위치는 사람에 따라 다르다. 존은 신체에 대한 정확한 지도라기 보다는 하나의 기준선으로 볼 수 있다.
- 반사요법 치료사들은 존과 반사점을 최상의 효과를 도출하기 위하여 활성화시킨다. 존은 유전적 요인을 설명할 수 있는 존을 중복하여 활성화시킬 수 있다.
- 반사요법 치료사들은 존이나 반사점을 활성화 시키는 것이 해당 존의 손상된 조직에 혈액순환을 활성화하고 신경 기능을 향상시키며 에너지를 공급한다고 주장한다.

배운 내용 점검하기 (How much did you learn?)

해당 내용 연결하기

왼쪽 열에 위치한 용어에 대한 올바른 설명을 연결하라.

_____ 1. 해부학적 지표

_____ 2. 고장(高張)

a. 지나치게 긴장되거나 이완되지 않은 자연적인 상태

b. 손바닥을 앞을 바라보고 엄지손가락이 신체 중앙에

_____ 3. 저장(低張)
_____ 4. 종적 방향의 존
_____ 5. 경락
_____ 6. 탄력
_____ 7. 가로 방향의 존
_____ 8. 동양의 해부학적 관점
_____ 9. 존
_____ 10. 존 테라피

오도록 한 후, 손을 머리 위로 든 자세
c. 동일한 크기의 10개의 가상의 수직선으로 나누었을 때의 각각 나눠진 구역
d. 신체를 상부와 하부로 나누는 가상의 수평방향의 기준선
e. 뼈와 같은 신체구조를 기반으로 한 기준선
f. 보통보다 약간 더 긴장된 상태
g. 12개의 에너지 통로 또는 채널
h. 보통보다 불충분한 탄력
i. 신체를 10개의 세로 구역으로 나누는 가상의 세로 기준선
j. 수세기의 역사를 가진 실제적인 치유법

객관식 문항

1. 다음 중 가로 방향의 존이 아닌 것은 무엇인가?
   a. 견갑대
   b. 흉곽 및 상복부
   c. 하복부 및 골반
   d. 차크라 시스템

2. ___는 신체를 경락과 대체적으로 연관되어 있는 10개의 동일한 크기의 가상의 세로구역으로 나누는 것이다.
   a. 라일리 법
   b. 발 마사지
   c. 존 테라피
   d. 내경

3. 다음 중 올바르지 않은 내용은 무엇인가?
   a. 존과 반사점을 최상의 효과를 도출하기 위하여 활성화 시킨다.
   b. 특정 존을 활성화시킬 때, 인접한 존을 중복해서 활성화시킨다.
   c. 존을 표시한 지도는 신체와 나타낸 도면과 완전히 일치한다.
   d. 반사점이 연학 조직 부위에 위치하고 있을 때, 전체 존을 활성화시키면서 인접한 존을 활성화시킨다.

4. 저장 상태의 신체를 ___(를) 함으로써 신체 균형을 회복한다.
   a. 탄력강화
   b. 진정
   c. 마사지
   d. 무시

5. 고장 상태의 신체를 ___(를) 함으로써 신체 균형을 회복한다.
   a. 탄력강화
   b. 진정
   c. 마사지
   d. 무시

6. 반사요법과 존 테라피에서, 양발은 전신을 반영하고 있다. 이러한 주장은
   a. 참이다.
   b. 거짓이다.

7. 존을 활성화시키는 것은 해당 존의 ___에 영향을 준다.
   a. 신체장기
   b. 신체조직
   c. 분비선
   d. 신체기관
   e. 위의 모두

8. 존 테라피와 반사요법의 일부로 가로방향의 존을 구분하고 이에 대하여 저술한 사람은 누구인가?

a. 유니스 잉검
b. 밀드레드 카터
c. 한 마쿼트
d. 조 라일리 박사

9. 존은 머리를 제외한 신체 전체에 걸쳐 분포하고 있다. 이러한 주장은
a. 참이다.
b. 거짓이다.

10. 반사요법 테크닉은 상처조직의 반사점에 혈액, 신경 반응, 에너지 공급을 향상시키기 위하여 해당 반사점에 적용할 수 있다. 이러한 내용은
a. 참이다.
b. 거짓이다.

그림 완성하기

아래 그림에서, 발과 엄지발가락, 손과 엄지손가락, 몸통을 묘사한 그림에 10개의 수직선을 그려보도록 한다. 3개의 가로방향의 기준선을 그려보도록 한다.

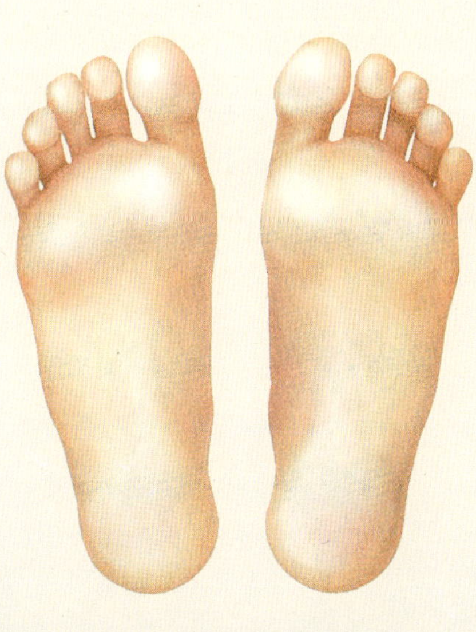

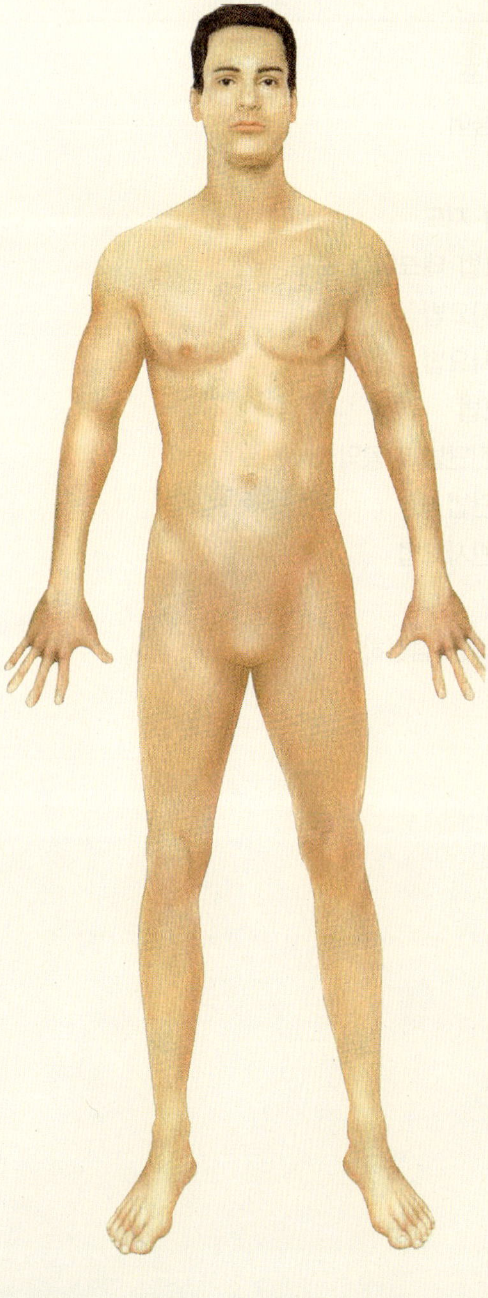

제 4 장 반사요법의 형태
(Forms of Reflexology)

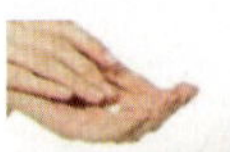

이 장의 개요 (Chapter Highlights)

학습목표
주요 용어
개요
반사점 지도
반사요법 테크닉과 도구
발 반사요법
손 반사요법
이침요법
홍채 진단법과 공막학
혀 진단법
신체 반사요법
요약
배운 내용 점검하기

학습 목적 (Learning Objectives)

1. 이 장의 주요 용어와 그 의미를 이해한다.
2. 반사점 지도의 정의와 적용법을 이야기한다.
3. 마사지와 반사요법이 별도의 바디워크 양식이나 스타일로 구분되어야 하는지를 설명한다.
4. 반사점 지도가 양발, 양손, 귀, 눈, 혀의 마이크로리플렉스에 위치하고 있음을 이해한다.
5. 발 반사요법이 학습한 반사요법에서 가장 표준적인 형식인 이유를 제시한다.

주요 용어 (Key Terms)

공막학 44
공막학자 44
귀 반사점 43
마이크로리플렉스 (Microreflex)
부위 40
반사점 지도 40
이침술사 43
이침요법 43
홍채 진단법 44
홍채 진단학자 44

반사요법 실전

DVD 플레이리스트:

- 손 반사요법

개요 (Overview)

이 장에서는 가장 많이 활용되는 발 반사요법과 손 반사요법에서부터 시작해서, 여러 형태의 반사요법을 다루고자 한다. 반사요법이나 반사 테라피라고 불리는 기타 테라피들은 신체의 다른 부위에 적용되는 것이다. 이들 모두를 통해 건강 상태를 확인하고, 건강 상의 변화를 확인할 수 있다. 각각의 테라피는 반사점에 대한 특수한 도면(**반사점 지도**)과 적용법과 함께 특별한 원리를 가지고 있다. 귀, 눈, 혀, 기타 신체 부위에 대한 테라피 역시 이 장에서 간략히 설명하기로 한다. ("깊이 생각해보기: 반사요법 적용 시, 반사 테라피의 역할" 참고)

반사점 지도 (Reflex Maps)

양발을 신체의 **마이크로리플렉스(microreflex) 지점**이라고 이야기한다. 즉, 신체는 양발의 반사점을 통해 신체를 축소판을 보여주는 것이다. 이와 유사하게, 양손과 귀, 혀 역시 마이크로리플렉스 지점이다.

양발과 양손, 귀, 눈, 혀의 반사점과 바이탈 에너지 포인트를 활성화하기 위한 방법은 다음과 같다:

1. 도수 (압력을 가하는 것)
2. 기계적 (옷핀과 같이 전기를 사용하지 않은 기구)
3. 지압 (수동 또는 기계적 방법으로 지속적인 압력을 가하는 것)
4. 자격을 갖춘 전문가만이 할 수 있으며 반사요법의 적용범위를 벗어난 침술(침 등의 시술법)

눈의 홍채(눈동자 주변의 유색의 원)과 공막(흰자) 역시 마이크로리플렉스 지점이다. 이들은 반사요법과 기타 방법을 통해 도출될 수 있는 신체의 변화를 보여준다.

반사요법과 반사 테라피의 주요 목적은 신체가 항상성을 유지하고 건강을 증진시키는 것을 돕는 것이다. 반사요법과 반사 테라피에 대한 각각의 원리는 각각의 테크닉과 프로토콜, 반사점이나 바이탈 에너지 포인트의 위치를 표시한 반사점 지도나 차트를 가지고 있다.

이 책에서는 반사요법 치료사들이 가장 많이 차용하고 있는 도수 발 반사요법을 중점적으로 다루기로 한다.

반사요법 테크닉과 도구 (Techniques and Tools)

반사요법과 반사 테라피의 목표는 신체 상태를 진단하고 불균형한 지점을 확인하는 것이다. 반사요법과 반사 테라피의 테크닉은 한 개 이상의 반사점이나 바이탈 에너지 포인트에 영향을 주어서 신체의 건강을 증진시키는 테크닉이다. 전통 테크닉은 엄지손가락이나 손끝이나, 도구, 또는 열기를 신체에 적용하여 압력을 가하는 방법을 포함한다. 몇몇의 테크닉에서는 도구와 기구를 활용하여 반사점을 활성화시키기도 한다. 반사점에 직접적으로 적용하는 도구는 해당 부위에 더 많은 압력을 지속적으로 적용하는데 도움이 된다. 이러한 도구에는 롤러, 옷핀, 클립, 타월, 크리스탈 등이 포함된다. 기구로는 발바닥에 적절한 압력을 가해서 반사점을 자극하는 마사지 기계, 진공 부츠(vacuum boots), 목이 있는 신발이나 양말 등이 있다. 이 책에서는 손가락과 손을 활용한 테크닉을 중점적으로 다루기로 한다. 눈을 위한 테라피와 같이 기타 반사 테라피는 다른 치유법을 차용하기도 한다.

미국 내에서 반사요법에서 사용하는 손가락 테크닉(finger technique)은 지압 마사지의 형태로 출발하였다. 20세기에 들어서면서 서양 반사요법이 진화하면서, 반사요법과 마사지의 목표와 테크닉에서의 뚜렷한 차이가 나타나게 되었다. 이러한 차이점은 제5장에서 논의하도록 한다.

오늘날, 반사요법과 마사지는 일반적으로 국가적 차원이나 주 정부 차원에서, 또는 기타 전문 기관에서 자격증을 부여함으로써, 별도의 바디워크 양식이나 스타일로 여겨진다. 반사요법의 목표는 반사점을 활성화

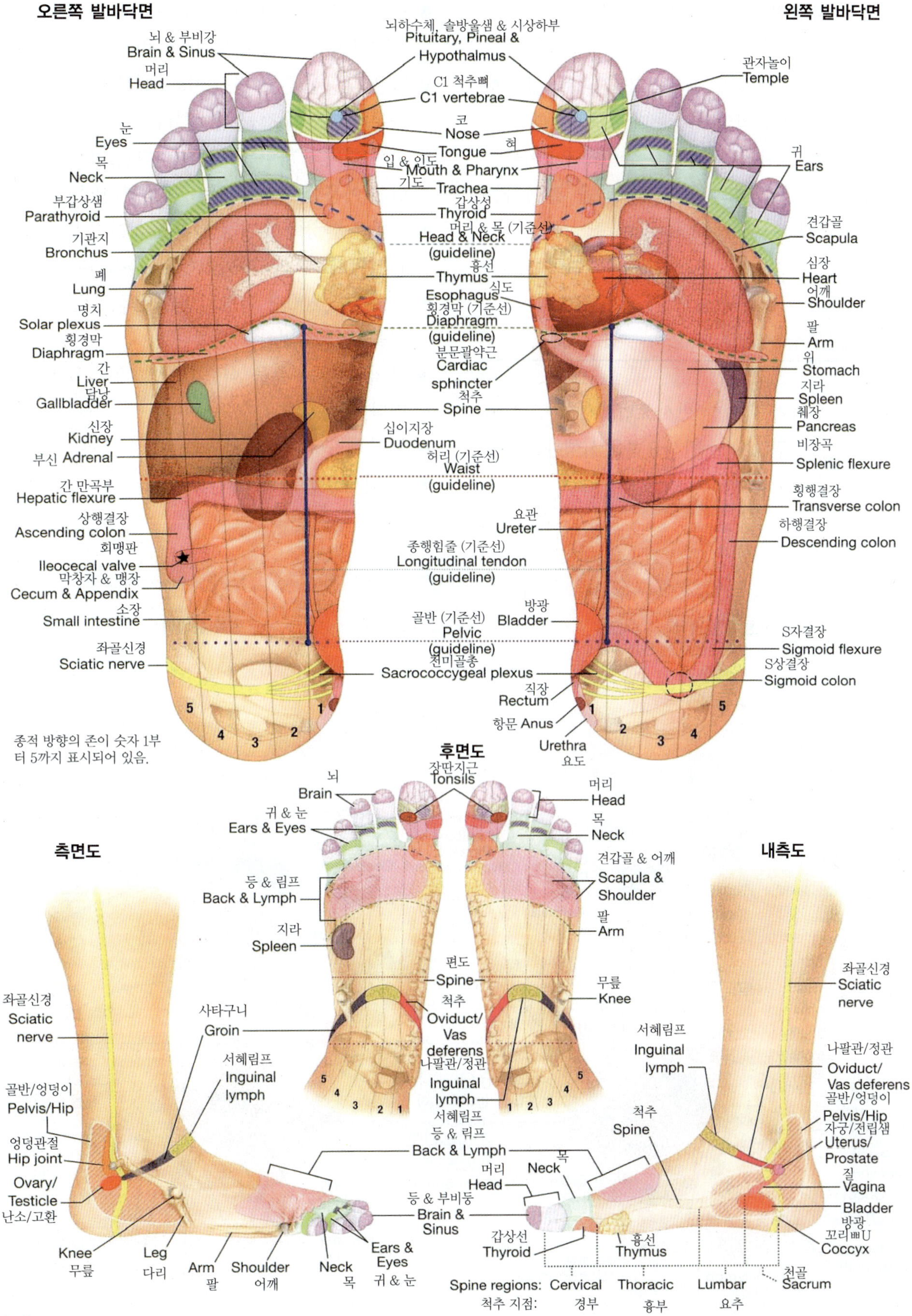
오른쪽 발바닥면
왼쪽 발바닥면
뇌 & 부비강
Brain & Sinus
머리
Head
눈
Eyes
목
Neck
부갑상샘
Parathyroid
기관지
Bronchus
폐
Lung
명치
Solar plexus
횡경막
Diaphragm
간
Liver
담낭
Gallbladder
신장
Kidney
부신 Adrenal
간 만곡부
Hepatic flexure
상행결장
Ascending colon
회맹판
Ileocecal valve
막창자 & 맹장
Cecum & Appendix
소장
Small intestine
좌골신경
Sciatic nerve
뇌하수체, 솔방울샘 & 시상하부
Pituitary, Pineal & Hypothalmus
C1 척추뼈
C1 vertebrae
코
Nose
혀
Tongue
입 & 인도
Mouth & Pharynx
기도
Trachea
갑상선
Thyroid
머리 & 목 (기준선)
Head & Neck (guideline)
흉선
Thymus
식도
Esophagus
횡경막 (기준선)
Diaphragm (guideline)
분문괄약근
Cardiac sphincter
척추
Spine
십이지장
Duodenum
허리 (기준선)
Waist (guideline)
요관
Ureter
종행힘줄 (기준선)
Longitudinal tendon (guideline)
골반 (기준선)
Pelvic (guideline)
방광
Bladder
천미골총
Sacrococcygeal plexus
직장
Rectum
항문 Anus
Urethra
요도
관자놀이
Temple
귀
Ears
견갑골
Scapula
심장
Heart
어깨
Shoulder
팔
Arm
위
Stomach
지라
Spleen
췌장
Pancreas
비장곡
Splenic flexure
횡행결장
Transverse colon
하행결장
Descending colon
S자결장
Sigmoid flexure
S상결장
Sigmoid colon
종적 방향의 존이 숫자 1부터 5까지 표시되어 있음.
후면도
편도
Tonsils
뇌
Brain
귀 & 눈
Ears & Eyes
등 & 림프
Back & Lymph
지라
Spleen
척추
Spine
사타구니
Groin
나팔관/정관
Oviduct/Vas deferens
서혜림프
Inguinal lymph
머리
Head
목
Neck
견갑골 & 어깨
Scapula & Shoulder
팔
Arm
무릎
Knee
측면도
내측도
좌골신경
Sciatic nerve
골반/엉덩이
Pelvis/Hip
엉덩관절
Hip joint
Ovary/Testicle
난소/고환
Knee
무릎
Leg
다리
Arm
팔
Shoulder
어깨
Neck
목
Ears & Eyes
귀 & 눈
등 & 림프
Back & Lymph
머리
Head
목
Neck
등 & 부비동
Brain & Sinus
갑상선
Thyroid
흉선
Thymus
척추
Spine
서혜림프
Inguinal lymph
나팔관/정관
Oviduct/Vas deferens
골반/엉덩이
Pelvis/Hip
자궁/전립샘
Uterus/Prostate
질
Vagina
방광
Bladder
꼬리뼈
Coccyx
천골
Sacrum
Spine regions: Cervical Thoracic Lumbar
척추 지점: 경부 흉부 요추

그림 4-1
발 반사점

시켜서 신체가 자연적으로 항상성 상태를 유지하게끔 하는 것이다.

반사요법에서는 "어떻게 반사점을 최대한 활성화 시킬까?"라는 점이 중점적인 사항이다. 그렇기 때문에, 신체 내에 위치한 반사점의 위치를 확인하고, 이들을 활성화하기 위한 가장 효과적인 테크닉을 결정하는 것이 매우 중요하다.

발 반사요법(Foot Reflexology)

발 반사요법은 우리가 학습한 반사요법에서 가장 보편적인 방법이다. (■ 그림 4.1) 발 반사요법을 시행하는 이유는 일반적으로 다음과 같다:

- 발은 안정적인 테라피 진행을 위하여, 충분한 크기를 가지고 있고 손에 잡고 있기 쉽다.
- 발은 다양한 환경(병원 치료, 회복)에서 연령을 불문하고 쉽게 접근 가능하다.
- 다른 형태의 바디워크를 꺼려하는 고객이라도 발을 이용한 바디워크는 꺼려하지 않는다.
- 양발은 심장에서 가장 멀리 위치하고 있으며, 울혈이나 체내 노폐물이 발에 축적된다.
- 양발은 7,200개 이상의 말초신경이 발에 위치하고 있을 만큼 예민한 기관이다.
- 발의 형태는 존을 식별하기에 매우 용이하게 되어 있다.
- 발의 뼈 구조는 지표와 기준선을 확인하는데 사용된다.
- 발 반사요법은 배우기 쉽다.

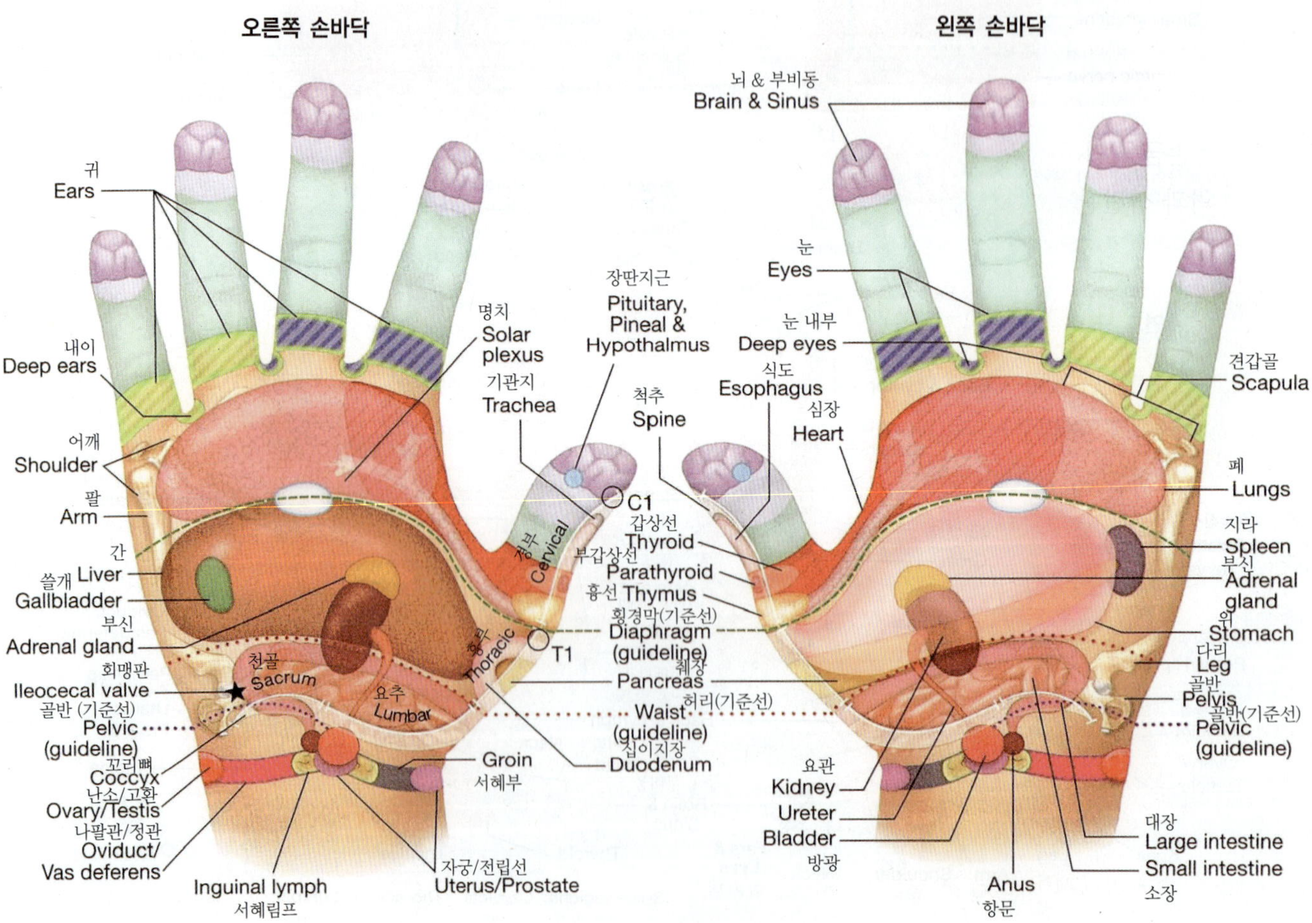

그림 4-2
손 바닥점

손 반사요법(Hand Reflexology)

손 반사요법은 가장 대중적인 반사요법 형태이다.
손 반사요법의 장점은 다음과 같다:

- 손은 어디서나 쉽게 접근 가능하다.
- 손에는 발에서 찾을 수 있는 모든 반사점이 위치하고 있다.
- 손 반사요법은 배우기 쉽다.

손 반사요법이 발 반사요법과 동일한 이론을 가지고 있다 하더라도, 손 반사요법 테크닉을 별도로 배워야 하며, 이들 테크닉은 매우 유사하다. 손은 발과 마찬가지로, 신체의 왼쪽과 오른쪽에 해당하는 각각의 반사점 지도를 가지고 있다. 발 반사요법은 뼈와 힘줄 지표와 종적 방향의 존을 기반으로 한 격자무늬 패턴 형태의 도면을 보이지만, 손은 손의 커브형태 때문에 초보자가 반사점을 확인하기에는 조금 어려울 수 있다. 일부 반사요법 체계에서는 손에 있는 뼈를 반사점을 확인하기 위한 기준점으로 사용하기도 하며, 일부 아시아의 반사요법에서는 손금을 기준선으로 활용하면서 이곳에 위치한 점들이 경락과 상관관계가 있다고 보고있다. ■그림 4.2는 손 반사점 도면을 보여주고 있다.

이침요법(Auriculotherapy)

발과 손처럼, 귀도 신체기관 및 조직을 반영하고 있다. **이침요법**은 반사요법 치료사들이 신체의 균형상태를 회복하기 위하여 귀에 위치한 바이탈 에너지 포인트를 눌러서 다른 신체 기관에 영향을 주는 반사 테라피의 일종이다. 티베트인, 중국인을 비롯한 여러 나라의 사람들은 수천년 동안 누르기(지압), 침 놓기(침술), 또는 기타 종류의 자극을 바이탈 에너지 포인트에 적용하는 행위를 포함한 이침요법을 행해왔다.

오늘날, 이침요법은 점차 인기를 얻고 있다. 프랑스와 기타 유럽 국가의 의사들은 이러한 형태의 테라피를 치유 목적으로 개발하고 있으며, 미국에서는 20세기 초반에 조 라일리 박사(Dr. Joseph Shelby Riley)가 귀의 지압점과 다른 신체 기관에 미치는 영향 간의 관계에 대한 개념을 다시 도입하고 발전시켰으며 이 내용을 정리하였다. 1970년 대에, 밀드레드 카터(Mildred Carter)는 귀에 100개 이상의 지압점이 있다는 연구결과를 저서를 통해 발표했다. 오늘날의 의사들은 이침요법을 계속해서 발전시켜 나가면서, 이를 통해 다양한 건강 상의 문제를 해결하기 위하여 노력하고 있다.

전문 **이침술사**들은 이침요법을 행하기 위하여 특별한 훈련과정을 거친 이들이다. 하지만, 어느 누구든 긴장완화 및 셀프 케어의 목적으로 귀를 자극할 수 있다.

- 귀의 지압점을 활성화시키기 위하여, 외이와 내이를 깨끗한 습포로 마사지한다. 어머니들이 아이들을 재우기 위하여, 아이들의 귀에 유기농 너트 오일(아몬드 오일이나 포도씨 오일)을 도포한 후, 부드럽게 문지를수도 있다. 유아의 귀에 보습효과를 주면서 귀청소를 할 때도 이와 같은 방법을 활용한다. 조금 더 큰 어린이와 어른의 경우, 가볍게 귀를 당겨도 좋다.
- 귀를 당기고 회전시키는 것은 귀의 주변 조직의 긴장을 완화시킴으로써, 신체에 전반적인 긴장을 완화하고 에너지를 불어넣는다. 이러한 테크닉을 부드럽게 누르면서 귀에 가하도록 한다. 귀의 외부 연골을 잡은 후, 바깥쪽으로 당기고 부드럽게 회전시켜서 주변 조직의 긴장을 풀어준다.

이침요법 차트는 신체 부위와 연관되어 있는 이침 포인트(**귀 반사점**)를 쉽게 파악할 수 있게끔 해준다. 차트에 나타난 귀 반사점은 외이, 내이, 귀 뒷면을 포함한 귀 전체에 위치하고 있다. ■그림 4.3는 이침요법을 적용할 수 있는 주요 귀 반사점을 보여주고 있다.

치료 효과가 있는 이침요법에 관심있는 이들을 위한 자료 및 강의는 매우 다양하다. 이들 중 테리 올레슨 박사(Dr. Terry Oleson)의 *Auriculotherapy Manual: Chinese and Western Systems of Ear Acupuncture* (역주: 이침요법 설명서: 중국과 서양의 귀 지압체계)가 대표적이다. 테리 올레슨 박사는 정신생물학

그림 4-3
이침요법 주요 반사점

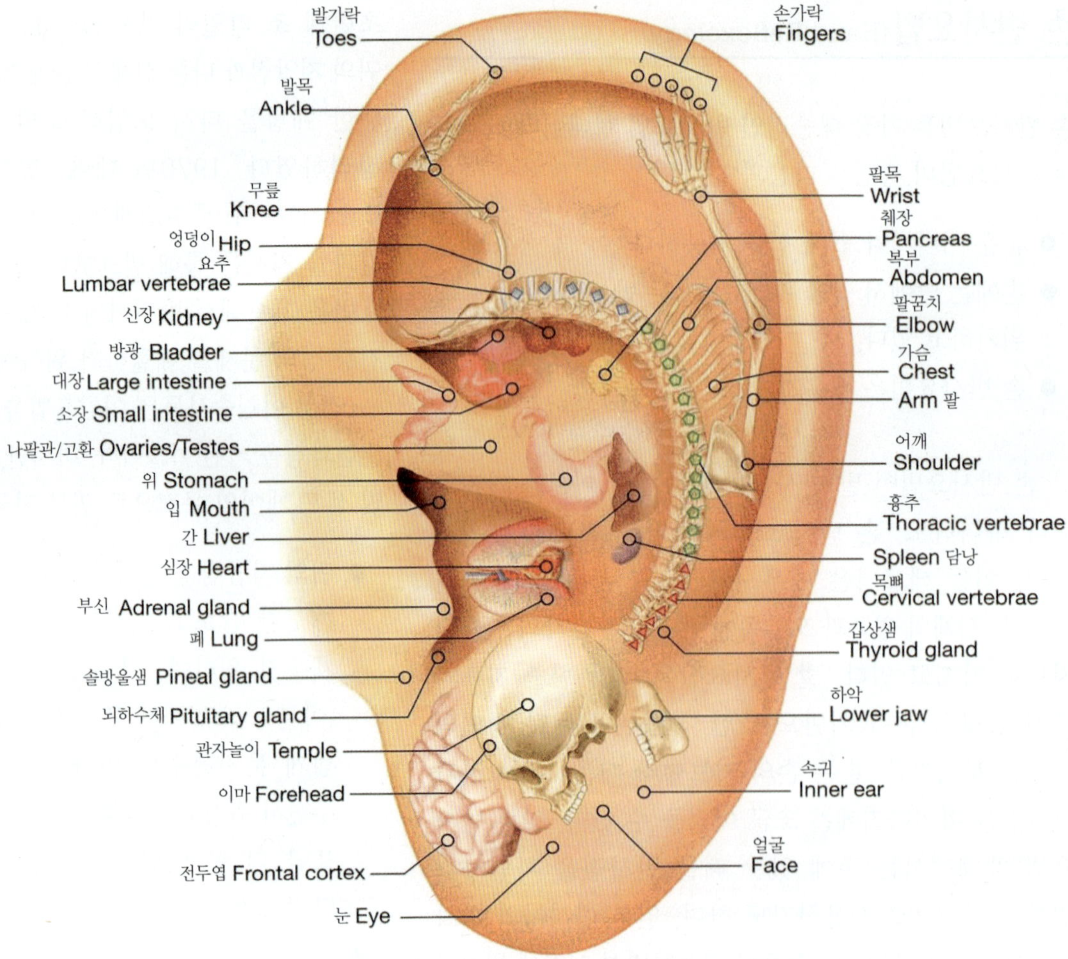

박사학위를 취득하였으며, LA의 UCLA Pain Management Center에서 귀 진단법과 이침요법의 선구자이다.

홍채 진단법과 공막학 (Iridology and Sclerology)

눈에는 건강 상태가 반영되어 있다. 왼쪽 눈과 오른쪽 눈의 홍채와 공막에는 각각 왼쪽과 오른쪽 신체의 마이크로리플렉스 지점이다. 홍채와 공막에 나타난 상태와 색상을 관찰하여, 의사를 비롯한 다른 치료사들은 관찰 대상의 스트레스 패턴과 심리적 장애를 파악하고 해당 장기와 신체부위의 변화를 파악할 수 있다.

홍채 진단법은 눈의 홍채를 연구하는 분야이고 공막학은 눈의 흰자에 있는 붉은색 선을 연구 분야이다. 홍채 진단법과 공막학은 각각 별도의 학문이지만, 서로 상호보완적이며 각각의 반사점 지도를 나타내고 있다는 원리를 기반으로 하고 있다. ■그림 4.4는 눈의 홍채진단법 지도를 보여주고 있다.

홍채 진단학자는 홍채 진단법을 실행하고, **공막학자**는 공막학을 실행한다. 이들의 테라피 및 트리트먼트는 신체가 건강한 상태를 유지할 수 있도록 해주고, 다른 트리트먼트와 함께 자연적으로 신체를 정화시킨다.

홍채 진단법과 공막학에 대한 주요 내용은 다음과 같다:

- 헝가리, 부다페스트의 본 펙즐리 박사(Dr. Von Peckzely)는 1840년과 1850년 대 사이에 홍채 진단법을 발견하고 발전시켰다.
- 홍채 진단법은 시각적 진단법을 사용하지만, 렌즈, 컴퓨터, 카메라 등의 기기를 사용하여 확대해서 보면서 홍채의 상태를 기록함으로써 관찰대상자의 건강 상태를 파악한다. 체내 독소와 약물 축적 정도, 장기, 분비선, 신체 기관의 건강을 초기 진단으로

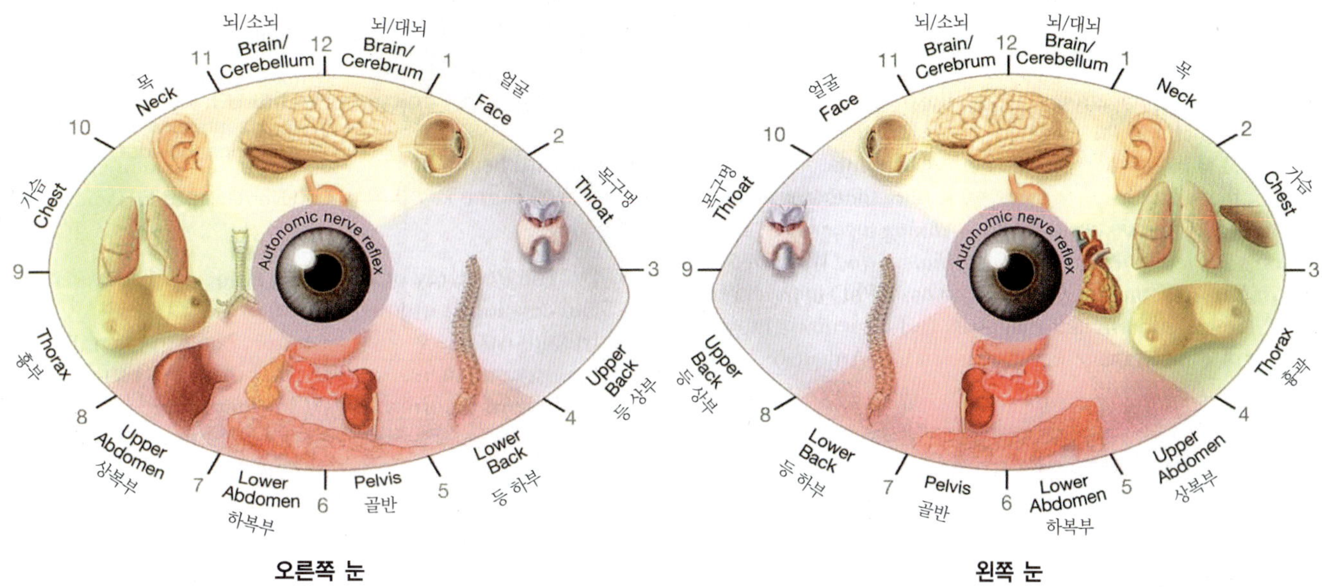

그림 4-4

눈의 홍채진단법 지도 출처: 본 자료는 Dr. Kack Tips와 Apple-A-Day Press의 연구자료.

확인할 수 있다.

- 공막학은 스튜어트 휠라이트 박사(Dr. Stuart Wheel-wrigiht)가 30년 이상의 연구자료와 International Sclerology Institute의 잭 팁스 박사(Dr. Jack Tips)가 18년 이상의 연구자료를 기반으로 한 것이다.
- 홍채 진단법은 별도의 도구나 기구가 필요하지 않고, 단시간에 진행할 수 있다.
- 잭 팁스 박사는 "홍채의 붉은색 선이 눈의 흰자와 비교하였을 때, 로드맵과 같이 보여진다. 신체 불균형의 원인은 반사점 존에서 손쉽게 확인할 수 있고, 충혈된 선을 따라서 이것의 영향을 추적할 수 있다. 이와 마찬가지로, 신체의 건강이 좋아졌을 때, 그 상태가 눈에 즉각적으로 나타난다."라고 이야기했다.
- 잭 팁스 박사는 *Scleragraphics*라는 책에서 "스트레스에 대한 신체의 반사적인 상태는 발에 처음 나타나고, 그 다음에 나타나는 부위가 홍채이며, 마지막으로 공막에 나타난다. 신체의 건강이 회복되었을 때의 상태가 최초로 나타나는 부위 역시 발이다."라고 저술했다.

혀 진단법(Tongue Assessment)

혀는 입의 뒤쪽에 부착되어 있는 근육이다. 다른 근육과 마찬가지로, 충분히 운동이 되지 않았을 때, 경직되고 움직임에 제한이 생긴다. 신체의 정중앙에 위치해 있는 혀는 10개의 존을 나타내고 있다. 전통 동양 의학에서는 신체기관의 건강상태를 측정하기 위하여, 혀의 특징

깊이 생각해보기(Think it Over)

반사요법 적용 시, 반사 테라피의 역할(Role of Reflexive Therapies in the Reflexive Practice)

손과 발, 귀, 눈, 혀, 얼굴, 몸통은 건강 상태를 보여주고 있다. 자연 치유와 셀프 케어, 건강 관리 방법에 대한 관심의 증가에 따라, 반사 테라피와 진단법에 대한 유용성과 활용 및 적용 범위가 확장되고 있다. 반사요법 치료사들이 다른 형태의 반사 테라피와 진단법를 알아두는 것이 유용할까? 어떤 반사요법에 한 개 이상의 다른 반사요법을 적용하는 것이 효과적일까?

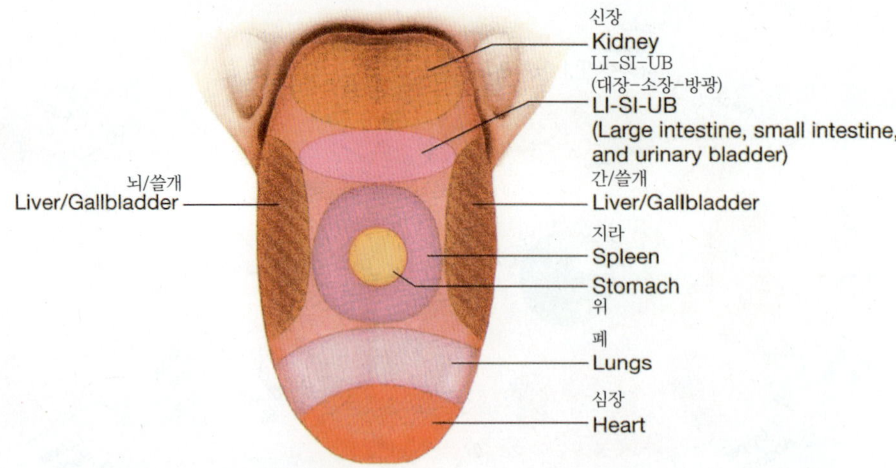

그림 4-5
혀에 나타난 장기

출처: Diana Demms Reddington의 사용 동의를 받음

(생김새, 모양, 습기의 정도, 갈라짐의 정도, 점도 등)을 관찰하는 혀 진단법을 활용해왔다. (■그림 4.5)

혀를 자극하는 것은 생리학적인 효과와 반사작용을 유도하는 효과, 그리고 에너지를 불어넣는 효과가 있다. 입을 깨끗이 세척하기 위한 여러 방법들과 함께 복합하여, 신체의 건강을 유지하는 것은 물로 치위생 증진 효과를 기대할 수 있다. 이러한 테크닉들은 혀와 목구멍을 강화하고 운동을 시킴으로써, 이 조직의 활동을 향상시킬 수 있다.

- 혀를 운동하기 위하여, 혀를 길게 펴고 비튼다. 깨끗한 수간으로 혀를 잡은 후, 살짝 잡아당겨서 혀를 더 늘려준다.
- 반사점과 혀에 위치한 신체기관 부위를 자극하기

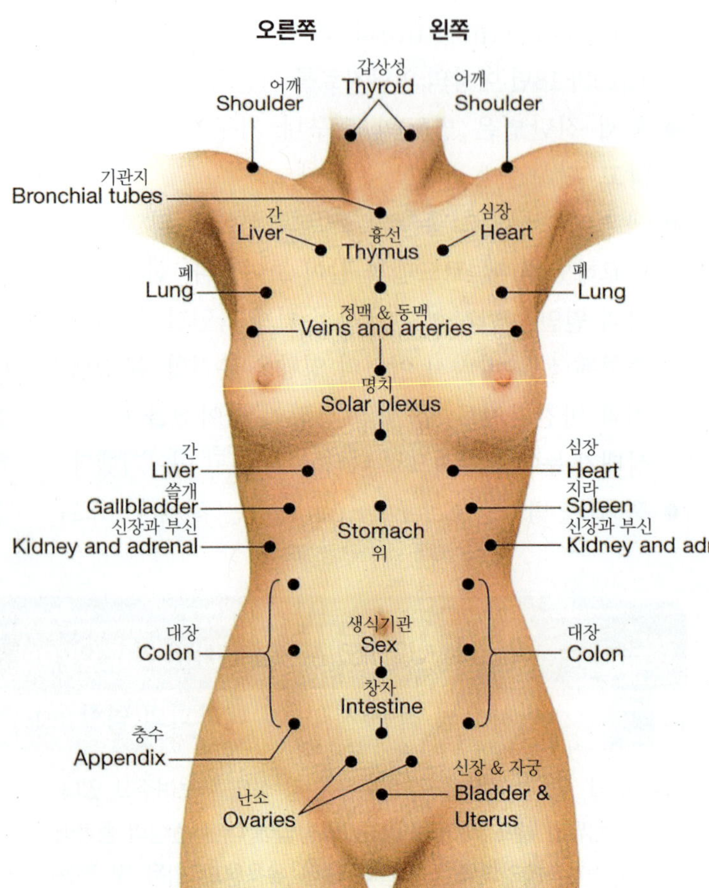

그림 4-6
몸통의 반사점

출처: Cater, M.와 Weber, T.의 *Body Reflexology*. West Nyack, NY: Parker Publishing Company, 1994

위하여, 혀 표면을 도구(설압자, 숟가락 등)로 부드럽게 누른다.

- 요가의 "사자자세"(숨을 내쉴 때, 혀를 세게 내밀면서 울부짖는듯한 소리를 내는 자세)는 목구멍을 강화하고, 폐를 정화하며, 몸을 단련하기에 좋은 운동이다.

혀 진단법에 대한 추가 정보는 릴리안 티브쉬라니-몰텐(Lilian Tibshraeney-Morten)이 저술한 Moving the Energy: Reflexology and Meridian Therapy (역주: 반사요법과 경락 테라피를 통한 에너지 이동)를 참고한다.

신체 반사요법(Body Reflexology)

신체 반사요법은 아시아의 바디워크에서 유래한 것으로, 반사요법의 대표적인 저서, Body Reflexology (신체 반사요법: 제1장 참고)를 통해 최초로 제시되었다. 카터(Carter)의 연구와 그 후에 카터와 타미 웨버(Tammy Weber)와 함께 진행한 연구에서는 동양의 지압법을 옷을 입은 전신에 적용하는 반사요법은 물론, 발, 손, 머리의 마이크로리플렉스에 대한 연구내용 및 방법과 통합하여, 이를 간소화하였다.

카터가 차용한 건강에 대한 종합적인 접근법은 전체론적인 의학의 건강관리법 분야의 선구자적인 위치로, 오늘날 의학에서도 인정을 받고 있다. 일부 반사요법 치료사들은 신체, 마음, 영혼을 합일하는 트리트먼트 서비스를 제공하고 있기도 하다. 이들은 발과 손 반사요법이나 이침요법을 적용하기도 하고, 전문 지압 자격증을 갖추고 손, 발, 귀, 머리, 몸통을 지압 테라피를 제공하기도 한다. 시아추나 기타 아시아식 바디워크를 시행하고 있기도 하다.

Tappan's Handbook of Healing Massage Thechniques (역주: 타판의 힐링 마사지 테크닉 핸드북)에서는 현대적인 형태의 아시아식 바디워크에 대한 개요를 다루고 있다.

요약(Summary)

- 발, 손, 귀, 눈, 혀에 대한 반사점 지도가 있다.
- 발, 손, 귀의 반사요법은 마사지와 별도의 특징을 보이는 바디워크의 한 형태이자 양식, 그리고 스타일이다.
- 발 반사요법은 다른 이유보다도 반사점을 파악하기 쉽고 어디서나 쉽게 접근이 가능하기 때문에, 가장 보편적인 반사요법 중 하나이다.
- 손 반사요법은 발 반사요법과 동일한 원리의 테크닉을 손의 반사점에 적용하는 것이다.
- 이침요법 전문가들은 이침요법을 행하는 이들로, 이침요법은 귀의 지압점과 해당 지압점에 연결된 신체 부위와 연관된 테라피이다.
- 눈은 신체의 건강 상태나 질병의 변화를 보여주고 있다. 홍채진단법은 오른쪽눈과 왼쪽눈의 홍채의 특징, 징후, 색상을 다루는 연구 분야로, 이를 통해 관찰대상의 건강 상태를 판단한다. 공막학은 공막의 붉은색 선을 연구하는 학문으로 관찰대상의 공막에 나타난 붉은 선을 통해 스트레스 패턴을 판단할 수 있다.
- 혀는 동양 의학에서는 신체 장기의 건강상태를 보여주는 신체부위이고, 서양에서는 10개의 존이 위치한 신체부위이다. 혀를 자극하는 것은 생리학적인 효과와 반사작용을 유도하는 효과, 그리고 에너지를 불어넣는 효과가 있다.
- 밀드레드 카터가 선구자적 위치로 주창한 신체 반사요법은 신체 전체의 반사점과 머리, 발, 손, 귀의 마이크로리플렉스 지점을 설명하고 이에 대하여 입증한다. 신체 반사요법은 신체 내부와 외부의 정화법, 운동, 호흡법, 치유효과가 있는 음식과 약초, 이외에 신체의 건강과 균형상태를 유지하기 위한 기타 활동을 통합한 테라피이다.

배운 내용 점검하기(How much did you learn?)

해당 내용 연결하기

왼쪽 열에 위치한 용어에 대한 올바른 설명을 연결하라.

_______ 1. 공막학
_______ 2. 이침요법
_______ 3. 신체 반사요법
_______ 4. 홍채진단법
_______ 5. 반사점
_______ 6. 반사점 지도
_______ 7. 혀

a. ___는 진단 당시의 신체 상태를 보여준다.
b. 10개의 존과 신체장기의 반사점을 가진 근육
c. 인체 전체에 위치한 반사점
d. 홍채와 신체조직을 연구하는 분야
e. 귀와 신체조직 간의 관계
f. 반사점의 위치를 나타낸 그림
g. 흰자와 신체조직을 연구하는 분야

객관식 문항

1. 반사요법에 대한 올바른 설명은 무엇인가?
   a. 반사요법의 목적은 반사점이나 바이탈 에너지 포인트를 활성화시키는 것이다.
   b. 전통적인 테크닉은 손가락 끝이나 도구를 사용하여 압력을 가하는 방법이다.
   c. 다양한 형태의 반사요법과 반사 테라피가 존재한다.
   d. A와 B
   e. B와 C
   f. 위의 모두

2. 발 반사요법은 반사요법의 가장 보편적인 형태이다. 다음 중 발 반사요법을 시행하는 틀린 이유는 무엇인가?
   a. 발은 발은 안정적인 테라피 진행을 위하여, 충분한 크기를 가지고 있고 손에 잡고 있기 쉽다.
   b. 발은 다양한 환경(병원 치료, 회복)에서 연령을 불문하고 쉽게 접근 가능하다.
   c. 발은 귀나 눈보다 커서, 테라피스트가 다른 세션보다 더 많은 비용을 청구할 수 있다.
   d. 발에는 여러 개의 말초신경이 위치하고 있어서 매우 민감하다.
   e. 발의 뼈 구조는 지표와 기준선을 확인하는데 사용된다.

3. 반사요법과 마사지는 바디워크의 ___ 양식이나 스타일이다.
   a. 별도의
   b. 동일한
   c. 상반되는
   d. 결정적이지 않은

4. 다음 중 이 장에서 논의된 손 반사요법이 발 반사요법보다 우세하지 않은 이유는 무엇인가?
   a. 손의 커브형태 때문에 발 반사요법보다 손 반사요법이 배우기 어렵다.
   b. 손의 크기가 작기때문에 손 반사점을 확인하기 쉽다.
   c. 손이 발보다 더 접근이 용이하다.

5. 홍채진단법은 ___에 대한 연구 분야이다.
   a. 홍채의 상태, 색상 등
   b. 눈의 형태, 홍채, 신경, 공막, 각막, 근육
   c. 눈의 질병

6. 혀는 마이크로리플렉스가 위치한 근육이다. ___를 활성화하기 위하여, 혀의 표면에 기구를 사용하여

부드럽게 누르도록 한다.
a. 신경
b. 반사점과 신체장기
c. 면역체계
d. 근육 및 골격

7. 밀드레드 카터가 제시한 반사요법에서 다루는 분야는 무엇인가?
a. 발, 손, 귀, 머리의 마이크로리플렉스 지점
b. 신체의 반사점
c. 신체 정화, 운동, 깊은 호흡
d. 치유효과가 있는 음식 및 약초
e. 해당사항 없음 (a부터 d)
f. 위의 모두 (a부터 d)

8. 공막학은 ___에 대한 연구 분야이다.
a. 눈의 흰자에 위치한 붉은선
b. 눈의 형태, 눈동자, 신경, 홍채, 각막, 근육
c. 눈의 질병

9. 반사요법의 범위를 벗어난 방법은 무엇인가? (해당되는 내용을 모두 표시하라.)
a. 도수 (압력을 가하는 것)
b. 기계적 (옷핀과 같이 전기를 사용하지 않은 기구)
c. 지압 (수동 또는 기계적 방법으로 지속적인 압력을 가하는 것)
d. 자격을 갖춘 전문가만이 할 수 있으며 반사요법의 적용범위를 벗어난 침술(침 등의 시술법)
e. 자격을 갖춘 전문가만이 할 수 있는 침술요법 (침 그리고/또는 전기를 사용한 기구)에 한함

10. 지압점은 ___에 위치하고 있다.
a. 귀
b. 얼굴
c. 양발
d. 양손

제 5 장 반사요법과 연관된 마사지 및 테라피

(Reflexology, Massage, and Allied Practices)

이 장의 개요 (Chapter Highlights)

학습목표

주요 용어

개요

반사요법의 뚜렷한 특징

반사요법과 기타 테라피 및 트리트먼트

요약

배운 내용 점검하기

학습 목적 (Learning Objectives)

1. 이 장의 주요 용어와 그 의미를 이해한다.
2. 반사요법의 대표적인 특징 4가지를 설명한다.
3. 반사요법과 지압 간의 관계, 반사요법과 마사지 간의 관계를 설명한다.
4. 아로마테라피를 반사요법에 접목하는 것과 림프 도수 마사지를 반사요법에 접목하는 것을 설명한다.
5. 치료효과가 있는 에센셜 오일의 효능을 합성 제품과 비교하여 설명한다.
6. 반사요법 치료사들이 아로마테라피, 지압, 림프 도수 마사지, 마사지를 시행하기 위하여 필요한 정부 차원의 법적 자격을 상세히 제시한다.

주요 용어 (Key Terms)

관련 테라피 및 트리트먼트 52
림프 도수 마사지 55
마사지 52
마사지 테라피 52
반사요법 52
시아추 55
아로마테라피 53
에센셜 오일 54
지압 55
침술 55
항상성 52

개요 (Overview)

반사요법의 놀라운 원리는 수천년 동안 전통을 가진 치유법으로 전해져 내려왔다. 전세계 곳곳의 사람들이 교류하고 여행하면서, 전문가들과 비전문가들이 다양한 정보를 쉽게 접할 수 있게 되었다. 손가락과 도구를 사용하여 발, 손, 귀의 **반사점**을 자극하는 도수 테라피의 일종인 반사요법은 신체의 균형을 이루게끔 하여 건강한 신체를 만드는 다른 치료술과 마찬가지로 자연 치유법의 일종이다.

100년 전, 50년 전, 심지어 20년 전의 치유술을 연구하기 위하여, 상당한 시간과 금전을 투자해야 한다.
다행히 오늘날에는 예전보다도 이들을 접할 수 있는 기회와 자료가 증가하고 있다. 수많은 치료술은 반사요법과 유사한 자연 치유법이다. 반사요법과 매우 **밀접한 관련**이 있는 바디워크의 형태이지만 분명한 차이점이 있는 각각의 관련 테라피와 트리트먼트를 즐겁게 배우기를 바란다.

반사요법의 뚜렷한 특징 (Reflexology is Distinctive)

반사요법은 도수 테크닉으로 전신에 적용되는 **마사지**나 **마사지 테라피**와 분명히 구분되는 바디워크의 일종이다. 미국에서는, 반사요법과 마사지를 분명히 구분하고 있다. 반사요법은 때때로 발 마사지, 손 마사지, 러빙(rubbing)이라는 잘못된 이름으로 불린다. 반사요법 치료사와 마사지 전문가 단체는 이러한 잘못된 정의를 바로잡기 위하여 노력하고 있다.

몇몇 국가에서는 반사요법을 "발 마사지"나 "손 마사지"로 받아들이고 있으며, 반사요법 테크닉을 "마사지"라고 한다. 이러한 용어가 이들 국가의 서적과 웹사이트, 전문 서적, 연구자료에까지 제시되고 있다. 이러한 논의를 제기한 목적은 반사요법과 마사지 간의 차이점을 분명히 제시하기 위해서이다.

대부분의 반사요법 치료사들은 반사요법의 주된 목표가 특정 핸드 테크닉을 특정 반사점에 적용해서 신체 전체가 균형상태가 되고 정상상태로 회복(**항상성** 유지)하여 건강 증진을 촉진하는 것이라는 주장에 동의한다. 이러한 주장을 통해 반사요법의 4가지 특징을 제시할 수 있다. (■ 표 5.1)

반사요법과 마사지 테라피 (Reflexology and Massage Therapy)

마사지 테라피는 특정 테크닉을 신체의 부드러운 조직 부위에 적용하여서 사전에 정의된 치유 효과를 발생시키는 것이다. 미국의 대부분의 주에서는 마사지를 실행하기 위하여 특별 훈련과정 및 자격증 취득을 요한다. 반사요법 치료사이자 마사지 테라피스트이기도 한 이들은 반사요법과 반사요법 테크닉 모두를 고객에게 제공할 수 있다. (● 요약박스 5.1) 반사요법과 마사지 테라피를

표 5.1 반사요법의 뚜렷한 특징

반사요법	효과
특정 핸드 테크닉 적용함.	다른 바디워크에서 적용하지 않는 특정 손가락 테크닉과 핸드 테크닉을 사용함.
특정 반사점에 적용함.	해부학을 기반으로 한 반사점 지도로 발이나 다른 신체부위의 크기와 상관없이 반사점을 파악함.
올바른 테크닉이 적용되었을 때, 반사요법은 신체 전체가 균형상태가 되고 정상상태로 회복할 수 있도록 촉진함.	숙련된 테크닉으로 적절한 압력을 가하여 반사점을 활성화 시킴으로써, 신체의 긴장을 완화하고 항상성을 유지할 수 있도록 일관된 효과를 도출함.
항상성을 유지하게끔 하여, 신체의 건강을 증진시킴,	스트레스 정도를 낮추고 항상성을 유지함으로써 신체는 깊은 휴식상태로 접어들게 되며, 치유력이 향상됨.

요약박스 5.1 반사요법과 마사지 훈련의 장점

반사요법

- 반사점에서 신체 불균형이 발생한 부위를 빠르게 확인할 수 있으며, 이를 통해 해당 신체부위는 마사지 세션 동안 추가적인 테라피 효과를 기대할 수 있다.
- 내분비선, 신체 깊숙한 곳에 위치한 내부장기, 소화기관이나 배설기관과 같이 마사지를 적용할 수 없거나 어려운 부위를 반사점을 통해 활성화시킬 수 있다.
- 복부에 수술을 한 후, 반사요법을 복부의 반사점에 적용하는 경우와 같이, 마사지 금기증인 부위에 반사요법을 적용할 수 있다.
- 손이나 귀에 반사요법을 행하는 경우, 탈의할 필요가 없으며, 발에 반사요법을 적용하는 경우, 신발(과 양말)만 벗으면 된다.

마사지

- 발, 손을 비롯한 전신의 근육, 뼈, 골격의 해부학, 생리학, 병리학과 관련된 분야이다.
- 발, 하퇴, 손, 팔, 전신에 유연성을 강화하기 위하여 소프트 티슈 테크닉(soft tissue techiqnue)이 마사지에 해당된다.
- 어깨 반사점을 활성화시키는 대신에 어깨에 직접적으로 마사지하는 경우처럼, 신체의 반사작용을 활용하기 보다는 신체에 직접적으로 적용한다.

통합한 테라피는 "사례연구: 달리기 선수를 위한 반사요법과 마사지"에서 적용 사례를 확인해볼 수 있다.

반사요법과 아로마테라피 (Reflexology and Aromatherapy)

아로마테라피는 **에센셜 오일**을 사용하여 치료 또는 치유효과를 얻는 테라피로, 여기서 에센셜 오일은 식물의 유효성분을 유지하기 위한 방법을 통해 식물에서 추출한 순수한 오일을 말한다. 아로마테라피는 때때로 반사요법과 함께 적용되어서, 고객의 물리적, 감성적, 정신적, 영적 건강을 강화시킨다. ("사례연구: 반사요법 세션 동안 아로마테라피로 긴장완화 효과 높이기" 참고)

아로마테라피는 현대의 전체론적인 건강관리 방법 중 급성장하고 있고 가장 인기가 많은 분야이지만, 아로마테라피는 아주 오래 전부터 사용되어온 트리트먼트이다. 아로마테라피의 가장 오래된 고증은 3,000여년 전, 이집트 파라오 집권시기로 거슬러 올라간다. 고대에서부터 현대까지 향을 사용했다는 역사기록 역시 고대 그리스와 로마 시대의 기록과 아시아와 유럽 전역의 기록을 통해 확인할 수 있다.

아로마테라피는 검증을 기반으로 한 전체론적인 테라피이다. 향을 호흡을 통해 들이마시면, 아로마 분자가 즉각적으로 뇌의 변연계에 영향을 준다. 변연계의 각 부위에서는 분노(편도체), 기쁨(투명 사이막), 감정/기억(해마)을 처리한다. 이와 같이 특정 향을 흡입하였을 때, 특정 기억이나 행동이 활성화되거나, 또는 향에 함유된 화학물질이 행동 그 자체에 직접적으로 영향을 줄 수 있다. 합성 오일은 향을 모방한 화학물질일 뿐이다. 플라시보 효과와 별도로, 이와 같은 합성 화합물은 치유효과가 있는 에센셜 오일의 화학적 효과를 파괴하게 된다.

아로마테라피를 적용할 수 있는 질병 및 질환(Conditions)

The National Association for Holistic Aromather-

사례연구 (Case Study)

달리기 선수를 위한 반사요법과 마사지(Reflexology and Massage Assist Runner)

로버트는 30대 초반의 남성으로 마라톤 훈련 중이다. 10년 전쯤 당한 사고로 인하여, 로버트의 오른쪽 대퇴골에는 막대기가 삽입되어 있다. 로버트는 몇 년전까지만 해도 오른쪽 다리가 약간 불편하긴 했지만, 현재 훈련으로 인하여 근육이 긴장되고 허벅지 바깥쪽에 계속해서 잡아당기는 듯한 느낌이 들면서 근육이 긴장되며, 발이 경직되곤 한다. 매일 스트레칭을 해도 근육 경직은 완화되지 않고 있다. 로버트는 반사요법 테크닉으로 근막과 발 조직의 긴장을 완화하고 가동성을 향상시킬 수 있었다. 또한, 마사지와 소프트 티슈 테크닉으로 요대와 하부 말단의 유연성을 완전히 회복할 수 있었다.

사례연구 (Case Study)

반사요법 세션 동안 아로마테라피로 긴장완화 효과 높이기
(Aromatherapy Enhances Relaxation During Reflexology)

조안나는 활발한 활동을 하는 60대 여성으로, 반사요법 세션을 정기적으로 받는다. 그녀는 그녀의 양발에 목과 어깨의 긴장이 나타난다고 이야기했다. 또한, 척수 반사점이 경직되어 있고, 수동적인 관절움직임이 골반 부위와 하지의 근육이 경직되어 있었다.

반사요법 세션을 시작하기 전, 조안나에게 페퍼민트와 라벤더가 혼합된 하이드로졸 스프레이를 분사하여 근육의 긴장을 완화했다. 캐모마일, 유칼립투스, 라벤더, 마조람, 페퍼민트, 로즈마리를 블렌딩한 제품을 세션 중에 사용하여, 긴장완화 효과를 높였다.

apy (NAHA.org)는 임상자료를 근거로 아로마테라피가 건강에 미치는 이점을 제시하였다. 감정적 불균형(우울증, 신경과민, 분노장애), 의료적 상태(멍, 피로 또는 호흡기 질환), 여러 피부 질환(습진, 균상종, 피부 건조 등)을 겪고 있는 이들은 아로마테라피의 긍저적인 효과를 기대할 수 있다.

에센셜 오일(Essential Oils)

아로마테라피의 치료 또는 치유효과는 임상적으로 검증된 에센셜 오일을 사용했을 때 나타난다. NAHA는 에센셜 오일을 "풀, 잎, 꽃, 잔가지, 열매의 껍질, 나무, 뿌리와 같이 여러 아로마 식물의 물질에서 증류하여 추출한 고농축 아로마 성분"이라고 정의했다. 정확한 증류 과정은 에센셜 오일을 치유성분을 유지하면서 추출하는 방법이다. 이때 추출된 에센스는 마사지와 반사요법 세션, 스킨케어나 헤어케어 과정, 개인 위생 관리 및 구강 위생관리 시, 치유 효과 및 트리트먼트 강화효과, 위생관리 효과를 증진하는 역할을 한다.

에센셜 오일은 흡입하거나, 오일이 빠르게 흡수될 수 있는 발과 손, 기타 신체 부위에 도포할 수 있다. 일부 에센셜 오일은 캐리어 오일과 희석해서 사용해야 하며, 직접적으로 피부에 도포할 수 있는 오일도 있다.

적용법(Application)

경험이 많은 치료사들은 에센셜 오일 사용시 다음과 같은 주의사항을 언급했다:

- 천연의 순수한 에센셜 오일을 사용하도록 한다. 인공이나 합성제품을 사용하지 않도록 한다.
- 아로마테라피(에센셜 오일 선택, 블렌딩, 적용,

사례연구 (Case Study)

반사요법과 지압으로 활기를 불어넣기(Reflexology and Acupressure Help Retiree)

제임스는 커뮤니케이션 분야에서 활발한 활동을 하다가 몇 년 전 퇴직한 이로, 활동시기에 다양한 분야의 많은 이들을 만나며 아이디어와 기회를 도출한 사람이다. 바쁜 생활을 했었던 만큼, 퇴직을 해서야 제임스의 어깨가 아프고 목을 돌리기가 어려울만큼 불편함을 느끼게 되었다. 사람들과 사교활동을 즐겨하는 제임스이기에 일을 하는 동안 개인적인 만족감이 매우 컸다. 하지만 퇴직 후, 이러한 만족감이 충분치 않아지면서 우울함과 상실감이 커지게 되었다.

은퇴 후, 대장에 만성질환이 발생하고 악화되기까지 했다. 반사요법을 통해, 제임스는 어깨와 목의 경직을 풀고, 전반적인 심리적 긴장상태도 완화하였다. 이외에도 대장(배설 기능)과 폐 경락(목구멍 질환)의 에너지 흐름이 진정되면서, 여러 가지의 유관 징후가 나타나기 시작했다.

손의 바이탈 에너지 포인트에 적용된 반사요법과 지압 테크닉, 스트레칭 운동, 영양요법 프로그램으로 제임스는 더 나은 건강을 갖게 되었다.

에센셜오일의 금기증 등)을 신뢰할 수 있는 출처를 통해 배우도록 한다.

- 필요 시, 에센셜 오일을 캐리어 오일과 혼합하여 사용한다. 에센셜오일의 안전성이 확인되었을 때에만 피부에 직접적으로 적용한다.
- 특정 오일에 대한 금기증을 항상 유념해두도록 한다.
- 오일을 추출한 식물에 고객이 알러지가 있지 않은지를 반드시 확인한다.

아로마테라피에 대한 자세한 정보는, 부록 D와 제이드 슈테스(Jade Shutes)와 크리스티나 위버(Christina Weaver)가 저술한 Aromatherapy for Bodyworkers를 참고한다.

반사요법과 지압 (Reflexology and Acupressure)

반사요법과 지압을 접목한 테라피도 있다. **지압**의 목적은 **침술**과 동일한 경락 채널을 따라 흐르는 신체 에너지 흐름의 균형을 맞추는 것이다. 침술은 바이탈 에너지 포인트(시아추 포인트 또는 츠보이 포인트)에 침을 사용하는 테라피인 반면, 지압은 바이탈 에너지 포인트에 압을 가하는 것이다. 지압을 적용한 바디워크의 특별한 형태 중 하나인 **시아추**는 일본식 지압점 마사지이다.

지압은 경락 이론을 포함한 것으로, 발과 하퇴의 뼈와 근육에 대한 정보를 활용하여 바이탈 에너지 포인트의 위치를 파악하는 것이다. 지압에 대한 동양의학의 원리를 이해함으로써, 에너지가 지나치게 넘치거나 모자라는 상태와 같이 불균형한 상태를 파악할 수 있으며, 발과 하퇴의 어떤 부위를 자극하여 균형을 회복할 수 있는지 이해하는데 도움이 된다.

반사요법과 지압의 가장 효과적인 복합 테라피는 이 두 분야의 심도 있는 지식과 숙련된 기술을 필요로 한다.

반사요법과 림프 도수 마사지 (Reflexology and Lymphatic Drainage)

발과 발목의 반사점은 신체의 림프의 흐름을 따라 이동한다. 다른 장에서 발과 발목의 반사점 위치와 반사요법 테크닉을 다루었다. 근육의 긴장을 완화하는 반사요법 테크닉(림프 펌프(lymphatic pump)와 앵클 루즈너(ankle loosener)), 이완요법, 호흡법 모두 신체 전역에 림프가 기계적으로 흐를 수 있도록 근육의 수축과 움직임을 활성화한다.

반사요법 테크닉은 부종이 있을 때와 하루종일 오랜 시간 서있는 일이 많은 사람들에게 매우 효과적이다. 반사요법은 신체 전체에 세포의 체액 흐름을 촉진하는 도수 **림프 도수 마사지**의 강력한 보완 테라피이다.

반사요법과 기타 테라피 및 트리트먼트 (Reflexology and Other Approaches)

반사요법은 치료사의 관심 분야, 훈련, 문화 환경에 따라 여러 관련 테라피 및 트리트먼트와 함께 제공된다. 호흡요법(breath work), 차크라 토닝(chakra toning), 미용술, 두개천골 치료법(Cranial Sacral therapy),

사례연구 (Case Study)

반사요법과 림프 도수 마사지로 엔지니어의 다리 건강 증진
(Engineer's Legs Improve with Reflexology and Lymphatic Drainage)

마이클은 50대 남성으로 소프트웨어 엔지니어이다. 그는 통근과 근무를 하면서 앉아있는 시간이 길다. 가끔 마이클은 체액이 쌓이면서 다리와 발이 무거운 느낌이 들고 경직된 느낌이 든다. 30분 가량의 반사요법 세션을 통해, 그의 발 전체에 컴프레션 테크닉(compression technique)을 적용하면서, 스트레칭과 이완 테크닉 대신에 림프 반사점을 집중적으로 자극했다. 이러한 복합 테라피로 하지의 체액과 림프 흐름이 활성화를 촉진시킬 수 있었다. 마이클은 세션을 통해, 긴장이 완화되고 활기가 부여된 느낌이 든다고 했으며, 정체된 느낌이 완화되고 활동성이 높아졌으며 에너지 레벨이 향상된 것을 느꼈다고 이야기했다.

에스테티션 트레이닝(esthetician training), 힐링 터치(healing touch), 라이트 테라피(light therapy), 뮤직 테라피(music therapy), 레이키(Reiki), 샤머니즘(shamanism) 등이 여기에 해당된다. 모든 바디워크 중에서, 반사요법 치료사들은 반드시 정부 인증의 자격증 및 테라피 제공 시 주의사항 등과 관련된 법적 규제를 준수해야 한다.

요약 (Summary)

- 반사요법은 명확한 원리를 가진 독특한 형태의 바디워크이다.
- 반사요법에는 뚜렷한 4가지의 특징이 있다.
- 반사요법은 자연치유법으로 단독으로 활용될 수 있다.
- 반사요법은 지압, 아로마테라피, 림프 도수 마사지, 마사지와 같이 관련 테라피 밑 트리트먼트와 함께 복합하여 활용될 수 있다.
- 반사요법 치료사는 정부의 규제를 준수해야 한다.

배운 내용 점검하기 (How much did you learn?)

해당 내용 연결하기

왼쪽 열에 위치한 용어에 대한 올바른 설명을 연결하라.

_______ 1. 반사요법
_______ 2. 아로마테라피
_______ 3. 지압
_______ 4. 마사지
_______ 5. 에센셜 오일
_______ 6. 항상성
_______ 7. 침술
_______ 8. 관련 테라피 및 트리트먼트
_______ 9. 시아추
_______ 10. 림프 도수 마사지

a. 세포 체액을 이동시키는 방법
b. 직업과 밀접하게 연관되어 있음
c. 치유 성분이 있는 순수한 식물 추출물
d. 일본식 지압 포인트 마사지
e. 반사작용을 도출하기 위하여 에너지 포인트를 누르는 것
f. 연부조직 부위에 적용하는 테라피
g. 손가락으로 반사점을 활성화시키는 특별한 테라피 시스템
h. 신체의 균형 상태
i. 치유목적으로 향을 활용한 테라피 분야
j. 침을 사용하여 신체의 에너지 균형을 맞추는 방법

객관식 문항

1. 반사요법은
   a. 특정 핸드 테크닉으로 식별할 수 있는 반사점을 활성화하는 것이다.
   b. 발 마사지 형식이다.
   c. 시아추와 동일하다.
   d. 다른 관련 테라피 및 트리트먼트와 복합하여 활용될 수 없다.

2. 반사요법과 마사지는 동일한 세션에서 함께 적용되었을 때 효과적이다. 반사요법 테크닉은
   a. 마사지와 동일하지만 별도의 트레이닝을 필요로 하지 않는다.
   b. 마자시와 함께 발의 뼈를 맞추기 위하여 활용된다.
   c. 고객의 혼선을 줄이기 위하여 별도의 세션에서 제공될 때 최상의 효과를 낸다.
   d. 연부조직 테크닉으로 마사지를 했을 때 효과적인 신체 부위를 파악하는 것이다.

3. 아로마테라피는 치료 효과나 치유 효과를 위하여 향이나 아로마를 사용한 테라피이다. 다음 중 이에 대한 올바른 설명은 무엇인가?
   a. 모든 에센셜 오일은 캐리어 오일에 혼합하여 사용해야 한다.
   b. 아로마테라피를 실행하기 위하여 별도의 트레이닝이나 학습을 필요로 하지 않는다.
   c. 에센셜 오일이 추출된 식물에 알러지 성분이 있는 고객은 그 에센셜 오일에 알러지 반응을 보일 수 있다.
   d. 합성물질과 치유효과가 있는 에센셜 오일 간에는 차이가 없다.

4. ___는 한 부위에 압력을 가했을 때, 다른 신체 부위에 무의식적인 반응이 일어나는 지점을 말한다.
   a. 침술
   b. 반사점
   c. 항상성
   d. 림프 도수

5. 지압, 침술, 반사요법, 시아추의 대표적인 공통점은 무엇인가?
   a. 없다. 각각의 테라피는 각각의 원리를 가지고 있다.
   b. 침술은 침을 사용하는 것이고, 다른 테라피는 마사지 테크닉을 사용하는 것이다.
   c. 이들은 신체 기능을 정상화시키고 신체의 균형을 맞추기 위한 것이다.
   d. 이들 모두는 마사지 원리를 기반으로 하고 있다.

6. 림프는 ___을(를) 통해 체내에서 이동한다.
   a. 깊은 호흡
   b. 림프 반사점 활성화
   c. 근육 수축 및 움직임
   d. 위의 모두

7. 다음 중 반사요법 세션에서 제공할 때 자격증이 필요한 테라피는 무엇인가?
   a. 지압
   b. 아로마테라피
   c. 호흡요법
   d. 마사지

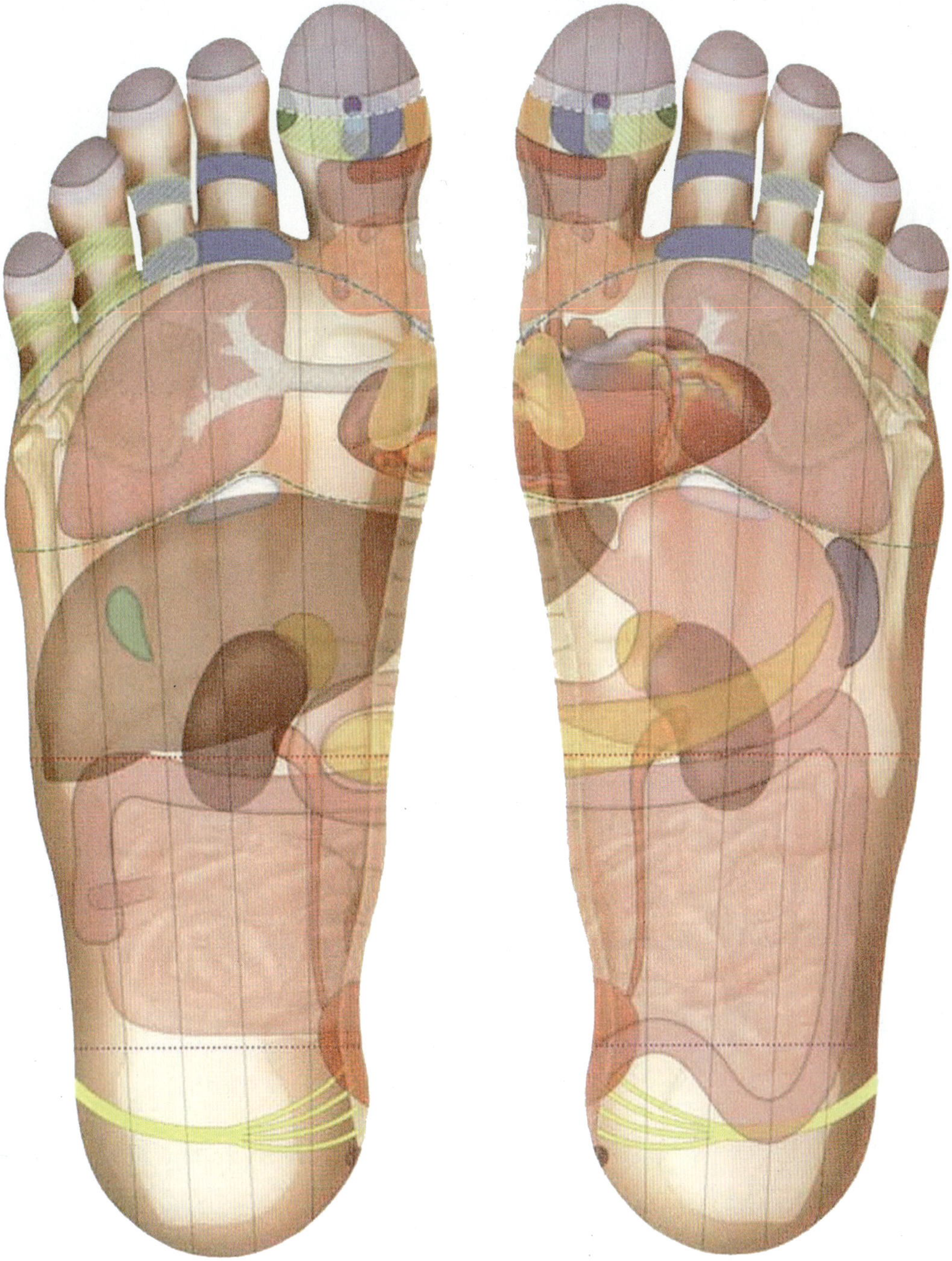

제6장
웰니스 모델

제7장
세션 별 기본요소 및 차트

제8장
반사요법 실습과 비즈니스

제9장
반사요법 치료사를 위한
셀프케어

제 II 부

반사요법 실습

(The Reflexology Practice)

제 6 장

웰니스 모델
(Wellness Model)

이 장의 개요 (Chapter Highlights)

학습목표
주요 용어
개요
연관된 건강증진 방법의 역할
웰니스 패러다임(Wellness Paradigm)
고객에게 반사요법을 적용할 시의 접근방법
반사요법 및 존 테라피에 대한 지시증
반사요법 및 존 테라피에 대한 주의사항, 고려사항 및 금기증
반사요법 및 존 테라피에 대한 반응
고객과의 커뮤니케이션 기술
요약
배운 내용 점검하기

학습 목적 (Learning Objectives)

1. 이 장의 주요 용어와 그 의미를 이해한다.
2. 반사요법이 상호보완적이고 대체적인 테라피라는 것을 이해한다.
3. 웰니스와 건강한 라이프스타일의 요소를 열거한다.
4. 완화치료, 컨디션 매니지먼트(Condition management), 치료과정 변경에 대한 정의와 이들 간의 차이점을 명확히 설명한다.
5. 반사요법과 존 테라피의 지시증, 주의사항, 고려사항, 금기증을 제시한다.
6. 반사요법과 존 테라피에 기대할 수 있는 긍정적인 신체반응과 기타 반응을 제시한다.
7. 반사요법과 존 테라피를 피해야 할 신체부위를 설명한다.
8. 마쿼트가 제시한 반사요법의 3가지 증진 효과를 설명한다.

주요 용어 (Key Terms)

고려사항 67
금기증 67
만성질환 66
말기 발병상태 66
보조 웰니스 방법 64
보조 테라피 63
세션 목표 65
완화치료 65
웰니스 패러다임 (Wellness paradigm) 63
의도 63
점차적인 발병상태 66
주의사항 67
지시증 66
치료과정 변경 66
치유력이 있는 65
컨디션 매니지먼트 (Condition management) 65

개요(Overview)

반사요법 치료사들이 근무하는 환경은 굉장히 다양하다. 의료기관이나 메디스파에서 근무하는 이들도 있고, 미용과 스트레스 완화를 목적으로 한 스파에서 근무하는 이들도 있다. 하지만 많은 이들이 치유 효과에 더 중점을 두고 있다. 철학적으로, 반사요법 치료사들은 해부학적 모델과 에너지 모델을 모두 통합한 모델을 다루는 이들이다. 반사요법의 다재다능함과 풍부함은 각각의 치료사들이 자신들만의 니치 테크닉을 개발하여 고객 맞춤형 테라피를 제공할 수 있게 한다.

이 장에서는 건강증진과 관련한 용어와 정의, 개념, 모델, 가이드라인을 이야기하기로 한다. 이에 대한 이해를 통해 반사요법 치료사들이 자신만의 장기를 완벽히 습득하여, 반사요법, 건강, 웰니스와 관련된 사항에 대하여 (구두나 서면으로) 원활한 의사소통을 하고 이에 대한 내용 이해를 도울 것이다.

연관된 건강증진 방법의 역할 (Role of Allied Health Practices)

연관, 대체, 보완 건강증진 방법의 역할은 질병 및 질환 예방, 건강 유지 및 관리 등 지역에 따라 매우 다양하다.

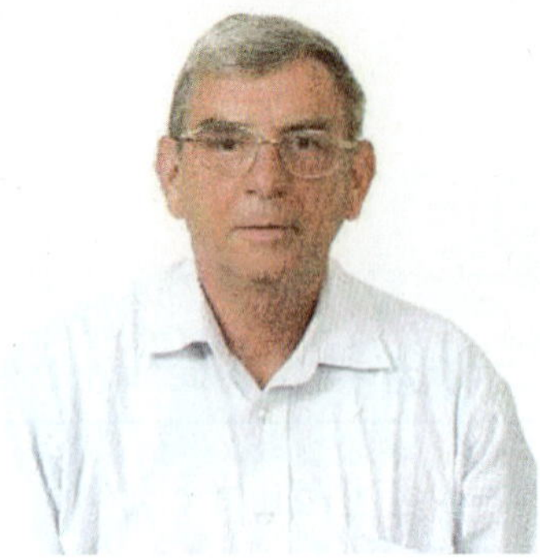

그림 6-1
오약석 신부(Father Kowef Eugster)

출처: FJM Reflexology, Inc.

깊이 생각해보기(Think it Over)

건강관리 방법으로서의 반사요법(Reflexology as Healthcare)

오약석 신부(그림 6.1)는 가톨릭교 신부이자 Swiss Missionary Society of Bethlehem의 일원이다. 1970년대부터 그는 대만에서 살면서, 대만인들, 오스트레일리아, 중국의 본토 인들에게 선교활동을 진행함과 동시에, 건강관리 방법으로써 반사요법의 치유효과를 알리는 역할을 했다.

오약석 신부는 무릎에 류마티즘 관절염을 앓고 있었다. 그의 친구가 그에게 반사요법에 대한 책을 주면서, 치유법을 소개시켜주었다. 오약석 신부는 반사요법 테크닉을 스스로 학습하면서, 관절염을 치료했다. 이를 계기로 그는 반사요법 테크닉을 그의 친구들과 교구 주민들에게 가르치기 시작했다. 반사요법의 효과를 관찰하면서, 오약석 신부는 대만의 유진 쳉 박사와 함께 자신만의 반사요법 기술을 개발하고 다른 이들에게 전파했다.

반사요법의 오약석법(Father Josef Method; FJM)은 세계 전역으로 퍼져나가면서, 오약석 신부는 그의 반사요법 기술이 특히 가난한 국가에 전달되어야 한다고 주장했다. 이에 따라, 그는 볼리비아, 짐바브웨, 잠비아에 그의 반사요법 기술을 전파하기 위하여 방문했다. 오약석 신부는 세계적으로 10,000여명 이상의 사람들에게 그의 반사요법을 가르치면서, "의료비용을 줄이기 위하여 반사요법 기술을 배우기"라는 슬로건을 내세웠다. 그의 반사요법 기술이 매우 배우기 쉽기 때문에, 그는 모든 이들이 이를 배워야 한다고 생각했다.

오약석 신부는 1992년, 세계보건기구(WHO)의 Medicina Alternativa Institue에서 박사 학위를 수여받았으며, 1999년, International Humanitarian Award를 수상한 Seventh International Council of Reflexology Conference에서 기조연사로 서기도 했다.

이와 같은 오약석 신부의 이야기는 무엇을 의미하는가? 특정 국가나 지역에서 행해지는 반사요법에 대한 정의와 범위가 반사요법의 접근법에 어떻게 영향을 미칠것인가? 반사요법이 극동지역을 비롯한 다른 국가의 사람들의 삶에 어떻게 영향을 미쳤을까? 반사요법을 배우는 것이 당신 주변의 삶에 어떻게 영향을 미칠 수 있을까?

깊이 생각해보기(Think it Over)

치료 보조 테라피로서의 반사요법(Reflexology as Curative Supportive Therapy)

다양한 형태의 반사요법이 세계 곳곳에서 실행되고 있다. 이 책이 저술될 시기에 미국에서는 반사요법이 직접적인 치유 효과는 없는 **보조 테라피**로 여겨지고 있다. 유럽의 경우, 반사요법은 대체적인 건강관리 방법의 일부로 건강 증진을 **의도**(목적, 목표 또는 어떤 행위의 의미)로 하여 (때때로 자격을 갖춘 의료전문가의 지도 하에) 시행된다. 아시아를 비롯한 기타 지역에서는, 반사요법과 반사 테라피는 치유 목적으로 이행되고 있다. 반사요법, 테크닉, 프로토콜의 체계가 유사하고, 이에 따라 유사한 효과를 도출한다면, 반사요법에 대한 다양한 관점의 보급에 대하여 논의해보도록 하자.

기본적인 치료법이 될 수 있다. 이와 같은 내용은 반사요법을 자가 테라피의 형태로 교습한 오약석 신부(Father Josef Eugster; ■그림 6.1)와 유진 쳉 박사(Dr. Eugene Cheng)의 저서에 잘 나와있다. ("깊이 생각해보기: 건강관리 방법으로서의 반사요법" 참고)

어떤 국가나 지역 내에서, 테라피 및 트리트먼트에 대한 정의와 실행방법, 적용방법, 법적규제 등이 다르며, 종종 바뀌기도 한다. 오늘날 미국을 비롯한 여러 국가에서는, 반사요법을 보완 테라피아 대체 테라피의 한 형태로 받아들이고 있다. ("깊이 생각해보기: 치료 보조 테라피로서의 반사요법" 참고)

더 많은 사람들이 반사요법과 보완/대체 테라피에 관심을 가지면서, 세션의 목표와 기대효과를 이해에 대한 중요성이 커졌다. 예를 들어, 주된 목적이 통증 완화라면, 기대효과가 임시적이거나 영구적이 완화이거나, 가끔은 통증 관리인 것이다. 사람들이 반사요법을 또 다른 이유는 스트레스 완화이다. 세션의 명확한 목표를 세우는 것이 반사요법 치료사와 고객이 세션의 효과 및 기대효과를 평가하는 수단이 되는 것이다.

표 6.1 웰빙 상태의 건강한 라이프스타일의 요소

웰빙의 요소	건강한 라이프스타일의 요소
신체적 웰빙 (Physical well-being)	신체적으로 건강한 상태, 영양적 균형이 맞는 식습관, 화학적 약품과 해로운 행동에 대한 의존도가 낮음, 질병의 초기 발병 상태에 대하여 인지하고 있음, 적절한 수면과 휴식을 취함, 사고를 피함.
감정적 웰빙(Emotional well-being)	균형적인 감정 상태, 감정을 적절히 그리고 편안하게 표출, 다른 이들을 존중하고 그들에게 호의를 보임, 스트레스와 개인적인 문제를 잘 처리할 수 있음, 필요 시 도움을 청함.
지적 웰빙(Intellectual well-being)	명료한 사고와 문제해결능력, 정보를 잘 처리하고 질문을 제기하며 평가를 할 수 있음, 삶의 경험을 통해 배움, 유연하고 창의적인 사고를 가지고 있으며 새로운 아이디어에 개방적인 자세를 취함.
사회적 웰빙 (Social well-being)	다른 이들과 만족스러운 관계를 형성하고 소통함, 필요할 때 도움을 청할수 있는 가족, 친구, 기타 사람들과 네트워크 구축하고 있음, 자신이 속한 사히에 소속감을 가지고 있음.
영적 웰빙 (Spiritual well-being)	한 사람의 인생에 의미를 부여하고 삶의 목적에 대한 사항, 인생의 목표를 알고 사랑, 기쁨, 평화, 성취감을 편안하게 표현함, 내제된 자아, 주변의 중요한 사람들, 우주와 연결되어 있음을 느낌, 문제를 겪은 후 희망을 가짐, 자연에 감사한 마음을 가짐.
직업적 웰빙(Vocational well-being)	학교와 직장에서의 만족감을 말함, 다른 이들과 조화를 이루어서 의미있는 어떤 것을 성취함.

출처: Seiger, Vanderpool, and Barnes (1995). *Fitness and Wellness Strategies.* Madison, WI: Brown & Benchmark, pp. 5-6

웰니스 패러다임(Wellness Paradigm)

패러다임은 모델이다. **웰니스 패더라임**(질병 및 건강의 모델)과 건강관리 전문가과 환자 또는 고객 간의 역할은 계속해서 변화하고 있다. 이에 대한 주요한 변화는 질병을 예방하거나 치료하기 위한 수단을 제공하는 건강관리 전문가에서부터 자신의 건강과 웰빙을 위하여 교육 및 일일 관리에 대한 책임을 가지고 있는 개인으로 옮겨지고 있는 것이다.

반사요법이 전문가가 적용하든지 자기관리 프로그램의 일부로 진행되는지 그 여부와 무관하게, 반사요법은 신체가 균형상태를 회복하고 스스로 치유할 수 있도록 돕는다. 보통, 반사요법은 **보조 웰니스 방법**(건강을 증진 과정을 위한 행위)에 속한다. 건강과 웰빙을 위한 선택, 방법, 습관, 삶의 방식 등이 건강한 라이프스타일을 만든다. 표 6.1은 웰빙과 건강한 라이프스타일의 요소를 정의하는 것에 대한 용어, 정의, 개념을 보여주고 있다.

웰빙의 연속선상에 대한 내용이 ■표 6.2에 나와있다. 이 모델은 모든 사람을 반영하여 전체론적인 건강에 필요한 사항을 보여주고자 한 것이다. 삶에 대한 표현 영역이 최적의 웰빙 상태(생존)과 생명의 결여에 대한 궁극적 표현(죽음)으로 양극화되어 있으며, 삶에 대한 표현 영역을 이루는 6개의 요소 또는 분야를 신체적, 감정적, 지적, 사회적, 취미/직업, 영적인 면들로 나누어서, 다른 삶의 방식에 대하여 설명하고자 했다. (이에 대한 정의는 표 6.1 참고) 트리트먼트 모델(treatment model)과 웰니스 모델(wellness model) 간을 구분하는 가상의 선은 중도적인 시각으로 예방과 관련된 영역과 중복된다. 최적의 웰빙 상태(생존)과 생명의 결여에 대한 궁극적 표현(죽음)까지의 정의와 과정이 포함되어 있으며, 모든 영역의 표현은 중복되어 있으며, 결과적으로 그 영역을 축소하거나 확장하기 위한 다름 분야의 삶에 영향을 준다.

모든 영역의 삶에서 균형을 회복하기 위한 특정 행위는

표 6.2 라이프 익스프레션 모델(Life Expression Model)

모델	설명	진행과정	기능적 수준	삶의 표현 영역					
				신체적	감정적	지적	사회적	직업적	영적
웰니스 모델 (Wellness Model)	최적의 웰빙 상태, 또는 생존	↑ ↑	영적성취						
	예방을 돕고, 표현수준을 강화하기 위하여 지식을 적용	↑	개인적 성장과 성취						
		↑	유지						
		↑	교육						
		↑	인식						
			중도점						
트리트먼트 모델 (Treatment Model)	의학적 개입, 수술, 약물	↓	징후						
		↓	증상						
		↓	장애						
	결여에 대한 긍정적 표현	↓ ↓	죽음						

출처: 본 표는 미국의 심리학자인 Abraham Maslow의 Hierachy of Needs, John W. Travis, MD의 the Illness/Wellness Continnum, Tappan's Handbook of Healing Massage, 5th edition의 Wellness Massage Pyramid의 내용을 통합함.

사례연구 (Case Study)

만성피로증후군을 완화하기 위한 라이프스타일 변화(Lifestyle Changes Improve Chronic Fatigue Syndrome)

10대 자녀 2명을 둔 한 싱글맘은 최근 이혼을 하면서, 섬유근육통과 만성피로증후군 증상을 겪고 있다. 이러한 증상은 신체적으로 나타났지만, 그녀는 그녀의 건강상의 문제가 감정적, 금전적, 사회적, 정신적, 영적 스트레스로 인하여 발생한 것이라는 것을 인지하고 있다. 그녀는 건강을 회복하기 위하여, 삶과 라이프스타일에 대한 관점을 바꾸기로 했다. 건강하고 충분한 영양을 갖추고 있는 음식을 섭취하고, 매일 운동과 스트레칭을 하며, 정신적인 긴장을 완화하고, 매주 반사요법과 바디워크를 진행했다. 이에 따라 그녀의 에너지가 향상되었으며, 만성적인 통증이 감소하고 활력을 되찾게 되었다. 이 여성은 현재 직장과 가정에서 활발히 능력을 펼치고 있으며, 모든 질병 및 질환 증상이 의료적인 도움이 없이 해결되었다.

건강한 상태로의 회복을 이끌어낸다. 표 6.1과 6.2는 고객이 건강증진을 위하여 취해야 할 행위를 확인하는데 도움이 될 수 있는 수단이다. 각 영역의 삶의 표현의 경우, 현재의 기능적 수준을 확인하는 것이다. 웰빙이나 생존에 대한 최적의 상태로 발전하기 위하여, 웰빙 전문가나 건강관리 전문가와 함께 고객의 행동을 수정할 수 있다. 반사요법과 바디워크는 각각의 삶의 표현 영역에서 더 나은 건강을 성취하기 위한 필수적인 역할을 할 수 있다. (“사례분석: 만성피로증후군을 완화하기 위한 라이프스타일 변화” 참고)

고객에게 반사요법을 적용할 시의 접근방법 (Reflexology Applications in Approaches to Client Care)

건강 상의 문제가 심화된 상태인 고객이 이를 해결하기 위하여 반사요법에 관심을 가질 수 있다. 이와 같은 경우, 반사요법 치료사가 건강관리 팀의 일원으로서 역할을 하며, 세션을 진행할 때 건강관리 영역에서의 접근하는 것이 도움이 된다. 의사와 병원에서는 이러한 접근법을 활용하여 환자의 상태를 판단하고 치료를 진행하며, 환자관리에 대한 접근법을 제시하고 있다. 이러한 구조는 반사요법 치료사들이 환자를 진단하고, 세션의 목표(**세션 목표**)를 설정하며, 세션의 효과를 평가하는데 임상적으로 타당한 프레임워크를 제공한다.

완화치료 (Palliative Care)

완화치료(Pallative care; 종종 컴포트 케어(comfort care)라고도 함)는 불편한 증상을 완화시키거나 감소시켜서 당사자가 편안한 기분을 느낄 수 있도록 돕는 것이다. 이 때, 완화치료는 (상태를 호전시키기 위한) **치유력**이 있는 것은 아니다. 반사요법 치료사들이 제공할 수 있는 완화치료의 대표적인 경우는 다음과 같다:

- 결혼, 장례식과 같은 특별한 일회성 행사에 앞서 반사요법은 긴장을 완화하고 웰빙의 상태를 유지하도록 돕는다.
- 반사요법은 만성적인 근무 스트레스와 개인적인 스트레스를 겪고 있는 고객의 증상을 완화하거나 일시적으로 이러한 증상을 제거할 수 있다. 근무 스트레스와 개인적인 스트레스의 원인이 계속되는 한, 이러한 증상은 계속해서 발생한다.
- 반사요법은 심각한 질병/질환이나 복합적인 질병/질환을 겪고 있는 사람 또는 시한부 환자의 통증, 불편함, 증상의 심각도를 완화할 수 있다.

완화치료는 증상을 완화시키거나 임시적으로 없애서, 치료 대상의 기분을 좋게 하고 감정적으로 상황을 대처할 수 있는데 도움이 된다. 건강 상의 문제는 치료할 수 없다. 고객의 주변 상태가 즉각적으로 변화할 수 없기 때문이다. 만성적인 스트레스나 질병의 원인이 남아있는 한, 이러한 증상은 계속해서 나타난다.

컨디션 매니지먼트(Condition Management)

컨디션 매니지먼트(Condition management)는 영구적인 건강향상이나 완치를 기대할 수 없는 고객을 돕는 것으로, 이들은 주어진 환경 내에서 최대한 효과적인 치유법을 강구하기 위하여 노력하는 이들이다. 다음은 반사요법 치료사들이 취할 수 있는 컨디션 매니지먼트의 대표적인 사항이다:

- 발 재건 수술을 받은 고객에게 계속해서 반사요법을 적용하여, 발의 가동범위를 향상시키고 전반적인 건강 증진 및 유지 효과를 기대할 수 있다. **만성적인 상태**(지속적인 상태)를 관리하거나 완화시킬 수 있지만, 치유할 수는 없다. 그 이유는 발의 뼈가 변형되어 원래의 상태로 돌아올 수 없기 때문이다. 반사요법은 발의 반사점을 자극함과 동시에, 발의 가동범위, 조직구조, 해당 부위의 순환, 신경분포, 림프 흐름 및 유연성을 향상시킨다.
- 당뇨병성신경병증을 겪고 있는 고객은 반사요법을 통해 반사점을 활성화하고 혈액순환과 신경작용을 향상시킬 수 있다. 이와 동시에 의사의 지도와 약물치료로 당뇨와 신경병증 질환을 치료하면서, 질환 상태를 안정화시키거나 완화할 수 있다. 왜냐하면 반사요법이 발의 반사점을 자극함과 동시에, 순환, 신경분포, 림프 흐름, 유연성을 향상시키기 때문이다. 의사와 함께 진행한 다양한 연구를 통해 신경병과 당뇨병 모두 의사의 처방에 따라 정기적으로 반사요법 세션을 진행한 이들의 증상이 완화되었음을 알 수 있다.

치료과정 변경(Therapeutic Change)

치료과정 변경이란 한 사람의 신체적, 감정적, 정신적, 그리고/또는 영적 상태에 영향을 줄 수 있는 물리적 상태나 기능을 효과적으로 변경하는 것을 말한다. 다음은 반사요법 치료사들이 취할 수 있는 치료과정 변경 사례이다:

- 족저근막염을 완화하기 위하여 반사요법을 찾는 고객이 있다. 반사요법 테크닉은 발바닥 부위의 근막과 조직의 경직을 완화시킨다. 반사요법을 다른 보조적인 건강관리 방법(예. 스트레칭, 하이드레이션(hydration), 풋 롤러(foot roller), 맞춤형 신발 등)과 함께 진행하면서 고객은 만성적인 통증을 완화하거나 아예 제거할 수 있다.
- 요실금을 겪고있는 고객이 반사요법을 받고자 했다. 고객은 골반저를 강화하기 위한 운동을 진행하고, 지압을 받으며, 취침 전 음료섭취를 줄이면서 반사요법을 병행했다. 그 결과 요실금이 완화되었고, 고객은 치료과정을 축소할 수 있게 되었다.

반사요법 및 존 테라피에 대한 지시증 (Indications of Reflexology and Zone Therapy)

반사요법과 존 테라피(제3장)은 신체의 모든 체계에 영향을 주며, 항상성을 회복하는데 효과적이다. 이러한 테라피의 효과에 대한 임상연구가 다양한 질환 및 질병과 관련하여 전 세계적으로 진행되고 있다. **점진적인 발병 상태**(징후나 증상이 점진적으로 두드러지거나 악화되는 상태)나 **말기 발병상태**(수명단축이 예상되는 건강 상의 상태)이든, 반사요법은 보조적인 역할을 할 수 있다.

일부 질병상태의 경우 완치가 불가능하지만, 보완 테라피 및 대체 테라피는 다른 치유법과 함께 대상자가 겪고 있는 상태를 완화시킬 수 있다. 이외의 경우에서도 반사요법과 존 테라피가 치유 및 회복에 보조적인 역할을 하며, 이에 대한 사례가 많이 거론되고 있다. **지시증**은 질병이나 질환 사태가 세션, 트리트먼트, 기타 특정 행위를 통해 긍정적인 방향으로 완화되는 세션, 트리트먼트, 기타 특정 행위를 의미한다.

독일의 반사요법 치료사인 한느 마쿼트가 저술한 *Reflex Zone Therapy of Feet* (역저: 발의 반사 존 테라피)에서는 반사요법으로 다음과 같은 효과를 도출했다고 제시하고 있다: (pp. 93–94)

1. 신장, 장, 피부, 폐 등 배설기관의 기능향상
2. 암 말기와 인공투석 기간 중인 환자의 경우까지 통증완화
3. 방광과 장의 괄약근 조절기능 향상

또한, 마쿼트는 "최근 수술을 한 환자가 소변 배출을 보류하고 있을 때, 이들의 방광 반사점과 명치를 자극하게

깊이 생각해보기(Think it Over)

반사요법의 지시증 및 금기증과 전문가의 수준
(Indications and Contraindications of reflexology and Levels of Expertise)

의학적인 훈련은 주어진 상황에서 적절한 행동을 제시하거나 감독할 수 있는 가이드라인과 규칙을 제공한다. 반사요법을 시행할 때, 언제 세션을 수정하거나, 조절하거나, 중단하거나, 진행하지 않아야 할 지를 보여주는 가이드라인과 규칙은 무엇인가? 주의사항, 고려사항, 예상되는 신체반응 역시 이 요소가 될 수 있다.

다양한 연구 결과는 반사요법의 이점 및 치유효과를 보여주고 있다. 이와 동시에, 반사요법이 더 자주 임상실험과 병원에서 진행되기도 한다. 더 많은 이들이 반사요법을 찾으면서, 반사요법의 지시증, 고려사항, 예상되는 신체 반응, 그리고 금기증에 대한 질문이 끊임없이 제기되고 있다.

반사요법 치료사들은 특정 질병/질환 상태를 진단하거나, 처방하거나, 치료하거나, 치유하지 않는다. 하지만, 반사요법 진행하는 범위에 대하여 모호한 부분이 있고 반사요법 치료사들은 이를 명확히 해두어야 한다. 이에 대하여 당신의 생각은 어떠한가? 반사요법에 대한 지시증, 주의사항, 고려사항, 금기증이 있을까? 만약에 그렇다면 그것은 무엇인가? 이들에 대한 정의와 적용 범위는 어떻게 구분할 것인가? 이들은 어떻게 변화되어 왔으며, 어떻게 발전해왔는가? 지시증, 금기증, 고려사항이 모든 반사요법 치료사들에게 동일하게 적용되는가? 반사요법 치료사들의 훈련 및 경험 수준에 따라 가이드라인이 다른가?

되면, 소변이 자주 배출되어 도뇨관을 자주 교체할 수 있다. 이와 같은 방법은 유럽의 많은 병원에서 성공적으로 진행되고 있기도 하다."(p. 94)라고 전했다.

다양한 자료를 통해, 반사요법이 다양한 건강 상의 문제에 대하여 긍정적인 효과를 내고 있음을 알 수 있다. 이에 대한 자세한 내용은 이 책의 후반부에 있는 부록 G를 참고하도록 한다.

반사요법이 지시증일 때, 반사요법 치료사들은 이에 따라 트레이닝과 실습을 진행하게 된다. ("깊이 생각해보기: 반사요법의 지시증 및 금기증과 전문가의 수준" 참고)

반사요법 및 존 테라피에 대한 주의사항, 고려사항 및 금기증 (Cautions, Considerations, and Contraindications of Reflexology and Zone Therapy)

발(손 또는 귀)에 나타난 건강상태를 확인하여 고객이 편안함을 느끼고 치유 및 질병 예방을 위한 목적을 성취하기 위하여, 피해야 할 부위를 알아두는 것이 좋다. 이때, 고객 설문지에 기입한 내용을 참고하도록 하며, 일반적인 상식, 고객이 편안함을 느끼는 상태, 감염/전염 수준 등을 주요 가이드라인으로 삼도록 한다.

주의사항 및 고려사항 (Cautions and Considerations)

주의사항은 해로운 것이나 위험을 피하기 위하여 사전에 신중하게 생각하는 사항을 말한다. 이는 통증을 피하는 것(파고드는 발톱이나 티눈)이나 사전에 경고하는 것(삔 발가락)과 같이 간단할 수 있다. **고려사항**은 가능한 상황을 심각하게 생각하거나 고려하는 것을 말한다. (● 요약박스 6.1 참고)

금기증(Contraindications)

반사요법과 존 테라피에 대하여 몇 가지 **금기증**이 있다. 금기증이란 세션, 트리트먼트, 특정 행위를 진행하기에 현망하지 못하거나 건강에 해가 되는 상태나 조건을 말한다. 고객이 의료적인 치료를 받아야 하거나 받고 있는 중인지의 여부와 무관하게, 고객의 건강이 언제나 최우선 순위가 되어야 한다. 질병 및 질환 예방/조절과 위험요소 예방 역시 여기에 해당된다. 반사요법 치료사들은 전문가의 훈련 수준과 그들의 책임 소재 및 법적 문제를 고려하여 반사요법 제공범위를 고려해야 한다. 이에 대하여 명확한 결론을 도출하지 못하였을 때, 금기증 여부를 먼저 확인한다거나 금기증이 반사요법 치료사의 트리트먼트 적용 범위에 해당되는지를 확인하고, 또는 의료 전문가에게 자문을 구하도록 한다. (요약박스 6.1 참고)

요약박스 6.1 주의사항, 고려사항, 금기증

주의사항 및 고려사항

1. 앞꿈치와 같이 뼈가 두드러진 부위에 강한 압력을 가하는 것이 불편한 경우 (경우에 따라, 세션을 진행)
2. 파고드는 발톱, 티눈
3. 통풍
4. 발가락 삐임 (발가락을 피해서 반사요법을 진행)
5. 발목염좌 (경우에 따라, 세션 진행)

금기증

1. 급성 감영 질환 (괴저와 같은 국지적 부위); 급성 감염으로 인한 발열 상태
2. 골다공증과 종양으로 인한 탈회, 또는 부상으로 인하여 뼈의 회복이 느리거나 부전유합 상태
3. 림프조직, 중증의 부종, 종창으로 인한 급성 염증
4. 부기 및 체액 정체 증상 여부와 무관하게 정맥조직의 급성 염증과 정맥순환 장애 증상, 심부정맥 혈전증, 또는 하지정맥류(팽창되고 울퉁불퉁하고 불규칙한 형태의 정맥)
5. 무사마귀, 종양, 색소변형(이 의심되는) 덩어리나 피부 질환
6. 열상, 찰과상, 병변, 개방창, 궤양, 욕창, 물집, 또는 체액이 흐르는 피부 상태
7. 뼈가 약해지고 변형된 악화된 골다공증과 탈회 상태
8. (골절과 같이) 수술한 부위, 중증의 발이나 발목 염좌
9. 불안정하거나 위험한 상태의 산모, 유도분만 초기단계 (의사의 허가 필요)
10. 장기이식 수술 후 (의사의 허가 필요)
11. 멍이 깊게 든 부위, 또는 혈액이 흐르거나 마른 부위
12. 발톱/손톱이나 피부의 균상증 (무좀, 특정 처치를 마친 후 진행)

반사요법 및 존 테라피에 대한 신체반응 (Responses to Reflexology and Zone Therapy)

긍정적 신체반응(Positive Responses)

고객은 반사요법 세션 중이나 그 후에 긍정적인 효과를 기대할 수 있다. 충분한 양의 수분을 섭취하고 세션 후 안정적인 일상생활을 한 고객은 긍정적인 효과를 경험하게 된다. 반사요법에 대한 반응은 고객, 반사요법 치료사, 세션에 따라 다르다. 이와 같은 긍정적인 반응은 다음과 같다:

1. 회복효과가 있는 깊은 휴식
2. 에너지나 활기 향상
3. 운동성 향상
4. 쉽고 깊은 호흡
5. 건강에 대한 인식 재건
6. 평화로움

신체적 불편함(Physical Discomfort)

고객의 편안함을 위하여 트리트먼트 룸이나 세션을 수정해야 하는 몇몇 증상이 있다. 이에 대한 대표적인 경우는 다음과 같다:

1. 움찔하고 놀라거나, 신음을 내거나, 치료사로부터 멀어지려는 행위처럼 통증이나 불편함을 나타내는 동작
2. 통증으로 인한 근육수축
3. 손 그리고/또는 발의 발한
4. 추위를 느낌

이러한 증상을 고객이 보였을 경우, 압력의 세기를 줄이거나 조절한다거나, 또는 고객과 상담을 통해 대상에 맞춘 트리트먼트를 진행하도록 한다.

명현반응(Healing Crisis)

명현반응은 고객의 신체가 균형을 회복하거나 치유력을 높이기 위하여 갑작스럽게 변화하는 전환점(종종 증상이

일시적으로 악화됨)을 말한다. 세션 후 부정적인 신체 반응이 나타나며, 치유과정 상의 문제를 나타낼 수 있는데, 이 시기는 일반적으로 하루에서 이틀 정도 지속된다. 일부 반사요법 치료사들은 다음 반사요법 세션을 진행하기까지 하루에서 이틀 간의 간격을 두어서, 신체가 항상성을 유지할 수 있게끔 한다.

The Reflexology Association of America에서는 다음과 같이 공통적인 명현반응 증상을 제시했다:

1. 피곤함 – 부교감신경조직이 신체에서 더 많이 활성화된다. 신체는 휴식과 회복을 위하여 더 많은 수면을 요하게 된다. 피로감은 독소 배출을 의미하기도 한다.
2. 수면패턴 변화 – 긴장이 완화되면서 더 깊고 정적인 수면상태가 된다. 꿈이나 수면장애를 자주 겪는 이들도 있다.
3. 땀 배출 증가 및 발진 – 독소가 배출되면서 피부 조직이 활성화된다.
4. 소변배출 증가 – 독소가 제거되면서 신장이 더 많은 양의 소변을 배출시킨다. 이 때 소변은 불쾌한 냄새를 내며 불투명한 색상을 띈다.
5. 설사나 활발한 장운동 – 신체가 독소를 배출하거나 소화기관이 정상상태로 회복하고 정화되면서, 이와 같은 증상이 발생할 수 있다.
6. 점액 증가 – 부비강, 회맹판, 소장, 또는 질(여성의 경우)에 점액이 배출될 수 있다.
7. 일시적인 증상 악화 – 정체되어 있던 질병 증상이 일시적으로 악화되면서 발열이나 기타 증상을 보일 수 있다. 이와 같은 증상은 하루나 이틀 내에 나아진다.
8. 어지러움이나 메스꺼움을 느낌

감정적 또는 심리적 표출 (Emotional or Psychological Release)

고객은 신체적, 감정적, 또는 심리적 긴장을 반사요법이나 바디워크 세션에 표출하기도 한다. 표출은 기억회복, 웃음, 눈물, 발성(말하기, 신음, 한숨) 등으로 나타난다. 때때로 이와 같은 표출 형상은 조절할 수 없는 근육이 경련하거나 분노가 폭발했을 때 더 많이 나타난다. 심리상담을 받고 있는 고객이 감정적 표출을 더 많이 하는 경향이 있다.

만약 고객이 감정적 표출을 한다면, 세션을 즉시 중단하되 발이나 손과의 접촉을 유지한다. 고객이 치료사가 방을 나가기를 요청한 경우를 제외하고, 치료사는 세션룸에 남아서 침묵을 유지하며 고객에게 감정적인 지지를 해준다. 고객의 문제를 해결하기 위하여 질문을 한다거나 이를 해결하기 위한 시도를 하지 않고, 침착하게 고객의 경험을 판단하지 말고 흘려 들으면서, 고객이 계속해서 표출할 수 있게끔 한다. 반사요법 치료사와 바디워크 전문가들을 위하여 특수한 감정 표출 훈련 과정이 개설되어 있기도 하다.

고객과의 커뮤니케이션 기술 (Communication Skills)

고객과 프로페셔널한 관계를 유지하기 위해서는 언어 및 비언어적 커뮤니케이션 기술이 뛰어나야 한다. 모든 교육과정과 책은 *윤리(Ethics), 역할 및 그에 대한 경계선(Roles and Bounaries), 건강관리 전문가들의 커뮤니케이션 스킬(Communication Skills for the health-care Practitioner)* 등과 같은 제목 하에 이러한 기술을 다루고 있다. 강력한 서면 커뮤니케이션 스킬 역시 다른 건강관리 팀과 서면 및 구두로 의사소통을 하기 위하여 필요하다. 제7장에서 이에 대한 기술과 개념을 다루도록 힌다.

요약 (Summary)

- 반사요법 치료사들은 다른 건강관리 전문가 및 고객과 소통하기 위하여 용어와 이에 대한 정의를 알아두어야 한다.
- 반사요법은 보조적인 테라피로, 연관된 건강관리

방법, 대체 또는 보완 건강관리 방법으로 구분된다.

- 건강한 라이프스타일에 대한 6가지 요소(삶의 표출 영역)이 있는데, 이들은 반사요법이 건강 상태를 판단하는데 도움이 된다.
- 완화요법, 컨디션 매니지먼트, 치료과정 변화에 대한 정의와 이들 간의 차이점은 반사요법 치료사들이 세션 목표를 설정하고 고객과 세션의 효과를 판단하고 평가하는데 도움이 된다.
- 긍정적인 신체반응을 비롯하여 기타 특징의 신체반응이 반사요법 세션 중이나 그 후에 발생할 수 있다.
- 한느 마쿼트는 임상적으로 측정할 수 있는 반사요법의 증진효과 3가지를 제시했다.
- 반사요법의 지시증은 긴장완화가 필요하고, 항상성 및 균형 회복이 필요한 증상이다.
- 반사요법의 주의사항, 고려사항, 금기증은 증상의 수준, 질병 예방, 질병 관리, 위험요소 예방을 중심으로 판단하다.
- 반사요법과 존 테라피 적용을 피해야 할 신체부위를 확인하여, 고객의 편안함을 돕고, 치유 및 질병/질환 예방 효과를 증진시킨다.

배운 내용 점검하기 (How much did you learn?)

해당 내용 연결하기

왼쪽 열에 위치한 용어에 대한 올바른 설명을 연결하라.

_____ 1. 말기 발병상태
_____ 2. 보조적인 테라피
_____ 3. 세션 목표
_____ 4. 점진적 발병상태
_____ 5. 웰니스 패러다임
_____ 6. 의도
_____ 7. 치유력이 있는
_____ 8. 지시증
_____ 9. 금기증
_____ 10. 만성질환

a. 건강을 회복하고, 질병/질환을 지유하며 더 나은 건강상태를 만듦
b. 어떤 것을 고려한 패턴, 모델, 방법
c. 특정 행동의 목적, 목표 또는 의미
d. 진행하였을 시 건강에 도움이 되는 상태
e. 지속되는 건강 상태
f. 진행하는 것을 권장하지 않는 상태
g. 수명단축이 예상되는 건강상태
h. 시간이 지나면서 증상이 분명해지거나 악화되는 징후나 증상
i. 세션의 목적이나 목표
j. 도움이 되나 치유하지는 못하는

객관식 문항

1. 고객 건강관리에 대한 3가지 접근법은
   a. 촉진, 훈련, 임상적 변화이다.
   b. 완화요법, 컨디션 매니지먼트, 치료과정 변경이다.
   c. 연관, 대체, 보완 테라피이다.

2. ___는 반사요법을 휠체어를 타고있는 고객에게 제공하여 신체가 항상성을 유지하고 발의 가동성을 향상시키는 고객의 건강관리에 대한 접근법이다.
   a. 컨디션 매니지먼트

b. 웰니스 패러다임
c. 라이프 익스프레션 모델

3. 불편한 증상의 강도를 완화하거나 감소시킬 수 있지만 치유할 수 없는 것은
   a. 촉진이다.
   b. 완화요법이다.
   c. 치료과정 변경이다.

4. 스트레스를 많인 받는 직접을 가지고 위장장애가 있는 고객에게 명상과 매주 정기적인 반사요법 세션을 진행하게끔 했다. 고객의 증상이 점진적으로 완화되었을 때, 이때의 상태를 무엇이라 하는가?
   a. 치유력이 있는 보조 테라피
   b. 건강의 연속체
   c. 치료과정 변경

5. 웰빙과 건강한 라이프스타일의 요소는 무엇인가?
   a. 신체적, 감정적, 지적, 사회적, 영적, 직업적
   b. 신체 단련, 통합, 변형, 전체론적, 보조적
   c. 질병/질환을 예방하고 표현의 수준을 강화하는 지식 적용

6. 다양한 형태의 반사요법이 전세계 곳곳에서 시행되고 있다. 일부 지역에서는 반사요법이 보완 테라피 또는 대체 테라피로서 치유력이 있다고 생각되지 않고 있으며, 어떤 지역에서는 반사요법이 의학적인 시스템의 일환으로 치유력을 인정받고 있다. 이러한 주장은
   a. 참이다.
   b. 거짓이다.

7. 다음 중 반사요법 세션의 목표는 무엇인가?
   a. 스트레스 완화 및 휴식; 감정적이고 정신적인 불안증을 완화
   b. 항상성을 회복하기 위한 휴식
   c. 신체 기능을 향상시키고 통증 감소 또는 진정
   d. 위의 모두

8. ___는 독일의 반사요법 치료사로 반사요법을 통한 건강 증진 효과를 ___에서 제시하였다.
   a. 밀드레드 카터, Body Reflexology
   b. 유니스 잉검, Stories the Feet Can Tell
   c. 한느 마퀴트; Reflex Zone Therapy of the Feet

9. 다음 중 반사점을 활성화시켜서 기대할 수 있는 효과가 아닌 것은 무엇인가?
   a. 현대인의 삶에서 발생할 수 있는 질병/질환을 치유
   b. 방광과 장의 괄약근 조절 향상
   c. 암 말기나 인공투석 치료를 받고 있는 환자에까지도 통증완화 효과
   d. 기관(신장, 장, 피부, 폐)의 배출기능 향상

10. 급성감염, 감영성 질환, 염증을 가진 고객에게 반사요법은
    a. 지시증이다.
    b. 금기증이다.

11. 약하고 변형된 뼈를 가진 고객, 악화되고 있는 골다공증을 앓고 있는 고객, 탈회된 뼈를 가진 고객에게 반사요법은
    a. 지시증이다.
    b. 금기증이다.

12. 찰과성, 멍, 균상증을 가진 고객에게 반사요법은
    a. 지시증이다.
    b. 금기증이다.

13. 반사요법 세션으로 고객은 피로감, 에너지 향상, 수면패턴 변화, 장 운동 변화, 감정적 표출 등을 겪을 수 있다. 이러한 주장은
    a. 참이다.
    b. 거짓이다.

반사요법 실전

DVD 플레이리스트:

- 반사요법 소개

개요 (Overview)

고객은 바디워크를 받는 사람을 말한다. **환자**라는 용어는 의사와 의사의 의료 지도 하에 근무하는 스태프들과 같이 자격을 취득한 의료전문가로부터 의료적 행위를 받는 사람을 말한다. 개인 관리인지 단체 관리인지, 개인 클리닉인지 기관에 속한 클리닉인지 등 테라피와 트리트먼트의 효과에 영향을 미치는 요소는 매우 다양하다.

괜찮고 믿을만한 테크닉은 반사요법 **세션**의 필수적인 요소이며, 특정 효과를 도출하기 위한 테크닉의 패턴을 체계적이고 반복적으로 진행해야 한다. 효과적인 트리트먼트를 위한 다른 중요한 요소는 반사요법 트리트먼트 룸 구성, 커뮤니케이션 기술, 고객이 편안함을 느끼는 정도, 세션의 구성 또는 설계, 세션에 대한 문서 기록 등이 있다.

각각의 이와 같은 요소들은 고객의 전반적인 트리트먼트 경험에 중요한 역할을 하며, 치료사의 청취기술, 예약관리, 세션 사후 관리 등도 마찬가지이다. 이 장에서는 고객의 경험과 반사요법 세션을 구성하는 이러한 요소들을 중점적으로 다루도록 한다.

룸 셋업 (Room Setup)

반사요법을 진행할 때에는 고객과 반사요법 치료사의 손만 있으면 된다. 이러한 간단함은 반사요법이 사실상 어느 시간이나 집, 종합병원, 요양병원 또는 반사요법을 위한 세션 룸 등 어느 장소에서 진행될 수 있다는 의미가 된다. 세션 룸을 세션의 목적에 맞게끔 기능적 및 심미적으로 구성하기 위한 방법을 **룸 셋업**(room setup)이라 한다. 적합한 도구와 환경이 고객과 반사요법 치료사들 모두가 느낄 수 있을 만큼 긴장이 완화되고 치유효과가 있으며 전문적인 분위기를 조성한다.

룸 셋업은 매우 간단하다. 일반적인 상식, 편안함, 위생관리 방법이 훌륭한 기준점이 된다. "어떤 위치가 고객에게 가장 편안하고 편리하며 안전할까? 반사요법 치료사의 경우에는 어떠한가?"와 "고객에게 가장 편안한 룸 셋업은 어떻게 될까? 반사요법 치료사의 경우에는 어떠한가?"와 같은 의문을 제기하는 것도 좋다.

일반적인 세션 룸은 반사요법용 의자나 마사지 테이블을 구비하고 있다. ("깊이 생각해보기: 테이블, 의자, 또는 베드?" 참고) 베게 받침이나 머리 받침대를 구비하여 고객의 편안함을 증진시킬 수도 있다. 바퀴가 달려있고 등받이를 조절할 수 있는 기능이 있는 사무용 의자는 반사요법 치료사들이 편안하고 안전하게 세션을 진행하는데 필요한 기구이다. 필요한 물품을 보관하기 위한 장소와 해당 제품과 고객 노트를 항상 비치해 둘 수 있는 장소 역시 세션을 원활하게 진행하는데 도움이 된다.

긴장완화 효과는 은은한 조명, 잔잔한 음악, 물이 흐르는 소리나 자연의 소리, 아로마테라피 등으로 높일 수 있다. 룸을 꾸미는 스타일은 반사요법 치료사와 주요 고객, 지역적 특징에 따라 다르다. 풍수 원리를 적용하면 세션 룸의 아름다움과 에너지 균형을 강화할 수 있다.

- *청결 상태는 어떠한가?* 방(바닥, 벽, 문, 문의 손잡이), 가구, 린넨, 기타 제품이 항상 청결한 상태여야 하며, 위생관리 기준을 충족해야만 한다. 만약 손을 닦는

깊이 생각해보기 (Think it Over)

테이블, 의자, 또는 베드? (Table, Chair, or Bed?)

테이블, 의자, 베드가 나타내는 의미는 무엇일까? 실제적인 의미는 무궁무진하다. 반사요법 치료사들은 바디워크 " 문가의 입장을 차용했다. 바디워크 테이블은 특정 목적을 위하여 특별히 제작된 가구이다. 의사들은 검진용 테이블을 사용하고, 치과의사와 안과의사는 특수 의자를 사용한다. 바디워크 전문가들은 마사지 테이블이나 이동가능한 마사지 의자를 사용한다. 반사요법 치료사의 경우, 마사지 테이블이나 반사요법용 의자를 사용한다. 단어에 의미하는 바가 모두 내포되어 있을 뿐만이 아니라, 전문가적인 견해와 정확한 설명이 나타나 있다.

시설이 세션 룸에 구비되어 있지 않다면, 문을 열거나 닫는 것과 같은 행동을 할 때, 일회용 타월을 사용하도록 한다. 테이블, 의자, 조명기기, 문 손잡이, 심지어 뮤직 플레이어(music player)가 파우더와 오일로 살짝 오염될 수 있으며, 미생물, 바이러스, 박테리아 등이 서식할 수 있는 환경이 될 수도 있다. 위생관리이나 표준위생지침에 따라 청결 상태를 유지하도록 한다.

- *세션 룸의 온도는 어떠한가?* 세션 룸의 온도는 계절에 맞추어 변화하고 문서적 규제가 없다. 사람들이 이완 상태가 되면서 체온이 떨어지게 된다. 그렇기 때문에 가벼운 담요를 고객의 손에 항상 올려두고, 세션을 마칠 때마다 항상 세탁하도록 한다. 소음이 거의 나지 않는 소형 선풍기를 비치해두어서 반사요법 치료사가 땀을 흘리지 않게끔 한다. 일부 고객의 경우, 서늘한 날씨에는 난방 기능이 있는 마사지 테이블을 원하기도 한다. (같은 맥락으로 히팅 패드를 구비해 둘 수도 있다.) 고객이 항상 편안하고 따뜻한 상태를 유지하게끔 하면서, 반사요법 치료사가 편안하게 세션을 진행할 수 있도록 시원한 주변 공기를 유지하는 것이 중요하다.
- *조명 상태는 어떠한가?* 대부분의 고객은 세션 중 눈을 감고 있다. 편안한 분위기의 조명이 고객의 긴장완화에 매우 중요한 요소이지만, 반사요법 치료사가 세션을 진행하고, 제품을 비치하며, 벽의 차트를 읽고, 노트에 기록하기에는 충분할 정도로 밝아야 한다. 강하거나 직접적인 조명을 피하고, 조도를 조절할 수 있고 안락한 느낌의 간접 조명을 설치하도록 한다. 창문으로 투과되는 빛의 세기를 낮추기 위하여, 가림막이나 커튼을 설치한다. 초를 이용하여 따뜻함과 편안함을 부가시킬 수 있다. 소이 캔들(soy candle)은 무독성이고 발화시간이 길다.

  참고: 세션을 시작하기 전 사전에 고객이 초나, 초의 연기, 향에 알러지가 없는지 확인한다.

- *음악은 어떠한가?* 고객은 자연의 소리(파도소리, 새 소리, 목초지의 소리, 밤에 나는 소리 등)가 담긴 음악을 통해 긴장을 완화하게 된다. 이러한 CD들은 듣기에 부담이 없고, 휴식 및 치유 과정을 향상시키는 효과가 있다.

세션의 의도(Intention)

의도는 어떤 행위의 목적, 목표 또는 숨겨진 의도로 반사요법의 중요한 사항 중 하나이다. 기본적인 질문에 대한 응답으로 세션의 의도를 도출하고 명확하게 할 수 있다. 세션의 목적은 무엇인가? 세션을 통해 원하는 결과는 무엇인가? 즉, 세션을 진행하는 이유는 무엇인가?

의도는 다음과 같은 방법으로 표현될 수 있다:

- 스트레스 완화 및 휴식 (생리적)
- 감정 및 정신적 불안 감소 (감정적, 정신적)
- 신체를 항상성의 상태(균형 상태)로 만들기 위한 휴식 (생리적, 감정적, 정신적)
- 신체기능 향상(망치족지) (생리적)
- 통증 감소 또는 완화 (관절염, 족저근막염) (생리적, 감정적, 정신적)

지속되는 신체적 통증이 신체적, 감정적, 정신적 상태에 영향을 미치게 된다. 휴식 및 긴장 완화를 독려하는 특수한 테크닉으로 통증을 완화할 수 있다.

세션의 의도는 영적인 용어로 표현될 수도 있다. 이는 지속적으로 고객과 고객이 원하는 바를 느끼고, 관찰하며, 감자함으로써, 고객에게 특별하게 집중하는 것이다. 이러한 집중을 통하여, 고객에 대한 인식의 상태로 접어들 수 있게 된다. 명확한 세션 의도, 주의 집중, 호흡 및 리듬을 타는 듯한 동작을 설정하는 것이 외부 세계와 떨어지고 영적 생활이 활기를 띄게 되는 의식의 지점으로 이르게 함으로써 긴장이 완화된 집중의 상태에 도달한 우주, 즉 *존(zone)*에 이르게 된다. 스티븐 나흐마노비치(Stephen Nachmanovitch)는 이러한 존이나 우주를 "내재된 자아의 목소리를 찾는 것"이라고 묘사했다. 고객은 반사요법 치료사가 세션의 의도에 중점을 둔 세션 후에, 주기적으로 균형이 맞춰지고 활력이 부가된 기분을 반사요법 치료사에게 이야기하는 것이 좋다.

반사요법 치료사의 고객에 대한 태도 역시 세션에 영향을 미친다. 이러한 건강관리 전문가의 태도와 말하지 않은 신뢰가 관리의 효과에 영향을 미친다는 것은 일반적으로 납득되고 있는 사실이다. (실험적으로도 증명이 되기도 했다.) 이는 세션 테크닉과 적절한 세션 제안을 넘어선 문제이다. 외과의사, 침술사, 반사요법 치료사가 행복하고, 자신감이 있으며 긍정적일 경우, 더 나은 세션 효과를 도출하게 된다. 이는 신체 주변에 흐르는 전자기적인 영역과 관련이 있다.

물 결정을 담은 마사로 에모토(Masaru Emoto)의 아름다운 사진은 물 결정에 대한 말하는 언어(음악 포함)와 말하지 않은 생각의 힘에 관한 비전을 제시하고 있다. 이에 대한 결과는 모든 언어에서 동일하다. 긍정적인 표현은 매력적이고 형성이 잘 된 결정을 만들고, 부정적인 표현은 물 결정이 거의 만들어지지 않거나 변형된 형태(파편 형태, 비대칭 형태, 불완전한 형태)를 보인다.

고객과 고객의 선택을 존중하는 지원적인 자세는 치유와 건강을 위한 가장 효과적인 환경을 조성하게 된다. 이러한 전제조건은 호수의 가장자리와 같고 의도는 물의 표면에 영향을 미치는 움직임과 같다 할 수 있다.

세션 진행 (Conducting a Session)

반사요법 전문 세션은 체계적이고 반복적인 패턴 내에서 구성된 테크닉으로 구성되어서, 특정 효과를 도출하기 위한 것이다. 시간에 따른 세션 진행 방법은 다음과 같다:

고객 응대 (Greet the Client)

대인관계능력은 세션 진행을 만들거나 취소할 수 있으며, 세션의 효과를 강화하거나 약화시킬 수 있다. ■표 7.1은 고객을 응대할 때의 순서를 보여주고 있다.

표 7.1 고객 응대

행동	세부설명
환영	고객의 눈을 바라보며 고객에게 환영인사를 표한다. 적절하다고 판단될 경우, 악수를 할 수도 있다. (세션 준비, 업무처리 완료 등과 같이) 세션을 시작하기 전에 시간이 더 필요할 경우, 고객에게 "곧 돌아오겠습니다."라고 말하며 양해를 구한다.
고객 정보 양식 완성	신규 고객은 (트리트먼트 환경에 따라) 로비나 테라피 룸에서 고객 정보 양식을 작성해야 한다. 고객이 기입한 정보를 확인하고, 연락처나 병력에 대하여 변경사항이 없는지 별도의 메모를 해둔다. 이에 대한 고객과 반사요법 치료사 간의 동의 선택사항이다. 지불, 세션 취소, 기타 규정 등과 관련된 고객과 반사요법 치료사 간의 관계가 이 양식에 명시되어 있다. 고객이 18세 이하인 경우, 간략한 동의서가 필요하다. 이와 같은 고객의 경우, 부모를 비롯한 보호자가 세션 룸에 함께 머물러야 한다.
세션 목표 설정	세션의 목적과 원하는 효과를 확인한다. 고객에게 반사요법이 무엇이며 무엇을 할 수 있는지에 대한 내용을 공지하고, 세션의 목표에 동의를 구한다. (반사요법 제공 범위 내의 목표는 휴식, 스트레스 완화, 발의 긴장 완화, 신체의 균형 및 정상 상태 회복 등이 있다.)
고객을 세션 룸으로 안내	고객에게 신발과 양말을 벗을 것을 요청하고, 얼굴을 정면(정자세)으로 한 채 의자에 앉거나 테이블에 눕게끔 안내한다. 고객이 원할 경우, 무릎과 머리 아래에 배게를 넣는다. 테이블이나 의자 위와 하퇴 아래에 수건을 위치시켜서, 콘 스타치(corn starch)나 기타 제품이 린넨에 묻지 않게끔 한다. (선택사항) (이는 세션 후, 정리를 할 때에도 도움이 된다. 타월을 교체하는 것이 린넨 전체를 교체하는 것보다 훨씬 경제적이다.) 담요나 별도의 시트를 근처에 비치하여서, 세션 중에 추위를 느끼는 고객의 신체를 덮도록 한다. 세션을 마친 후, 사용한 모든 제품 및 도구를 세척한다.
세션 전, 사전 커뮤니케이션	(특히 처음 세션을 받는 고객의 경우) 세션에 대하여 간략하게 이야기한다. 고객이 세션 중 휴식 상태를 유지하게끔 한다. (수면을 취해도 좋다.) 고객이 궁금한 점이 있을 경우, 언제든지 질문을 하게끔 안내하되, "반사요법 치료사와 친구처럼 친근하게 대화하는 것"은 필수적인 사항이 아님을 알아둔다.

표 7.2 발 세정

행동	세부 설명
손 씻기	근처에 세면대가 있는 것이 가장 좋다. 이동형 손 세정 제품을 사용해도 좋다.
센터링	센터(center)하는 것, 또는 센터링(centering)은 주변의 감각(소음, 빛, 활동)을 차단하는 것이다. 센터링을 통해 반사요법 치료사는 세션에 집중할 수 있게 된다. 깊은 호흡을 하면서 심신을 진정시킴으로써 비언어적 커뮤니케이션을 하며 안정을 유지하도록 한다.
발 세정	세션을 시작하기 전에 따뜻한 물에 발을 잠깐 담가서 긴장을 완화하고 치유 효과를 높인다. (말린 허브나 에센셜 오일을 물에 넣어도 좋다. 또는 부드러운 천이나 수건에 순수한 알코올이나 윈터그린 알코올, 또는 위치헤이즐(witch hazel; 알코올을 함유하고 있음)이나 기타 세정제를 젖셔서 발을 닦고 상쾌함을 불어넣는다. 표준위생지침에 따라 더러워진 린넨은 폐기하거나 별도로 보관한다.
발을 부드럽게 잡기	반사요법에서는 양발이 전신을 담고 있다고 주장한다. 엄지발가락(머리 반사점)이나 발허리뼈 주변(가슴)을 잡는 것은 은유적으로 그리고 에너지학적으로 고객의 머리와 가슴을 조이는 것이다. 발목과 바깥의 발허리뼈의 윗부분을 지지하여서 아기를 안듯이 (아기의 엉덩이와 목 아래 부분을 지탱하는 것처럼) 발을 단단히 지탱한다. 엄중한 규칙은 존재하지 않는다. 신중히 생각하고 경험을 살려서, 고객에게 최적의 트리트먼트를 제공할 수 있도록 한다.
발과 접촉하기	손으로 발을 잡고, 발을 부드럽게 스트로크(stroke)하거나 문지른다.
발 관찰	고객의 상태가 발(손 또는 귀)에 나타나면서, 세션 중 피해야 할 부위를 알 수 있다. 일반적인 상식, 안전지침, 고객의 편안함이 가이드라인이 된다. 이때 다음의 사항을 확인하도록 한다: ● 체온(뜨거움, 차가움, 보통) ● 피부 상태 (정상, 굳은살, 무좀, 찰과상, 멍, 따가움, 혈관이 두드러짐) ● 발톱상태 (정상, 발톱감입, 발톱 갈라짐, 변색, 균상종 등) ● 골격상태 (발과 발가락의 정상적인 골격상태, 망치족지, 건막류; 장심의 상태, 예. 평평함, 높음, 보통) ● 수술여부 ● 움직임 범위 (훈련을 받았을 경우) 참고사항: 관찰한 사항은 고객 정보란에 기입해두어야 하는데, 세션 중에는 이를 기억해두거나 도움을 요청하여 차트에 기록해두도록 한다.
콘 스타지, 로션, 오일 또는 기타 윤활제를 얇게 펴바르기	반사요법 치료사의 손에 제품을 바른 후, 고객의 발에 문질러서 제품을 얇게 펴바르면서 스트로크한다. ● 콘 스타치나 쌀가루는 수분을 흡수하기 때문에 반사점을 자극할 때 손이 미끄러지지 않아서, 정확하게 해당 지점을 활성화시킬 수 있다. 탈크에는 독성이 있기 때문에, 베이비파우더와 같이 탈크가 들어간 제품을 절대 사용하지 않도록 한다. ● 로션과 오일은 보습 기능과 글라이딩(gliding) 테크닉을 적용할 수 있다는 장점이 있다.

발 세정(Greet the Feet)

피부 접촉은 고객과 친밀함을 형성하고, 세션 그 자체로 넘어가는데 훌륭한 방법이 된다. ■표 7.2는 세션 초반에 발을 세척하는데 필요한 프로토콜을 제시하고 있다. (“깊이 생각해보기: 고객의 편안함” 참고)

반사요법 세션 진행 (Perform the Reflexology Session)

일반적으로 긴장완화를 목적으로 한 반사요법 프로토콜(■표 7.3)은 전신에 영향을 미친다. 경직된 근육의 긴장을 완화시켜서 불편함과 통증을 주는 긴장을 감소시킨다. 깊은 휴식과 회복효과가 있는 휴식 상태로 접어들게 하여 치유과정을 촉진시키기도 한다.

동봉된 DVD에서 소개된 반사요법의 긴장완화 순서는 반사요법의 기본적인 원칙을 배우고 이해하기 위한 것이다. 이러한 테크닉을 다른 트리트먼트 방법과 함께 이 책에서 다루고 있다. 반사요법을 시작하기 전에, 아래의 내용을 확인하고 DVD에서 “발 반사요법” 부분을

깊이 생각해보기(Think it Over)

고객의 편안함(Client Comfort)

사람들은 가끔 자신의 발을 남에게 보여주길 꺼려한다. 발의 형태, 크기, 상태, 냄새, 상처 등이 그 이유가 된다. 본인이 가지고 있는 이미지로 발이 예쁘게 보일 수도 있고, 맨발을 보이는 것이 문제가 될 수도 있다.

일부 반사요법 치료사들은 (고객이 세션을 오기 전에 발을 씻었을지라도) 발을 세정하면서 세션을 시작한다. 이러한 행동은 신체에게 세션이 시작한다는 것을 "말해주는 것"이다. "나는 모든 발을 사랑하며, 당신의 발에 테라피를 할 수 있어서 축복받은 기쁨을 느낍니다."라는 (유머와 애정이 담긴) 말을 하는 치료사도 있다.

각각의 반사요법 치료사는 고객이 자신의 맨발을 보이는 것에 편안함을 느낄 수 있는 방법을 고안할 수 있다. 이를 통해 고객의 휴식 효과를 높이고, 고객과 친밀함을 형성하며, 세션의 효과를 높일 수 있게 된다. 반사요법 세션에서 고객의 편안함과 관련된 문제를 다루기 위한 프로다운 방법은 무엇이 있을까?

시청하도록 한다.

휴식을 위한 일반적인 프로토콜은 신체의 긴장을 완화하기 위한 시작하는 프로토콜로, 신체가 적용된 추가 테라피나 트리트먼트를 준비할 수 있게끔 한다. 순서를 변경하거나 테크닉을 추가하여 신체 특정 부위의 반사점을 활성화시키거나 건강 상태를 향상시킬 수 있다. ("깊이 생각해보기: 고객과 접촉상태 유지하기" 참고)

반사요법을 진행할 때 다음 사항을 유념해두도록 한다:

1. 고객의 발을 어떻게 잡고 있는지 인지하고 있어야 한다.
2. 신체의 림프 흐름에 따라 오른쪽 발에서부터 시작한다.
3. 고객의 신체를 누르거나 꼬집지 않기 위하여 손가락의 위치를 안정적으로 만든다.
4. 부드럽고 균일하며 지속적인 지압을 가한다.
5. 처음 반사요법을 받는 고객이나 발의 조직이 연한 고객의 경우, 더 가벼운 세기의 지압으로

깊이 생각해보기(Think it Over)

고객과 접촉상태 유지하기(Maintaining Client Contact)

고객과의 피부접촉은 피부에 가하는 압력 세기와 밀접한 관련이 있다. 일부 사람들은 고객과 피부 접촉이 원활하게 진행되면, 세션 중에서 절대 부정적으로 작용하지 않으며 한쪽 발에서 다음 신체 부위로 유연하게 진행할 수 있다고 말한다. 어떤 이들은 고객과 접촉은 쉽게 깨어질 수 있는데 이는 쉽게 다시 형성될 수 있기 때문이라고 주장하기도 한다.

반사요법 세션이 진행되고 있을 때, 다음 상황에서 치료사는 어떤 행동을 취해야 할까?

- 고객이 한기를 느낀다. 반사요법 치료사는 접촉상태를 깨고 담요를 가지고 와야 할까?
- 고객이 기침을 하기 시작했다. 반사요법 치료사는 접촉상태를 깨고 마실 물을 가지고 와야 할까?
- 중요한 전화를 기다리고 있는 고객의 휴대전화가 울리기 시작했다. 반사요법 치료사는 접촉상태를 깨고 전화기를 가지고 와야 할까?
- 고객이 불편함을 느끼고 베게가 필요한 듯 하다. 반사요법 치료사는 접촉상태를 깨고 베게를 가져와서 무릎 아래 넣어야 할까?
- 고객이 중증의 스트레스 상태를 표출하고 있어서, 에센셜 오일을 통해 휴식효과를 높일 수 있을 것이라 판단된다. 반사요법 치료사는 접촉상태를 깨고 에센셜 오일을 가져와서 사용해야 할까?
- 고객이 음악 소리를 줄이거나 음악을 바꿔달라고 요청했다. 반사요법 치료사는 접촉상태를 깨고 고객이 원하는 대로 해야할 것인가?

표 7.3 긴장완화를 위한 반사요법 프로토콜

반사점	테크닉/효과/참고사항
발 전체 웜업 (warm-up)	웜업을 5분 가량 진행한다. 발의 연한조직 부위를 주므르기, 슬라이딩(sliding), 관절가동기법(joint mobilization technique)을 적용하여 웜업한다. 비정상적인 골격이 없는지, 또는 피부 질환이 없는지 확인한다. (■ 그림 7.1, 7.2, 7.3 참고)

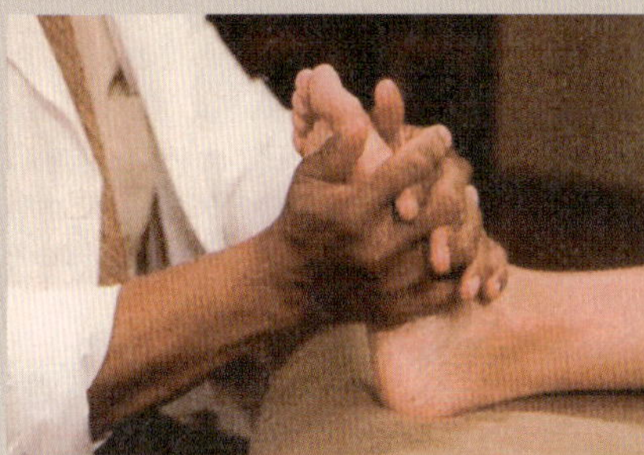

그림 7-1 지압 및 주무르기

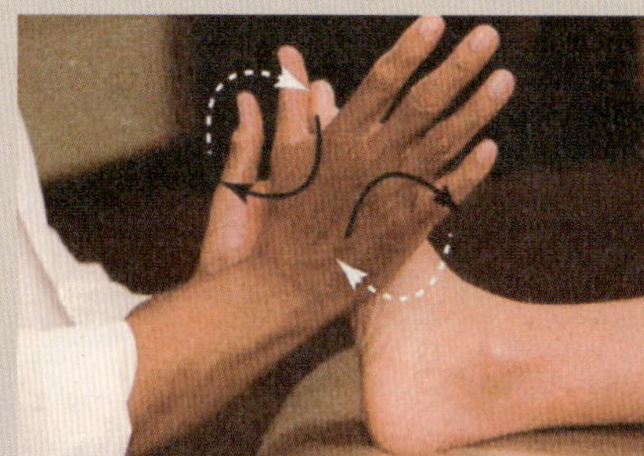

그림 7-2 중족골 풀기

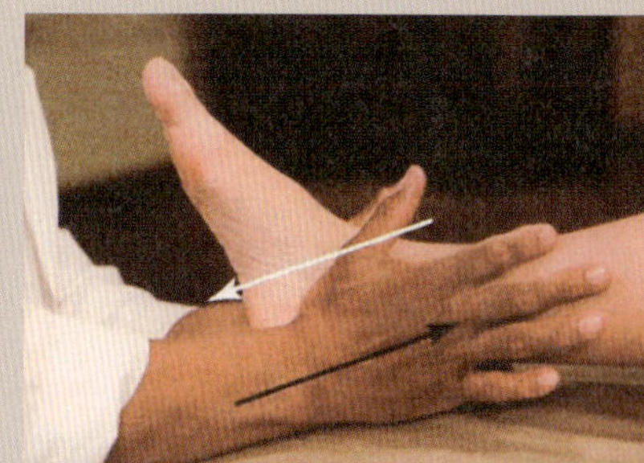

그림 7-3 발목 풀기 (발목 밀기)

반사점	테크닉/효과/참고사항
스파이널 트위스트 (spinal twist)	골반, 허리, 횡경막 기준선 부위 각각을 리듬을 주면서 빠르게 3번 비튼다. 이를 3-4회 반복한다. 이를 통해, 척추 반사점 주변의 연부조직을 스트레칭하고, 척추 긴장을 풀며, 조직 간의 공간을 형성할 수 있다. 반사점: 요추 및 흉부 척추 부위 (■ 그림 7.4)

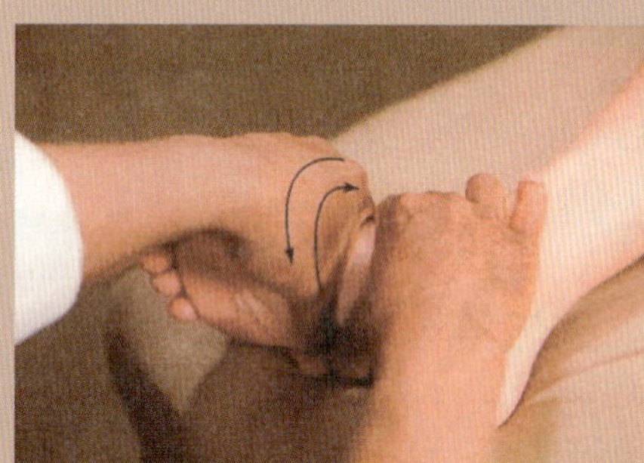

그림 7-4 스파이널 트위스트(spi al twist)

반사점	테크닉/효과/참고사항
척추 반사점	척추 반사점을 발뒤꿈치에서부터 발가락까지(천골에서부터 C-1 반사점까지, 예. 발의 종골에서 엄지발가락 윗부분까지) 썸워크(thumbwalk)하고, 발가락에서 발뒤꿈치까지(척추 반사점 아래방향)으로 다시 썸워크한다. 반사점: 척추 전체 (■ 그림 7.5)

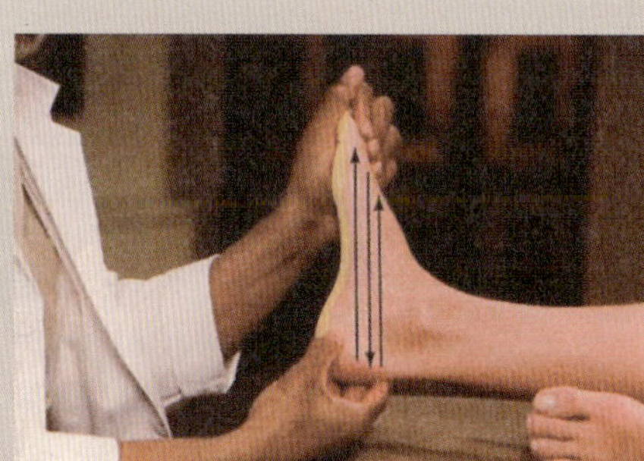

그림 7-5 척추 반사점 자극

표 7.3 긴장완화를 위한 반사요법 프로토콜(계속)

반사점	테크닉/효과/참고사항
목, 후두부 능선, 머리 반사점	엄지 테크닉(thumb technique)과 손가락 테크닉(finger technique)을 엄지발가락의 아랫면에 위치한 목 반사점을 가로질러 적용한다. 엄지발가락을 엄지손가락(이나 손가락으로) 구부려서 압의 세기를 높인다. 머리와 목에 긴장이 완화되고 혈액 및 신경 순환이 활성화 된다. 엄지 발가락의 모든 표면을 자극한다. 각각의 지골에 이를 반복해서 목과 머리의 반사점을 활성화한다. 반사점: 목, 후두부 능선, 머리 (■그림 7.6) 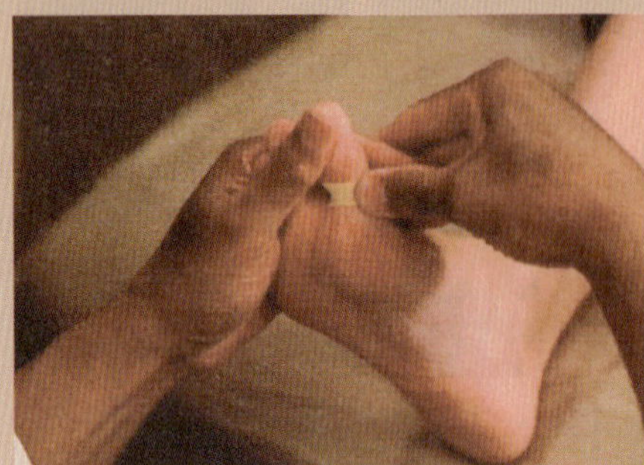 **그림 7-6 목, 후두부 능선 머리 반사점**
발목을 돌리면서 등 부분에 림프 도수 마사지 적용	양손의 손가락을 사용해서 발 윗부분의 피부를 발가락 방향으로 부드럽게 스트레칭한다. 발가락의 아랫 부분에서부터 시작해서 발목 관절까지 각 열을 스트레칭 한다. (서혜부 반사점) 그리고는 손가락을 사용해서 발목을 회전시켜준다. 이를 통해, 등 반사점 전체가 활성화되면서 근육, 신경, 림프, 호흡기관 등 여러 장기에 영향을 주게 된다. 반사점: 등, 갈비뼈, 림프(겨드랑이 부분, 서혜부), 사타구니, 생식기관 (■그림 7.7) 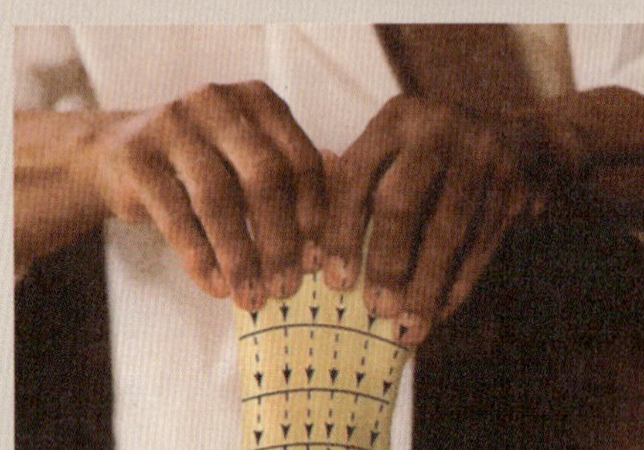 **그림 7-7 발목을 돌리면서 등 부분에 림프 도수 마사지 적용**
엄지손가락을 이용해 발바닥 표면을 양방향으로 누르기	엄지손가락을 이용하여 발바닥 표면 전체를 양방향으로 눌러준다. 팔꿈치에서 시작해서 신체 측면으로 이동한 뒤, 몸쪽으로 당겨서 엄지손가락으로 압을 가해준다. 발바닥 전체에 이를 반복해서 적용한다. 반사점: 흉부 앞부분, 복부강 및 골반강 (■그림 7.8) 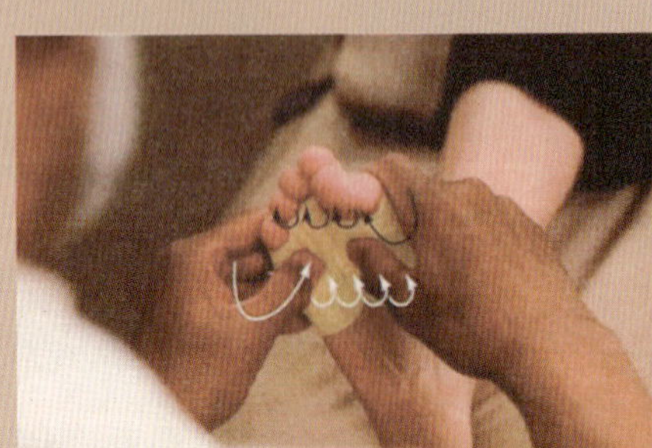 **그림 7-8 엄지손가락을 이용해 발바닥 표면을 양방향으로 누르기**

표 7.3 긴장완화를 위한 반사요법 프로토콜(계속)

반사점	테크닉/효과/참고사항
골반/엉덩이 내측	손가락을 이용해서 발목 안쪽을 누르고 굽힘(flex)하면서, 발목 부위에 핑거워킹(fingerwalking)을 한다. 발목을 안쪽으로 둥글게 말아준다. 반사점: 골반 내측 (자궁, 전립선, 골반 저); (■ 그림 7.9) 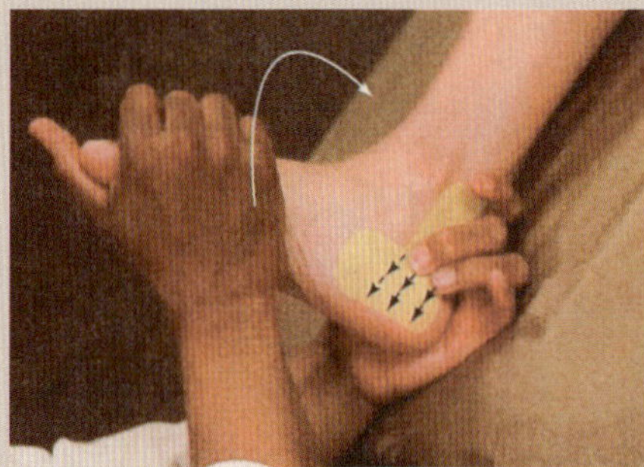 **그림 7-9 골반 내측 (자궁, 전립선, 골반/엉덩이 반사점)**
골반/엉덩이 측면	손가락을 이용해서 발목 측면을 누르고 굽힘(flex)하면서, 발목 부위에 핑거워킹(fingerwalking)을 한다. 발목을 측면으로 둥글게 말아준다. 반사점: 골반 측면 (난소, 고환, 골반근육, 골반관절); (■ 그림 7.10) 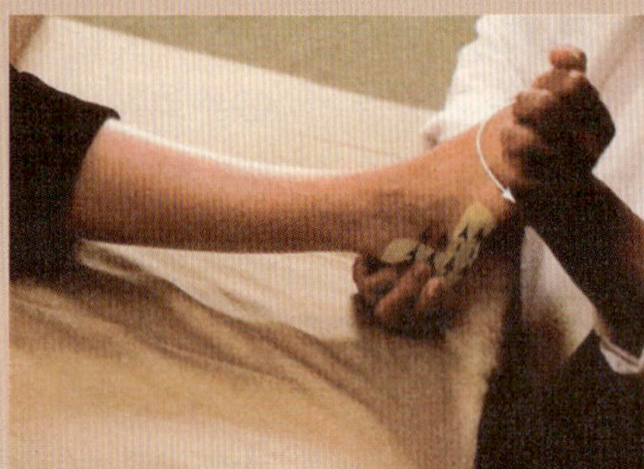 **그림 7-10 골반 측면 (난소, 고환, 골반근육, 골반관절 반사점)**
횡경막	엄지손가락을 횡경막 반사점에 위치시킨다. 발가락을 엄지발가락 보다 위로 오게끔 스트레칭 한다. 발가락을 굽힘해서 압을 가한다. 횡경막 기준선을 내측에서 측면으로 활성화하고, 측면에서 내측으로 다시 활성화한다. 이를 통해, 호흡이 활성화되고 혈액 및 신경 순환이 향상되며 생체전위 에너지가 증진된다. 반사점: 횡경막 (■ 그림 7.11, 7.12, 7.13)

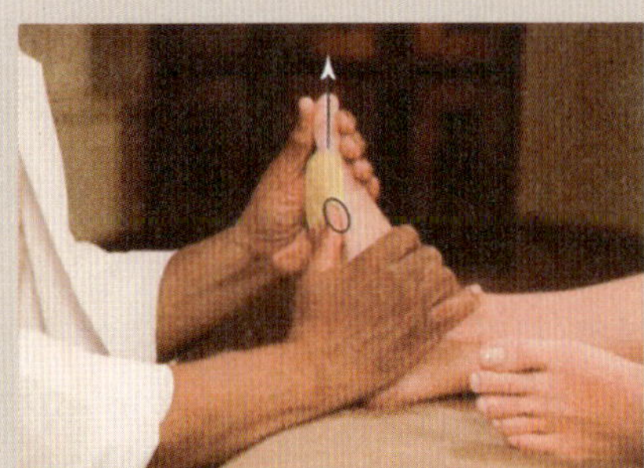

그림 7-11
횡경막 긴장완화 테크닉: 엄지손가락 위치시키기

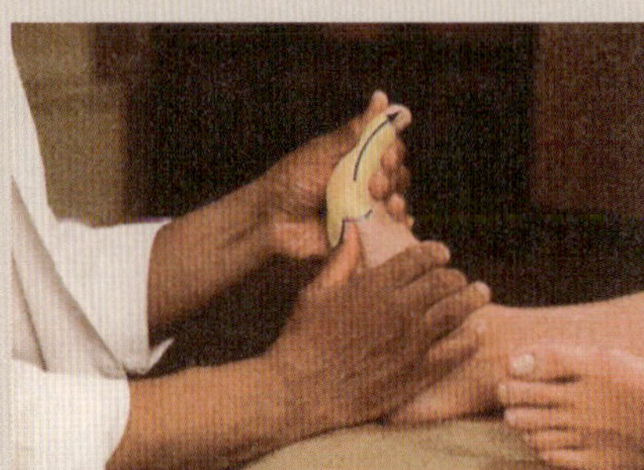

그림 7-12
횡경막 긴장완화 테크닉: 발가락 늘리기

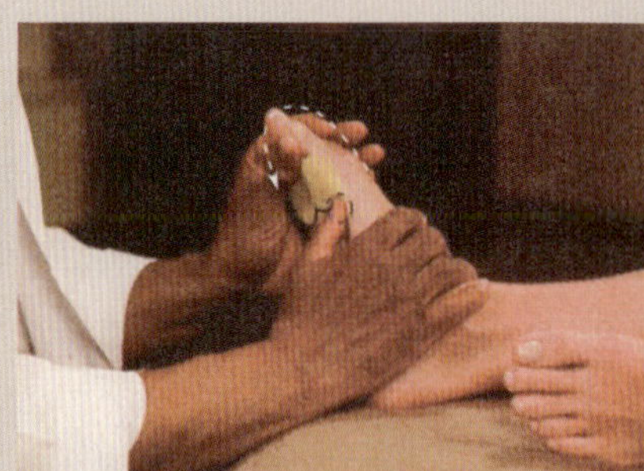

그림 7-13
횡경막 긴장완화 테크닉: 발가락을 엄지발가락 위로 굽힘하기

표 7.3 긴장완화를 위한 반사요법 프로토콜(계속)

반사점	테크닉/효과/참고사항
발가락 회전	각각의 발가락을 엄지발가락에서부터 새끼발가락까지 회전시킨다. 발가락을 회전시켜서 목 근육의 긴장을 완화할 수 있다. 각 발가락의 끝부분에는 뇌 반사점이 위치하고 있다. 반사점: 머리, 목 (■ 그림 7.14) 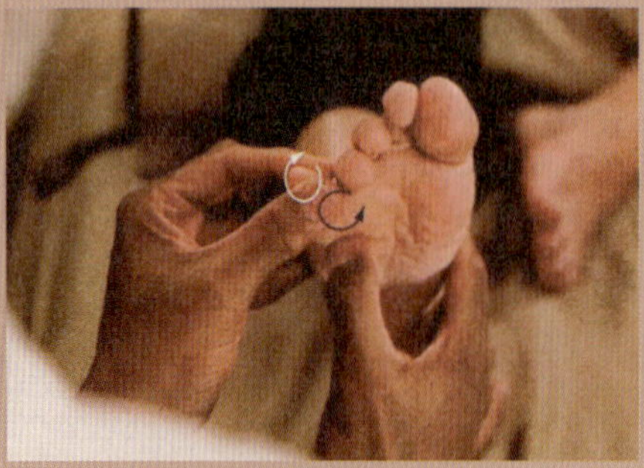 그림 7-4 발가락 회전

느린 페이스를 유지하면서 휴식효과를 높일 수 있는 테크닉을 적용한다.

6. 통증을 느끼는 부위 아래에는 부드럽게 반사요법을 적용하도록 한다. 이 부위에는 7초 이하로 지압을 적용해서 혈액순환(조직에 산소 공급)이 지나치게 활성화되거나 저해되지 않도록 한다. 이 때, 해당 부위를 벗어나서 발의 다른 부위에 반사요법을 적용하고 후에 다시 이 부위에 반사요법을 적용한다.
7. 가능하다면 상부 흉부와 머리와 목의 반사점을 지탱하고 지지할 수 있도록 한다.
8. 발을 똑바른 상태나 수직의 상태로 유지하여서, 치료사가 반사점을 확인하시기 쉽고 고객이 편안함을 유지할 수 있도록 한다.
9. 부적절한 신체역학은 스트레스를 야기할 수 있기 때문에, 신체역학에 주의를 기울인다.

세션 마무리(Conclude the Session)

고객과 반사요법 치료사가 세션을 종료할 때, 마무리 작업을 진행해야 한다. 세션이 종료된다는 것은 명백한 사실이다. 대부분 이러한 과정은 별도의 말 없이 진행된다. 표 7.4는 세션을 마무리하는 방법을 제시하고 있다.

세션의 차트 기록(Chart the Session)

고객 정보 및 파일은 기밀사항으로 전문가가 엄밀하게 관리해야 한다. 고객 파일은 고객정보약식, 고객과 반사요법 치료사 간의 동의서, 소소한 동의서, 보험 및 기타 건강 관련 양식, 의료전문가가 작성한 기록, 세션에 대한 차트 등을 포함하고 있다. (부록 C: 차트와 "깊이 생각해 보기: 약과 반사요법" 참고)

차트 작성은 반사요법 치료가와 고객 간의 테라피에 대한 전문적인 내용을 기록하는 방법이다. 법적 조항이나 근무조항으로 차트 작성이 제시되지 않았을 경우를 제외하고는 차트 작성은 선택사항이다. 전문 반사요법 치료사는 문서정보를 보관한다.

차트는 일반적으로 세션의 일자, 반사요법 치료사의 성명, 세션 시간, 참고사항, 세션 효과를 명기하고 있다. 고객의 대표적인 건강이나 삶에 대한 변화, 셀프케어에 대한 권장사항, 사용한 제품, 사후관리 전화에 대한 내용도 포함하고 있을 수 있다. 일부 소프트웨어 패키지와 같은 정보 기록 및 보관 시스템에서는 고객 정보에 재정 및 지불 정보를 표기하고 있기도 하다.

차트 작성은 일정 시간 내에 진행 완료해야 하며, 일반적으로 세션 종료 후 24시간 이내에 하는 것이 이상적이다. 시간이 지나면서 세부적인 내용을 기억하기 힘들기 때문에, 추후에 재정적 또는 법적 이슈가 발생했을 때, 정확한 차트 정보가 필요할 수 있다.

표 7.4 세션 진행

행동	세부 설명
발을 닦은 후, 보습 로션, 크림, 오일, 또는 연고 도포	허브와 에센셜 오일이 함유된 천연 유기농 제품은 치유효과를 향상시킨다. 미네랄 오일이 함유된 제품은 절대 사용하지 않도록 한다. 화학약품으로 된 풋 스프레이나 크림은 모공을 막고 땀 배출을 방해할 수 있기 때문에 사용하지 않도록 한다.
진동기 적용	이를 통해 혈액 및 신경 순환이 활성화되고 고객이 휴식상태에서 깨어나게 된다.
물 한잔 준비	고객에게 물 한 잔을 가져다 준다. (또는 테이블 위나 체크아웃 카운터 등에 비치되어 있으므로, 고객이 직접 음용하도록 안내한다.)
신호주기	종, 차임벨, 징과 같은 도구로 은은한 소리를 낸다.
고객 부축	나이가 많은 고객이나 부상을 당한 고객이 자리에서 일어날 때나 양말과 신발을 신을 때 등, 필요에 따라 도움을 주거나 부축하도록 한다.
셀프케어 방법 안내	셀프케어 방법을 안내하고 실천할 것을 제안한다. (이는 권장사항이 아닌 제안사항이다. 권장사항이나 더 강력한 권고사항은 처방하는 경우에 사용한다.) 이 때 다음과 같은 내용을 제안할 수 있다: • 충분한 양의 물 섭취 • 운동할 때 맨발로 해서 자연적인 치유 에너지를 발산시키기 • 반사요법 신발이나 롤러와 같이 발을 운동시키기 위한 도구 사용하기 • 양발의 발바닥과 발 측면을 매일같이 10분가량 둥글게 말기 브로셔, 유인물, 안내문 등을 제공해도 좋다.
세션비용 지불 및 다음 세션 예약	세션에 대한 비용을 고객이 지불 완료한 후, 다음 세션을 진행하기 위하여 고객이 편리한 시간이 언제인지 문의한다. 만약 고객이 다음 세션 진행을 거부할 경우, 고객에게 (수일, 일주일 내에) 연락을 해도 좋은지 문의한다. 이에 대한 내용을 기입하고 사후관리를 진행한다. 참고사항: 일부 전문가들은 세션 전에 비용을 받아서 고객이 깊은 휴식 상태를 유지할 수 있도록 하기도 한다. 세션 후에 결제를 진행해서 추가 서비스나 추가 시간에 대한 비용 납부를 진행하고, 고객이 팁을 두 번 지불하는 것을 방지하기도 한다.
사후관리	처음 방문한 고객에게 감사편지나 엽서를 보낸다. 추천인을 알 경우, 해당 대상에게 추천에 대한 감사편지나 엽서를 보낼 수도 있다.
차트 기록	세션에 대한 차트 기입
기록 업데이트	모든 전자 정보, 금전정보 및 고객에 대한 정보를 업데이트 한다.

차트 작성 양식(Charting Formats)

차트 작성 시, 세부 정보의 수준은 관리의 범위, 의도, 지역, 법적 및 윤리적 고려사항에 영향을 받는다.

반사요법은 데이스파, 살롱, 건강관리 센터, 재활센터, 병원, 개인 클리닉과 고객의 집, 특수한 이벤트나 기타 장소에서 진행된다. 데이스파와 살롱에서 진행되는 반사요법은 휴식이 주된 목적으로 치료 목적의 반사요법보다 문서작업을 덜 필요로 한다. 치료 목적의 반사요법에 대한 수요가 늘어나면서 교육기회, 전문적인 기술, 문서기록 방법에 대한 필요성도 늘어나고 있다.

문서기록에는 **SOAP 노트(SOAP note)**와 **CARE 노트(CARE note)**라는 두가지 방법이 있다. SOAP 노트를 적용한 문서기록 방법은 주관적인 데이터(Subjective data), 객관적인 데이터(Objective data), 분석(Analysis), 계획(Plan)으로 구성된다. CARE 노트 방식은 고객의 상태(Condition of client), 취한 행동(Action taken), 고객의 반응(Response of client), 그리고 평가(Evaluation)으로 구성된다. 이 두가지 방법 모두 반사요법, 마사지, 기타 보완 트리트먼트가 건강관리 시스템의 일환이 되면서 문서기록의 필요성에 따라 고안된 것이다.

깊이 생각해보기(Think it Over)

의약품과 반사요법(Medication and Reflexology)

고객의 투약 사항 및 자연치유법 진행 사항에 대하여 고객 정보양식에 기록해두는 것이 매우 중요하다. 일반적으로 진통제, 항생제, 근육이완제, 항우울제, 거담제, 소염제 등 처방의약품과 일반의약품, 자연 치료법은 신체 기능이나 대사과정을 활성화하거나 비활성화시키기 위한 수단이다. 천연치료법으로는 약초, 동종요법 치료법, 영양요법 등이 해당된다. 이 모든 방법 및 제품은 고객을 대상으로 진행 중인 연부조직이나 운동요법에 영향을 미칠 수 있다.

여러 연구에서는 일부 사람들의 경우, 반사요법이 두통을 완화하거나 낫게하고, (정신과 상담과 함께 진행할 때) 우울증 증세를 완화한다고 보고하고 있다. 여러 사례 연구 및 입증자료에서는 일부 당뇨병 환자가 정기적으로 반사요법 세션을 진행하였을 경우, 담당의사들과 신중히 병세 진행 상태를 관찰하였을 때, 이들의 병세가 완화되면서 인슐린 분비가 감소하였다고 발표했다. 반사요법은 마사지의 사촌 격으로 신체 과정에 영향을 주는 것이다.

반사요법 치료사를 포함한 바디워크 치료사는 고객의 투약여부 및 자연치유법 진행여부 따라, 연부조직 및 운동 테라피에 부작용을 고려해야 한다. 이에 대한 시나리오는 다음과 같다:

- 자동차 사고로 인한 근경련을 완화하기 위하여 근육이완제를 투약하고 있는 한 고객을 대상으로, 반사요법 치료사는 압의 세기와 세션의 시간, 고객의 발목과 발가락에 적용하는 스트레칭의 강도를 고려하여 세션을 진행했다. 이러한 이유는 무엇인가? 고객의 투약사항이 신체가 지나치게 스트레칭 되는 것으로부터 보호하기 위하여 고안된 일반적인 세션 진행을 저해하기 때문이다.
- 골반 부위에 중증의 통증으로 인하여, 진통제를 투약 중인 고객이 있다. 이 진통제는 통증에 대한 정상적인 반응(통증 감지 저하)을 방해하기 때문에, 세션 중 고객의 피드백이 부정확할 수 있다. 반사요법 치료사는 일부 테크닉에 대하여 강도 단계와 시간을 조절해야 한다.
- 항생제를 복용하는 고객은 신체가 감염을 이겨내고 반사요법 세션을 통해 수면 및 휴식 상태를 향상시킬 수 있다. 반사요법 치료사는 부드럽게 압을 가하면서 신체에 추가적인 스트레스를 주지 않고 치유과정을 향상시킬 수 있다.

프리츠(Fritz), 파홀스키(Paholsky), 그로슨바흐(Grosenbach)의 저서(1999, p.380)에 따르면, "연부조직과 운동 테라피가 (반사요법과 마찬가지로) 이러한 약물의 활성화를 도우면서, 투약효과를 향상시킬 수 있다. 일부의 경우, 투약량을 줄이거나 연부조직 및 운동 테라피로 투약을 대체할 수 있다. 모든 약물이 부작용이 있기 때문에, 단기간 동안 투약량을 줄이는 것이 효과적이다."라고 했다.

자격허가를 받은 의료진만이 투약 내용이나 투약량을 변경할 수 있다. 의료진의 말을 준수하거나 바디워크를 처방받는 것이 고객에게 중요한 것일까? 반사요법 관리사가 고객이 복용하고 있는 약물, 보조제, 약초를 알아야 할까? 그렇다면 왜 그렇고, 그렇지 않다면 왜 그렇지 않은가? 만약 반사요법 치료사가 자격인증을 받은 약초치료사나 영양사라면, 고객이 약초나 보조제를 복용하기 전에 그들의 담당의사와 확인하는 것이 중요할까? 그렇다면 왜 그렇고, 그렇지 않다면 왜 그렇지 않은가?

출처: Fritz, Sandy, Kathleen Masion Paholsky, and M. James Grosenbach(1999). Mosby's Basic Science for Soft Tissue and Movement Therapies. St. Louis: Mosby, Inc.,pp. 379-80).

차트 작성 및 세션 관리에 대한 정보는 쉐리 소넨-모(Cherie M. Sohnen-Moe)가 저술한 *Business Mastery*와 American Massage Therapy Association (AMTA)의 *The Business of Massage*에서 확인할 수 있다. SOAP 노트와 CARE 노트 형식에 대한 간략한 소개는 다음과 같다:

SOAP 노트(Soap Notes)

SOAP 노트 형식은 물리치료 및 의료관리 영역에서 치료목표를 달성하기 위한 문서절차를 목적으로 고안된 것이다. 이 문서는 문제중심의무기록 작성방법(Problem Oriented Medical Record; POMR)의 단계 및 과정을 문서화 한 것이다. 오늘날, SOAP 노트는 병원, 트리트먼트 센터, 기타 의료기관의 의료종사자 및 바디워크 치료사가 활용하고 있다. SOAP 노트는 다음과

같이 구성되어 있다:

- **주관적인 데이터**(Subjective data) – 상태에 대한 고객의 진술. 이 내용은 고객의 관점에서의 사실이다. 어떤 일이 발생했으며 어떤 일이 발생해왔는가? 평상시 보통의 상태는 어떠하였으며, 최적의 상태보다 좋지 않은 것은 무엇인가? 무엇으로 인하여 현재 상태가 발생하였는가? 무엇이 현재 상태를 완화하였는가? 상태를 향상시키기 위한 바람이나 동기가 있는가?
- **객관적인 데이터**(Objective data) – 시각적인 면에서의 발에 대한 관찰사항. 발을 체계적인 방법으로 자극하여서 반사점의 상태와 발의 상태, 심계항진, 걸음걸이 패턴, 근육 균형, 운동범위 및 기타 정보(훈련과정 및 자격증에 따라 수집할 수 있는 데이터)를 확인한다. 에너지 치료사는 에너지 또는 기(氣)의 과다 또는 결핍 패턴을 기록해두는 것도 좋다. 고객의 건강검진 사항, 고객 정보양식, 다른 의료전문가가 작성한 문서 또는 검사결과 등도 포함된다. 이에 대한 고객의 말은 인용부호로 표시한다.
- **분석**(Analysis) – 반사요법 세션을 체계적인 방법으로 지속적이고 균일한 압으로 진행하였을 때의 상태. 불균형한 부위와 민감도의 정도를 기록해둔다. 세션을 진행하며 경직된 근육 및 연부조직으로 인한 민감도를 확인할 수 있다.
- **계획**(Plan) – 고객과 반사요법 치료사가 함께 계획하는 추후 진행사항. 셀프케어와 관련되거나 연기하는 것에 대한 결과를 고려한다. 제안행동이나 유도행동에 대한 고객의 반응을 명기해두며, 추후 진행사항이나 후속조치에 대한 동의를 기록해둔다. 세션목표는 반드시 수치적인 면(수량측정 할 수 있는 단계)과 질적인 면(목표 성취에 대한 중요한 단계를 평가해두어야 한다.

CARE 노트(Care Notes)

SOAP 노트 형식은 반사요법 치료사를 포함한 많은 바디워크 치료사의 필요를 충족시키고 있지 않다. CARE 노트는 서술적인 기록보관의 강점을 가지고 있어서, 데이스파, 살롱을 비롯한 기타 장소에서 SOAP 노트 형식을 대체하여 사용되고 있다.

- **고객의 상태**(Condition of client) – 고객의 상태 및 의료정보에 대한 세부정보. 신체 및 발을 비롯한 신체상태(불편함을 느끼는 부위, 질병 등), 감정적인 상태, 세션의 이유, 고객이 세션을 통해 얻고자 하는 목표 등에 대한 의견을 담고 있다.
- **취한 행동**(Action taken) – 트리트먼트, 트리트먼트 시간, 세션 시 적용한 테크닉이나 프로토콜에 대한 요약내용
- **고객의 반응**(Response of client) – 세션 중 발과 반사점에서 보여진 관찰할 수 있는 변화에 대한 기록. 이는 휴식 상태와 통증 수준을 수치척도로 표현하여 기록할 수도 있다.
- **평가**(Evaluation) – 셀프케어 및 후속조치 및 추후 진행사항에 대한 전반적인 의견 및 제안사항.

차트작성 팁(Charting Tips)

전문적인 차트작성 팁은 다음과 같다:

- 세션 노트에서의 관찰내용, 의견, 고객의 반응을 포함한다. (분석)
- 고객의 언어로 이전에 진행한 세션의 결과에 대한 의견을 기록한다: 세션 전 후로 발이 어떤 느낌(민감도, 경직도 등)인가? 이는 트리트먼트 범위에 대한 오역 및 위반이 발생하는 것을 예방한다.
- 셀프케어에 대한 제안사항을 기록한다. 고객이 이를 수용하였다면, 고객의 서명을 날인해둔다.
- 체계에 맞추어 작성한다. 이를 통해 세션 내에서, 그리고 세션으로부터 다음 세션으로의 일관성을 유지할 수 있다.

진단의뢰서(Medical Referrals)

반사요법은 의료치료를 대체하지 않는다. 보완 테라피로서 의학적인 치료를 절대 대체할 수 없다. 질병/질환 진단 및 치료를 위해서는 반드시 의료전문가를 찾아야 한다. 고객과의 세션 진행을 위하여, 참조할 수 있는 의료전문가와 네트워크를 형성하도록 한다.

전문가 네트워크는 지압, 카이로프랙티스(chiropractice), 치과(전체론적 및 이종요법), 운동, 동종요법, 마사지, 의학, 심리학, 영양요법, 직업요법, 접골요법, 발병치료, 태극권, 요가 등의 분야로 구성될 수 있다.

네트워크를 참조해야 할 경우는 다음과 같다:

- 반사요법 세션의 훈련 및 실행 범위를 벗어난 건강상태
- 고객의 상태가 응급상황일 때
- 고객의 상태가 나아지지 않고 악화될 때
- 조직이나 응어리가 변이되었을 때
- 지속적인 또는 만성적인 통증 (국지적인 통증, 아픈 통증, 찌르는 듯한 통증, 무감각한 통증, 깊은 통증, 표면의 통증)
- 지속적인 또는 만성적인 피로
- 감염, 피부 병변
- 부종
- 염증, 열
- 출혈, 멍
- 메스꺼움, 구토, 설사, 출혈
- 기분 저하 (우울, 분노)

세션 주기(Frequency)

반사요법은 질병/질환으로 인한 증상을 즉각적으로 완화시킨다. 긴장성 두통이 사라지고 호흡이 깊어지며 화끈거리는 어깨나 골반이 나아진다. 신체 불균형으로 인한 급성 증상을 수분 내에 가라앉히거나 없애는 것이다. 때때로 신체의 균형을 되찾기 위하여 20분 이상이 소요되기도 한다.

만성 또는 심근성 불균형, 사고 또는 부상, 기타 건강 문제는 라이프스타일(계속되는 스트레스, 부적절한 식이요법 또는 운동, 체내 독소 비축 등이 주요 원인)에 따라 나타나고 지속되는데, 이에 따라 라이프스타일 및 셀프케어 면에서 변화를 필요로 한다. 반사요법은 고객이 신체 균형을 회복하고 유지하는데 도움을 주는 중요한 역할을 할 수 있다.

가장 많이 나오는 질문은 "얼마나 자주 내가 (또는 고객이) 반사요법을 받아야 할까?"이다. 가장 직접적인 답변은 매일같이 테라피를 받아야 한다는 것이다.
그 이유는 신체는 항상 "켜져있는 상태"이기 때문이다. 신체는 죽음에 이르기까지 그 활동을 절대 멈추지 않는다.

사례연구 (Case Study)

세션 주기에 대한 논의(A Question of Frequency)

60대 초반의 한 여성이 반사요법을 받기 위해 방문했다. 그녀는 당뇨, 고혈압, 고콜레스트롤, 걷기 힘들정도로 통증이 심한 중증의 관절염을 앓고 있다. 반사요법 치료사는 반사요법을 통해 신체의 균형을 되찾을 수 있지만, 매일같이 세션을 받아야지만 균형상태로 회복하고 건강을 증진시킬 수 있다고 설명했다.

이 여성은 반사요법을 투약과 의료전문가의 진료를 병행하고자 했다. 그녀는 간단한 셀프케어 프로그램을 수행하기 보다는 자격을 갖춘 영양요법 전문가의 상담을 받거나, 정규 세션을 아무때나 진행하고자 했다. 그녀는 자신의 건강에 스스로 책임을 지기 보다는 이러한 책임을 반사요법 치료사에게 이임하여 "세션을 통해 그녀의 건강을 향상"시키기를 원했다. 반사요법 치료사는 그녀를 다른 의료전문가에게 보냈고 그녀는 반사요법 치료사를 다시 방문하지 않았다.

70대의 또 다른 고객 2명의 경우, 이들은 의료전문가가 검진이 필요한 질병(신장, 간, 비장, 관절 등의 질병/질환)을 가지고 있었는데, 이들의 의료진은 해당 고객들이 매주 반사요법 치료를 받는다는 것을 알고 있었다. 각각의 고객은 중간 수준의 일정한 셀프케어 프로그램을 수행했고, 매주 반사요법 세션(한 고객의 경우 1.5시간의 반사요법 세션을, 다른 고객의 경우 1시간의 반사요법 세션과 마사지 세션 진행)을 3년 이상 진행해왔다. 그 결과, 이 두 고객 모두 안정적인 건강상태를 회복하게 되었고, 혈액 순환이 향상되기도 했다. 이들 고객은 결과에 매우 만족해했다.

이 두 시나리오 상에서 살펴 본 세션 상에서의 차이점은 무엇인가? 60대의 여성의 경우, 어떤 말을 하는 것이 좋았을까? 반사요법 치료사는 70대의 두 고객을 치유하는데 기여했다고 인정받을 수 있을까? 이와 같은 경우와 이와 유사한 상황에 대하여 어떻게 말할 수 있으며, 무엇을 해야 했을까?

신체 균형에 대한 필요성이 바로 여기에 있다. 매일같이 손이나 롤러, 족욕기와 같은 도구를 이용해서 발(손, 귀)을 운동시키는 것은 생명을 보유한 개인의 책임인 것이다. 개인은 기술을 갖춘 숙련된 가족, 친구, 또는 전문 반사요법 치료사로부터 도움을 받을 수도 있다. ("사례연구: 세션 주기에 대한 논의" 참고)

세션의 최종 목표 확인 (Identifying Session Goals)

앞선 단계에 이어서 나와야 할 질문은 "세션을 통해 얻고자 하는 목표가 무엇인가?이다. 이에 대한 연구는 다음과 같이 진행될 수 있다.

첫째, 반사요법은 질병을 진단, 처방, 치료 또는 치유하는 것이 아니다. 반사요법은 보완 테라피로 한 세션을 통해서 질병을 증세를 (거의) 없앤다는 것 자체가 비현실적이다. 체육관을 한번 방문하고, 물리치료를 한번 받고, 양치질을 한번 하고, 보조제나 약을 한번 복용하는 것으로 건강 상의 문제를 완전히 해결할 수 없다.

둘째, 신체 불균형의 상태로 이끌고 이들을 바꿀 수 있는 요소를 파악해야 한다. 여기에는 지속적인 스트레스, 불충분한 휴식 및 회복시간, 독성, 영양불균형, 수분부족, 운동부족, 부상, 좋지않은 건강습관 등이 포함된다.

셋째, 건강은 신체가 균형을 이룬 상태이고, 질병은 신체의 불균형 상태를 말한다. 계획적인 셀프케어 프로그램을 매일 같이 실천해서, 신체, 건강, 마음, 영적인 면에서 균형을 회복하는 것이 필수적이다. 신체의 작용기제가 균형상태로 변화하려는 것을 인정하도록 한다. 수년 동안 가져온 질병이 완전이 치유되는데 시간이 걸리며, 신체가 완전히 치유되고 건강을 회복하는데 어느 정도 시간을 필요로 한다. 기후, 식습관, 운동, 감정상태와 같이 라이프스타일의 변화는 장기적인 치유가 필요할 수 있다.

넷째, 반사요법은 수백만명의 사람들이 균형상태를 통하여 건강을 증진하기 위하여 도움을 받는 병용 테라피로 시간이 흐르면서 그 효과가 나타난다. (특히, 요즘과 같이 산업화된 시대에) 건강한 라이프스타일과 삶을 목표로 하였을 때, 최대의 효과를 낸다.

세션 일정 (Schedules)

목표를 성취하기 위하여 필요한 여러 개의 세션을 명기하는 것은 처방하는 행위로 여겨지며, 반사요법 적용 범위를 벗어난다. 셀프케어를 권장하고, 반사요법 세션으로 인한 성공담을 공유하고, 전문가의 자료를 참고하는 것이 적절하다. 이는 정보를 제공함과 동시에, 고객이 세션에 대한 결정, 실행, 결과에 대한 책임을 갖게 되는 것이다.

일반적으로, 질병의 상태가 오랫동안 지속되었을수록 신체가 균형상태로 돌아오는데 시간이 더 많이 걸린다. 질병 부위가 감각이 떨어지거나, 약간 민감해진다든가 민감해지거나, 또는 급성으로 민감해질 수 있다. 균일하고 지속적인 압으로 반사점을 활성화시켜서 민감도 수준을 확인하도록 한다.

표 7.5 반사요법 세션의 시간

고객	시간*
상대적으로 건강한 사람이며 보통의 발 크기를 가지고 있음	45~60분 가량의 완벽하고 효과적인 세션을 진행하여, 미미한 민감도가 정상상태로 빠르게 회복할 수 있게끔 함
건강한 유아	발 한쪽당 약 10분 가량이 적질함
건강하지 않은 성인으로 신발크기가 13 정도 됨	첫번째 세션일 경우 1시간 이상 진행
고급 수준의 아마추어 운동선수 또는 전문 운동선수	60~75분
건강 상의 문제와 관련하여 개별적으로 치료를 진행 중임 (신장질환 치료, 암 치료, 관절염 치료 등)	건강 상의 문제에 따라 10~60분
발을 과도하게 사용하는 사람 (매일 걷는 사람 등)	45~60분

* 세션 시간은 반사요법만을 위한 세션을 말한다. 위에서 제시된 시간에 7분 가량의 허브 디톡스나 족욕 시간을 추가해야 한다.

깊이 생각해보기(Think it Over)

감정적인 대응 및 플래시백(Emotional Response and Flashback)

기분은 신체의 반응을 감정적으로 표현한 것으로, 감정은 생각의 영향을 받는다. 이는 신체–감정–마음의 연결상태의 핵심이다. 기분은 신체 내에 보관될 수 있으며, 반사요법과 같은 바디워크 중에, 사람은 감정적인 반응이나 감정표출로 나타날 수 있는 경험을 회상할 수 있다. 이는 미소, 웃음, 한숨, 눈물, 오열, 불안, 짜증, 분노 등 모든 범위의 감정상태를 포함한다.

이와 다르지만 관련된 경험이 플래시백(flashback)이다. 플래시백 현상은 고객이 현실이 아닌 이전의 경험을 다시 체험하는 것이다. 일부 고객의 경우, 신체적 접촉이 플래시백을 더 많이 야기하는 경향이 있다. 접촉하거나 적용하기에 가장 안전한 부위는 발을 포함한 무릎 아래 부위, 손을 포함한 팔꿈치 아래 부위이다. 이는 반사요법이 마사지와 같은 다른 형태의 바디워크보다 플래시백을 덜 유도할 수 있다는 의미도 된다. 성적학대나 기타 학대를 경험한 사람을 위하여 특별한 훈련 및 자료를 참고할수도 있다.

반사요법이 고객으로 하여금 무릎이나 발의 부상 또는 사고에 대한 기억을 불러일으키는 것은 드문 일이다. 심지어 자기 자신의 외형에 대한 내제된 문제를 보여주는 발의 형태에 대한 기분의 경우에도 그러하다.

반사요법 치료사가 의식적으로 고객이 감정적인 상태를 통해서 경험이나 정보를 표출하게끔 안전한 환경을 조성하거나 유지하는 것이 중요한 일일까? 이러한 상황을 고객을 보호할 수 있고, 전문적이며 능숙한 방법으로 처리할 수 있는 접근법에는 무엇이 있을까? 명확한 경계선을 어떻게 설정할 수 있을까? 어떤 기관과 자료가 치료효과가 있는 커뮤니케이션에 대한 추가 정보나 교육을 제공하고 있으며, 이에 따라 반사요법 전문가들이 특정 상황에서 더 잘 대응할 수 있을 것인 것?

순환 및 생체전위 에너지(기, 氣)가 향상되고 해당 부위에 생명력이 불어넣어지면서, 감각이 정상화된다. 고객은 종종 해당 부위가 "무감각"하고 "다시 살아나는 느낌"이 든다고 이야기한다. 일부 사람들은 발이나 발에서 멀어도 반사점에 상응하는 신체부위에서 얼얼한 느낌, 감전된 듯한 느낌, 또는 에너지가 솟아오르는 느낌이 든다고 이야기하기도 한다.

건강 상의 이유로 반사요법을 찾는 많은 사람들은 첫째주에는 3번, 둘째주에는 2번, 그 후 일주일에 한번씩 세션을 진행한다. 이를 통해 반사요법을 받는 대상의 발과 건강 상의 변화를 느끼고, 그 후 프로그램을 계속할 지를 결정하게 된다.

세션 설계(Session Design)

목표(Objective)

세션이 목표를 달성하기 위하여 구성되는 방법을 세션 설계라 한다. 고객이 반사요법을 찾는 이유로, 반사요법 치료사의 전문적인 경험과 접목하여서 세션의 목표를 설정하게 된다.

접근법(Approach)

세정 단계, 족욕 및 기타 반사요법 단계로 시작한다.

체계적인 방법으로 양발의 표면을 꼼꼼히 진단한다. 여기서 **'진단'**의 의미는 반사점을 파악하고, 반사점의 불균형 상태, 경도, 또는 민감도를 확인 및 문서화 해두는 것이다. 주요 관찰사항은 다음과 같다:

- (이 장에서 제시된) 전반적인 반사요법 세션
- 종적 방향의 존
- 신체 조직 (중추신경계와 관련된 척수 반사점, 그 후 소화기관 반사점을 확인하고 호흡기 반사점 등 관찰)
- 신체 부위 (척수 반사점, 그 후 목 및 머리, 팔과 어깨 등을 관찰)
- 건강문제와 관련한 프로토콜 추가 (부록 E: 증상별 테라피 참고자료 참고)

다양한 테크닉을 사용하여 반사점의 민감도를 낮추거나 완화시킨다. 여기서의 목적은 민감도가 낮아지고 진정될 때까지 균일하고 지속적인 압을 일관되게 가하는 것이다. 민감한 부위가 확인되면, 해당 부위의 압을 줄이고, 필요에 따라 다양한 방향으로 압을 가하면서 이 부위를 벗어난 뒤, 일정 시간이 지난 후, 다시 이 지점으로 반복해서 돌아와서 자극한다. 긴장완화 테크닉(relaxation technique)을 중간중간 적용하여, 반사점 조직을 진정시키고 다시 활성화시킨다. 반사점을 꾹 누르지 않도록 하며, 통증을 줄 수 있는 깊은 압을 적용한다. 일관성 있고, 반복적이며, 균일한 압이 고객이 받아들이기 쉬우며, 더 효과적이다.

시간(Duration)

발의 크기, 건강상태, 일상적인 활동, 고객의 의지가 세션의 주기와 길이에 영향을 미친다. 이에 대한 시나리오를 ■표 7.5에서 다루고 있다.

청취기술(Listening Skills)

고객이 반사요법을 찾는 동기는 고객과 반사요법 치료사 간의 관계만큼 개인적인 사항이다. 고객이 한 명의 의사, 치과의사, 미용사, 또는 반사요법 치료사를 반복해서 찾게끔 하는 것은 무엇일까? 일부 사람들에게는 단순히 셀프케어 문제를 완수하기 위해서일 것이다.

어떤 이들은 신뢰를 기반으로 한 전문적인 관계를 중시하기 때문일 수도 있다. 바디워크를 건강상의 문제에 대하여 대체 테라피 및 보완 테라피로 적용하기 위하여 찾는 이들도 있다. 이들의 이유가 무엇이든 이들 모두 라이프 익스프레션 모델(Life Expression Model; 표 6.2)에서 설명할 수 있는 사람들이다.

(세션 내내 말을 하거나, 세션 중간중간에 말을 하는 등) 세션 중에 말을 하는 사람들도 있고, 이와 같은 방식으로 정보를 처리하는 사람들도 있다. 조용하게 세션을 진행하거나 깊은 휴식을 취하는 것을 선호하는 이들도 있다. 전문 반사요법 치료사는 세심하게 주의를 기울여서 고객을 요구를 존중하여야 한다. (“깊이 생각해보기: 감정적인 대응 및 플래시백” 참고)

고객은 반사요법 세션 중에 휴식을 취하면서 수면을 취하는 경우도 있다. 이와 같은 깊은 상태의 휴식은 신체의 긴장이 완화된 상태로 고객이 테이블이나 의자와 매우 밀착하고 있으며, 움직임이 거의 없거나 말이 없고 정보를 거의 처리하지 못하는 상태 등으로 확인할 수 있다. 깊은 휴식의 상태는 사람들에 따라 수용하는 정도가 다르다. 반사요법 치료사는 고객이 이와 같은 깊은 휴식 상태일 때, 그 상태를 알아차리고 말을 거의 하지 않도록 해야 한다.

세션 전에, 고객이 원하는 바에 따라 고객이 말을 하거나 침묵을 유지하게끔 한다. “반사요법 치료사와 친근하게 말을 하는 것”이 세션 중 필수적인 부분은 아니다.

요약(Summary)

- 적절한 도구가 비치된 전문적으로 설계된 룸은 긴장완화, 치유 및 전문적인 환경을 조성한다.
- 세션을 설계하고 진행하기 위한 단계는 고객 응대, 발 세정, 세션 진행, 세션 마무리, 세션의 차트 기록이다.
- 차트기록 시 세부 사항 기록 수준은 테라피 및 트리트먼트의 범위, 의도, 실행 지역, 법적 및 윤리적 고려사항에 의해 영향을 받는다.
- SOAP 노트 방식(주관적인 데이터(Subjective data), 객관적인 데이터(Objective data), 분석(Analysis), 계획(Plan))와 CARE 노트 방식(고객의 상태(Condition of client), 취한 행동(Action taken), 고객의 반응(Response of client), 평가(Evaluation))은 세션을 문서기록하기 위한 형식을 말한다.
- “의심이 들 때에는, 주변의 의견 및 정보를 참조하라.”
- 신체는 매일 같이 균형을 유지하기 위한 활동 및 작업을 필요로 한다.
- 여러 개의 세션이나 일정을 세트로 하여 처방하는 것은 반사요법 적용 범위를 벗어난 것이다. 일일 셀프케어를 권장하고, 다른 이들의 성공담을 공유하고, 전문적인 서적을 참조하는 정도가 적절하다.
- 청취기술은 전문 반사요법 치료사의 필수 항목이다.

배운 내용 점검하기 (How much did you learn?)

해당 내용 연결하기

왼쪽 열에 위치한 용어에 대한 올바른 설명을 연결하라.

_____ 1. SOAP
_____ 2. 센터
_____ 3. 차트
_____ 4. 고객
_____ 5. 환자
_____ 6. CARE
_____ 7. 룸 셋업
_____ 8. 세션 설계

a. 의사의 관리를 받는 사람
b. 고객의 상태, 취한 행동, 고객의 반응, 평가
c. 주관적인 데이터, 객관적인 데이터, 분석, 계획
d. 감각을 차단하고 특정 부위에 집중하는 것
e. 세션을 문서화하는 수단
f. 바디워크를 받는 사람
g. 목적을 중심으로한 룸 설계로, 기능적인 면과 심미적인 면을 모두 갖춤
h. 특정 목표를 성취하기 위하여 고안된 테크닉의 체계적이고 반복되는 패턴

_____ 1. 주관적인 데이터
_____ 2. 객관적인 데이터
_____ 3. 분석
_____ 4. 계획

a. 시각적인 관찰, 심계항진, 걸음걸이 패턴, 근육 균형, 운동범위 및 기타 측정할 수 있는 데이터에 대한 관찰사항
b. 고객과 반사요법 치료사가 함께 계획하는 추후 진행 사항. 세션목표는 반드시 수치적인 면(수량측정할 수 있는 단계)과 질적인 면(목표 성취에 대한 중요한 단계를 평가해두어야 함.
c. 상태에 대한 고객의 진술
d. 반사요법 세션을 체계적인 방법으로 지속적이고 균일한 압으로 진행하였을 때의 상태

_____ 1. 고객의 상태
_____ 2. 취한 행동
_____ 3. 고객의 반응
_____ 4. 평가

a. 트리트먼트, 트리트먼트 시간, 세션 시 적용한 테크닉이나 프로토콜에 대한 요약내용
b. 관찰할 수 있는 변화에 대한 기록
c. 전반적인 의견, 후속조치, 추후 진행사항
d. 고객의 의료 정보에 대한 세부정보; 의견 및 세션의 이유 포함

객관식 문항

1. 반사요법을 진행할 때에는 고객과 반사요법 치료사의 손만이 필요하다. 이 문장은
   a. 참이다.
   b. 거짓이다.

2. 고객에게 신발과 양말을 벗고 반사요법 ___에 눕도록 하는 것이 적합하다.
   a. 테이블
   b. 베드
   c. 카운터
   d. 방석 겸 요

3. 차트기록은 전문적인 상호작용을 기록해두는 방법이다. 이는 ___적으로 의무가 부과되지 않았을 경우를 제외하고는 선택사항이다.
   a. 법
   b. 선호도
   c. 조건
   d. 기술

4. 다음 중 전문 반사요법 세션의 특징은 무엇인가?
   a. 체계적이고, 균일하며 부드럽고 반복적인 패턴으로 진행
   b. 비디오에서의 순서를 그대로 따라하여 진행
   c. 차트에서 반사점 선택
   d. 좋아보이는 책에서 순서 선택

5. 반사요법 세션을 진행할 때 해당되지 않는 단계는 다음 중 무엇인가?
   a. 고객 응대
   b. 발 세정
   c. 세션 진행
   d. 세션 마무리
   e. 세션 차트
   f. 신체 균형을 맞추는데 필요한 세션 횟수 제시

제 8 장 반사요법 실습과 비즈니스
(Reflexology Practice and Business

이 장의 개요 (Chapter Highlights)

학습목표
주요 용어
개요
사업 구조
사업 윤리
최상의 반사요법 실행기준
자격증 및 인증 취득
요약
배운 내용 점검하기

학습 목적 (Learning Objectives)

1. 이 장의 주요 용어와 그 의미를 이해한다.
2. 사업계획 또는 전문인력 양성계획에 대한 전략을 개발한다.
3. 반사요법 치료사의 윤리적 문제를 논의하고 확인한다.
4. 최고의 반사요법 실행기준을 연구하고 최상의 실행 기준(Best Practice Standards) 표를 완성한다.
5. 반사요법과 연관 테라피에 대한 자격증 및 인증 자격을 이해한다.

주요 용어 (Key Terms)

기밀유지 96
부기 94
사업 94
사업계획 94
실행범위 97
윤리 96
이력서 94
전문가적 경계 96
전문인력 양성계획 94
최상의 반사요법 실행 기준 (Best Practice Standards) 97
회계 94

개요 (Overview)

산업 또는 거래의 관례를 **사업**이라 한다. 사업구조는 수입을 받고, 재정적 부채(임대료, 간접비용, 월급, 세금 등), 고객 장부기록, 사업 성장을 위한 수단을 제공하는데 필요하다. 서비스 비즈니스를 운영하는데 세세하게 알아두어야 할 사항을 알려주는 훌륭한 자료들을 쉽게 구할 수 있다. 이 장의 목적은 반사요법과 관련된 사업 구조, 윤리, 시행에 대한 주요 개념을 제시하는 것이다.

사업 구조 (Business Structure)

작업수행을 계획하고 계획을 수행하는 것은 성공적인 커리어에 필수적인 사항이다. 목표는 "Prior Planning Prmotes Professional Performance. (사전 계획이 전문적인 성과를 향상시킨다.)"라는 5P 전략으로 더 쉽게 성취할 수 있다. 위의 각각의 단어는 정규직이든 비정규직이든, 초급자이든 숙련자이든, 자영업자이든 고용자이든 프리랜서이든, 모든 근무 환경에서 반사요법 치료사들에게 커리어 향상을 위한 자율권을 준다.

사업계획을 개발하는데 참고할 수 있는 다양한 자료가 있다. 사업계획 또는 사업계획서는 사업을 어떻게 시작하고 운영하며 발전시켜 나갈 것인지에 대한 서면 문서를 말한다. 전문기업이든, 유통업이든, 또는 의료기관이든, 모든 사업기관은 사업계획을 필요로 한다. 소규모 사업자 협회, 인근 대학, 마사지 및 반사요법 학교, 자가학습 소프트웨어 및 온라인 프로그램, 책과 테이프, 컨설턴트 및 기타 여러 기관 및 자료를 통해, 새로운 사업을 설계하고 확장시킬 수 있는 기본적이고 특별한 정보를 획득할 수 있다.

사업계획과 전문인력 양성 계획 (Business and Professional Development Plan)

성공적인 커리어를 위해서는 계획이 필수적이다. 사업계획은 사업을 위한 도구로, 기업의 목표나 미션을 세우고, 초기비용 및 재무구조 설립, 목표시장 선정, 사업구조 확정, 경영 및 성장 계획을 확고히 하는 것이다. 또한 사업의 설립 및 성장에 대한 세부적인 단계와 타임라인을 제시하고 있기도 한다. ("깊이 생각해보기: 방향이 있는 계획 덕분인가, 아니면 운이 좋았던 것인가?" 참고)

전문인력 양성 계획은 특정 목표를 달성하기 위하여 커리어를 어떻게 쌓아나갈 것인가를 보여주는 개인적인 도구이다. 사업계획의 요소를 포함할 수도 있다. 예를 들어, 교육은 자금지원 및 자금회수가 필요하며, 이는 커리어에 입문하기 위한 초기비용이라고 생각할 수 있다.

사업계획과 전문인력 양성 계획에는 한 개인의 인적 및 전문 커리어 정보를 모은 **이력서**가 포함하고 있다.

부기 및 회계 (Bookkeeping and Accounting)

모든 사업은 그 크기와 무관하게, 지방 정부와 중앙 정부의 요구사항을 준수하기 위하여 사업계좌 및 거래 내용을 기록하기 위한 방식을 반드시 보유하고 있어야 한다. **부기**는 기록을 보관하는 방식으로, 사업계좌 및 거래내역에 대한 기록이다. **회계**는 부기기록을 기반으로 재무표를 준비하고 지방정부 및 중앙 정부의 사업 및

깊이 생각해보기 (Think it Over)

방향이 있는 계획 덕분인가, 아니면 운이 좋았던 것인가? (Directed Work or Just Lucky?)

대양을 항해하는 인생의 배는 바람과 파도의 의지에 따라 표류한다. 방향타를 추가하는 것은 방향을 선택할 수 있는 기회를 준다. 돛은 바람을 탈 수 있는 기능을 부여하고, 엔진은 목표를 성취하기 위하여 스스로 방향을 결정하는 에너지를 제공한다. 인생의 목표를 성취하는 능력은 인생에 마주하는 여러 상황에 따른다. "적절한 시간에 적절한 장소"에 있는 것이 행운이 따른 것일 수도 있다. 또는 한 개인이 발생한 기회를 알아차리고 포착하는 위치를 작전적으로 행동하는데 많은 노력이 필요한 것일까?

세금규정을 준수하는 전문작업을 말한다.

회사 및 기관은 수입을 받고, 청수비용, 채무, 세금, 고용비용을 납부하는 것에 대한 책임이 있다. 회사는 이러한 업무를 고용자들을 위하여 수행해야 하며, 자영업자에도 역시 사업을 수행하면서 이와 같은 업무에 대한 책임을 가지고 있다. 반사요법 치료사들은 부기 및 회계를 수행하는데 훈련을 받거나, 이에 대한 기술을 취득하고 시간을 투자하며, 이에 대한 관심을 가질 수 있으며, 또는 전문가를 고용하여 이에 대한 업무를 전체 또는 일부 수행하도록 할 수도 있다.

보험(Insurance)

직장책임보험으로 반사요법 치료사들은 반사요법 세션으로 인한 부상 또는 의료과실로 인한 소송에 대비할 수 있다. 비록 반사요법(과 바디워크)에 대한 법적소송이 드물지만, 보험에 가입하는 것을 권장한다. 반사요법 치료사들이 고객이 거주하고 있는 지역으로 방문을 하거나 고객이 반사요법 치료사가 세션을 진행하는 장소로 방문을 하는 경우도 고려해야 하기 때문이다. 많은 사업장에서는 현장을 방문하는 치료사들을 위해 직업 보험을 필요로 한다. 1시간 특별 이벤트에 대하여 가입하거나, 매주마다 진행되는 세션에 맞추어 가입할 수 있다.

전문가 단체 회원 가입비용에는 여러 가지 혜택이 포함되어 있으며, 때때로 보험도 포함하고 있다. 이는 마사지 테라피와 기타 의료 전문가의 경우로, 관련 협회가 협회 회원을 다른 기관이나 반사요법에 대한 책임보험을 제공하는 민간업체에 에 위탁할 수 있는지 확인하도록 한다.

비용 공개(Disclosure of Fees)

세션 전에 스케줄에 따른 비용을 공개하는 것은 윤리적인 사업수행의 일부이다. 이 비용이 제공하는 서비스나 필요한 시간을 기반으로 산정된 것인지를 명백하게 제시하도록 한다. 비용은 상권의 크기 및 위치, 제공하는 테라피의 적용 위치 및 종류, 반사요법 치료사의 연륜에 따라 결정된다. 안내패키지, 집에서 할 수 있는 검진법, 집에서 할 수 있는 셀프케어 안내문, 제품 등이 서비스 비용을 산정하는 요소가 될 수 있다. (● 요약박스 8.1)

전문적인 서비스와 관련하여 무료 서비스나 할인을 제공할 때, 관련 서비스나 추가 비용 발생으로 인하여, 추가 비용이 부과되지 않았는지를 명확하고 명료하게 제시하도록 한다.

사업계획 및 개발에 관해서는 쉐리 소넨-모에(Cherie Sohnen-Moe)의 *Business Mastery: A Guide for Creating a Fulfilling, Thriving Business and Keeping It Successful*(역주: 번창하는 사업을 설계 및 진행하고, 이를 성공적으로 유지하기 위한 사업 마스터 가이드)를 참고한다. 이 책에서는 내적인 부분을 분석한 맞춤형 객관적 데이터를 사용하여, 사업계발에 대한 단계적인 접근법을 제시하고 있다. 이 책에서 다루고 있는 주요 주제는 목표, 계획 및 성공전략 수립, 모든 면에서의 사업착수, 의사소통, 마케팅, 사업계획 등이다. 많은 표준 사업계획 및 업무추진 평가서, 고객정보양식, 기타 자료들이 부록으로 수록되어 있기도 하다. 또한, 이 책에서는 사업수행, 아이디어, 영감을 줄만한 문구, 단계별 수행에 대한 가이드라인을 사업계발과정에 따라 다루고 있다.

요약박스 8.1 반사요법 비용 명세서

반사요법 세션 비용 명세서 (제공하는 서비스 기준)

첫 방문(검진 및 세션)	$65
이외의 세션(비용 고정, 시간 무관)	$55
족욕	$65
아로마테라피 족욕	$75

반사요법 세션 비용 명세서 (세션 시간 기준)

첫번째 세션	$25, 1분당 $1 추가
이외의 세션	1 분당 $1

이와 관련하여 참고할 만한 또 다른 서적은 American Massage Therapy Association가 출판한 *The Business of Massage: The Complete Guide to Establishing Your Massage Career*(역주: 마사지 사업, 마사지 분야에서 당신의 커리어를 만들어나가기 위한 완벽한 가이드라인)으로, 마사지와 바디워크 분야 사업에 특화된 책이다. 이 책은 반사요법 실행에 대하여 적용할 수 있는 부분이 매우 많으며, 바디워크 분야에서 접할 수 있는 기회를 평가하고, 성공적인 관련 사업을 시작하고 관리하며, 이에 대한 마케팅 및 전문적인 책무에 대한 단계적 접근법을 제시한다. 이 책의 1/3가 바디워크 분야에 대한 것으로, "Creating a Sense of Place(장소의 느낌 조성)," "Creating a Therapeutic Relationship(치유효과가 있는 관계 형성)," "Cracticing Self-Care(셀프케어 수행)" 등의 장에서 이 내용을 다루고 있다. 또한, 해당 도서에서는 표준 상용서식, 고객정보양식, 관련 자료 등이 수록되어 있다.

이러한 정보를 서가에 구비하고 학습하는 것은 저자를 초청해서 수년간 쌓인 경험과 지혜를 공유하는 것으로 가이드라인을 제시하고, 용기를 주며, 문제를 해결하고 개선하면서 바디워크 분야에서 만족스러운 커리어로 완성하는데 도움이 될 것이다.

사업 윤리 (Ethics)

윤리는 한 사람의 삶에 대한 원리, 신념, 또는 도덕을 말한다. 윤리적인 행동은 우리의 삶을 지배하는 행동 원칙이 되며, 의식적 또는 무의식적이기도 하고, 내재적인 또는 외부적인 내용이기도 하며, 개별적으로 수행하고 법적으로도 규제된 사항이기도 하다.

사업계획과 마찬가지로, 윤리적인 문제와 상황에 대하여 심도 있는 관점을 제시할 수 있는 많은 자료가 있다. 이들 자료는 의료기술이 건강관리, 삶, 죽음과 관련한 사항에서 선구자적인 위치를 권장하면서 현재적인 문제가 되기도 하고 진화하고 있는 문제가 되기도 한다. 보니 프렘젠(Bonni F. Fremgen)의 Medical Law(역주: 의료법)은 의료 분야 내에서 광범위한 주제를 제시하고 있다. 쉐리 소넨-모에(Cherie Sohnen-Moe)의 The Ethics of Touch(역주: 터치에 대한 윤리)는 바디워크의 윤리에 대한 대표적인 서적이다.

전문가적 경계, 고객의 사생활보호, 수행기준, 공중위생관리는 일상의 윤리적 문제의 초석이다. 이 문제와 관련된 자세한 내용은 부록 B: "전문가를 위한 윤리조항 및 표준지침"을 참고한다.

전문가적 경계(Professional Boundaries)

전문가적 경계를 유지하는 것은 테라피스트와-고객 간의 전문적인 관계 내에서 반사요법 치료사의 개인적인 영역을 인지하고 유지하는 것을 포함한다. 전문가적 경계를 형성하고 유지하는 것은 그 자체인 학습으로, 이에 대한 핵심 행동 3가지는 다음과 같다:

- 반사요법 치료사-고객 간의 관계에서 뚜렷한 역할 유지
- 반사요법 서비스를 치료사의 훈련, 자격 보유, 인증 범위 내에서 고취할 수 있는 진실된 소개. 이는 잘못된 정보, 사기성 정보, 착각을 일으키거나 속일 수 있는 정보를 포함한 서비스나 안내사항을 광고하라는 의미가 아니다.
- 프로다운 자세(그러나 도발적이지 않은 자세)로 복장을 갖춰 입거나 행동

기밀유지(Confidentiality)

기밀유지는 신뢰 또는 확신을 가지고 정보를 누설하지 않는 것을 말한다. 반사요법 치료사-고객 관계에서 신뢰는 정보가 누출되지 않을 것이라고 고객에게 확신을 준다. 반사요법 치료사는 의료기관, 유통업 또는 스파 등 양극화된 환경에서 근무를 하게 된다. 근무지역이 위치한 지역과 국가에 따라 이에 대한 법과 지침이 다르며, 최대한 높은 기준에 맞춘 행동을 유지하는 것을 권장한다. 기밀유지와 관련하여, 고객이 제공한 구두 및 서면 기밀정보를 보호해야 하며, 법이나 법원의 명령에 따라, 또는 고객의 동의에 따라 해당정보를 공개하는 것은 가능하다.

반사요법 실행범위(Scope of Practice)

각각의 전문가는 테라피 및 트리트먼트의 정보, 기술, 방법, 실행 한도에 대한 기본적인 정보를 갖추고 있다. 이를 테라피 및 트리트먼트의 **실행범위**라 한다. 윤리적인 행동은 실행범위 내에서 테라피 및 트리트먼트를 제공하는 행동을 포함한다. 하지만 테라피 수행의 범위에 대한 명확한 경계는 모호할 수 있다.

전문적인 지식을 공부하고 훈련 받은 전문가 중 일부는 반사요법 이외에도 마사지, 간호업무, 또는 기타 기술이나 훈련에 대한 지식을 갖추고 있을 수 있다. 지방정부 및 국가에 따라 법적 규정이 다르기 때문에, 모든 반사요법 치료사는 교육내용 및 법에 맞추어 개인이 보유하고 있는 기술을 평가하고 테라피 실행범위를 확실히 확인해야 한다.

반사요법 치료사의 실행범위를 벗어난 상황이 발생할 경우, 고객을 다른 의료전문가에게 의뢰하도록 한다. 고객의 건강과 긍정적인 효과를 도출하기 위하여 다른 전문가와 협업하는 것도 좋다.

윤리적인 반사요법 치료사는 직접적으로 또는 함축적으로 실행범위 내에서, 보유하고 있는 면허 종류, 학력 및 교육사항, 업무경험 또는 특화영역 등 자신의 전문적인 자격을 명확하게 제시한다. 이는 커리어와 관련된 기록을 조작하거나, 잘못된 정보, 사기성 정보, 착각을 일으키거나 속일 수 있는 정보를 포함한 서비스나 안내사항을 광고하지 않는 것을 포함한다.

공중보건 및 위생(Public Health and Safety)

공중보건 및 위생은 건강 및 윤리와 관련된 문제이다. 많은 이들과 접촉하게 되면서 감염질환을 일으킬 수 있는 박테리아와 바이러스를 전염시키거나 보유하게 될 수 있다. 정부의 보건관리에 대한 법의 내용은 온라인으로 쉽게 확인할 수 있는데, 여기에는 전염될 수 있는 질병감염을 예방하고 막기 위하여, 의료전문가가 준수해야 하는 표준위생지침에 대한 내용을 포함하고 있다.

정부의 보건법은 고객과 치료사의 건강 및 위생에 대한 통제할 수 있는 내용을 명시하고 있다. 마사지는 바디워크에서 가장 많은 규제를 받는 분야로, 많은 지방정부에서는 마사지에 대한 법을 규정하고 있다. 이와 같은 법이 별도로 없는 경우, 반사요법이나 마사지에 대하여 다른 지방정부의 법을 확인하도록 한다. 신중한 태도가 전염될 수 있는 질병이 퍼지는 것을 예방하는데 도움이 된다. ("깊이 생각해보기: 청결" 참고)

최상의 반사요법 실행기준 (Best Practice Standards)

각각의 전문가는 트리트먼트 및 테라피 실행기준을 보유하고 있다. 반사요법 실행에 대한 규범 및 규제는 국가 및 지역에 따라 다르다. 규제가 없는 경우, 전문단체 측에서 치료사가 고객, 반사요법 치료사, 그리고 대중을 위한 보건 및 위생 기준을 수반하는 실행기준을 준수할 것을 요청하고 있다.

깊이 생각해보기(Think it Over)

청결(Cleanliness)

마사지 및 기타 건강관리법에 대한 보건지침에 따르면, 고객의 피부에 접촉한 린넨은 사용 후 세탁해야 하고, 종이 제품은 폐기해야 한다. 모든 표면(테이블 상단, 의자, 문 손잡이 등)은 항상 깨끗한 상태를 유지해야 하며, 개수대가 세션 룸에 없을 경우, 치료사는 일회용 타월을 사용해서 문 손잡이를 열고 닫아야 한다. 물의 온도 및 세정제는 질병 관리 및 예방에 따라 규제되어 있다. 법적 규제를 받지 않더라도, 반사요법 치료사가 질병예방 및 관리 지침을 알아두고 준수하는 것이 바람직하거나 필요한 것일까?

표 8.1 최상의 반사요법 실행기준

실행	지방정부 또는 협회	실행하는 반사요법
사업수행		
사업 및 전문적인 행위를 산업 내 윤리적 지침을 준수하면서, 정직하고 도덕적으로 수행하고 진행한다.		
사업 및 전문적인 영역과 관련된 자격 및 면허를 보유하고, 유지하며, 제시한다.		
전문협회자격증을 보유하고, 유지하며, 제시한다.		
직장책임보험을 유지한다.		
서면 고객진단서를 입수 및 문서화한다.		
고객정보를 매 세션마다 업데이트 한다.		
고객정보를 최소 삼(3)년간 보관한다.		
고객의 사생활을 보호한다.		
고객의 사전동의와 무관하게, 고객의 요청에 따라 세션을 수정하거나 종료한다.		
고객의 사전동의와 무관하게, 세션을 거부하거나 종료할 수 있는 권리를 보유한다.		
표준위생지침을 준수한다. 이는 매 세션 전 후로 손을 닦고, 전염성 질환을 고객에게 노출시키지 않는 것을 포함한다.		
보건 및 표준위생 지침		
도구 주위에 적절한 신체역학을 허용할 수 있는 공간을 확보한다.		
모든 도구, 가구, 세션 룸을 안전하고 위생적인 상태로 유지한다. 이는 다음과 같은 사항을 포함한다: • 불침투성 보호막이 갖추어지지 않은 도구를 일회용 제품으로 감싼다. • 덮개 면에 모든 틈새와 자국을 수선한다. • 린넨, 하이드로테라피 도구/기구, 샤워시설, 욕조, 대야, 물병 등을 포함하여 고객과 접촉한 모든 도구/기구는 다음 고객이 사용하기 전에 향균제로 세척한다. • 액체, 오일, 그리고/또는 체액의 흔적이 남은 모든 도구에 대하여 외관검사를 진행하고 다음 고객이 사용하기 전에 향균제로 세척한다.		
매번 윤활제(오일, 비누, 샴푸, 알코올, 파우더, 로션, 소금)를 사용한 후, 적절한 용기를 세척한 후, 여분의 윤활제를 이 용기에 보관한다. 이 용기 및 제품은 청소용품과 별도로 적절한 방법으로 보관한다.		
적절한 위생관리 방식에 따라, 윤활제를 용기에서 제거한다. 여러 번 사용한 용기는 다음 고객이 사용하기 전과 제품을 다시 채우기 전에 세척하도록 한다.		
깨끗한 린넨 및 드레이프는 한 번만 사용한 후 세탁한다.		
깨끗한 일회용 제품과 시트, 타월, 배게커버와 같은 린넨류는 충분히 구비해두도록 한다.		
때묻은 모든 일회용 제품과 린넨을 전문적으로 세탁/세탁한다. 또는, 제품 라벨에 명기된 지시사항에 따라 세제와 최소 한(1)컵 이상의 표백제 또는 항균제품를 이용하여 뜨거운 물을 넣어서 세탁기/세척기로 세탁/세척한 뒤, 건조기에 넣고 고온으로 설정하여 건조시킨다.		
깨끗한 린넨 및 일회용 제품을 바닥으로부터 최소 육(6)인치 이상 떨어진 닫혀진 선반, 보관용기, 캐비닛 또는 옷장에 보관하되, 더러운 린넨, 쓰레기 및 폐기물과 별도로 보관하도록 한다.		
기타:		
기타:		

참고: 정부의 법 및 규제(그리고 반사요법 관련 협회의 규범이나 가이드라인)을 확인한다. 실행 기준 옆의 열의 "지방정부 또는 협회"에 해당 법규 및 규정을 명기하고, 그 다음 열에는 해당되는 반사요법 실행기준을 표기한다.

실행기준은 고객에게 제공되는 서비스의 질과 전문가의 수준에 따라 규정될 수 있다. **최상의 반사요법 실행기준**은 최고의 질을 갖춘 원리, 방법, 절차 및 과정을 제시하고 있으며, 좋은 실행기준은 수용 가능한 실행기준을 제시한다.

■ 표 8.1은 최상의 반사요법 실행기준을 몇 개의 사업항목을 포함하여 나열하고 있다. 어떤 법적 규정 및 규범이 반사요법 실행에 적용되는지 연구하고 확인하도록 한다. 만약, 테라피 실행에 대하여 별도로 규제되지 않는 지역이라면, 자발적으로 테라피 실행을 포함할 수 있는 규칙과 규제를 확인해보도록 하자.

자격증 및 인증 취득 (Licensing and Certification)

반사요법 치료사는 다른 치료사들과 마찬가지로, 건강관리 관련 기관이나 의료기관에서 부가적인 교육을 받을 수 있다. 반사요법과 관련된 테라피의 자격 및 인증에 대한 정보는 다음과 같다:

마사지 (Massage)

반사요법 실행에 대한 법적 규정은 사업허가를 내리는 주체가 누구냐에 따라, 국가 및 지방정부 마다 다르다. 반사요법 치료사들은 정부의 법 및 규범을 준수해야 하는 책임이 있다. 규범에 따라 마사지 테라피스트이기도 한 반사요법 치료사 역시 정부의 법을 준수해야 한다. 손과 발에 테라피를 적용할 수 있는 범위는 마사지와 관련된 면허에 정의되어 있으며, 직업책임보험에 명기되어 있기도 하다.

사업자격은 이와는 별도의 사항으로, 사업 수행과 관련된 법을 확인하고 준수하기 위해서는 해당지역의 정부기관과 확인하도록 한다.

아로마테라피 (Aromatherapy)

치유효과가 있는 아로마테라피를 반사요법에 적용하는 것은 매우 용이하다. 인터넷과 무역이 성황하면서, 매우 희귀한 오일도 쉽게 구할 수 있게 되었다. 고품질의 에센셜 오일은 인근 상점이나 우편 주문을 통해 구입할 수 있으며, 아로마테라피와 관련된 책 및 유명한 웹사이트에서도 풍부한 정보를 얻을 수 있다. 비록 전문적인 훈련을 통해 아로마테라피에 대한 기술과 신뢰성을 강화할 수 있지만, 미국 대부분 지역에서는 아로마테라피를 국소적으로 적용하는 것에 대하여 별도의 인증이 필요하지 않다. The National Association for Holistic Aromatherapy 웹사이트(NAHA.org)에서는 유명한 아로마테라피 교육 프로그램을 제공하는 곳을 소개하고 있다. Aromatherapy Registration Council (ARC)에서 주최하는 국가자격고시를 통과함으로써 아로마테라피에 대한 교육프로그램을 수료할 수 있다.

지압 (Acupressure)

손, 발, 머리, 전신에 제공하는 지압의 실행범위에 대해서는 정부 차원의 자격관리 기관을 통해서나 지역조례를 확인하고, 이를 준수하도록 한다. 많은 지역에서 터치(touch)를 수반하는 전신 테크닉은 마사지관련 자격요건과 유사하다. 일반적으로 지압에 대한 현재의 법은 반사요법 관련 법과 유사하다. 치료사 중 지압 및 시아주(일본식 지압점 마사지) 심화 교육과정에 관심있는 이들은 마사지 학교, 대학, 인근 교육기관, 멘토링 프로그램 등 다양한 교육기회를 확인해보도록 한다.

림프 도수 마사지 (Lymphatic Drainage)

반사요법 테크닉은 전신의 림프 흐름을 활성화시킨다. 림프를 활성화시키는 테라피는 터치(touch) 테크닉을 수반하며, 일반적으로 의료자격을 요한다. 많은 마사지 학교에서는 마사지 테라피스트들을 대상으로 한 평생교육 프로그램의 일환으로 림프 테라피에 관한 입문코스나 단기과정을 제공하고 있다. 테라피 실행범위에 대한 정의가 마사지 테라피스트와 반사요법 치료사들에게는 다르게 적용될 수 있기 때문에, 정부 규정을 확인할 것을 권장한다.

림프마사지에 많은 관심이 있는 이들을 위하여, 정부 차원의 인증프로그램이 제공되고 있다. 림프 도수 마사지는 실행범위 면에서 포괄적인 영역으로, 이와 같은 프로그램에 참여하는 이들은 대부분 마사지 테라피스트,

간호사, 또는 연관 의료영역 종사자들이다. 이러한 프로그램을 완수하기 위하여 필요한 전체 비용, 일정표, 시험 응시 조건은 물론, 림프 도수 마사지를 반사요법에 적용할 경우의 정부 차원에서의 법적 규정을 확인하도록 한다.

요약 (Summary)

- 사업계획 및 전문인력 양성 계획은 특정 목표를 성취하기 위한 서면 지침을 제시한다.
- 부기 및 회계는 모든 사업구조에서 필수적인 사항이다.
- 윤리적인 행동은 반사요법 치료사가 전문적으로 업무를 수행하는데 필수적이다.
- 전문가적 경계 및 기밀유지는 신뢰를 기반으로 한 테라피스트-고객 관계를 형성한다.
- 테라피/트리트먼트 실행범위는 반사요법을 실행을 정의할 수 있는 윤리적 행동에 가이드라인 제시한다.
- 테라피/트리트먼트 실행기준은 고객, 반사요법 치료사, 대중을 대상으로 보건 및 위생 기준을 뒷받침한다.
- 정부차원의 자격 및 인증요건을 확인하는 것은 반사요법 치료사의 책임이다.

배운 내용 점검하기 (How much did you learn?)

해당 내용 연결하기

왼쪽 열에 위치한 용어에 대한 올바른 설명을 연결하라.

_____ 1. 회계
_____ 2. 최상의 실행기준
_____ 3. 부기
_____ 4. 사업계획
_____ 5. 기밀유지
_____ 6. 윤리
_____ 7. 전문가적 경계
_____ 8. 전문인력 양성 계획
_____ 9. 이력서
_____ 10. 실행범위

a. 한 사람의 삶에 대한 원리, 신념, 또는 도덕
b. 실행에 대한 기반 지식, 기술, 한도
c. 신뢰를 가지고 정보를 유출을 하지 않는 것
d. 개인의 인적 및 전문 커리어 정보를 모음
e. 전문인력을 개발하기 위한 서면 문서
f. 사업계좌 및 거래내역 기록 방식
g. 서비스를 제공하기 위해 준수하는 원칙
h. 사업을 어떻게 시작하고 진행할 것인가에 대한 서면 계획
i. 재무표를 준비하기 위해 사용하는 부기기록
j. 테라피스트-고객 관계 내에서 개인적 영역을 유지하는 것

객관식 문항

1. 업무를 계획하고 이 계획을 수행하는 것은 성공적인 커리어를 위해 필수적이다. 이 문장은
   a. 참이다.
   b. 거짓이다.

2. 다음 중 사업 계획을 구성하고 있는 요소는 무엇인가?
   a. 미션 또는 목적
   b. 초기비용 및 재무구조
   c. 목표시장 선정, 경영 및 성장 계획
   d. A, B, C
   e. A, B만

3. 다음 중 가장 참인 문장은 무엇인가?
   a. 사업 계획은 사업과 관련된 것이고, 전문인력 양성 계획은 개인과 관련된 것이다.
   b. 이력서는 전문인력 양성 계획에서 불필요한 요소이다.
   c. 보험은 불필요한 지출내역이다.
   d. 비용명세표는 상권, 위치, 제공하는 테라피/트리트먼트의 종류와 무관하게 지역 내에서 동일해야만 한다.

4. 정보, 기술, 방법, 실행 한도에 대한 기반 정보를 무엇이라 하는가?
   a. 윤리
   b. 회계 및 부기
   c. 실행범위

5. 핸즈온(Hands-On)은 반사요법을 전문적으로 제공하는 클리닉이다. 모든 반사요법 치료사들이 인증을 받았고, 프로토콜에 따라 테라피를 실행하며, 표준위생지침을 준수하고, 고객의 사생활을 보호하면서 정확한 재정 및 고객정보를 보관한다. 다음 중 핸즈온은 무엇을 준수하고 있다고 할 수 있는가?
   a. 사업을 어려운 방식으로 하는 방법
   b. 사업주의 엄격한 정책
   c. 최상의 반사요법 실행기준
   d. 재량에 따른 사업기준

제 9 장 반사요법 치료사를 위한 셀프케어
(Self-Care for Reflexologists)

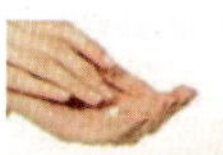

이 장의 개요 (Chapter Highlights)

학습목표

주요 용어

개요

인체공학, 신체역학, 지렛대의 원리

적용

요약

배운 내용 점검하기

부적절한 신체역학으로 인한 영향 (Effects of Improper Body Mechanics)

대부분의 반사요법 테크닉은 지속적이고 제한된 압을 아랫방향으로 가하는 것이다. 반사요법 치료사들은 적절하거나 최적이 신체 역학을 적용하여, 어깨, 팔, 손목, 손, 손가락을 간단한 도구로 사용하여서 최소한의 에너지로 테크닉을 수행하면서 힘을 가한다. 엉덩이, 무릎, 발로 지탱하며 서 있는 자세에서 테크닉을 수행하기도 한다.

반사요법 치료사들은 목, 상부와 하부 등, 어깨, 팔꿈치, 손목, 손, 손가락 부위에 부적절한 신체역학의 영향을 느낀다. 이는 반사요법 치료사들이 부상을 입거나 신체에 무리가 생기는 근본적인 이유이기도 하다. 근무 중 잦은 결근을 야기하기도 하며, 커리어 수명을 단축시키거나 단번에 끝내버리는 주요한 원인이 되기도 한다. ("깊이 생각해보기: 신체역학의 중요성" 참고)

대표적인 부적절한 신체역학은 다음과 같은 영향을 준다:

- 효과가 제대로 발휘되지 못하는 테크닉의 원인이 됨
- 세션의 효율성을 감소시킴
- 테라피스트가 "반사요법이 지나치게 어렵다."라는 생각을 갖게 됨
- "실제 반사요법이 아프다. (고통스럽다)"라는 생각을 갖을 수 있게 되고, 반사요법을 피하게 됨

기본 개념 (Basic Concepts)

반사요법 치료사들은 신체역학과 지렛대의 원리에 대한 기본 개념은 알아두어야 한다. 훈련된 전문 반사요법 강사는 신체의 타입과 기타 반사요법 치료사의 신체적 고려사항에 적합한 기본 개념을 제시할 수 있다. 반사요법 치료사들이 알아두어야 할 기본 개념 및 그 효과는 다음과 같다:

- **하중이동** – 중력의 중심을 한 발에서 다른 발로 이동시킨다. 효과: 등을 보호하면서 더 깊은 런지(lunge)와 압을 가할 수 있다.
- **직립자세** – 어깨에서부터 손목까지 90° 각도를 유지하여서, 발이나 발목에 균일한 압을 확장할 수 있도록 한다. 효과: 고객의 신체에 균일한 압을 가할 수 있다.
- **관절 포개기** – 관절을 일직선 상으로 배열시키거나 포갠다. 어깨, 팔꿈치, 손목 부위와 엉덩이, 무릎, 팔꿈치 부위를 일직선 상으로 만든다. 모든 또는 일부 테크닉에서 신체손상이 발생하지 않는 인체공학은 관절이 잘 배열되었을 때에 가능하다. 효과: 덜 강한 압으로도 관절 부위에 강한 힘이 가해진다. 에너지를 덜 소모하면서 더 깊고, 부드러운 테크닉을 실행할

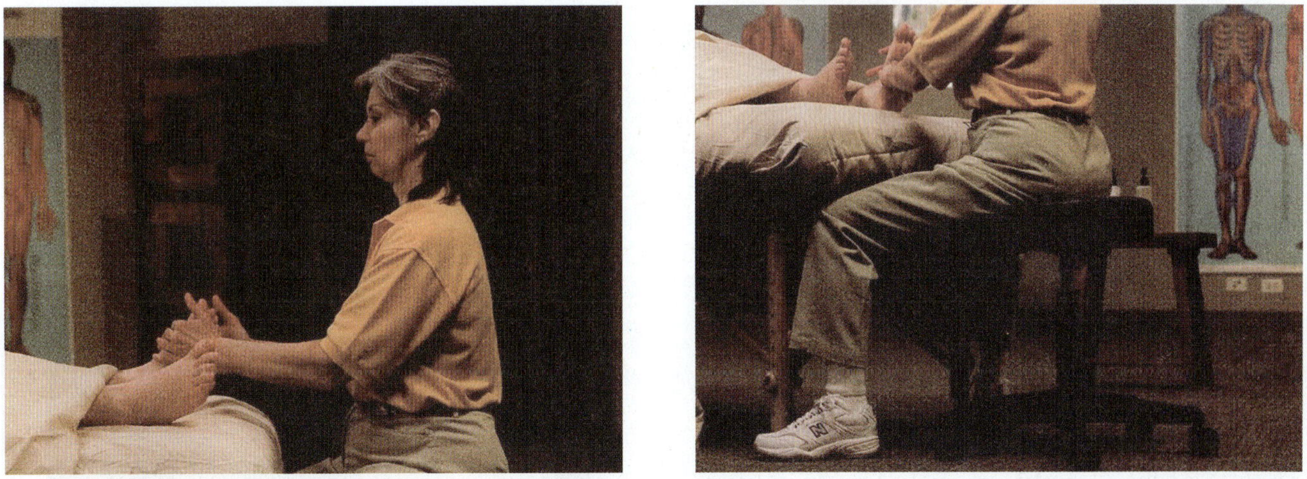

A B

그림 9-1
반사요법을 수행할 때, 올바른 신체역학을 적용하여 의자에 앉는 자세 / A. 등과 머리를 일직선 상에 두고 앉기, B. 발을 바닥에 곧게 펴고선 의자의 끝 부분에 걸터앉기

수 있다.

- **등을 곧게 펴기** – 등은 수직으로 서 있는 자세를 유지해야 하며, 편안하게 이완되어 있어야 한다. 하중이 분산되어서, 다리가 제 역할을 할 수 있게끔 해야 한다. 효과: 피로를 줄이고 에너지를 덜 소모하면서 더 강한 테크닉을 실행할 수 있다.
- **지렛대의 원리** – 신체를 지렛대의 원리를 활용할 수 있는 자세로 만든다. 지렛대는 고정된 받침점에 부착되거나 기계를 움직이는 단단한 암(arm)이나 통나무를 말한다. 관절이 지렛목이고 뼈가 지렛대가 된다. 효과: 에너지를 덜 소모하고 고객의 편안함을 증진시키면서 더 균일하고 깊은 테크닉을 실행할 수 있다.

적용 (Applications)

반사요법 치료사들에게 신체역학은 바디워크 전에 전신을 **스트레칭**하는 것으로, 이를 통해 근육, 인대, 힘줄이 기존의 이완된 상태보다 길게 늘어나게 된다. 세션 중간 중간과 하루를 마감할 때, 손, 팔뚝, 어깨를 스트레칭 하는 것이 특히 중요하다. 단 몇 분 간의 스트레칭으로 피로를 줄이고, 에너지를 향상시키며, 집중력을 강화하고, 손과 손가락을 복합하게 사용해야 하는 반사요법을 실행할 때 손을 과도하게 사용하거나 잘못 사용함으로써 발생하는 부상을 예방할 수 있다.

신체역학은 **자세**와 관련되어 있는데, 자세는 한 사람이 공간 내에서 신체를 유지하고 움직이는 방식이라 할 수 있다. 반사요법 치료사들이 척추를 바르게 세우되 이완된 상태를 유지하고, 턱을 들고선 귀가 어깨 밖의 선으로 위치할 수 있게끔 하며, 팔과 손목의 뼈를 곧게 펴고 하중을 균일하게 분배할 수 있어야 한다. 지나치게 팔과 손을 뻗지않도록 하며, 손목을 과도하게 늘리거나 꺾지 않도록 한다. 테이블의 높이를 조정해서 반사요법 치료사의 팔꿈치가 45° 각도(또는 그 보다 약간 작은 각도)로 편안하게 구부러질 수 있게끔 한다.

올바른 도구를 통해, 반사요법 치료사는 최적의 인체공학 자세를 유지할 수 있다. 이는 마사지 테이블, 반사

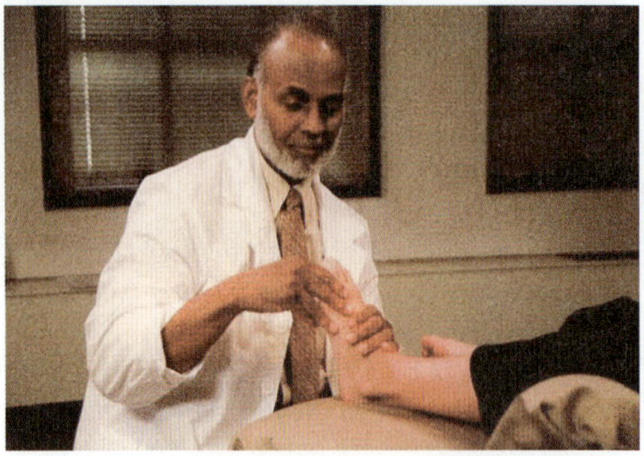

그림 9-2
세션 중 고객이 베개 받침을 이용하여 편안하게 휴식을 취하고, 반사요법 치료사는 긴장을 풀고 곧게 착석한 자세

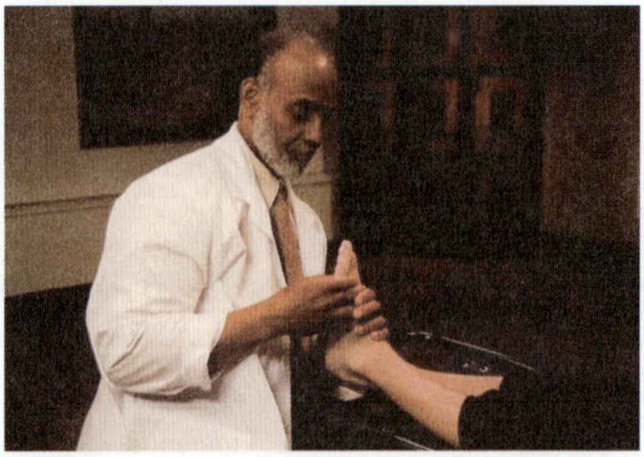

그림 9-3
반사요법 의자를 사용한 올바른 신체역학

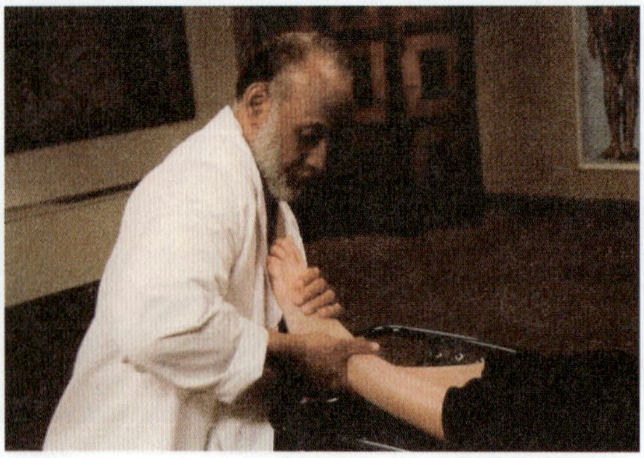

그림 9-4
스트레스와 피로를 야기하는 올바르지 못한 신체 역학 – 어깨가 굽어있고, 앞으로 몸이 쏠려있으며, 목이 수축되어 있음.

요법 의자, 또는 등받이가 있는 안락의자에서 테라피를 실행할 때에도 적용되며, 조절할 수 있는 사무용 바퀴의 자나 스툴(stool)을 사용한 경우에도 적용된다. 높이를 위 아래로 조절하고, 좌우로 회전하면서, 반사요법 치료사는 테라피를 진행할 때, 지렛대의 원리, 지압, 신체역학 등의 원리를 활용할 수 있다. (■그림 9.1, 9.2, 9.3)

올바르지 않은 높이나 각도는 인체역학과 지렛대의 원리를 신체에 잘못 적용하게 된다. 이는 반사요법 치료사의 업무수행에 영향을 주며, 테크닉의 효과를 감소시킨다. (■그림 9.4)

참고: 유사 시, 또는 소량의 세션에서 휴대할 수 있지만 높이, 각도 등을 조정할 수 없는 스툴을 사용할 수 있다. 하지만, 이와 같은 스툴은 반사요법 치료사가 올바른 테크닉을 적용하기 위해서 적절한 신체역학과 지렛대의 원리를 활용하기 위하여 스툴의 각도를 조절하면서 세션을 진행하는데 방해가 된다. 위생적인 적절한 도구를 갖추고 이 상태를 유지하고 있는 전문적인 환경은 반사요법 치료사과 고객을 모두 만족시킨다. 휴대용 반사요법 의자와 스툴은 그리 비싸지 않고 자리를 많이 차지하지 않는다.

스트레칭(Stretches)

반사요법에서 손가락은 일정 수준의 압을 가하기 위하여, 구부러져 있거나 굽혀진 자세를 취하는 경우가 많다.
이는 손과 팔뚝 부위의 근육, 인대, 힘줄이 수축하게 만들며, 이 상태가 유지될 경우, 수축된 근육으로 인하여 해당 부위의 근육이 경직이 되고 긴장되며 불편함을 느끼게 된다. 신체역학을 잘못 적용하거나 적절하게 사용하지 못하는 것은 불편함을 가중시킨다. 이로 인해, 어깨, 목, 등, 엉덩이가 경직될 수 있으며 이상징후를 보일 수 있다.

이러한 징후가 나타나면, 신체의 균형을 회복하기 위한 조치가 필요하다. 과도하게 긴장된 근육의 경우, 근육을 스트레칭하여서 올바른 상태로 회복시킨다. 스트레칭을 통해 신체는 스스로 올바른 상태로 되돌릴 수 있으며, 필요에 따라 마사지 테라피, 카이로프랙티스, 기타 테라피나 트리트먼트를 받을 수도 있다.

1온스의 예방책은 1파운드의 치유법만큼 가치가 있다. 교과서와 전자매체 등과 함께 스트레칭에 관한 많은 자료는 모든 종류의 신체, 건강상태, 라이프스타일을 수용할 수 있을만큼 방대하다. 태극권과 요가는 고대시기부터 전해내려온 시간으로 입증할 수 있는 종합적인 체계로, 신체의 근육, 힘줄, 인대를 스트레칭하고 이완시킨다. 어떤 이들에게 에어로빅 스타일의 운동이나 특정 근육 부위의 스트레칭이 적합할 수 있다. 모든 이에게 적합한 스트레칭 방법이 존재하기도 한다. 스트레칭을 즐겨하도록 하자. 스트레칭 만으로도 신체를 단련하고 영혼을 충만하게 할 수 있다.

이 책에 동봉된 DVD에서는 셀프케어 스트레칭 방법을 보여주고 있다.

전체론적인 셀프케어(Holistic Self-Care)

적절한 신체역학은 부분적인 해결책일 뿐이다. 많은 학파에서는 셀프케어 방법과 수련법을 권장하고 있다. 하루를 보내면서 수행한 활동의 질을 생각하면서, 신체를 유지하고 사용해보자. 반사요법 치료사와 고객 모두, 나의 선택이 하루의 개인적인 경험에 어떻게 영향을 미쳤는지를 생각해보자. 매일 같이 우리가 내리는 선택이 축적되고 바디워크 분야에서의 커리어에 관한 질과 수명에 영향을 주게 된다.

다음과 같은 셀프케어 방식을 제안한다:

- 이완된 상태를 유지하라. 테크닉을 실행할 때 필요한 근육만 힘을 줄 수 있도록 한다. 손과 팔의 긴장이 어깨, 등의 상부, 목에 전이되고, 피로의 대표적인 원인이 된다.
- 일정한 신체단련 스케줄을 유지하고 수행한다.
- 업무를 시작하기 전에 스트레칭을 하고, 세션 중간 중간, 그리고 세션 후에도 스트레칭을 하도록 한다.
- 세션을 진행하는 동안, 긴장 완화 및 에너지를 증진시키기 위하여 깊은 호흡을 한다.
- 적절한 휴식과 회복 시간을 갖는다.
- 적절한 영양상태(음식, 수분, 보조식품)를 유지한다.
- 활기를 떨어뜨릴 수 있는 방법과 제품(알코올, 담배, 마약, 밀가루, 백설탕, 부정적인 생각) 사용을 피한다. 토지, 공기, 물의 순수함이 사라지면서, 이와 같은

부분의 중요성이 높아졌다.

- 신체, 감정, 마음의 독소를 해소한다.
- 명상, 사색과 같은 영적인 활동에 주의를 기울이며 참여한다.

요약 (Summary)

- 올바른 신체역학은 올바른 반사요법 테크닉을 학습하는데 필수적이다.
- 올바른 신체역학과 지렛대의 원리는 반사요법 치료사에게 단기적인 면과 장기적인 면에서 모두 긍정적인 영향을 준다.
- 올바르지 못한 신체역학으로 반사요법 치료사가 부상을 입을 수 있다.
- 하중이동, 직립자세, 관절 포개기, 등 곧게 펴기, 지렛대의 원리는 신체역학의 기본적인 개념이자 방법이다.
- 반사요법 치료사는 전신을 스트레칭 하고, 특히, 손, 팔뚝, 어깨 부위를 스트레칭 해주어야 한다.
- 올바른 자세는 척추를 바르게 펴고, 팔과 손목을 곧게 펴고선 정렬된 형태로 두어야 한다.
- 인체공학적인 도구 및 자세는 반사요법 치료사와 고객 모두에게 도움이 된다.
- 신장되거나 단축된 근육, 인대, 힘줄을 스트레칭 한다.
- 전체론적인 셀프케어는 건강을 유지하기 위하여 필요하다.

배운 내용 점검하기 (How much did you learn?)

해당 내용 연결하기

왼쪽 열에 위치한 용어에 대한 올바른 설명을 연결하라.

_______ 1. 신체역학
_______ 2. 자세
_______ 3. 셀프케어
_______ 4. 스트레칭
_______ 5. 지렛대의 원리
_______ 6. 하중이동
_______ 7. 직립자세
_______ 8. 관절 포개기
_______ 9. 등을 곧게 펴기
_______ 10. 인체공학

a. 근육, 힘줄, 인대를 길게 늘임
b. 더 적은 에너지로 더 균등하고 깊은 테크닉을 적용할 수 있음
c. 한 발에서 다른 발로 하중을 옮김
d. 신체가 휴식을 취하고, 움직이며, 작업을 수행하는 방법
e. 어깨에서 손목까지 90° 각도로 유지하는 선
f. 한 사람에게 적합한 작업을 제시하는 과학
g. 관절이 일직선 상으로 배열된 것
h. 한 사람의 필요성을 다루는 절차
i. 한 사람이 공간 내에서 신체를 유지하고 움직이는 방식
j. 척추를 곧게 편 상태에서 긴장을 풀고, 하중을 균일하게 분산한 자세

객관식 문항

1. 다음 중 올바른 신체역학의 효과가 아닌 것은 무엇인가?
   a. 지구력이 강해지고 피로를 덜 느끼게 됨
   b. 테크닉을 실행할 때, 에너지가 덜 소모됨
   c. 고객의 편안함을 향상시킴
   d. 더 프로답게 보임
   e. 커리어를 확장시킬 수 있음

2. 다음 중 부적절한 신체역학으로 인한 영향이 아닌 것은 무엇인가?
   a. 효과가 제대로 발휘되지 못하는 테크닉의 원인이 됨
   b. 세션의 효율성을 감소시킴
   c. 테라피스트가 "반사요법이 지나치게 어렵다."라는 생각을 갖게 됨
   d. "실제 반사요법이 아프다. (고통스럽다)"라는 생각을 가질 수 있게 되고, 반사요법을 피하게 됨
   e. 팔뚝과 팔을 강화할 수 있음

3. 다음 중 반사요법 테크닉에 해당되는 내용은 무엇인가?
   a. 지속적이고 제한된 압을 아랫방향으로 가하는 것
   b. 손가락과 손을 간단한 도구로 사용하여서 테크닉을 수행함
   c. 엉덩이, 무릎, 발로 지탱하며 서 있는 자세에서 테크닉을 수행함
   d. A와 B만
   e. A, B, C만 해당

4. 인체공학적인 테이블과 의자 높이는 올바른 신체역학 및 적절한 테크닉 실행에 필수적이다. 이러한 주장은
   a. 참이다.
   b. 거짓이다.

5. 올바른 도구는 올바른 인체공학과 신체역학을 강화한다. 이러한 주장은
   a. 참이다.
   b. 거짓이다.

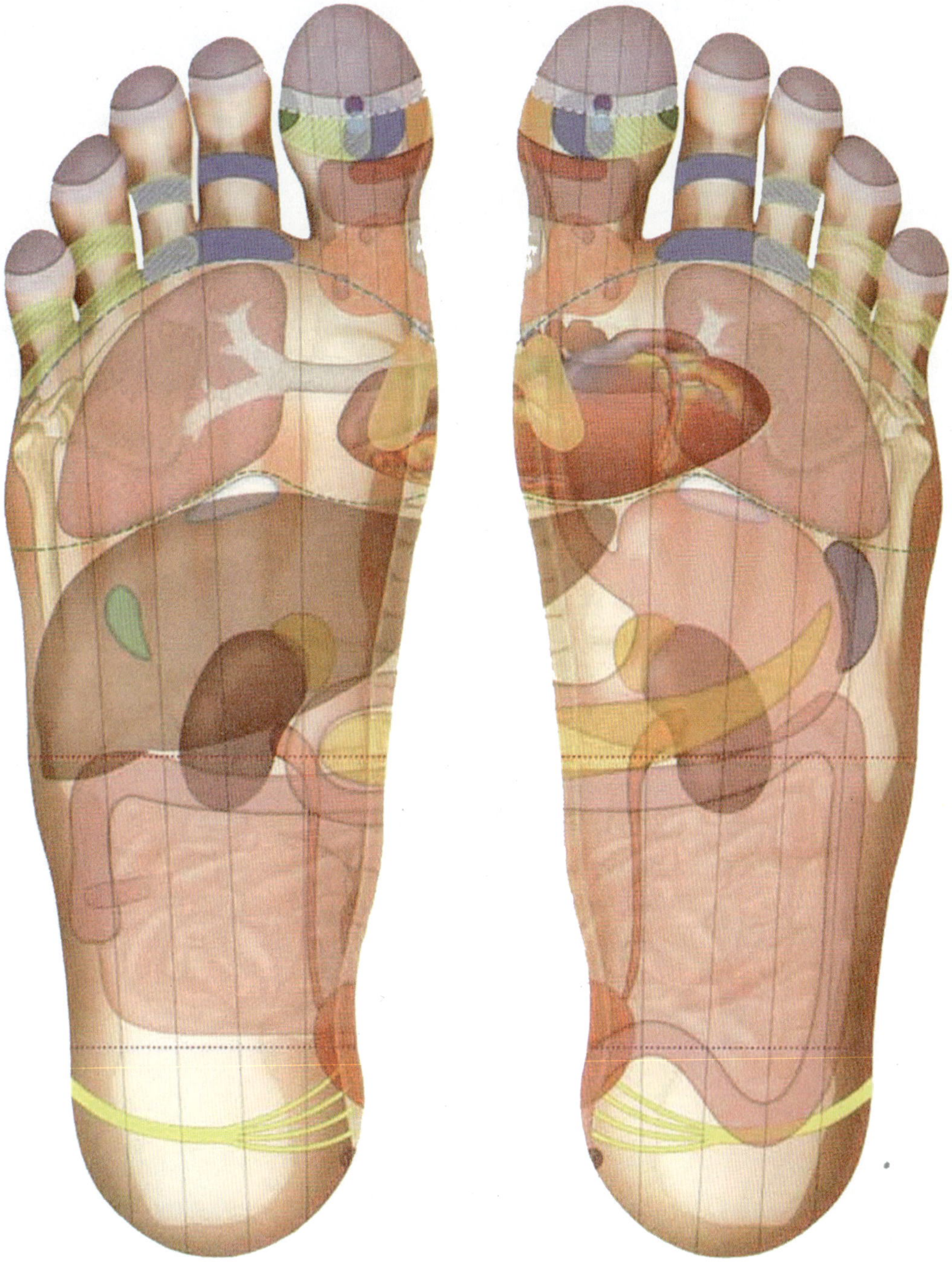

제10장
신체의 근원

제11장
발과 다리에 대한
해부학과 생리학

제12장
가이드라인과
스태블라이제이션

제13장
손을 이용한 반사요법
테크닉

제 III 부

반사요법의 기본요소

(Fundamentals of Reflexology)

제 10 장 신체의 근원
(Orientation to the Body)

이 장의 개요 (Chapter Highlights)

학습목표
주요 용어
개요
신체 자세
신체 평면도와 방향에 대한 명칭
방향과 움직임
요약
배운 내용 점검하기

학습 목적 (Learning Objectives)

1. 이 장의 주요 용어와 그 의미를 이해한다.
2. 인체에 대한 일반적인 용어와 신체 자세를 설명한다.
3. 인체에 대한 신체 평면도와 관계를 설명한다.
4. 인체의 방향과 움직임의 적용을 설명한다.
5. 신체의 해부학적 자세를 이해한다.

주요 용어 (Key Terms)

가로면 또는 수평면 114
가쪽돌림 (Lateral rotation) 119
가쪽번짐 (Eversion) 118
과신전 (Hyperextension) 118
관상면 또는 좌우면 114
관절가동범위 (Range of motion; ROM) 115
굽힘 (Flexion) 117
근위 (Proximal) 115
내측 114
돌림 (Rotation) 119
뒤침 (Supination) 119
등 쪽 114
똑바로 서다 114
모음 (Adduction) 116
발바닥의 115
벌림 (Abduction) 117
복부 쪽 115
상단 114
상충되는 행동 115
신체 평면도 114
안쪽돌림 (Medial rotation) 119
안쪽번짐 (Inversion) 118
엎침 (Pronation) 119
원위 (Distal) 115
움직이다 114
움직임 114
전면 114
정중면 또는 정중시상면 114
정중선 114
중립자세 116
족배굴곡 (Dorsiflexion) 118
족저굴곡 (Plantarflexion) 118
측면 115
폄 (Extension) 117
하부 114
해부학적 자세 114
후면 114
횡단도 114

개요 (Overview)

신체를 **움직인다**는 의미는 한 자세에서 다른 자세로 변화하는 것이며, **움직임**은 자세의 변화를 말한다. 이 장에서는 의료분야에서 신체의 움직임에 대한 행동과 방향을 묘사하는데 사용하는 해부학적 및 물리적 개념과 용어에 대한 개요를 제시한다. 이 내용은 반사요법 치료사들이 의학서적을 읽고 다른 의료전문가들과 공유할 수도 있는 고객정보를 전문적으로 작성하는데 필요한 지식기반이 될 것이다.

신체 자세 (Body Positions)

신체는 서기, 기대기, 움직이기 등 여러 자세를 취한다. 서양의학에서는 신체를 특별한 관점이나 자세로 설명하고 있다. 서양의 **해부학적 자세**는 신체가 직립하고 있는 곧은 또는 **똑바로 선 자세**를 보여주고 있다. 이 자세는 얼굴, 발가락이 앞을 향해있고, 손바닥을 정면으로 펼친 채 손가락을 측면으로 향한 자세이다. 모든 방향에 대한 명칭(행동이나 움직임을 제시하는 단어)은 서양의 해부학적 자세와 연관되어 있다.

신체 평면도와 방향에 대한 명칭 (Body Planes and Directional Terms)

신체 평면도는 신체 전체에 걸친 가상의 선이나 면이다. 신체 평면도는 신체, 장기, 또는 조직을 특정 부위로 나누어서 해부학적 구조를 쉽게 배치할 수 있게끔 한다. 신체 평면도의 수는 셀 수 없지만, 신체 평면도의 종류는 다음과 같은 3가지로 나뉜다:

- 가로면 또는 수평면
- 정중면 또는 정중시상면
- 관상면 또는 좌우면

가로면 또는 **수평면**은 신체를 구역 또는 섹션으로 나눈 가상의 선 또는 면이다. 가로면은 신체 부분 또는 횡단도를 만들어내서, **횡단면** 내에 위치한 신체부위를 파악할 수 있게끔 한다. 방향에 대한 명칭은 횡단면으로 형성된 신체 구역을 보여준다.

신체 상부는 수평면의 위쪽에 위치한 신체부위를, **신체 하부**는 수평면의 아래쪽에 위치한 신체부위를 말한다. 신체 부위는 가로면에 대하여 상부(머리 방향 또는 상체) 또는 하부(발 방향 또는 하체)로 나누어 말할 수 있다. (■ 그림 10.1) 가로면에는 여러 종류가 있다. ("깊이 생각해보기: 머리에서 발끝까지?" 참고)

정중면 또는 **정중시상면**(정중선이라고도 함)은 머리에서 발까지의 영역을 신체의 한가운데 부분에서 나눈 가상의 선 또는 면이다. 정중선을 기준으로 신체는 오른쪽과 왼쪽으로 구분된다. 방향에 대한 명칭은 **안쪽**(정중선 방향 또는 신체 중앙 방향)과 **바깥쪽**(정중선 반대 방향 또는 신체 측면 방향)이다. (■ 그림 10.2)

관상면 또는 **좌우면**은 신체를 앞과 뒤로 나누는 가상의 선 또는 면이다. **전면**과 복부 쪽이 관상면의 앞쪽에 위치하고 있으며, **후면**과 **등** 쪽이 관상면의 뒤쪽에 위치하고 있다. (■ 그림 10.3) 이에 대한 영어 단어를 암기할 때, "물고기의 등 지느러미(dorsal fin)가 등(back)을 따라 있고, 곁방(antechamber)는 앞쪽의 방(front room)에 있다."는 문장을 떠올려도 좋다.

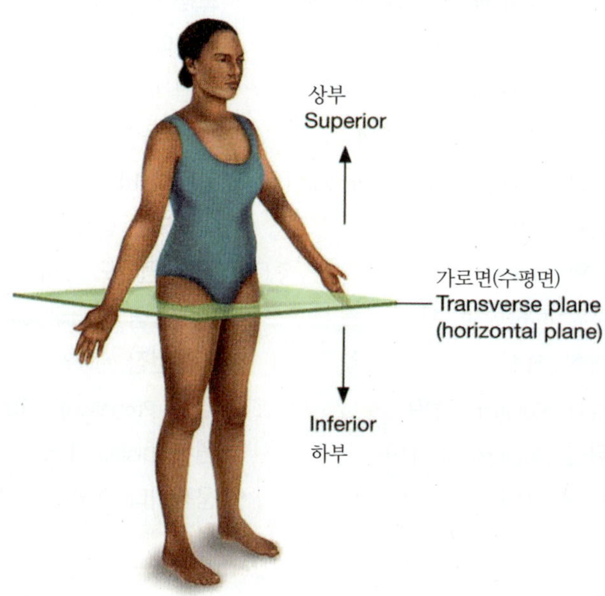

그림 10-1
해부학적 자세, 가로면, 그리고 상부 및 하부 방향에 대한 명칭

깊이 생각해보기 (Think it Over)

머리에서 발끝까지? (Head Over Heels?)

해부학적으로 우위와 열위라는 단어가 문화적 선입견, 또는 문화적 변화를 드러내는 말일까? 1800년대 후반만 해도, 대부분의 사람들이 걸어 다녔다. 오늘날에도 지구에는 걸어 다니는 사람들이 많다. 발은 말 그대로 이동을 할 수 있는 가장 기본적인 수단인 셈이다. 산업화가 시작되며 도보를 대체하게 되고, 걷기는 더욱 기술적인 트레이닝을 필요로 하게 되었다. 한 곳에서 다른 곳으로 이동하는 것(업무나 목표 등)처럼 무언가를 성취하는 데 있어 정신력이 중요해진 것이다.

해부학적으로 머리는 가슴을 앞선다. 또한 해부학적으로 보면 머리와 가슴은 발보다 우선이다. 언어는 개념을 대변하는 수단이다. 이것은 우리가 문화적으로 두뇌(가장 우월한 구조)를 감정을 느끼는 심장이나 땅을 디디고 있는 발보다 우월하다고 생각한다는 의미일까?

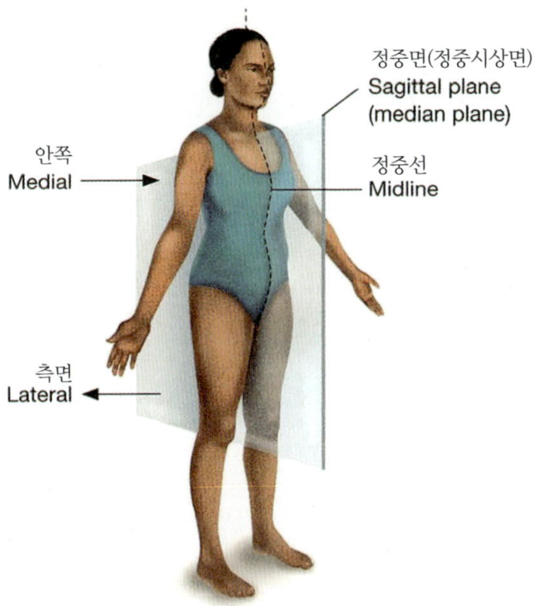

그림 10-2
정중면과 안쪽과 측면 방향에 대한 명칭

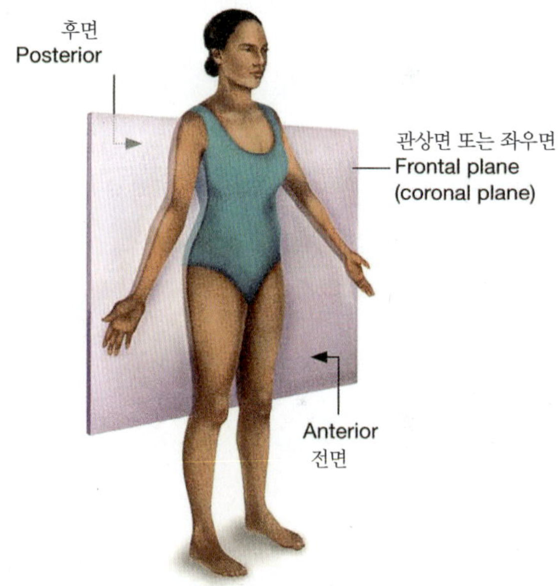

그림 10-3
관상면과 전면과 후면 방향에 대한 명칭

등은 발의 윗면, 즉 발등에도 적용되는 단어이다. 족저는 발의 아랫면 또는 발바닥을 의미한다.

이와 같은 방향에 대한 두 개의 명칭는 신체의 특정 부위를 기준으로 하여 관련된 위치를 설명할때 사용된다. 이 때, 기준으로 삼는 대표적인 신체부위는 심장이다. **근위**(proximal)는 기준 부위에서 가깝거나 근처 부위를 의미하며, **원위**(distal)는 기준 부위에서 거리가 있거나 먼 부위를 의미한다. 발의 경우, 심장에서 발꿈치는 근위이고 발가락은 원위이다. 이와 같이 방향에 대한 명칭들은 내측, 측면을 비롯한 기타 용어와 복합하여 사용되며, 반사점에 대한 설명, 발에 대한 관찰결과, 세션 노트에 대한 세부사항에 대한 정확한 정보를 제시할 수 있게끔 한다.

■ 표 10.1은 **상충되는 행동**, 방향 또는 동작을 짝을 이루어 나열하였다.

방향과 움직임 (Directions and Movements)

반사요법 테크닉은 발과 다리를 움직이면서, 유연성과 **관절가동범위**(Range of Motion; ROM)을 향상시킨다. 관절가동범위(ROM)는 관절 운동의 정상적인 능력 또는 한계를 말한다. 많은 움직임이 상충하는 동작이 있다. (■ 표 10.2) 방향 및 움직임에 대한 지식을 통해, 반사요법 테크닉을 개발하고, 고객의 특정 요구에 맞춘 테크닉을 상황에 맞추어 적용하며, 전문적인 문서정보를 작성할 수 있다.

표 10.1 방향에 대한 명칭

명칭	정의/행동
안쪽	정중선 방향 또는 신체 중심 방향
측면	정중선 바깥방향 또는 신체 측면 방향
근위	기준 부위에서 근처 부위
원위	기준 부위에서 먼 부위
족배	발의 윗면, 발등
족저	발의 아랫면, 발바닥

표 10.2 발의 방향과 움직임

용어	정의/행동
중립자세	해부학적 정자세 (■ 그림 10.4) 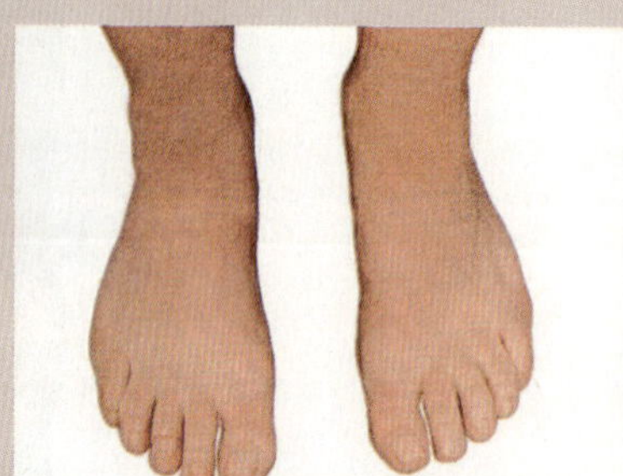 **그림 10-4** 중립자세
모음(Adduction)	정중선 방향으로 움직이다. (■ 그림 10.5) 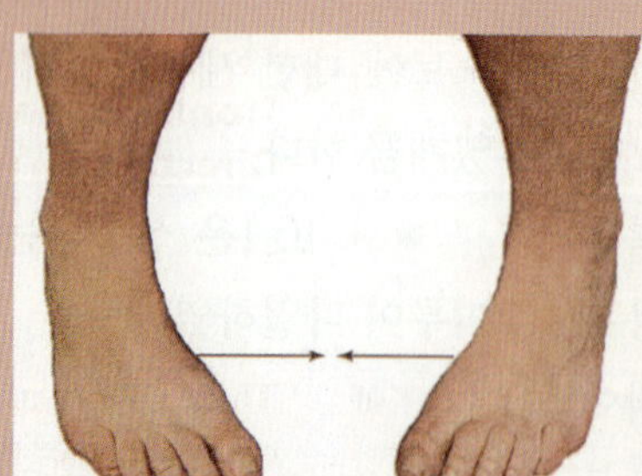 **그림 10-5** 모음(Adduction)

표 10.2 발의 방향과 움직임(계속)

용어	정의/행동
벌림(Abduction)	정중선 방향에서 바깥쪽으로, 또는 신체 측면으로 움직이다. (■그림 10.6) 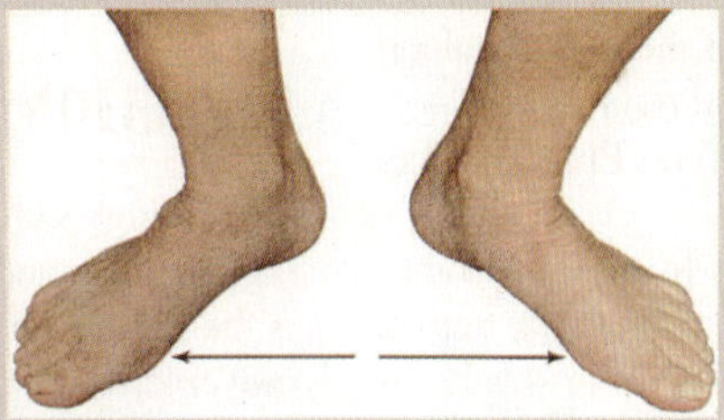 **그림 10-6** 벌림(Abduction)
굽힘(Flexion)	근육을 수축시키거나 구부려서 관절의 각도를 줄이다. (■그림 10.7) 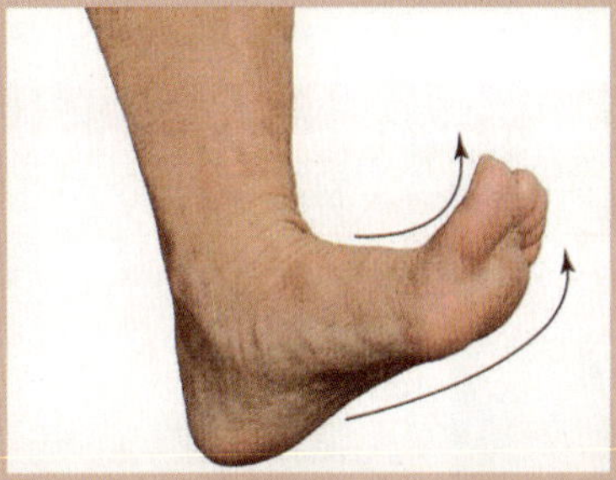 **그림 10-7** 발바닥 굽힘(Flexion)과 족배굴곡(Dorsiflexion)
폄(Extension)	근육을 이완시키거나 길게 펴서 관절의 각도를 증가시키다. (■그림 10.8) 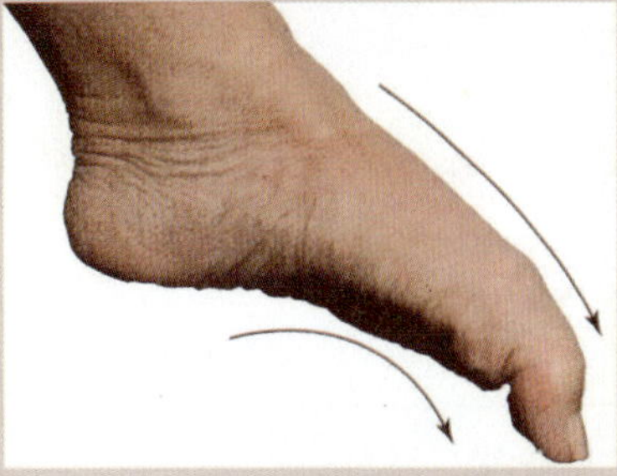 **그림 10-8** 폄(Extension)과 족저 굴곡(Plantarelexion)

표 10.2 발의 방향과 움직임(계속)

용어	정의/행동
과신전(Hyperextension)	근육을 정상적인 관절가동범위에서 벗어나서 늘리다.
족배굴곡(Dorsiflexion)	발 위(발등)을 수축(굽힘)시켜서, 발가락과 발볼을 발등방향으로 굽힌다. (그림 10.7)
족저굴곡 (Plantarflexion)	발바닥(족저 표면)을 수축(굽힘)시켜서, 발가락과 발볼이 지면 방향으로 향하게 된다. (그림 10.8)
안쪽번짐(Inversion)	안쪽을 돌려서, 발바닥을 중앙선 방향으로 돌린다. (■ 그림 10.9) 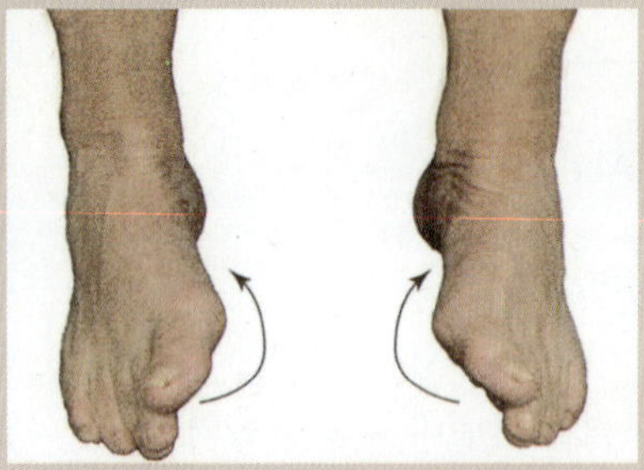 그림 10-9 안쪽번짐(Inversion)
가쪽번짐(Eversion)	바깥쪽으로 돌려서, 발바닥을 중앙선에서 반대방향으로 돌린다. (■ 그림 10.10) 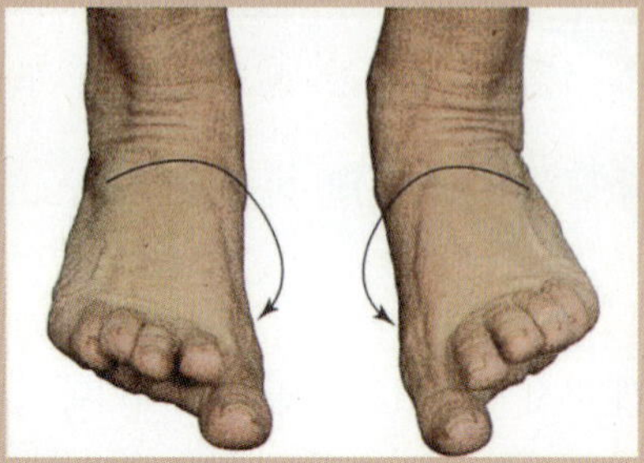 그림 10-10 가쪽번짐(Eversion)

표 10.2 발의 방향과 움직임(계속)

용어	정의/행동
돌림(Rotation)	중심축을 기준으로 이동하는 것. 발을 발목을 기준으로 원을 그리며 돌린다. (360° 회전)
가쪽돌림 (Lateral rotation)	중심축에서 중앙선의 바깥방향으로 발을 원을 그리며 돌린다.
안쪽돌림 (Medial rotation)	중심축에서 중앙선의 안쪽방향으로 발을 원을 그리며 돌린다.
엎침(Pronation)	발을 아래쪽과 바깥쪽으로 뒤집는다. 발이 벌림(Abduction) 상태가 되고, 족배굴곡(Dorsiflexion)이 되며, 가쪽번짐(Eversion) 상태가 된다. (■그림 10.11) 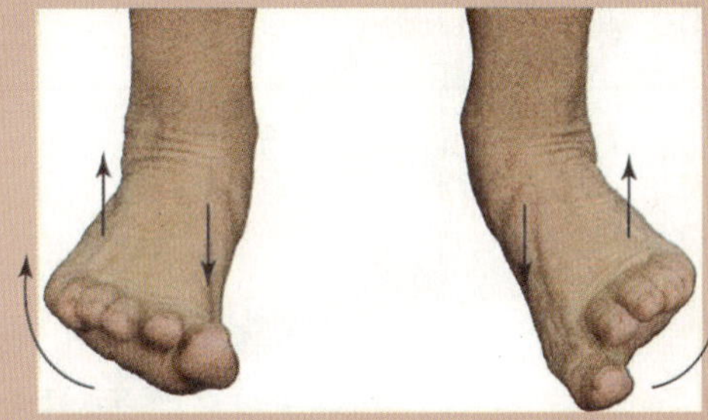 그림 10-11 엎침(Pronation)
뒤침(Supination)	발을 위쪽과 안쪽으로 뒤집는다. 발이 모음(Adduction) 상태가 되고, 족저 굴곡(Plantarflexion)이 되며, 안쪽번짐(Inversion) 상태가 된다. (■그림 10.12) 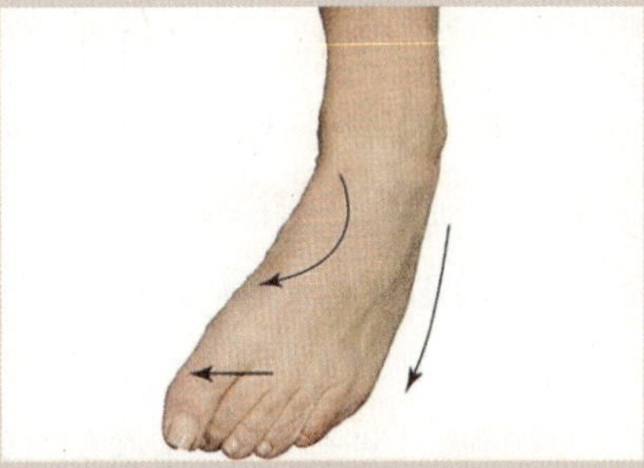 그림 10-12 뒤침(Supinat on)

요약 (Summary)

- 반사요법 치료사는 다른 의료전문가와의 원활한 의사소통을 위하여, 일반적인 의학용어와 신체 자세를 알아두어야 한다.
- 신체 자세, 평면도, 이들 간의 관계, 방향 및 움직임은 반사요법 치료사들이 테크닉을 수행하는데 활용된다.
- 방향 및 신체 움직임에 대한 지식은 테크닉 개발, 고객의 특정 요구에 맞춘 테크닉 적용, 전문적인 문서정보 제공을 가능하게 한다.

배운 내용 점검하기 (How much did you learn?)

해당 내용 연결하기

왼쪽 열에 위치한 용어에 대한 올바른 설명을 연결하라.

_______ 1. 벌림
_______ 2. 족배굴곡
_______ 3. 모음
_______ 4. 폄
_______ 5. 가쪽번짐
_______ 6. 굽힘
_______ 7. 안쪽번짐
_______ 8. 족저 굴곡
_______ 9. 엎침
_______ 10. 뒤침

a. 바깥쪽으로 돌려서, 발바닥을 중앙선에서 반대방향으로 돌리는 것
b. 안쪽을 돌려서, 발바닥을 중앙선 방향으로 돌리는 것
c. 관절의 각도를 증가시키는 것
d. 관절의 각도를 줄이는 것
e. 정중선 방향으로 움직이는 것
f. 발등을 수축시키는 것
g. 정중선 방향에서 바깥쪽 움직이는 것
h. 발바닥을 수축시키는 것
i. 발을 위쪽과 안쪽으로 뒤집는 것
j. 발을 아래쪽과 바깥쪽으로 뒤집는 것

_______ 1. 움직임
_______ 2. 상충되는 행동
_______ 3. 똑바로 서다.
_______ 4. 가동범위
_______ 5. 돌림
_______ 6. 안쪽돌림
_______ 7. 가쪽돌림
_______ 8. 과신전

a. 관절 운동의 정상적인 범위
b. 중심축을 기준으로 원을 그리며 이동하는 것
c. 반대 방향이나 움직임
d. 정상적인 ROM을 지나서 관절 각도를 지나치게 높이는 것
e. 중앙선에서 멀어지면서 발을 원을 그리며 이동하는 것
f. 직립자세 또는 똑바른 자세
g. 한 자세에서 다른 자세로 변경하는 것
h. 발을 중앙선 방향으로 원을 그리며 이동하는 것

객관식 문항

아래 각각의 문장은 용어 및 명칭을 설명하고 있다. 해당 문장에서 빈칸을 가장 잘 설명하고 있는 용어나 명칭을 아래 목록에서 선택하라.

해부학적
관상면 또는 좌우면
중앙선
신체 평면도
가로면 또는 수평면

1. 어떤 사람이 직립한 자세에서 머리, 눈, 발가락이 정면을 보있고, 손바닥은 정면을 향해 펼쳐져 있으며 팔은 곧게 측면으로 곧게 펴고 있으면, 이 사람은 ___ 자세를 취하고 있다고 한다.
2. ___는 해부학적 구조를 배치하기 위하여 기준점으로 적용된 신체를 통과하는 가상의 선 또는 면이다.
3. ___는 신체를 가로지르는 가상의 선 또는 면으로 신체를 상부와 하부로 나눈다.
4. ___는 해부학적 자세의 신체의 머리에서 발까지의 영역을 신체의 한가운데 부분에서 나눈 가상의 선 또는 면이다. 신체를 좌측과 우측으로 나눈다.
5. ___는 신체의 전면(앞)과 후면(등, 뒤)까지 신체의 중앙에 정확하게 위치한 수직 방향의 가상의 선 또는 면이다. 신체를 전면과 후면으로 나눈다.

제 11 장

발과 다리에 대한 해부학과 생리학
(Anatomy and Physiology of the Foot and Leg)

이 장의 개요 (Chapter Highlights)

학습목표
주요 용어
개요
발의 구조
발의 생체역학
다리의 구조
요약
배운 내용 점검하기

학습 목적 (Learning Objectives)

1. 이 장의 주요 용어와 그 의미를 이해한다.
2. 26개의 뼈, 107개의 힘줄, 36개의 근육, 근막층, 신경, 결합조직 등으로 구성된 발을 해부학적으로 묘사한다.
3. 발의 26개의 뼈에 대하여 알아둔다.
4. 발을 이루고 있는 뼈(장심을 구성하는 5개의 중족골 등)의 기능을 설명한다.
5. 하퇴의 2개의 뼈의 명칭과 기능을 설명한다.
6. 충격을 흡수하고 신체하중을 지탱하는 발의 생체역학 작용을 설명한다.
7. 반사요법에서 발의 상징적인 중요성을 설명한다.

주요 용어 (Key Terms)

결합조직 124
근막 124
근육 124
뼈 124
생리학 124
생체역학 127
인대 124
조직 124
족근골 127
중족골 125
중족관절 (Metatarso-phalangeal joint; MPJ) 127
지골 125
해부학 124
힘줄 124

개요 (Overview)

이 장에서는 발과 하퇴 부위, 특히 발의 **해부학**(구조)와 **생리학**(기능)을 다루도록 한다. 발의 구조와 기능에 대한 지식은 기본적인 반사요법과 심화학습을 위하여 필요하다. 일반 사람들은 신체, 감정, 마음, 영혼 간의 연관성과 이들이 건강에 미치는 영향에 관심을 가지고 있다. ("깊이 생각해보기: 사고로 인하여 보행 능력을 잃어버린 10대" 참고) 이와 같은 이유로, 발의 상징적인 중요성도 이 장에서 간략하게 다루기로 한다. ("웰빙 스포트라이트: 발의 상징성")

발의 구조 (Structure of the Foot)

발의 구조와 움직임에 대한 이해는 반사요법 테크닉을 어떻게, 그리고 왜 하는지에 대한 이해를 돕는다. "테크닉"의 역학적인 면을 넘어서 반사요법 기술로 진화하는 것이다. 이에 대한 이해는 반사요법 치료사들이 "자신들의 발에 대한 생각"할 수 있는 능력을 주며, 개개인의 고객에 적절한 테크닉을 적용할 수 있는 능력을 강화시킨다.

발은 다른 신체부위와 마찬가지로, 특정 기능을 수행하는 특수화된 세포 그룹인 **조직**으로 구성되어 있다. **결합조직**은 신체와 신체 부위를 결속시키고, 지지해주며, 지탱할 수 있도록 한다. **뼈**는 신체에서 가장 단단한 결합조직으로, 뼈의 최우선적인 기능은 신체를 지탱할 수 있는 구조를 형성한다는 것이다. 양발은 신체가 직립하고 있거나 움직일 때, 신체를 지탱하는 역할을 한다. 정상적인 발은 26개의 뼈를 가지고 있으며, 양발의 뼈는 신체를 구성하는 206개의 뼈 중, 1/4을 차지한다.

발에 위치한 각각의 뼈는 발에서의 기능에 맞추어 형태와 구조가 형성되어 있다. 이 뼈들은 구성하고 있는 특수화된 결화조직은 **근육**(팽창 및 수축할 수 있는 섬유 묶음), **인대**(뼈에 부착되어 뼈와 뼈를 연결하고, 결합시키며, 뼈를 지탱하는 부위), **힘줄**(근육과 뼈를 부착시켜서 움직일 수 있게하는 근섬유), **근막**(근육과 근육을 지탱하고 부착시키는 역할)로 구성되어 있다. 26개의 뼈와 31개의 관절이 107개의 인대로 연결되어 있으며, 36개의 근육이 발을 쉼 없이 움직이고 움츠릴 수 있게 해준다. 인대, 근막, 그리고 기타 결합조직, 혈관, 신경이 발을 구성하고 있으며, 이들은 피부층이 감싸서 외부로부터 보호하고 있다.

발은 발보다 민첩성이 뛰어난 손보다 더 밀집되고 단단한 구조로 되어 있다. 특히 엄지발가락의 경우 이러한 특징이 두드러진다. 엄지손가락은 다른 손가락과 마찬가지로 무엇인가를 잡고 조종하기 위하여 여러 각도로 구부릴 수 있고 움직일 수 있는 반면, 엄지발가락은 신체가 직립하고 있거나 움직일 때, 다른 발가락보다 움직임의 범위가 작고 신체를 지탱하는 능력을 더 많이 수행한다.

발은 균일하지 않거나 경사가 진 표면에서도 일어서기 위하여 펴질 수 있어야 하고, 움직일 수 있을만큼 유연해

깊이 생각해보기 (Think it Over)

사고로 인하여 보행 능력을 잃어버린 10대 (Teenager Loses the Ability to Walk Following Accident)

10대 소녀를 자녀로 둔 한 부모가 자동차 사고로 사망했다. 부모를 잃은 10대 소녀는 상실감에 빠져, 침대를 떠나지 않았다. 그녀가 "회복"하였을 때, 이 소녀는 더 이상 걸을 수 없었고 휠체어에 의지하게 되었다. 의사들은 이와 같은 갑작스러운 장애의 원인을 찾지 못했으나, 부모의 사망과 하지에 갑작스러운 마비증세의 심리적 연관성을 추측했다. 그녀의 발(그리고 다른 신체조직)은 움직임이 위축된 증상도 보였다. 이 소녀가 보행 능력을 잃고 휠체어에 완전히 의존한 생활을 한 지 몇 년이 지나지 않아, 그녀의 수명도 단축되었다.

이러한 사례가 우리의 생각과 감정이 신체에 영향을 준다는 주장을 뒷받침하는가? 그렇다면 왜 그렇고, 그렇지 않다면 왜 그렇지 않은가? 만약 드라마와 같이 인생을 뒤바꿀만한 사건이 신체에 마비를 일으킨다면, 인생을 살아가면서 매일 같이 우리의 삶에 장애가 되는 해결되지 않은 문제의 경우에는 어떠한가? 해결되지 않은 감정적 문제가 발, 즉 보행 능력에 영향을 주는가?

웰빙 스포트라이트(Spotlight on Wellness)

발의 상징성(The Symbolic Foot)

발의 형태와 발의 피부 및 발톱의 상태는 그 사람의 건강 상태와 인생의 발자취를 보여준다. 상징적으로, 발은 인생의 기반이다. 발은 사람을 토지, 그리고 생명과 연결하는 역할을 한다. 발의 움직임과 유연성은 사람들이 신체적으로 그리고 상징적으로 움직일 수 있게 한다.

발의 이와 같은 기능을 반영한 많은 말들이 있다. "두 발로 서다", "다른 사람들과 함께 걸을 때, 절대 혼자가 아니다", "있는 힘을 다해 발을 차고 걸어나가라", "발가락에 힘을 주고 긴장하라", "여행은 첫걸음으로 시작한다", "인생에서 당신의 길을 걸어라"라는 말들이 대표적이다.

양극성과 발가락 판독과 같은 반사요법 연구에서는 발과 감정 및 정신 패턴 간의 연결성을 다룬다. 크리스 스토머(Chris Stomer)와 보비 워렌(Bobbi Warren)과 같은 일부 저자들은 감정적인 패턴이 변하면, 발이 그 변화를 나타낸다는 관찰 결과를 발표하기도 했다. 이와 같이 신체가 우리의 감정, 마음, 영혼과 어떻게 영향을 주고받는지에 대하여 논의해보자.

야만 한다. 반사요법의 테크닉은 반사점을 활성화하는 것과 동시에, 발의 긴장을 완화시키고 가동성과 유연성을 향상시킨다. ("깊이 생각해보기: 요가로 하는 발 명상" 참고)

발의 뼈(Bones of the Foot)

발은 전족부, 중족부, 후족부로 나눌 수 있다. 전족부는 **지골**(발가락에 있는 뼈), **종자골**(없는 경우도 있음), 부전골(발등을 이루는 다섯개의 긴 뼈)로 구성되어 있다. 세 개의 설상골(외측, 중간, 내측)과 주상골과 입방골은 중족부를 이루고, 거골(발목 뼈)와 종골(발뒤꿈치)은 후족부를 이룬다.

대부분의 반사요법 차트는 후족부(종골과 거골)를 골반 강 반사점으로 보고, 골반 강 부위의 신체장기, 분비선, 기타 신체 부위에 대한 반사점을 명시하고 있다.

중족부는 복강 반사점으로 이 부위의 신체장기, 분비선, 기타 신체 부위에 대한 반사점이 위치한 곳이다.

전족부는 흉부, 가슴, 등(중족부)과 목과 머리(지골)로 나누어 본다. 이 부위에도 동일하게 해당 신체 부위의 신체장기, 분비선, 기타 신체 부위에 대한 반사점이 위치하고 있다.

깊이 생각해보기(Think it Over)

요가로 하는 발 명상(Yoga Encourages Meditation on the Feet)

한 요가 수행자는 발의 안정성과 신체의 균형, 그리고 한 사람의 인생 간의 관계를 파악하였다. 요가 자세 중 산 자세와 나무 자세는 바르게 직립한 자세를 유지하며 호흡을 해야 하는 자세이다. 이 자세는 침묵을 유지하면서 대지와 인생 간의 관계인 균형에 대하여 배울 수 있는 기회가 된다.

나무는 나무 스스로 위를 향하여 바르게 지탱하면서 서 있으며, 나무로 수분과 영양을 끌어올리는 깊은 뿌리로 땅에 박혀있고, 가지와 나뭇잎은 영양소를 생산해내기 위하여 일광욕을 한다. 이들은 생애에 걸쳐서 계절의 흐름에 맞추어 생존해나간다. 나무 자세에서 신체는 한 발과 일직선이 되어 곧게 서 있으며, 땅에 굳게 몸을 지탱하고 있고, 다른 한 발은 허벅지 안쪽에 붙이고 손은 손바닥을 맞붙인 상태로 위로 들려있다. 이와 같은 자세는 나무를 연상시킨다. 이제 "나와 대지와의 관계는 무엇일까? 나의 뿌리나 연결점은 무엇일까? 무엇이 나를 충만하게 하는가?"와 같은 문제를 고민해볼 시간이다.

산 자세와 나무 자세는 반사요법 치료사들이 자신들의 발에 대한 관점을 연구해볼 수 있는 기회를 제공하는가? 다른 이들의 발의 경우에도 그러한가? 무엇이 많은 반사요법 치료사들이 발을 통해서 다른 이들을 섬기고자 하게끔 만드는가?

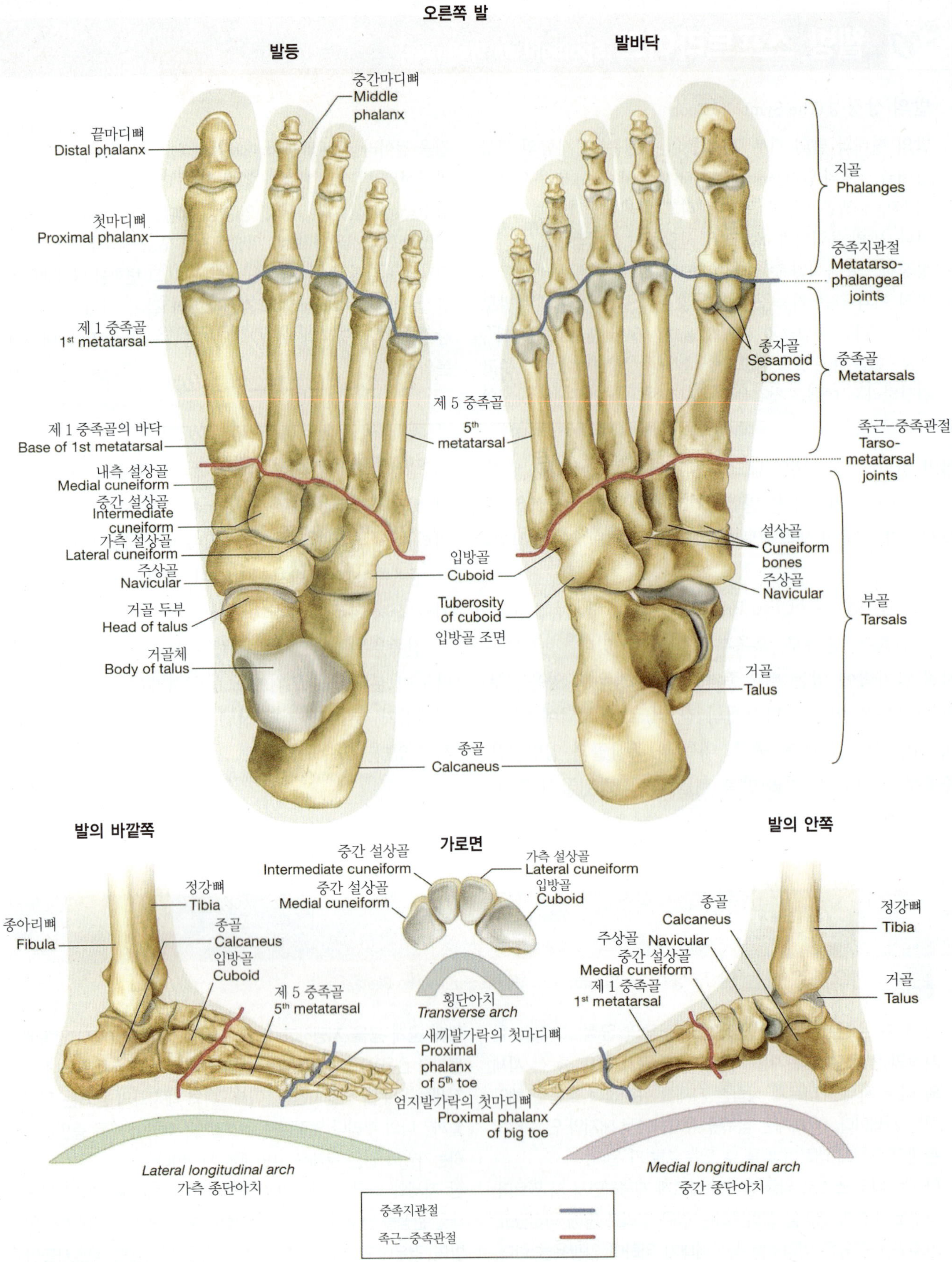

그림 11-1
발의 뼈와 아치

지골 (Phalanges)

각각의 발은 14개의 지골으로 되어 있다. (■그림 11.1) 엄지발가락에는 두 개의 뼈가 있고 다른 발가락에는 각각 세개의 뼈가 있다. 모든 지골에는 끝마디뼈, 중간마디뼈, 첫마디뼈가 있는데, 엄지발가락에는 끝마디뼈와 첫마디뼈만 있다. **중족관절** (Metatarso-phalangeal joint; MPJ)은 엄지발가락 바닥에 첫번째 중족골의 머릿부분에 위치하고 있다.

발가락을 이루는 지골에 있는 14개의 작은 뼈들은 각각의 발가락들이 독립적으로 움직이고 움크릴 수 있는 동작을 할 수 있게하며, 신발 표면과 보행접촉면을 형성한다.

종자골 (Sesamoid Bones)

종자골은 힘줄의 유착면에서의 특정 부분에 나타나는 둥근 형태의 뼈이다. (그림 11.1) 가장 대표적인 유치는 첫번째 중족골의 머릿부분의 발바닥 표면이다. 사람들마다 해부학적 구조가 다르기 때문에 이 뼈들은 발의 다른 부분에 위치하고 있을 수도 있다. 일부의 사람들은 이 뼈를 아예 가지고 있지 않기도 하다. 종자골은 발의 뼈의 개수를 셀 때 제외된다.

족근골 (Tarsal Bones)

세 개의 쐐기뼈(가쪽, 중간, 내측)와 주상골과 입방골은 중간발을 구성한다. 거골(발목뼈)와 종골(발꿈치)는 뒤발을 구성하고 있다. 이들이 모인 7개의 족근골이 발목을 구성하며, 이를 족근이라 한다. (그림 11.1)

장심 (Metatarsal Bones)

장심은 족근골을 지나서 발의 가늘고 긴 다섯개의 뼈를 말한다. (그림 11.1) 근위단은 족근골에서 시작되며, 원위부는 발볼을 구성한다. 제1장심은 가장 안쪽에 있으며, 내측 설상골과 엄지발가락의 중족지절관절과 연결되어 있다. 제2장심은 중간 설상골과 둘째 발가락의 첫마디뼈와 연결되어 있고, 제3장심은 가쪽설상골과 셋째 발가락의 첫마디뼈와 연결되어 있다. 제4장심은 입방골과 넷째 발가락의 첫마디뼈와 연결되어 있고, 제5장심 역시 입방골과 다섯째 발가락의 첫마디뼈와 연결되어 있다.

아치 (Arches)

발에는 종단아치와 횡단아치라는 2개의 장심이 있다. "아치(arch)"라는 단어는 단단한 아치형 구조라는 의미를 내포하고 있다. 그러나, 발의 장심은 세로방향으로 더 휘어진 형태로 발바닥면에 오목한 형태로 위치하고 있다. 부골과 중족골이 발의 종단아치와 횡단아치를 함께 구성한다. (그림 11.1)

횡단아치는 내측에서 가측으로 위치하고 있으며, 3개의 설상골과 입방골로 구성되어 있다.

종단아치는 5개의 더 길고 무거운 중족골로 되어 있다. 이 뼈들은 압력과 신체의 하중을 견딜 수 있을만큼 강하다. 아치는 세개의 설상골 이외에도 중간발의 주상골과 입방골로 구성되어 있다. 이 뼈들은 발이 안정적으로 하중을 지탱할 수 있게끔 한다.

두개의 종단아치는 발등을 구성한다. 이들의 이름은 발에서의 위치에서 유래한 것으로, 내측 종족궁은 발의 내측에 위치하고 있으며, 종골(발꿈치)에서 제1중족골(엄지발가락)의 바닥면까지 이루어져 있다. 이 뼈는 종골(발꿈치), 거골, 주상골, 세개의 설상골과 세 개의 내측 중족골로 구성되어 있다. 이 뼈의 기능은 보행, 달리기, 기타 움직임을 통해 발생하는 충격을 흡수하는 역할을 한다.

종단아치는 발의 가측에 위치하고 있다. 종골(발꿈치)에서 제5첫마디뼈(새끼발가락)까지 연결되어 있으며, 종골(발꿈치), 입방골, 그리고 두개의 가측 중족골로 구성되어 있다. 이 뼈의 기능은 신체를 지탱하는 것이다.

발꿈치 (Heel)

종골(발꿈치 뼈)는 발에서 가장 큰 뼈이다. (그림 11.1) 이 거골과 연결되어 있으며, 거골은 정강뼈와 하퇴의 비골과 연결된 부위와 자유롭게 움직일 수 있는 유일한 뼈이다.

발의 생체역학 (Biomechanics of the Foot)

생체역학은 역학적 원리, 움직임, 행동을 생물체에 적용한 것이다. 여기서는, 생체역학을 통해 발이 어떻게 움직이는지를 설명할 수 있다.

걷는 동안 체중의 1/3이 발의 앞부분에 쏠리며, 중족지관절이 이를 지탱한다. 발의 바깥쪽은 발을 지탱하고 발의 안쪽은 걷거나 뛰는 동안 발이 받는 충격을 흡수한다. 발의 가측은 지골과 제 5 발가락과 제 4 발가락의 첫마디뼈, 입방골, 종골로 구성되어 있다. 발의 내측은 지골과 제 3발가락, 제 2 발가락, 엄지발가락의 첫마디뼈, 그리고 다른 뼈들로 구성되어 있다. (■그림 11.2)

종골과 거골은 신체의 하중을 함께 지탱한다. 서있는 동안이나 걷는 동안 대부분의 체중이 종골에 몰리며, 종골은 외부로부터 보호하기 위하여 두꺼운 지방층과 피부로 구성되어 있다.

근육, 힘줄, 인대는 관절을 지탱하고 발목을 여러 방향으로 움직일 수 있게끔 한다. 종단아치와 횡단아치는 발이 유연하게 움직이거나, 뜀박질을 할 수 있게 해준다. 아치를 지탱하고 있는 인대와 힘줄이 약해지면, 아치가 낮아지거나 발이 편평해진다. 반사요법 테크닉은 아치와 주변 근육의 긴장을 완화시키기 때문에, 연부조직과 아치의 탄성을 강화시킬 수 있다.

다리의 구조(Structure of the Leg)

무릎과 발목 사이의 다리 부분을 종아리(또는 하퇴)라 하고, 무릎과 골반 사이는 허벅지라 한다. (■그림 11.3) 일부 반사요법 치료사들은 테크닉 실행범위 내에서 발과 종아리에서 무릎까지 다루기도 한다.

근육과 기타 연부조직(인대, 힘줄, 결합조직, 근막)은 발의 뼈를 연결하고 움직일 수 있게 한다. 이러한 조직은 (혈관과 신경과 함께) 발과 다리에 위치하고 있다.
반사요법이 이러한 신체부위에 영향을 주기 때문에,

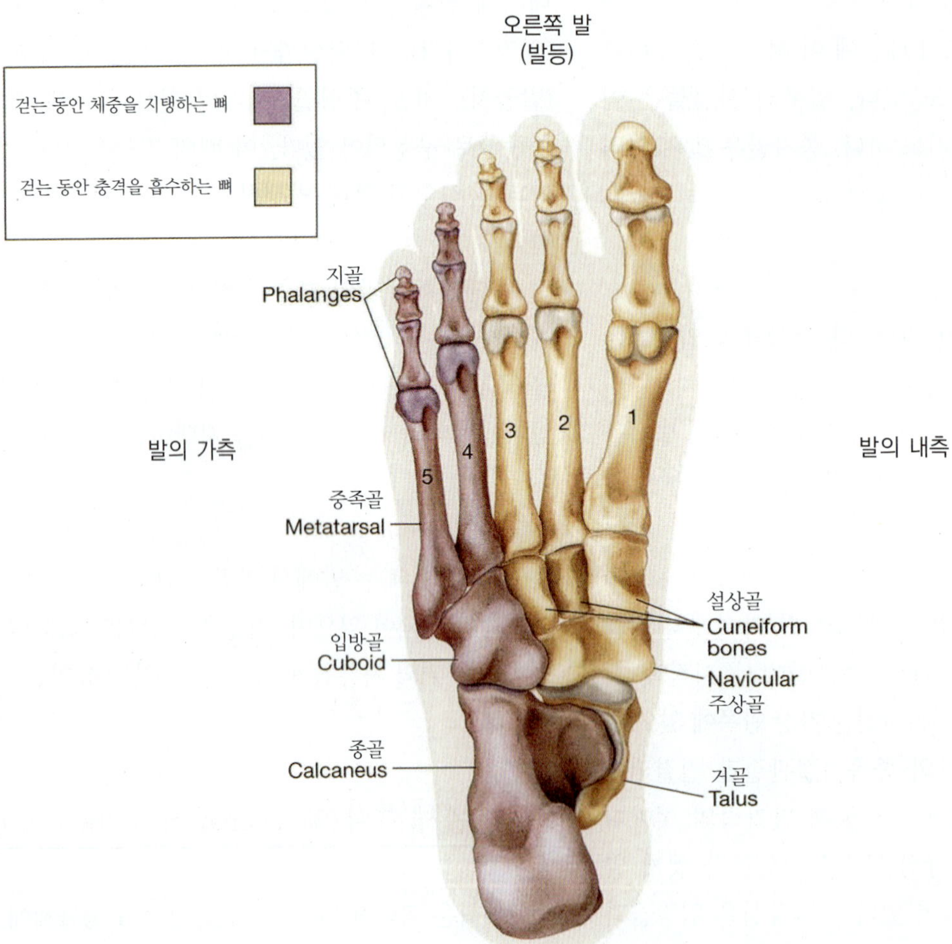

그림 11-2
체중을 분산하는 역할을 하는 발의 뼈와 아치

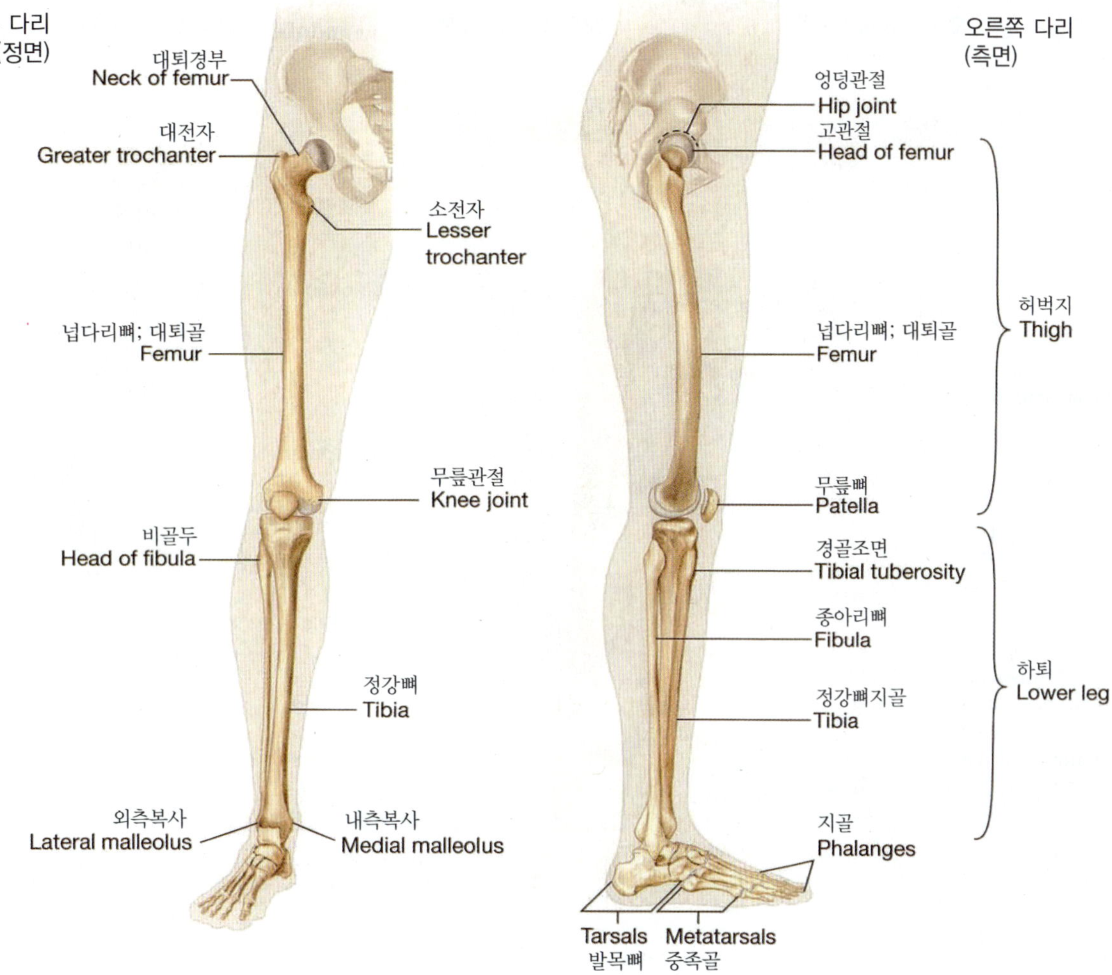

그림 11-3
다리의 뼈

다리 부위의 해부학적 지식을 알아두는 것이 중요하다. 각각의 다리는 다음 부위로 구성되어 있다:

- 두 개의 뼈: 정강뼈(경골)와 종아리뼈(외측발목뼈를 구성)
- 근육, 힘줄, 인대, 결합조직
- 신경
- 혈관과 맥박

뼈(Bones)

하퇴에는 두 개의 뼈, 정강뼈(경골과 내측복사)와 종아리뼈(외측복사를 이룸)가 있다. 이 뼈들은 거골과 연결되어서 다리가 움직일 수 있게 한다.

근육(Muscles)

반사요법 치료사들은 지골의 근육과 발등, 다리에 직접적으로 테크닉을 적용한다. ■그림 11.4는 다음의 근육을 보여주고 있다:

- 무지외전근, 단지굴근, 소지외전근 (발바닥)
- 배측골간근 (발등)
- 후경골근, 장지굴근, 장무지굴근, 족저근, 비복근 (종아리), 신근
- 전경골근, 장지신근, 장무지신근, 제3비골근 (다리 전면)
- 장비골근, 단비골근 (다리 후면)

힘줄(Tendons)

반사요법 치료사들은 하퇴와 발의 힘줄에 직접적으로 테크닉을 적용한다. 힘줄은 근육과 뼈를 부착시키는 결합조직(들)이다. ■그림 11.5는 다음의 힘줄을 보여주고 있다:

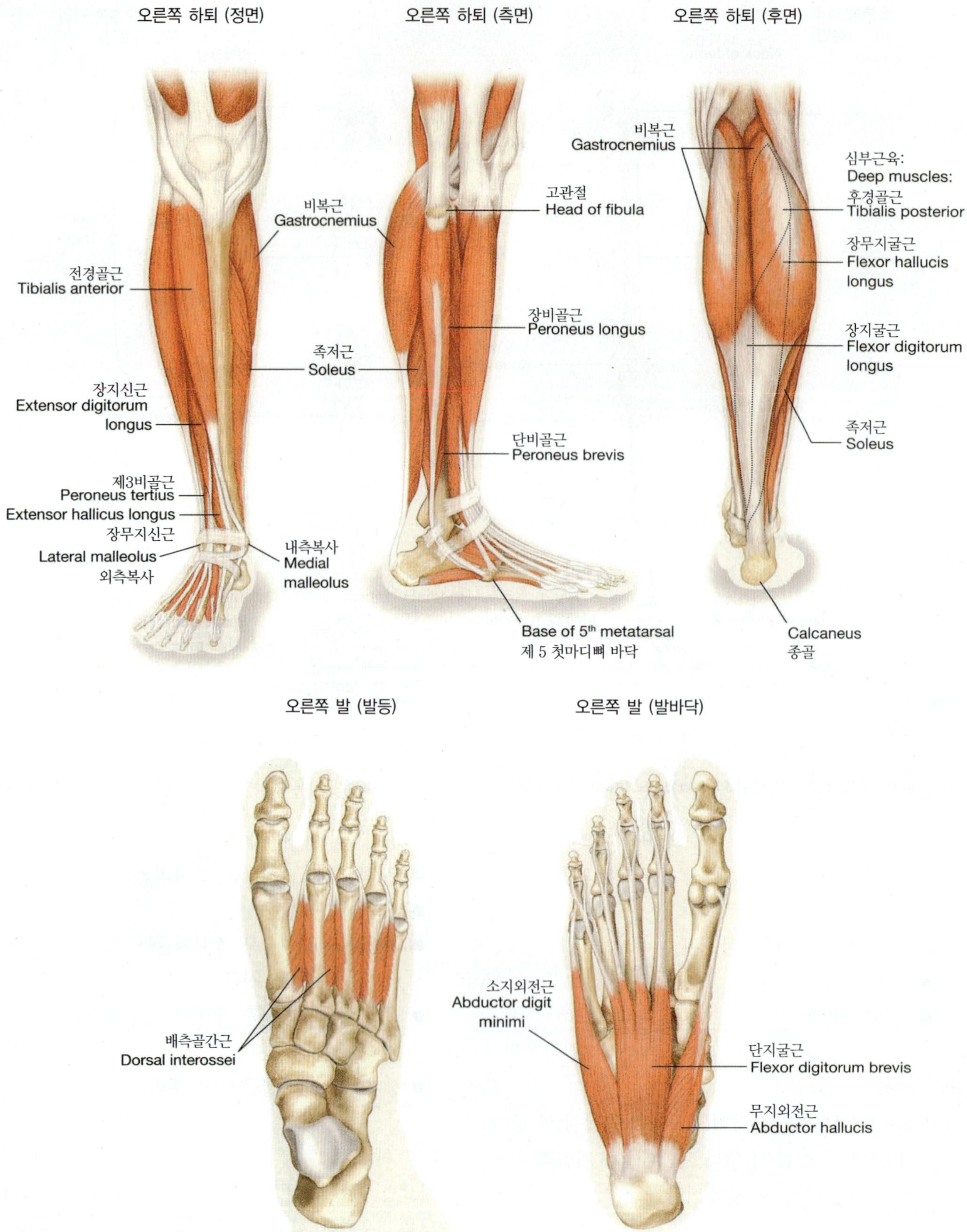

그림 11-4
하퇴와 발의 근육

그림 11-5
하퇴와 발의 힘줄

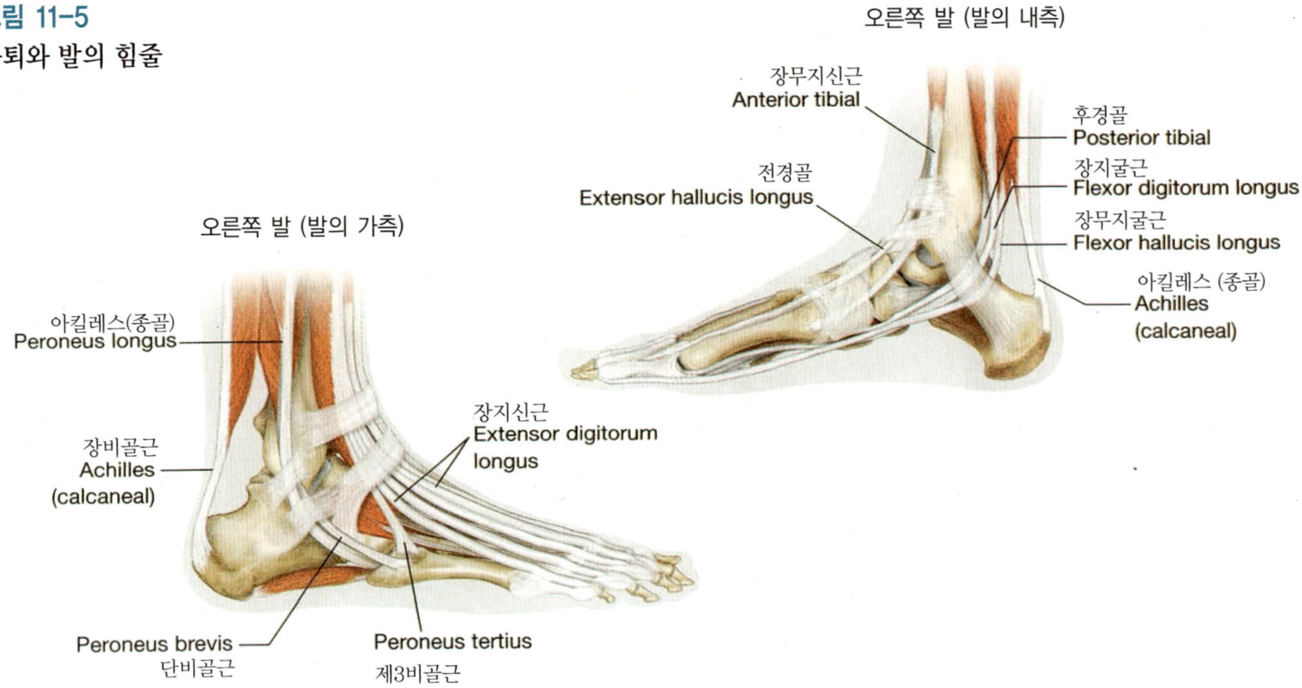

- 아킬레스(종골), 장비골근, 단비골근, 제3비골근, 장지신근 (발의 가측)
- 아킬레스(종골), 장무지굴근, 장지굴근, 후경골, 장무지신근, 전경골 (발의 내측)

신경(Nerves)

좌골신경은 신체에서 가장 큰 신경으로 허리와 엉덩이 통증의 대표적인 원인이다. 궁둥 반사점은 신경으로 된 유일한 반사점이다. 반사요법 치료사들은 외측복사나 복사뼈까지 아랫방향으로 연결된 좌골신경에 직접적으로 테크닉을 적용한다.

좌골신경의 주요 갈래는 후경골신경이다. 이 신경은 무릎의 뒷부분에서 내려와서 정강이뼈까지 (그래서 경골신경이라고도 함) 이어지고, 내측족척신경과 외측족척신경으로 갈라진다. 반사요법 치료사들은 내측족직신경과 외측족척신경을 터치하였을 때, 엉덩이 반사점과 이 부위에 위치한 반사점 활성화시키게 된다. 발등에서 이와 같은 신경은 최종적으로 발가락 신경을 자극시키게 된다. 반사요법 테크닉과 정지자세는 발등의 신경에 영향을 준다. ■그림 11.6은 하퇴 정면의 경골신경, 내측족척신경, 외측족척신경과 발뒤꿈치의 족저신경 가지를 보여주고 있다.

혈관계(Venous System)

반사요법은 동맥과 정맥으로 이루어진 발의 혈관계 또는 순환조직에 영향을 준다. 다리 정면 부위의 안쪽에 위치한 대복재 정맥은 중앙혈관이며, 소복재 정맥은 무릎에서 발목 뒷면까지 연결되어 있다. 이 두 정맥 모두 혈관 가지를 가지고 있다.

하퇴와 발의 주요 동맥은 산소가 풍부한 혈액을 다리와 발에 전달하며, 다리 정면과 발등의 전경골동맥, 발등동맥, 원추동맥이 여기에 속한다. 후면에는 슬외동맥(슬개골 뒷면), 후경골동맥, 비골동맥으로 구성되어 있다.

동맥은 표피와 심부 모두에 위치하고 있다. 발바닥에 있는 내측 족저동맥과 외측 족저동맥은 발등의 표면에서 볼 수 있으며, 발의 심부동맥은 족저궁에서 발가락까지 연결되는 내측 족저동맥과 외측 족저동맥으로 구성되어 있다. (■그림 11.7)

족배동맥(발 위쪽)과 경골동맥의 맥박을 통해 정상적인 발의 상태나 의학적 조치가 필요한 순환 상의 문제를 확인할 수 있다. 이 두 동맥의 맥박은 정상적인 발에서는 나타나지 않는 경우도 있다.

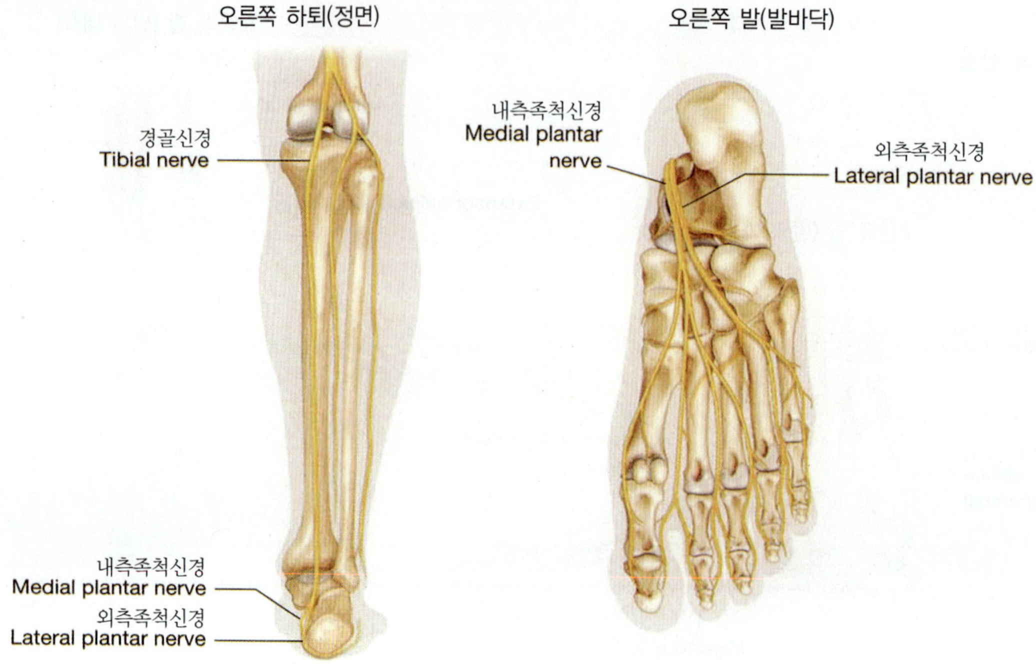

그림 11-6
하퇴와 발의 신경

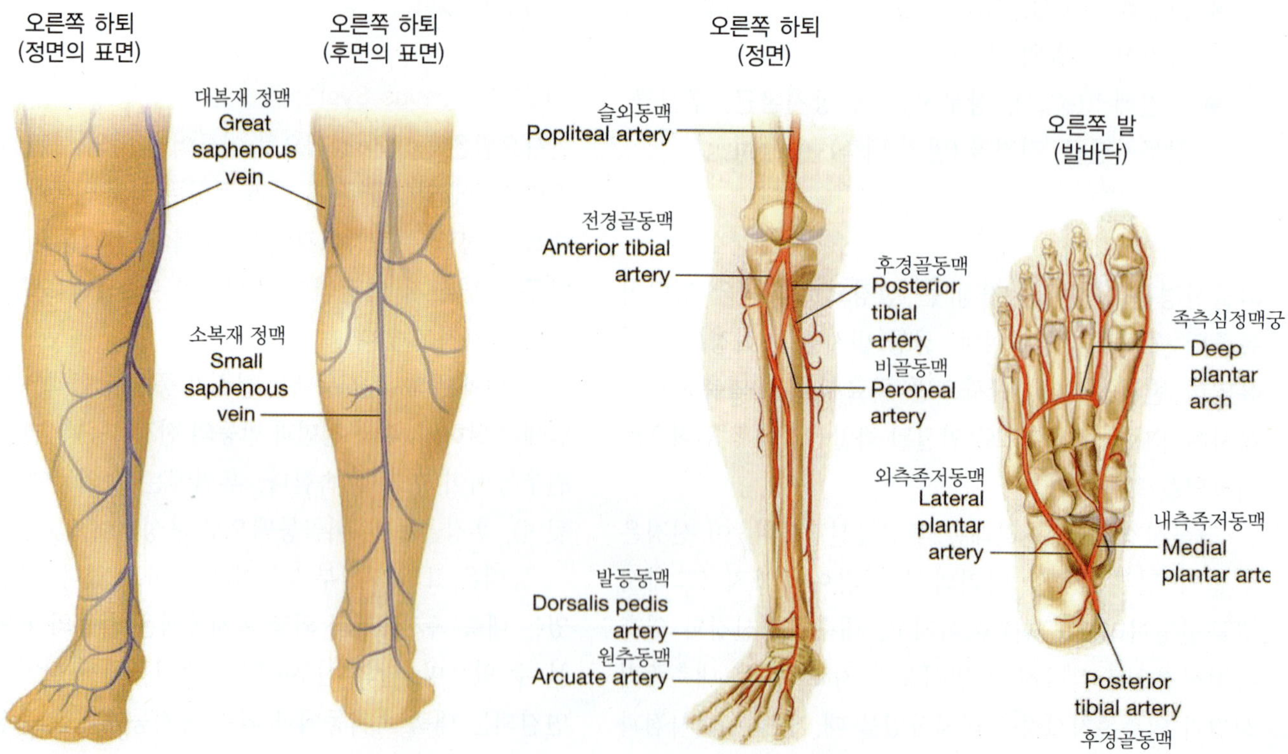

그림 11-7
하퇴와 발의 혈관계

요약 (Summary)

- 각각의 발은 다음으로 구성되어 있다:
  - 26개의 뼈:
    - 14개의 지골(발가락 구성). 4개의 발가락에는 3개의 뼈가 있으며, 엄지발가락에는 2개의 뼈가 있다.
    - 2개의 종자골(없을 수도 있으며, 뼈의 개수를 셀 때 포함하지 않음)
    - 5개의 중족골(아치 구성). 제1중족골, 제2중족골 등으로 구분하며, 제1중족골이 가장 안쪽에 있고, 제5중족골은 가장 바깥쪽에 있다. 이 뼈들은 발에서 다른 뼈들보다 길다.
    - 7개의 부골(발목 뼈). 3개의 설상골(내측, 중간, 가측), 주상골, 입방골, 거골(정강뼈에 연결되어서 자유롭게 움직일 수 있게 함), 종골(발꿈치 뼈)로 구성되어 있다.
  - 2개의 아치 – 종단아치와 횡단아치. 종단아치는 내측 종단아치와 외측 종단아치로 구성되어 있다.
  - 인대(107개), 관절(31개), 근막층과 결합조직, 힘줄(12개)
  - 근육(36개)
  - 각각의 다리는 다음으로 구성되어 있다:
    - 2개의 뼈: 정강뼈(경골과 내측복사)와 종아리뼈(외측복사를 이룸)
    - 근육, 힘줄, 인대, 결합조직
    - 신경
    - 혈관과 맥박
    - 발의 가측은 발이 운동할 때 발생하는 충격을 흡수하고, 종골과 거골은 체중을 지탱한다.
    - 발과 감정, 마음, 영혼은 상징적인 관계로 연결되어 있다.

배운 내용 점검하기 (How much did you learn?)

해당 내용 연결하기

왼쪽 열에 위치한 용어에 대한 올바른 설명을 연결하라.

_______ 1. 해부학	a. 신체의 기능
_______ 2. 조직	b. 발가락과 손가락의 뼈
_______ 3. 중족골	c. 신체에서 가장 단단한 결합조직
_______ 4. 중족지관절	d. 움직일 때, 팽창하고 수축할 수 있는 섬유조직
_______ 5. 근육	e. 신체 구조
_______ 6. 족근골	f. 엄지발가락 바닥에 위치한 제 1 중족골두
_______ 7. 생리학	g. 신체와 신체 부위를 결속시키고, 지지해주며, 지탱하는 조직
_______ 8. 뼈	h. 발목을 구성하는 7개의 뼈
_______ 9. 결합조직	i. 아치를 구성하는 발의 5개의 뼈
_______ 10. 지골	j. 특정기능을 수행하는 특수화된 세포 그룹

_______ 1. 근막	a. 근육을 뼈에 부착시킴
_______ 2. 힘줄	b. 근육과 근육을 부착시킴
_______ 3. 인대	c. 뼈에서 벼를 부착시킴

객관식 문항

1. 한 발에는 ___개의 뼈가 있다.
   a. 12
   b. 26
   c. 32

2. 해부학 상으로 발을 구성하는 있는 것은 무엇인가?
   a. 뼈로만 구성
   b. 뼈와 근육
   c. 뼈, 인대, 근육, 근막, 결합조직

3. ___개의 뼈는 발가락을 구성하며, 이를 ___라 한다.
   a. 5; 중족골
   b. 3; 설상골
   c. 7; 부골
   d. 14; 지골

4. 엄지발가락에는 ___개의 뼈가 있다.
   a. 3
   b. 2
   c. 1

5. 하퇴에는 두 개의 뼈가 있다. 다음 중 어떤 문장이 참인가?
   a. 정강뼈는 경골이고, 종아리뼈는 외측 족근관절을 구성한다.
   b. 종아리뼈는 경골이고, 정강뼈는 외측 족근관절을 구성한다.

그림 완성하기

아래 그림에서, 발과 다리의 뼈에 정확한 명칭을 기입하라.

정강뼈
종아리뼈
지골
제 1 중족골
제 2 중족골
제 3 중족골
제 4 중족골
제 5 중족골
내측 설상골
중간 설상골
가측 설상골
주상골
입방골
거골(정강뼈에 연결되어서 자유롭게 움직일 수 있게 함)
종골(발꿈치 뼈)

오른쪽 발 (발등)

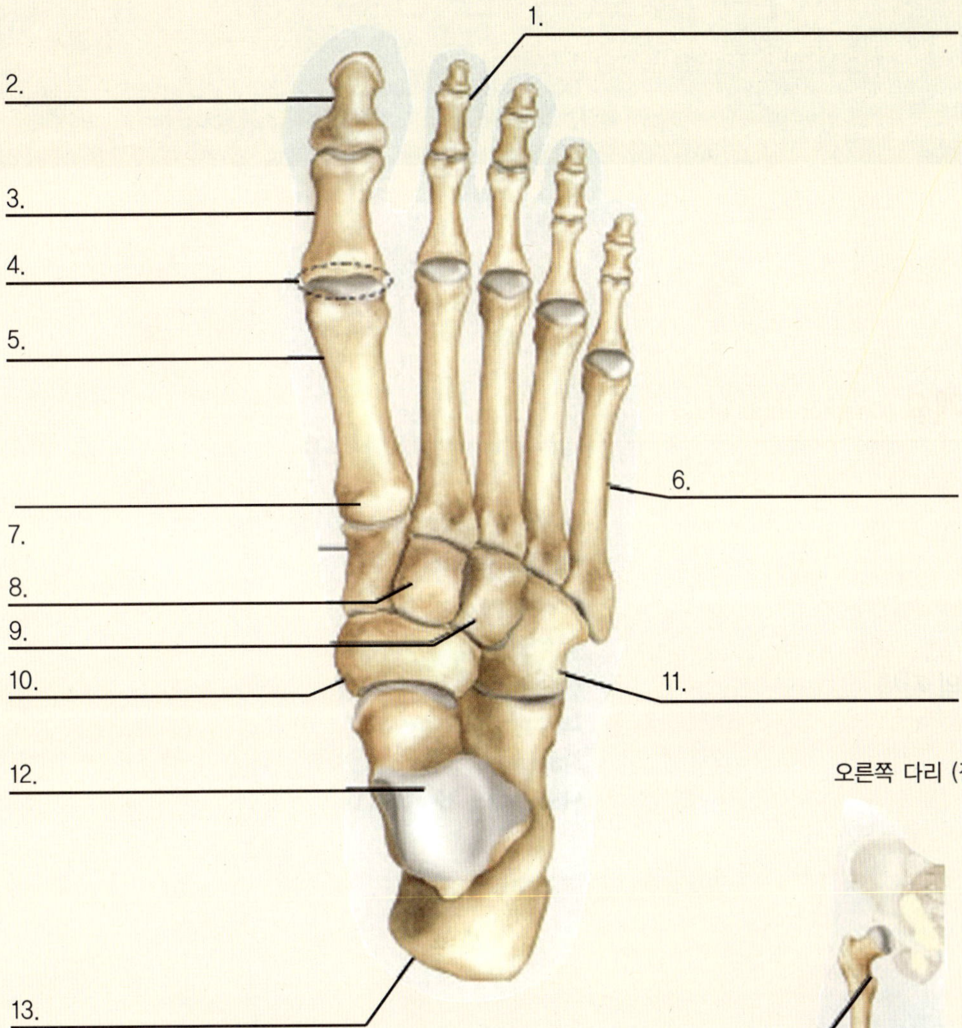

오른쪽 다리 (정면)

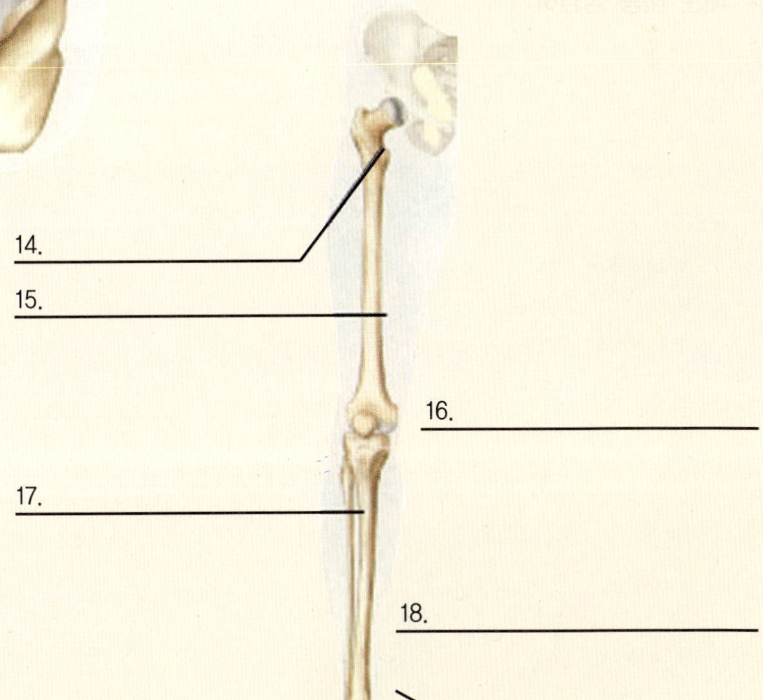

제 12 장 가이드라인과 안정화
(Guidelines and Stabilization)

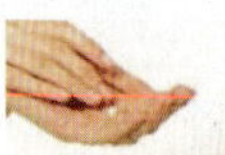

이 장의 개요 (Chapter Highlights)

학습목표
주요 용어
개요
기준선
반사요법 세션 중의 발의 자세
기준선 위치
요약
배운 내용 점검하기

학습 목적 (Learning Objectives)

1. 이 장의 주요 용어와 그 의미를 이해한다.
2. 발을 안정화시켰을 때의 이점을 이해한다.
3. 발을 안정화하기 위한 2가지 방법을 익힌다.
4. 골 표적에 따른 5개의 기준선의 위치를 확인한다.

주요 용어 (Key Terms)

골반 기준선 144
골 표적 138
기준선 138
머리/목 기준선 142
보조수 139
도수 테크닉 139
인체공학 139
종단힘줄 기준선 142
허리 기준선 143
횡경막 기준선 143

반사요법 실전

DVD 플레이리스트:

- 발 반사요법

개요 (Overview)

존 테라피는 신체를 10개의 가상의 횡단 존으로 나누는 것이다. (제3장 참고) 반사요법 **기준선**은 발과 손에 있는 가상의 선이다. 4개의 수평 방향의 기준선은 신체를 4개의 구역으로 나눈다. 이를 함께 통합하여, 횡단 존과 종단 기준선은 전문 반사요법 치료사가 정확하게 고객의 모든 장기, 분비선, 조직, 기타 신체조직의 반사점을 찾을 수 있게끔 한다. 이를 통해, 반사점을 정확하게 활성화 할 수 있게 되고, 반사요법의 효과를 도출하게 된다.

이 장에서는 각각의 4개의 종단 기준선과 종단힘줄 기준선을 설명한다. 또한 시간에 따라 입증된 발 반사요법에 가장 효과적인 발의 자세도 설명하기로 한다.

기준선 (Guidelines)

반사요법 치료사들은 발의 구조를 기준으로 기준선을 찾는다. 기준선은 반사요법 치료사들이 신체장기, 분비선, 조직, 기타 신체조직의 발 반사점을 찾기 위하여 사용하는 가상의 구역을 형성하는데 랜드마크(landmark)가 된다. 이와 같은 방법을 통해, 기준선은 발의 해부학적 지형도를 완성하게 된다.

5개의 기본 기준선(Five Basic Guidelines)

5개의 기본 기준선은 머리/목 기준선, 횡경막 기준선, 허리 기준선, 골반 기준선, 종단힘줄 기준선으로 구성되어 있다. 모든 기준선(종단 힘줄 기준선 제외)은 발의 횡단 방향으로 위치하고 있다. 횡단 방향의 기준선은 발에 위치한 5개의 모든 존과 발에 있는 모든 주요 경락 6개를 교차한다. 종단 방향의 모든 기준선에 테라피를 적용하는 것은 각각의 존에 위치한 반사점과 경락 채널에 영향을 미치게 된다.

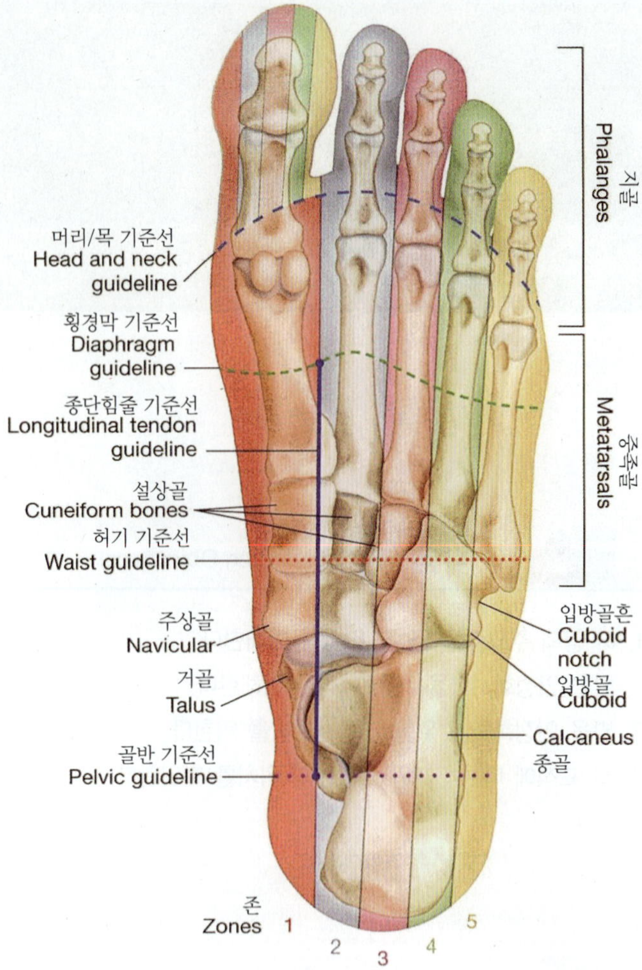

그림 12-1
기준선

종단힘줄 기준선은 장무지굴근 힘줄의 한 부분이다. 발에 있는 유일한 수직 방향의 기준선이다.

위치 (Location)

각 기준선의 위치는 골 표적과 발의 힘줄 구조를 기준으로 확인한다. **골 표적**이란 다른 발에서 고정된 형태의 두드러지는 부분(뼈)을 나타낸 것으로 다른 부분의 위치를 확인하기 위하여 사용되는 경계선 또는 이정표라 할 수 있다. 기준선의 위치(그리고 이에 따른 반사점의 위치)가 각각의 발마다 다르기 때문에, 반사요법 치료사가 발의 기준선을 통해 반사점을 찾아서 이를 활성화시키는 능력이 반사요법 세션의 효과를 좌우하게 된다. (■그림 12.1)

반사요법 세션 중의 발의 자세 (Reflexology Foot Positions)

고객은 반듯이 누운 상태에서 반사요법 세션을 진행하는데, 이 때 반사요법 치료사는 발을 안정화된 상태에서 진행해야 한다. 즉, 발을 고정된 또는 움직이지 않는 자세로 유지해야 한다는 의미이다. 안정화된 발은 일반적으로 수직 방향으로 곧게 선 상태로, 발목은 90° 방향이고 발의 뼈는 정렬된 상태(구부러지거나 확장되지 않은 상태)이다.

발이 안정된 상태일 때, 반사요법 치료사는 효과적으로 (1) 뼈의 위치를 확인하고, (2) 존과 기준선의 위치를 확인하고, (3) 반사점을 활성화 시키며, (4) 관절운동을 실행하고, (5) 근막, 근육, 연부조직을 늘리며, (6) 림프를 순환시키고, (7) 심화 단계의 반사요법 테크닉으로 더 깊게 반사점을 자극할 수 있다.

발 자세를 완전히 익히는 것은 기본 반사요법 테크닉을 실행하고 고차원의 테크닉을 더 빨리 배우는데 단단한 기반이 된다. 고객의 편안함과 반사요법 치료사의 신체역학 역시 중요하다.

반사요법 교습 (Teaching Conventions)

오른쪽 발은 예외의 경우를 제외하고 테크닉을 교습할 때 사용한다. **보조수**는 발을 지탱할 수 있는 위치로 잡는 것을 말한다. 발은 정지 상태 또는 동적 상태가 될 수 있다. **도수 테크닉**은 척추 반사점에 가하는 반사요법 테크닉과 척추 비틀기(spinal twist) 테크닉을 말한다. 오른발에 가해진 테크닉을 거울에 비춘 듯이 손만 바꾸고 순서는 그대로 하여 왼발에 적용하면 된다.

신체의 림프흐름에 맞추어 프로토콜은 오른쪽 발에서부터 시작한다.

고객의 편안함 (Client Comfort)

초급 단계의 반사요법 치료사는 도수 테크닉의 움직임에 집중해서, 발에 압을 가할 때 보조수하는 것을 잊어버릴 때가 있다. 테크닉을 가하는 손의 손가락을 보조수의 위에 위치시켜서 고객의 발에 불편한 압을 가하는 것을 피하는 것이 중요하다. 반사요법 치료사는 고객의 피부 상태에 주의를 기울이고, 고객의 피부를 당기거나 꼬집지않도록 해야한다.

인체공학과 셀프케어 (Ergonomics and Self-Care)

인체공학은 건강과 에너지 효율성을 강화하기 위하여, 한 사람의 해부학적, 생리학적, 심리적 특징에 맞춘 작업을 제시하는 과학이다. 반사요법 치료사의 신체와 손, 그리고 도구(의자, 마사지 테이블, 반사요법 용 의자,

안정화를 위한 테크닉(Stabilization Techniques)

발과 발가락을 안정화시키기 위한 테크닉

목표: 발을 안정되거나 움직이지 않는 자세로 잡는다. 발과 발목 관절을 90° 각도로 유지하고, 발은 곧게 선 상태로 만든다.

효과: 반사점을 확인하는데 가장 좋은 자세로, 테크닉의 깊이와 압의 세기를 조절할 수 있다. 또한, 고객에게 편안한 자세이기도 하며, 신뢰를 주고 휴식 효과를 향상시킨다.

반사점: 머리와 목을 포함한 선신

곧게 선 자세에서의 적용: 신체의 모든 반사점을 활성화하는데 가장 기본적인 자세이며, 골반 외측, 무릎, 좌골, 난소/고환의 반사점을 활성화하는데 효과적이다. 서혜부를 따라 림프 순환 활성화 등도 가능하다.

측면 자세에서의 적용: 척추 반사점(경부, 가슴, 요추, 천골, 꼬리뼈)의 모든 부분을 활성화하는데 가장 기본적인 자세이며, 골반 내측, 자궁/전립샘, 횡경막의 반사점을 활성화하는데 효과적이다. 발바닥 전체에 테크닉을 적용할 수 있고, 심화단계의 토크 테크닉(torque technique)이 가능하다.

테크닉: 발 안정화, 똑바로 세운 자세

안정화되고 똑바로 세운 발 자세는 많은 반사요법 테크닉의 기본 자세이다.

고객은 테이블이나 의자에 정면으로 누운 상태로, 고객이 원한다면 다리 아래에 받침대를 넣어도 된다. 지지하고 있는 손의 손바닥을 바발닥의 앞꿈치 위에 놓는다. (반사요법 치료사의 손바닥은 발바닥 표면에 병렬상태로 위치하고 있으며, 반사요법 치료사의 손목, 팔뚝, 팔꿈치, 어깨가 일렬로 되어 있다.)

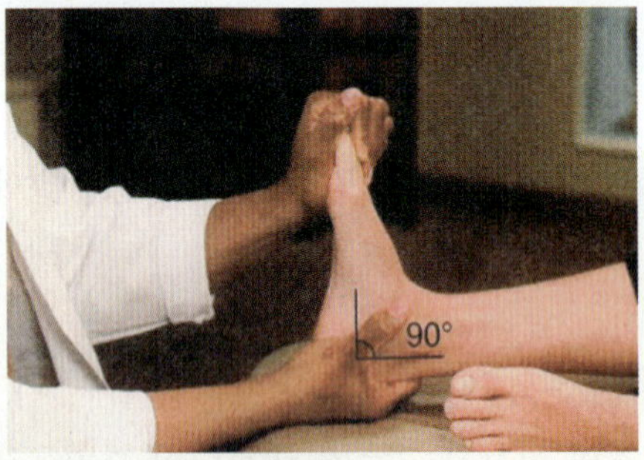

그림 12-2
발과 발가락을 수직방향으로 안정화시키기

발을 90°로 유지할 수 있을 정도로 충분한 압을 가하되, 장무지굴근이 수축할 정도로 지나친 압을 가하지 않도록 한다. 발가락 위에 손가락을 단단한 상태로 구부린 상태를 유지하되 긴장을 푼다. 엄지손가락은 엄지발가락과 평행한 상태로 놓는다. (이를 통해 발이 수직 또는 똑바로 편 자세가 된다. 발볼과 발가락의 앞 부분을 안정화시킬 수 있다.)

이제 발은 안정화된 상태로 도수 테크닉을 적용할 수 있게 된다. 이 자세에서 반사요법 치료사는 한 테크닉에서 다른 테크닉으로 넘어갈 때, 쉽게 발의 각도를 바꿀 수 있다. (■ 그림 12.2)

팁: 반사요법 치료사의 손바닥은 발바닥과 나란히 두고, 팔뚝은 굽힌고, 팔목, 팔꿈치, 어깨는 모두 정렬된 상태로 둔다. 이 자세의 경우, 의자의 위치나 고객 발의 자세를 조정해야할 수도 있다.

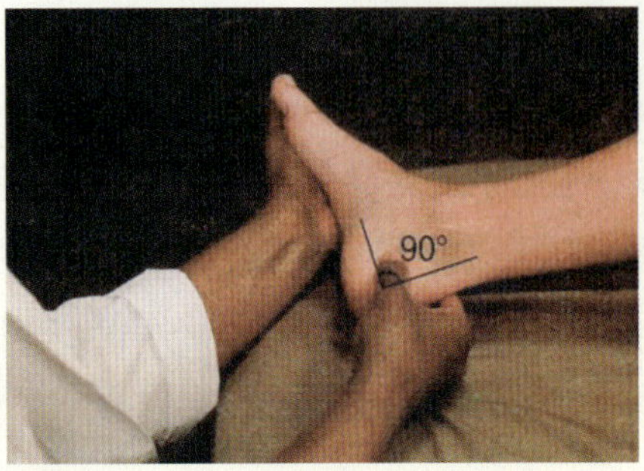

그림 12-3
발과 발가락을 가로방향으로 안정화시키기

테크닉: 발 안정화, 가로방향으로 눕힌 자세

발을 곧게 편 자세로 안정화시킨다. 손으로 안정적으로 발을 잡고 발을 가로방향으로 회전시켜서, 발이 횡단방향으로 누인다. 발과 발목을 90° 각도로 유지할 수 있게끔 적당한 압을 가한다. 도수 테크닉을 적용할 수 있다. (■ 그림 12.3)

적용: 발을 안정화시킴으로써 반사요법 치료사는 모든 기준선과 반사점의 위치를 정확하게 파악하고 활성화시킬 수 있으며, 모든 테크닉을 능수능란하게 실행할 수 있다. 안정적인 자세의 발에서 숙달된 테크닉을 실행한 후, 고급 테크닉을 통해 발에 깊은 압을 가하면서 발을 움직일 수 있다.

팁: 반사요법 치료사의 손바닥은 발바닥과 나란히 두고, 팔뚝은 굽힌고, 팔목, 팔꿈치, 어깨는 모두 정렬된 상태로 둔다. 이 자세의 경우, 의자의 위치나 고객 발의 자세를 조정해야할 수도 있다.

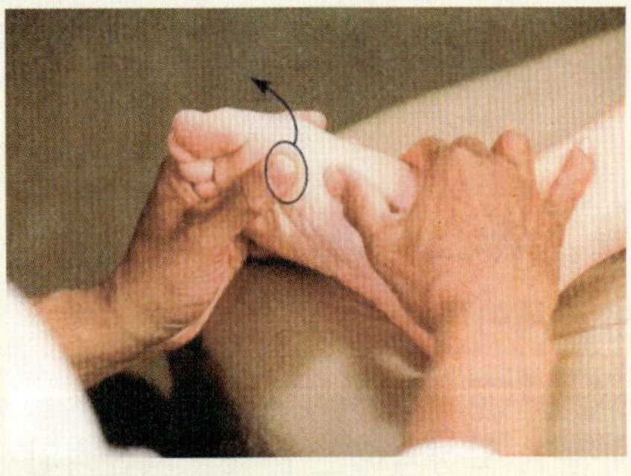

그림 12-4
발 안정화, 고급 단계

테크닉: 발 안정화, 고급 단계

발을 곧게 편 자세로 안정화시킨다. 엄지손가락을 엄지발가락의 앞꿈치 부분에 놓는다. 앞꿈치에 압을 가하면서 발바닥을 안쪽 방향으로 토크(torque)시킨다. (■ 그림 12.4)

적용: 이 동작은 근육과 기저구조를 스트레칭하고 이완시키며, 반사점을 더 깊은 압으로 활성화시킬 수 있다. 스파이널 워크(spinal walk), 스파이널 트위스트(spinal twist), 모든 발바닥 테크닉이 골반 가이드 라인에 적용된다. 이 테크닉은 발바닥 근막염에 효과적이다.

테크닉: 발가락 안정화를 위한 응용 테크닉

기본적인 안정화 테크닉은 발을 수직방향과 가로방향으로 지탱하고 안정화시킨다. 발의 앞꿈치와 연결되어 있는 지골은 머리/목에서부터 어깨 반사점과 상관관계를 가지며, 이에 따라 발가락 안정화의 응용은 상체에 영향을 준다. 대표적인 응용법은 아래와 같다.

응용 1

앞꿈치를 지지하고 있는 손바닥으로 지탱한다. 발가락을 손가락으로 갈래갈래 나눈다. (■그림 12.5)

적용:

- 테크닉을 적용하고 있는 손의 손가락은 (머리의 존 내에서 360° 각도로 내에서 자유자재로) 발가락의 안쪽과 바깥쪽에 더 쉽게 접근할 수 있다.
- 발가락을 갈래갈래 펼쳐서 발가락 사이에 깊은 압을 가할 수 있다. (해당되는 존에 상응하는 목 근육 부착부분에 깊은 압이 가해짐)
- 반사요법을 적용한 발등과 발바닥의 앞꿈치 부분을 스트레칭하고 발가락을 갈래갈래 펼친다. (팔, 등, 가슴 정면과 후면의 존이 활성화 됨)

응용 2

발을 가로방향으로 누이고 안정화시켜서 고정된 상태에서, 엄지발가락(머리 반사점)을 엄지손가락과 검지손가락 사이로 부드럽게 감싼다.

적용: 엄지손가락과 그 외의 손가락이 경부와 상위 흉추 반사점과 지지하는 근육을 효과적으로 자극할 수 있다. (■그림 12.6) 고급 단계의 테크닉의 경우, 발가락을 약간 구부리는데, 이 때 더 깊은 압을 전달하기 위하여 썸워킹(thumbwalking)/핑거워킹(fingerwalking)을 하거나 롤링(rolling)을 하여도 된다.

응용 3

각 손의 손가락 4개를 함께 발등과 발가락 아랫면과 발바닥에 놓고선 발의 앞꿈치 부분을 지탱한다. 앞꿈치 부분이 구부러지지 않기 위해서, 발바닥 아래를 눌러서 발목이 90° 각도를 유지할 수 있게끔 한다. (■그림 12.7)

적용: 테크닉을 가하는 손은 발톱을 포함하여 발가락 사이와 발가락 사이 부분까지 포함하여 발가락 전체 윗면을 활성화시킨다.

응용 4

종족골두 아랫 부분에 주먹쥔 손이나 손가락 관절을 수평방향으로 두고, 중간 세기의 압을 가해서 발과 발가락을 안정화시킨다. (■그림 12.8)

적용: 일정한 압으로 앞꿈치의 발가락을 갈래갈래 나누어서, 팔, 등, 림프 반사점에 중간 세기의 압이 가해지도록 한다.

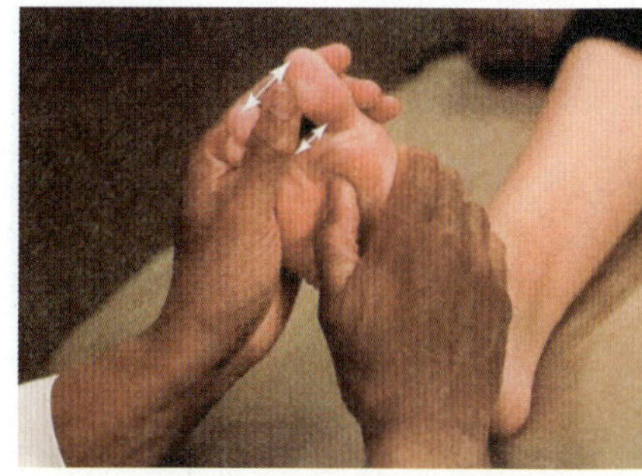

그림 12-5
손가락을 발가락 펼치기

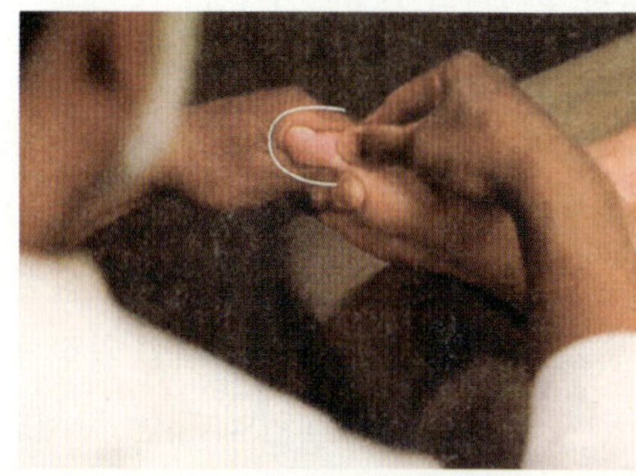

그림 12-6
엄지손가락과 검지손가락 사이로 엄지발가락을 감싸기

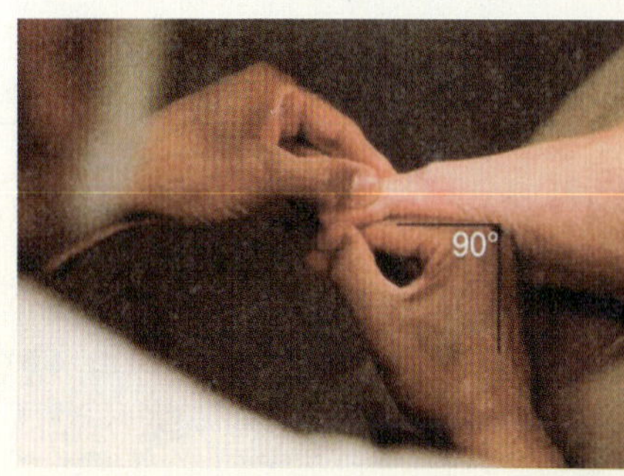

그림 12-7
발바닥 표면을 손가락으로 안정화시키기

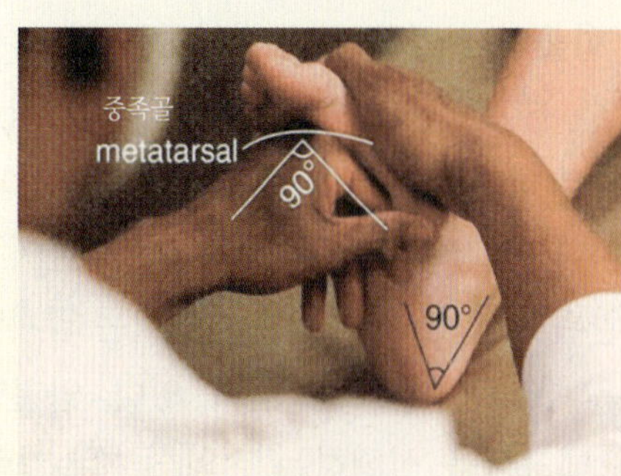

그림 12-8
주먹쥔 손이나 손가락 관절을 수평방향으로 두고 발과 발가락 안정화시키기

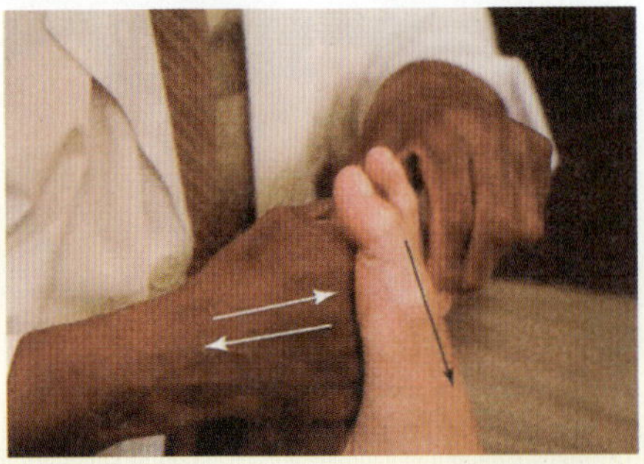

그림 12-9
수직방향의 주먹이나 손가락 관절로 발과 발가락을 안정화시키기

응용 5
뼈 부분에 더 깊은 압을 가하기 위하여, 주먹을 중족골두 사이에 수직방향으로 놓고, 중간 세기의 압을 가한다. (■ 그림 12.9)

적용: 주먹으로 앞꿈치를 스트레칭한다. 이를 통해, 발가락 사이, 팔, 등, 림프 반사점에 깊은 압이 전달된다.
가해진 압은 일정한 세기(누르고 유지하기)이거나 리드미컬(누르고 이완하기를 반복)해야 한다. 리드미컬한 압은 긴장 완화 및 진정 효과가 있다. 또한 테크닉을 가하는 손이 가장 깊으면서도 적은 횟수의 압으로 반사점을 활성화시킬 수 있다. 이를 통해, 고객의 불편함을 줄이고 심부 신경종과 반사점을 치유할 수도 있다.

조명 등)의 인체공학적 자세와 활용은 (1) 고객의 편안함 유지, (2) 올바른 테크닉 실행, (3) 반사점 활성화, (4) 반사요법 치료사의 부상 방지를 위한 가장 중요한 요소이다.

인체공학과 셀프케어에 대한 자세한 내용은 제9장, "반사요법 치료사를 위한 셀프케어"와 DVD를 참고하도록 한다.

기준선 위치 (Locating Guidelines)

종단힘줄 기준선(Longitudinal Tendon Guideline)

장무지굴근 힘줄(반사요법에서는 종단힘줄이라고도 함)은 해부학적 부위이자 기준선이다. **종단힘줄 기준선**은 힘줄(엄지발가락과 둘째발가락 사이에 위치)과 횡경막 기준선이 만나는 위치에서 시작된다. 이 기준선은 골반 기준선(그림 12.1)까지 이어져 있다.

힘줄의 위치를 쉽게 파악하는 방법은 발을 안정화시킨 후, 테크닉을 가하는 손의 엄지발가락을 엄지발가락의 앞부분 하단에 놓은 후, 엄지발가락을 앞과 뒤로 구부리는 것이다. 발가락이 움직일 때마다 힘줄이 스트레칭되면서 이완된다. 일부 사람들의 발에서는 엄지발가락이 구부러졌을 때, 튀어나오는 경우도 있다. 엄지발가락을 구부릴 때, 테크닉을 실행하는 손의 둘째손가락을 엄지발가락 하단의 종단힘줄에 위치시키고 발가락을 구부린다. 힘줄을 발에서 발꿈치까지 부드럽게 따라 내려간다. 발 구조에 따라, 힘줄 전체가 느껴질 수도 있고, 그렇지 않을 수도 있다.

이 기준선은 중요한 기준선 중 하나이기 때문에, 뒷부분에서 자세히 이야기하기로 한다. 입문단계의 반사요법 치료사의 경우, 힘줄에 직접 반사요법을 실행하면 매우 민감하거나 아플 수 있기 때문에, 이 부위에 직접 실행하는 것은 피하도록 한다.

머리/목 기준선(Head/Neck Guideline)

목을 구성하는 뼈는 목과 어깨 상부 부위에 위치하고 있다. 머리를 지탱하는 근육은 목 둘레 전체에 걸쳐서 측방 및 후방의 두개골과 연결되어 있으며, 척추에 연결되어 있고, 견갑대 깊숙히 위치하고 있다.

머리/목 기준선(때때로 어깨 기준선이라고도 함)은 모든 발가락 사이를 따라 위치하고 있다. 머리와 목 부위 근육의 긴장을 완화하기 위하여 머리/목 기준선에 테크닉을 실행하는 것이 필수적이다. 머리와 목 근육의 긴장을 풀게되면 전신의 혈액순환과 신경이 활성화되고, 림프와 생체전위 에너지의 흐름이 활발해진다.

머리/목 기준선의 위치를 쉽게 파악하는 방법은 발가락을 수직방향으로 안정화시킨 뒤, 지골과 원위중족골두가 만나는 발가락 사이를 따라서 찾는 것이다. (그림 12.1) 이 부위의 바이탈을 활성화하기 위한 테크닉이 이 책 전반에 걸쳐 제시되어 있다.

횡경막 기준선(Diaphragm Guideline)

횡경막은 복강에서 흉강을 구분하는데 기준이 되는

근육이다. 횡경막은 해부학 차트와 해부도면에서 얇은 선으로 표시된다. 횡경막이 매우 얇게 표시되더라도, 횡경막은 크고 돔형의 근육으로 호흡을 가능하게 하는 역할을 한다. 심부에서 깊게 팽창하며, 폐의 아랫 부분과 위와 간의 윗 부분에 위치하고 있다. 호흡주기 내에서 횡경막이 움직임으로써, 폐는 신선하지 못한 여분의 공기를 배출하고, 기관의 소화와 배출 기능을 돕는다.

횡경막 기준선(그림 12.1)에는 횡경막과 지지 조직의 반사점이 포함되어 있다. (늑간근과 갈비뼈의 팽창과 수축은 최상의 호흡기능을 수행하기 위하여 필수적이다.) 이와 같은 이유로, 횡경막과 지지조직의 위치는 종종 앞꿈치 아랫 부분의 전신에 걸쳐서 수평방향으로 위치하고 있다.

허리 기준선(Waist Guideline)

해부학적으로, 횡경막과 골반 사이 부위는 복강이다. 허리는 복강을 상부와 하부로 이등분, 또는 나누는 기준선이 된다. **허리 기준선**은 발을 상부와 하부 복강 반사점으로 나누는 랜드마크 역할을 한다. 이 부위의 반사점 위치는 해부학적 위치를 보여주고 있다.

- *상부 부위*에는 간, 쓸개, 간 만곡부, 신장, 부신, 위, 췌장, 십이지장, 지라, 비장공이 위치하고 있다.
- *하부 부위*에는 소장, 대장, 회맹판, 맹장, 신장, 요관, 방광이 위치하고 있다.

허리 기준선의 위치는 쉽게 파악하기 쉽다. 발의 세로 발바닥활의 거의 중간 부분에 위치하고 있다. 발의 중간 가로줄과 일치한다. (그림 12.1) 허리 기준선과 몸통의 허리의 위치와 관련이 있으며, 일부 사람의 경우, 허라 기준선은 횡경막 기준선과 골반 기준선 사이 중간에 위치하고 있기도 하다. 허리가 짧은 사람의 경우, 허리 기준선은 횡경막 기준선과 가까운 곳에 위치하고 있고, 허리가 긴 사람의 경우에는 허리 기준선과 횡경막 기준선 사이의 간격이 넓다.

장기, 분비선, 조직, 신체부위의 위치를 특정 사람의 복강 내에서 확인하기 위해서는 발 뼈의 구조에 따라 허리 기준선을 확인하는 것이 필수적이다.

허리 기준선의 위치를 확인하기 위해서는, 발을 한 손으로 잡고 안정화시킨 후, 테크닉을 가하는 손의 손가락 끝으로 발의 바깥쪽 아치(제5중족골) 끝을 따라 이동시킨다. 이 때, 제5종족골과 입방뼈패임의 뼈가 튀어나온 부분의 하단에 움푹 패인 원이 나타나게 된다. 뼈의 패임 정도는 사람마다 다르다. 제5종족골의 하단이 허리 기준선의 참고점이 된다. (이는 갈비뼈의 기울기와 유사하며, 해부학적 허리 아래의 측면 가슴우리 바로 아래 위치하고 있다.) 발 안쪽에 가상의 수평선을 그려보자. 이는 사람의 허리를 나타내는 허리 기준선으로 어깨와 골반과 나란히 위치하고 있다. (“깊이 생각해보기: 허리의 위치” 참고)

깊이 생각해보기(Think it Over)

허리의 위치(Position of the Waist)

이 책에서 허리 기준선의 위치는 해부학적 구조를 기반으로 하고 있다. 일부 반사요법 치료사들은 제 5 종족골의 뼈가 융기한 부위의 중간에 수평방향의 선에서부터 기준점을 두기도 한다. 많은 교과서에서는 사람의 허리를 언급할 때를 제외하고는 이를 전혀 명기하고 있지 않기도 한다. 많은 장기와 강(cavity)는 허리 기준선을 활용하는 발 위에 위치하고 있다. 반사요법의 목표는 이러한 반사점을 활성화시키는 것이다.
엄지손가락을 광범위하게 이 기준선과 비교하였을 때, 허리의 위치를 파악하는 것이 얼마나 중요한 것일까? 계속해서 같은 움직임을 반복하여, 허리 기준선을 완벽하게 활성화하는 것이 충분할까? 정확한 위치가 도움이 될까? 만약에 그렇다면, 언제 그러한가?

골반 기준선(Pelvic Guideline)

해부학적으로 그리고 반사요법 적으로, 하지대는 골반강, 하위척추, 하지에 신경을 통하게 하는 신경, 방광 부위이다. 남성과 여성의 생식기관은 골반 부위 내에 위치하고 있지만, 이 조직의 반사점들은 발목 안쪽과 바깥쪽에 위치하고 있다. (생식기관의 반사점은 제26장에서 다루도록 한다.)

골반 기준선은 발꿈치와 나란히 위치하고 있다. (그림 12.1) 발꿈치 피부는 발의 아치 부분보다 굳은 살이 많고, 거칠며, 어두운 색상을 띄지만, 이것만으로 골반 기준선을 파악하기에는 충분하지 않다. 다른 수평방향의 기준선과 마찬가지로, 골 표적을 통해 정확하게 골반 기준선을 파악할 수 있다.

골반 기준선을 확인하기 위해서, 발을 한 손으로 안정화시키고 테크닉을 가하는 손의 손가락 끝을 종골(발꿈치 뼈)을 따라 발 바깥쪽 끝으로 이동시킨다. 종골이 종골의 융기 부분을 형성하면서 모양이 변할 때, 움푹 패인 원이 나타나게 된다. 이 뼈가 튀어나온 부분의 깊이는 개인마다 다르다.

이때 나타난 움푹 패인 부분이 골반 기준점의 기준이 된다. 기준점에서부터 발의 안쪽 부분까지 가상의 선을 그려보자. 골반 기준선 아래에 있는 모든 부분이 하지대를 구성한다. 발꿈치와 발목 안쪽과 바깥쪽은 엉덩이와 골반와 엉덩이의 경사와 유사하다.

요약 (Summary)

- 기준선은 발에 있는 가상의 선이다.
- 발이 안정된 상태일 때, 반사요법 치료사는 효과적으로 (1) 뼈의 위치를 확인하고, (2) 존과 기준선의 위치를 확인하고, (3) 반사점을 활성화 시키며, (4) 관절운동을 실행하고, (5) 근막, 근육, 연부조직을 늘리며, (6) 림프를 순환시키고, (7) 심화 단계의 반사요법 테크닉으로 더 깊게 반사점을 자극할 수 있다.
- 발을 안정화시키는 두가지 방법은 발가락을 수직방향으로 놓는 방법과 발가락을 바깥쪽으로 놓는 방법이 있다.
- 기존 기준선 5개는 머리/목, 횡경막, 허리, 골반, 종단 힘줄 기준선이다.

배운 내용 점검하기 (How much did you learn?)

배운내용 실습하기

다음의 테크닉을 실습해보자.

- 발 안정화, 똑바로 세운 자세
- 발 안정화, 가로방향으로 눕힌 자세
- 발 안정화, 고급 단계
- 발가락 안정화를 위한 응용 테크닉

발에서 다음의 기준선 위치를 확인해보자.

- 종단힘줄 기준선
- 머리/목 기준선
- 횡경막 기준선
- 허리 기준선
- 골반 기준선

객관식 문항

1. 기준선이란
   a. 가상의 선이다.
   b. 근육이다.
   c. 결절이다.

2. 기준선의 위치는 각각 개인의 발의 ___에 기반하고 있다.
   a. 신발 크기
   b. 근육
   c. 골격

3. 기준선은 ____ 위한 방법을 제공한다.
   a. 발을 진단하기
   b. 발의 반사점을 찾기
   c. 발을 마사지하기

4. 기준선은 ____에 대한 반사점을 찾는데 사용된다.
   a. 발의 근육, 인대, 힘줄
   b. 발의 경락
   c. 장기, 분비선, 신체 부위

5. 다음 중 기준선에 해당하는 내용은 무엇인가?
   a. 머리/목, 횡경막, 종단힘줄, 허리, 골반
   b. 머리/목, 횡경막, 정중힘줄, 허리, 골반
   c. 머리/목, 횡경막, 종단힘줄, 발바닥, 허리
   d. 머리/목, 횡경막, 종단힘줄, 엉덩이, 어깨

6. 다음 중 골반 기준선보다 하부에 있는 기준선은 무엇인가?
   a. 횡경막 기준선
   b. 머리/목 기준선
   c. 모든 존
   d. 생식기관 반사점

7. 다음 중 반사요법 세션 중 움직임을 제한하기 위하여 발이나 발가락을 잡는 것을 무엇이라 하는가?
   a. 고착
   b. 안정화
   c. 숙이기
   d. 해당사항 없음

8. 발의 기준선은 고객의 연령이나 신발 크기와 상관없이 반사요법 치료사가 모든 반사점을 정확하게 파악할 수 있게 한다. 이 문장은
   a. 참이다.
   b. 거짓이다.

9. 다음 중 참인 문장은 무엇인가?
   a. 발의 모든 기준선은 뼈와 골격에 기반한다.
   b. 발의 모든 기준선은 힘줄에 기반한다.
   c. 모든 기준선은 종단힘줄을 제외하고 발의 뼈에 기반한다.
   d. 모든 기준선은 독특하며 각 발의 근육에 기반한다.

배운내용 실습하기

아래의 그림에서 해당되는 기준선을 표시하라.

종단힘줄
머리/목
횡경막
허리
골반

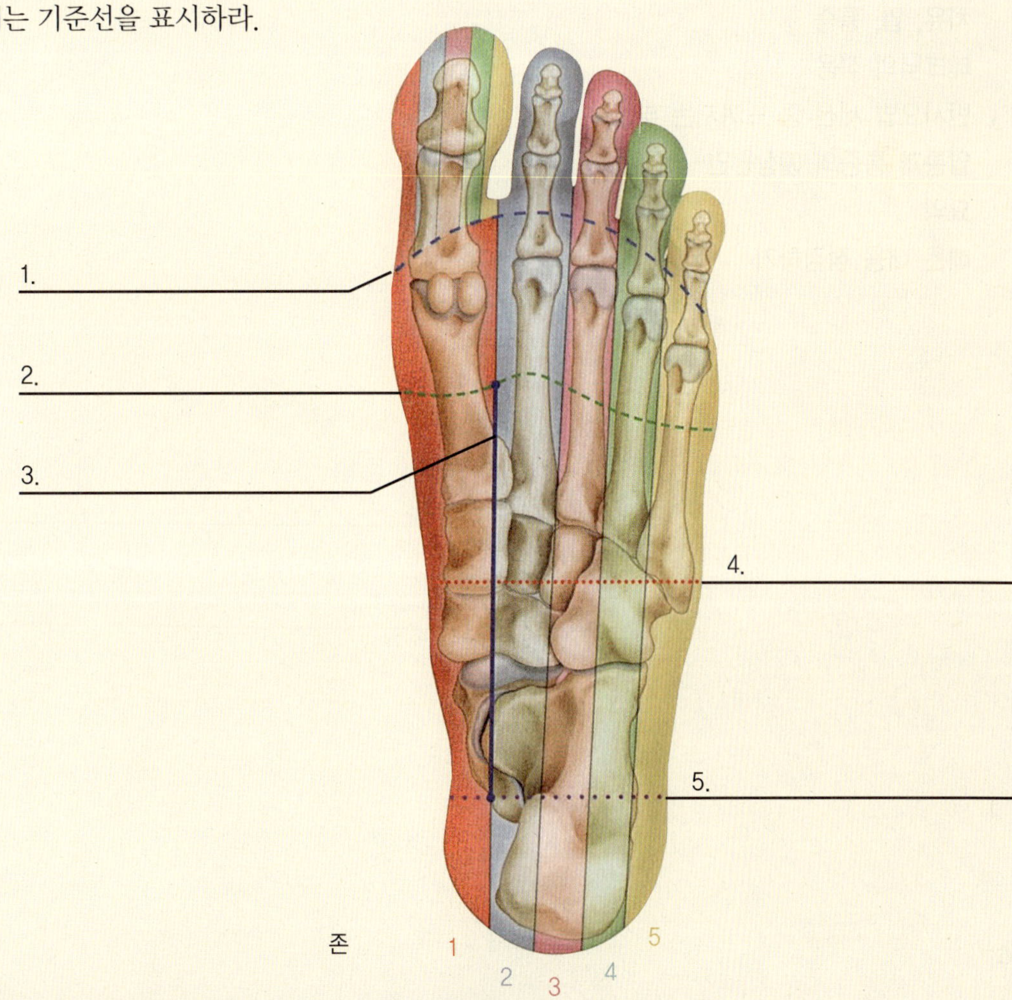

제 13 장 손을 이용한 반사요법 테크닉 (Touch, Thumb, and Finger Techniques)

이 장의 개요 (Chapter Highlights)

학습목표
주요 용어
개요
터치(Touch)
터치의 특성
치유, 압, 통증
테크닉의 적용
반사요법 세션 중 느껴지는 부분
압통과 통증의 예상원인
요약
배운 내용 점검하기

학습 목적 (Learning Objectives)

1. 이 장의 주요 용어와 그 의미를 이해한다.
2. 터치의 특성을 파악하고, 설명한다.
3. 압, 통증, 치유와 관련된 개념을 묘사한다.
4. 반사요법 테크닉에 대한 다양한 접근법을 제시한다.
5. 기본적인 엄지 테크닉 (thumb techqnique) 과 손가락 테크닉 (finger techqnique)을 학습한다.

주요 용어 (Key Terms)

다방향 손가락 움직임 149
드래그 (Drag) 149
리듬 149
매질 148
발을 따라 내려가기 (Walk down the foot; (Work down the foot) 153
발을 따라 올라가기 (Walk up the foot; Work up the foot) 153
방향 149
빈도 149
센터링 (Centering) 148
소요시간 149
속도 149
썸 롤 (Thumb roll) 154
썸워크 (Thumwalk) 154
압 150
압의 깊이 149
촉진 152
치유 150
터치의 특징 148
통증 150
핑거 롤 (Finger roll) 154
핑거워크 (Fingerwalk) 154

반사요법 실전

DVD 플레이리스트:

- 발 반사요법

개요 (Overview)

이 장에서는 반사점을 활성화하기 위한 도구로써 기본적인 손가락 테크닉(finger technique)과 엄지 테크닉(thumb techqnique)을 소개한다. 이 테크닉들은 이 책 전반에 걸쳐서 제시되는 다른 테크닉의 기반들의 기반 테크닉이다. 반사점을 활성화하는 것은 바디워크의 한 면일 뿐이다. 전문 반사요법 치료사들은 터치(touch)의 특성, 고객이 느끼는 터치, 세션 중 고객이 경험하는 감각, 그리고 세션 중 고객과 커뮤니케이션 하는 방법 등에 대하여 많이 알고 있어야 한다.

터치 (Touch)

반사요법은 터치(touch)를 기반으로 한 형태의 바디워크이다. 훈련을 잘 받고 통찰력 있는 반사요법 치료사는 고객의 건강 상태와 활력을 터치를 통해 감지할 수 있다. 터치와 여러 접근법의 특징을 이해하는 것은 터치 감각을 발달시키는데 도움이 되며, 반사요법 적용 및 치유과정 면에서도 중요한 역할을 하다. 터치는 반사요법 치료사의 고객, 치유, 세션에 대한 태도를 보여주기도 한다.
(“깊이 생각해보기: 센터링과 집중” 참고)

터치의 특성 (Qualities of Touch)

터치의 특성은 터치의 특성이나 구성요소를 말한다. 터치의 8가지 특성은 Mosby's Fundamentals of Therapeutic Massage (역주: 모스비의 치유 효과가 있는 마사지의 근본)에서 제시된 게트루드 버드(Gertrude Beard)의 연구를 기반으로 하고 있다. 이러한 특성은 반사요법 테크닉의 여러면에 대하여 설명하는 용어와 틀을 제시한다.

매질 (Medium)

매질은 발에 적용하는 윤활제를 말한다. 매질은 사용하지 않을 수도 있는 것에서부터 양껏 사용할 수 있는 등 활용 범위는 자유롭다.

콘 스타치(Corn starch), 쌀가루, 기타 비독성 가루나 파우더를 발에 조금 도포하여서, 반사요법 치료사가 발의

깊이 생각해보기 (Think it Over)

센터링과 집중 (Centering and Focus)

센터링(Centering)은 순간적인 관심사와 긴장을 흘려보내서, 고객과 바디워크에 완전히 집중하는 것을 말한다. 반사요법 치료사는 지식, 기술, 직감력과 다양한 테크닉을 신체 부위에 적용하기위하여 센터링하고 집중하여, 유연함을 불어넣고 신체가 다시 균형을 찾을 수 있게끔 해야한다. 스티븐 창 박사(Dr. Stephen T. Chang)가 The Great Tao에서 다음과 같이 언급한 치유자의 역할에 대하여 생각해보자.

> *치유는 예술이자 친절함의 선물이다. 치유가 예술인 이유는 인체 내에서의 변화가 무한정한데, 치유자만이 필요한 개입의 종류와 정도를 감지할 수 있기 때문이다. 기계는 인체의 끝없는 변화와 신체반응을 처리할 수 있는 지혜와 감각을 가지고 있지 않다. 컴퓨터라 할지라도, 그 어떤 기계도 치유자의 기술과 동일한 그것을 실행할 수 없다. 치유자의 인간에 대한 친절함은 치유 테크닉의 효율을 증가시킨다. (p.236)*

반사요법 치료사가 센터링하는게 얼마나 중요한가? 세션에 집중하는 것을 포함하여 다른 긍정적인 특징의 경우에는 어떠한가? 이러한 “무형의 요소”가 필수적이거나, 중요하거나, 필요한 것인가? 인류, 터치, 치유에 대한 태도와 가치를 파악하는 것이 중요한가? 치유에서 친절함의 역할 역시 중요한가?

표면에 부드럽게 테크닉을 가함으로써, 피부를 늘리거나 "반사점에서 미끄러지지" 않고서, 안정적으로 균일한 세기로 발을 잡고 압을 가할 수 있게끔 한다. 탈크가 들어간 베이비파우더나 기타 제품은 사용하지 않도록 한다.

발이 지나치게 건조하거나 각질이 일어났을 때, 반사요법 치료사의 손에 윤활제를 조금 덜어서 손에 비빈 후, 세션을 시작하도록 한다. 소량의 보습제로도 피부는 기름지거나 미끄러짐 없이 유연해진다.

일부 반사요법 치료사들은 윤활제를 자유롭게 사용한다. 윤활제에는 쉐어버터, 코코넛 버터, 견과류 오일과 식물성 오일, 그리고 상용 마사지제 등이 있다. 미네랄 오일과 석유계 제품은 피하도록 한다.

드래그(Drag)

드래그는 피부 위를 당기거나 스트레칭하는 정도를 말한다. 예를 들어, 림프 테크닉(제23장)을 반사점을 활성화하고 근막과 조직을 이완하는데 매우 효과적인 발등에 적용할 때, 드래그가 발생한다. 스파이널 트위스트(Spinal twist; 제16장) 역시 조직을 들어올리고 스트레칭하기 때문에 드래그를 포함한다.

방향(Direction)

방향은 테크닉의 전개나 움직임의 선을 나타내는 터치의 특징 중 하나이다. 한 부위, 구역, 그리고/또는 발의 통로에 테라피를 완료할 때, 한 방향으로 테라피를 진행하면서 이를 반복한다. **다방향 손가락 움직임**와 다방향 썸워크(Thumbwalk)는 한 부위에 양손을 모두 사용하는 것을 말하거나, 엄지손가락 한 개나 손가락 한 개로 엄지발가락과 같은 특정 부위에 테크닉을 가할 때 여러 방향으로 적용하는 것을 말한다.

속도(Speed)

속도는 실행하는 테크닉의 빠르기이다. 속도는 느릴수도, 빠를수도, 또는 다양하게 변할수도 있다. 속도가 느릴수록 일반적으로 더 깊은 상태의 휴식과 진정효과를 준다.
속도가 빠를수록 신경과 순환계 반응을 향상시키고 더 자극을 주게된다. 세션과 테크닉의 의도가 속도를 결정하게 된다.

리듬(Rhythm)

리듬은 테라피 방법이나 테크닉의 규칙적인 패턴을 말한다. 테크닉은 규칙적인 간격으로 반복하면서 부드럽거나, 균일하거나, 리드미컬한 특징을 보일 수 있다. 예를 들어, 부드럽고 균일한 테크닉은 깊은 휴식 효과를 줄 수 있다. 반면, 균일하지 않고 리드미컬하지 못하거나 불규칙한 테크닉은 마음이 다음 움직임을 예상하게 되면서
활기를 높일 수 있다.

빈도(Frequency)

빈도는 주어진 시간 프레임 안에서 테크닉을 반복하는 속도나 횟수를 말한다. 반사요법 테크닉은 한 세션 중에, 여러 번의 다른 시간에 걸쳐 반복되거나 한번만 진행될 수 있다. 긴장을 완화하는 테크닉의 반복이나 빈도가 높을수록, 휴식상태는 더 깊어지게 된다.

소요시간(Duration)

소요시간은 테크닉이나 세션이 진행되는 시간의 길이이다. 예를 들어, 전체 반사요법 세션의 소요시간이 45분에서 60분이 될 수 있다. 건강페어 등에서 진행되는 휴식 목적의 미니 "샘플러" 세션은 5분에서 10분 가량 진행된다. 머리와 목 프로토콜은 전체 세션에서 15분 정도 이상이 걸릴 수 있다.

압의 깊이(Depth of Pressure)

이 특징은 반사요법에서 매우 중요한 요소이며, 가장 많이 논의되고 다루어지는 특성이다. **압의 깊이**는 손가락 끝, 엄지손가락 또는 손이 고객의 발을 움켜지는 압축력을 말한다. 압은 가벼운 압, 중간 압, 또는 깊은 압으로 나누어볼 수 있으며, 다른 깊이의 압을 반사점에 적용하거나, 테크닉에 따라 압을 달리하는 것이 일반적이다.

치유, 압, 통증(Healing, Pressure, and Pain)

반사요법, 존 테라피, 지압점, 지압, 시아추, 침술 치료사들은 신체의 유연함 정도가 불균형의 표시라고 입을 모아 말한다. 반사요법 치료사들은 반사점을 활성화하기

위하여 압을 가해서 신체가 항상성을 유지하게끔 한다. 정말 건강한 사람은 보통 정도의 압에 어떤 불편함도 느끼지 않는다. 전세계 반사요법 치료사들의 수년간 경험은 압을 가하는 것에 따라 긍정적인 효과가 도출된다는 것을 증명해왔다. 효과적인 압이 끝나고 통증이 시작되는 부분은 어디쯤일까? 압, 통증, 치유에 대한 의견과 연구내용은 아래와 같다:

치유 (Healing)

치유를 한다는 것은 원상상태로 회복하거나 건강한 상태로 만든다는 의미이다. **치유**는 원상상태로 회복되거나 건강한 상태로 되는 과정이다.

1. 불균형은 추가 해석 없이 상황을 설명하는 중성적인 단어이다.
2. 유연한 부분을 의식함에따라 즉각적으로 활성시켜서 균형상태를 회복하는데 신체를 보조하는데 훨씬 효과적이다.
3. 신체는 반사적으로 불균형의 원인에 영향을 주게 된다. 고객은 신체의 다른 부위에 이를 감지할수도 있다. 고객은 이를 "에너지 이동(energy moving)", "얼얼하다", "화끈거린다", "움찔거린다"라고 표현할 수 있다. 감정이 고조되기도 한다. 이는 신체가 스스로 균형을 회복한다는 신호이다. 현명한 사람은 신체에 귀를 기울인다.
4. 참을성을 유지하도록 한다. 테크닉의 효과는 사람마다 다르다. 일반적으로 두통과 같은 갑작스러운 증상이 나타나지만 빠르게 없어진다. 만성적인 질환, 부상, 지속적인 스트레스로 인한 건강 상의 문제는 불균형 상태를 해결하고 치유할 수 있는 시간 여유를 주기 위해서 라이프스타일 면에서 변화가 필요하다.

압과 통증 (Pressure and Pain)

반사요법 치료사들은 손가락, 손, 또는 도구를 통해 적용되는 힘, 즉 **압**을 반사점에 적용한다. 고객은 깊은 휴식 효과에서부터 고객이 불편함을 느끼거나 압박을 받거나 숨이 막히는 듯한 느낌과 같은 감각이나 지각이라 할 수 있는 **통증**까지 반사요법에 대한 그 반응은 다양하다. 마음–신체 간의 연결상태과 같이 많은 요소들이 통증의 인지에 영향을 준다. 여기에는 기대, 투약으로 인한 감각, 체질적인 과민반응, 무감각, 압박 등이 있다.

1. 약간의 찌릿한 통증이라도 통증은 불균형의 경고 신호이다.
2. 통증은 극도로 불균형한 상태인 질병에 앞서 나타난다.
3. 통증의 감각은 그것의 원인에서 제거될 수 있다.
4. 통증에는 크게 날카로운 통증과 무감각한 통증이 있다. 이 두 느낌의 통증 모두 불균형한 상태를 나타낸다. 전통 동양 의학에서는 날카로운 통증은 과도한 에너지(과도한 양기)의 증상이고, 무감각한 통증은 지나치게 모자란 에너지(과도한 음기)의 증상이라고 한다. 올바른 테크닉을 적용하여서 신체는 최소한의 불편함이라 할 수 있는 "쾌통(기분좋은 통증)"으로 균형 상태를 이룰 수 있다.
5. 통증을 고통스럽게 느껴서 표현하는 것과 기분좋게 느껴서 표현하는 것에는 차이가 있다. 전세계의 수많은 사람들은 불편함의 치유효과를 본능적으로 알아차려서 "무엇인가가 작용한다", "활성화되고 있다", "기분좋은 통증이 느껴진다"와 같은 표현 등으로 표현한다. 반사요법의 목표는 신체의 균형을 돕기 위한 것이지 통증을 가하는 것이 아니다.
6. 불편함이 줄어들거나 없어질 때까지 발에 부드럽거나 고통스러운 반사요법을 가한다.
7. 불편함이나 통증을 고객이 참을 수 있는 범위 내에서 반사요법을 적용한다. ("깊이 생각해보기: 언어와 테라피의 실행범위" 참고)

일부 반사점과 체내 노폐물은 발이나 손의 깊은 부위에 자리하고 있다. 너무 깊거나, 너무 빠르게 테라피를 진행하는 것은 갑작스러운 통증을 발생시킬 수 있으며, 고객이 테라피를 거부하게 만들수도 있다. 고객에게 깊고 부드럽게 호흡하도록 안내하고, 체내 노폐물이나 울혈 부위를 달래듯이 느리고 부드럽게 압의 세기를 점점 높이면서 반사요법을 적용한다. 이와 같은 접근법은 매우 효과적이다.

깊이 생각해보기(Think it Over)

언어와 테라피의 실행범위(Language and Scope of Practice)

신체의 불균형을 나타내는 연한 반사점에 대한 개념은 반사요법의 핵심적인 원리이다. 연한 반사점은 장기, 분비선, 조직, 또는 신체 부위가 지나치게 진정되어 있거나 저긴장 상태(적절한 긴장은 균형을 회복시키는데 도움이 된다.)나 고긴장 상태(진정은 균형을 회복시키는데 도움이 된다.)라는 것을 보여준다. (제3장 참고) 체내 노폐물, 림프, 이외 기타 요소를 조직에서 감소시켜서 신체의 균형을 회복하게 된다. (제2장 참고)

반사요법에서 연한 반사점을 묘사하기 위하여 사용되는 단어는 종종 "막힘", "오작동"과 같은 단어 등이 있다. 이러한 단어들은 진단상태를 나타내는데, 질병의 원인과 속성을 트리트먼트의 논리적인 기반으로써 확인하는데 효과적인 방법을 사용하는 것이다. 의사면허를 갖춘 의료진만이 질병의 원인을 확인하고 치료계획을 처방할 수 있다. 추가로, 사람들은 완전히 깨어있을 때보다 깊은 휴식 상태일 때, 제안을 잘 수용한다.

"막힘"과 같은 단어가 고객에게 건강에 해로운 두려운 감정을 불러일으킬 수 있을까? "막힘"과 "오작동"과 같은 단어가 반사요법의 실행 범위 내에 해당되는가? 연한 반사점에 대하여 고객에게 설명하고 이를 상담할 수 있는 좋은 방법은 무엇일까? 체내 노폐물과 통증의 인지를 이야기할 때, 어떤 접근법이 적절하고 반사요법 실행범위 내에 부합되는가?

테크닉의 적용(Technique Approaches)

어느 정도의 압을 반사점에 적용해야 하는가? 그리고 어떤 테크닉을 적용해야 하는가? 신체의 균형을 회복하기 위하여 최상의 방법에 대한 다양한 의견과 다양한 관점이 존재한다.

통증한계 내에서 적용

(Work within Pain Thresh0lds)

통증한계는 한 사람이 통증을 인지하는 수준이다. 이는 투약 상태 등을 포함하여 여러 이유로 사람들마다 통증 한계가 다르다. 어떤 반사요법 치료사들은 부드러운 압이 더 강한 압보다 효과적이라고 주장한다. 이러한 접근법은 한 사람의 통증한계 내에서 테크닉을 실행하는 것이다. 가벼운 압은 반사요법을 어린이와 아기들, 그리고 민감한 사람들, 노쇠한 사람, 만성적인 질병을 가진 사람, 수술에서 회복 중인 사람 또는 항암치료와 방사능 치료와 같은 의료치료를 받고 있는 사람에게 적용하는 것이 좋다.
통증을 모니터링 하는 대표적인 방법은 1~4단계(또는 5단계)로 나누어 구분하거나 이와 유사한 수치로 나누어 파악하는 것이다.

기구를 활용한 깊은 지압

(Deep Pressure with Devices)

오스트레일리아와 아시아를 방문한 여행자들은 일부 반사요법 치료사들이 어느 정도 수준의 힘으로 스틱을 이용하여 발에 강하게 테라피를 가한다고 이야기한다. 이와 같은 경험은 반사요법 치료사가 발을 세션 내내 잡고 있는 동안 고객이 통증으로 소리를 지르게 만든다. 이와 같은 강한 테라피는 매우 불편하다고 고객들은 이야기하고 있다. 결과에 대한 인지는 매우 효과적이라는 것에서 효과가 없다는 것까지 매우 다양하다. 스틱과 같은 기구를 사용한 강하고 거슬리는 테라피는 반사요법의 주류는 아니다. 이와 같은 문제는 효율성, 부상과 멍, 법적 책임과 같은 접근법을 둘러싸고 있다.

손만을 사용한 강한 지압(Hands-Only Deep Work)

일부 반사요법 치료사들은 깊고 균일한 압을 손만을 사용하는 것을 지지하며, 종종 고객에게 효과적인 테라피를 위하여 불편함을 참을 수 있는지 물어본다. 이러한 접근법을 일부 반사요법 치료사들 잘못 받아들여서, 고객에게 고통스럽고 멍까지 들게하는 테크닉을 가하게끔 한다. "진짜 반사요법은 아프다."라는 생각과 "아플수록 효과적이다."라는 생각은 대중에게 일반적인 생각으로 자리잡고 있고, 일부 마사지 테라피스트, 바디워크 치료사,

반사요법 치료사들까지도 이러한 생각을 갖고 있다. 이러한 생각은 전문 반사요법 치료사들이 대중에게 반사요법의 효과를 교육할 때 직면하는 문제 중 하나가 될 수 있다.

손만을 사용한 여러 지압
(Hands-Only Variable Pressure)

반사요법 치료사들은 압에 대한 민감도가 고객의 발 안에서도 다르다는 것을 알고 있다. 이와 같은 사실로, 강하고 균일한 압을 적용하여 고객의 반응을 살피면서 발을 **촉진**하거나, 터치하거나, 느낀다. 보통의 반응은 적절한 수준의 압이 해당 신체부위가 건강한 반사점이나 그 반사점 자체에 적용되고 있다는 것을 나타낸다. 간지러움을 느끼는 것을 일반적으로 너무 가벼운 압이라는 것을 나타내므로, 이러한 간지러움이 없어질 때까지 조금 더 강한 압을 가하도록 한다. 발을 자발적으로 치우는 것, 신체나 발이 긴장하는 것, 불편함을 표현하는 것 모두 지나치게 강한 압이 가해지고 있다는 것을 말하므로 압의 세기를 낮춘다. 그 후, 감각이 줄어들거나 보통 정도가 될 때까지 주변 부위와 반사점에 테크닉을 적용한다.

부드럽고 지속적인 압력
(Gentle, Persistent Pressure)

가볍고 접촉하지 않는 바디워크인 파동의학(에너지의학)이 인기를 얻고 실행됨으로써, 반사요법에 대한 연구도 전통적인 테크닉에 새로운 접근법을 혼합하여 확장되고 있다. 이와 밀접한 관련이 있는 두가지 사항은 (1)반사요법 치료사와 고객의 감각 인지와 (2)신경조직에 가해지는 테크닉의 효과이다.

반사요법 세션 중 느껴지는 부분
(What is Felt During Reflexology?)

고객은 반사요법에 대하여 광범위한 감각을 표현한다. 이러한 감각에는 신체의 긴장이나 긴장된 근육(과 기타 연부조직)의 긴장완화, 유연함, 통증, 간지러움, 전신에 찌릿찌릿함이나 에너지 분출, 깊은 휴식, 회복 등이 포함된다.

반사요법 치료사들은 발의 상태 역시 인지하게 된다. 치료사들은 붓거나 막힌 부위(림프나 체액), 경직된 부위(특정 반사점이 고긴장 상태인 경직된 근육), 체내 노폐물(알생이 크기의 매우 작은 나트륨 덩어리), 발이나 특정 반사점의 차갑거나 따뜻한 온도 등을 파악할 수 있다.

제6장에서 "반사요법 및 존 테라피에 대한 신체반응"에서 논의하였듯이, 반사요법을 통해 마음과 신체의 연결이 발생한다. 기억과 감정이 다시 떠오르고, 일부 고객은 명현반응을 겪기도 한다.

압통과 통증의 예상원인
(Possible Reasons for Tenderness Pain)

발(과 손)은 반사요법 치료사들이 반사점을 터치하였을 때, 인생의 순간을 나타낸다. 과거와 현재의 많은 요소들이 발의 유연함과 통증을 형성할 수 있다. 이와 같은 대표적인 감각은 다음과 같다:

1. 특정 장기, 분비선, 조직, 구조, 또는 신체 조직, 나아가 전신의 불균형(또는 질병)
2. (높은 스트레스를 받는 업무로 인한) 신체의 일반적인 긴장과 스트레스, 또는 (컴퓨터 작업과 같은 업무 중에 발생하는) 특정 신체 부위 내에서의 특정 긴장과 스트레스

3. 피로(발과 신체를 과도하게 사용하였을 때)
4. 독소
5. 약과 의약품 (처방 및 비처방)
6. 발 자체의 림프 정체 또는 체액 정체, 또는 특정 장기, 조직, 또는 신체 부위의 정체, 전신의 순환막힘
7. 수술, 부상, 연부조직 압박(근육, 힘줄, 인대), 멍, 맞지 않는 신발
8. 특정 문제(무지외반증, 골극형성, 티눈, 얇은 피부)
9. 질병/질환(당뇨병 등; 일부 건강상태가 실제로 발을 무감각하게 만든다.)
10. 낮은 통증한계

요약박스 13.1 엄지 테크닉(Thumb technique)과 손가락 테크닉(Finger Technique)에서 알아둘 점

1. 항상 엄지손가락과 다른 손가락을 정방향으로 움직이거나 굴린다. 절대 역방향으로 하지 않는다.
2. 균일하고 부드러우며 일정한 압을 가한다.
3. 모든 부위를 완벽하게 활성화시키기 위하여 중복해서 적용한다.
4. 워크 (walk) 와 롤링(rolling) 중에 테크닉을 작은 인크레멘트를 적용한다. 1인치 마다 16인크레멘트 (increment) (스텝 (step) 이나 바이트 (bite)) 증가시켜서 효율을 높인다.
5. 엄지손가락이 지탱하는 손의 위치에서 45° 이상으로 펼쳐지지 않도록 한다.
6. 썸워크 (Thumb walk) 중에 엄지손가락이 첫번째 관절에서 45° 이상으로 구부러지지 않도록 한다.
7. 손가락의 첫번째 관절 바깥쪽을 안정적으로 잡는다.
8. 손가락들을 다른 손가락의 윗부분에 업듯이 지탱해서 안정성과 힘을 더해준다.
9. 팔뚝은 손과 손가락의 지렛대 역할을 한다. 이를 통해 적은 에너지로 최대의 효율을 낼 수 있다.
10. 지나치게 많은 증가나 반복하는 것이 충분치 못한 테크닉보다 좋지 않다. 이 부위가 분필가루로 덮여 있고, 손가락이나 엄지손가락 끝이 지우개라고 상상해보자. 한번씩 테크닉을 가하면서 분필이 덮힌 부위가 줄어들게 된다. 이 과정의 목표는 전체 부위나 분필가루가 덮힌 부분을 깨끗하게 하는 것이다.
11. 천천히 정확하게 테크닉을 적용해서 정확한 테크닉이 근육에 저장될 수 있게끔 한다. 속도 (그리고 정확한 테크닉)는 다음 문제이다.
12. 호흡하는 것을 잊지않도록 한다.

엄지 테크닉과 손가락 테크닉(Thumb and Finger Techniques)

손은 반사요법에서 도구로 사용된다. 엄지손가락과 손가락 끝은 부드럽고 균일하며 교차적인 압을 피부에 가해서 반사점을 활성화시킨다. 이러한 테크닉은 대부분의 반사요법 테크닉과 프로토콜의 구성요소이다. 테라피의 효과와 고객의 편안함, 그리고 손에 부상을 입는 것을 예방하기 위하여, 올바른 테크닉을 완벽하게 익히는 것이 필수적이다. 적절한 신체역학 역시 필수적이다. (● 요약박스 13.1 참고)

발가락 방향으로 이동하는 테크닉을 **"발을 따라 올라간다(Walk up the foot; Work up the foot)."**라 하고, 발꿈치나 발목 방향으로 이동하는 테크닉을 **"발을 따라 내려간다(Walk down the foot; Work down the foot)."**라고 이야기 한다.

DVD의 재생목록에서 "발 반사요법: 척추 반사점" 부분에서는 발을 따라 올라가고 내려가는 엄지 테크닉과 손가락 테크닉과 엄지발가락에 위치한 목, 후두부 능선, 머리 반사점을 활성화하는 테크닉을 활성화하는 테크닉을 보여주고 있다. "발 반사요법: 뇌 반사점"에서는 핑거 롤링(finger rolling)을 제시하고 있다.

테크닉 기본 준비자세(Fundamentals)

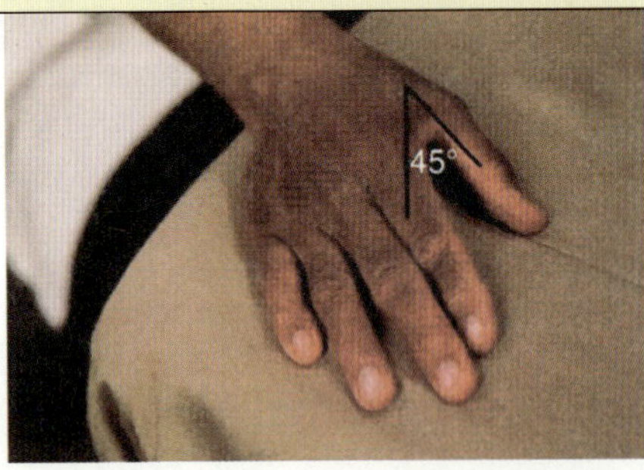

그림 13-1
보통 자세에서의 엄지손가락의 위치와 손의 자세

신체역학, 지렛대의 원리, 그리고 기본 움직임

엄지손가락의 기본적이고 자연스러운 자세를 익히기 위해서, 손을 들고 테이블이나 다른 편평한 표면 위에 손을 떨어뜨린다. 보통 상태의 손이 약간 기울어진 상태이며, 엄지손가락이 손가락에서 45° 각도로 기울어져 있음을 볼 수 있다. 이 각도(45° 각도 이하, 이상은 안됨)를 반사요법 테크닉을 적용하는 동안 올바른 신체역학을 위하여 유지하도록 한다. (■그림 13.1)

참고: 표면 위에 놓인 엄지손가락 끝부분을 유심히 본다. 이 끝부분은 손톱 끝부분 근처에 위치한 엄지손가락의 안쪽 끝으로, 테크닉 적용하는 끝 부분이다. 엄지손가락 완충제로 활용할 수도 있다. 앞서 제시된 두가지 테크닉 방법에서, 남은 손가락들은 지렛대 역할을 하여서 고객이 편안함을 느낄 수 있도록 압을 균일하게 분산시키며, 반사요법 치료사가 수용할 수 있는 각도와 압을 제공하기도 한다. 이는 지렛대의 원리로도 알려져 있다.

테크닉: 썸워크 (Thumb walk)

자연스러운 자세에서, 엄지손가락의 끝을 약간 들고 정방향으로 약간 움직여서, 엄지손가락을 원래 자세에서 약 1/16인치 정도 위치를 옮긴 뒤, 압을 가한다. 이 동작을 **썸워크**(thumb walk) 또는 썸워킹(thumb walking)이라 한다. 엄지손가락이 들려지고, 자세를 조정하고 압을 가할 때마다, 이를 "스텝(step)" 또는 "바이트 bite)" 또는 "인크레멘트 increment)"라 한다. 손가락 끝을 사용하는 동일한 테크닉을 **핑거워크**(finger walk)라 한다.

테크닉: 썸 롤 (Thumb roll)

자연스러운 자세에서 엄지손가락과 손을 안정적으로 유지한다. (엄지손가락 관절을 구부리지 않는다.) 엄지손가락을 (손과 함께) 반사점으로 굴린다. 엄지손가락을 원래 자세에서 1/16인치 정도 움직인다. 이러한 동작을 **썸롤**(thumb roll) 또는 썸 롤링(thumb rolling)이라 한다. 손가락 끝을 사용하는 동일한 테크닉을 **핑거 롤**(finger roll) 또는 핑거롤링(finger rolling)이라 한다.

팁: 썸워킹이나 썸롤링을 실행할 때, 반대편 팔에 "워킹"하거나 "롤링"한다. 부드럽게 리드미컬하면서 균일한 압을 가하고, 양손이 동일한 기술을 실행할 수 있을 때까지 연습한다. 손가락끝을 지렛대로 사용하도록 한다.

테크닉: 회전 또는 순환마찰

엄지손가락이나 손가락을 반사점 위에 둔다. 반사점 위에 순환 패턴으로 손가락 끝을 회전시키면서 순환마찰을 실행한다. 작은 크기의 반사점이나 노폐물이 쌓인 작은 부위에 이 테크닉을 적용한다.

썸워크와 썸롤에 관한 테크닉(Techniques to Thumbwalk and Thumb Roll)

테크닉: 썸워크와 썸롤을 적용한 반사점

왼손으로 발을 안정화시킨다. 오른손의 엄지손가락을 45° 각도로 둔다. (■그림 13.2) 부드러우면서도 균일한 압을 엄지손가락을 이용해서 가하면서, 발 윗방향으로 가한다. (발을 따라 올라가는 썸워크)

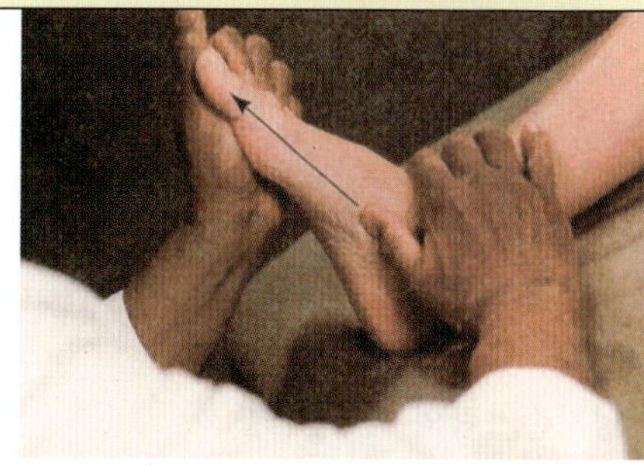

그림 13-2
발 안쪽을 따라 올라가는 엄지손가락 자세

반사점 안쪽으로 부드럽고 균일한 압을 오른쪽 엄지손가락으로 가하면 롤링(rolling)하면서 발을 따라 올라간다. (■그림 13.3) 이를 반복한다.

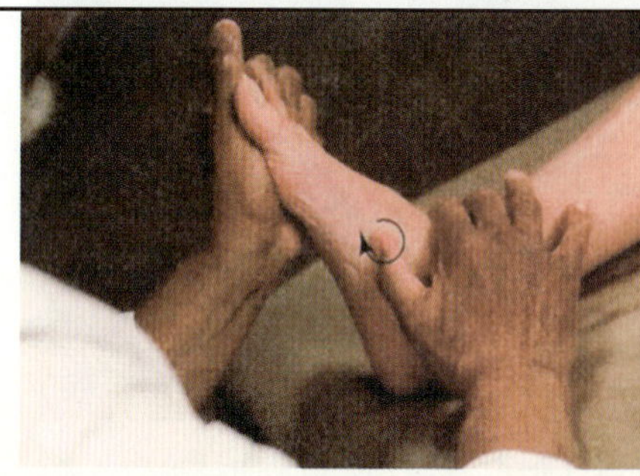

그림 13-3
발을 따라 올라가면서 엄지손가락으로 부드럽고 균일한 압을 가하기

테크닉: 썸워크와 썸롤을 적용한 엄지발가락

왼손으로 발과 엄지발가락을 안정화시킨다. 오른쪽 엄지손가락을 엄지발가락 바닥에 둔다. 오른손의 손가락을 왼손의 손가락 위에 두어서 고객이 편안함을 느끼고 지렛대의 원리를 활용할 수 있게끔 한다. (■그림 13.4) 엄지손가락을 사용해서, 부드럽고 균일한 압을 가하면서 엄지발가락의 아랫부분을 세로방향으로 가로지른다. 엄지손가락의 중앙의 두터운 부분을 활용하도록 한다. (■그림 13.5) 이를 반복한다.

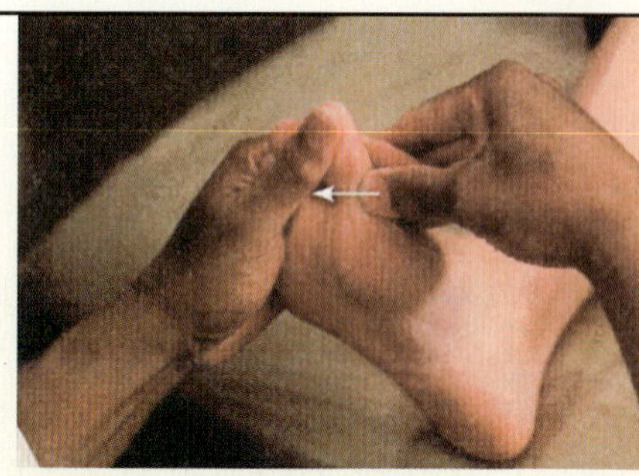

그림 13-4 엄지발가락 바닥 부분에 적용하는 썸워크 자세

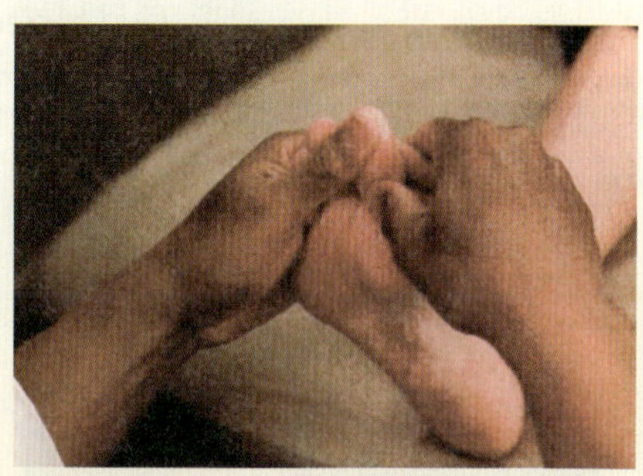

그림 13-5 엄지손가락으로 부드럽고 균일한 압을 가하면서 엄지발가락의 아랫부분을 세로방향으로 가로지르기

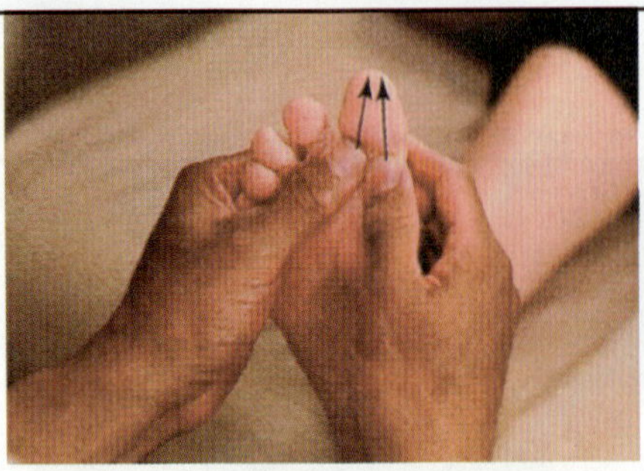

그림 13-6
양 엄지손가락의 시작 자세

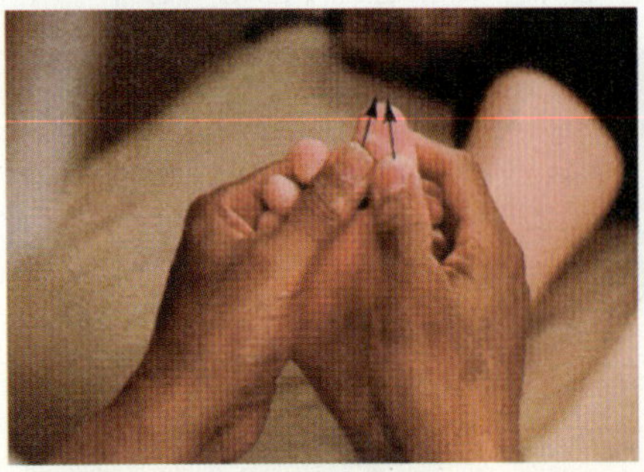

그림 13-7
엄지발가락에 이중 썸워크 적용하기

테크닉: 이중 썸워킹

양손으로 발을 안정화시킨다. 양손의 엄지손가락을 엄지발가락 아랫부분에 위치시킨다. (■ 그림 13.6) 양 엄지손가락으로 엄지발가락 윗방향으로 썸워크한다. (■ 그림 13.7) 발가락이나 발을 과도한 압으로 뭉그러뜨리지 않도록 주의한다.

중급 테크닉

양 엄지손가락을 엄지발가락의 안쪽과 바깥쪽에 놓는다. 양손의 엄지손가락들 각각의 정방향으로 워킹한다. 엄지손가락이 만나는 부분에서, 손가락을 서로 위아래로 교차시킨다. 그 후, 가로방향, 수직방향, 십자형, 360° 각도 등 다양한 각도로 반사점 위에서 양엄지손가락을 워킹(또는 롤링)한다.

적용: 척추, 골바 내측과 외측, 무릎, 엄지발가락, 발바닥의 반사점이 활성화된다. 이 패턴을 계속해서 반복하면, 빠르고 효과적으로 반사점을 활성화할 수 있다.

고급 테크닉

양손의 엄지손가락(그리고 손가락)으로 양 발의 반사점을 동시에 활성화시킨다. 오른손은 왼발을, 왼손은 오른발에 테크닉을 적용한다. 또는 손을 교차시켜서 오른손이 오른발에, 왼손이 왼발에 테크닉을 적용할 수도 있다.

적용: 척추 반사점을 포함한 반사점을 정확하게 활성화시킬 수 있다. 이 테크닉의 이점은 빠르고 완벽한 진단과 테크닉 적용을 포함한다. 이와 같은 고급단계의 테크닉은 정확하게 모든 반사점의 위치를 파악하고, 다른 손의 도움없이 발을 안정화시켜서 정확한 신체역학과 지렛대의 원리를 유지할 수 있는 능력을 갖추고 있어야 한다.

참고: 손가락 관절로 반사점을 활성화시키기도 한다. 손가락관절로도 워킹(walking), 롤링(rolling), 니딩(kneading) 테크닉이 가능하지만, 손가락관절은 손가락 끝과 엄지손가락 끝처럼 예민하지는 않다. 손가락관절 테크닉으로 손가락 끝과 엄지손가락 촉지로 반사점을 활성화하여서 반사점의 변화를 확인하기도 한다.

핑거워크와 핑거롤에 관한 테크닉(Techniques to Fingerwalk and Finger Roll)

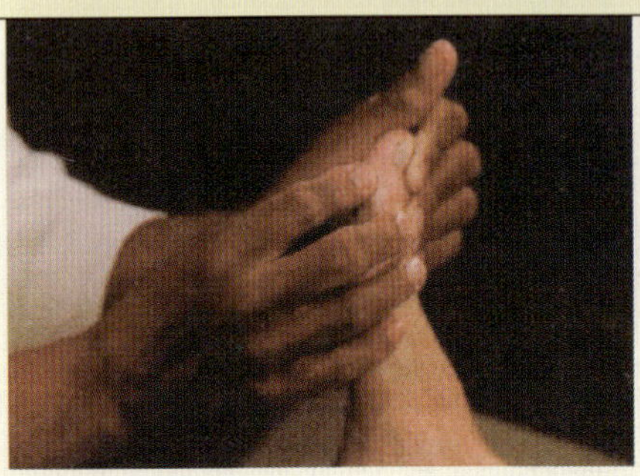

그림 13-8
엄지발가락 안쪽에 핑거워크나 핑거롤 적용하기

손가락 끝으로 핑거워크나 핑거롤을 할 수 있다. 작은 인크레멘트, 신체역학, 지렛대의 원리를 적용한다. ■ 그림 13.8은 핑거워크로 엄지발가락 안쪽까지 발가락을 안정화하는 방법을 보여주고 있다. 발을 지지하는 손으로 발과 발가락을 곧게 선 자세로 유지하고 모든 발가락의 충격을 완화시킨다. 테크닉을 적용하는 손의 손가락을 지렛대로 활용하면서, 집게손가락으로 반사점을 따라 워킹 또는 롤링한다.

테크닉: 여러 개의 손가락으로 하는 핑거워킹

핑거워킹과 핑거롤링을 여러 손가락으로 동시에 실행한다. (■그림 13.9)

적용: 더 짧은 시간 동안, 테크닉이 적용되는 부위를 넓힌다. 엄지손가락과 둘째손가락을 과도하게 사용하는 것을 예방한다.

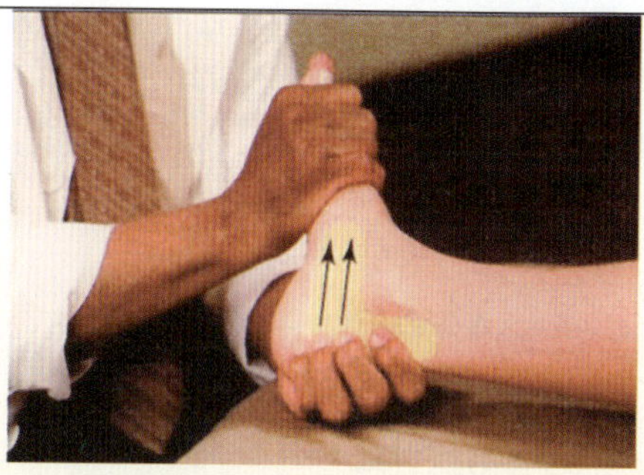

그림 13-9
발목 안쪽에 핑거워크 또는 핑거롤 적용하기

팁: 반사요법 치료사의 손가락과 엄지손가락은 각각의 발의 크기에 따라 다르게 맞는다. 모든 손가락과 양 엄지손가락이 동일한 세기와 조화를 이룰때까지, 팔이나 발을 따라 연습하도록 한다. 이를 통해, 테크닉을 실행할 수 있을만큼 유연성을 최대화하고, 손가락이 엄지손가락과 작업을 분담할 수 있게 된다. 양손의 둘째손가락과 넷째손가락은 종종 흉배/림프 반사점을 활성화하는데 완벽한 크기를 이룬다. 다섯째손가락은 작고 연약한 아기와 어린이의 발에 적합하다.

요약 (Summary)

- 터치의 특성 또는 특징은 정확한 반사요법 테크닉의 프레임워크를 제공한다.
- 압과 통증은 건강 상태를 측정하면서 치유 과정을 돕는다.
- 손들은 반사요법에서 도구로 사용된다. 엄지 테크닉과 손가락 테크닉은 다양한 반사요법 테크닉의 기본이 된다.

배운 내용 점검하기 (How much did you learn?)

실습하기

다음의 테크닉을 실습해보자.

- 썸워킹
- 썸롤링
- 핑거워킹
- 핑거롤링
- 이중 썸워킹

해당 내용 연결하기

인쪽 열에 위치한 용어에 대한 올바른 설명을 연결하라.

_______ 1. 센터링
_______ 2. 촉진
_______ 3. 압
_______ 4. 썸워크
_______ 5. 터치의 특성

a. 바디워크 형태를 설명하는 터치의 요소
b. 확인을 위한 터치 또는 감지
c. 손가락이나 손으로 적용하는 힘
d. 관심사를 흘려보내서, 고객과 바디워크에 집중하는 것
e. 반사요법의 독특한 테크닉

_______ 1. 매질
_______ 2. 드래그
_______ 3. 방향
_______ 4. 속도
_______ 5. 리듬
_______ 6. 빈도
_______ 7. 소요시간
_______ 8. 압의 깊이

a. 테크닉을 실행하는 속도
b. 주어진 시간 프레임 안에서 테크닉을 반복하는 속도
c. 테크닉이 반복되는 횟수
d. 피부가 당겨지거나 스트레칭되는 정도
e. 손가락 끝, 엄지손가락 또는 손이 고객의 발을 움켜지는 압축력
f. 윤활제 도포
g. 움직임의 전개
h. 테크닉이나 세션이 진행되는 시간 길이

_______ 1. 보통 반응
_______ 2. 간지러움
_______ 3. 지나치게 강한 압

a. 거부, 긴장, 울부짖음
b. 지나치게 가벼운 압
c. 건강한 부위에 적용된 적절한 수준의 압

객관식 문항

1. "아주 약간의 찌릿한 느낌도 불균형의 경고 신호 이다."라는 말이 설명하는 것은 무엇인가?
   a. 통증
   b. 매질
   c. 휴식
   d. 드래그

2. __는 터치의 특징 또는 요소이다.
   a. 신체역학
   b. 터치의 특성
   c. 반사점
   d. 무형

3. 다음 중 반사요법 중 나타나는 일반적인 인지 상태가 아닌 것은 무엇인가?
   a. 체외유리 경험
   b. 에너지 이동(energy moving), 움찔거림, 화끈거림, 얼얼함
   c. 무감각, 환생
   d. 날카로운 통증, 무감각한 통증

4. 통증과 압에 대한 다양한 생각이 있다. 다음 중 가장 올바른 생각은 무엇인가?
   a. 진짜 반사요법은 아프다.
   b. 고통 없이 얻는 것도 없다.
   c. 반사요법은 아파야지 효과적이다.
   d. "쾌통"은 균형이 회복하기 위한 압이 필요하다는 신호이다.

5. 반사요법 시, 깊은 압을 적용하기 위하여 스틱과 기구를 사용한다. 이 문장은
   a. 참이다.
   b. 거짓이다.

6. __는 특수화된 압을 가하는 반사요법 테크닉이다.
   a. 지압
   b. 썸워킹
   c. 시아추
   d. 횡경막 기준선

7. 손은 반사요법에서 도구로 사용된다. 엄지 테크닉과 손가락 테크닉은 다음의 관점과 테크닉을 공유한다. 다음 중 가장 그른 문장은 무엇인가?
   a. 작은 인그레멘트(1인치 당 16)로 반사요법의 효과를 높인다.
   b. 팔뚝은 지렛대로 활용한다.
   c. 테크닉을 배울 때, 테크닉을 빠르게 적용하기 보다는 천천이 정확하게 적용한다.
   d. 모든 필요한 관절을 지탱한다.
   e. 모든 참이다.
   f. 모두 거짓이다.

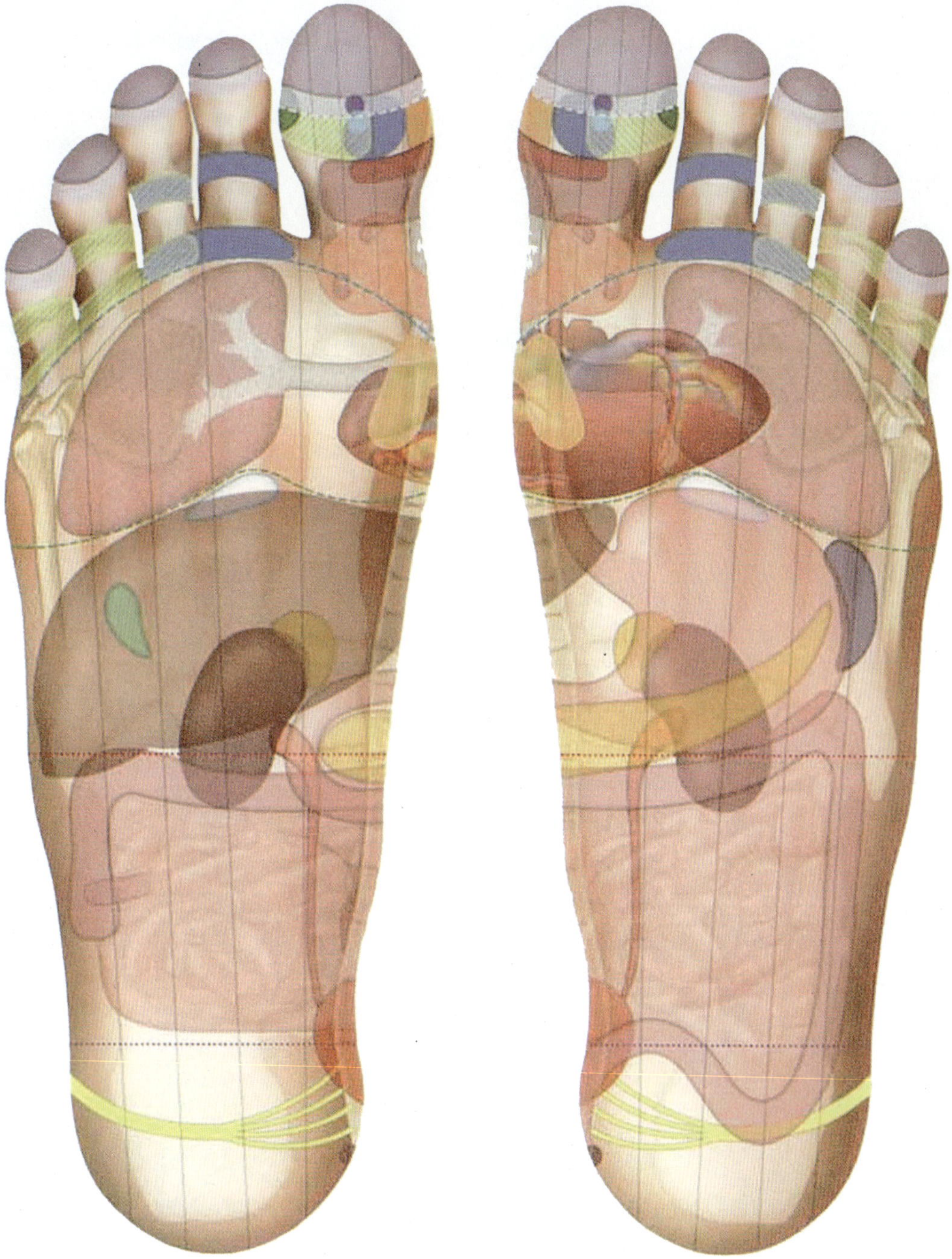

제 IV 부

실전에서의 반사요법

(Reflexology in Practuce)

제14장
신체기관

제15장
피부기관

제16장
골격기관

제17장
근육기관

제18장
신경기관

제19장
심혈관 기관

제20장
감각기관

제21장
호흡기관

제22장
내분비기관

제23장
림프기관과 면역체계

제24장
소화기관

제25장
비뇨기관

제26장
생식기관

제 14 장 신체기관 (The Body)

이 장의 개요 (Chapter Highlights)

학습목표
주요 용어
개요
신체의 화학반응
신체 프로토콜
연관 부위
태아형 자세, 반사점, 존 간의 관계
요약
배운 내용 점검하기

학습 목적 (Learning Objectives)

1. 이 장의 주요 용어와 그 의미를 이해한다.
2. 원자의 구성요소를 설명한다.
3. 탄수화물, 지방, 단백질, 핵산의 기능을 비교 및 대조한다.
4. 세포조직의 구조를 확인하고, 이들의 기능을 설명한다.
5. 상피조직, 결합조직, 근육조직, 신경조직의 차이점을 구분한다.
6. 등측강, 배측강, 복부골반강의 위치를 확인하고 이 부위의 구성조직을 설명한다.
7. 10개의 신체기관을 구분하고 기능을 설명한다.
8. 전신, 존에서 존, 건강 상의 문제, 신체조직에서 신체조직에 대한 반사요법의 신체 프로토콜 간의 차이점을 설명한다.
9. 싱글핸드 썸워킹(single-handed thumbwalking), 투핸드 썸워킹(two-handed thumbwalking), 다방향 핑거워크(multidirectional fingerwork), 썸롤(thumb roll)/핑거롤(finger roll), 피봇 포인트(pivot point), 프레스앤플렉스(press-and-flex), 횡경막이완(diaphragm relaxation) 테크닉을 설명한다.
10. 반사요법에 대한 임상실험연구 요소와 이점을 설명한다.
11. 수술 후 통증에 대한 반사요법의 효과를 제시한다.
12. 신체에서의 연관 부위를 평가한다.

주요 용어 (Key Terms)

감각기관 169
결합조직 166
골격근 166
골격기관 169
골지체 165
근막 166
근육기관 169
근육조직 166
내분비기관 169
단백질 164
등강 168
리보솜 165
리보핵산(RNA) 164
리포좀 166
림프기관 169
미토콘드리아 165
배설 165
배측강 168
분자 162
비뇨기관 169
뼈 166
상피조직(상피) 166
생리학 162
생식 168
생식기관 169
섬유성결합조직 166
세포 164
세포질 164
소성결합조직 165
소포체(ER) 165
소화 165
소화기관 169
신경기관 169
신경조직 166
심근 166
심혈관기관 169
연골 166
염색체 164
원소 162
원자 162
원형질막 (세포막) 164
인대 166
장기 166
조직 166
지질 164
연관 부위 172
체강 166
탄수화물 164
평활근 166
프로토콜 169
피부기관 168
해부학 162
핵 162
핵산 164
핵소체 165
혈액조직 165
호흡 165
호흡기관 169
화합물 162
힘줄 166
DNA (디옥시리보핵산) 164

반사요법 실전

DVD 플레이리스트:

- 발 반사요법

개요 (Overview)

신체를 훌륭한 기계로 보는 관점은 신체와 인간을 경이로운 에너지 조직으로 보는 관점까지 확장된다. 인체는 생물학적 구조에서 생체전류가 전신과 신체 주변에 흐르는 에너지 그 자체인 것이다. 인간은 에너지를 생산하고, 전도하며, 영향을 주고, 다른 에너지의 영향을 받는다.

전문 반사요법의 실행은 신체에 대한 **해부학**(신체구조에 대한 학문)과 **생리학**(신체기능에 대한 학문)에 대한 기본적인 이해에서부터 시작된다. 이 두 학문은 서로 교차되어 있으면서도 독립적인 분야이다. 발에는 이 두 학문의 관계가 잘 표현되어 있다. 발의 해부학(구조)을 통해 운동능력의 생리학(기능)을 설명할 수 있다. 일정기간 동안 사용하지 않은(생리학) 발은 위축되고 다른 신체구조(해부학)에 영향을 준다.

하지만, 인간은 뼈, 근육, 신체조직 그 이상을 보유하고 있다. 해부학과 생리학의 관계처럼, 신체, 감정, 마음, 영혼은 서로 연결되어 있다. 자아인식이나 의식에 대한 개념은 마음과 신체에 영향을 준다. 반대로, 마음과 인체의 건강 상태는 의식에 영향을 준다. 예를 들어, 술과 카페인이 함유된 음료를 마시는 것은 신체적, 감정적, 정신적 처리과정에 변화를 준다. 즉, 우리의 자아인식, 그리고 의식에 영향을 주게 되는 것이다. 전세계 많은 분야의 학자들이 신체-감정-마음-영혼 간의 관계를 설명하기 위한 데이터를 제시하면서, 건강과 치유에 대한 이와 같은 관점들이 발견되고 적용되고 있다.

신체의 화학반응 (Chemistry)

유기물과 생물, 무기물과 무생물과 같은 모든 존재는 원소로 구성되어 있다. **원소**는 화학적으로 분해할 수 없는 가장 기본적이면서고 단순한 물질이다. 100여개 이상의 원소가 존재하며, 그 중 6개의 원소인 황(S), 탄소(C), 수소(H), 질소(N), 산소(O), 인(P)(이들을 축약하여 SCHNOP라고도 함)은 인체의 98%를 구성하고 있다.

가장 작은 원소 전체 단위가 화학반응을 통해 생성될 수 있는 것이 원자이다. 원자는 생명체의 구성 요소로, 이원자 물질들로 구성되어 있다. 원자의 중심에는 양이온과 음이온으로 구성된 **핵**이 위치하고 있다. 전자라고 불리는 이원자 물질은 전자껍질이라 불리는 에너지 준위 내에서 핵 주변을 회전하고 있다. 이원자 물질의 숫자와 배열을 통해, 각각의 독특한 원소가 탄생하게 된다.

원자가 결합하여서 **분자**를 생성한다. 분자는 단일의 또는 결합된 원소의 특징을 가진 물질의 가장 작은 단위이다. 각각 다른 원소의 원자는 2개 이상의 원소로 구성된 물질인 **화합물**을 형성하기 위하여 결합하는데, 이 화합물은 일반적인 방법으로는 분리할 수 없다. 유기화합물은 대지의 생명체의 가장 기본 원소인 탄소를 함유하고 있다. 음식물은 생존과 건강한 신체 기능 수행에 필수적인 주요 화합물을 다량으로 공급한다. ■표 14.1은 신체를 구성하고 있는 중요한 무기화합물을 보여주고 있다.

원자와 분자는 독립적으로 존재한다. 이들은 새로운 화합물과 물질을 형성하기 위하여 결합하기도 한다. 신체 내에서 발생하는 화학반응은 체내 높은 수분함량으로 발생하게 된다. ("웰빙 스포트라이트: 물" 참고)

신체 (The Body)

설명 – 신체는 개인의 영혼, 마음, 감정을 담고있다. 신체는 신체기관으로 그 특징이 구분된다.
일차기관 – 기본적으로 발 전체를 활성화하는 것은 전신을 활성화하는 것이다. 일차기관은 각 신체기관의 필수적인 장기를 말한다. 예를 들어, 심장은 심혈관기관의 일차기관이다.
직접반사점(Direct Reflex) – 각 신체기관, 그리고/또는 건강 상의 문제에 대한 직접반사점을 참고한다.
보조반사점(Helper Reflex) – 각 신체기관, 그리고/또는 건강 상의 문제에 대한 보조반사점을 참고한다.
건강 상의 문제 – 암, 만성피로증후군, 피로, 저활력, 과각성, 진통, 스트레스. 부록 E 증상별 테라피 참고 자료를 참고한다.

표 14.1 신체를 구성하고 있는 주요 무기화합물과 이들의 기능

명칭/기호	기능
나트륨(Na)	체액 내에 함유되어 있음. 근육수축과 신경전도에 중요한 역할을 한다.
염소(Cl)	체액 내에 함유되어 있음.
칼륨(K)	세포 내에 대부분 함유되어 있음. 근육수축과 신경전도에 중요한 역할을 한다.
인산염(PO_4)	뼈, 치아, 아데노신 3인산(Adenosine triphospate; 에너지 생성 분자) 내에 함유되어 있음.
칼슘	뼈와 치아에 함유되어 있음. 심장을 포함한 근육수축에 중요한 역할을 한다.
철(Fe)	헤모글로빈(혈액) 내에 함유되어 있음. 산소와 결합하여 에너지를 생성한다.
암모늄(NH_4), 탄산수소염(HCO_3), 수소(H), 수산화물(OH)	산염기(pH)와 전자 균형에 중요한 역할을 함.

웰빙 스포트라이트 (Spotlight on Wellness)

물(Water)

인간과 다른 생물체를 가장 많이 구성하고 있는 분자는 물이다. 물은 신생아 체중의 90%, 성인 체중의 60~70%를 차지하고 있다. 뼈에는 25% 가량의 물이 포함되어 있으며, 혈액, 림프, 소변, 땀, 눈물 대부분의 성분은 물이다.

물의 67% 가량이 세포 내(세포내액)에 존재하고 있고, 33%의 물이 혈액, 림프, 추간 및 관절 사이의 공간, 척수액 내에서 세포외부(세포외액)에 존재하고 있다. 신체가 노화되면서 세포의 수분보유능력이 저하된다. 이와 같은 현상으로 근육과 피부의 탄성 저하를 설명할 수 있다.

물은 보편적 용매(universal solvent)로 여러 물질을 녹일 수 있는 물질이다. 신체 전체는 실제로 화학반응이 발생하는 큰 방으로 묘사할 수 있다. 물은 화학처리과정이 발생하고, 신경을 따라서 에너지를 전도하는데 이상적인 용액이다. 물은 세포의 불순물을 씻어내고 제거하는 역할도 한다. 또한 물은 전기 전도 역할, 즉 전기가 체 내에서 흐르게끔 하는 역할도 하며, 신경전도를 가능케하기도 한다. 물은 최적의 건강과 생명 그 자체를 위하여 절대적으로 필요한 물질이다. 물이 공급되지 않으면, 사람은 3일 내에 사망하게 된다.

모든 사람은 피부(땀), 호흡, 배변, 배뇨작용을 통해, 매일 10~16컵의 물을 배출한다. 사우나에서 땀을 흘리거나 따뜻한 날씨에 운동을 한다면, 한 시간에 최대 8컵의 물이 배출될 수 있다. 카페인이나 알코올이 함유된 음료는 신장이 더 많은 소변을 배출하게끔 만든다. 이를 통해, 수분과 수용성 비타민과 미네랄이 배출되면서 탈수작용을 발생시킨다.

충분하지 않은 수분은 신체가 기능을 수행하고, 유지하며 자체적으로 치유할 수 있는 기능을 손상시킨다. *Your Body's Many Cries for Water*(역주: 당신의 몸은 물을 갈망하고 있다.)의 저자인 뱃맨겔리지 박사(F. Batmanghelidj, MD)는 일정량의 수분 공급을 늘려서 여러 질병/질환을 성공적으로 치료했다. 그가 이와 같은 방법을 통해 치료한 질병/질환은 알러지, 불안증, 류마티즘 관절염, 천식, 만성적인 등과 목의 통증, 만성피로, 대장염, 우울증, 당뇨병, 고 콜레스테롤, 고혈합, 소화성궤양 등이었다.

과일과 채소를 많이 섭취함으로써 최대 매일 4컵의 수분을 공급할 수 있다. 하지만, 과일과 채소 섭취 이외에도, 일일 수분필요량을 충족하기 위해서는 6~8컵의 수분을 섭취해야 한다. 카페인이 들어가거나 알코올이 들어간 음료를 마실 때마다, 마신 양만큼 순수한 수분을 섭취하도록 한다. 순수한 물이 최고의 음료수이다.

물은 식물의 삶에도 필수적인 부분이다. ■ 표 14.2에서 제시한 인체와 해수의 구성성분 간의 유사성을 확인해보자.

표 14.2 인체와 해수

인체	%	해수	%
산소	65	산소	91
탄소	18		
수소	10	수소	5.7
질소	3		
칼슘	1.5		
인	1		
황, 나트륨, 염소, 마그네슘, 규소, 칼륨, 철, 아연 등	1	나트륨	1.1
		염소	1.9
기타	0.5	기타	0.3

생체분자(Organic Molecules)

탄소원자는 매우 안정적이다. 탄소화합물은 수백개, 심지어 수천개의 탄소원자로 구성된 큰 분자이다. 원소의 조합은 다른 종류의 화합물을 생성한다. 이 중, 탄수화물, 지질(지방), 단백질, **핵산**(특정 기능을 수행하는 큰 분자)는 생명체의 필수요소이다.

탄수화물 분자는 빠른 에너지를 공급한다. 탄수화물 분자의 종류는 다양한데, 각각 약간씩 다른 형태로 화합되어 있다. 당류는 당분자이다. 단당류는 글루코즈와 같은 단당분자이고, 이당류는 두 개의 단당류 분자로 구성된 당분자로, 말토오스와 자당이 여기에 해당된다. 다당류는 여러 개의 단당류 분자로 구성된 당분자이다. 간은 글루코즈를 단기간에 에너지를 발생할 때 사용되는 다당류인 글리코젠 형태로 보관한다.

지질이나 지방(체지방, 기름, 라드, 버터 등)은 물에 용해되지 않는 특성이 있다. 신체는 장기간 동안 에너지를 발생할 때 사용하기 위하여 과도한 지방을 지방조직에 보관한다. 지방 분자의 종류는 중성지방, 인지질, 스테로이드로 나눌 수 있다.

단백질은 아미노산으로 구성된 큰 분자이다. 일부 단백질은 특정 기능을 수행한다. 근육, 인대, 힘줄, 모발, 손톱과 발톱의 콜라겐이 여기에 해당된다. 이외에도 화학반응을 가속화하는 촉매제인 효소도 단백질에 해당된다.

유전자는 큰 핵산으로 인간이 어떻게 발전하는지를 결정하는 부호를 보유하고 있다. 모든 부모는 독특한 자손을 생산하기 위하여 유전자를 제공한다. **DNA(디옥시리보핵산)**는 생물의 기본 구조인 살아있는 세포 내에 존재하는 부호화된 정보이다. **RNA(리보핵산)**는 세포의 총 책임자 또는 메신저 역할을 한다. RNA는 DNA와 함께 세포 내에서 특정 단백질 처리과정을 수행하는 기능을 갖고있다.

ATP(아데노신3인산)은 아데닌과 3개의 인산기로 구성된 뉴클레오티드 분자이다. ATP 분자결합이 분해될 때, 에너지가 발생하기 된다. ATP 에너지는 신체 내에서 신경자극, 근육 수축, 합성반응, 운송이 발생할 때 사용된다. 포도당 대사작용으로 ATP 분자가 다시 형성된다.

화학반응으로 신체는 생성되고 유지된다. 최상의 건강은 최상의 신체 화학반응과 밀접하게 연결되어 있다. 건강에 투자를 하고 이를 지키는 것은 건강한 인생경험에 기여한다.

세포구조(Cell Structure)

모든 생물체는 생명의 기본적인 구성요소인 세포로 구성되어 있다. (바이러스를 제외한) 세포는 독립적으로 생존하고 번식하는 생물체 중 가장 작은 단위의 생물체이다. 세포의 크기는 약 1/2000인치 정도 된다. 인체는 여러 크기, 형태, 기능에 따라 500억개의 세포를 보유하고 있다.

병리학은 세포 단계에서 시작한다. 반사요법 치료사들의 경우, 세포의 기능에 대한 기본적인 지식은 음식물을 에너지로 변환하는 교환핵반응, 영양소와 보충제의 역할, 건강하게 나이드는 법, 유전성질환/질병, 디톡스(detox; 독소제거), 출생, 성장, 건강과 장수와 연관된 여러 문제, 수명을 단축시키는 조건, 죽음 등에 대한 이해의 기반을 제공한다.

세포는 신체 내에서 특정, 또는 특수화된 기능을 수행한다. 세포의 기능은 그것의 구조를 결정하며, 세포는 공통된 구조 또는 기본적인 구성요소를 공유한다. (■그림 14.1) 세포의 구조는 다음 요소로 구성되어 있다:

- **원형질막(세포막)** – 세포의 내부를 세포 외부로부터 분리하는 외부 보호막 또는 덮개. 지질로 구성되어 있으며 용해되지 않는다. 지질성분은 세포 내 적절한 체액 균형을 유지할 수 있게끔 한다. 원형질막은 어떤 물질이 세포로 들어오고(물 등), 세포 밖으로 나가는지(노폐물 등)를 결정한다.
- **세포질** – 핵(세포의 조절 센터 또는 뇌)의 바깥쪽과 원형질막 안쪽에 위치하고 있으며, 모든 세포조직들이 부유하고 있는 세포물질.
- *DNA(디옥시리보핵산)* – 유전자로 구성된 이중가닥 구조. 각 가닥의 특정 순서가 유전자 부호를 결정한다.
- **염색체** – DNA로 구성된 길고 얇으면서 실과 같은 구조의 물질. 모든 세포활동을 감독한다.
- *핵* – 세포의 조절센터 또는 뇌. 일반적으로 소포체로 연관되어 있는 세포의 중앙 내에 큰 원형 구조로 되어 있다. 핵에는 모든 세포 활동을 지휘하는 염색체가

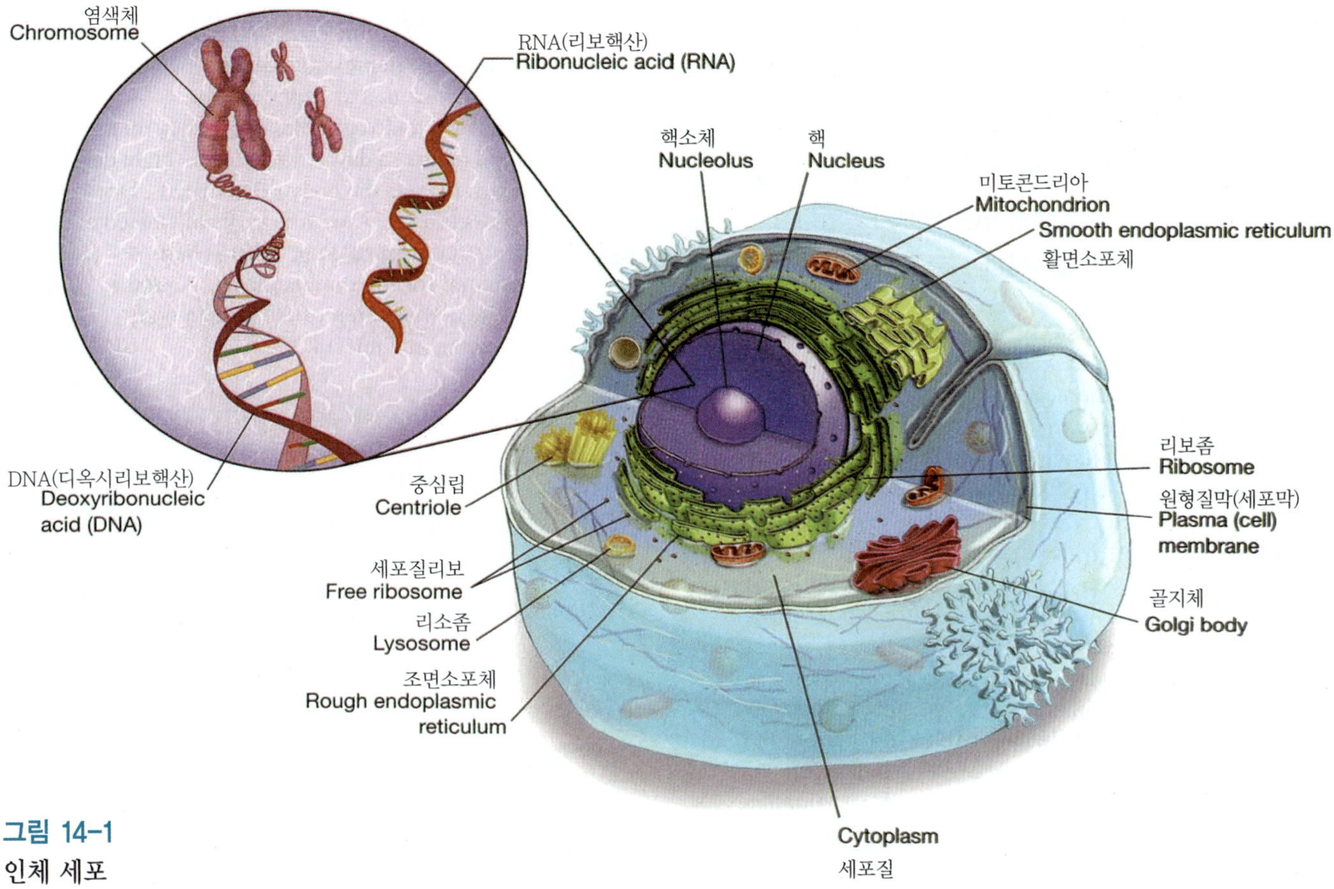

그림 14-1
인체 세포

포함되어 있다.

- **소포체(ER)** – 핵까지 연결되어 있는 세포막조직으로 세포질로 나뉘어진다. 튜브형 관으로 구성되어 있으며, 지질과 단백질 활동에 참여한다.
- **리보솜** – ER 내에 있는 세포구조. 단백질을 생성하는 기능을 한다.
- *RNA(리보핵산)* – 핵에서 다른 세포 조직에 명령을 전달하는 화합물. RNA는 세포의 메신저와 같다. 단백질합성을 조절하고 세포 내에서 발생하는 화학작용(대사작용)에 관여한다.
- **핵소체** – 핵 내의 구형 조직. 핵소체 내에서 RNA가 생성된다.
- **골지체** – 세포가 운집되는 장소로써 역할을 하는 세포구조. 골지체는 세포를 합성하는데 필요한 물질을 보관하고 생성한다.
- **미토콘드리아** – 세포의 에너지 생성조직 또는 발전소. 음식에서 ATP 에너지를 생성하는 역할을 한다.
- **리소좀** – 세포의 노폐물이 배출되는 원형조직. 리소좀은 소화효소와 소화된 후 남은 세포 조직이나 손상된 세포조직이 위치하고 있다.

세포기능 (Cell Function)

각각의 세포는 다음의 기능을 독자적으로 수행한다. 다음의 기능이 실행되지 않거나 멈추게되면, 질병/질환을 앓거나 사망하게 된다.

- **호흡** – 산소와 이산화탄소를 교환한다. (숨쉬기)
- 섭취 및 **소화** – 식량(생존에 필요한 화합물)이 식량이 에너지로 대사화되거나 변환되는 원형질막으로 들어왔을 때 진행된다.
- **재생** – 유사분열을 통해 세포가 분리될 때 발생한다.
- **배출** – 리소좀이 노폐물을 소화하고 제거할 때 발생한다.
- 특수 기능 – 신경세포는 신체에 신경자극을 전도하고, 근육세포는 수축하는 기능을 한다.

조직(Tissue)

동일한 기능을 수행하는 **조직**이 유사한 특수 세포 그룹을 세포조직이라 한다. 신체에는 4종류의 세포조직이 있다. 2개 이상의 특수세포조직은 장기를 형성하는데, 장기는 신체에서 특수한 기능을 수행하는 신체기관이다.
간과 심장은 대표적인 장기이다.

상피조직(Epithelial Tissue)

상피조직(상피)는 전신에 연속적인 층을 형성하고, 체내의 움푹 꺼진 부분인 강 중 가장 내부에 있는 강의 막을 형성한다. 대표적인 기능은 수분을 보관하고 박테리아의 침입이나 부상으로부터 신체를 보호하는 것이다. 피부는 신체 외부의 상피조직이다. (수분 보관) 신체 내부에서 상피조직은 기도(신체를 보호하기 위하여 기도에서 불순물을 끄집어 냄)와 식도(소화효소로부터 식도가 손상되지 않게끔 점액을 분비함)에 위치하고 있다. 분비선 역시 상피조직의 일종이다.

결합조직(Connective Tissue)

결합조직은 신체의 여러 부위를 결합하고 지탱하며, 다음과 같은 그 자체의 기능에 따라 특징을 보인다:

- **소성결합조직**은 전신에 걸쳐 신체의 상피 아래에 위치하고 있다. 지방조직(지방)은 소성결합조직의 일종으로, 에너지를 보관하고 쿠션 역할을 하며 신체와 내부 장기를 보호한다.
- **섬유성결합조직**은 신체 내의 공간을 채우면서 중요한 기능을 수행한다. **힘줄**은 근육을 뼈에 연결하고, 인대는 뼈와 뼈를 관절 부위에서 연결하며, **연골**은 귀, 외이, 갈비뼈 끝과 긴 뼈의 끝, 기관을 형성한다. **척추**와 관절 사이에 위치하고 있는 물렁뼈는 충격을 흡수하고 마찰을 줄이는 역할을 한다. 뼈는 결합조직 중 강한 단단한 결합조직으로 혈액세포를 생성하고 지방을 보관한다. **근막**은 근육과 같은 신체조직을 감싸고 묶는 결합조직층이다.
- **혈액조직** 또는 혈액 역시 결합조직 중 하나로, 액체 형태의 혈장 내에 적혈구 세포와 백혈구세포가 포함되어 있다. 적혈구 세포(적혈구)는 전신에 산소를 운반하고, 백혈구 세포(백혈구)는 감염에 맞서 싸운다. 혈소판은 불완전한 적혈구세포로 혈액응고를 돕는다. 적혈구세포는 적골수와 지라에서 생성된다.

근육조직(Muscular Tissue)

근육조직은 수축을 위하여 근섬유로 구성된 특수조직이다. 근육조직은 다음과 같은 세종류로 나누어진다:

- 골격근은 뼈에 부착되어 있다. 줄 형태로 되어있는데, 이는 근육섬유가 긴 형태의 어둡고 밝은 원통형 패턴과 많은 세포핵으로 구성되어 있기 때문이다. 근육조직은 자발적으로 또는 의식적으로 움직인다.
- 평활근은 줄 형태가 적고, 밋밋한 형태를 보인다. 비자발적으로 움직이며 내장(신체의 내부장기)과 혈관에 위치하고 있다. 평활근은 의식조절 없이 자발적으로 그 기능을 수행한다.
- 심근은 심장의 근육이다. 줄 형태의 근육과 밋밋한 형태의 근육 모두가 존재하며, 약간의 자발적인 조절를 통해 수축이 비자발적으로 진행된다.

신경조직(Nervous Tissue)

신경조직은 신체의 모든 신경을 구성한다. 자극에 반응하고 정보(자극)를 신체의 한 부분에서 다른 부분으로 전달하는데 특수화된 조직이다.

참고: 피부, 근막, 근육, 인대, 힘줄 모두 모든 신경을 결속하고, 압축하고, 제한하며, 부정적인 영향을 줄 수 있는 세포조직으로 통증과 불편함을 야기할 수도 있다. 반사요법 테크닉은 신체가 수축된 세포조직을 늘리고 결속되고 제한된 조직을 완화시키기 위한 신체 기능을 촉진하는 역할을 한다. 이를 통해, 체내순환이 활성화되고, 혈액 및 신경공급이 증진되며, 진통효과 및 건강 증진효과가 있다. “임상사례: 반사요법과 통증완화”을 참고한다.

신체의 구성(Organization of the Body)

신체는 **체강(cavity)**으로 나누어진다. 체강은 신체 장기가 위치하고 있는 빈 공간을 말한다. 신체의 대표적인 체강은 2개로 등쪽체강과 배쪽체강이다. (■ 그림 14.2)

임상사례(Clinical Perspective)

반사요법과 통증완화(Reflexology and Pain Relief)

중국, 덴마크, 인도, 스위스, 미국에서 진행된 연구를 비롯하여 전세계에서 진행된 수많은 연구를 통해, 반사요법의 진통효과가 제시되고 있다. 두통, 척추 및 신체의 통증, 부상 등이 대표적인 통증의 원인이다.

인도 뉴델리에 위치한 All Institute of Medical Science(AIIMS)에서는 수술 후 통증 관리에 대한 반사요법의 효과를 주제로 연구를 진행했다. 다음은 *Reflexology Across America*에서 발표된 차운드하리 박사(Dr. Choundhary)의 PhD논문의 요약본을 기반으로 반사요법의 진통효과에 대한 내용이다. 차운드하리 박사의 연구를 통해, "AIIMS의 더 많은 의사들과 교수들이 반사요법에 상당히 많은 관심을 갖게되었다."

논문 제목

"The Efficacy of Reflexology for Prevention of Post-Operative Nausea and Vomitting (역주: 수술 후 메스꺼움과 구토 예방을 위한 반사요법의 효능)"

저자

Shweta Choundhary, PhD (Dept. of Biophysics), Dr. Guresh Kumar and Dr. Kulwant Shingh (Dept. of Biostatistics) at AIIMS

연구목적

일반외과 수술 진행 후, 수술 후 통증을 겪고 있는 환자에게 반사요법의 효과를 증명하기 위함

연구방법

AIIMS의 일반외과의 진료를 받고있는 60명의 성인 환자를 대상으로 2002년부터 2004년까지 연구를 진행했다. 환자는 임의로 두 그룹으로 나누어 진행되었다.

그룹 I(반사요법 적용)은 발 반사요법을 받으면서, NSAID(디클로페낙)과 오피오이드(페티딘과 펜타닐)을 포함한 약물을 표준량으로 복용하였다. 그룹 II(통제집단)은 표준 약물을 표준량으로 복용하기만 했다. 통증의 척도는 0부터 10까지 VAS(시각통증척도)에 따라 측정되었다.

그룹 I의 경우, 통증을 수술 후 0시간, 2시간, 6시간, 24시간과 매시 20분 전에 진행하였다. 20분은 반사요법 세션을 받기 전의 시간 간격이다. 0시간는 고객이 회복실로 옮겨졌을 때의 시간을 말한다. 그룹 II는 통증 척도가 수술 후 0시간, 2시간, 6시간, 24 시간에 측정되었다.

그룹 I은 15-20분 가량의 발 반사요법 세션을 받았다. 세션에는 긴장완화 테크닉, 엄지 테크닉(썸워킹과 훅인(hook-in)과 백업(back-up)), 손가락 테크닉(핑거워킹과 핑거 로타리 프레셔(finger rotary pressure))로 구성되었다. 테크닉이 적용된 부위는 진행한 수술의 종류와 통증 부위에 따라 달랐다.

연구결과

그룹 I은 그룹 II에 비교하였을 때, 통증 점수가 상당 부분 감소하였고, 약을 요구하고 복용하는 양이 상당히 감소했다.

결론

일반외과 수술을 받은 후 수술 후 관리를 진행 중인 환자를 대상으로, 발 반사요법은 그룹 II에 비하여 그룹 I의 진통제 요청횟수와 복용량을 상당 부분 감소시키는 효과를 제공하였다.

출처: Carr, Therasa, ed. (Spring 2006) "Reflexology Research: Reflexology Reduces the Requirement and Quality of Pain Killers after General Surgery," Reflexology Across America: A Professional News Magazine, pp. 24-29. Shweta Choundhary, PhD의 허가 받음.

등쪽체강(Dorsal Cavity)

등쪽체강(등쪽 또는 신체 후면에 위치)은 중추신경계 조직을 수용하고 보호한다. 두개강과 척추강으로 나누어진다. 두개강은 두개골 내부에 위치하고 있으며 뇌를 수용하고 있다. 척추강은 척추골 내에 위치하고 있으며, 척추골은 척수와 척수액이 위치하고 있다.

배쪽체강(Ventral Cavity)

배쪽체강(배쪽 또는 신체 정면에 위치)에는 흉강과 복부골반강(복강과 골반강으로 구성)이 위치하고 있다. 흉강은 기관, 식도, 가슴샘, 폐, 심장을 수용하고 있다. 횡경막은 흉강과 복부골반강을 구분짓는다.

복부골반강은 상부(복강)과 하부(골반강)으로 나눌

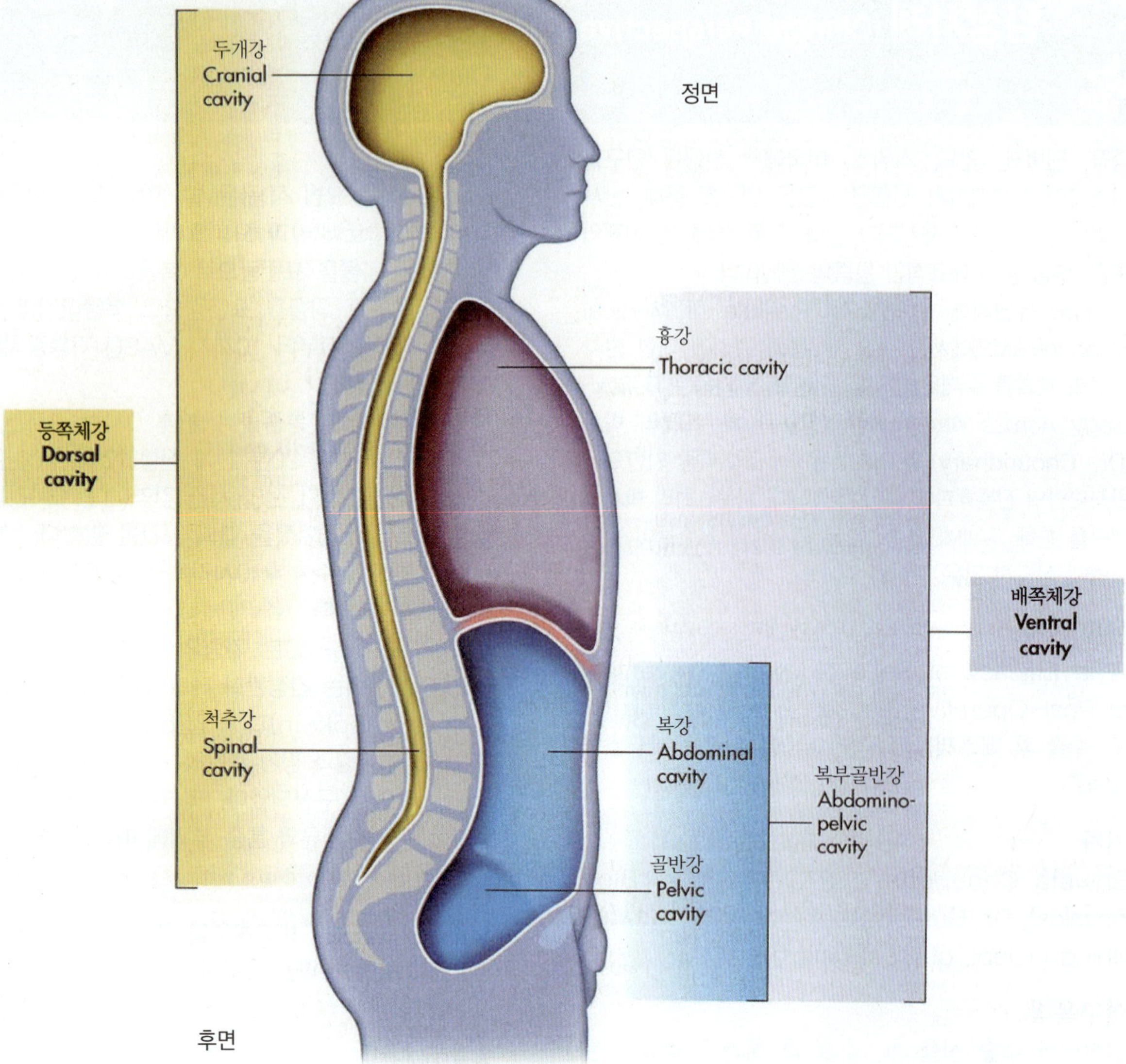

그림 14-2
신체의 주요 체강

수 있다. 복강에는 소화기관(위, 간, 쓸개, 췌장, 지라, 소장 상부), 배설기관(신장, 대장)이 위치하고 있다. 골반강에는 소화기관(소장 하부), 배설기관(대장, 방광, 요관), 생식기관(남성과 여성의 생식기관)이 위치하고 있다.

장기 (Organs)

2개 이상의 특수세포조직이 신체 장기를 형성한다. 신체에는 많은 장기가 있으며, 각각의 장기는 더 큰 기관으로써 역할을 한다. 각 장에서는 주요 장기와 신체 기관에 대한 해부학, 생리학, 반사점 및 반사요법 테크닉을 다루고 있다.

신체기관 (Systems of the Body)

신체는 기능이나 조직에 따라 구분할 수 있다.
각 기관에 대한 간략한 소개는 다음과 같다:

외피 기관 (Integumentary System)

외피기관은 피부, 손톱과 발톱, 체모, 피지선, 한선으로 구성되어 있다. 피부는 유해한 병원균으로부터 신체를 보호하고, 체온을 조절하며 노폐물을 배출한다.

지지 기관 및 운동 기관 (근골격기관) [Systems of Support and Movement (Musculoskeletal System)]

골격기관(뼈, 연골, 인대)는 신체를 지탱하고 보호하며, 미네랄을 보관하고 근육에 결합할 수 있는 공간을 제공한다. 일부 뼈는 적혈구를 생성하기도 한다. **근육기관**은 신체가 자발적으로 그리고 비자발적으로 움직이게끔 한다.

통합 및 조정 기관(Systems of Integration and Coordination)

신체기관을 수용하고, 통합하며 조장하기 위하여 함께 기능을 수행하는 세 개의 신체기관이 있다. **신경기관**은 뇌, 척수, 말초신경으로 구성되어 있다. 광범위한 신경네트워크를 통해 전신에 신경자극을 전도한다. **감각기관**은 신경조직이 통합하고 이에 따라 반응하는 정보(시각, 후각, 청각, 미각, 촉각)를 수용한다. **내분비기관**은 혈류에 직접적으로 화합물을 분비하는 호르몬분비선으로 구성되어 있다. 이 화합물들은 신체에 생리학적 변화를 일으키는 메신저 역할을 한다.

유지관리 기관(Systems of Maintenance)

신체가 스스로 영양을 흡수하고 노폐물을 배출하여, 그 기능을 유지관리할 수 있도록 돕는 다섯개의 기관이 있다. **심혈관기관**은 심장과 혈관으로 구성되어 있다. 이 기관은 영양소와 산소를 신체세포에 전달하고 노폐물을 운반한다. **호흡기관**은 폐와 부속기관으로 구성되어 있으며, 산소를 흡수하고 이산화탄소를 배출하는 역할을 한다. **림프기관**은 신체를 질병으로부터 보호한다. **소화기관**은 음식물을 수용하여서 이를 사용할 수 있는 영양소로 변환하며 노폐물을 제거하는 역할을 한다. 많은 장기와 부속기관으로 구성되어 있는데, 입, 위, 간, 쓸개, 췌장, 소장, 대장(창자)가 대표적이다. **비뇨기관**은 신장, 요관, 방광으로 구성되어 있으며, 노폐물을 생산하고 수집하며 제거하는 역할을 한다.

생식 기관(Systems of Reproduction and Development)

생식기관은 여성과 남성이 각각 다르다. 이 기관은 인간이 스스로 번식할 수 있게끔 한다. 남성의 생식기관은 고환, 정관, 남근으로 구성되어 있고, 여성의 생식기관은 난소, 자궁, 질로 구성되어 있다. 여성은 태아가 세상으로 태어날 때까지 생식기관 내에 태아를 보관하게 된다.

신체 프로토콜(Body Protocols)

신체를 활성화하는 것에 대한 다양한 접근법이 있다. 반사요법 치료사는 고객의 요구와 세션 목표에 접합한 접근법을 선택하도록 한다. 세션 목표는 스트레스 완화, 깊은 휴식, 에너지 균형, 보조 테라피, 질병관리, 치료상의 변화 등이 있다. 예를 들어, 휴식이 필요한 고객이 60분 세션을 예약하였는데 고객이 갑자기 두통을 느낀다면, 치료사는 즉시 고객의 상태를 파악하고 세션 목표를 바꾸어야 한다.

문제가 발생하였을 때, 신체의 균형과 항상성을 회복하기 위하여 필요한 것이 무엇인지 생각해보자. **프로토콜**은 과정에 따른 기술이나 실행단계를 말하는데, 프로토콜은 세션의 목표를 실행하는 효과적인 수단을 확인할 수 있게끔 한다. 증상별 테라피 참고자료(부록 E)와 각 장에 제시된 프로토콜은 어떤 문제가 나타났을 때 신체의 해부학과 생리학을 기반으로 작성되었다.

이 책을 통해서, 프로토콜에 대한 다양한 접근법에 대한 설명을 제시하기로 한다. 사람은 각각 다른 존재이기 때문에, 다양한 문제가 발생할 수 있다. 전문 반사요법 치료사는 각각의 사람을 전체론적으로 보고, 접근법을 조합하면서 순서를 조정하거나 활성화하는 반사점이나 테크닉을 추가하여서, 고객의 전반적인 요구와 세션 목표를 최대한 부합할 수 있도록 해야한다.

전신의 반사점에 대한 반사요법 (Reflexes for the Entire Body)

전신은 발(그리고 손)의 반사점을 통해 반사적으로 활성화될 수 있다. ■표 14.3에 제시된 프로토콜은 각 프로토콜에 대한 전반적인 휴식 및 치유 효과를 제시하고 있다. 각 신체부위의 모든 반사점을 활성화하기 위하여 모든 테크닉을 적용하도록 한다.

■표 14.4에서 자세히 설명된 신체 프로토콜은 양발에 7–10분 가량 진행되는 짧은 세션이다. 이 프로토콜은 반사요법을 간단하게 소개할 때 적용할 수 있는데, 건강페어와 시연 등에 적합하다.("깊이 생각해보기: 건강페어에서 프로토콜 시행하기" 참고)

표 14.3 전신에 적용하는 프로토콜

반사점	테크닉 효과
척추	스파이널 트위스트(spinal twist)나 썸워크(thumbwalk)로 척추반사점의 긴장을 풀어준다. (제16장 참고)
머리와 목	머리, 목, 어깨 상부 반사점의 긴장을 풀어줌으로써, 긴장을 완화하고 순환을 도우며 휴식을 증진한다. (제18장 참고)
가슴, 복부, 골반 부위, 발바닥과 발등	깊은 휴식효과를 준다. 혈액과 림프 순환을 활성화하고, 전신의 신경전달을 향상시킨다. (제14, 16, 17, 19, 21, 23, 26장 참고)
좌골신경, 골반, 발 안쪽과 바깥쪽	복부골반강과 엉덩이의 긴장을 풀어준다. 좌골신경과 생식기관의 기능 증진을 돕는다. (제18, 26장 참고)

표 14.4 전신에 적용하는 짧은 프로토콜

반사점	테크닉 효과
전신(발)	중족골 컴프레션(compression). 터치(touch)를 형성하고 가슴 반사점의 긴장을 풀어준다. (제16장 참고)
가슴	중족골 루즈너(loosner). 가슴 반사점의 긴장을 완화하고 순환을 향상시키며 휴식 효과를 높인다. (제16, 17, 19, 21, 23장 참고)
골반	발목 루즈너. 골반 반사점의 긴장을 완화하고, 체내순환 및 림프흐름을 향상시키며 휴식 효과를 높인다. (제17, 26장 참고)
척추	척추 반사점 전체에 스파이널 트위스트(spinal twist)하거나, 주어진 시간이 짧은 경우, 가로방향으로 스파이털 트위스트를 한다. (제16장 참고)
횡경막	횡경막 릴랙세이션(relaxation)은 심부의 긴장을 완화하여서, 호흡을 깊게 할 수 있게끔 만들고 가슴 및 골반강의 긴장을 완화시킨다. (제14, 21장 참고)
발가락 회전	토 로테이션(toe rotation)은 목, 머리, 어깨 상부 반사점을 이완시킨다. 머리와 뇌의 혈액순환 및 신경전달을 활성화하고, 림프 흐름을 증진시키며, 부비동 배농을 돕는다. (제18장 참고)

깊이 생각해보기(Think it Over)

건강페어에서 프로토콜 시행하기
(Adapting Protocols to Health Fairs)

각각의 프로토콜은 건강페어에 적절한 간단한 세션(10-15분), 세션시간 감축 등에 맞추어 간소화 할 수 있다. 프로토콜을 간단한 세션으로 단축하는 방법 중 하나는 간단한 릴랙세이션 테크닉(relaxation techiqniue)을 적용(더 깊은 테크닉을 적용하지 않기 위함)하고 각각의 테크닉을 1회 또는 2회 적용하는 것이다. 프로토콜을 조정할 수 있는 또 다른 방법은 무엇이 있을까? 간단한 세션을 통해 고객은 어떤 이점을 얻을 수 있는가? 반사요법 치료사가 짧은 세션을 제공함으로써 얻는 이점은 무엇인가?

존바이존 반사요법(Zone-by-Zone)

발의 존바이존 반사요법을 할 때에는 존 1인 발바닥의 외측 종골에서 시작하도록 한다. 손은 한 손이나 양손 모두를 사용하도 되며, 발가락 아랫면에 썸워크를 한 뒤, 발가락을 썸워크나 핑거워크한다. 다시 제자리로 돌아온 후, 반사점을 중복해서 자극하면서 이 과정을 반복한다. 모든 존이 활성화될 때까지 이를 반복한다. 발 바깥쪽에도 적용하는 것을 잊지않도록 한다. 존은 신체 전체에 걸쳐 존재한다. 필요하다면 발등에도 테크닉을 적용한다.

건강 상의 문제에 대한 반사요법 (Health Challenges)

반사요법은 증상을 완화하기 위한 단순한 방법으로

여겨지기도 한다. 서양의학은 질병/질환의 원인과 발병 과정, 건강회복방법에 대한 정보를 제공하고 있다. 건강상의 문제에 대한 프로토콜은 간단하다. 신체적, 정서적, 또는 정신적 문제와 연관이 있는 반사점을 활성화하여, 해당 부위의 스트레스와 긴장을 완화하도록 한다. ("Clinical Prespective: 반사요법과 연구" 참고)

예를 들어, 변비를 완화하기 위하여 해당되는 반사점(회맹판, 만곡부, S상결장을 포함한 대장 반사점과 직장 반사점)을 직접 자극한다. 다음 보조반사점(윤화율 분비를 위한 간 및 쓸개 반사점, 근육 탄력 강화를 위한 부신 반사점, 긴장완화를 위한 횡경막/명치 반사점)을 자극한다. 이외에도 척추 반사점 전체를 자극하여 휴식을 돕고, 대장, 천골, 미골(직장)을 활성화시키기 위하여 L1을 자극한다. 부록 E의 증상별 테라피 참고자료를 참고한다.

시스템바이시스템 반사요법(System-by-system)

각각의 신체조직을 해당 시스템에 적합한 테크닉을 적용하여 활성화시킨다. 신경조직(척수 반사점과 발가락은 뇌와 척수 반사에 영향을 준다.)부터 시작해서 전신의 긴장을 완화한다. 필요에 맞추어 해당 신체조직의 반사점으로 진행한다. 이와 같은 세션의 목표는 각 신체조직을 조율하는 것이다.

임상사례(Clinical Perspective)

반사요법과 연구(Reflexology and Research)

반사요법과 보완 테라피에 대한 연구는 세계 전역에서 진행되고 있다. 전문 출판사와 전자문서 형태(인터넷)로 연구결과가 발표되면서, 전문 반사요법 치료사들이 신뢰할 수 있는 연구 프로젝트 내용을 이해하고, 증명사례와 결과 수준을 인식해야할 필요가 있다.

그웬 와이어트 박사(Dr. Gwen Wyatt)는 Michigan State University 간호대학의 교수이자 간호학박사로, 2008년에 개최된 Reflexology Association of America 컨퍼런스에서 보완 테라피 (CT) 연구에서의 방법론적인 문제에 대하여 기조연설을 진행했다. 와이어트 박사가 진행한 연구에서 주목할 점은 암환자들의 삶의 질 향상이다.

와이어트 박사는 보완 테라피를 "주류 의학을 대체하기 위한 양식이 아닌 주류의학과 함께 적용하기 위한 양식"이라고 명확하게 정의했다. 그녀는 "주류의학과 함께 활용되는 테라피로, 주류의학을 침투하지 않고, 고객의 기분을 좋게 해주며, 스트레스를 줄여서 질병상태나 건강상태에 활용할 수 있는 것"이라 이야기하며, 보완 테라피에 대한 카실레스(Cassileth)의 정의를 옹호했다.

60-80%의 암환자가 일종의 CT를 적용하고 있는 것으로 확인되었나. 환자는 그들의 치료사들에게 그들이 적용하고 있는 치료법에 대하여 알렸다는 것이 필수적인 부분이다. 비록 많은 보완 테라피들이 안전하고 효과적인 치료를 제공하고 있지만, 이를 꺼리는 이들도 있다.

오늘날까지, 보완테라피에 대한 많은 연구결과는 일관성이 없었는데, 그 이유는 테라피 설계 및 방법론적인 문제 때문이다. 많은 초기 단계의 연구가 표본크기와 참여한 환자들의 종류가 혼합되어 있기 때문에, 연구결과는 서술적인 수준에 있다. 현재 출판된 자료들은 1)실험개입의 세션 횟수, 2)각 세션의 기간, 3)세션 간의 시간 간격, 4)방법에 대한 세부내용, 5)적절한 압, 6)("관심"과 "유효성분"간의 차이점을 구분하기 위한) 쓰리그룹디자인(three-group design), 7)무작위임상실험(RCT) 1회로 조합된 자기보고와 생물학적 수치 등에 대한 정보가 부족하다.

RCT는 "금본위" 또는 가장 높은 단계의 증거이다. 척도의 각 끝은 실험을 기반으로 하지 않은 연구와 전문가의 의견으로 건강관리 방법을 지지하는데 조금 더 약한 형태의 증거이다. National Insitutes of Health와 같이 연구자금을 지원하는 기관에서는, CT 연구자들이 더더욱 전통적인 분야를 연구함에 따라, 연구자들이 동일한 기준을 고수하기를 기대하고 있다.

National Cancer Insitute에서 연구비용을 지원받은 연구 제목은 "Reflexology: An Intervention for Advanced Breat Cancer(역주: 심화된 유방암 치료과정에 포함되는 반사요법)"으로 와이어트 박사가 제 1 연구저자이고 알라 시코르스키 박사(Dr. Alla Sikorskii)가 공동 연구저자이며, 거의 가장 높은 신뢰도 수준의 증빙을 제시하기 때문에, 매우 가치있는 데이터를 제시하고 있다. 현재 이 연구는 아직 진행 중이다.

출처: Wyatt, Gwen (Winter 2008). "Complementary Therapies and Breast Cancer," *Reflexology Across America*, pp. 13-14. Gwen Wyatt, PhD의 허가에 따라 사용함.

연관 부위 (Referral Areas)

존 테라피와 반사요법처럼 연관 부위는 신체를 전체로 보는 또 다른 접근법이다. 연관 부위에 대한 지식과 테라피 실행 역시 무시할 수 없다. **연관 부위**는 신체의 해부학적 구조에 해당하는 특정 신체 부위와 부합되는 또 다른 해부학적 신체부위를 말한다. 연관 부위는 상응하는 부위와 함께, 또는 그 부위 대신에 테라피를 적용하기도 한다. 반사점과 존처럼, 연관 부위는 정중선을 지나지 않는다.

왼발은 왼손의 연관 부위이고 오른발은 오른손의 연관 부위이다. 무릎은 팔꿈치와, 발목은 손목과, 엉덩이는 어깨와, 하퇴 앞쪽(정강이뼈)는 팔뚝 뒤쪽과 서로 연관 부위이다. 조금 더 자세히 살펴보면, 무릎과 팔꿈치가 부드러우면서도 주름이 진 것에서 추측할 수 있듯이 무릎 부위의 슬개골과 팔꿈치가 연관 부위라는 것을 알 수 있다. 연관 부위는 전신에 걸쳐서 확인하고 테라피를 적용할 수 있다. ■표 14.5와 ■그림 14.19, 그리고 "깊이 생각해보기: 연관 부위의 적용을" 참고하도록 한다.

썸워킹과 핑거워킹 테크닉은 연관 부위를 활성화하는데 이상적인 테크닉이다. 이러한 테크닉들은 치유 목적의 터치, 마사지, 기타 바디워크와 함께 적용하여, 건강을 증진시키고 치유 과정을 가속화시킬 수 있다.

연관 부위에 대한 테크닉 적용은 다음과 같다:

- 발이나 발의 일부가 금기증이다. (부상, 부종, 찰과상, 감염 등): 손의 해당 연관 부위에 적용한다.
- 고객의 팔이 골절되었다: 다리의 해당 연관 부위에 적용한다.
- 고객이 반사요법에 잘 반응하는 망치족지를 보유하고 있다: 발가락과 함께 상응하는 손가락에 테크닉을 적용한다.

표 14.5 연관 부위

발가락	손가락
발, 발바닥	손, 손바닥
발, 발등	손, 손등
발목	손목
하퇴, 정면	팔뚝, 후면
하퇴, 후면	팔뚝, 정면
무릎	팔꿈치
허벅지, 정면	상박, 후면
허벅지, 후면	상박, 정면
엉덩이	어깨

그림 14-19
신체의 연관 부위

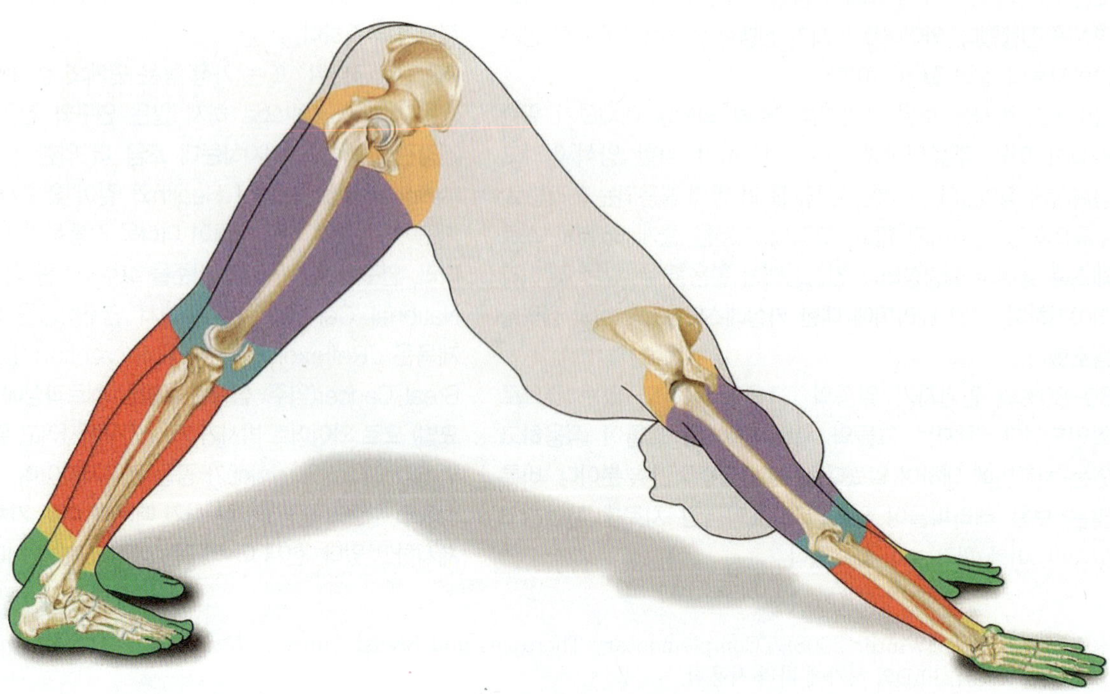

태아형 자세, 반사점, 존 간의 관계(Relationship Among Fetal Position, Reflexes, Zones)

반사요법 치료사는 발의 반사점(그리고 존)의 위치에 대한 합리적인 근거를 제시해야하는 어려움을 겪는다. 이를 해결하기 위한 한 방법은 발의 반사점이 자궁 안에 있는 태아의 자세를 반영하였다고 상상하는 것이다. 이 때, 여성과 남성의 생식기관의 경우, 태아의 성장에 따른 위치를 상상하도록 한다. 고환은 후에 음낭으로 내려오면서, 난소(존 3)에서 다른 위치(존 1)로 위치가 이동한다. 하지만, 이 두 기관 모두 발목 바깥쪽에 위치하고 있다. 이외에도 태아의 성장을 반사점에 투영하여 봄으로써, 발의 반사점에 상응하는 기관을 확인할 수 있다.

인간의 성장은 다른 마이크로리플렉스(microreflex) 부위에 대한 정보도 제시한다. 이침요법에서는, 태아의 자세에 따른 신체기관의 위치를 귀에 적용하여 보고있다. 통합치의학에서는 각각의 경락이 치아와 상호연관되어 있다고 보고있다. 이에 대한 내용은 제24장의 "깊이 생각해보기: 경락과 치아"를 참고하도록 한다.

다음의 그림(■ 그림 14.20)은 태아의 자세를 발에 적용한 개념적인 이미지이다. 얼굴의 반사점은 딱딱한 표면으로 되어있는 발톱에 위치하고 있다. 얼굴의 반사점을 조금 더 부드러운 발바닥 표면(그림 참고)을 통해 활성화하는 것이 용이할 때도 있는데, 이는 반사점이 신체 전체에 걸쳐서 존재한다고 알려져있기 때문이다. 이에 대한 자세한 정보는 아놀드 모스(Arnold Moss)의 Chi Reflexology (역주: 기 반사요법)을 참고한다.

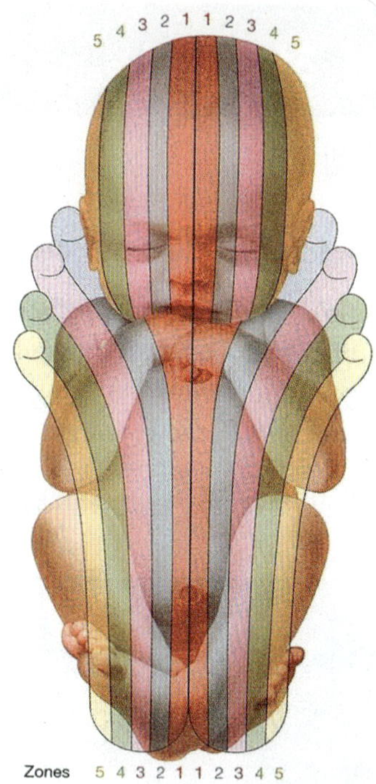

그림 14-20
태아의 자세와 신체 조직 및 부위의 위치 간의 관계

깊이 생각해보기(Think it Over)

연관 부위의 적용(Applications for Referral Areas)

연관 부위의 개념을 이해함으로써 반사요법 치료사는 이 정보를 다양한 상황에 응용할 수 있다. 다음의 상황에서 반사요법 치료사는 어떤 테라피를 실행해야 했는지 논의해보자.

- 한 고객은 매일 2시간 동안 앉아서 통근을 한 뒤, 8시간 중 5시간을 책상에 앉아서 근무를 하고 점심을 먹는다. 허벅지, 아킬레스 건, 발바닥의 근육이 경직되어 있고 유연성이 떨어져있는 상태이다. 반사요법 테크닉을 허벅지의 후면과 아킬레스건, 발바닥에 적용하여서 발이 유연함을 회복할 수 있도록 하였다. 이 부분뿐만이 아니라, 반사요법 치료사는 연관 부위인 손등, 손목, 팔 하부의 정면에 테크닉을 실행한 뒤, 고객에게 셀프케어 시 이 부위를 어떻게 운동하며 세포조직의 유연함을 위해서 수분 섭취의 중요성과 스트레칭의 중요성을 논의했다. 고객은 통근시간과 휴식시간에 팔 운동을 하고, 수분 섭취량을 늘리며 스트레칭할 것을 동의했다.
- 영업직에 근무 중인 한 고객은 매달 2회씩 발 반사요법을 받는다. 이 고객은 오른발의 엄지발가락이 골절된 상태이다. 전문 반사요법 치료사는 엄지발가락 대신에 어떤 연관 부위(들)에 테크닉을 적용해야 하며, 그 이유는 무엇인가?
- 한 고객은 피부에 발진이 발생하였고, 피부과 전문의는 이를 "피부염"이라 한 뒤, 이에 대한 어떤 정보도 제공하지 않았다. 전문 반사요법 치료사는 발진이 발생한 부분 대신에 어떤 연관 부위(들)에 테크닉을 적용해야 하며, 그 이유는 무엇인가?

반사요법 적용하기 (Reflexology for the Body)

전신에 대한 반사요법

DVD의 "발 반사요법"에서는 다음의 테크닉을 보여주고 있다.

- "척추 반사점"과 "경부 반사점" – 다양한 엄지 테크닉과 손가락 테크닉
- "허리 기준선에서 횡경막 기준석" – 다방향 썸워킹
- "양방향 썸워킹" – 양손으로 하는 테크닉
- "횡경막 반사점"와 "발 반사요법"전체 – 횡경막 테크닉

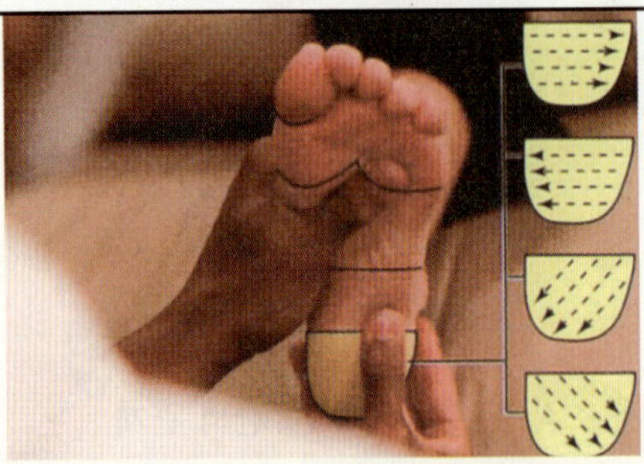

그림 14-3
골반강 반사점에 썸워크하기

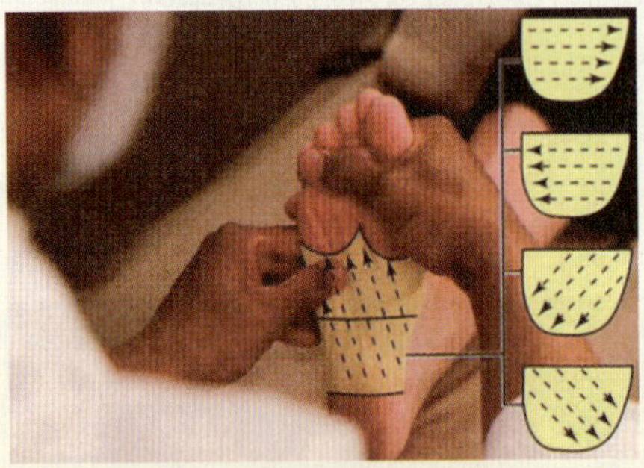

그림 14-4
복강반사점 썸워크하기

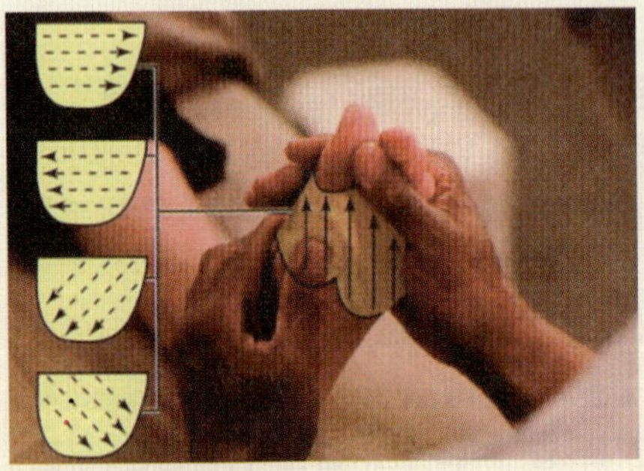

그림 14-5
흉강반사점 썸워크하기

테크닉: 가슴, 복부, 골반강 반사점에 싱글핸드 썸워킹 (single-handed thumbwalking) 적용

목표: 발가락을 제외한, 발바닥 부분을 활성화시킨다.
(제18장의 토 테크닉(toe technique) 참고)

효과: 이 테크닉은 실행하기 쉽고 매우 효과적이다. 전신의 스트레스와 긴장이 사라지게 된다. 발 조직은 더 유연해지고 다른 테크닉을 잘 수용할 수 있게 된다. 모든 존들을 모든 방향으로 활성화 시킬 수 있다.

반사점: 발바닥의 모든 반사점(발가락도 포함될 수 있다.)

적용: 고객과 터치(touch)를 형성한 후, 서서히 테크닉을 가한다. (세션 전체에 걸쳐서, 테크닉을 간헐적으로 가해서 발의 유연함을 높인다.) 전신의 반사점을 모두 활성화시킨다.

골반강(종골에서 골반 기준선), 복강(골반기준선과 횡경막기준선 사이), 흉강(횡경막기준선에서 발가락 하단)에 테크닉을 적용한다.

발을 안정화시킨다. 테크닉을 적용하는 손의 엄지손가락을 종골 바닥부분에 위치시킨다. 발 안쪽에서 바깥쪽으로 썸워크(thumb-walk)를 한다. 원위치와 약간 겹쳐서 엄지손가락을 다시 위치시킨다. 이를 반복한다. 발 바깥쪽에서 안쪽으로 썸워크를 한 후, 앞의 과정을 반복한다.

45° 각도로 발의 안쪽에서 바깥쪽으로 썸워크한다. 이를 반복한 뒤, 손을 바꾼다. 45° 각도로 발의 바깥쪽에서 안쪽으로 썸워크를 한다. 이를 반복한다. 골반대 반사점 전체를 활성화시킨다. (■그림 14.3)

엄지손가락을 골반기준선 안쪽에 위치시킨다. 동일한 테크닉을 사용해서, 골반기준선에서 횡경막 기준선까지 썸워크한다.
(■그림 14.4) 흉강반사점을 썸워크하면서, 횡경막기준선에서 목 기준선까지 동일한 테크닉을 적용한다. (■그림 14.5)

팁: 싱글핸드 썸워킹을 여러 방향으로 할 수 있는 기술은 각각의 반사점을 다양한 방향으로 활성화시키게 되면서, 종합적인 테크닉 적용이 가능하다. 모든 반사점을 완벽하게 활성화시키기 위하여, 발이 분필가루로 뒤덮여 있고 엄지손가락이 지우개라고 상상해보자. 분필가루를 지우듯이 세개의 체강(흉강, 복강, 골반강)을 썸워크한다. 일부 반사요법 치료사들은 발 조직을 연하게 하고 유연성을 높이기 위하여 체강반사점을 자극하기 전에, 기준선 부분을 썸워크하기도 한다. 최상의 효과를 위하여 발과 발가락이 만나는 발가락 사이사이도 썸워크하여서, 목 반사점에 테크닉을 적용하도록 한다.

테크닉: 가슴, 복부, 골반강 반사점에 투핸드 썸워킹 (two-handed thumbwalking) 적용

목표: 발가락을 제외한, 발바닥 부분을 활성화시킨다.

(제18장의 토 테크닉(toe technique) 참고)

효과: 싱글핸드 썸워킹 테크닉보다 더 빨리, 더 깊은 테크닉을 적용할 수 있다. 발바닥의 모든 반사점과 모든 존을 활성화시킬 수 있다.

반사점: 발바닥의 모든 반사점. 발등에 손가락을 위치시키게 되면, 흉부 반사점과 상지 반사점을 활성화사킬 수 있다.

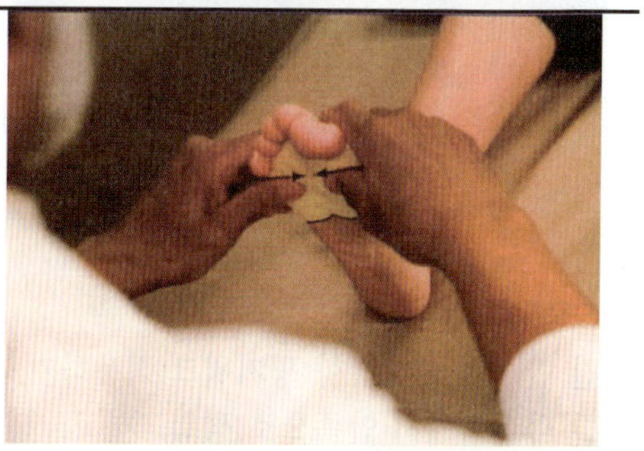

그림 14-6
흉부 반사점에 투핸드 썸워킹 적용하기

적용: 고객과 터치(touch)를 형성한다. 빠른 테크닉을 적용한다. 반사점에 서페이스투딥(surface-to-deep; 표면에서 심부까지) 테크닉을 적용한다. 발등조직의 긴장을 완화시킨다. 이를 서서히 적용한다. 세션 전체에 걸쳐서, 테크닉을 간헐적으로 가해서 발의 유연함을 높인다.

참고: 반사요법 치료사의 손과 고객의 발 크기에 따라 테크닉 변형을 할 수 있다. 올바른 신체역학이 필수적이다.

기본 테크닉

이 테크닉은 싱글핸드 썸워킹 테크닉처럼 양손이 동시에 썸워킹한다는 점만을 제외하고 동일하게 발의 체강을 활성화시킨다. 발등 위에 한 손의 손가락을 놓고, 그 위에 다른 한 손의 손가락을 아래 위로 겹쳐서 놓는다. 엄지손가락을 발의 안쪽과 바깥쪽에 위치시킨다. 편안해질 때까지 안쪽에서 바깥쪽으로, 바깥쪽에서 안쪽으로 서로 교차하면서 썸워크한다. 양손의 엄지손가락이 발의 중간에서 만나기 전에 멈추고 다시 반대방향으로 이동할 수도 있으며, 서로 교차하여 각각 안쪽과 바깥쪽 끝까지 썸워킹 할 수도 있다. 발바닥 표면의 반사점 전체가 활성화될 때까지 이를 반복한다. (■ 그림 14.6)

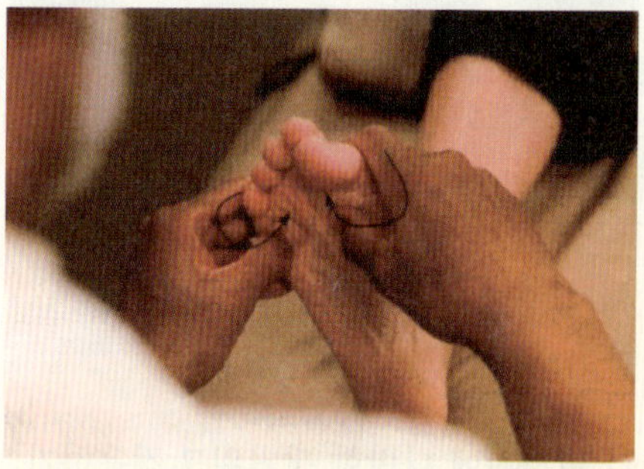

그림 14-7
프레스앤플렉스하면서 투핸드 썸워킹하기

중급 테크닉

프레스앤플렉스(press-and-flex; 누르고 구부리기) 테크닉은 더 큰 지렛대의 힘을 주면서, 발의 유연성을 향상시키고 모든 반사점을 활성화하고 앞발의 긴장을 완화하는데 깊은 압을 전달할 수 있게 한다. 종골과 굳은 살이 박힌 부분의 두꺼운 피부에 깊은 압을 전달한다. 앞꿈치 부분, 뼈가 튀어나온 부분, 종단힘줄 부분은 피하도록 한다.

팔꿈치를 구부리고 엄지손가락을 발바닥에, 다른 손가락들은 발등에 위치시킨다. 양손으로 발을 안정화시킨 뒤 발을 구부리고, 각각의 엄지를 서로의 방향으로 썸워크하도록 한다. 동시에 앞꿈치 부분을 몸쪽으로 구부린다. (■ 그림 14.7) 발 안쪽으로 엄지손가락을 토크(torque)하면서, 발등을 구부린다. 썸워크를 하면서 앞꿈치를 구부리고 발등을 구부리고, 모든 반사점을 활성화한 뒤 앞발을 다시 풀어준다. (■ 그림 14.8)

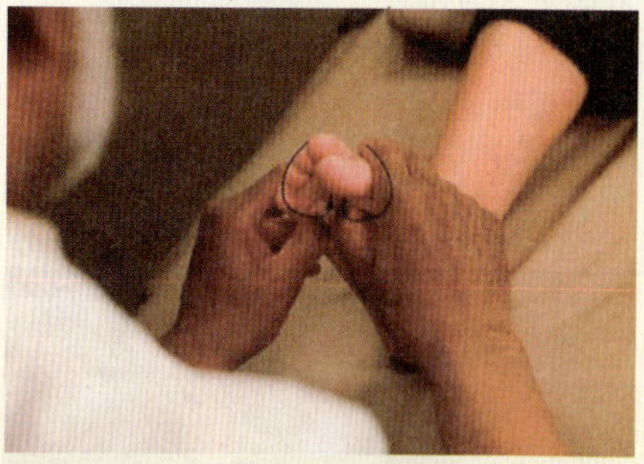

그림 14-8
발바닥을 깊게 구부리면서 반사점 자극하기

팁: 이 테크닉을 가벼운 압으로 천천히 시작해서 발에 조금식 자극을 주고, 연부 반사점과 경직된 조직을 확인한다.

테크닉 기본 준비자세

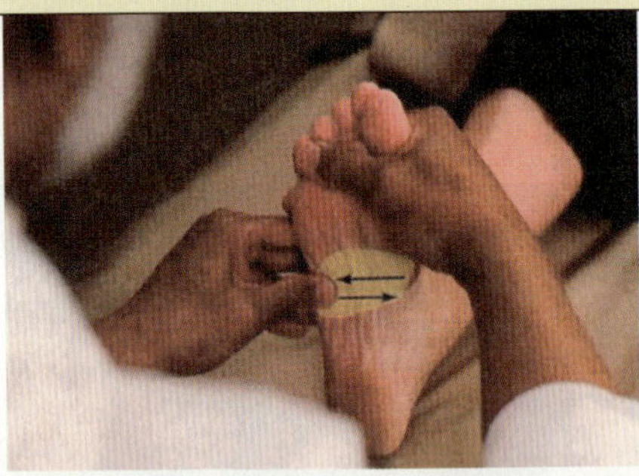

그림 14-9
간 반사점에 다방향 핑거워크 적용하기. 발 바깥쪽에서 안족으로 썸워크하고 (그림), 다시 안쪽에서 바깥쪽으로 썸워크하기.

특정 부위에 적용하는 테크닉

테크닉: 다방향 핑거워크(Multidirectional fingerwork)

다방향 핑거워크는 모든 반사점을 활성화시키는데 효과적이다. 반사점을 가로지르고 반사점 주변에 모든 방향으로 한 개 이상의 손가락으로 썸워크나 핑거워크(여러 손가락을 맞붙여서 동시에 누르거나 겹친 상태)한다. 이에 대한 예시(■ 그림 14.9, 14.10, 14.11)로 모든 간 반사점을 주변 부위의 반사점을 포함해서 모든 방향으로 활성화시킬 수 있다.

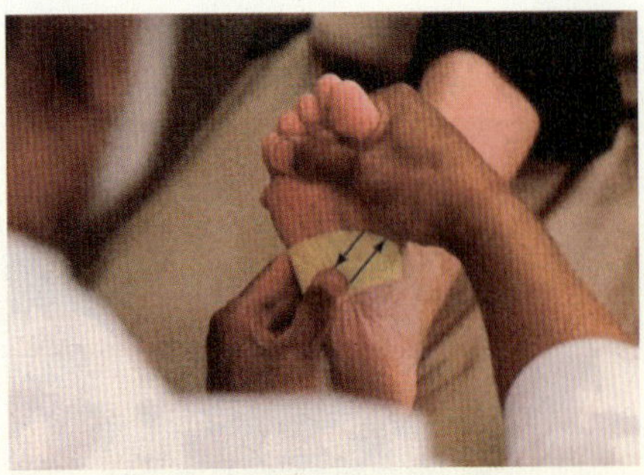

그림 14-10
간 반사점에 다방향 핑거워크 적용하기. 대각선 방향으로 발꿈치에서 발가락으로 썸워크하고(그림), 다시 발가락에서 발꿈치로 썸워크하기.

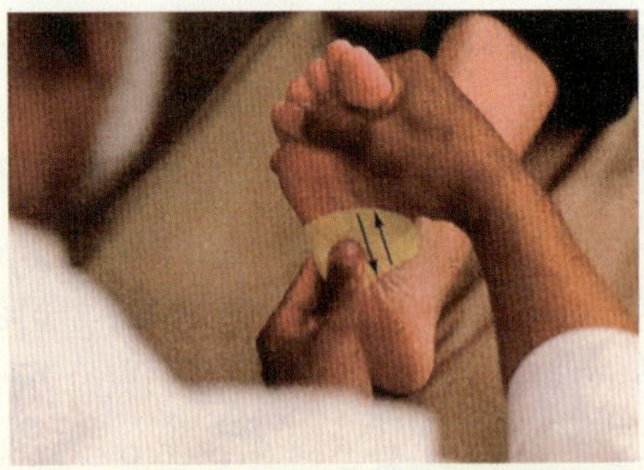

그림 14-11
간 반사점에 다방향 핑거워크 적용하기. 발꿈치에서 발가락으로 썸워크하고 (그림), 발가락에서 발꿈치로 썸워크하기.

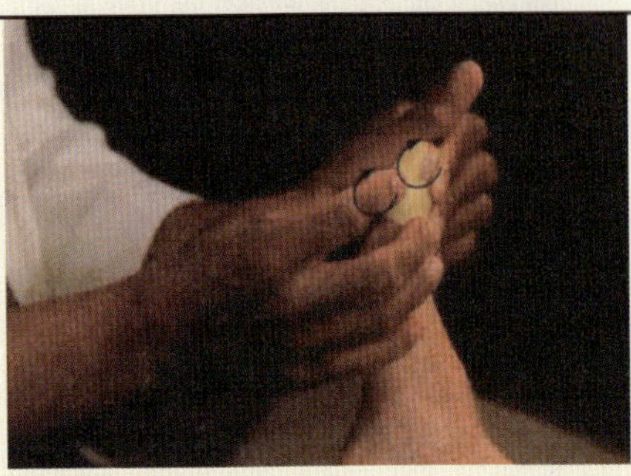

그림 14-12
경부 반사점에 핑거롤하기.

테크닉: 썸롤(thumb roll)과 핑거롤(finger roll)

엄지손가락(또는 손가락)을 반사점 위에 두고 부드럽게 끝에서부터 반사점 안 방향으로 롤링(rolling)한다. (■ 그림 14.12) 이 테크닉을 적용할 때 아무 손가락이나 사용해도 좋다. 한 개의 반사점에 적용한 후, 여러 방향으로 반사점에 썸워크나 핑거워크할 때 매우 효과적이다.

테크닉: 피봇포인트(Pivot point)

피봇포인트는 특정 반사점에 지속적으로 짧은 압을 깊게 적용하는 테크닉이다. 피봇포인트 테크닉을 실행하기 위해서, 우선 발을 안정화시킨다. 엄지손가락(또는 다른 손가락이나 손가락들)을 반사점 위에 놓고, 균일한 압을 유지했다가 다시 풀어준다.(■그림 14.13) 필요한만큼 반복한다.

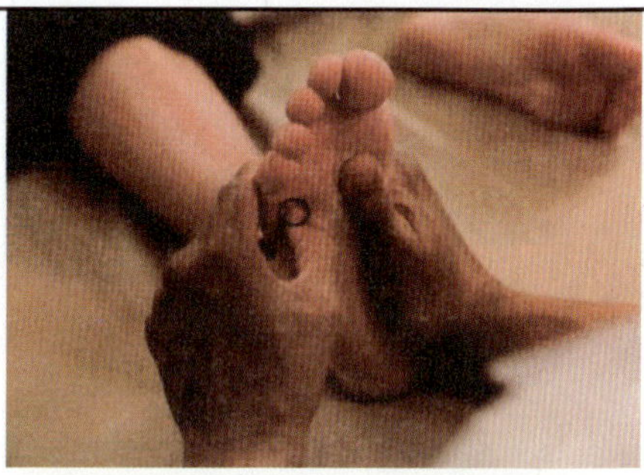

그림 14-13
견갑대 반사점에 피봇포인트 적용하기

테크닉: 프레스앤플랙스 (Press-and-flex)

프레스앤플렉스는 썸워킹, 핑거워킹, 피봇포인트보다 더 깊은 압을 전달한다. 이들 테크닉을 각각 실행하였을 때, 발은 곧게 선 상태나 지지된 상태를 유지한다. 프레스앤플렉스는 더 깊은 압을 침투시킬 수 있는 고급단계의 테크닉이다.

프레스앤플랙스를 실행하기 위해서, 발을 우선 안정화시킨다. 엄지손가락(손가락 또는 손가락들)을 반사점 위에 두고, 일정한 압을 유지한다. (■그림 14.14) 부드럽게 천천히 발을 엄지발가락 방향으로 구부리거나 움직인다. (■그림 14.15) 구부리거나 움직인 상태를 풀어준다. 필요한 만큼 반복한다. 엄지손가락(또는 손가락)을 다시 원 위치에 놓은 후, 필요한 만큼 반복한다.

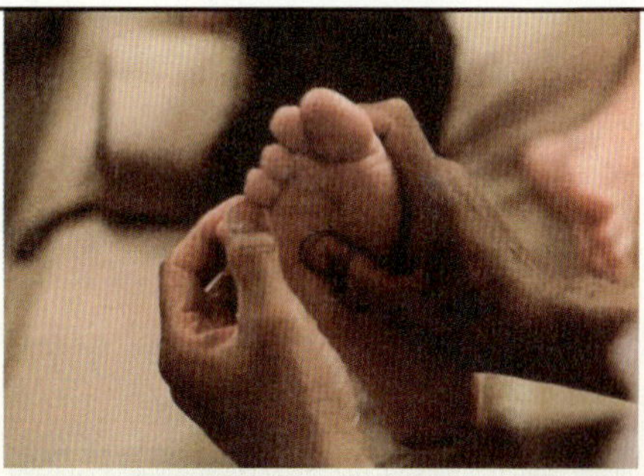

그림 14-14
견갑대 반사점에 프레스앤플렉스 적용하기. 엄지손가락을 반사점에 위치시키기.

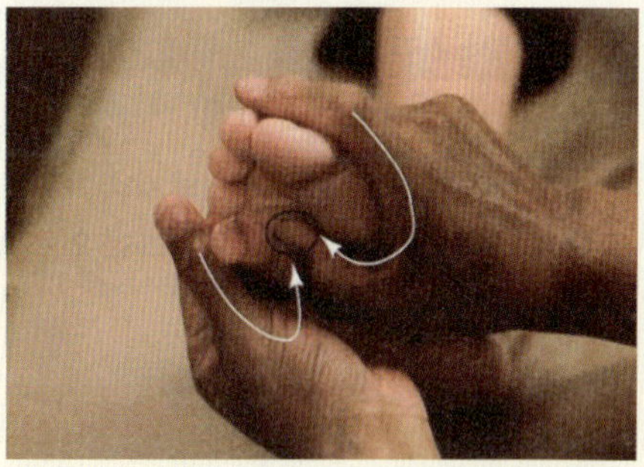

그림 14-15
견갑대 반사점에 프레스앤플렉스 적용하기. 엄지손가락으로 반사점을 누르면서 발바닥 표면으로 발을 구부리기.

팁: 엄지손가락을 늘리거나 지나치게 구부려서 손톱이 피부에 상처를 내지 않게끔 하면서, 올바른 신체역학을 유지하도록 한다. 이 테크닉은 쉽게 적용할 수 있고, 압의 깊이를 조절할 수 있으며, 고객의 요구를 수용하기에 용이하다. 이 테크닉을 핑거워킹과 조합하여서 효과적이면서도 깊은 테크닉을 적용할 수 있도록 한다. 인체공학과 셀프케어에 대한 자세한 내용은 제9장 반사요법 치료사를 위한 셀프케어와 DVD를 참고한다.

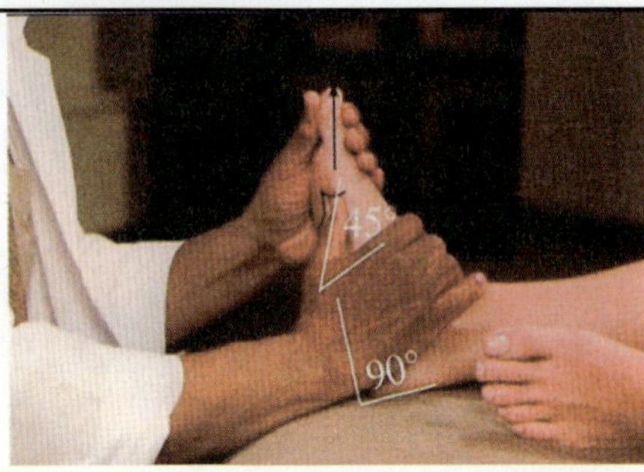

그림 14-16

횡경막 반사점 활성화하기: 발을 안정화시키고 엄지손가락을 중족골두 아래에 두기

테크닉: 횡경막 풀기

횡경막 반사점의 위치를 확인하고 활성화시키기 위해서, 발을 곧게 세우고, 지지하는 손의 손바닥으로 발의 앞꿈치 부분을 잡는다. 지지하는 손을 발가락의 옆부분이 아닌 끝부분에 놓아서 발을 안정적으로 잡도록 한다. 엄지손가락과 검지손가락을 엄지발가락 위에 두고, 다른 손가락들은 부드럽게 다른 발가락을 감싸도록 한다. 발가락을 단단히 잡되 쥐어짤만큼은 잡지 않도록 한다. (발가락은 머리 반사점이기 때문에 주의해야 한다.) 테크닉을 적용하는 손의 엄지손가락을 엄지발가락의 중족골두 안쪽에 위치시킨다. 엄지손가락을 30°에서 90° 각도로 구부린다. (■그림 14.16) 발을 잡고있는 손으로 중족골을 수직방향으로 들어올린다. (■그림 14.17) 테크닉을 적용하는 손의 엄지손가락 위로 발가락을 굽힘한다. (■그림 14.18)

발가락이 수직자세로 되돌린다. 테크닉을 적용하는 손의 엄지손가락을 중족골두 아래에 엄지손가락 한 개 넓이의 반만큼 가로방향으로 위치시킨다. 테크닉을 반복하며 적용하되, 종단힘줄 반사점은 피한다.

횡경막 테크닉에 대한 자세한 내용은 제21장 호흡기관에서 다루기로 한다.

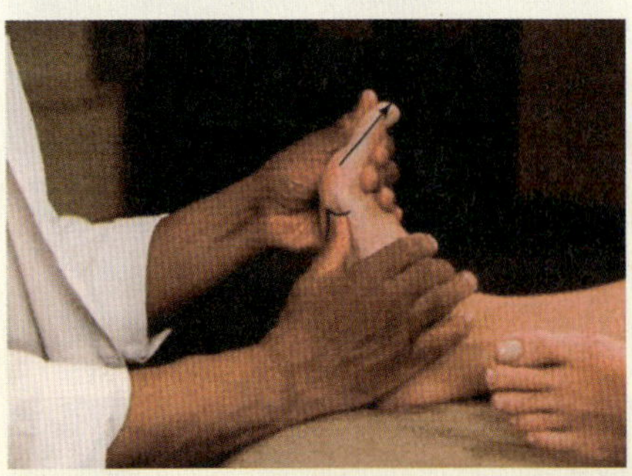

그림 14-17

횡경막 반사점 활성화하기: 엄지손가락을 중족골두 아래에 두면서 발가락을 굽힘하기

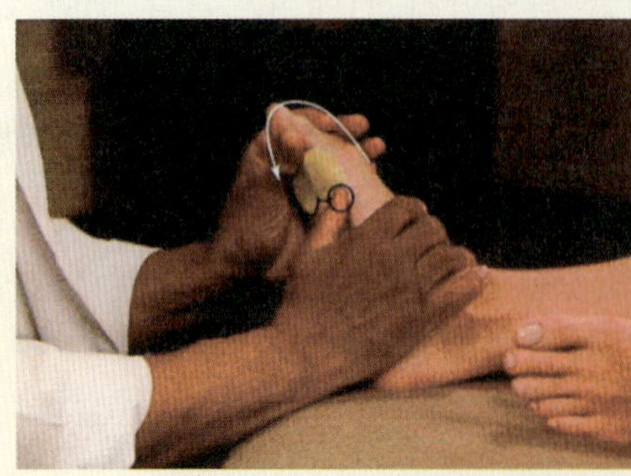

그림 14-18

횡경막 반사점 활성화하기: 엄지손가락으로 반사점을 자극하면서 발을 반사점 방향으로 굽힘하기

요약 (Summary)

- 모든 물질은 원소로 구성되어 있으며, 원소는 원자를 구성한다. 원자가 결합하면 분자가 되며, 분자가 결합하면 화합물이 된다. 유기화합물은 대지 생명체의 기본 성분인 탄소 원소를 보유하고 있다.
- 무기화합물은 생존에 필수적인 역할을 한다.
- 탄소 원자는 매우 안정적이며 큰 분자와 화합물을 형성할 때, 여러 형태로 화합된다. 이 중, 탄수화물, 지질(지방), 단백질, 핵산은 생존의 필수 성분이다. 이들 각각은 뚜렷한 기능을 보유하고 있다. 탄수화물은 빠른 에너지를 생성하고, 지방은 장기간 사용을 위한 에너지를 보관한다. (피하지방) 단백질은 근육, 결합조직, 효소를 형성하고, 핵산은 DNA, RNA, ATP와 같은 특정 기능을 수행하는 큰 분자를 형성한다.
- 세포는 특정 기능 또는 특수 기능을 수행하는 생명체의 구성요소이다. 세포의 기능은 그것의 구조 내에서 결정된다. 그림 14.1은 세포와 그 구성요소를 보여주고 있다.
- 조직은 특수화된 세포그룹으로, 조직을 이루는 세포는 공통된 기능을 수행하며 조직이 유사하다. 신체를 구성하는 4가지 조직은 상피조직, 결합조직, 근육조직, 신경조직이다.
- 신체조직은 체강으로 나뉘어지거나 구성된다. 이들은 등쪽체강(두개강과 척추강)과 배쪽체강(흉강과 복부골반강)으로 구성되어있다. 복부골반강은 상부의 복강과 하부의 골반강으로 구성되어 있다.
- 2개 이상의 특수세포조직이 신체 장기를 형성한다. 신체에는 많은 장기가 있으며, 각각의 장기는 더 큰 기관으로서 역할을 한다.
- 신체는 기능에 따라 기관으로 구성되어 있다. 외피기관은 피부, 손톱과 발톱, 체모, 피지선과 한선으로 구성되어 있다. 지지 및 운동 기관은 골격기관과 근육기관으로 구성되어 있다. 감각기관, 신경기관, 내분비기관은 신체의 통합 및 조정을 위한 역할을 수행하는 기관이다. 심혈관기관, 호흡기관, 림프기관, 소화기관, 비뇨기관은 신체의 기능을 유지하는 역할을 수행한다. 생식기관은 생명체를 생성하고 여성의 경우, 태아를 보관하는 역할을 수행한다.
- 반사요법을 적용하는데 여러 접근법이 있다. 이들은 전신의 반사점에 대한 반사요법, 존바이존 반사요법, 건강 상의 문제에 대한 반사요법, 시스템바이시스템 반사요법 등이 있다.
- 전신에 대한 모든 반사점을 활성화하는 테크닉에는 싱글핸드 썸워킹과 투핸드 썸워킹이 포함된다.
- 다방향 핑거워크, 썸롤/핑거롤, 피봇포인트, 프레스앤플렉스, 횡경막 풀기 테크닉은 특정 반사점을 활성화시킨다.
- 연관 부위는 반사요법과 존 테라피와는 별개의 형태이다. 연관 부위는 신체에 상응하는 부분에 더하여, 또는 그것 대신에 테라피를 적용하는 부위이다.

배운 내용 점검하기 (How much did you learn?)

실습하기

다음의 테크닉을 실습해보자. 반사점의 위치를 익히기 위하여 반사점의 명칭도 함께 확인해보자.

- 횡경막 풀기
- 다방향 핑거워크
- 피봇포인트
- 프레스앤플렉스
- 흉강, 복강, 골반강에 싱글핸드 썸워킹 적용
- 썸롤/핑거롤 흉강
- 복강, 골반강에 투핸드 썸워킹 적용

해당 내용 연결하기

왼쪽 열에 위치한 용어에 대한 올바른 설명을 연결하라.

_____ 1. 원자
_____ 2. 체강
_____ 3. 세포
_____ 4. 화합물
_____ 5. 원소
_____ 6. 분자
_____ 7. 장기
_____ 8. 프로토콜
_____ 9. 연관 부위
_____ 10. 조직

a. 생물체의 기본구조
b. 화학적인 방법으로 분해될 수 없는 기본물질
c. 2개 이상의 특수조직으로 형성된 것
d. 과정에 따른 기술이나 실행단계
e. 상응하는 부위에 덧붙여, 또는 그 부위 대신에 테라피를 적용하는 부위
f. 2개 이상의 원소로 구성된 물질
g. 특정 기능을 수행하는 특수화된 세포 그룹
h. 신체를 공간으로 나누는 명칭
i. 원소의 가장 작은 전체 단위
j. 원자나 화합물의 특징을 가진 가장 작은 물질 단위

_____ 1. 상피조직
_____ 2. 결합조직
_____ 3. 근육조직
_____ 4. 신경조직

a. 수축하는 섬유로 구성된 특수 조직
b. 자극에 반응하고 정보를 전달하는 조직
c. 전신에 연속적인 층을 형성하는 조직; 내부 체강에 얇은막을 이루고 있기도 함
d. 신체의 여러 부위를 결합하고 지탱하며, 다음과 같은 그 자체의 기능에 따라 특징을 보이는 조직

_____ 1. 발가락
_____ 2. 발, 발바닥
_____ 3. 발, 발등
_____ 4. 발목
_____ 5. 하퇴, 정면
_____ 6. 하퇴, 후면
_____ 7. 무릎
_____ 8. 허벅지, 정면
_____ 9. 허벅지, 후면
_____ 10. 엉덩이

a. 손, 손등
b. 팔뚝, 후면
c. 손목
d. 어깨
e. 상박, 정면
f. 손, 손등
g. 팔꿈치
h. 손가락
i. 팔뚝, 정면
j. 상박, 후면

_____ 1. 염색체
_____ 2. 세포질
_____ 3. DNA
_____ 4. 소포체(ER)
_____ 5. 골지체
_____ 6. 리소좀
_____ 7. 미토콘드리아
_____ 8. 핵소체
_____ 9. 핵
_____ 10. 원형질막 (세포막)
_____ 11. 리보솜
_____ 12. RNA

a. 세포의 내부를 세포 외부로부터 분리하는 외부 보호막 또는 덮개. 지질로 구성되어 있으며 용해되지 않는다. 지질성분은 세포 내 적절한 체액 균형을 유지할 수 있게끔 한다.
b. 세포의 조절 센터 또는 뇌
c. DNA로 구성된 길고 얇으면서 실과 같은 구조의 물질
d. 유전자로 구성된 이중가닥 구조
e. 핵까지 연결되어 있는 세포막조직으로 세포질로 나눠어진다. 튜브형 관으로 구성되어 있으며, 지질과 단백질 활동에 참여한다.
f. ER 내에 있는 세포구조. 단백질을 생성하는 기능을 한다.
g. 핵에서 다른 세포 조직에 명령을 전달하는 화합물
h. 핵 내의 구형 조직
i. 핵(세포의 조절 센터 또는 뇌)의 바깥쪽과 세포질막 안쪽에 위치하고 있는 세포물질 모든 세포조직들이 부유하고 있음
j. 세포가 운집되는 장소
k. 세포의 에너지 생성조직 또는 발전소. 음식에서 ATP 에너지를 생성하는 역할을 한다.
l. 세포의 노폐물이 배출되는 원형조직. 리소좀은 소화효소와 소화된 후 남은 세포 조직이나 손상된 세포 조직이 위치하고 있다.

_____ 1. 외피기관
_____ 2. 골격기관
_____ 3. 근육기관
_____ 4. 감각기관
_____ 5. 신경기관
_____ 6. 내분비기관
_____ 7. 심혈관기관
_____ 8. 호흡기관
_____ 9. 림프기관
_____ 10. 소화기관
_____ 11. 비뇨기관
_____ 12. 생식기관

a. 번식기능 수행
b. 영양소와 산소를 세포에 전달하고 노폐물을 운반함
c. 노폐물을 수집하고 제거함
d. 유해한 병원균으로부터 보호하고, 체온을 조절하며 땀을 배출함
e. 신체 상태를 변화시킬 수 있는 화합물질을 현관에 분비함
f. 신체를 자발적으로 또는 비자발적으로 움직이게 함
g. 특수화된 신경기관을 통해 전신에 자극을 전도함
h. 신체를 지탱하고 보호하며, 미네랄을 보관하고 근육에 부착할 수 있는 공간을 제공함
i. 음식을 받아들이고 소화하며, 음식을 신체가 사용할 수 있는 영양소로 변환하고 노폐물을 제거함
j. 신체를 질병/질환으로부터 보호함
k. 신경조직이 전달하는 정보를 인식함
l. 산소를 흡수하고 이산화탄소를 배출함

객관식 문항

1. 원소는 생존에 필수적인 화합물을 형성한다. 다음 중 생존을 위한 화합물은 무엇인가?
   a. 탄수화물, 지질, 단백질, 피하조직
   b. 탄수화물, 지질, 단백질, 핵산
   c. 탄수화물, 지방, 단백질
   d. 위의 모두
   e. 정답없음

2. 인체를 구성하는 500억개의 성분으로, 크기, 형태, 기능이 다양하다.
   a. 물 분자
   b. 바이러스
   c. 세포
   d. 상피

3. 다음 중 반사요법 프로토콜의 종류가 아닌 것은 무엇인가?
   a. 전신의 반사점 활성화하기
   b. 발의 존에서 존 활성화하기
   c. 고객의 건강상의 문제에 따라, 고객의 신체에 테크닉을 적용하고, 그 후 반사점을 활성화하기
   d. 신체조직에서 신체조직으로 반사점을 활성화하기

4. 다음 중 깊은 호흡과 휴식을 증진시키는 테크닉은 무엇인가?
   a. 피봇포인트
   b. 프레스앤플렉스
   c. 투핸드 썸워킹
   d. 횡경막 풀기

5. 섬유성 결합조직은 신체 내의 공간을 채우면서 중요한 기능을 수행한다. ___은 근육을 뼈에 연결하고, ___는 뼈와 뼈를 관절 부위에서 연결하며, ___은 귀, 외이, 갈비뼈 끝과 긴 뼈의 끝, 기관을 형성한다. ___는 결합조직 중 강한 단단한 결합조직으로 혈액세포를 생성하고 지방을 보관한다.
   a. 인대, 힘줄, 연골, 뼈
   b. 연골, 힘줄, 뼈, 피하조직
   c. 힘줄, 연골, 인대, 상피
   d. 힘줄, 인대, 연골, 뼈

6. 특수화된 근육조직에는 3종류가 있다. ___는(은) 뼈에 부착되어 있다. ___는(은) 줄 형태가 적고, 비자발적으로 움직인다. ___는(은) 줄 형태의 근육과 밋밋한 형태의 근육 모두가 존재한다.
   a. 골격근, 평활근, 심근
   b. 건, 평활근, 힘줄
   c. 평활근, 골격근, 심근
   d. 건, 힘줄, 심근

7. 등쪽체강에는 두대강과 척추강이 위치하고 있으며, 배쪽체강에는 흉강과 복부골반강이 위치하고 있다. 이 문장은
   a. 참이다.
   b. 거짓이다.

8. 반사요법, 존테라피, 연관 부위는 모든 동일한 원리를 가지고 있다. 상응하는 부위 대신에, 또는 이 부위에 덧붙여서 연관 부위를 활성화한다. 이 문장은
   a. 참이다.
   b. 거짓이다.

제 15 장 피부기관 (Integumentary System)

이 장의 개요 (Chapter Highlights)

학습목표
주요 용어
개요
피부
피부 반사점
피부기관 프로토콜
요약
배운 내용 점검하기

학습 목적 (Learning Objectives)

1. 이 장의 주요 용어와 그 의미를 이해한다.
2. 피부구조를 설명한다.
3. 피부의 기능을 나열한다.
4. 피부 상태를 파악한다.
5. 피부에 대한 건강 상의 문제를 설명한다.
6. 피부기관의 보조반사점의 명칭과 위치를 확인한다.
7. 발에 피부기관 프로토콜을 실행한다.

주요 용어 (Key Terms)

각질층 187
갈고리발 192
감각수용기 188
건선 188
굳은살 191
기저층 187
내향성 손톱/발톱 192
땀샘 187
망치족지 192
몰턴 신경종 (Morton's Neuroma) 193
무지외반승 191
무좀 191
물리적 장벽 186
물사마귀 193
바이러스 186
박테리아 186
병원균 186
봉와직염 192
산성막 187
수포 191
습진 188
악성 흑생종 192
여드름 188
족저건막염 192
진피 186
통풍 192
티눈 192
표피 186
피부기관/외피기관 186
피부염 188
피지 186
피지선 186
피하지방층 188
화상 191
흉디 193

개요 (Overview)

피부기관 또는 외피기관은 피부, 손톱과 발톱, 체모, 피지선, **땀선** 또는 **한선**으로 구성되어 있다. 피부는 전신을 덮고 있으며, 성인의 경우, 피부 표면의 면적은 약 20.83평방피트가 된다. 근육조직과 유연하게 결합되어 있지만, 주름이 져있는 손가락 관절의 경우에는 뼈에 직접적으로 부착되어 있다. 피부는 다음의 다섯 기능을 수행한다.

첫째, 피부는 **물리적 장벽**, 또는 장애물을 역할을 하여서, 외부의 유해한 **병원균**(질병을 일으키는 미생물), **박테리아**(신체에 감염을 일으키는 단세포 생물), **바이러스**(동물에서만 생존하는 작은 유기체), 환경의 화합물, 기타 유해한 물질로부터 신체를 보호한다. 피부의 신경말단은 찰과성이나 압력과 같은 물리적 외상으로부터 신체를 보호한다. **피지선**은 산성막을 생성하여, 피부를 코팅한 막을 통해서 박테리아 활동을 저해시키거나 박테리아를 사멸시킨다. 또한, 신체를 방수시켜서 체액 균형을 유지할 수 있게끔 한다.

둘째, 피부는 항상성을 유지하기 위하여 체온을 조절한다. 지방은 지방을 보관하기 위한 절연체 역할을 한다. 땀은 증발되면서 체온을 낮추는 역할을 한다.

셋째, 피부는 인체의 가장 큰 배출조직이다. 신체는 요소, 수분, 기타 노폐물을 땀을 통해 배출한다. 이에 대하여 "깊이 생각해보기: 피부제품"을 참고한다.

넷째, 피부의 특수화된 신경말단은 온도(뜨거움과 차가움), 접촉, 압력, 통증에 대한 감각 수용기이다. 손가락 끝은 수많은 촉각수용기가 위치하고 있다. 감각수용기는 신경조직을 통해 자극과 신경을 주고받으며 즉각적인 감각을 수용할 수 있다. "자신들의 손가락 끝으로 감각을 감지하는" 시각적으로 손상된 사람, 아티스트, 반사요법 치료사들은 감각 수용기가 상당히 발달되어 있다.

다섯째, 태양광(자외선 또는 UV광)에 노출된 피부세포는 비타민 D를 생성한다. 일일 인체에 필요한 태양광량은 15~20분 정도면 충분하다. 이 때, 비타민 D가 피부에서 생성되며, 생성된 비타민 D는 간과 신장으로 유입된 후, 칼시트리올(calcitriol) 호르몬으로 변환된다. 이 호르몬은 전신을 순환하면서 뼈 생성과 유지에 필수적인 칼슘과 인 대사작용을 조절한다.

깊이 생각해보기 (Think it Over)

피부제품 (Skin Products)

피부는 "제3의 폐"라고도 한다. 피부 세포를 포함한 인체의 모든 세포는 산소를 흡수하고 이산화탄소를 배출한다. 피부가 숨을 쉴 수 없을 때, 질식현상이 발생한다. 피부는 외부 환경 및 피부와 접촉하게 되는 샴푸, 비누, 로션, 크림, 오일, 데오드란트, 메이크업 제품, 피부관리 제품, 향수, 에센셜 오일 등의 물질, 심지어 옷과 침구류에 포함된 화합물과 독소를 흡수한다. 순수한 유기농 제품은 체내의 독소량을 감소시키고 건강 및 치유에 유익한 영향을 준다.

피부기관 (Integumentary System)

설명 – 피부기관은 피부, 손톱과 발톱, 체모, 피지선, 땀선 또는 한선으로 구성되어 있다. 피부는 전신을 뒤덮고 있다.
일차기관 – 피부, 손톱과 발톱, 분비선
직접반사점(Direct Reflex) – 발 전체(신체 전체를 반영)
보조반사점(Helper Reflex) – 일반적인 보조반사점은 부신(토닝 작용), 갑상선(대사작용), 간/신장/대장(독소제거), 시상하부/뇌하수체(모든 분비선 조절)이다.
건강 상의 문제에 따라 보조반사점은 다르다.
건강 상의 문제 – 여드름, 피부염, 독소제거, 습진, 혈액순환 저하, 건선. 부록 E 증상별 테라피 참고자료를 참고한다.

피부 (The Skin)

피부 구조 (Structure of the Skin)

피부는 3층의 주요 조직으로 구성되어 있다. 표피는 피부 가장 바깥쪽에 있는 얇은 층이다. 그 밑에는 가장 두꺼운 층인 진피가 위치하고 있다. 피하지방층은 진피와 하부 근육 사이에 위치하고 있다. (■ 그림 15.1)

표피 (Epidermis)

표피세포는 층상형의 편평상피로, 납작하고 정사각형

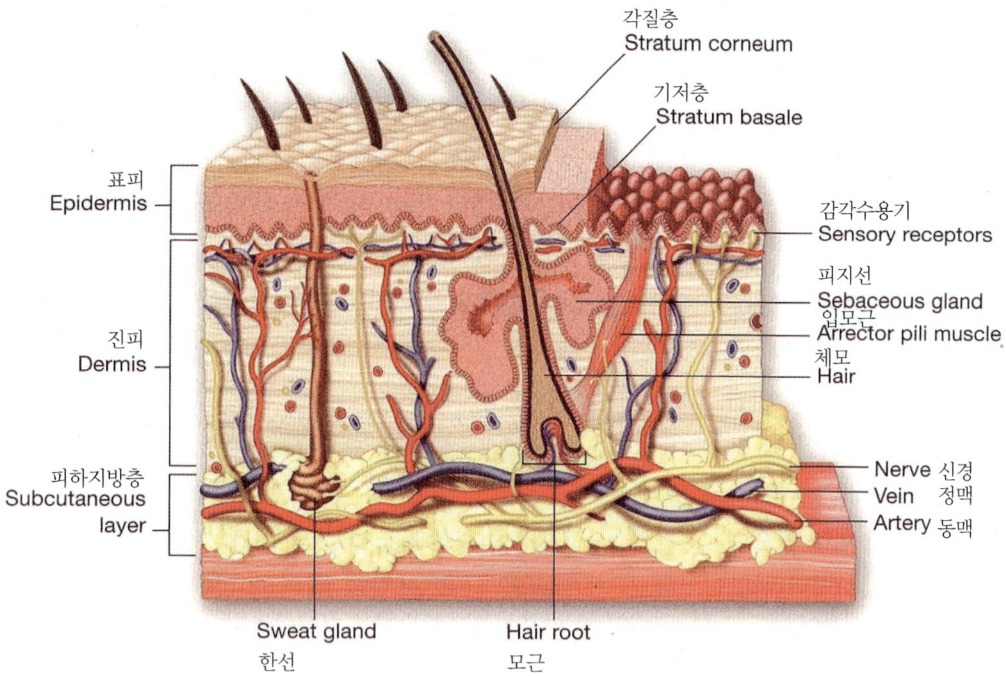

그림 15-1
피부세포

형태의 세포가 유사한 구조로 되어 있다. 표피는 2층으로 다시 나뉘는데, 가장 외부에 있는 층이 **각질층**이다. **기저층**은 각질층 하단에 있는 표피의 깊은 층이다. 표피는 혈관이 거의 없어서, 세포가 산소와 영양소를 공급받지 못한다. 기저층 세포는 계속해서 새로운 세포를 생성하면서 피부 표면으로 이동하며, 오래된 세포는 사멸해서 떨어져 나간다. 이러한 과정을 각질탈락이라고 한다. 표면의 피부는 매 2주에서 4주마다 교체된다.

기저층에는 멜라노사이트(melanocyte)라는 특수 세포가 위치하고 있다. 멜라노사이트는 멜라닌을 생성하여서 피부색상을 결정한다. 피부색은 멜라닌 생성량과 분비량에 따라 다르다. 주근깨는 멜라닌 조각이라 할 수 있다. 햇볕에 타는 것은 신체가 더 많은 멜라닌을 생성하여서 태양광의 자외선으로부터 피부를 보호하기 위한 것이다.

유전적 특성도 피부 색상에 영향을 준다. 카로틴(carotene) 입자가 아시아 인구의 황색 계통의 피부에서 발견이 된다. 헤모글로빈 입자는 모세혈관의 적혈구 세포에 존재하며, 적절한 체모를 가진 사람들에게 핑크빛 톤을 부여한다. 피부색소가 모자른 사람은 알비노증을 가지고 있거나, 피부, 체모, 눈의 멜라닌을 생성하는 능력이 유전적으로 부족한 경우이다.

손톱과 발톱, 체모는 피부 표면에 박혀있는 표피층을 뚫고 위치하고 있다. 섬유형태로 방수성이 있는 케라틴(keratin)이 이러한 세포들을 두껍고 납작하게 만든다. 케라틴은 신체가 수분을 손실하거나 획득하는 것(물에 몸을 담구었을 시에 물을 흡수하는 것)을 방지하면서 신체의 항상성을 유지시킨다. 표피층의 피지선은 피지를 분비한다. 피지는 유성 물질로 땀과 닿았을 때 피부 위의 박테라아 활동을 저해시키거나 사멸시킨다. 피지는 피부의 산성층이라 불리기도 한다. 염기성이 강한 비누는 산성막을 없앤다.

진피(Dermis)

진피세포는 표피세포 아래에 위치하고 있다. 진피는 표피보다 두꺼우며 다음 조직으로 구성되어 있다.

- 피부에 영양을 공급하는 혈관
- 감각(온도, 압력)을 감지하고 이에 대한 정보를 교환하는 감각수용기
- 피부에 윤활작용을 하고 피부와 체모를 부드럽고 유연한 상태로 유지하기 위하여 피지를 분비하는 피지선
- 피부의 모공을 통해 피부를 개방하는 한선
- 피부에 유연함을 주고 지나치게 팽창하는 것을 맞는 콜라겐과 탄성 섬유
- 모근 (모낭 바닥에서 체모가 자라는 세포; 신체가

땀을 흘릴 때, 또는 체모를 자르거나 뽑았을 때, 오래된 체모는 새로운 체모로 교체된다.)

- 무엇인가를 잡을 때 마찰력을 향상하기 위하여, 동심원 및 나선형 패턴으로 구성된 지문

감각수용기(Sensory Receptors)

이러한 특수화된 신경세포는 감각을 인식하게 하여서, 신체의 가장 중요한 감각인지 기능을 수행한다. 촉각은 신체적, 정서적, 정신적 건강에 매우 필수적이다. 촉각을 느끼고 감지할 수 있는 능력은 생존을 위한 메커니즘이다. 피부에는 약 5백만 개의 감각 수용기가 위치하고 있다. 이 중 1/3(약 17만 개)가 손에 위치하고 있으며, 손가락 끝에는 1평방인치당 1,000개 이상의 신경말단이 위치하고 있다. 반사요법 치료사들의 손가락끝과 손은 신체조직의 상태를 감지하고 세션 중 발생하는 미미한 변화를 감지해야 한다.

각각의 수용기는 다른 정도의 압력을 인지하며, 이를 통해 각각의 반응을 이끌어낸다. 느리고, 가벼운 터치는 동정심 또는 친근감을 소통하게 하고, 깊고 느린 압은 안정감 또는 휴식감을 소통하게 한다. 갑작스러운 터치는 경악반사를 생성해낸다.

열과 냉기 수용기는 온도를 감지한다. 이들은 체온 조절 역할을 한다. 체온이 올라가게되면, 혈관이 확장되고 피지선이나 한선이 활성화되며 체모가 피부 옆으로 눕게되면서, 체온이 내려가게 된다. 체온이 떨어졌을 때, 혈관이 수축하고 피지선이나 한선이 비활성화되며 체모가 곧게 서면서 체온이 올라가게 된다. 이러한 증상은 반사요법 치료사가 고객의 편안함을 위하여 고객의 상태에 따라 세션을 진행할 때 도움이 된다.

피하지방층(Subcutaneousiayer)

진피와 근육 사위에 위치한 피하지방층은 피하지방과 느슨한 결합조직으로 구성되어 있다. 피하지방층의 기능은 신체가 열을 잃거나 손실할 때, 절연체 역할을 한다.

촉각의 힘(Power of Touch)

촉각을 통해서, 반사요법 치료사는 정보를 구용하고

웰빙 스포트라이트(Spotlight on Wellness)

피부 질환(Skin Conditions)

신체는 축적된 독소를 여러 방법으로 배출하고자 한다. 신체가 소화기관, 호흡기관, 비뇨기관으로 제거하지 못하는 것은 피부로 배출된다. 이와 같은 현상이 **여드름**(피부 위의 뾰루지), **습진**(지나치게 활성화된 세포분열로 피부가 벗겨지고 가려운 증상), **피부염**(피부의 염증 증상), **건선**(지나치게 활성화된 세포분열로 핑크색이나 붉은색의 반점이 은색 각질로 뒤덮여서 가렵거나 따가운 증상) 등의 피부질환으로 나타난다. 폐와 피부 조직은 매우 밀접한 관련이 있다. (폐와 대장 경락 간의 관계가 전통 동양 의학에서 체계적으로 제시되고 있다.)

일반적인 라이프스타일 요소는 다음과 같다:

- 수분섭취량 부족
- 변비
- 올바르지 못한 식습관 또는 알러지 (식품 첨가제, 과도한 유제품 섭취, 가공식품, 설탕 섭취, 초콜릿 등)
- 카페인(차, 커피, 탄산음료가 주 원인이다.)
- 부족한 운동량이 근육탄성과 노폐물 제거(소화), 분비(피부), 배출(신창)에 영향을 준다.

균형이 깨진 라이프스타일은 균형이 깨진 신체를 초래하고, 균형이 깨진 신체는 정체된 상태가 되고 지나치게 산성화된다. 균형을 회복하기 위하여, 라이프스타일의 변화(수분섭취, 다이어트, 독소제거), 영양 보충 및 강화, 운동, 명상, 바디워크, 라이프스타일 변화, 정신적인 습관 변화, 또는 이들을 이상적으로 조합한 스트레스 관리 등이 필요하다. 올바른 위생관리와 스킨케어 제품을 주의 깊게 선택함으로써 이것의 효과를 강화시킬 수 있다.

피부질환과 마찬가지로 건강한 피부를 유지하고 노화를 늦추는데에도 동일한 방법이 적용된다. 필수 지방산, 비타민C, 기타 영양소, 약초, 음식이 체내적으로 피부에 영양을 공급하는 역할을 하는 것에 대한 많은 연구를 접할 수 있다. 에센셜 오일과 천연 스킨케어 제품 역시 피부를 보호하고 영양을 공급한다.

고객과 소통할 수 있다. 이러한 정보는 신체적 형태(신체 조직이 어떻게 느끼고 반응하는가)와 에너지적 형태(신체 조직의 생체전위 및 기타 에너지)로 구성되어 있다. 일부 학자들은 촉각이 치유 과정에 있어서 50–75% 이상의 역할을 한다고 추정하고 있다. 의도, 기대효과, 반사요법 치료사의 기술 모두 치유과정에 중요한 역할을 한다. 일부 요소는 측정할 수 있고 반복할 수도 있다. 일관성 있고 느린 압이나 중간 정도의 압은 안정감, 휴식, 자신감을 준다. 가볍지만 단단한 터치는 동정심의 신호가 될 수 있다. 느리면서 깃털과 같은 가벼운 터치로 발을 가로지르면서 쓰는 것은 세션의 종료 신호가 될 수 있다. 고객의 발이 간지럽지 않도록 적절한 압을 적용하도록 하자.

피부질환(Conditions of the Skin)

신체기관을 지나치게 사용하거나, 잘못 사용하거나, 부상을 입었을 때, 피부 질환이 발생하며, 신체의 불균형 상태가 피부에 나타나게 된다. "웰빙 스포트라이트: 피부 질환"과 반사요법, 여드름, 습진, 건선에 대한 "임상사례"를 확인해보도록 한다.

병리 조건, 박테리아, 균사체, 바이러스는 피부에 영향을 준다. "깊이 생각해보기: 반사요법과 원활하지 않은 혈액순환"를 참고한다.

내제된 이유와는 무관하게, 피부 질환을 가지고 있는

임상사례(Clinical Perspective)

반사요법과 여드름(Reflexology and Acne)

중국의 Traditional Chinese Medicine Hospital of Dalian, Coal Mining Sanatorium of Dalian, Affiliated Hospitalof Dalian Medical College에서 진행된 연구에 따르면, 발 반사요법이 여드름 완화에 효과적이라는 사실이 확인되었다.

18–29세의 남녀로 구성되었으며 15년 동안 여드름을 앓아온 38명의 환자는 매일 30–40분 가량의 발 반사요법을 10회에 걸쳐서 진행하였다. 10회의 세션 동안 환자들의 부신, 신장, 요관, 방광, 뇌하수체, 갑상선, 부갑상샘, 생식샘, 난소, 간, 폐, 뇌, 얼굴, 송과체, 위, 장, 상부 및 하부의 림프, 목 림프, 척추 반사점에 테크닉을 적용하였다. 38명의 사람들 모두 지방, 육류, 고추, 마늘, 양파, 해초, 갈치를 배제한 식습관을 유지했다. 이들 모두는 여드름을 완벽하게 치료하였지만, 이 중 일부는 여드름이 남아있어서 7회의 트리트먼트를 추가로 진행했다.

출처: Dong, Xiang, Shi, Kong, and Dong (1998). "Treatment of 38 Cases of Acne with Foot Reflexotherapy." China Reflexology Symposium Report. Beijing: China Reflexology Association, pp. 62–63. www.reflexologyresearch.net/ReflexologySkinResearch.shtml (accessed January 5, 2010). Bill Flocco와 the American Academy of Reflexology의 허가를 받고 사용함.

임상사례(Clinical Perspective)

반사요법과 습진(Reflexology and Eczema)

중국의 Epidemic Prevention Center에서 진행한 연구에서는 반사요법이 습진 완화에 효과적이라는 것이 발견되었다. 습진이라는 용어는 영어로 eczema인데, 이는 그리스어인 "Ek Zccin"에서 유래한 것으로 "내부반응으로 인하여 끓거나 들끓거나 떨쳐버리다."라는 의미이다. 알러지, 신경과민, 영양학적 불균형이 기초원인이며, 스트레스가 증상을 더 악화시키게 된다.

습진 (알러지나 신경과민 및 영양학적 불균형으로 인한 일반적인 피부 질환)을 앓고 있는 총 32명의 남성과 여성 환자를 대상으로 발 반사요법과 "jia ji"(척추 활기부여) 방법을 적용했다. 반사요법은 10일 연속으로 진행되었다. 그 결과, 28명의 환자들이 치료되었고, 2명의 환자들의 경우, 증상이 완화되었으며, 2명의 환자들에는 차도가 없었다. 즉, 치료율은 87.5%를 보였으며, 유효율은 93.75%를 보였다.

출처: Guand Xu (1998). "Treatment of Eczema with Reflexology." China Reflexology Symposium Report, Beijing: China Reflexology Association, pp. 66–68. www.reflexologyresearch.net/ReflexologySkinResearch.shtml (accesed January 5, 2010). Bill Flocco와 the American Academy of Reflexology의 허가를 받고 사용함.

임상사례(Clinical Perspective)

반사요법과 건선(Reflexology and Psoriasis)

중국 산둥성의 더저우 시에 위치한 Reflexology Health Care Center에서 진행한 연구에서는 반사요법이 건선에 효과적이라고 것이 발견되었다.

50명의 외래환자들이 무작위로 두 그룹으로 나뉘었다. 두 그룹의 대상자들 모두 임상적으로 건선을 앓고있음을 진단받았다. 치료대상자들은 16–40세인 25명의 환자이며, 투병시기는 9달에서 3년까지 다양했다. 치료군의 경우, 반사요법을 주요 트리트먼트로 하여 매 세션마다 40여분간 진행되었다. 트리트먼트 후에는, 체내의 독소를 제거하기 위하여 환자들에게 물을 마시도록 했다. 이 트리트먼트는 식이요법과 함께 진행되었는데, 식단은 회화나무 꽃과 함께 찐 생선을 매주 2–3회 섭취하도록 했다.

그 결과, 치료군은 100%의 유효율을 보였으며, 치료율은 92%를 보였다. 조절군의 경우, 유효율은 81%였으며 치료율은 24%였다. 치료군의 경우, 완치되기까지 30–45일이 소요되었으며, 조절군은 60–90일이 소요되었다.

출처: Schijian (2002). "Treatment of 25 cases of Psoriasis with Reflexology combined with Dietetic Therapy." China Reflexology Symposium Report, pp. 41–42. www.reflexologyresearch.net/ReflexologySkinResearch.shtml (accessed January 5, 2010). Bill Flocco와 the American Academy of Reflexology의 허가를 받고 사용함.

사례연구 (Case Study)

반사요법과 원활하지 않은 혈액순환(Reflexology and Poor Circulation)

80세가 넘은 한 노년 여성은 하퇴 피부가 어두운 검은색을 띄며 피부가 딱딱해지고 감각을 느끼지 못하였다. 이 부위 중 일부는 거의 4인치 가량 늘어나기도 했다. 덩어리 형태의 노폐물이 종아리뼈와 정강이뼈에 나타나기도 했으며, 피부조직은 만져도 움직이지 않았다. 그녀는 당뇨도 없었고 혈액순환 장애도 진단받지 않았지만, 무릎 아래에 하지정맥류 증세가 나타나며 순환장애를 일으켰다. 의사들은 피부변색이 과도한 철이 원인이라고 이야기했다.

이 여성 고객은 관절염 및 면역조직 문제 완화, 건강 유지를 목적으로 매주 반사요법 세션을 받았다. 세션 초기 단계에서 고객은 하퇴 부위에도 반사요법을 진행하기로 동의하였다. 반사요법 테크닉을 적용하면서, 매 세션이 지날 때 마다 피부가 점점 원래의 색을 되찾게 되었다. 매주마다 서서히 일정한 수준으로 병세가 완화되기 시작했으며, 어둡게 변색된 피부는 원래의 피부톤으로 돌아오게 되었다. 고객은 이후에도 건강 유지의 일환으로 반사요법을 꾸준히 진행하고 있다.

깊이 생각해보기(Think it Over)

긍정적인 태도로 고객의 발에 대한 문제 이야기하기(Address Foot Issues in a Positive manner)

고객은 피부 상태를 보이게 된다. 수포, 굳은살, 내향성 발톱과 같은 경우, 고객과 세션에만 영향을 준다. 하지만 무좀 등의 전염성 질환은 반드시 고객과 확인하여야 한다.

이와 같은 문제는 여러 질문을 이끌어낸다. 굳은살, 티눈, 내향성 발톱, 무사마귀, 상처와 같은 가장 보편적인 문제와 질문에 대하여 사전에 조사를 하고 대본을 작성해 놓는 것이 유익할까? (의학적 치료를 받고있는)고객이 세계2차대전 이후로 무좀을 앓고 있어서 항상 양말을 신어야 하는 고객의 경우처럼, 한 사건으로 인한 문제의 경우에는 어떠한가? 이런 증세를 가진 발에 트리트먼트를 적용하는 것은 금기증일까? 맨손으로 테라피를 진행하는 것은 어떨까? 수술용 장갑을 착용하였을 경우에는 어떠한가? 의사가 수행해야할 역할은 무엇일까?

반사요법 치료사들은 이러한 문제에 대하여 고객을 배려하고 알려진 방법으로 고객에게 이로움을 전달하고 테라피의 효과를 높이도록 해야한다.

고객을 대할 때에는 고객을 이해하는 커뮤니케이션 기술이 필요하다. "깊이 생각해보기: 긍정적인 태도로 고객의 발에 대한 문제 이야기하기"를 참고하자.

다음은 발과 손에 있는 대표적인 피부질환이다:

무좀(Athlete's Foot)

무좀(족부 백선)은 전염성이 있는 균류에 의한 감염으로 발의 습한 부위에 발생하며, 주로 발가락과 발꿈치 부분의 피부에 발생한다. 주로 발에서 발생하지만, 손에서도 가끔씩 발생하기도 한다. 감염된 부위에 반사요법을 적용하는 것은 금기증이다. 균류는 린넨, 바닥, 카펫, 옷 공유 등을 통해 전염될 수 있기 때문에, 감염된 부위와 다른 표면과 물리적 방어막을 설치하여 균류가 퍼지는 것을 막아야 한다. 접촉표면과 옷의 위생관리가 필수적이다. 집에서 할 수 있는 간단한 트리트먼트는 엡섬솔트나 다른 종류의 솔트를 풀은 물에 티트리 오일을 약간 떨어뜨린 후 족욕을 하는 것이다. 발을 공기 중에 노출시켜서 건조한 상태로 두는 것이 필수적이다. 처방전 없이 살 수 있는 의약품이나 처방의약품으로 무좀을 치료할 수도 있다. (■ 그림 15.2)

수포(Blister)

수포는 문지름이나 신발 그리고/또는 양말과의 마찰로 인하여 발생한 피부자극을 말한다. 수포는 피부가 붉게 자극받은 형태로 나타나거나, 피부 내에 체액이 차게된다. 이때 물집은 터뜨리지 않도록 해야하며, 감염을 방지하기 위하여 신체가 자체적으로 치유할 수 있도록 두어야 한다. 수포를 만지는 것은 금기증이다.

무지외반증(Bunion)

무지외반증은 엄지발가락의 관절 부위 위에 점액낭이 감염되고 두터워지는 증세를 말한다. 엄지발가락의 관절이 눈에띄게 커지고 발가락이 정상적인 위치에서 가로방향으로 돌출된다. 전문 반사요법 치료사는 세션을 통하여, 다른 무엇보다도 엄지발가락의 움직임을 원활하게 만드는데 도움을 줄 수 있다.

화상(Burn)

화상은 열, 찰과상, 화학물질, 기타 이유로 피부층이 손상된 증상을 말한다. 수포가 나타날 수 있으며, 화상 부위를 만지는 것은 금기증이다.

굳은살(Callus)

굳은살은 두껍게 각질화된 피부를 말하며, 주로 발뒤꿈치나 손바닥에 나타난다. 굳은살은 발이나 손에 지속적으로 압을 받는 부위에 쌓이게 된다. 굳은살은 반사점의 활성화를 저해하고, 움직이는 동안 반사점에 대한 완충작용을 한다. 세션 시작 전에 족욕을 하여서 굳은살을 연화할 수 있다. 굳은살을 절개하거나 쉐이빙하지 않도록 한다. 고객에게 화산석, 수세미 스폰지, 스크럽제, 기타

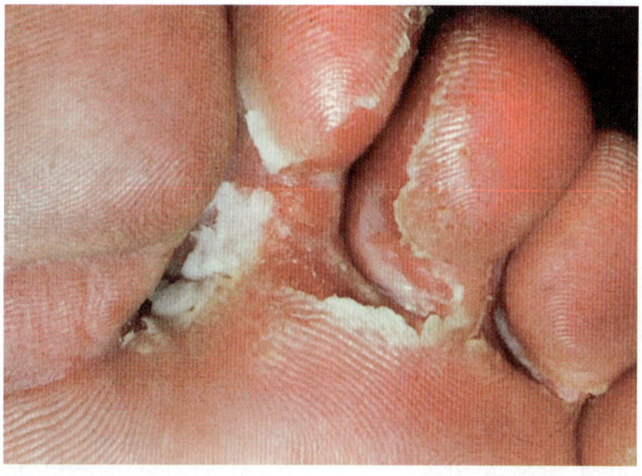

그림 15-2
무좀
Jason L. Smith, MD의 허가를 받고 사용함

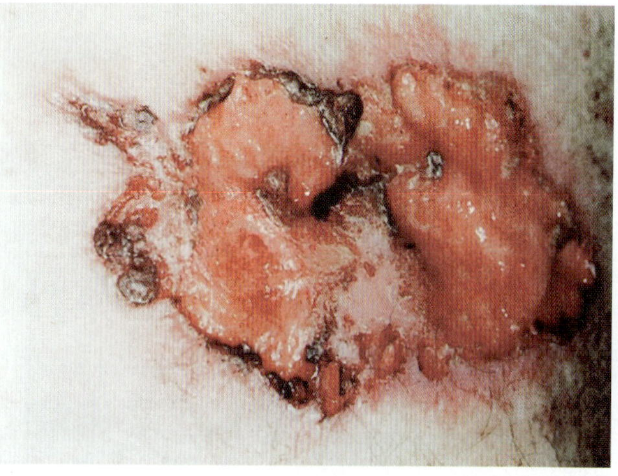

그림 15-3
기저 세포암
Jason L. Smith, MD의 허가를 받고 사용함

제품을 사용하여 굳은살을 제거하게끔 한 후, 로션과 크림으로 피부를 유연하게 하고 발에 잘 맞는 신발을 신도록 안내한다.

피부암(Cancer, Skin)

암은 악성종양과 관련있다. 암종은 피부를 포함한 상피 조직의 암으로, 발병한 조직 종류에 따라 이름이 붙는다. 편평상피암은 편평상피 세포에 발병된 암을 말한다. 기저세포암은 기저세포에 발생한 암을 말한다. (■그림 15.3) 악성 흑생종 또는 **흑색종**은 내부장기로 빠르게 전이될 수 있기 때문에 매우 위험한 형태의 피부암이다. 종양이 발생한 조직 부위를 터치하는 것은 금기증이다. 의심스러운 피부 질환을 가진 고객은 의사의 진단을 받게끔 한다.

봉와직염(Cellulitis)

봉와직염은 세포조직이나 결합조직의 급성 박테리아 감염으로, 급성염증 증상(붉은기, 통증, 열기, 붓기)이 나타나며, 주로 하퇴에서 발병한다. (■그림 15.4) 봉와직염의 원인은 당뇨, 혈액순환 장애, 손상된 피부로의 박테리아 침투 등이며, 농양 형태로 나타난다. 봉와직염이 발병한 부위에 반사요법을 적용하는 것은 금기증이다. 봉와직염을 가진 고객에게 병세의 심각성을 알리고 의사의 진료를 받게끔 한다.

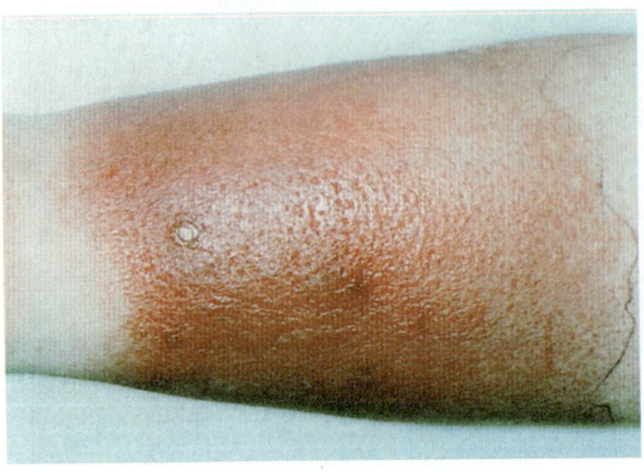

그림 15-4
봉와직염
Jason L. Smith, MD의 허가를 받고 사용함

갈고리발가락 또는 망치발가락(Claw Toe or Hammer Toe)

갈고리발가락 또는 **망치발가락**은 변형된 발로, 주로 두번째 발가락이 변형되며, 첫번째 마디뼈의 등부분이 영구적으로 구부러지고, 둘째와 셋째 지골의 바닥부분이 영구적으로 구부러지는 증상이 나타난다. 반사요법 테크닉은 고긴장된 조직의 긴장을 완화하고 가동범위를 향상시킬 수 있다.

티눈(Corn)

티눈은 발가락 윗부분이나 발가락 사이의 표피가 두꺼워진 증상이다. 티눈은 발에 맞지않는 신발이나 (갈고리발 또는 망치족지와 같이) 발의 해부학적 변형이 발생하였을 때 발생한다. "건조형 티눈"은 발등에 위치하고 있으며, 건조한 상태에서 압을 받았을 경우에 발생한다. "습윤형 티눈"은 발가락 사이에 나타난다. 티눈 부위는 통증이 있을 수 있으며, 해당 부위에 반사요법을 적용하는 것은 금기증이다.

통풍(Gout)

통풍은 혈액 내 과도한 요산으로 인하여 발생한 대사성 질환이다. 관절 내와 주변의 요산 축적물이 관절에 통증 있는 염증 증상을 야기하며, 특히 하지 부위(엄지발가락 포함)에서 주로 발병된다. 염증이 발생한 관절 부위에 반사요법을 적용하지 않도록 한다.

족저건막염(종골극)[Heel (or Calcaneal) Spur]

족저건막염 또는 종골극은 종골 위에 끝이 날카롭게 돌출된 형태 또는 외골증이다. 외골증은 뼈의 표면에서 뼈가 지나치게 성장한 것으로, 근육유착으로 인한 골환(근육이 굳으면서 뼈로 되는 형태)도 나타난다. 발병한 부위에 통증이 발생한다. 반사요법 테크닉과 도구(롤러 등)은 뼈가 튀어나온 부위를 연하게 만들어서 이 부위의 통증 및 긴장을 완화할 수 있다.

내향성 발톱(Ingrown Nail)

내향성 발톱은 발톱을 잘못 깎아서 발가락 살 안으로 발톱이 파고드는 증상이다. 통증이 있을 수 있고 의료진의 치료를 받아야할 수 있으므로, 이 부위에 테라피를 적용하는 것은 피한다. 내향성 발톱은 반사요법의 금기증이다.

몰톤의 신경종(Morton's Neuroma)

몰톤의 신경종은 발볼의 신경이 부어오르거나 두터워지면서, 타오르는 듯한 심한 통증이나 찌르는 듯한 통증을 발생시키며, 걸을 때 특히 통증이 심해진다. 지나치게 꽉 끼는 신발이나 발에 잘 맞지않는 신발을 지나치게 오랫동안 신으면서, 발가락이 발가락 사이에 위치한 신경을 누르면서 이 증세가 발병한다. 통증은 일시적이거나 지속적일 수 있으며, 신경종 부위에서 발병된 신경과 연결된 부위까지 발병된다. 신경종은 셋째 발가락과 넷째 발가락 앞부분 사이에 부드럽거나 딱딱한 공 형태로 느껴질 수 있으며, 다른 발가락 사이에도 발병할 수 있다. 전문 반사요법을 통해, 종양 부위를 분해하는데 도움이 되며, 통증을 완화할 수 있다. 신발을 바꿔 신는 것도 도움이 된다.

상처(Scar)

상처는 피부나 신체 내부에 종이나 칼로 인한 부상, 사고, 자연재해 등으로 인한 부상, 쓰라림 또는 수술 등으로부터 회복되었다는 증상으로써 남아있는 표시이다. 종이나 칼로 인한 부상은 처음에는 붉거나 보랏빛을 띄지만 완치가 되었을 때에는 흰색으로 변하면서 반짝이기까지 한다. 얼마안된 부상 및 상처조직은 접촉 없이 또는 가벼운 접촉으로도 반사요법이 효과적일 수 있다.

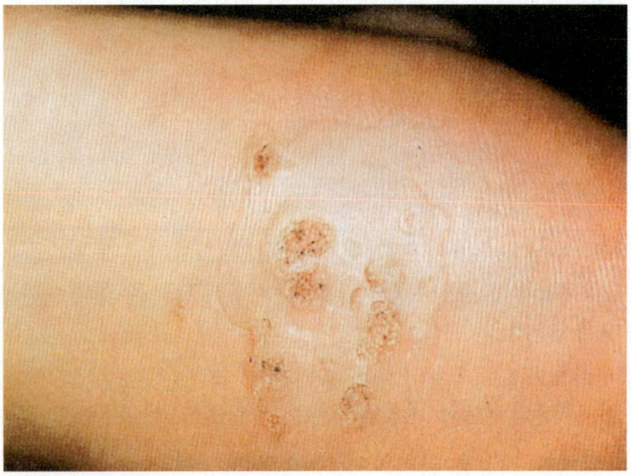

그림 15-5
무사마귀
Jason L. Smith, MD의 허가를 받고 사용함

상처 조직에는 부드럽게 반사요법을 적용하여서, 혈액순환과 신경전도를 활성화시켜서 조직을 정상적인 상태로 빠르게 회복시킬 수 있다.

사마귀, 무사마귀(Wart, Plantar)

무사마귀(편평사마귀)는 거친 표면으로 되어있으며 고전염성 감염을 일으킬 수 있다. 내부의 바이러스가 외부로 나타난 형태로, 주로 발바닥 표면에 나타난다. (이름도 여기서 유래했다.) 손과 손톱/발톱의 끝부분에서도 발병할 수 있다. (■그림 15.5) 바이러스가 전염될 수 있으므로 이 부위와 접촉하는 것을 피하도록 한다. 반사요법 중에 무사마귀를 만지는 것은 금기증이다. 약초, 에센셜 오일, 햇볕이나 공기와 접촉하지 않아서 무사마귀를 질식시키는 등의 효과적인 방법으로 가정에서 치료를 할 수 있다. 의사의 지시하에 화학적 치료 그리고/또는 레이저 치료도 가능하다.

피부 반사점(Integumentary Reflexes)

피부조직에 직접적으로 적용할 수 있는 단수의 반사점은 없다. 피부는 전신을 덮고 있기 때문에, 피부, 손톱과 발톱, 체모와 같은 피부조직의 건강상태는 뚜렷하게 시각적으로 확인할 수 있고 전신 건강을 나타낸다. 이와 같은 맥락으로, 발 전체가 외피조직의 직접반사점이라 할 수 있다.

피부조직의 불균형 상태를 나타내는 특성은 다음과 같다:

- **피부** – 습도(건조함, 과도하게 습함), 온도(차가움, 높음), 색상(회색, 황색, 붉은색), 피부결(부드러움, 흠이 없음, 발진), 탄성 또는 유연함(피부를 쥐어짜거나 스트레칭한 후, 원래의 형태로 돌아오는 속도)
- **손톱/발톱** – 색상(핑크색, 황색, 어두운 색), 결(줄모양, 반점, 매끄러운 정도, 솟은 정도), 강도(강함, 부드러움)
- **체모** – 습도(건조함, 기름기가 있음), 표면(윤기 있음, 윤기 없음), 강도(강함, 잘 끊어짐), 두께 (두꺼움, 얇음)

보조반사점은 피부조직의 건강에 영향을 준다. 내분비조직은 신체 화학물 분비에 대한 균형을 조절한다. 모든 분비선, 특히 뇌하수체(전반적인 균형 조절), 시상하부(온도 조절), 부신(근육탄성에 영향을 주는 체내 수분량 조절, 염증에 대하여 코티졸 분비와 같은 스테로이드 분비 조절, 감염에 대한 면역반응), 갑상선(호르몬 균형 조절, 기본적인 대사과정 조절)에 관한 반사점을 활성화시킨다. (제22장 참고)

피부는 가장 큰 배출기관이기도 하다. 모든 소화기관에 대한 반사점들이 노폐물 및 독소 제거를 돕는다. 여기에는 간과 쓸개(독소제거), 신장(혈액에서 노폐물을 걸러냄), 방광(노폐물과 독소를 확실하게 걸러냄), 회맹판(독소제거), 대장 및 S자결장 (물과 독소 제거) 반사점이 해당된다. (제24장 참고)

과도한 긴장이나 감정은 신경조직에 영향을 주어서, 체내 분비를 촉진시킨다. 그러므로 신경조직을 안정화시킴으로써 내분비 기관이 정상적이면서도 안정된 상태를 유지하거나 회복할 수 있다. 모든 긴장완화 테크닉을 척추 반사점, 횡경막 반사점, 명치 반사점에 적용하여서 스트레스를 감소시키고, 통증을 완화하며 신체, 마음, 감정을 진정시킬 수 있다. (제18장 참고)

피부가 자극받은 경우, 림프조직 반사점을 활성화하는 것이 좋으며, 특히 백혈구과 감염에 맞서싸울 수 있도록 지라 반사점을 자극하는 것이 좋다. 이외에도 다른 반사점을 함께 자극하여서 특정 건강 상의 문제 해결에 도움이 되도록 한다. (제23장 참고)

신경 자극 전달에 대한 특정 척추 반사점을 포함한 자세한 내용은 부록 E 증상별 테라피 참고자료를 참고한다.

피부기관 프로토콜

(Integumentary System Protocol)

- **릴랙세이션 테크닉(Relaxation Techiniques).** 척추 반사점, 횡경막/명치 반사점을 비롯한 모든 릴랙세이션 테크닉은 모든 교감신경조직을 안정화시키는데 도움이 된다.
- **시스템바이시스템(System-by-Sytem).** 내분비기관, 소화기관, 비뇨기관, 림프기관 반사점. 정체된 반사점을 다시 활성화시켜서 유연함을 높여준다.
- **존바이존(Zone-by-zone).** 각각의 종단방향의 존을 활성화하는 것이 호흡기관(긴장완화), 소화기관 및 비뇨기관의 반사점을 활성화하는데 처방전이 되고 효과적인 방법이 된다.
- **건강 상의 문제에 대한 반사점.** 부록 E 증상별 테라피 참고자료를 참고한다.

피부기관 프로토콜(■ 표 15.1)은 건강한 안색을 포함하여 피부에 매우 효과적이다. 표 15.1에서 제시한 대부분의 테크닉은 제7장에서 다루고 있다. 각 부위에 해당하는 내용에 대해서는 해당하는 신체기관의 장을 참고하도록 한다. 또한, DVD의 "발 반사요법"은 피부기관에 효과적인 반사점을 활성화하기 위한 다양한 테크닉을 제시하고 있다.

표 15.1 피부기관 프로토콜

반사점	테크닉/효과
척추 반사점	스파이널 트위스트(spinal twist), 썸워크(thumbwalk), 토크(torque)하며 스파이널 트위스트, 플렉스(flexion)하면서 스파이널 트위스트 (척추 반사점 전체 활성화). 이 테크닉은 혈액순환, 신경전도, 림프순환을 활성화한다.(제7장과 16장)
뇌하수체, 시상하부, 부신	엄지손가락이나 손가락들을 사용해서, 시상하부와 뇌하수체(신체의 관리센터), 부신(스트레스로부터 회복, 근육탄성 강화) 반사점 자극. 세션 중 이 반사점들에 자주 테크닉을 적용한다. (제22장)
횡경막	황경막 풀기 테크닉은 신체 내에 깊숙히 위치한 긴장을 완화하여, 흉강과 복강의 긴장을 완화하여 깊은 호흡을 가능하게 한다. (제7장)
림프 반사점 (발등과 발바닥)	림프 순환 및 흐름을 향상시켜서 신체의 독소를 제거한다. 휴식 및 긴장완화 효과를 증진시킨다 (제7장과 23장)

표 15.1 피부기관 프로토콜

반사점	테크닉/효과
흉관 반사점	존 1과 2사이에 위치한 엄지발가락과 검지발가락 사이의 중요한 반사점을 썸워킹(thumbwalking) 또는 핑거워킹(fingerwalking). 이 테크닉은 중요한 반사점을 자극하여, 림프순환을 향상시킨다. (제23장)
경추 반사점	여러 테크닉을 사용하여서 썸워킹 또는 핑거워킹. 이 테크닉은 긴장을 풀고 머리의 혈액흐름 및 신경전도를 향상시킨다. (제7, 16, 18장)
후두부 능선 반사점	여러 테크닉을 사용하여서 썸워킹 또는 핑거워킹. 엄지발가락(또는 엄지손가락)에 위치한 이 중요한 반사점을 자극하여서 긴장을 풀어줄 수 있다. 또한, 머리 부위의 혈액흐름 및 신경전도, 림프흐름과 머리와 가슴 간의 혈액흐름 및 신경전도, 림프흐름을 향상시킨다. (제7, 18장)
엄지발가락 (또는 엄지손가락) 바깥쪽	여러 테크닉을 사용하여서 썸워킹 또는 핑거워킹. 머리 부위의 혈액흐름 및 신경전도, 림프흐름과 머리와 가슴 간의 혈액흐름 및 신경전도, 림프흐름을 향상시켜서 긴장을 완화한다. (제7, 18장)
모든 발가락(또는 모든 손가락) 전체, 특히 발가락(또는 손가락)의 축부분 (목 반사점)	썸워크 또는 핑거워크, 토 로테이션(toe rotation), 이외 기타 테크닉을 적용하여서 목, 머리, 어깨 상부 반사점의 긴장을 풀어준다. 긴장이 완화되면서 머리와 뇌의 혈액공급 및 신경전도가 활성화된다. 림프 흐름을 증진시킨다. 부비강 배출을 돕는다. (제7, 18장)
흉관 반사점 (반복)	체내 흐름을 활성화한 후, 더 깊은 플렉스 테크닉과 토크 테크닉을 흉관 반사점에 반복해서 적용하여, 이 중요한 반사점을 활성화한다. 이를 통해 림프 배출을 증진시킨다. (제23장)
상복부 반사점 (횡경막기준선과 허리 기준선 사이)	여러 테크닉(썸워킹, 양손 썸워킹, 발바닥 플렉스 등)을 발바닥의 소화기관 반사점에 적용한다. 소화를 돕고 배설 및 독소제거를 돕는다. (제7, 24장)
하복부 반사점 (허리 기준선과 골반 기준선 사이)	여러 테크닉(썸워킹, 양손 썸워킹, 발바닥 굽힘 등)을 발바닥의 소화기관 반사점에 적용한다. 소화를 돕고 배설 및 독소제거를 돕는다. (제7, 24장)
오른발(또는 오른손), 회맹판 반사점 오른발 또는 오른손만 해당	핀포인트(pinpoint), 후크(hook)와 백업(back-up), 피봇포인트(pivot point), 프레스앤플렉스(press-and-flex)로 회맹판 반사점과 같은 작은 크기의 특정 반사점을 활성화한다. 배설 및 독소제거를 돕는다. (제22, 24장)
S자 결장 반사점 왼발 또는 왼손만 해당	핀포인트(pinpoint), 후크(hook)와 백업(back-up), 피봇포인트(pivot point), 프레스앤플렉스(press-and-flex)로 S자 결장 반사점과 회맹판 반사점과 같은 작은 크기의 특정 반사점을 활성화한다. 배설 및 독소제거를 돕는다. (제22, 24장)
릴랙세이션 테크닉 (Relaxation technique)	릴랙세이션 테크닉을 적용하여 세션을 마무리한다. (제7장)

요약 (Summary)

- 피부기관은 물리적 장벽의 역할을 하며, 체온 조절, 독소 제거, 촉각 및 온도 감지, 비타민 D 생성의 역할을 한다.
- 피부는 표피, 진피, 피하층이라는 3개의 층 또는 조직으로 구성되어 있다.
- 피부상태는 피부의 구조적 짜임새와 관련되어 있으며, 병원균으로 인하여 피부질환이 발생하기도 한다.
- 반사요법은 피부기관과 연관된 건강 상의 문제를 치유하는데 도움이 된다.
- 피부기관에 대한 직접적인 한 개의 반사점은 없지만, 발 전체가 반사점이 된다. 보조반사점은 척추 반사점 및 횡경막/명치 반사점, 내분비기관 반사점, 소화기관 반사점, 비뇨기관 반사점, 림프기관 반사점이다.

배운 내용 점검하기 (How much did you learn?)

실습하기

다음의 테크닉을 실습해보자.

- 흉강, 복강, 골반강에 싱글핸드 썸워킹 적용
- 흉강, 복강, 골반강에 더블핸드 썸워킹 적용
- 다방향 핑거워크
- 썸롤/핑거롤
- 피봇포인트
- 프레스앤플렉스
- 횡경막 풀기

해당 내용 연결하기

왼쪽 열에 위치한 용어에 대한 올바른 설명을 연결하라.

_______ 1. 박테리아
_______ 2. 병원균
_______ 3. 바이러스
_______ 4. 표피
_______ 5. 진피
_______ 6. 피하지방층
_______ 7. 감각수용기
_______ 8. 각질층
_______ 9. 기저층
_______ 10. 물리적 장벽

a. 진입을 막는 장애물을 형성하는 물질
b. 동물체에서만 생존하는 아주 작은 유기체
c. 각질을 탈락시키는 역할을 하는 표피층의 깊은 부분
d. 피부의 얇고 가장 바깥쪽에 있는 층
e. 손톱과 발톱, 또는 체모를 생성하는 표피층의 표면
f. 피하지방과 결합조직으로 구성된 피부층
g. 질병/질환을 야기하는 미생물
h. 감각인지를 가능하게 하는 특수 신경세포
i. 신체 내에서 감염을 일으키는 단세포 유기체
j. 혈관, 감각수용기, 피지선, 모근 등이 위치하고 있는 피부의 두꺼운 부위

_______ 1. 악성흑생종
_______ 2. 무좀
_______ 3. 봉와직염
_______ 4. 무사마귀
_______ 5. 화상

a. 표면이 거칠며 전염성이 매우 높은 바이러스 감염 증상
b. 발의 습한 부위에 나타나는 전염성있는 균류 감염 증상
c. 피부암의 심각한 단계
d. 열기, 마모, 화학물질로 인하여 손상된 피부층
e. 붉은기, 통증, 열, 붓기와 같은 증상을 보이는 급성 박테리아 감염증. 주로 하지에서 많이 발병된다.

객관식 문항

1. 피지선과 한선의 차이점은 무엇인가?
   a. 피지선은 손에 위치하고 있지만, 한선은 발에 위치하고 있다.
   b. 피지선은 피지를 분비하고, 한선은 땀을 분비한다.
   c. 피지선과 한선 모두 동일한 기관이며, 이름만 다른 것 뿐이다.

2. 다음 중 피부기관에 해당되지 않는 것은 무엇인가?
   a. 피부
   b. 손톱과 발톱
   c. 치아
   d. 체모

3. 다음 중 가장 참인 문장은 무엇인가?
   a. 피부기관의 주요 반사점 뇌이며, 엄지발가락에 위치하고 있다.

b. 발 전체가 피부기관의 직접반사점이다.
c. 피부기관에 대한 직접반사점은 없다.
d. 반사요법 치료사들은 반드시 발의 피부에 테라피를 적용하여서, 신체의 피부기관을 활성화하여야 한다.

4. 다음 중 피부의 기능이 아닌 것은 무엇인가?
   a. 인체의 가장 큰 배출기관
   b. 유해한 박테리아, 바이러스, 화학물질로부터 신체를 보호
   c. 감각수용기 보유
   d. 체온 조절
   e. 자외선차단체를 사용하였을 때, 악성흑색종의 영향을 받지 않음
   f. 뼈 생성 및 유지를 위해 비타민D 생성

5. 다음 중 피부기관 프로토콜에 해당되지 않는 것은 무엇인가?
   a. 소화기관 및 내분비기관
   b. 비뇨기관 및 척추 반사점
   c. 림프기관 및 횡경막 반사점
   d. 생식기관

6. 피부기관의 보조반사점은 무엇인가?
   a. 부신, 갑상샘
   b. 간, 신장, 대장
   c. 시상하부, 뇌하수체
   d. 위의 모두

빈칸 채우기

아래의 단어를 그림 상의 해당되는 빈칸에 채워넣어라.

입모근	피지선
동맥	감각수용기
진피	기저층
표피	각질층
체모	피하지방층
모낭	한선
신경	정맥

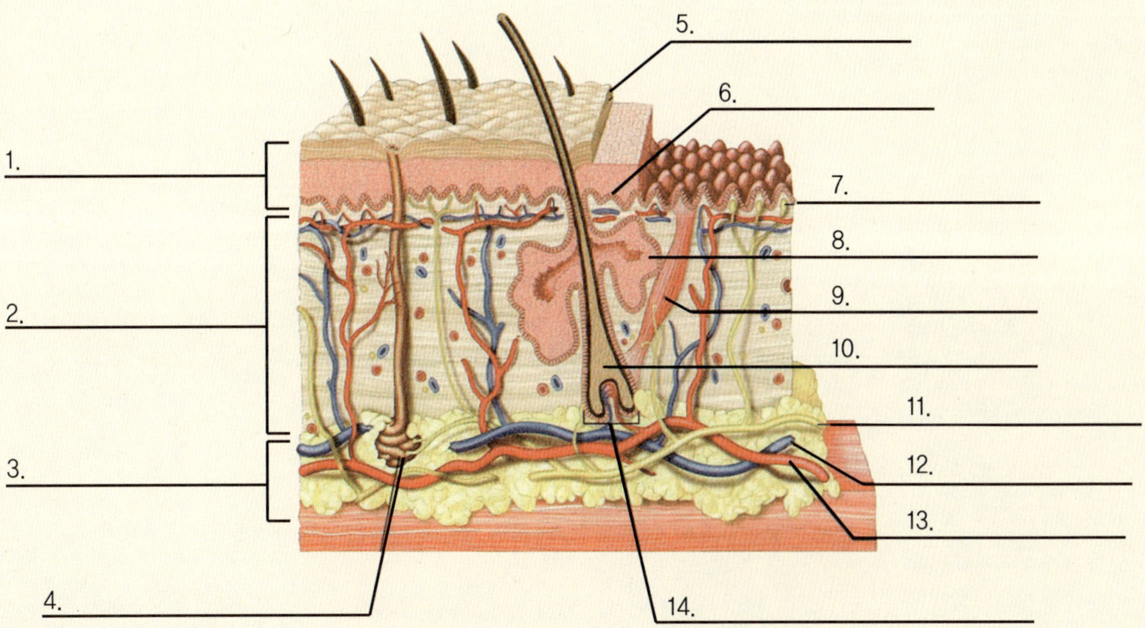

제 16 장 골격기관 (Skeletal System)

이 장의 개요 (Chapter Highlights)

학습목표

주요 용어

개요

골격기관의 기능과 반사점

골격기관 프로토콜

요약

배운 내용 점검하기

학습 목적 (Learning Objectives)

1. 이 장의 주요 용어와 그 의미를 이해한다.
2. 골격기관의 기능 5가지를 나열한다.
3. 중축골격기관과 부속골격기관의 해부학적 구조에 대한 명칭을 제시한다.
4. 중축골격기관과 부속골격기관의 반사점을 확인한다.
5. 척추 반사점의 분절과 척추뼈를 확인하고 명칭을 제시한다.
6. 관절을 분류한 3가지 명칭을 제시한다.
7. 치밀골과 해면골의 기능을 설명한다.
8. 골격기관의 건강 상의 문제 3가지를 설명한다.
9. 골격기관의 직접 및 보조반사점을 표시한다.
10. 다음 반사점의 위치를 확인하고 이들을 활성화하기 위한 테크닉을 재현한다: 척추 반사점, 척추 분절, 견갑대, 어깨, 팔, 팔꿈치, 하지대, 엉덩이, 다리, 무릎
11. 다음의 테크닉을 재현한다: 스파이널 워킹(spinal walking; 기본, 중급, 고급 단계), 스파이널 트위스트(spinal twist; 기본, 중급, 고급 단계), 중족골 루즈너(metatarsal looseners; 컴프레션(compression), 루즈너(loosener), 릴랙세이션(relaxation), 굽힘하면서 발바닥 디컴프레션(planatr decompression with flexion))
12. 기본적인 골격기관 프로토콜을 실행한다.

주요 용어 (Key Terms)

경추 반사점 204
골격기관 200
골반/엉덩이 반사점 206
꼬리뼈/천골 반사점 204
다리/무릎 반사점 206
머리 반사점 205
봉합 201
부비강 201
부속골격 201
어깨 반사점 206
요추 반사점 204
인대 200
중축골격 201
척주 201
척추 반사점 204
팔/팔꿈치 반사점 206
흉부 반사점 204
힘줄 200

반사요법 실전

DVD 플레이리스트:

- 발 반사요법

개요(Overview)

골격기관은 골격을 이루는 뼈, 인대, 힘줄, 관절, 보조 조직으로 구성된 생체조직이다. 골격기관은 뼈(성인의 경우 206개의 뼈)와 관절에 연골과 힘줄이 관절을 지탱하고 있다. **인대**는 흰색의 강한 결합조직으로 뼈를 연결하고 결속시키며 지탱하는 역할을 한다. **힘줄**은 근섬유로 되어 있으며, 뼈에 부착되어서 뼈가 움질일 수 있게끔 한다.

골격기관과 근육기관은 밀접하게 연결되어 있다. 많은 근육이 뼈에 부착되어 있기 때문에, 많은 골격기관 반사점이 근육반사점과 동일한 위치에 자리하고 있다.
각 기관에 대한 반사점을 완벽하게 알아두는 것이 유익하다. 이 장에서는 골격기관에 대한 반사점을 중점적으로 다루기로 한다.

골격기관에 문제가 생기면 매우 심한 통증이 발생할 수 있다. 반사요법은 관절염, 척추질환, 목뼈손상, 기타 골격기관의 문제에 도움이 된다. 성공적인 임상경험을 통해, 전문 반사요법 치료사는 특정 기간에 걸쳐서 진행된 세션을 통해, 정확하게 반사점을 찾아내고, 가장 효과적인 테크닉을 해당 반사점에 적용할 수 있다. "임상사례: 반사요법과 노화로 인한 넙다리뼈 골절"과 "임상사례: 반사요법과 척추질환"을 참고한다.

골격기관(Skeletal System)

설명 – 신체를 지탱하고 보호하며, 움직일 수 있게 하고, 적혈구 생성 및 미네랄을 보관하는 역할을 한다.
일차기관 – 중축골격조직과 부속골격조직
직접반사점(Direct Reflex) – 두개골과 척추, 어깨, 팔, 팔꿈치, 골반, 다리, 무릎
반사점의 위치 – 척추(발의 안쪽 끝). 두개골(모든 발가락).어깨 (존 5와 제 5 종족골). 팔과 팔꿈치 (존 5와 발바닥 및 발등). 골반(발꿈치 안쪽과 바깥쪽). 다리와 무릎(허리기준선에서 골반기준선까지 발바닥 바깥쪽과 아랫부분)
보조반사점 – 일반적으로, 시상하부와 뇌하수체(신체 조절),부갑상샘 (칼슘 균형). 부록 E 증상별 테라피 참고자료를 참고한다.
건강 상의 문제 – 관절염, 통풍, 척추측만증, 척추질환, 다리 통증, 허리 통증, 목뼈 손상. 부록 E 증상별 테라피 참고 자료를 참고한다.

골격기관의 기능과 반사점
(Functions and Reflexes of the Skeletal System)

임상사례(Clinical Perspective)

반사요법과 노화로 인한 넙다리뼈 골절(Reflexology and Senile Femur Fracture)

중국의 Shanxi Provincial Reflexology Association에서 진행한 연구에서는 대퇴경부에 문제가 있는 4명의 노인 사례를 통해, 반사요법이 질환의 치유를 촉진시킨다는 결과를 발견했다. 4명의 대상자들(여성 3명, 남성 1명)은 발 반사요법 테라피를 받았다. 대상자들은 골반 관절 반사점이 부어있는 상태에서 보랏빛을 띄었고, 다리뼈가 보행 및 기립 기능을 수행하지 못한 상태였다. 발 전체의 반사점 중에서 특히 뇌하수체 반사점 부위와 부상을 입은 부위에 상응하는 반사점을 집중적으로 활성화시켰다. 뇌하수체는 성장호르몬을 분비하는 역할을 하면서, 외상, 중증의 화상, 수술후 회복, 근위축증 등으로부터 회복하는데 중요한 역할을 한다.
한 환자의 경우, 트리트먼트를 시작한 지 13일 후에 부상으로부터 회복하였으며, 23일 후에 서고 걸을 수 있게 되었고, 일상생활이 가능해졌다. 그 결과, 뇌하수체는 물론 관련된 반사점을 활성화하는 것이 노년의 건강회복에 도움이 된다는 결론을 내릴 수 있었다.

출처: Fang (2004). "The Function of Pituitary Reflex in Quickening the Healing Process of Senile Fracture by Reflexotherapy." China Symposium Reflexology Report. pp. 53–54. www.reflexologyresearch.net/ReflexologyLegsKneesAnklesResearch.shtml (accsed January 7, 2010). Bill Floco와 Americal Academy of Relfexology의 허가를 받은 후 사용함.

임상사례(Clinical Perspective)

반사요법과 척추질환(Reflexology and Spondylopathy)

영국의 University College and Middlesex School of Medicine, Middlesex Hospital에서 진행한 연구에서는 반사요법을 다른 테라피와 통합하여 적용함으로써 강직성척추염 증상을 완화하는데 도움이 되었다고 발표했다. 강직성척추염 증상은 진행성 척추관절염이 관절경화와 후종인대가 천장관절에 우선 나타난 후, 요추, 흉추, 가슴우리에 나타나게 된다.

장기간동안 강직성척추염을 앓은 환자들은 반사요법, 아로마테라피, 생활습관 변화를 병행했다. 연구자들은 부정적인 예상이 부정적인 화학물질을 분비하며, 신뢰, 희망, 자신감, 사랑, 웃음이 환자의 웰빙을 증진하는데 도움이 된다고 주장했다. 반사요법 및 500-1000mg의 이브닝 프림로즈 오일을 매일 같이 취한 후, 환자들의 편두통과 "안면홍조"가 멈췄으며 체중증가도 더 이상 진행되지 않았다.

출처: King (n.d.). "Arthritis of the Sping – Ankylosing Spondylitis." Arthritis and Rheumatism Council's Scientific Annual Review as cited in www.reflexologyresearch.net/ReflexologyLowerBackResearch.shtml (accsed January 7, 2010). Bill Floco와 Americal Academy of Relfexology의 허가를 받은 후 사용함.

골격기관의 올바른 기능은 삶에 필수적이다. 골격기관은 다음과 같은 다섯가지 기능을 수행한다:

1. 신체와 장기를 중력으로부터 지탱함
2. 신체의 연부조직와 내부 장기를 보호함
3. 뼈 중 일부는 화학적 과정을 통해 혈액 세포 생성함
4. 미네랄 소금, 특히 칼슘소금 보관함
5. 근육이 부착될 수 있는 장소 제공 및 움직일 수 있게 함

각 뼈들의 직접반사점은 상응하는 골격 부분이다. 골격기관의 건강을 돕는 보조반사점은 부갑상샘 반사점이다. 직접반사점 및 보조반사점에 대한 자세한 내용은 특정 질환/질병을 참고하도록 하자.

뼈(The Bones)

골격기관 (■ 그림 16.1)은 신체를 지탱하고 보호한다. 또한 신체가 움직일 수 있게 하고, 적혈구를 생성하며, 미네랄을 보관한다. 골격기관은 **중축골격**(신체의 정중선에 위치)과 **부속골격**(견갑대, 하지대, 팔다리)로 나눌 수 있나. 이 뼈들은 표면이 거칠며, 돌기가 있고, 자국이 있으며 오목하게 되어 있다. 반사요법 치료사들은 발이나 손의 반사점에 테라피를 적용할 때, 뼈, 근육, 힘줄, 인대, 기타 보조골격의 질감을 느낄 수 있다.

참고: 근육이 뼈에 부착되어 있거나 종종 뼈를 감싸고 있기 때문에, 골격기관의 반사점과 근육기관의 반사점은 동일할 수 있다. 제17장의 근육기관에서 제시된 표 17.1은 근육기관, 반사점, 존 간의 관계를 간략하게 설명하고 있다.

중축골격과 반사점(Axial Skeleton and Reflexes)

중축골격은 신체의 정중선에 위치하고 있으며, 두개골, 설골, **척주**(척추), 갈비뼈, 흉골로 구성되어 있다. 축은 한 사물을 둘러싼 가운데에 있는 직선을 말한다. 그러므로, 중축골격은 신체의 움직임 가운데 위치한 축을 말한다.

두개골 반사점(Skull Reflex)

두개골에는 29개의 뼈가 위치하여서, 뇌, 눈, 내이 및 기타 조직을 보호한다. 머리의 윗면, 측면, 후면에 위치한 8개의 머리뼈가 맞물린 상태로 뇌를 보호한다. 이 뼈들은 **봉합**이라는 관절로 결합되어 있다. 14개의 얼굴뼈, 연골, 기타 조직이 눈구멍, 코, 볼, 턱뼈를 형성한다. **부비강**은 점액질의 세포막이 있는 공기 통로이다. 머리에 위치한 많은 부비강들이 두개골의 무개를 줄여준다. 하악골(또는 아래턱뼈)는 머리뼈에서 자유럽게 움직일 수 있는 유일한 뼈다. 두개골, 머리뼈, 얼굴뼈, 봉합, 보비강의 반사점들은 엄지발가락을 비롯한 모든 발가락에 위치하고 있다.

척주 (척추 반사점)[Vertebral Column (Spinai Reflex)]

척주 또는 척수는 26개의 별도의 뼈로 구성되어 있으며,

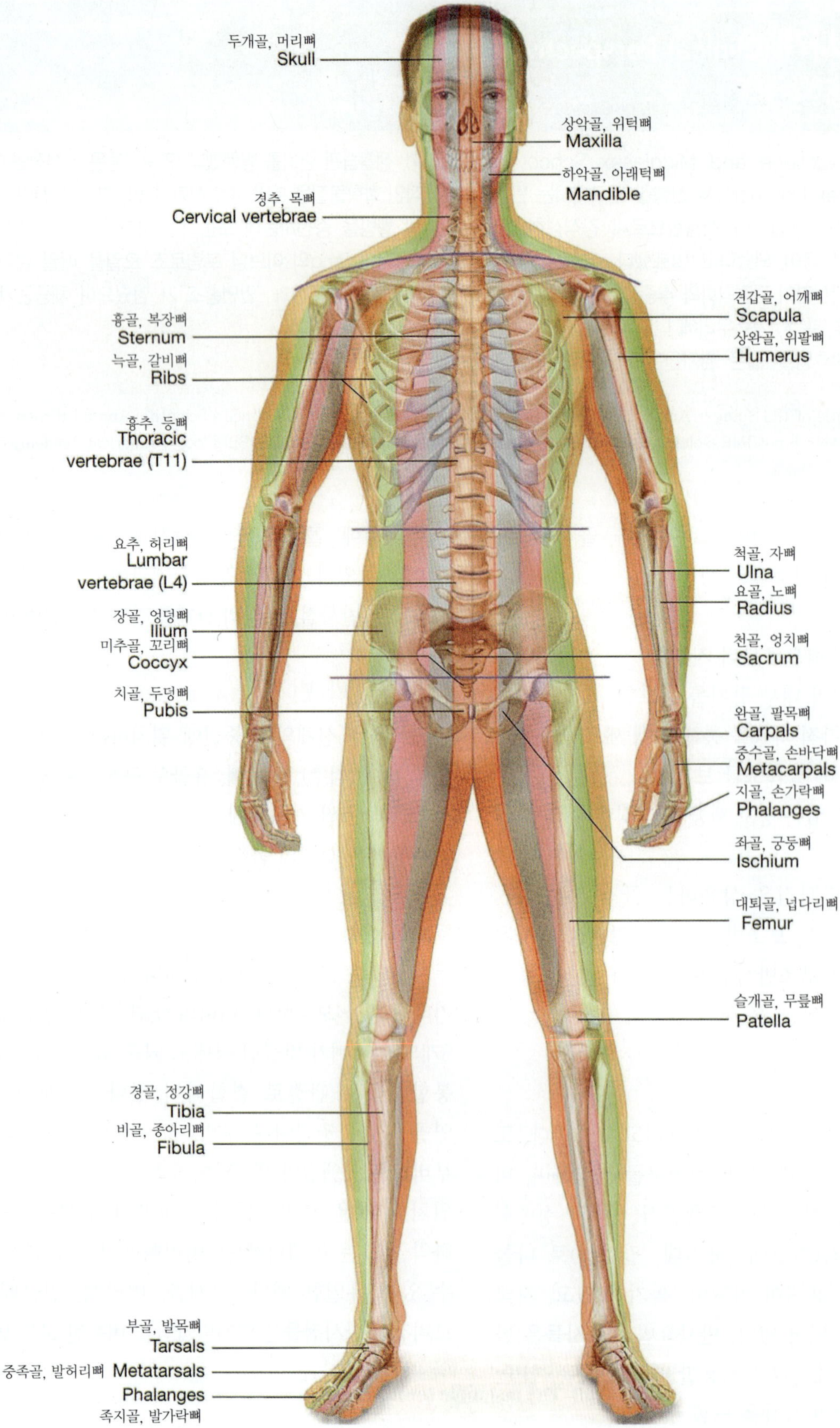

그림 16-1
성인의 골격기관

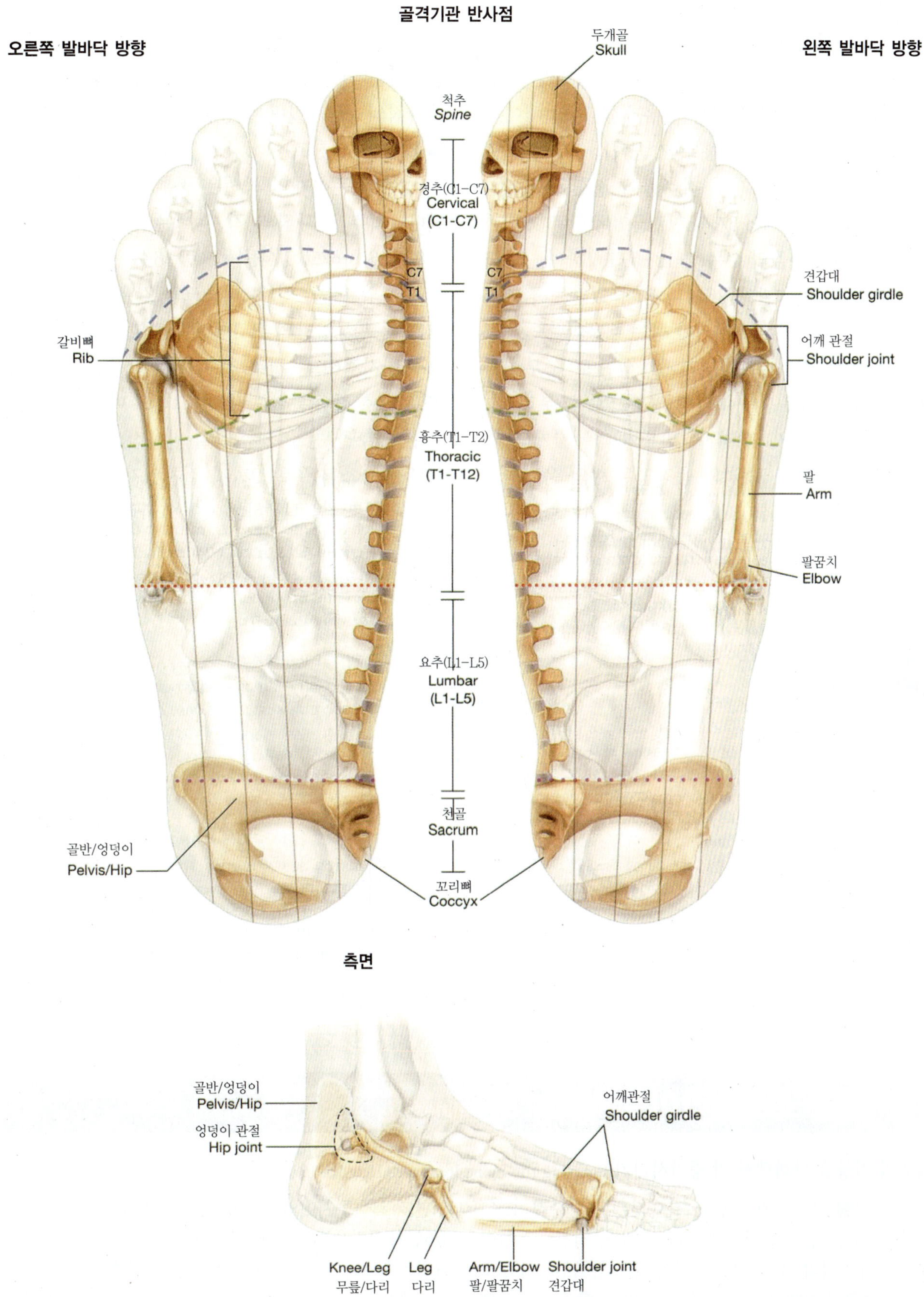

그림 16-2
성인의 골격기관과 골격기관 반사점

두개골에서 골반까지 연결되어 있다. 각각의 척추골은 추간 연골로 구분되어 있으며, 각 척추골의 끝에 위치한 디스크로 척추가 부드럽게 움직일 수 있다.

척추골은 그 위치에서 이름이 유래했다. 인체에는 7개의 경추(목뼈), 12개의 흉추(가슴뼈), 5개의 요추(허리뼈), 1개의 천골(5개의 척추골이 결합된 형태), 그리고 1개의 미골(3개에서 5개의 미추골이 결합된 형태)가 위치하고 있다. 척추골의 수는 7+12+5+1+1하여, 총 26개이다. 이는 각각의 발에 26개의 뼈가 있다는 점에서 반사요법 치료사가 꼭 알아두어야 하는 내용이다.

척추는 뒤로 펴기(뒤로 넘기기), 앞으로 구부리기(앞으로 굽히기), 측면 구부리기(양옆으로 구부리기), 그리고 회전(최대 180°까지 몸 비틀기)라는 4개의 기본 동작을 할 수 있다. 척추의 움직임은 발의 움직임에도 나타난다. [(익스텐션(extension; 늘리기], 플렉시온(flexion 또는 flex; 구부리기), 인버젼/이버젼(inversion/ eversion; 내전/외전), 로테이션(rotation; 회전)(제10장 참고)

척추는 신체의 정중선을 가로지른다. 이에 따라 **척추 반사점**은 발의 안쪽 끝을 따라 이등분되어 있다. 척추 반사점의 각각 절반은 상응하는 발에 위치하고 있다. (■그림 16.2 참고)

발에 있는 4개의 곡선은 척추의 4개의 곡선과 연관된다. 척추 반사점의 각 분절은 발의 뼈가 튀어나온 부위에 위치하고 있다. (■그림 16.3)

척주와 힘줄, 인대, 디스크와 같은 보조조직의 반사점은 대부분 양발의 존 1에 위치하고 있다. 이들은 주로 **경추 반사점**(또는 경추 척수 분절 반사점), **요추 반사점**(또는 요추 척수 분절 반사점), 그리고 **미추골/천골 반사점**(또는 미추골/천골 척수 분절 반사점)으로 알려져 있다. 일부 근육조직은 존 2까지 걸쳐있기 때문에, 존 1과 2 모두에 테크닉을 적용하는 것이 효과적이다. "웰빙 스포트라이트: 척추의 긴장을 완화해서 키 키우기"를 참고한다.

참고: 제 1 경추(C1, 환추)와 제 2 경추(C2, 축추)의 올바른

그림 16-3
발의 뼈와 골격 반사점

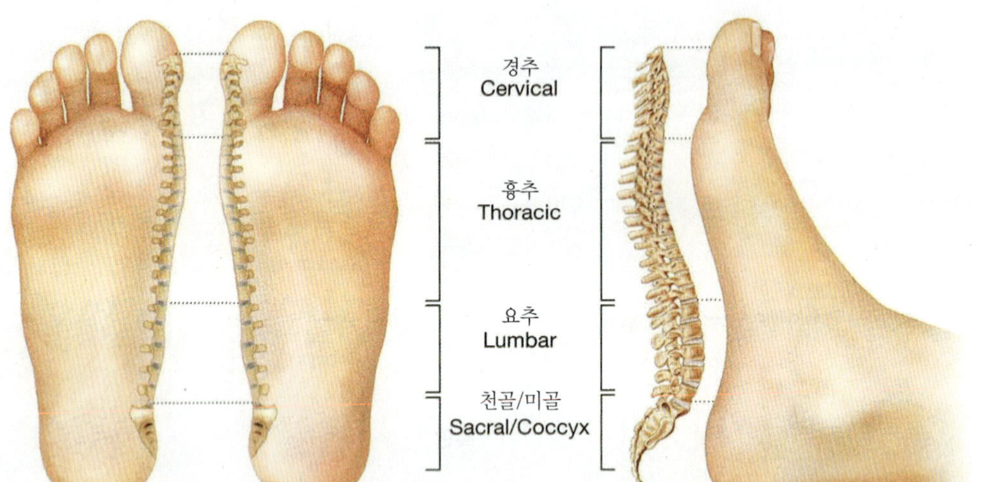

웰빙 스포트라이트(Spotlight on Wellness)

척추의 긴장을 완화해서 키 증가시키기(Relaxing the Spine Increases Height)

노화가 진행되면서 키가 줄어드는 것은 영양학적 요소, 부상, 골다공증을 비롯한 여러 원인이 있다. 겹친 근육층이 척추 내의 각각의 척추골에 부착되어 있다. 근육긴장이 척추골을 누르면서 키에 영향을 주게 될 수 있다. 한 의사는 이에 대하여 다음과 같이 이야기했다: "키에서 1인치가 줄어들게 되면 각 척추골 사이의 공간이 1/6인치 압축된 것이다. 반대로, 1/6인치 공간을 늘리면 키를 다시 1인치 늘릴 수 있다." 반사요법은 척추와 지지부위의 긴장을 완화시켜준다. 운동을 하고, 스트레칭을 하며, 정기적으로 반사요법 세션을 받는 사람들은 더 건강한 척추를 유지할 수 있다.

움직임이 중요하다. 환추(C1)은 머리를 지탱하고 균형을 맞추는 역할을 하며, 머리가 긍정의 대답을 하며 끄덕일 때 앞과 뒤로 움직일 수 있게끔 한다. 축추(C2)는 머리가 부정의 대답을 하면서 양옆으로 흔들 때, 중심점 역할을 한다. C1의 반사점은 축추 반사점에 위치한 엄지발가락의 안쪽끝으로, C2가 그 뒤에 위치하고 있다.

머리 반사점과 목 반사점 (Head Reflex and Neck Reflex)

머리와 목에 위치한 모든 반사점은 엄지발가락과 다른 발가락들에 위치하고 있다. 왼쪽 두개골, 목, 기타 머리 부위에 대한 왼쪽 **머리 반사점**은 왼쪽 엄지발가락에 위치하고 있으며, 오른쪽 두개골, 목, 기타 머리 부위에 대한 오른쪽 머리 반사점은 존 1에서 5까지의 오른쪽 부분에 위치하고 있다. 일반적으로 각 엄지발가락의 발톱은 얼굴과 눈, 비강과 같은 기저조직 부분에 대한 반사점으로 여겨진다. 얼굴과 머리 측면은 존 5에 위치하고 있으며, 발톱밑바닥을 넘어서 이어져서 발 측면에 위치하게 된다. 목 반사점은 각 발가락에서 가장 몸 중심부쪽에 위치한 지관절이다. (■ 그림 16.4)

부비강 반사점(Sinus Reflex)

부비강 반사점은 일반적으로 엄지발가락 끝 위에 위치하고 있다. 다른 부비강 반사점은 발가락 끝에서 후두부 능선 반사점 사이의 중간에 위치하고 있다. 이 반사점들은 5개의 모든 존들을 가로질러서 위치하고 있다. 각 발의 4개의 발가락은 연관된 존과 반사작용을 발생한다. 발가락 바닥 사이사이 깊숙한 부분까지 포함해서 모든 발가락 측면을 핑거워크하여서, 부비강에서 림프조직 상부에서부터 쇄골 부분까지 체액 배출을 도울 수 있다. (그림 16.4 참고)

후두부 능선 반사점(Occipital Ridge Reflex)

많은 목 근육은 목 아랫부분에 후두뼈의 뼈대인 후두부 능선에 부착되어 있다. 스트레스를 근육긴장, 두통, 제한된 움직임, 불편함을 발생시킨다. 제18장과 "발 반사요법"과 "고급 테크닉"에서는 후두부 능선 반사점에 대한 자세한 내용을 다르고 있다. (그림 16.4 참고)

꼭지돌기/턱관절/관자놀이 반사점 (Mastoid/Temporomandibular Joint/Temple Reflexes)

이 뼈들을 둘러싸고 있는 근육이 긴장하면 머리를 통해서 열기를 내뿜으며, 머리뼈의 배열에 영향을 줄 수 있다. 긴장을 완화하고 신경자극전달을 향상시키기 위하여, 후두뼈 반사점에서부터 엄지발가락 측면을 따라서 엄지발가락 끝에까지 썸워크한다. 손가락을 끝을 사용해서, 이 부위에 여러 방향으로 테크닉을 적용하면서 조직을

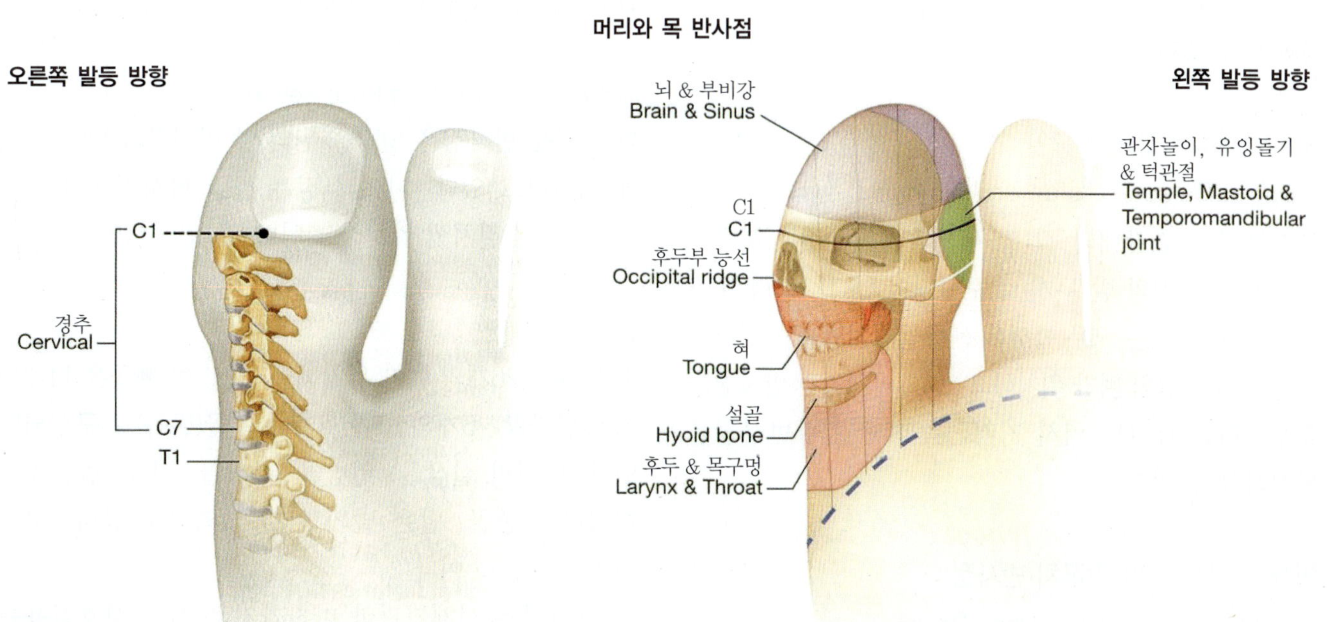

그림 16-4
머리와 목의 반사점

부드럽게 만든다. (그림 16.4 참고)

설골, 후두, 혀, 목구멍에 대한 반사점

(Reflexes for Hyoid Bone, Larynx, Tongue, and Throat)

설골은 목 정면에 위치한 후두(소리상자) 위에 위치하고 있다. 혀와 넘기능 기능과 연과노딘 근육은 설골에 부착되어 있다. 설골, 후두, 혀, 목구멍의 반사점들은 존 1, 2, 3에서 각각의 엄지발가락에 위치한 목과 수두부 능선 반사점 중간에 위치하고 있다. (그림 16.4 참고)

갈비뼈 반사점(Rib Reflex)

갈비뼈 12쌍은 내부장기를 보호하는 역할을 한다. 처음 7쌍의 갈비뼈(진늑골)은 연골을 통해 복장뼈와 결합되어 있다. 남은 5쌍의 갈비뼈는 가늑골로, 7쌍의 갈비뼈 아래에 위치한 3쌍의 갈비뼈는 연골을 통해 복장뼈에 간접적으로 붙어있고, 다음 2쌍의 갈비뼈(부유 늑골)은 복장뼈에 붙어있지 않다.

갈비뼈의 반사점들(그리고 이들을 지탱하는 근육과 갈비뼈들이 보호하는 폐)은 목 반사점에서 횡경막 반사점까지 위치하고 있다. 골격의 모형은 갈비뼈의 경사와 특정 갈비뼈의 정확한 존의 위치를 확인하는데 도움이 될 것이다. 일반적으로, 갈비뼈는 존 1에서 5에 걸쳐있다. 그러므로 이 부위 전체(발 측면 포함)에 테라피를 적용하여서 갈비뼈 근육의 긴장을 풀음으로써 호흡기능을 강화할 수 있다.

부속골격과 반사점

(Appendicular Skeleton and Reflexes)

부속골격은 견갑대와 팔(팔 두개와 손 두개), 요대와 다리(다리 두개와 발 두개)로 구성되어 있다. (그림 16.2 참고) 발과 손에는 모두 합해서 전체 골격기관을 구성하는 뼈의 절반 이상의 뼈가 위치하고 있다. 골격기관 반사점을 활성화하는 테크닉 역시 기저근육과 신경의 반사점을 활성화할 수 있다.

어깨 반사점과 팔/팔꿈치 반사점

(Shoulder Reflex and Arm/Elbow Reflex)

어깨 반사점은 다섯번째 발가락 중족골두의 존 5 내에 위치하고 있다. 견갑대는 존 3, 4, 5에 거쳐서 위치하고 있다. 견갈골은 약 7번째 갈비뼈의 위치까지 넓게 펴져 있다. 쇄골은 5개의 모든 존에 걸쳐서 위치하고 있다. **팔/팔꿈치 반사점**은 발의 측면과 발등 위에 어깨 반사점에서 허리 기준선까지 위치하고 있다. (그림 16.2)

손(Hand)

각각의 손에는 27개의 뼈가 있다. 이 뼈들은 14개의 지골(손가락), 5개의 중수골(손바닥), 8개의 작은 손목뼈(손목)으로 구성되어 있다. 힘줄로 단단히 결속되어 있는 이 뼈들은 각 열에 4개의 뼈로 2줄에 걸쳐서 위치하고 있다. 두상골, 삼각골, 월상골, 주상골이 팔뚝과 근접한 부위에 위치하고 있고, 갈고리골, 알머리골, 소능형골, 대능형골은 중수골과 근접한 부위에 위치하고 있다.

골반/엉덩이 반사점(Pelvis/Hip Reflex)

골반/엉덩이 반사점(그리고 엉덩이에 붙어있는 근육)은 각 발의 종골에 나타난다. 안쪽 골반/엉덩이 반사점 2개는 각각 각 발의 종골 안쪽에 위치하고 있다. 바깥쪽 골반/엉덩이 반사점은 각각 각 발의 종골 바깥쪽에 위치하고 있다. 안쪽 골반 반사점은 존 1에 위치하고 있고, 바깥쪽 골반 반사점은 존 5에 위치하고 있다. 골반의 다른 부위에 대한 반사점을 종골을 따라서 썸워킹하거나 핑거워킹하여 활성화할 수 있다. (그림 16.2)

다리/무릎 반사점(Leg/Knee Reflex)

다리/무릎 반사점은 입방골 위의 발 바깥쪽과 발등 부위에 위치하고 있다. 이 반사점은 골반 반사점에서 허리 기준선까지 걸쳐서 위치하고 있다. (그림 16.2)

발(Foot)

각 발에는 26개의 뼈가 위치하고 있다. 이 뼈들은 14개의 지골(발가락), 5개의 종골, 7개의 부골(발목)로 구성되어 있다. (3개의 설상골; 입방골, 주상골, 거골; 발꿈치를 형성하는 종골) 발은 발의 반사점 역할도 한다. 발의 연관 부위는 손이다.

반사점은 신체기관과 마찬가지로 서로 상호작용을 한다. 신체 모든 기관 사이의 연관성에 대한 전문가의 이해가 높을수록, 전문가는 건강과 웰빙을 위하여 반사요법을 효과적으로 적용할 수 있다. "깊이 생각해보기: 불편함을 완화하기 위하여 반사점들이 어떻게 상호작용을 하는가?"를 살펴보도록 하자.

관절(Joints)

관절은 부동관절(움직일 수 없음), 반가동 관절(약간 움직일 수 있음), 가동관절(자유롭게 움직일 수 있음)로 나눌 수 있다. 관절은 아주 오랜시간 동안 사용한다.
관절과 연관 부위의 반사점을 활성화함으로써, 관절의 건강을 돕고, 유지하며 회복할 수 있다. (발 도면 그림 참고)

- 부동관절의 경우, 뼈는 막으로 분리되어 있다. (예: 두개골 봉합)
- 반가동 관절의 경우, 섬유연골성 디스크가 뼈를 구분하고 있다. (예: 치골)
- 가동 관절의 경우, 결합된 뼈 양쪽 끝이 연골로 구분되어 있으며, 윤활 역할을 하는 관절낭액으로 채워진 활액포로 감싸져 있다. (예: 무릎 관절)

또한 관절은 움직임과 가동면에 따라 구분될 수 있다. 이에 대한 일반적인 관절 분류는 다음과 같다:

- 모든 면으로의 움직임과 회전이 가능한 절구관절 (예: 엉덩이 관절, 어깨 관절)
- 하나의 가동면에서 위아래 움직임만 경첩관절 (예: 무릎)
- 다른 가동면에서 움직일 수 있지만 회전은 할 수 없는 타원관절 (예: 중수골과 지골 사이)
- 회전만 가능한 중쇠관절 (예: 팔꿈치)
- 여러 평면 내에서 미끄러틀이기나 비틀기를 할 수 있는 활주관절 (예: 손목, 발목)
- 여러 형태의 움직임을 할 수 있는 안장관절 (예: 엄지손가락)

뼈의 화학성분(Bones as Chemical Factories)

뼈는 칼슘과 지방을 보관하고 적혈구 세포를 생성하는 화학공장과 같다. 뼈조직은 치밀골과 해면골이라는 두 개의 종류로 나뉠 수 있다.

치밀골은 칼슘 미네랄, 인, 마그네슘으로 구성되어 있으며, 이와 같은 성분들로 뼈가 단단해진다. 성인의 경우, 뼈는 연속적으로 분해되면서 칼슘이 혈관에 쌓이게 되고, 노화된 뼈세포가 교체되고 새로운 뼈가 혈액 내 칼슘을 통해 형성된다.

해면골은 유연하지만 강력한 콜라겐으로 구성되어 있어서, 뼈가 약간 구부러질 수 있다. 두개골, 갈비뼈, 흉골, 척추뼈, 장골 끝의 해면골에서는 적혈구 세포를 생성한다.

혈관 네트워크(정맥과 동맥)은 뼈와 골수와 넓게 연결되어 있다. 이 혈관들은 미네랄과 기타 영양소를 뼈 안팎으로 운반하는 역할을 한다.

골격기관 프로토콜(Skeletal System Protocol)

신체 프로토콜은 뼈가 신체 전체게 걸쳐서 위치하면서 골격기관을 활성화시킨다. 척추 반사점과 보조반사점(시상하부, 뇌하수체, 부갑상선)을 세션 중간중간 반복하면서 활성화시키도록 한다. 처음에는 가벼운 압으로 시작하면서, 유연함이 진정되면 점진적으로 깊게 테크닉을 적용하도록 한다. (■ 표 16.1)

깊이 생각해보기(Think it Over)

불편함을 완화하기 위하여 반사점들이 어떻게 상호작용을 하는가?
(How Do Reflexes Work Together to Relieve Discomfort?)

다음의 제시되는 반사점들은 함께 활성화될 때, 근육긴장을 완화하고 머리와 목의 가동범위를 넓히며 두통을 완화하는 효과가 있다: 경추 반사점 전체와 상부 흉추 반사점, 후두부 능선 반사점, 어깨와 깊이 연결되어 있는 목 반사점의 모든 부분, 척추의 상부 흉추 반사점, 어깨, 가슴. 이러한 이유는 무엇인가? 각 반사점들이 하는 역할은 무엇인가? 반사점들이 어떻게 서로 상호작용하며 활성화되는가?

표 16.1 골격기관 프로토콜

반사점	테크닉 효과
발 전체	여러 테크닉을 발 전체에 적용한다. 골격기관은 전신에 걸쳐서 위치하고 있기 때문에, 골격기관의 반사점은 발 전체에 위치하고 있다. (제14, 15, 17장)
모든 척추분절	스파이널 트위스트(spinal twist), 썸워크(thumbwalk), 토크하며 스파이널 워크(spinal walk with twist), 굽힘하며 스파이널 워크(spinal walk with flexion)을 비롯한 척추 반사점 전체를 활성화할 수 있는 테크닉을 발뒤꿈치에서 발가락까지, 발가락에서 다시 발꿈치까지 적용한다. 이를 통해 혈액순환, 신경전도, 림프흐름을 활성화할 수 있다. 모든 척추분절을 자주 활성화시킨다. (제13, 16, 18장)
목, 부갑상선	엄지발가락에 위치한 목 반사점 전체에 썸워크, 핑거워크를 적용한다. 부갑상선 반사점(칼슘)을 자주 자극시킨다. 이 단계의 목표는 가동성을 향상시키고 목 반사점 주변 전체의 긴장을 완화시키고, 노폐물 및 예민함을 감소시킨다. (제16, 18장)
횡경막	횡경막 풀어주기 테크닉은 신체의 긴장을 깊숙하게 풀어주면서, 흉강과 복강의 긴장을 풀어주어 깊은 호흡을 돕는다. (제14, 21장)
두개골, 머리, 목	목을 풀어주기 위하여 토 로테이션(toe rotation)을 한다. 모든 발가락의 표면(머리 전체 반사점)을 활성화시킨다. (제16, 18장)
시상하부, 뇌하수체, 부갑상선	세션 전체에 걸쳐서, 시상하부와 뇌하수체(모든 신체 과정 조절), 부갑상샘(칼슘)과 같은 보조 반사점을 활성화시킨다.(제22장)
가슴/갈비뼈, 어깨	썸워킹과 핑거워킹, 트위스트, 토크 테크닉을 적용해서 이 반사점들의 가동성을 높이고, 긴장, 노폐물, 예민함을 감소시킨다. (제14, 19장)
어깨/팔, 허벅지/무릎	존 5에 썸워크를 적용한다. 굽힘 테크닉과 토크 테크닉을 적용해서, 해당 반사점들의 가동성을 높이고, 긴장, 노폐물, 예민함을 감소시킨다. (제14, 16, 17장)
골반/엉덩이	다양한 테크닉을 적용해서, 이 반사점들의 가동성을 높이고, 긴장, 노폐물, 예민함을 감소시킨다. (제 16, 17장)

골반기관 테크닉 (Skeletal System Techniques)

DVD의 "발 반사요법"에서는 발을 따뜻하게 해주고 풀어주기 위한 테크닉으로 시작하고 있다. "발 반사요법: 스파이널 트위스트"와 "척추 반사점"에서는 골격기관을 활성화하기 위한 많은 테크닉을 보여주고 있다. 기본 테크닉을 완벽하게 습득한 후, 골격기관에 대한 "고급 테크닉"을 학습하도록 하자.

스파이널 워킹(Spinal Walking)

목표: 척추 반사점을 활성화한다.
효과: 척추 반사점이 더 유연해지면서, 스트레스와 긴장이 완화된다. 혈액공급 및 신경전달이 증진되며, 신체조직이 더 유연해지며 깊은 테크닉을 받아들일 수 있는 준비를 하게 된다. 신체조직이 균형을 되찾으면서, 경직된 발 아치나 낮아진 아치에 긍정적인 효과를 준다.
반사점: 척추 반사점은 4개의 부분(미골/천골, 요추, 흉추, 경추)으로 구성되어 있으며, 각 척추골 반사점이 각 부분 안에 위치하고 있다.
적용: 깊은 휴식효과를 준다. 근육과 지지기관의 긴장을 완화하고, 혈액공급 및 신경전도를 향상시킨다. 척추 반사점이 척추로 갈라지고 장기, 분비선, 신체기관으로 통하는 31쌍의 신경을 통해 신체과정에 영향을 주기 때문에, 많은 테크닉이 핵심 테크닉으로 여겨진다. (제18장) 스파이널 워크를 썸워크 및 핑거워크 테크닉과 함께 적용해서, 테라피의 효과를 높인다.

기본 테크닉: 스파이널 워킹은 경추 반사점에서 C1 반사점까지의 척추 반사점을 활성화하는 기본적인 테크닉이다.
중급 테크닉: 토크를 하면서 스파이널 워크 하기는 많은 썸워킹과 핑거워킹 테크닉을 적용하면서 발을 안쪽으로 회전시키는 것이다. 로테이션 또는 토크(torque) 테크닉은 발 근육의 긴장을 완화하여서, 척추 반사점 모든 부위에 쉽게 테크닉을 적용할 수 있게 하며, 깊은 휴식 효과를 준다. 척추 반사점 전체에 적용할 수 있다하더라도, 일반적으로 요추, 흉추, 경추 반사점 부분에 적용한다.
고급 테크닉: 굽힘(flex)하면서 스파이널 워크 하기는 많은 연습과 노력을 요하는 고급기술이다.
발을 토크하는 것은 발이 안정화되어 있을 때나 느슨해져 있을 때 숨어있는 긴장을 찾아낸다.
부드럽게 실행되며, 반사요법 치료사가 적은 힘으로 깊은 압을 적용할 수 있다.

기본 테크닉: 스파이널 워킹 (Spinal Walking)

이 테크닉의 목적은 발뼈의 안쪽 끝을 따라 위치하고 있는 척추 반사점을 썸워크하는 것이다. 발 끝은 불규칙한 형태로 되어 있다.

발을 90° 각도로 안정화시켜서 반사점을 쉽게 확인할 수 있도록 한다. 테크닉을 적용하는 손의 손가락으로 발목을 감싸잡는데, 이때 엄지손가락은 발꿈치의 몸 중심부 방향의 곡선에 위치하고 있는 꼬리뼈 반사점에 위치시킨다. 미골/천골 반사점을 따라 올라가며 썸워크를 3단계에 걸쳐서 진행한다. 첫번째 단계에서는 반사점보다 약간 높은 곳에 적용하고, 두번째 단계에서는 반사점에 적용하며, 세번째 단계에서는 반사점보다 약간 낮은 곳에 적용한다. 썸워크를 1인치당 16회 또는 인크레멘트 하면서 천천히 적용한다. (■ 그림 16.5) 엄지손가락 끝을 사용해서 미골/천골 반사점과 다른 부분의 발가락 안쪽을 활성화한다.

테크닉을 적용하는 손의 손가락을 발목에 다시 놓아서, 지렛대의 원리를 쉽게 적용할 수 있게끔 한다. 요추 반사점에 3단계에 걸쳐서 썸워크 한다. (■ 그림 16.6)

테크닉을 적용하는 손의 손가락을 발등위에 올려놓는다. 엄지손가락의 안쪽 끝을 사용해서 흉추 반사점에 썸워크를 3회 한다. 테크닉을 적용하는 손을 다시 원위치 시켜서 쉽게 발을 들어올릴 수 있게 한다. 테크닉을 적용하는 손을 반사요법 치료사의 손 크기, 발 크기, 세션 목표에 맞추며 발목 위로 원위치시킨다. (■ 그림 16.7)

경추 반사점에 테라피를 적용하기 위하여, 엄지발가락을 안정화 시킨다. 발을 안정화시키기는 손의 손바닥이 중족골과 발가락을 지지하면서, 손가락들이 부드럽게 발가락을 감싸도록 한다. 목 반사점에서부터 경추 반사점까지 엄지손가락 안쪽을 사용하여 썸워크 한다. (■ 그림 16.8) 다음, 모든 척추 부분의 반사점을 발가락에서 발꿈치까지, 다시 발꿈치에서 발가락까지 테라피를 적용한다. 지렛대의 원리를 잘 적용하기 위해서, 손과 발의 위치를 필요할때마다 조정한다. (■ 그림 16.9에서 ■ 16.12)

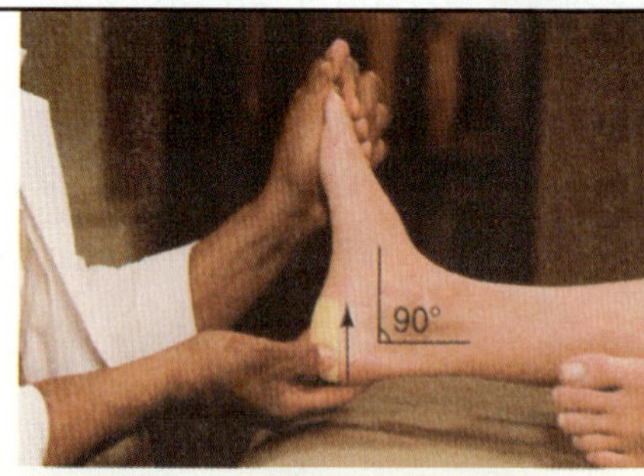

그림 16-5
발꿈치에서 발가락까지 미골/천골 반사점 활성화하기

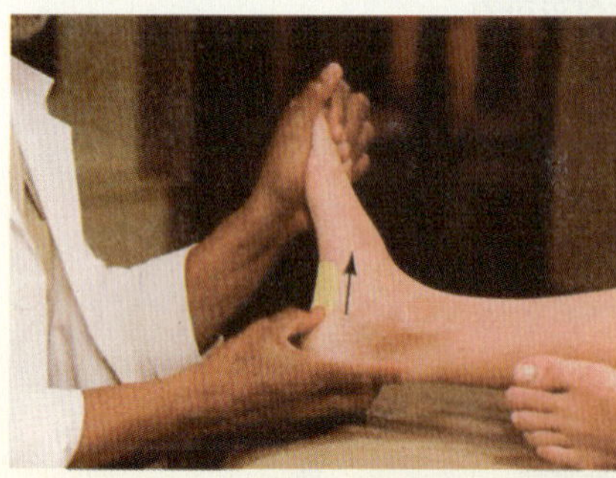

그림 16-6
발꿈치에서 발가락까지 요추 반사점 활성화하기

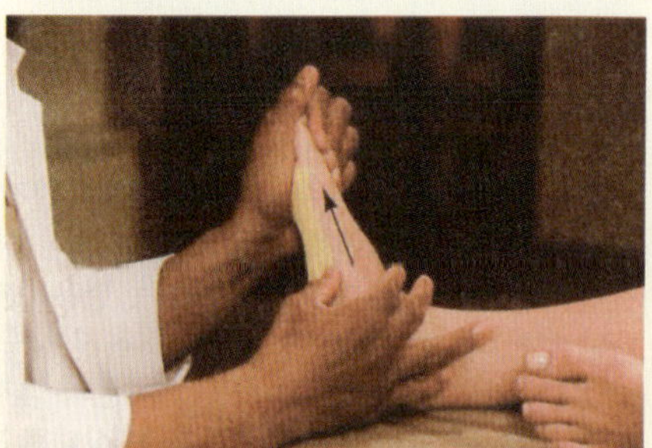

그림 16-7
발꿈치에서 발가락까지 흉추 반사점 활성화하기

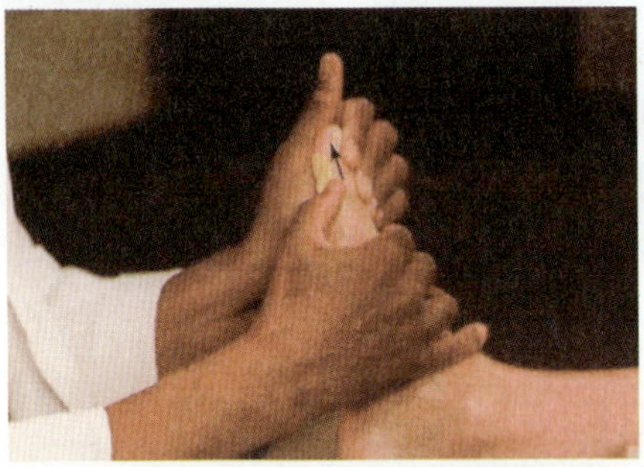

그림 16-8
발꿈치에서 발가락까지 경추 반사점 활성화하기

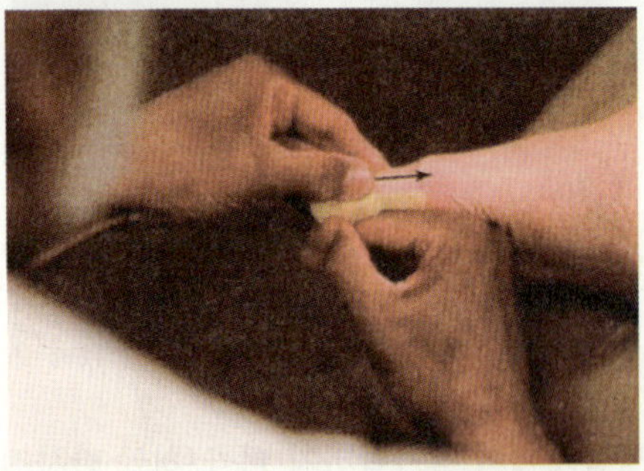

그림 16-9
발가락에서 발꿈치까지 경추 반사점 활성화하기

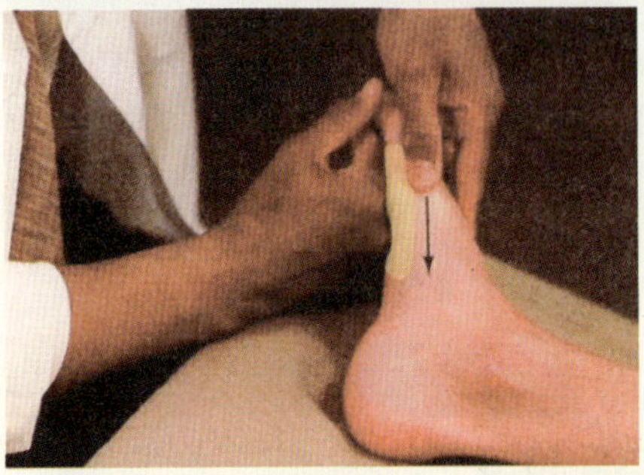

그림 16-10
발가락에서 발꿈치까지 흉추 반사점 활성화하기

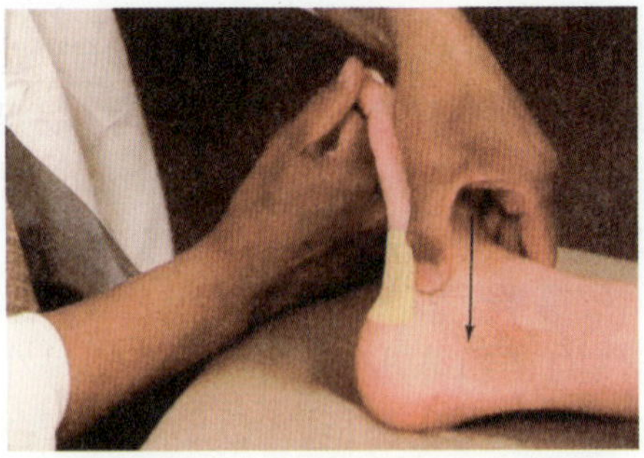

그림 16-11
발가락에서 발꿈치까지 요추 반사점 활성화하기

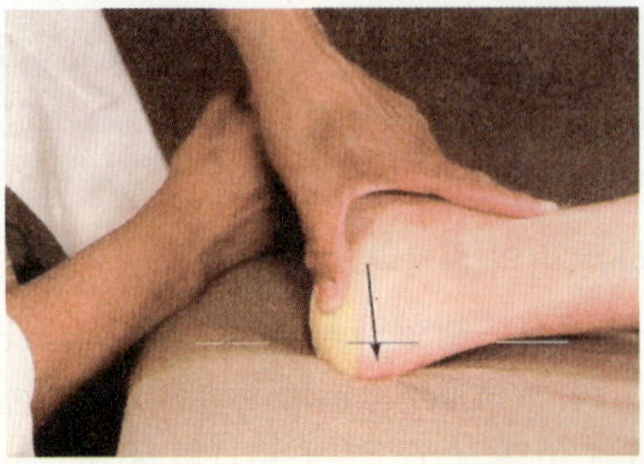

그림 16-12
발가락에서 발꿈치까지 미골/천골 반사점 활성화하기

팁:

- 좋은 신체역학은 지렛대의 원리 활용, 올바른 테크닉 적용, 반사요법 치료사의 손과 발 보호를 위하여 절대적으로 필요한 사항이다. 등을 곧게 편 자세를 유지하고, 어깨의 긴장을 푼 상태에서 팔목을 절대로 날카롭게 회전하지 않도록 한다.
- 매우 작은 인크레멘트로 썸워크를 해서, 접촉하는 모든 척추 부분의 반사점을 완벽하게 활성화하도록 한다. 테크닉을 너무 빠르게 적용하거나, 지렛대의 원리를 잘못 활용하거나, 발가락을 움켜쥐거나, 발의 긴장을 지나치게 푸는 것(발을 확장시키고 반사점을 닫게 됨)과 같은 일반적인 실수를 하지 않도록 한다.
- 엄지발가락은 테크닉을 적용하는 손의 엄지손가락이나 검지손가락으로 감싸서 안정화시킬 수 있으므로, 손가락 끝이 지골을 넘어서 중족골 일부까지 해당 손가락을 편 상태로 만든다.
- 테크닉 응용: 썸워크 대신에 핑거워크를 적용한다. 깊은 압을 전달하기 위하여, 썸워크 대신에 썸롤(thumb roll)을 한다.
- 손가락 끝을 사용해서 작은 부위에 테라피를 적용할 수 있도록 한다.
- 척추 반사점은 긴장과 정체된 부분을 완화하는데 추가 테크닉 적용을 필요로 한다. 효과적인 방법에는 한 손이나 양손을 사용한 다방향 썸워크(multidirectional thumbwalk)와 프레스앤플렉스(press-and-flex)가 있다.

중급 테크닉: 토크하며 스파이널 워크하기

발을 안정화시킨 후, 발을 잡는 손의 손바닥으로 발의 중족골을 잡아서 회전시킨다. 중족골을 들어올려서 약간의 토크를 적용하거나, 바깥쪽으로 회전시킨다. 테크닉을 적용하는 손으로 척추 반사점을 따라 썸워크하며 올라간다. 안쪽으로 리드미컬하게 회전을 하거나 토크하면서 썸워크한다. (■ 그림 16.13)

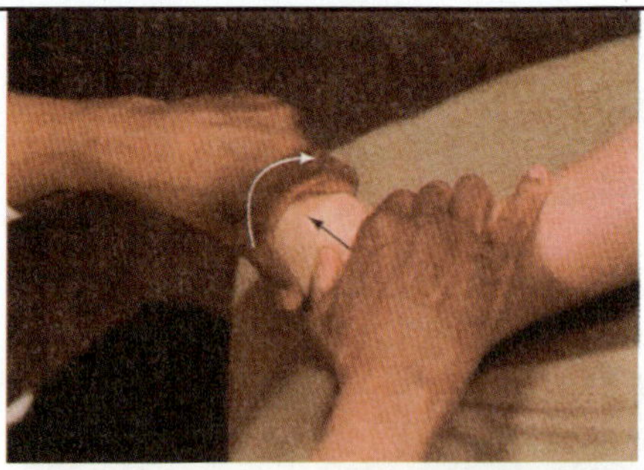

그림 16-13
토크하며 스파이널 워크하기

고급 테크닉: 굽힘하며 스파이널 워크하기

발을 잡는 손으로 발을 안정화시키고, 발에 토크를 하면서 스파이널 워크를 한다. 프레스앤플렉스(press-and-flex) 테크닉을 리드미컬하게 적용하면서 척추 반사점을 따라 썸워크를 하며 올라간다. 발을 잡고 있는 손으로 발을 토크하여서, 썸워크를 하며 리드미컬하게 프레스앤플렉스할 수 있도록 한다. (■ 그림 16.14)

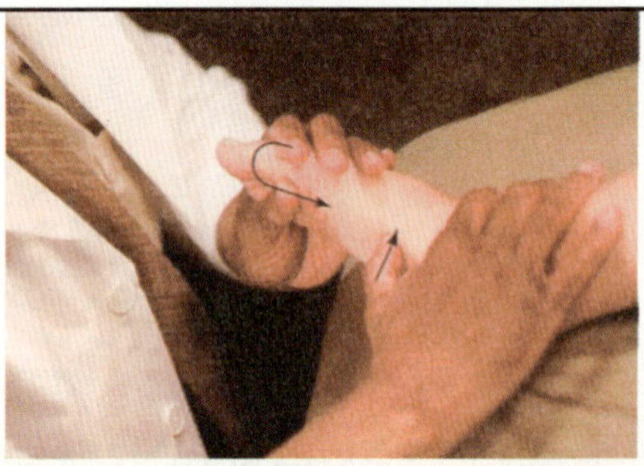

그림 16-14
굽힘하며 스파이널 워크하기

스파이널 트위스트(Spina Twist)

목표: 발을 아치를 회전하여서, 척추 반사점을 따라 긴장을 완화하고, 나아가 전신의 휴식효과를 증진한다. 발과 (반사적으로) 척추에 혈액공급 및 신경전도를 향상시킨다.

효과: 척추 반사점이 더 유연해지면서, 스트레스와 긴장이 완화된다. 혈액공급 및 신경전달이 증진되며, 신체조직이 더 유연해지며 깊은 테크닉을 받아들일 수 있는 준비를 하게 된다. 신체조직이 균형을 되찾으면서, 경직된 발 아치나 낮아진 아치에 긍정적인 효과를 준다.

반사점: 직접반사점은 요추에서 흉추 부분까지 위치한 척추 반사점들이다. 발을 잡고 있는 손과 테크닉을 적용하는 손으로 반사점이 척추, 가슴, 등, 복부 중심 부위를 지지하는 근육의 반사점을 터치(touch)하고 영향을 주게된다. 발을 잡고 있는 손과 테크닉을 적용하는 손으로 종종 방광 반사점과 부신 반사점에 압을 가함으로써, 이 부분의 반사점들도 활성화된다.

적용: 깊은 휴식효과를 준다. 터치를 형성하고, 긴장된 부위(일반적으로 견갑골 사이, 그리고 여성의 경우, "브라라인"을 따라서 위치한 상부 흉추)를 진단할 수 있다. 세션 전체에 걸쳐서 테크닉을 적용해서, 신체조직의 유연성을 높이고, 더 깊은 테크닉이나 고급 테크닉에 대한 반응성을 강화하며 회복 및 깊은 휴식 효과를 기대할 수 있다.

기본 테크닉: 스파이널 트위스트는 깊은 휴식 및 척추 반사점 활성화에 도움이 되는 전통적인 또는 대표적인 테크닉이다.

중급 테크닉: 썸워크를 하면서 스파이널 트위스트를 하는 것은 지렛대의 효과를 높이고, 발의 유연성을 강화하며, 반사점에 더 깊은 테크닉을 적용할 수 있게 되고, 척추 반사점의 긴장을 완화할 수 있다. 엄지발가락의 중족골두(중족지관절)과 척추 반사점을 따라 형성되어 있는 뼈 부위에 압을 가하지 않도록 주의한다.

고급 테크닉: 썸워크를 하면서 스파이널 토크(spinal torque)하는 것은 중족골 부위의 유연성을 향상시키며, 발의 아치 부분에도 도움이 된다. 이 테크닉으로 흉부의 상부에서 중부(때로는 흉부 하부)까지의 반사점을 확인하여서 부드러운 압과 터치로 깊은 테라피를 적용할 수 있다.

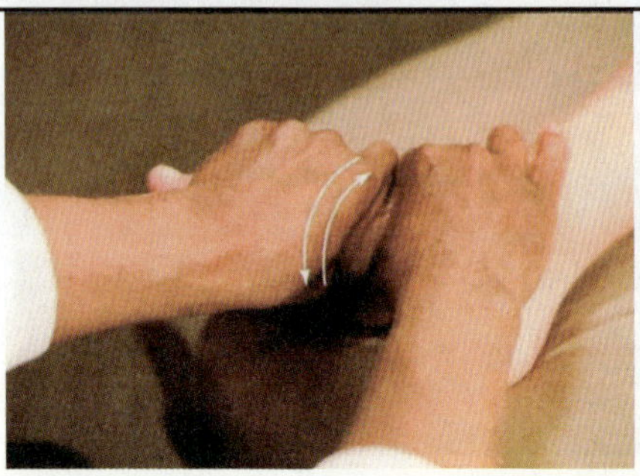

그림 16-15
스파이널 트위스트

기본 테크닉: 스파이널 트위스트

이 테크닉은 요가의 척추 비틀기 아사나나 운동과 같이 척추 반사점을 비트는 테크닉이다. 이 테크닉은 올바른 신체역학, 지렛대의 원리, 테크닉에 필수적이며, 반사요법 치료사의 손과 팔을 보호할 수 있다.

발을 잡는 손을 요추 반사점에 위치시키고, 테크닉을 적용하는 손을 그 옆에 둔다. 엄지손가락은 발바닥에, 그 외의 손가락들을 발등에 둔다. 양손의 엄지손가락 주름 부분을 발 뼈의 부위에 정확하게 나란히 올려둔다. 발을 잡는 손은 고정된 자세를 유지한다. (움직이지 않음) 테크닉을 적용하는 손으로 발을 발등방향으로 회전시킨 뒤, 풀어주면서 원자세로 되돌린다. 이 자세를 "트위스트 앤 릴리즈(twist and release; 비틀고 풀어주기)"나 "리프트 앤 세퍼레이트(lift and separate; 들어올린 후 떨어뜨리기)"라고 설명할 수도 있다. (손목을 원자세 아래로 떨어뜨리지 않도록 한다.) 이 동작을 천천히 숫자 4를 세면서 진행한다. (예: "들어올리고 셋, 둘, 하나, 유지하고, 셋, 둘, 하나, 풀어주고, 셋, 둘, 하나, 들어올리고...")(■ 그림 16.15 참고)

팁:

- 발에 테라피를 적용하기 위하여, 양팔을 팔꿈치까지 곧게 펴고, 손으로 발 안쪽을 감싸며 터치한다. 이 테크닉을 적용하는 내내 이 자세를 유지하며, 두손을 항상 함께 유지한다. 양 손 엄지손가락들의 주름 부분을 발의 뼈 부분 위에 정확히 올려둔다. 해당 위치에서 너무 높거나 너무 낮으면, 테라피스트의 엄지손가락과 관절에 무리를 줄 수 있다. 발꿈치를 펴고, 팔꿈치, 팔뚝, 손목, 손을 직선 상태로 둔다.
- 양손을 1/4인치에서 1/2인치 간격으로 떨어진 상태로 다시 원위치 시킨 후, 발을 발가락 방향으로 함께 움직인다. 이 과정을 반복한다. 테크닉을 적용하는 손이 제 1 중족골두에 올 때까지 이 테크닉을 발에 계속해서 적용한다. 발꿈치에서 발가락까지 스파이널 트위스트를 한 방향으로만 적용한다. 필요한 만큼 계속해서 반복한다.
- 매우 작은 인크레멘트 내에서 손을 다시 위치시켜서, 접촉하는 각각의 모든 척추 반사점에 완벽하게 적용할 수 있도록 한다. 테크닉을 너무 빠르게 적용하거나 손을 원위치시키면서 간격을 넓히는 것과 같은 일반적인 실수를 하지 않도록 한다.
- 일부 사람의 경우, 숫자를 내림차순으로 세는 것이 오름차순으로 세는 것보다 깊은 휴식에 효과적이기도 하다.

기본 테크닉: 존을 가로지르며 스파이널 트위스트하기

척추의 긴장을 푸는 가장 빠르고 쉬운 방법은 골반 기준선, 허리 기준선, 횡경막 기준선에 위치한 가로방향의 존에 스파이널 트위스트를 적용하는 것이다. 하지만, 이 테크닉은 척추 반사점에 대한 스파이널 트위스트를 대체하지는 않는다.

스파이널 트위스트를 할 때처럼, 양손을 발 바깥쪽의 골반 기준선에 위치시킨다. 퀵 리프트(quick lift)를 한 뒤, 풀어준다. 허기 기준선과 횡경막 기준선에 이를 반복해서 적용한다. 다른 발에도 이 테크닉을 똑같이 적용한다.

중급 테크닉: 썸워크하며 스파이널 트위스트하기

썸워킹하면서 스파이널 트위스트를 하면 더 가벼운 터치로도 더 큰 지렛대의 힘을 이용하고 깊은 테크닉을 적용할 수 있다. 기본 스파이널 트위스트를 실행할 때, 중족골두를 손으로 고정한다. 테크닉을 적용하는 손은 골반 기준선에 위치하도록 한다. 발의 척추 반사점을 따라 올라가면서 썸워크를 하는 것과 동시에, 고정하는 손으로 스파이널 트위스트를 적용한다. 더 깊은 압을 가하기 위해서, 엄지손가락의 끝을 반사점 안으로 롤링(rolling)하면서 척추 반사점을 트위스트(twist)한다.

고급 테크닉: 썸워크하며 스파이널 토크(spinal torque)하기

고정하는 손의 손바닥 안에 발 가쪽을 위치시킨다. 엄지손가락을 중족지관절(MPj)에 놓고, 그 이외의 손가락들은 발등에 놓는다. 테크닉을 적용하는 손은 미골 반사점에 위치시킨다. 발의 척추 반사점을 따라올라가면서 썸워크를 하는 것과 동시에, Mpj에 압을 가하면서 중족골을 가로방향으로 토크한다. 중족골을 토크하거나 회전시킴으로써 더 깊은 압을 적용할 수 있다. (■ 그림 16.16)

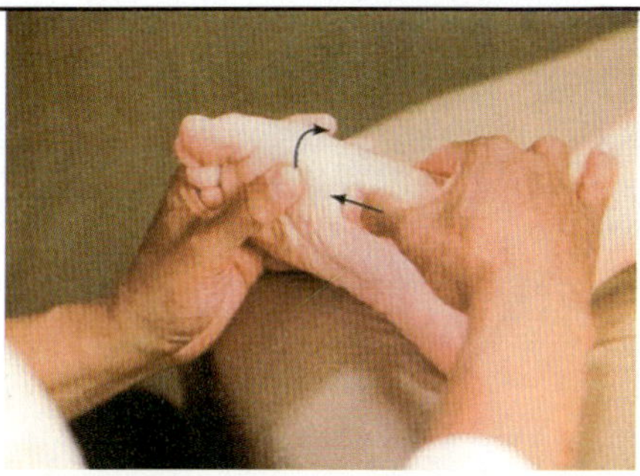

그림 16-16
썸워크하며 스파이널 토크(spinal torque)하기

팁: 최상의 효과를 위해서, 기본 썸워크, 프레스앤플렉스 썸워크, 다방향 썸워크와 같은 썸워크 테크닉과 함께 적용한다.

중족골 루즈너(loos ners)

목표: 중족골의 긴장을 풀어서 휴식 효과를 주고 더 깊은 테크닉을 적용하기 위하여 발의 유연성을 향상시킨다.

효과: 본격적인 발 반사요법 실행 전, 중족골을 느슨하게 하여 긴장을 풀고, 발등 근막을 스트레칭하여서 유연성을 높인다.

반사점: 흉부, 가슴, 유방, 폐, 심장, 갈비뼈, 등, 림프, 가슴 부위 내에 있는 모든 신체 기관을 포함하여 횡경막 기준선에서 목 반사점까지 흉부 반사점에 직접적으로 영향을 준다. 모든 존 내에서 긴장이 풀어지면서 진정효과를 준다.

적용: 흉부의 깊은 휴식효과로 혈액공급, 신경전도, 림프흐름이 활성화 된다.

테크닉: 중족골 컴프레션(compression)

양손으로 중족골을 동그랗게 모아쥐고, 부드럽게 꽉 누른다.
(■ 그림 16.17)

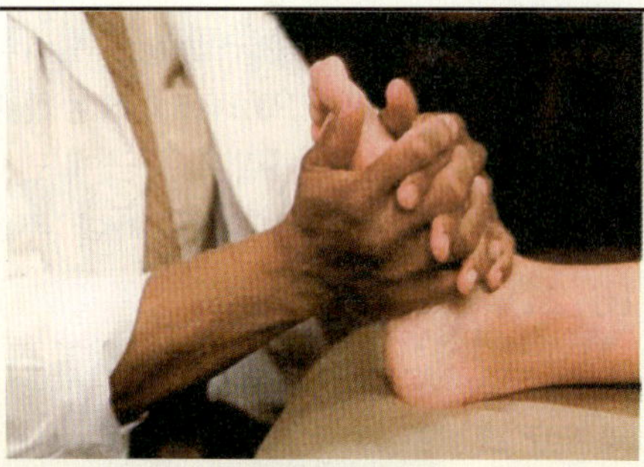

그림 16-17
중족골 컴프레션

팁: 고객이 금기증(찰과상, 통증있는 관절염 등)을 가지고 있지 않은지 확인하기 위해서, 발 외관을 살펴보고 고객 설문지를 확인한다.

테크닉: 중족골 루즈너 (측면에서 앞뒤를 오가면서 중족골 풀어주기)

손을 구부려서 손바닥 안에 물을 담는 듯한 모양의 공간을 만든다. 한 발의 각 측면에 양 손바닥 중간 부분을 놓는다. 한 손이 손바닥을 발 바깥쪽의 제5중족골두에 두고, 다른 손의 손바닥을 엄지발가락의 제1중족골두에 둔다. 손가락을 느슨하게 힘을 풀어준다. 팔꿈치와 손을 피스톤이나 증기기관처럼 앞뒤로 움직인다. 중족골 부분은 손바닥에 감싸진 상태에서, 앞뒤로 쉽게 움직이게 된다. 앞뒤로 움직이는 속도를 점차 높인다. 손가락 끝이 발등(림프 반사점)을 오가면서 약간씩 발등을 치게 된다. (■ 그림 16.18 참고)

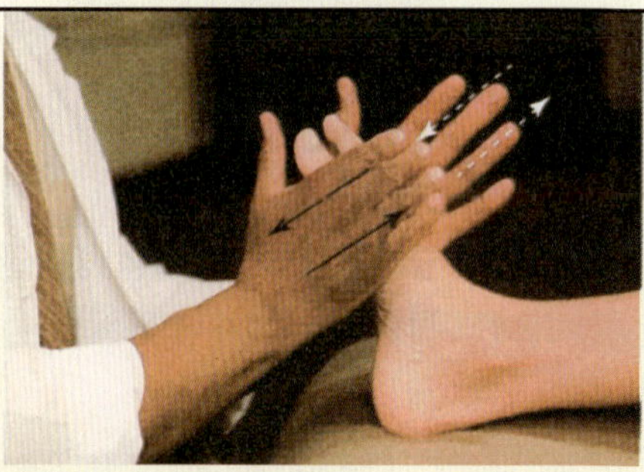

그림 16-18
중족골 루즈너

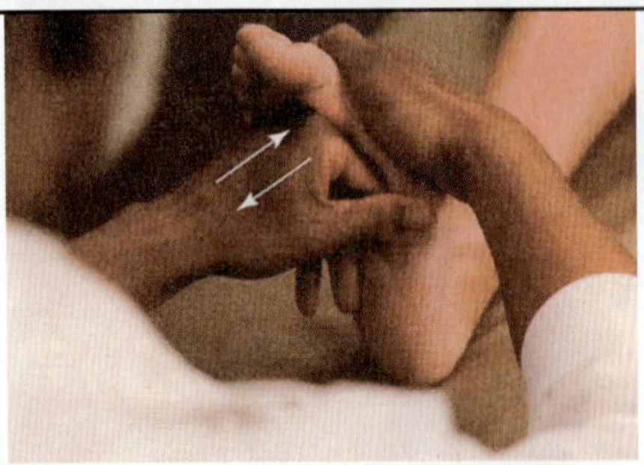

그림 16-19
중족골 릴랙세이션

테크닉: 중족골 릴랙세이션 (중족골 치대기)

양손이 언제나 항상 발과 접촉한 상태를 유지하게끔 한다. 발을 곧은 자세로 안정화하기 위해서, 발을 잡고 있는 손을 발의 안쪽에 놓고, 이 손의 엄지손가락은 척추 반사점에 두고(엄지손가락 관절이 중족지관절보다 약간 아래에 오도록 한다.) 다른 손가락들은 발등에 둔다. 테크닉을 적용하는 손을 주먹 형태로 쥔 후, 주먹의 관절을 발등 위에 두고 발등방향의 중족골두보다 약간 위에 오도록 한다. 발을 중족골 부위 안으로 누르면서 앞방향으로 구부려서, 발등 위에 놓인 손가락들이 중족골두가 위치한 발가락을 갈래갈래 떨어지게끔 한다. 다시 뒤로 누르면서 발을 풀어준다. 이를 반복해서, 발이 진동이나 파도와 같은 동작을 취하게끔 한다.

발을 더 깊이 풀어주기 위해서, 발을 안정화시키고 있는 손의 손등 방향의 손가락으로 소나 염소의 젖을 짜듯히 "발을 짜내며" 움직인다. 이와 같이 짜내는 듯한 동작을 진동이나 파도 형태의 동작과 동시에 진행하도록 한다. (■그림 16.19 참고)

테크닉: 굽힘 하면서 발바닥의 중족골 디컴프레션(Decompression) (팝시클, 얼음과자; popsicle)

이 테크닉은 발등의 근막을 스트레칭하고 발바닥의 중족골 부위를 느슨하게 하여서, 긴장을 풀어주고 흉강 반사점을 활성화하며 다른 테라피에 대한 조직의 유연성을 향상시킨다.

발을 곧게 선 상태로 만들고 발등을 바라본다. 양손을 발등 위에 놓는데, 이 때 양손의 손가락들이 발바닥 표면을 감싸안듯이 발 주변을 둘러싸도록 한다. 손가락들을 발 바깥쪽과 안쪽 측면 근처에 둔 상태에서, 엄지손가락을 발가락 방향으로 향하게끔 한다. 양손의 손바닥들로 마치 얼음과자를 분리하듯이 발의 근막을 펴면서, 발바닥 표면으로 손가락을 둥글게 말면서 발바닥 표면을 굽힘 한다. 손가락을 발 중앙 방향으로 약간 움직여서 위치시킨다. 필요한만큼 발바닥 중족골 전체를 활성화하는 것을 충분히 반복한다. (■그림 16.20, 그림 16.21)

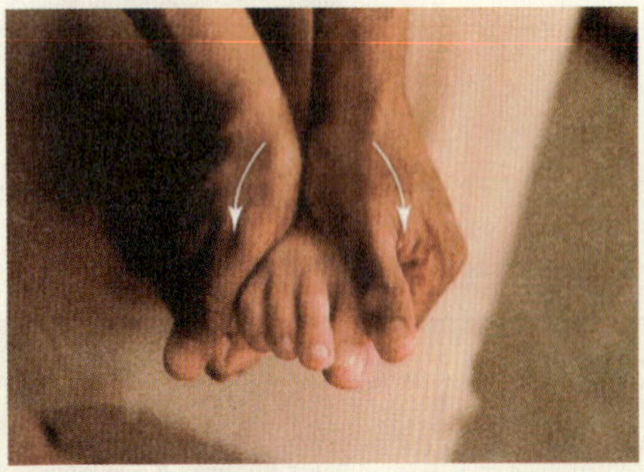

그림 16-20
굽힘하면서 발바닥의 중족골 디컴프레션 (발등 방향)

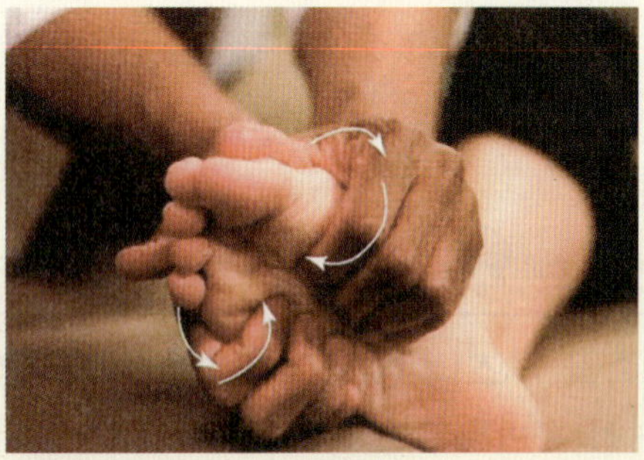

그림 16-21
굽힘하면서 발바닥의 중족골 디컴프레션 (발바닥 방향)

요약 (Summary)

- 골격기관은 중축골격(두개골, 척주, 설골, 흉골, 늑골)과 부속골격(손과 팔을 포함한 견갑대, 다리와 발을 포함한 하지대)로 구분할 수 있다.
- 척주는 두개골에서 골반까지 위치한 26개의 뼈들로 구성되어 있다. 이 26개의 뼈들은 경추(7개), 흉추(12개), 요추(5개), 천골(1개), 미골(1개)로 구성되어 있다.
- 성인이 가지고 있는 206개의 뼈 중 절반이 발(52개)과 손(54개)에 위치하고 있다.
- 관절은 부동관절, 반가동 관절, 가동관절로 나눌 수 있다.
- 뼈는 구성성분에 따라 치밀골(단단함)과 해면골(연함)로 나눌 수 있다.
- 적혈구 세포는 두개골, 갈비뼈, 복장뼈, 척추, 장골 끝부분에서 생성된다.
- 혈관은 뼈와 골수 전체에 걸쳐서 위치하면서 미네랄과 영양소를 운반한다.
- 골격기관의 직접반사점은 중축골격과 부속골격이다.
- 척추 반사점을 활성화하는 테크닉은 스파이널 워크(기본, 중급, 고급)와 스파이널 트위스트(기본, 중급, 고급) 등이 있다.
- 중족골 루즈너(Metatarsal loosener) 테크닉은 컴프레션(compression), 루즈너(loosener), 릴랙세이션(relaxation), 굽힘하면서 발바닥 중족골 디컴프레션(decompression)이 포함된다.

배운 내용 점검하기 (How much did you learn?)

실습하기

다음의 테크닉을 실습하면서 각 테크닉을 활성화하는 반사점을 확인해보자.

- 스파이널 워크: 기본 스파이널 워크, 토크하면서 스파이널 워크하기, 굽힘하면서 스파이널 워크하기
- 스파이널 트위스트: 기본, 존을 가로지르며 스파이널 트위스트하기, 썸워크하면서 스파이널 트위스트하기, 썸워크하면서 스파이널 토크 하기
- 중족골 루즈너(loosener): 중족골 컴프레션(compression), 중족골 루즈너(loosener), 중족골 릴랙세이션(relaxation), 굽힘하면서 발바닥 중족골 디컴프레션(decompression) (팝시클; popsicle)

골격기관 프로토콜을 실습해보자. 다음의 테크닉을 적용하면서 반사점을 확인해보자.

- 모든 척추 부분에 스파이널 워크(기본)하기
- 토크하면서 스파이널 워크하기
- 굽힘하면서 스파이널 워크하기
- 스파이널 트위스트 (기본)
- 존을 가로지르며 스파이널 트위스트하기
- 썸워크하면서 스파이널 트위스트하기
- 썸워크하면서 스파이널 토크하기
- 중족골 컴프레션
- 중족골 루즈너 (측면에서 앞뒤를 오가면서 중족골 풀어주기)
- 중족골 릴랙세이션 (중족골 치대기)
- 굽힘 하면서 발바닥의 중족골 디컴프레션 (팝시클, 얼음과자)

해당 내용 연결하기

왼쪽 열에 위치한 용어에 대한 올바른 설명을 연결하라.

_____ 1. 인대
_____ 2. 26
_____ 3. C2

a. 척추분절의 개수
b. 축(머리를 앞뒤로 움직이게 함)의 명칭
c. 척추를 분리하고 쿠션 역할을 함

_____ 4. 26
_____ 5. 힘줄
_____ 6. 12
_____ 7. 27
_____ 8. 사(4)
_____ 9. 디스크
_____ 10. C1

d. 갈비뼈의 개수
e. 머리에 있는 뼈의 개수
f. 뼈와 뼈를 부착시키는 결합조직
g. 발에 있는 뼈의 개수
h. 근육을 뼈에 부착시킴
i. 축(머리를 옆에서 옆으로 움직이게 함)의 명칭
j. 척추뼈의 개수

_____ 1. 부동
_____ 2. 반가동
_____ 3. 가동

a. 자유롭게 움직일 수 있음
b. 움직일 수 없음
c. 약간 움직일 수 있음

객관식 문항

1. 다음 중 골격기관의 기능이 아닌 것은 무엇인가?
   a. 신체조직과 내부 장기를 보호한다.
   b. 신체를 균형상태로 마늘고 기능을 정상화한다.
   c. 신체와 장기를 지탱한다.
   d. 일부 뼈의 경우, 적혈구 세포를 생성한다.
   e. 근육이 부착되고 움직일 수 있는 공간을 제공한다.
   f. 미네랄 소금을 보관한다.

2. 다음 문장 중 참이 아닌 것은 무엇인가?
   a. 척추뼈는 조직이다.
   b. 골격기관은 중축골격과 부속골격으로 나뉜다.
   c. 관절과 인대는 골격기관의 일부로 생각되지 않는다.
   d. 모든 문장이 참이다.

3. 견갑대, 팔과 팔꿈치 반사점은 존 5에만 위치하고 있다. 이 문장은
   a. 참이다.
   b. 거짓이다.

4. ___ 반사점(들)은 머리 양옆과 엄지발가락의 바깥쪽에 위치하고 있다. 이 반사점 부위를 활성화하면, 긴장 및 머리, 턱, 목 부분의 긴장으로 인한 두통을 완화하는데 도움이 된다.
   a. 꼭지돌기
   b. 턱관절
   c. 관자놀이
   d. 위의 모두

5. ___뼈는 목 전방 위쪽에 위치하고 있다. 혀와 음식물을 넘기는 역할을 하는 근육이 이 뼈에 붙어있다. 이 뼈에 해당하는 반사점은 각각의 존 1과 2 내의 엄지발가락에 위치한 목과 두개골 아랫부분 사이의 중간에 위치하고 있다.
   a. 후두부 능선
   b. 설골
   c. 경추
   d. 꼭지돌기

6. 머리부터 꼬리뼈까지를 구성하는 4개의 척추 부분은 무엇인가?
   a. 경추, 흉추, 요추, 천골/미추
   b. 흉추, 요추, 경후, 천골/미추
   c. 경추, 요추, 천골, 미추
   d. 미추, 흉추, 요추, 천골

7. 다리와 무릎 반사점은 발의 바깥쪽과 발등에 위치하고 있다. 이 문장은
   a. 참이다.
   b. 거짓이다.

8. 적혈구 세포를 생성하는 뼈의 이름은 무엇인가?
   a. 모든 해면골
   b. 다리의 길고 무거운 뼈에서만 생성
   c. 뼈는 적혈구 세포를 생성하지는 않고, 미네랄만 보관한다.
   d. 두개골, 갈비뼈, 복장뼈, 척추뼈, 장골의 끝부분

빈칸 채우기

아래의 단어를 그림 상의 해당되는 빈칸에 채워넣어라.

두개골	경추
어깨	흉추
견갑대	요추
갈비뼈	미골
팔	팔/팔꿈치
팔꿈치	천골
골반	엉덩관절
골반/엉덩이	C7
무릎/다리	T1

골격기관 반사점확인하기

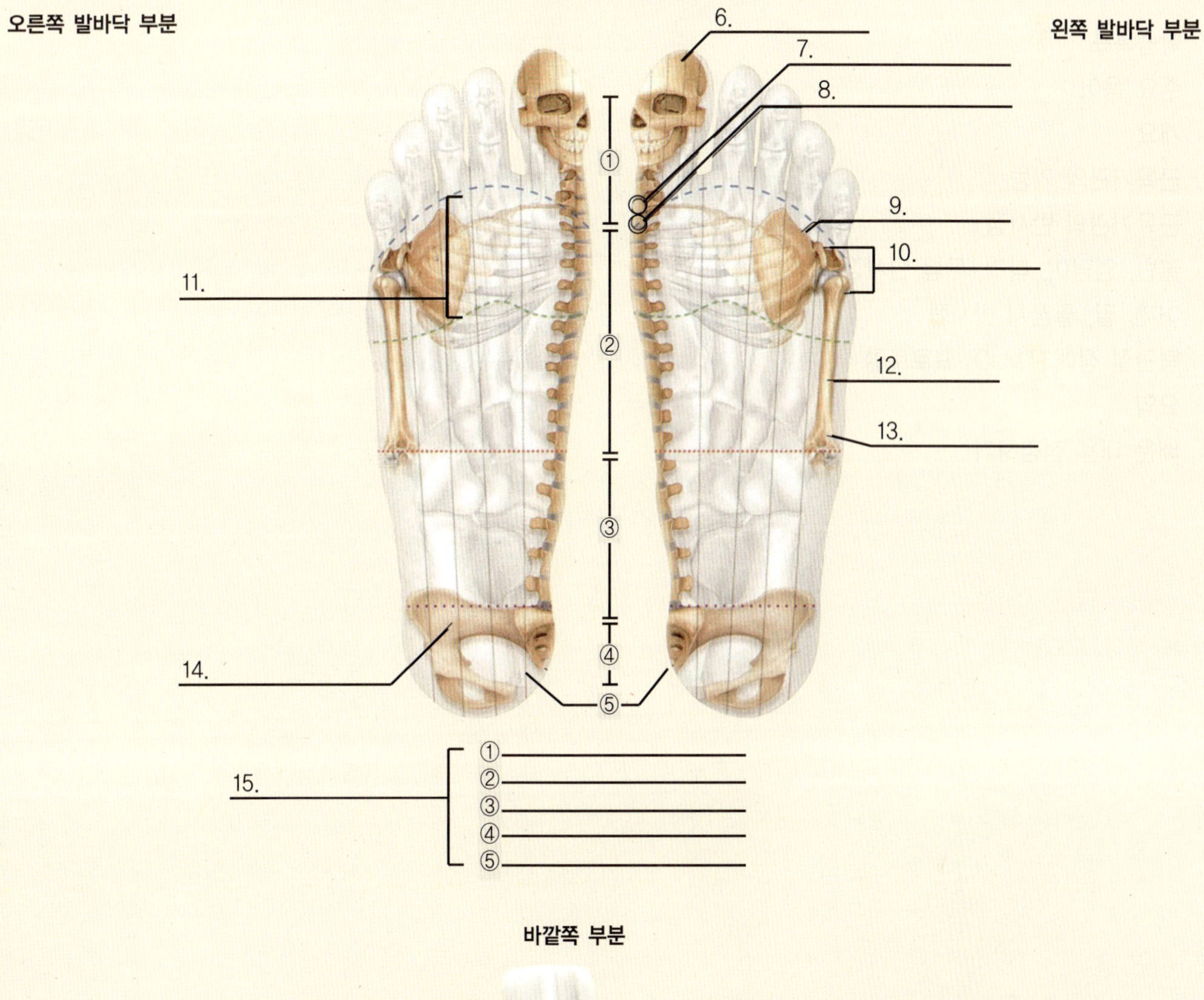

바깥쪽 부분

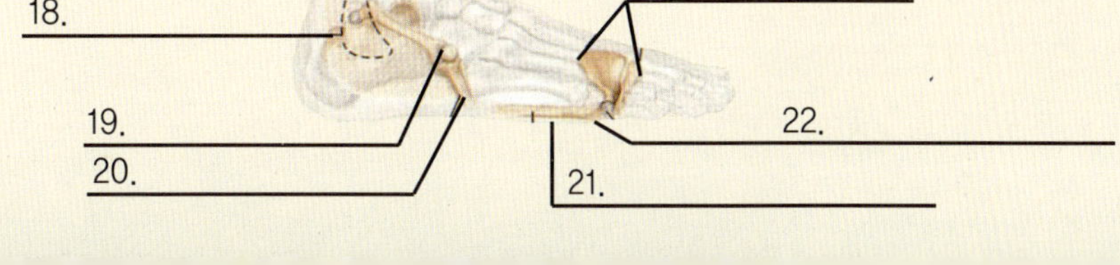

제 17 장 근육기관 (Muscular System)

이 장의 개요 (Chapter Highlights)

학습목표
주요 용어
개요
근육기관의 기능
근육기관의 반사점
골반, 엉덩이, 다리, 무릎 반사점
어깨, 팔, 팔꿈치 반사점
턱관절 장애 (TMJD) 프로토콜
요약
배운 내용 점검하기

학습 목적 (Learning Objectives)

1. 이 장의 주요 용어와 그 의미를 이해한다.
2. 근육의 세 종류를 확인하고, 이들 간의 차이점을 구분한다.
3. 근육기관의 네가지 기능을 제시한다.
4. 세종류의 근육기관을 제시한다.
5. 근육기관, 골격기관, 신경기관과의 관계를 설명한다.
6. 발에 위치한 근육기관 반사점을 확인한다.
7. 근육기관의 직접반사점과 보조반사점의 명칭을 확인한다.
8. 근육기관에 관한 건강 상의 문제를 설명한다.
9. 다음의 테크닉을 재현한다: 스트레칭(발 안쪽 라킹 (medial foot rocking), 싱글 레그 스트레칭 (single leg stretch), 발목 루즈너 (ankle loosener), 림프펌프 (lumphatic pump), 발목과 뒷다리 스트레칭)
10. 다음 반사점의 위치를 확인하고 이들을 활성화하기 위한 테크닉을 재현한다: 골반/엉덩이, 다리/무릎, 어깨, 팔/팔꿈치
11. TMJD 프로토콜을 재현한다.

주요 용어 (Key Terms)

골반/엉덩이 반사점 224
근경련 222
근긴장도 220
근육조직 220
다리/무릎 반사점 222
등 반사점 232
목 반사점 220
불수의근 220
수의근 220
심근 221
어깨 반사점 224
위축 222
팔/팔꿈치 반사점 230

반사요법 실전

DVD 플레이리스트:

- 발 반사요법

개요 (Overview)

근육기관은 전신을 뒤덮고 있으며 신체를 지탱하는 역할을 하고, 신체가 움직일 수 있게하며 열기과 에너지를 생성한다. 근육조직과 신경조직과 밀접하게 연관되어 있다. 근육이 뼈에 결합되어 있고, 뼈의 구조가 근육이 신체에 자리를 잡게 한다. 모든 근육은 근육 움직임을 의식적으로 그리고 무의식적으로 생성하는 신경으로 가득채워져 있다.

반사점들은 중복되어 위치하고 있고 전신에 걸쳐서 위치하고 있다. 두통이 있는 고객에게 목 근육 반사점을 적용하는 경우처럼, 반사요법 치료사들이 근육기관의 일부에 테라피를 적용하는 경우 역시 골격기관과 신경기관의 반사점을 활성화시킬 수 있다. 테라피 목적은 높은 정확도에 맞추어서 미세하게 조정될 수 있다. 전문 반사요법 치료사는 모든 발가락의 아랫 부분에 위치한 **목 반사점**의 상대적으로 작은 부위 내에 위치한 모든 근육 반사점, 골격 반사점, 신경 반사점을 활성화하는 것으로 세션 목표를 수정할 수 있다. 이와 같은 이유로, 신체 각 기관의 해부학, 생리학, 반사점과 이들 간의 관계를 완벽하게 이해하는 것이 중요하다.

근육기관 (Muscular System)

설명 – 근육기관은 전신을 뒤덮고 있으며 신체를 지탱하는 역할을 하고, 신체가 움직일 수 있게하며 열기과 에너지를 생성한다.

일차기관 – 전신에 위치한 근육조직

직접반사점(Direct Reflex) – 발 전체. 주요 반사점 부위는 목, 머리, 척추 반사점(근육이 부착되어 있는 부위), 어깨, 팔/팔꿈치, 복부, 골반/엉덩이, 엉덩이, 다리/무릎이다.

반사점의 위치 – 발 전체. 주요 반사점 부위는 머리와 목(모든 발가락), 척추에 근육이 부착되어 있는 부위(발 안쪽 끝), 어깨 관절(제 5 중족골두의 존 5), 견갑대(흉부 반사점), 팔/팔꿈치(어깨 기준선에서 허리 기준선까지의 발 바깥쪽 부분), 복부(골반에서 횡경막 기준선, 발바닥 부분), 골반/엉덩이(종골 안쪽과 바깥쪽), 엉덩이 관절(종골 바깥쪽), 다리/무릎(허리 기준선에서 골반 기준선까지의 발 바깥쪽)이다.

보조반사점(Helper Reflex) – 일반적으로, 척추 반사점, 시상하부, 뇌하수체, 부신(근긴장 조절), 횡경막(긴장 완화)가 있다. 자세한 내용은 부록 E 증상별 테라피 참고자료를 참고한다.

건강 상의 문제 – 디스크 질환, 섬유근육통, 두통(근육성), 염좌, 턱관절 장애(TMJD) 등이 있다. 자세한 내용은 부록 E 증상별 테라피 참고자료를 참고한다.

근육기관의 기능 (Functions of the Muscular System)

근육기관은 다음 4가지 기능을 수행한다:

1. 뼈와 내부장기를 감싸서 신체의 형태를 만든다.
2. 신체가 움직일 수 있게 한다.
3. 자세를 유지할 수 있도록 몸을 지탱시킨다.
4. 열과 에너지를 생성한다.

근육조직은 결합조직이 함께 묶여있는 근섬유 묶음으로 구성되어 있다. 이 근섬유들은 수축하고 팽창하면서 근육, 장기, 또는 신체조직을 움직인다. 근육조직의 3 종류는 수의근, 불수의근, 심근으로 나눌 수 있다. 모든 근육은 근육의 활동이나 움직임을 결정하는 신경기관으로부터 신호를 받는다.

수의근 (Voluntary Muscle)

수의근 조직(횡문근 또는 골격근이라고도 함)은 줄무늬가 있는 길쭉한 선 모양이 있는 세포로 구성되어 있다. 이 조직은 골격(뼈와 관절)에 붙어있으며 신체가 움직일 수 있게 한다. 수의근은 뇌가 (올바른 신체 기능을 유지하기 위하여) 신체를 조절하고 있다하더라도, 의지를 통해 자발적으로 수축한다. 대표적인 수의근 운동으로는 달리기, 물잔 들기, 앉기, 눕기 등이 있다. (■ 그림 17.1)

불수의근 (Involuntary Muscle)

불수의근 조직(평활근, 민무늬근육 또는 내장근이라고도

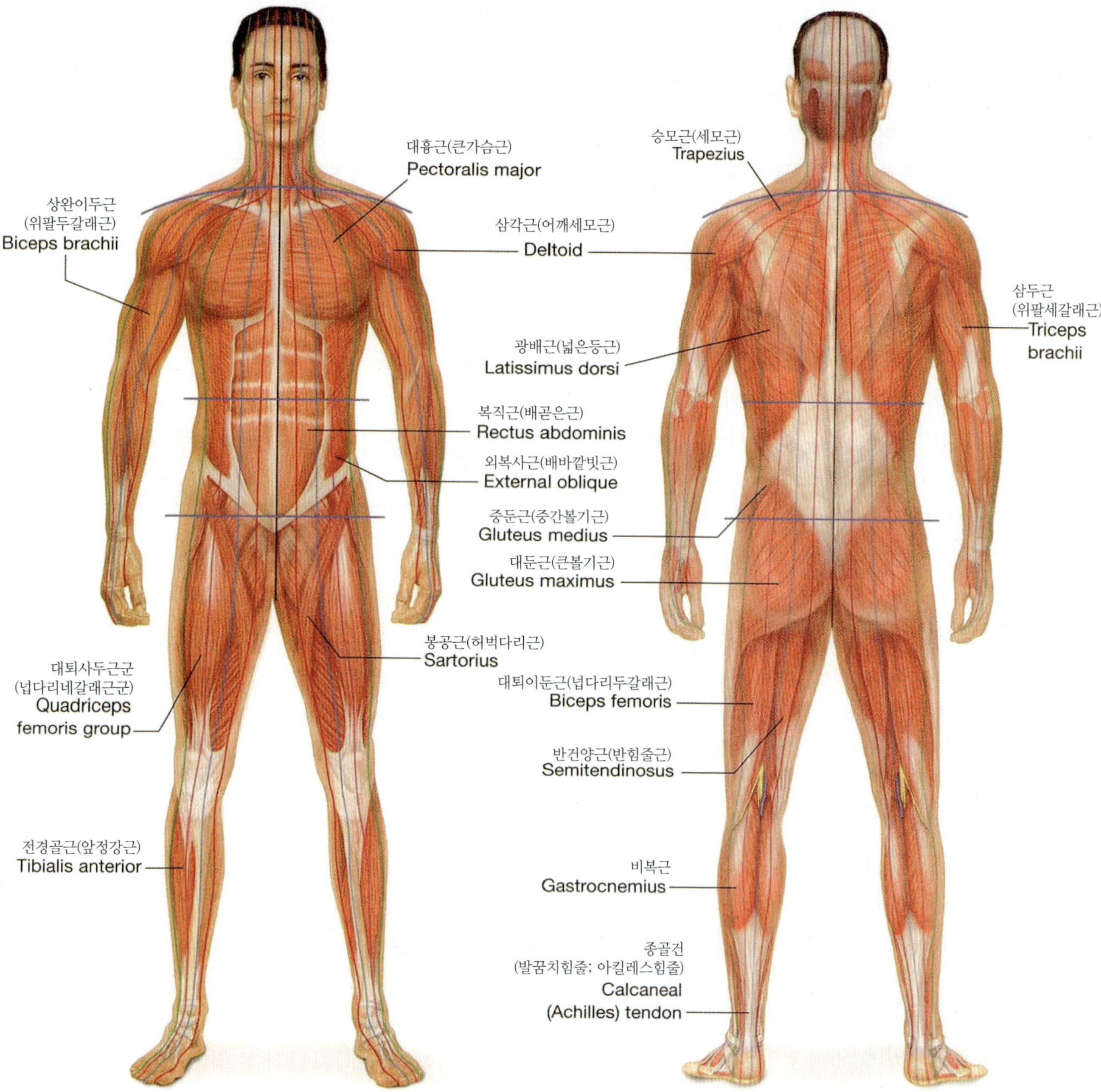

그림 17-1
근육기관

함)은 길고 점점 가늘어지는 형태의 세포가 납작하게 구성되어 있는 형태로, 이 세포들은 자동적으로 그 기능을 수행한다. 자율신경과 호르본의 조절에 따라, 불수의근 조직은 강력하게 리드미컬한 수축을 하는 특수한 기능을 수행한다. 불수의근은 내부장기에 위치하고 있으며, 특히 위, 장, 혈관벽을 구성하고 있다.
대표적인 불수의근 운동으로는 소화, 호흡, 월경, 출산 등이 있다.

심근(Cardiac Muscle)

심근 조직은 평활근의 특수한 종류이다. 심근조직은 심장에만 위치하고 있다. 다른 평활근과 달리, 심근조직은 불수의근으로, 심장은 자율신경조직의 조절 하에 독립적으로 박동한다. (제18장 참고) 심장은 일생동안 매일같이 작동하는 유일한 근육이다. 이와 같이 인체에 유일하고 가장 중요한 근육인 심근은 제19장의 심혈관조직 부분에서 자세히 다루기로 한다.

근육의 운동(Muscle Movement)

근육은 근육의 양끝이 짝을 이루어 운동한다. 근육의 한쪽 부분이 고정된 뼈에 부착되어 있으며, 근육의 반대편이 움직이는 뼈에 부착되어 있다. 이와 같은 원리로, 근육이 구부러지거나 팽창하고, 외전하거나 내전하며, 수축하거나 이완하게 된다.

근긴장도(Muscle Tension)

운동할 수 있는 준비가 되어있는 **건강한 상태의 근육**(지나치게 이완되어 있거나 굳어있지 않은 상태)을 좋은 근긴장을 가지고 있다라고 이야기한다. 근육의 긴장이 계속되면 근육이 수축되거나 짧아진 상태가 계속되면서 **근경련**을 일으키게 된다.

근긴장은 전신기관에 굉장한 영향을 미치게된다. 수축된 근막 및 기타 결합조직 역시 근긴장에 영향을 준다. (제14장)

경직된 근육은 혈액공급을 감소시키면서, 근육에 영양소 및 산소 공급을 저해한다. 이렇게 된 근육은 크기가 줄어들거나 위축되면서 약해지게 된다. 산소는 운동 중 발생하여 근육에 축적된 젖산을 제거하는데 필요하다.

긴장된 근육은 신경자극전달 및 림프흐름을 저해하고, 호흡 및 소화에 영향을 주며, 나아가 시각과 청각에 간접적인 영향을 준다. 전문가들은 근긴장이 턱관절 및 가성수근관증후군에 직접적인 기반 원인이이라고 지적하고 있다.

근육조직을 이완된 상태로 유지하는 것은 평가절하 할 수 없는 중요한 사항이다. 이에 관하여, "웰빙 스포트라이트: 근육이완을 통해 혈액공급 및 신경전도 향상하기"와 "임상사례: 반사요법으로 섬유근통증성 환자들의 통증을 줄이고 수면의 질 향상하기"를 살펴보도록 하자.

근육기관의 반사점(Muscular Svstem Reflexes)

근육조직과 결합조직은 전신에 걸쳐 분포하고 있다. 그러므로 양발에는 신체 근육조직의 반사점이 위치하고 있다. 대부분의 골격근육은 뼈를 덮고 있다. 골격조직과 주요 근육들의 반사점은 매우 유사하다. 예를 들어, 엉덩이 근육은 골반을 덮고 있다. 팔 근육은 팔뼈를 덮고 있다. ■ 표 17.1과 ■ 그림 17.2는 주요 근육의 반사점 위치를 제시하고 있다.

골반, 엉덩이, 다리, 무릎 반사점
(Pelvis, Hip, Leg, Knee Reflexes)

해부학적인 관점에서 골반대는 왼쪽과 오른쪽 장골(골반뼈), 궁둥뼈(좌골), 치골(두덩뼈)로 구성되어있다. 천골은 골반뼈 가운데 위치하고 있다. 천골이 골반대의 일부는 아니지만, 골반대를 이야기할 때 다룬다. 신체 내부에 위치한 생식기관, 직장, 기타 다른 기관은 골반대 안에 위치하고 있다. (골반대는 생김새 때문에 골반강이라 하기도 한다.) 히프 소켓(hip socket)은 무릎뼈(무릎)가 만나고 있고, 하퇴의 정강뼈와 종아리뼈로 이어지는 넙다리뼈의 머리 부분에 위치하고 있다.

근육, 인대, 힘줄, 근막, 결합조직은 복합적인 구조로 골반대, 엉덩이 뼈, 천골, 360°로 엉덩이를 움직일 수 있는 엉덩이 관절에 붙어있다. 지지구조에 문제가 발생하면 동작의 제한이 생기고, 근긴장이 발생하여 근육, 근막, 결합조직, 심지어 내부 장기에 즉각적으로 영향을 미친다.

엉덩이와 골반 근육의 긴장이, 복부, 엉덩이, 다리 바깥쪽, 심지어 무릎에서 발목과 등과 어깨에 통증으로

웰빙 스포트라이트(Spotlight on Wellness)

근육이완을 통해 혈액공급 및 신경전도 향상하기(Relaxing the Muscles Improves Blood and Nerve Supply)

한 사람이 하루종일 앉아있게 된다면 어떤 일이 발생할까? 엉덩이에 가해진 압력이 혈액순환 및 신경전도를 저해하게 된다. 컴퓨터를 오랫동안 사용하거나 부상으로 인하여 움직일 수가 없을 때에도 이와 동일한 현상이 발생하여 근긴장이 계속되게 된다.

반사요법은 혈액순환 및 신경전도를 향상시킨다. 혈액은 신선한 산소와 영양소를 근육조직에 전달하고, 노폐물을 배출조직으로 이동시킨다. 또한, 근육에 생명력을 불어넣고 노화를 늦추게 된다.

임상사례 (Clinical Perspective)

반사요법으로 섬유근통증성 환자들의 통증을 줄이고 수면의 질 향상하기
(Reflexology Reduces Pain, Improves Sleep in Fibromyalgic Patients)

섬유근육통 (Fibromyalgia;FMS)는 신경조직의 기능장애로 만성통증, 피로, 수면장애 등의 증상이 종합적으로 나타난다. 표준적인 치료법으로 항염제, 국부진통제, 진정제를 처방한다.

최근 연구에서는 FMS와 연관된 수많은 문제에 대한 다학문적인 접근법의 효과를 지지하고 있다. 반사요법을 포함한 전체론적이고 비침투적인 접근법이 FMS와 연관된 통증 및 수면장애를 감소시키는데 효과적이라는 것을 보여주고 있다.

섬유근육통 환자들에게 치료효과가 있는 발 반사요법을 적용하는 목적은 신체 전반의 이완반응을 가능하게 하여서, 부교감신경을 활성화하는 것이다. 이에 대한 결과로 환자는 통증지각 수준이 줄어들었음을 확인하였다.

반사요법으로 발에 압을 가하는 테크닉은 신체의 반사효과에 대한 생리학 기반의 신체반응을 유발하는데, 이 반사효과는 신경조직과 내부장기가 감강정보에 따라 조정하게 되면서 발생하는 자율신경/신체 통합의 영향을 받는다.

섬유근육통에 관한 반사요법 프로토콜의 순서는 현재 연구이론을 기반으로 구성되었다. 한 연구에서는 섬유근육통 환자들이 중추신경계와 신경내분비계 내의 불균형으로 인하여 발생한 복부통증처리를 경험했다고 보고했다.

다음의 반사요법 프로토콜의 적용 테크닉과 지압법, 소요시간은 양발의 반사점 양방향으로 적용될 수 있으며, 그 효과를 측정하기 위하여 일정 간격을 두고 관찰되었다:

- 일반적인 이완 (명치 반사점, 근육조직 반사점)
- 신경기관 (척추 반사점, 뇌하수체/시상하부/전두엽 반사점을 중심으로 한 뇌 반사점)
- 내분비기관 (부신 반사점, 갑상샘 반사점)

Pain Free Path Wellness Center의 통증관리 전문 테라피스트인 린다 칼라(Linda Chollar, HHP, LMT, AAed, Pain Management Therapist)는 의사에게 섬유근육통을 진단받은 40세에서 59세의 여성 고객 16명을 대상으로 위의 반사요법 프로토콜을 적용하면서 반사요법 세션을 진행하며 이에 대한 개별적인 연구를 진행하였다. 연구는 개별적으로 연구를 진행하였다. 본 연구의 목적은 발 반사요법의 (1) 통증인지 감소 효과, (2) 섬유근육통을 앓고있는 성인여성이 총 6회의 반사요법 트리트먼트를 3주간(1주일에 세션 2회 진행)을 진행한 후, 수면의 질 향상 효과를 연구하는 것이다. 대상 환자들의 투약사항은 전혀 변경되지 않았다.

고객의 주관적인 의견이 반영된 추이보고가 통증척도(Visual Analogue Scale, VAS), 섬유근육통 진단설문지(Fibromyalgia Impact Questionnaire, FIQ), XY축 통증그래프(XY/Axis Pain Graph)를 활용하여 진행되었다.

최고값 10과 최저값 0으로 구성된 이 그래프는 30분 간의 반사요법 프로토콜 진행에 따른 통증인지 변화를 기록하였다. 의과대 학생이 5분 간격으로 환자의 통증인지 변화를 실시간으로 기록하였다. 통증수준이 매 측정 시마다 지속적으로 감소하였으며, 각 프로토콜이 종료될 때마다, 이 그래프는 세션 시작 시 측정한 통증수준에서 0으로 감소하였음을 알 수 있었다.

이 연구 결과는 일관적이고 사전에 정해진 발 반사요법 프로토콜을 적용하는 것이 섬유근육통으로 인한 신체 전반적인 통증 치료에 효과적임을 뒷받침하고 있다.

참고: 섬유근육통은 근육기관에 대한 임상적 관점으로 주로 논의되고 있는데, 이는 만성근육통증이 대표적인 특징이기 때문이다.

참고문헌:

Chollar, Linda (Winter 2008). Research and the New Era: Srah's Story: A Study of Foot Refloexology for Fibromyalgia. *Reflexology Across America*. Pp. 11-12. www.painfreepath.com.

Williams, David A., and Gracely, Richard H. (2006). Biology and Therapy of Fibromyalgia: Functional Magnetic Resonace Imaging Findings in Fibromyalgia. *Airthritis Research & Therapy* 8:225.

Wallace, Daniel K., and Clauw, Daniel K. (2005). *Fibromyalgia & Other Central Pain Syndromes*. Lippincot Williams & Wilkins.

Martinez-Lavin, Manuel, and Hermosilo, Antonio (February 2000). Autonomic Nervous System Dysfunction May Explain the Multisystem Features of Fibromyalgia. *Seminars in Arthritis and Rheumatism* 29:4, pp. 197-99.

Linda Chollar의 허가를 받고 사용함.

표 17.1 해부학적 근육구조, 반사점 존 간의 관계

근육구조	존	반사점
머리	존 1-5	엄지발가락(5개의 존)과 발가락들
목	존 1-5	엄지발가락(5개의 존)과 다른 발가락들
견갑대	존 1-5	모든 발가락의 아랫부분에서부터 가슴 중간 부분까지
쇄골과 근육부속물	존 1-5	모든 발가락의 아랫부분, 특히 발등면
견갑골과 근육부속물	존 3, 4, 5	엄지발가락, 제2발가락, 제 3발가락의 아랫부분에서 가슴 중간 부분까지, 특히 근육부속물 부분의 발바닥면
어깨관절, 근육, 근유부속물	존 5	어깨 반사점
팔/팔꿈치	존 5	팔/팔꿈치 반사점
골반대	존 1-5	전체 종골에서 골반 기준선까지
골반 안쪽, 엉덩이 근육, 근육부속물	존 1, 2	종골 안쪽에서 종골 후면까지
엉덩이 중간 근육	존 2, 3, 4	종골의 안쪽, 후면, 바깥면
골반 바깥쪽, 엉덩이 근육, 근육 부속물	존 4, 5	종골 후면에서 바깥쪽까지
무릎, 다리	존 5	발 바깥쪽과 발등의 허리 기준선에서 골반 기준선까지

느껴지는 것은 흔하지 않은 일이다.

골반/엉덩이 반사점은 종골 위에 위치하고 있다. 가쪽 골반/엉덩이 반사점은 발 바깥쪽의 복사뼈 뒤쪽과 아랫쪽에 위치하고 있다. 안쪽 골반/엉덩이 반사점은 발 안쪽의 복사뼈 뒤쪽과 아랫쪽에 위치하고 있다.

바깥쪽의 발목뼈가 발목뼈 안쪽보다 낮은 곳에 위치하고 있는 것이 정상이다. 다리/무릎 반사점은 발 바깥쪽의 입방골 위에 위치하고 있다.

최대 가동범위를 유지학 위하여, 전체 종골(전면, 안쪽, 바깥쪽, 후면)에서 골반 기준선까지 압을 가해서 5개의 모든 존에 위치한 골반대 반사점을 활성화한다. 그리고는 제 5 종족골을 따라서 발등까지 테크닉을 적용하여서 다리와 무릎 반사점을 활성화한다. 이를 통해 골반대의 긴장을 풀어줄 수 있다. (“깊이 생각해보기: 해부학을 활용한 신체상태 진단과 반사요법 프로토콜” 참고)

어깨, 팔, 팔꿈치 반사점

(Shoulder, Arm, Elbow Reflexes)

해부학적으로 견갑대는 총 4개, 즉 왼쪽과 오른쪽 쇄골(빗장뼈), 왼쪽과 오른쪽 견갑골(어깨뼈)로 구성되어 있다. 왼쪽과 오른족 쇄골은 복장뼈(흉골)에 붙어있고, 견갑대는 쇄골과 견갑골이 만나는 유일한 부위에 붙어있다. 이를 통해, 견갑대가 광범위한 움직임을 취할 수 있는 것이다. 어깨 관절(위팔뼈 머릿부분이 견갑골에 붙어있는 부위)는 근육, 힘줄, 결합조직으로 연결되어 있어서, 연결된 팔이 광범위하게 움직일 수 있다.

지지하고 있는 조직의 긴장이 발생하게 되면 움직임에 제한이 생기고, 이러한 긴장이 근육, 근막, 결합조직에 즉각적으로 영향을 준다. 어깨뼈, 등 중간, 가슴우리 사이의 어깨에서 목까지 불편함(가끔은 두통을 느끼기도 함)을 느끼면서 호흡이 어려워지는 것은 일상적인 일이 아니다.

어깨 관절 반사점은 제 5 중족골두에 위치하고 있다. 어깨 반사점은 존 3, 4, 5 내의 머리/목 기준선에서 머리/목 기준선과 횡경막 기준선 사이 중간에 위치한 흉부 중간 부근까지 위치하고 있다. 팔/팔꿈치 반사점은 제5중족골에 위치하고 있다.

어깨의 최대 가동범위를 유지하기 위하여, 5개의 모든 존에 위치한 가슴 상부와 목 반사점을 활성화한다. 제 5 중족골두 아래와 주변에 깊게 테크닉을 적용하게 되면 어깨와 팔의 긴장을 풀어주는데 효과적이다. (이 부위는 견갑골 바깥쪽, 전거근, 갈비뼈 상부의 반사점이기도 하다.)

팔/팔꿈치 반사점은 제5중족골에 위치하고 있다. 발 바깥쪽을 다른 부위만큼 완벽하게 테크닉을 적용하지

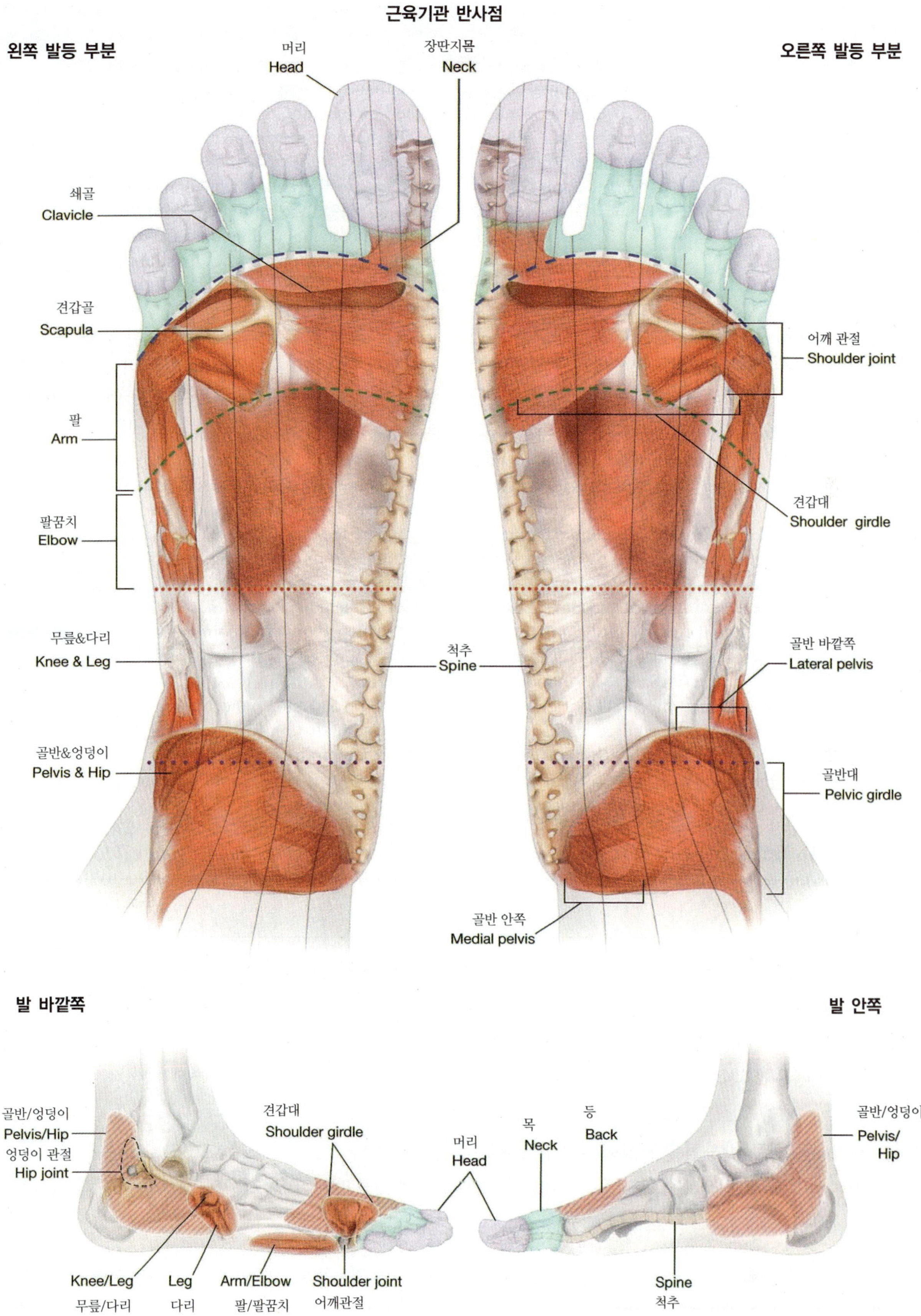

그림 17-2
근육기관 반사점

깊이 생각해보기(Think it Over)

해부학을 활용한 신체상태 진단과 반사요법 프로토콜(Anatomy Assists Assessment and Reflexology Protocol)

해부학 지식과 신중한 진단으로 척추측만층 환자들의 엉덩이 통증을 완화하는데 효과적이라는 것이 입증이 되었다. 한 여성의 환자의 경우, 척추의 특정 부위를 따라서 척추 반사점이 유연해진 것이 확인되었는데, 특히 미골, 천골, 요추, 흉부 중간의 반사점이 그러한 상태를 보였다. 척추, 견갑대, 골반대의 반사점을 활성화하고, 다리 스트레칭을 실행하면서, 고객의 건강상태가 향상되었다. 고객은 세션 중 진행상태와 다른 부위의 긴장을 확인하기 위하여 주기적으로 움직였다. 이에 따라, 이 환자는 불편함을 느꼈던 엉덩이 부위를 구체적으로 집어낼 수 있었다. 해당 반사점은 정확하게 오른쪽 발의 중간 미골 반사점에 위치하고 있었다. 유연한 부위는 넘버 2 연필(number 2 pencile) 지름의 절반 정도였다. 세션 중, 부드러우면서도 지속적인 압으로 반사점과 엉덩이의 불편함을 완화하였다. 재검진 시, 해당 고객은 이전에 언급하지 않았었지만 동반되었던 어깨 통증과 함께 엉덩이 통증이 완화되었다고 이야기했다.

해부학적 지식이 전문 반사요법 치료사들에게 어떻게 도움이 되는가? 고객은 오른쪽 엉덩이 관절이 관절 부위에서부터 무릎까지 아프다고 이야기를 하였다. 이것이 의미하는 바는 무엇인가? 어떤 테크닉이 효과적일까? 어떤 반사점에 프로토콜을 적용해야 할까? 그 이유는 무엇인가?

하체와 관련된 근육기관 테크닉 (Muscular System Techniques for the Lower Body)

근육조직, 결합조직, 근막이 전신에 분포하고 있기 때문에, 모든 반사요법 테크닉이 근육기관에 영향을 준다. DVD에 제시된 골격기관과 관련된 모든 테크닉이 근육조직에도 적용이 된다. 여기서는 다음의 테크닉을 다루기로 한다:

- "발 반사요법: 발목 릴랙세이션(ankle relaxation)" – 발목 풀기
- "발 반사요법: 방광 반사점"과 "발 반사요법: 엉덩이 안쪽과 골반 반사점" – 등 하부, 엉덩이, 골반
- "고급 테크닉" – 기본 테크닉을 완벽하게 습득한 후, 여기에서 제시된 고급 테크닉을 학습하여 근육긴장을 완화하고 깊은 휴식효과를 전달하도록 한다.

스트레칭 테크닉

목표: 엉덩이와 하지를 풀어준다. 림프액을 이동시킨다. 신체의 긴장을 완화한다. 이외의 목표에 대해서는 관련된 특정 테크닉을 참고한다.

효과: 엉덩이 관절을 풀고, 휴식효과를 주며, 좌골의 불편함을 완화하고, 가동범위를 진단하고 유연성을 향상시키는데 매우 효과적이다.

반사점: 대부분의 다리 스트레칭은 경직된 근육과 연부조직을 풀어주는 릴랙세이션 테크닉이다. 이러한 테크닉은 림프 반사점을 활성화하고 림프 흐름을 향상시킨다.

적용: 골반, 엉덩이, 다리의 근육긴장을 서서히 풀면서 깊은 휴식효과를 주고, 좌골을 풀어주며, 체액(림프, 수분) 흐름을 향상시키고 족저근막염 회복에 도움을 준다.

팁: 엉덩이와 무릎에 문제(대체 수술/시술, 부상, 관절염 등)가 있는 고객에게 적용할 때, 신중한 주의를 기울이도록 한다.

테크닉: 발 안쪽 라킹(Medial Foot Rocking)

이 테크닉은 실행하기 쉬운 테크닉이며, 엉덩이 관절의 긴장 완화, 휴식효과 증대, 좌골의 불편함 완화, 가동범위

진단 및 확대에 매우 효과적인 테크닉이다. 한 손으로 발목 안쪽을, 다른 손으로 중족골 바깥쪽을 잡아서 발을 고정한다. 고객의 발목, 무릎, 엉덩이가 어깨 관절과 나란히 위치하도록 유지한다. 부드럽게 안족 부분에 힘을 주어서 정중선 방향으로 발을 부드럽게 전후로 흔들어준다. 이를 3회에서 5회 반복한다. 다른쪽 다리에도 똑같이 적용한다.

테크닉: 싱글 레그 스트레치(Single leg stretch)

이 테크닉은 엉덩이 관절과 골반 부위를 풀어주고, 휴식효과를 증대하며, 좌골의 불편함을 완화시킨다. 한 손 또는 양손으로 발목을 잡아서 발을 고정한다. 고객의 발목, 무릎, 엉덩이가 어깨 관절과 나란히 위치하도록 유지한다. 숫자를 4를 세면서, 천천히 다리를 잡아당기며 늘린다(당긴다). 이때 다리와 발목이 테이블 위에 올려둔 상태를 유지하도록 한다. (다리를 들지 않도록 한다.) 숫자 4를 세었을 때, 당긴 자세를 유지하고 다시 숫자 4를 세면서 힘을 빼준다. 이 동작을 "늘리고, 둘, 셋, 네. 고정하고, 둘, 셋, 넷. 풀어주고, 둘, 셋, 넷"라고 생각하며 실행한다. 이 테크닉을 다른 다리에 적용하기 전에, 한 다리에 2회에서 3회 정도 반복하여 실행한다. (■ 그림 17.3)

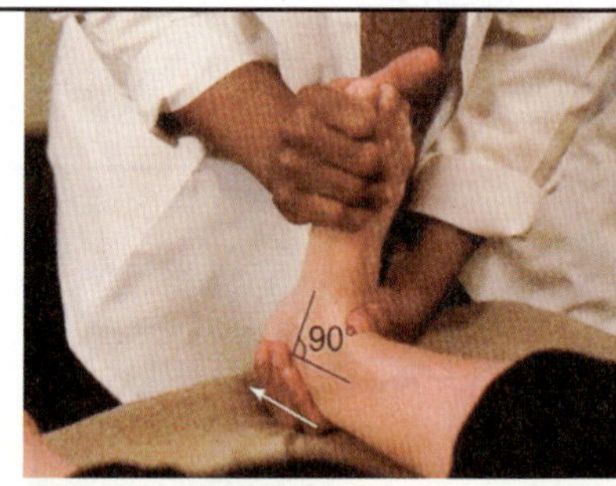

그림 17-3
싱글 레그 스트레치

테크닉: 발목 풀기(발목 밀기)

기본 테크닉

이 테크닉을 발목을 풀어주고, 발의 긴장을 완화하며, 속도에 따라 가볍게 또는 힘있게 전신을 밀어주는(흔들어주는) 테크닉이다. 우선 자리에서 일어선다. 각 손을 발목뼈의 말단 아랫쪽에 단단히 고정시킨다. 이 때, 안쪽에 위치한 한 손은 정강이뼈 아래쪽의 안쪽 부분에, 바깥쪽에 위치한 다른 한 손은 종아리뼈 아랫 부분에 둔다. 각각의 손을 왕복하면서 늘리고 오므려서, 발목을 피스톤 운동처럼 밀어주거나 씰룩씰룩 움직여준다. (■ 그림 17.4) 벌목 가동범위를 천천히 진단하면서 편안한 가동범위를 확인한다. 천천히 속도를 높인다.

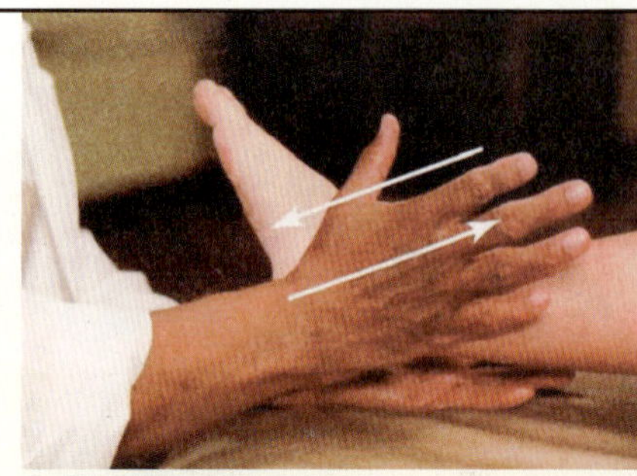

그림 17-4
발목 풀기(발목 밀기)

중급 테크닉

발목 풀기가 편안해지면, 손의 아랫부분을 (발목을 계속해서 밀어주면서 나란히) 발목뼈에서부터 발목 중앙과 뒷부분까지 이동시킨다. 마찰열로 인한 화상을 방지하기 위하여 접촉 상태를 항상 유지하도록 한다.

테크닉: 림프 펌프(전신 펌프)

이 테크닉은 발목을 풀어주고, 장딴지 근육 앞부분을 스트레칭하며, 속도에 따라 가볍게 또는 힘있게 전신을 좌우로 흔들면서 발과 신체의 근육긴장을 풀어준다. 이 테크닉은 림프흐름을 향상시키기 때문에, 림프 펌프라고 부른다.

자리에서 일어선다. 손바닥으로 발목 바깥쪽 부분에서 가장 가까운 위치에 두고 빌뒤꿈치를 감싸서 발을 수직방향의 90° 각도로 안정화시킨다. 엄지손가락은 신체와 수직방향으로 두고, 종아리뼈(바깥 발목뼈) 아래에 위치시킨다. 다른 손(테크닉을 적용하는 손)의 손바닥을 중족골 위에 두고, 부드럽게 발가락을 감싸준다. (■ 그림 17.5) 발목, 무릎, 엉덩이가 어깨 관절과 일직선 상에 위치하도록 유지한다.

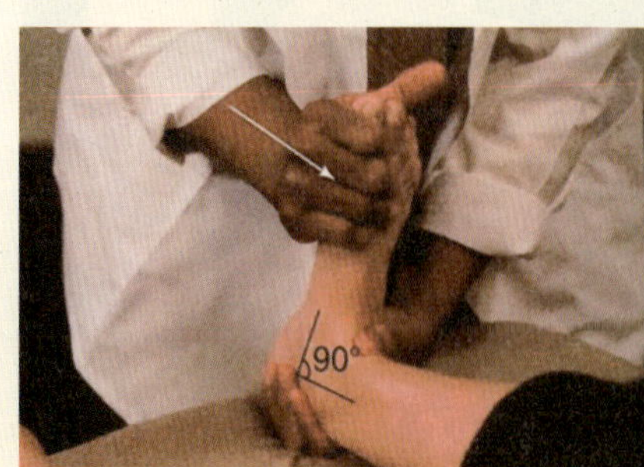

그림 17-5
림프 펌프

천천히 중족골 부분으로 기울이면서, 발과 신체를 머리 방향으로 이

동시킨다. (발의 앞코가 약간 움직여야 하는데, 이는 발목, 무릎, 엉덩이, 어깨 관절이 올바르게 정렬되어 있으며, 테크닉을 잘 적용하고 있다는 의미이다.) 기울인 자세를 풀어준다. 이를 반복한다. 발목의 가동범위와 편안한 가동수준을 진단하기 위하여, 처음에는 천천히 시작한다. 서서히 속도를 높인다. 앞코는 실제로 리듬에 맞추어 움직이게 된다.

참고: 이 테크닉은 하지의 전면과 후면의 근육을 스트레칭하는 테크닉이다. 일부 고객은 엉덩이, 척추, 심지어 목과 머리 부분에 근육 팽창(스트레칭)과 수축을 느낄 수도 있다.

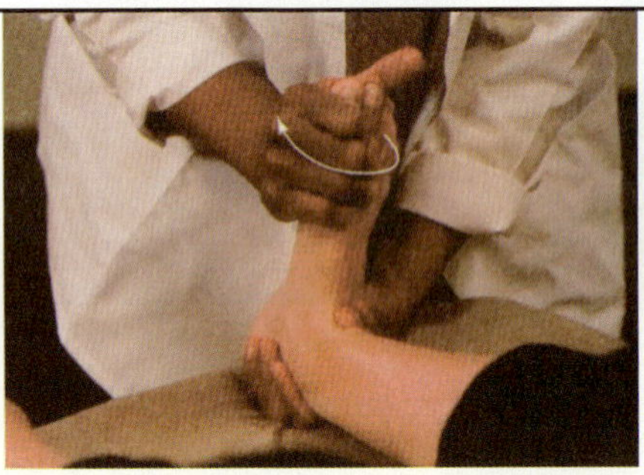

그림 17-6 안쪽으로 발 회전시키기

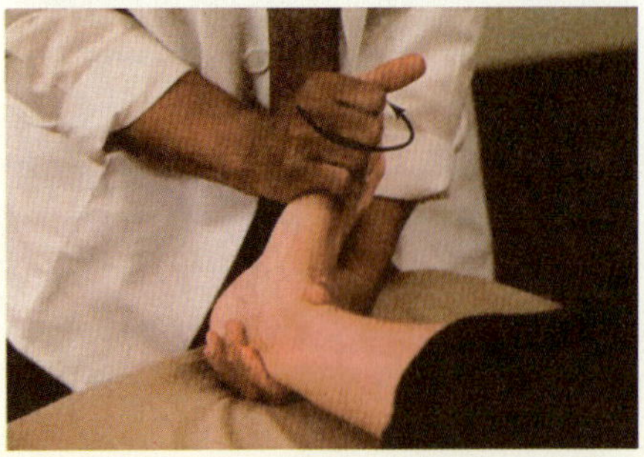

그림 17-7 바깥쪽으로 발 회전시키기

테크닉: 발목과 다리 뒷부분 스트레칭

이 테크닉의 목적은 발목을 풀어주면서, 다리 뒷부분 근육을 스트레칭 해주는 것이다. 로테이션(rotation) 테크닉으로 다리 앞부분 근육 역시 스트레칭 할 수 있다.) 자리에서 일어서서 테크닉을 적용할 발을 선택한다. 손바닥으로 발목 바깥쪽 부분에서 가장 가까운 위치에 두고 발뒤꿈치를 감싸서 발을 수직방향의 90° 각도로 안정화시킨다. 엄지손가락은 신체와 수직방향으로 두고, 종아리뼈(바깥 발목뼈) 아래에 위치시킨다. 다른 손(테크닉을 적용하는 손)의 손바닥을 중족골 위에 두고, 부드럽게 발가락을 감싸준다. 발목, 무릎, 엉덩이가 어깨 관절과 일직선 상에 위치하도록 유지한다.

치료사의 손과 고객의 발이 접촉한 상태를 계속해서 유지한다. 천천히 중족골 부분으로 기울이면서, 발과 신체를 머리 방향으로 이동시킨다. 부드럽지만 일정한 압을 가하면서, 발을 안쪽으로 약 45° 각도로 회전시킨다. (■ 그림 17.6) 이 자세를 풀어주고, 발을 원을 그리면서 둘려져서 원래 자세로 돌아오게끔 한다. 앞의 테크닉을 반복해서 적용한다. 안쪽으로 3회에서 5회 회전시키는 것을 반복한다. 이 테크닉을 반복하면서, 발을 바깥쪽으로 3회에서 5회 회전시킨다. (■ 그림 17.7) 손과 발을 바꿔서, 다른 발에도 똑같이 적용한다.

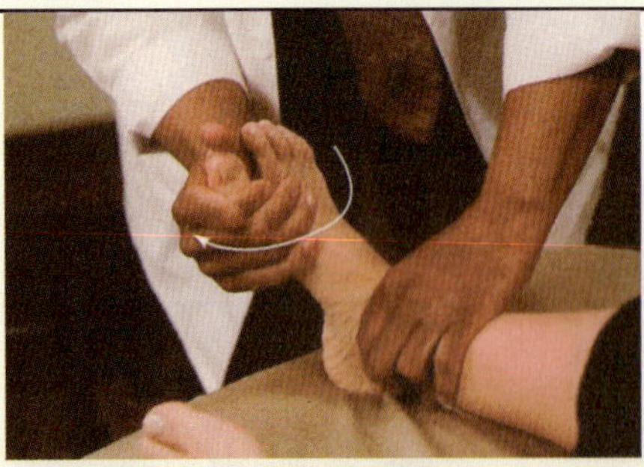

그림 17-8 안쪽으로 발 회전시키기

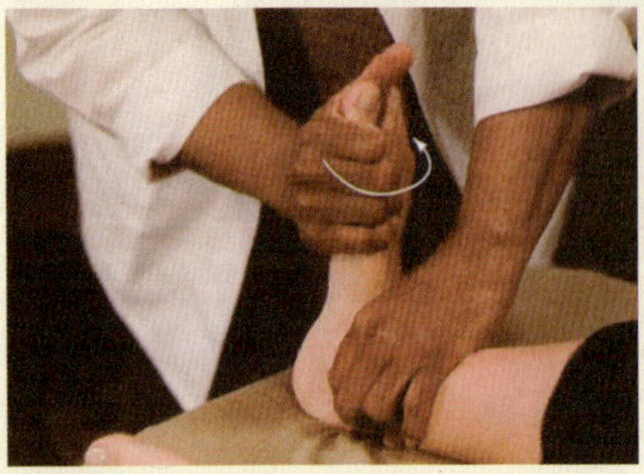

그림 17-9 바깥쪽으로 발 회전시키기

테크닉: 발목과 다리 앞부분 스트레칭

이 테크닉은 발목을 풀어주면서, 다리 앞부분 근육을 스트레칭 해준다. (로테이션(rotation) 테크닉으로 다리 뒷부분 근육 역시 스트레칭 할 수 있다.) 엄지와 검지손가락을 서혜부 반사점에 위치시키고, 발목을 수직방향의 90° 각도로 유지하여 발을 안정화시킨다. 엄지손가락을 테이블 방향으로 신체와 수직을 이루도록 한다. 테크닉을 적용하는 손의 손바닥을 중족골 위에 두고, 부드럽게 발가락을 감싸준다. 고객의 발목, 무릎, 엉덩이가 어깨 관절과 일직선 상에 위치하도록 유지한다.

치료사의 손과 고객의 발이 접촉한 상태를 계속해서 유지한다. 천천히 중족골 부분으로 기울이면서, 발과 신체를 머리 방향으로 이동시킨다. 부드럽지만 일정한 압을 가하면서, 발을 안쪽으로 약 45° 각도로 회전시킨다. (■ 그림 17.8) 이 자세를 풀어주고, 발을 원을 그리면서 둘려져서 원래 자세로 돌아오게끔 한다. 앞의 테크닉을 반복해서 적용한다. 안쪽으로 3회에서 5회 회전시키는 것을 반복한다. 이 테크닉을 반복하면서, 발을 바깥쪽으로 3회에서 5회 회전시킨다. (■ 그림 17.9) 손과 발을 바꿔서, 다른 발에도 똑같이 적용한다.

팁: 바깥쪽으로 발을 회전시킬 때 더 많은 저항이 발생하는 것이 흔한지 않다. 부드러우면서도 견고하고 일정하게 회번을 시켜서 엉덩이를 회전시키는 근육을 풀어주고, 휴식 효과를 주면서 유연성을 향상시키고 좌골신경통을 완화시킨다. 만약 서혜부 반사점 위치에 손을 두기 힘들 때, 발이 편안하게 이완된 상태를 유지하게끔 하고, 손을 이 반사점 위에 둔 뒤 발을 수직 자세로 만든다.

골반, 엉덩이, 다리, 무릎 반사점을 위한 테크닉

목표: 골반 부위, 엉덩이, 다리, 무릎, 발을 활성화시킨다.

효과: 혈액공급과 신경전도를 향상시키고, 골반대와 하지의 긴장, 불편함, 통증을 완화시킨다.

반사점: 엉덩이. 다리, 무릎의 안쪽과 바깥쪽.

적용: 골반, 엉덩이, 무릎, 다른 부위에서 발생한 통증과 좌골신경통 완화에 도움이 된다. 최근 수술(예. 엉덩이와 무릎 교체 수술)을 받은 경우와 같은 금기증에 효과적이다. 골반 반사점을 엉덩이 관절, 천골/미골, 좌골신경, 기타 부위와 같인 신체 조직의 문제와 연관되어 있다. 연관 부위는 어깨와 팔이다.

테크닉: 안쪽 골반, 엉덩이 반사점

기본 테크닉

기본 고정 테크닉(발을 90° 각도의 곧은 자세로 유지하는 것)을 적용해서 발을 안정화시킨다. 테크닉을 적용하는 손에서 한 개 이상의 손가락(검지, 중지, 또는 다른 손가락)으로 안쪽 골반 반사점을 핑거워크해준다. (■그림 17.10) 반사점 전체에 이 테크닉을 적용할 때까지 반복한다. 여러 방향으로 테크닉을 적용한다.

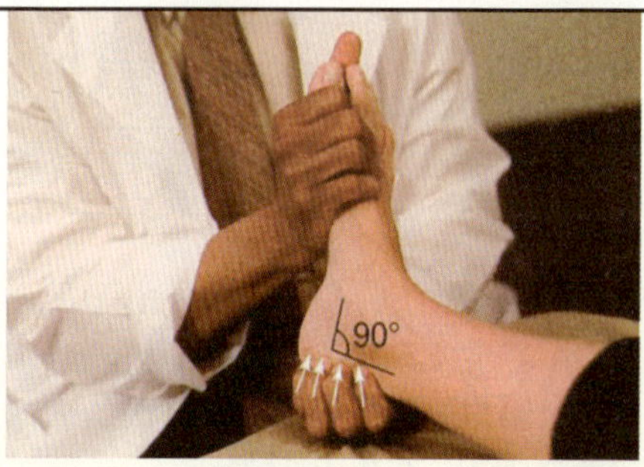

그림 17-10 안쪽 골반, 엉덩이 반사점에 대한 기본 테크닉

중급 테크닉

기본 고정 테크닉을 적용해서 발을 안정화시킨다. 테크닉을 적용하는 손의 손바닥에 발꿈치가 오게 하고, 이 손의 손가락이 발뒤꿈치 바깥쪽에 오도록 길게 편다. 손가락을 둥그렇게 말아서, 골반 반사점으로 손가락 끝을 말아준다. (■그림 17.11) 반사점 전체에 이 테크닉을 적용할 때까지 반복한다. 여러 방향으로 테크닉을 적용한다.

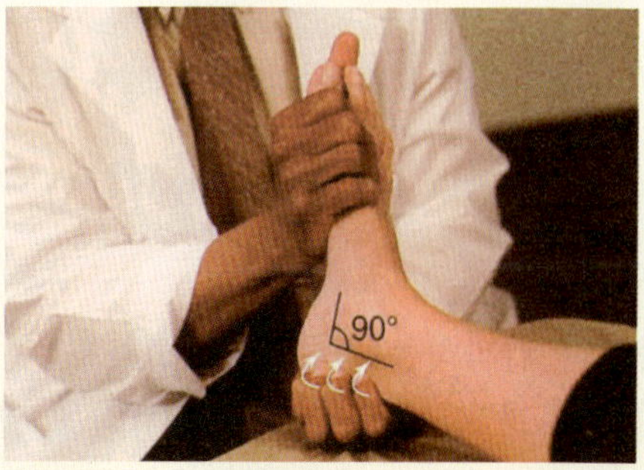

그림 17-11 안쪽 골반, 엉덩이 반사점에 대한 핑거 롤링(finger rolling) 테크닉

고급 테크닉

기본 고정 테크닉을 적용해서 발을 안정화시킨다. 테크닉을 적용하는 손의 손바닥에 발꿈치가 오게 하고, 손가락 끝을 둥그렇게 말아서 발뒤꿈치 바깥쪽에 오게끔 한다. 발을 잡고있는 손을 사용해서, 발을 천천히 바깥족으로 돌리면서, 둥그렇게 말은 손가락 안쪽으로 회전시킨다. (■그림 17.12) 손가락의 위치를 원위치 시킨다. 반사점 전체에 이 테크닉을 적용할 때까지 반복한다. 여러 방향으로 테크닉을 적용한다.

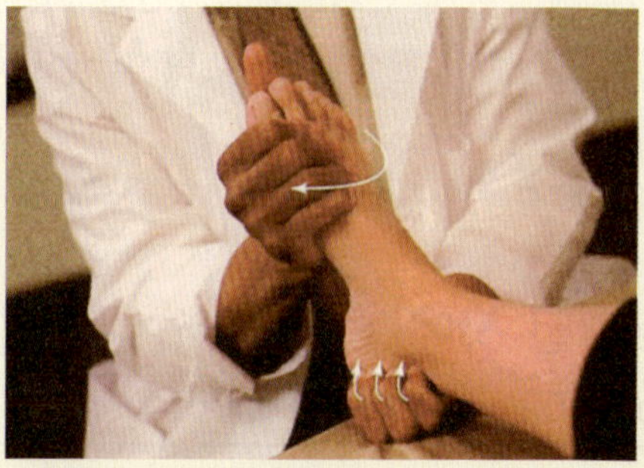

그림 17-12 안쪽 골반, 엉덩이 반사점에 대한 고급 테크닉

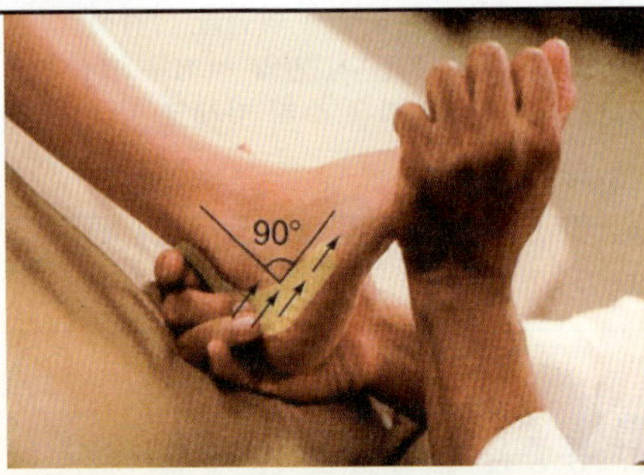

그림 17-13
바깥쪽 골반, 엉덩이, 다리, 무릎 반사점에 대한 기본 테크닉

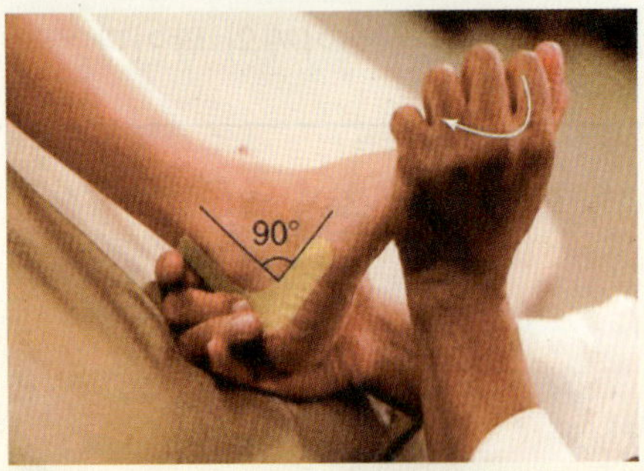

그림 17-14
바깥쪽 골반, 엉덩이, 다리, 무릎 반사점에 대한 고급 테크닉

테크닉: 바깥쪽 골반, 엉덩이, 다리, 무릎 반사점

기본 테크닉

기본 고정 테크닉(발을 90° 각도의 곧은 자세로 유지하는 것)을 적용해서 발을 안정화시킨다. 테크닉을 적용하는 손의 한 개 이상의 손가락으로 바깥쪽 골반 반사점에 핑거워크를 적용한다. (■그림 17.13) 이 테크닉을 여러 방향으로 적용하여, 반사점 전체에 적용할 수 있도록 한다. 다리와 무릎 반사점을 활성화할 때까지 이를 반복한다.

중급 테크닉

기본 고정 테크닉을 적용해서 발을 안정화시킨다. 테크닉을 적용하는 손의 손바닥에 종골이 오도록 하고, 손가락이 종골 바깥쪽 부분에 오게끔 길게 펼친다. 손가락을 둥그렇게 말아서, 바깥쪽 골반 반사점으로 손가락 끝을 말아준다. 이 테크닉을 여러 방향으로 적용하여, 반사점 전체에 적용할 수 있도록 한다. 다리와 무릎 반사점을 활성화할 때까지 이를 반복한다.

고급 테크닉

기본 고정 테크닉을 적용해서 발을 안정화시킨다. 테크닉을 적용하는 손의 손바닥에 발꿈치가 오게 하고, 손가락이 발꿈치 바깥쪽 부분에 오게끔 길게 펼친다. 발 발을 잡고있는 손을 사용해서, 발을 천천히 바깥족으로 돌리면서, 둥그럽게 말은 손가락 안쪽으로 회전시킨다. (■그림 17.14) 손가락의 위치를 원위치 시킨다. 반사점 전체에 이 테크닉을 적용한다. 다리와 무릎 반사점들을 활성화할 때까지 이 테크닉을 반복한다.

않거나 간과하는 경우가 종종있다. 존 5를 활성화하게 되면 팔과 신체 바깥쪽의 반사점을 활성화하게 되며, 발의 유연성을 높여주게 된다. 림프 반사점과 횡경막을 활성화하기 위한 중급 테크닉은 팔/팔꿈치 반사점을 깊게 자극하게 된다. 림프기관을 다루는 제23장에서 어깨 반사점을 활성화하기 위한 고급 테크닉을 제시하고 있다.

턱관절 장애(TMJD) [Temporomandibular Joint Disorder (TMJD) Protocol]

턱관절 장애(Temporomandibular Joint Disorder; TMJD)는 턱의 근육과 뼈와 연관된 종합적인 증상 및 원인이다. 이갈이, 부정교합, 내부 연골 손상, 과도한 움직임을 하는 턱 주변의 인대조직 약화, 턱에서 나는 딱딱한 소리, 관절 탈구 발생 가능성, 턱 움직임 제한, 퇴행성 관절염과 관련되어 있다. TMJD 증상은 턱, 입, 머리, 목, 어깨의 통증과 관련되어 있다. (■그림 16.4) 턱관절 장애는 외상(차 사고, 낙상), 정서적인 스트레스, 이 악물기 등으로 인하여 힘줄, 인대, 근육의 불균형을 야기할 수 있다.

목의 근육계가 모든 존에 위치하고 있다는 것을 상기해보자. TMJD의 경우, 존 4와 5와 집중적으로 연관되어 있다. (■표 17.2)

표 17.2 턱관절 장애(TMJD)를 위한 프로토콜

반사점	테크닉/효과
발 전체	전신의 긴장을 완화하기 위하여 발 전체에 여러 테크닉을 적용한다.
모든 척추분절	스파이널 트위스트(spinal twist), 썸워크(thumbwalk), 토크하며 스파이널 워크(spinal walk with twist), 굽힘하며 스파이널 워크(spinal walk with flexion)을 비롯한 척추 반사점 전체를 활성화할 수 있는 테크닉을 발뒤꿈치에서 발가락까지, 발가락에서 다시 발꿈치까지 적용한다. 특히 경추와 흉부 상부 반사점을 집중적으로 자극한다. (제16장) 이를 통해 혈액순환, 신경전도, 림프흐름을 활성화할 수 있다.
부신	부신을 자주 활성화시켜준다. 이 보조 반사점은 근긴장도를 향상시키고 스트레스 조절에 도움이 된다. (제22장)
목과 후두부 능선	목과 어깨 상부의 긴장을 풀어주기 위하여 토 로테이션(toe rotation)을 한다. 엄지발가락 모든 면에 위치한 목 반사점 전체에 썸워크와 핑거워크를 한다. 목 근육의 반사점을 풀어준다. 이를 통해 혈액 공급 및 신경전도를 향상시킬 수 있으며, 노폐물 배출을 돕는다. (제18장)
목구멍과 턱	직접반사점을 활성화하기 위하여 엄지발가락 중간 부분에 위치한 반사점에 썸워크와 핑거워크를 적용한다.(제16장)
머리와 뇌	균형을 회복하기 위하여 엄지발가락과 다른 발가락의 반사점에 썸워크와 핑거워크를 적용한다. (제16장)
치아	모든 존, 특히 존 4에 여러 썸워크와 핑거워크 및 지압 테크닉을 적용하여서 신경전도를 활성화시킨다. (제20, 24장)
머리와 목	목과 어깨 상부의 긴장을 풀어주기 위하여 토 로테이션(toe rotation)을 한다. (제18장)
릴랙세이션 테크닉 (Relaxation technique)	횡경막 풀기 테크닉(챕터 14, 21)으로 심부의 긴장을 풀어주고 깊은 호흡을 돕는다. 이를 통해, 호흡할 때 쇄골과 흉부가 위로 들어올려지는데 도움이 되고, 목, 갈비뼈, 등을 부드럽게 운집시킨다. 횡경막은 보조반사점이다. 이 테크닉을 자주 반복한다.
가슴, 등, 어깨	썸워킹과 핑거워킹, 트위스트, 토크 테크닉을 적용해서, 가슴, 등, 어깨에 위치한 근육을 풀어준다. 이를 통해, 가동성을 높이고, 근육의 긴장, 노폐물, 예민함을 감소시킨다 (제14, 17, 23장)
내분비기관	다양한 테크닉을 적용해서, 내분비 기관 전체, 특히 부신을 활성화하여 스트레스를 완화시킨다. (제22장)
치아	모든 존, 특히 존 4에 여러 썸워크와 핑거워크 및 지압 테크닉을 적용하여서 신경전도를 활성화시킨다. (제20, 24장)
모든 발가락	머리 전체에 해당하는 모든 발가락과 치아 반사점을 활성화하기 위한 발가락 아랫 부분에 테크닉을 적용한다. (제8, 20장) 이를 통해, 다음의 반사점을 활성화할 수 있다: • 교근 반사점 (상악과 하악을 연결하는 근육) • 측두 반사점 (턱을 열고 닫을 때 사용하는 측두근 또는 저작근) • 익돌근 내측 및 외측 (저작운동 시 상악과 하악을 연결하는 근육, 존 3, 4, 5에 위치) • 머리 전체에 영향을 주는 엄지발가락 반사점

상체 근육기관 테크닉(Muscular System Techniques for the Upper Body)

어깨, 팔, 팔꿈치 반사점을 위한 테크닉

목표: 견갑대, 어깨, 팔, 팔꿈치, 상지의 근육 및 긴장을 완화한다. 이외의 목표에 대해서는 관련된 특정 테크닉을 참고한다.

효과: 혈액공급 및 신경전도를 활성화하고, 견갑대와 상지의 긴장, 불편함, 통증을 완화한다.

반사점: 어깨, 팔, 팔꿈치.

적용: 견갑대, 어깨, 팔에서 발생한 긴장, 불편함 통증을 완화한다. 해당 부위에 대한 어깨와 팔의 이상과 연관

되어 있다. 쇄골 및 상부 흉부의 반사점, 목 반사점, **등 반사점**(발등에 위치)과 함께 활성화하여, 상부 어깨 반사점의 긴장을 완화한다. 이를 통해, 긴장성 두통, 편타성 상해에 영향을 미치는 긴장을 풀어줄 수 있다. 팔과 팔꿈치 반사점을 추가로 활성화하고 손에 위치한 반사점을 활성화하여서 수근관 증후군을 완화할 수 있다. 연관 부위는 엉덩이, 다리, 무릎이다.

테크닉: 어깨 반사점

발을 안정화시킨다. 제5중족골에서부터 제4발가락과 제5발가락 사이까지 어깨 반사점을 따라서 테크닉을 적용하는 손의 손가락들로 핑거워킹한다. 발바닥에 위치한 어깨 반사점을 바깥쪽에서 안쪽으로 썸워크하고, 그 후 여러 방향으로 썸워크한다. 엄지손가락을 사용해서 발을 안정화시켜서, 발등 방향의 제5발가락의 관절에서 중족골두 아랫면까지 핑거워크한다. (■그림 17.15) 필요한만큼 여러 방향으로 테크닉을 적용한다.

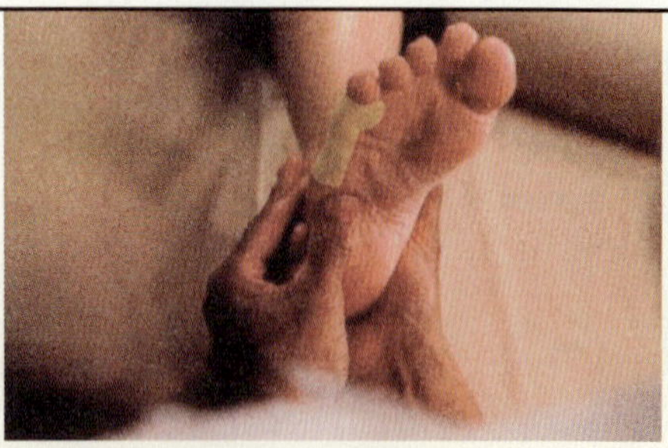

그림 17-15
어깨, 팔, 팔꿈치 반사점

테크닉: 팔, 팔꿈치 반사점

발을 안정화시킨다. 발등, 발 바깥쪽, 발바닥 방향의 제5중족골두에서 존 5의 허리 기준선까지 팔과 팔꿈치 반사점을 활성화시킨다. (그림 17.15) 적용할 수 있는 테크닉으로는 썸워크, 핑거워크, 다방향 핑거워크, 프레스앤플렉스(press-and-flex)가 있다.

요약 (Summary)

- 근육조직은 결합조직으로 묶여진 근섬유로 구성되어 있다.
- 근육의 종류는 수의근, 불수의근, 심근으로 나눌 수 있다.
- 수의근(횡문근 또는 골격근이라고도 함)은 뼈에 붙어 있고, 의지에 따라 움직일 수 있다.
- 불수의근(평활근, 민무늬근, 또는 내장근이라고도 함)은 근육의 기능을 자동적으로 수행한다.
- 심근은 비자발적(자동적으로)으로 운동하는 심장근육을 말한다.
- 근육은 근육의 양끝이 짝을 이루어 운동한다.
- 경직된 근육은 혈액공급을 감소시키면서, 근육에 영양소 및 산소 공급을 저해한다. 또한, 신경자극전달 및 림프흐름을 저해하고, 호흡 및 소화에 영향을 준다.
- 양발은 근육기관의 반사점이다.
- 엉덩이와 골반 근육의 긴장이, 복부, 엉덩이, 다리 바깥쪽, 심지어 무릎에서 발목과 등과 어깨에 통증으로 느껴지는 것은 흔하지 않은 일이다.
- 다리 스트레칭은 엉덩이 관절을 풀어주고, 휴식효과를 주며, 좌골신경통으로 인한 불편함을 완화시키고, 가동범위를 진단하고, 유연성을 향상시키는데 효과적이다.
- 골반, 엉덩이, 다리, 무릎 반사점과 연관된 테크닉은 혈액공급 및 신경전도를 향상시키고, 골반대와 하지의 긴장, 불편함, 통증을 감소시킨다.
- 어깨와 팔 반사점과 연관된 테크닉은 견갑대, 어깨, 팔, 팔꿈치, 상지의 긴장, 불편함, 통증을 완화하고, 혈액공급 및 신경전도를 향상시킨다.

배운 내용 점검하기 (How much did you learn?)

실습하기

다음의 스트레칭 테크닉을 실습하면서, 각각의 테크닉이 활성화하는 신체 부위를 확인해보자.

- 발 안쪽 라킹(Medial Foot Rocking)
- 싱글 레그 스트레치(Single leg stretch)
- 발목 풀기(발목 밀기)
- 림프 펌프(전신 펌프)
- 발목과 다리 뒷부분 스트레칭
- 발목과 다리 앞부분 스트레칭

다음의 테크닉을 실습하면서, 각 테크닉을 활성화하는 반사점을 확인해보자.

- 안쪽 골반, 엉덩이 (기본, 중급, 고급)
- 바깥쪽 골반, 엉덩이, 다리, 무릎 반사점 (기본, 중급, 고급)

발에서 다음 신체 부위의 반사점 위치를 확인하고, 이들을 활성화하기 위한 테크닉을 실습해보자.

- 머리
- 목
- 어깨 관절
- 견갑대
- 팔
- 팔꿈치
- 골반대
- 엉덩이 관절
- 안쪽 골반
- 골반/엉덩이, 바깥쪽
- 다리
- 무릎

TMJD 프로토콜을 실습해보자.

해당 내용 연결하기

왼쪽 열에 위치한 용어에 대한 올바른 설명을 연결하라.

_____ 1. 위축
_____ 2. 삽입
_____ 3. 근경련
_____ 4. 근긴장도
_____ 5. 발단
_____ 6. 인대
_____ 7. 힘줄
_____ 8. 수의근
_____ 9. 불수의근
_____ 10. 심근

a. 건강한 상태이며, 활성화될 수 있는 상태
b. 근육이 뼈에 부착되어서 움직일 수 있게 함
c. 뼈와 뼈를 부착하는 강력한 결합조직
d. 영양 부족으로 인하여 근육조직의 크기가 줄어듦
e. 비자발적으로 운동하는 심장 근육
f. 비자발적으로 운동하는 근육
g. 근육을 뼈나 다른 고정된 신체 부위에 부착시킴
h. 횡문근, 골격근으로, 의지에 따라 움직임
i. 근육을 뼈에 부착시키는 결합조직
j. 평활근, 민무늬근, 내장근으로, 자동적으로 기능을 수행함

객관식 문항

1. 근육기관의 반사점은 발 바닥 표면에만 위치하고 있다. 이 문장은
   a. 참이다.
   b. 거짓이다.

2. 다음 중 근육기관의 기능이 아닌 것은 무엇인가?
   a. 움직임을 가능하게 함
   b. 열과 에너지를 생성함
   c. 독소와 산소를 제거함

d. 자세를 유지하기 위하여 신체를 지탱함
e. 뼈와 내부 장기를 덮어서 신체의 외형을 만듦

3. 다음 중 근육기관의 반사점에 해당되지 않는 것은 무엇인가?
   a. 척추 반사점
   b. 부신 반사점
   c. 횡경막 반사점
   d. 지라 반사점

4. 근육기관은 전신에 걸쳐 분포하고 있어서, 양발이 근육기관의 반사점이다. 다음의 문장 중 가장 참인 것은 무엇인가?
   a. 골반과 엉덩이는 신체에서 가장 중요한 근육이다.
   b. 팔꿈치와 무릎 반사점은 손으로만 접근할 수 있다.
   c. 전문가들은 근육 긴장이 턱관절 장애의 직접적인 기저 원인이라고 말한다.
   d. 머리, 어깨, 팔 반사점은 치유효과를 얻기 위하여 독립적으로 활성화되어야 한다.

5. 심근은 반사점이 없다. 이 문장은
   a. 참이다.
   b. 거짓이다.

6. ___는 기능을 자동적으로 수행하며, 호르몬 및 자율신경의 조절에 따른다.
   a. 수의근
   b. 불수의근
   c. 특수 근육

7. ___는 의지에 따라 수축하나, 뇌가 근육의 조절 수준을 관장한다.
   a. 수의근
   b. 불수의근
   c. 자율근육

8. 신체조직을 지탱하는데 발생하는 긴장은 신체의 움직임을 저해하고, 근육, 근막, 결합조직, 심지어 내부 장기에까지 즉각적으로 영향을 미치는 긴장을 발생시킨다. 이 문장은
   a. 참이다.
   b. 거짓이다.

9. 근육가동범위의 최대치를 유지하기 위해서, 존1에서 5까지에 걸쳐서 위치한 견갑대 반사점을 활성화한다. 이 문장은
   a. 참이다.
   b. 거짓이다.

10. 엉덩이와 골반 근육의 긴장은 __ 부위의 불편함이나 통증으로 느껴질 수 있다.
    a. 복부
    b. 엉덩이과 바깥쪽 다리
    c. 등과 어깨
    d. 위의 모두

빈칸 채우기

아래의 단어를 그림 상의 해당되는 빈칸에 채워넣어라.

머리
목
어깨 관절
견갑대
팔
팔꿈치
팔/팔꿈치

바깥쪽 골반
안쪽 골반
엉덩이 관절
골반대
다리
무릎/다리
골반/엉덩이

근육기관 반사점 확인하기

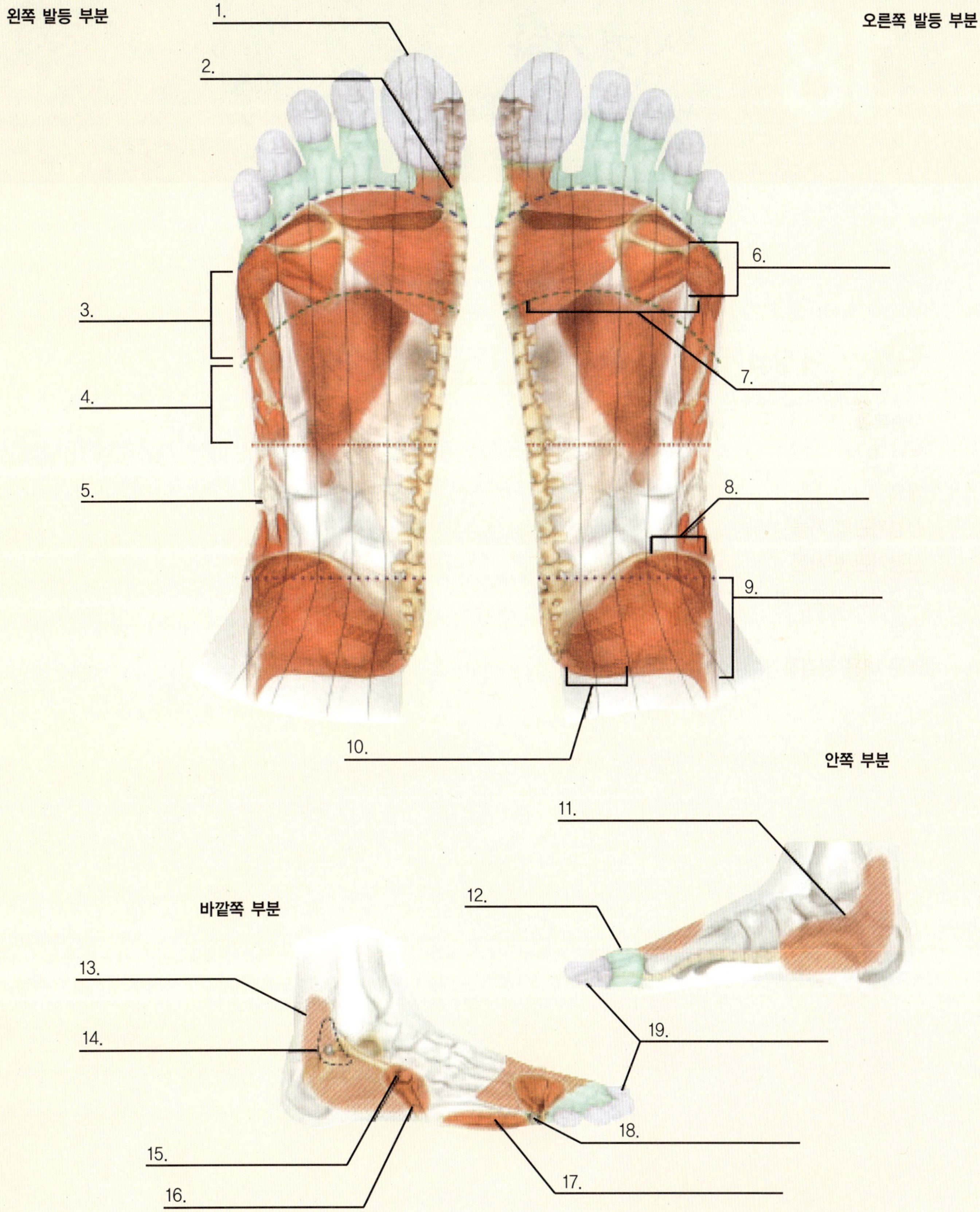

제 18 장 신경기관
(Muscular System)

이 장의 개요 (Chapter Highlights)

학습목표
주요 용어
개요
신경기관의 기능
신경기관 반사점
신경기관 프로토콜
요약
배운 내용 점검하기

학습 목적 (Learning Objectives)

1. 이 장의 주요 용어와 그 의미를 이해한다.
2. 신경기관의 주요 기능 3가지를 나열한다.
3. 신경기관, 중추신경계, 말초신경계의 위치 및 기능을 확인한다.
4. 체성신경계와 자율신경계의 기능을 설명한다.
5. 교감신경기관과 부교감신경기관의 역할에 관한 차이점을 구분한다.
6. 발에서 산경기관 반사점의 위치를 파악한다.
7. 신경기관과 관련된 건강 상의 문제 5가지를 설명한다.
8. 신경기관의 직접반사점과 보조반사점을 제시한다.
9. 발에서의 기본 신경기관 프로토콜을 실행한다.
10. 다음의 반사점 위치를 확인하고 이들을 활성화기 위한 테크닉을 실습한다: 중추신경계(뇌와 척추), 머리, 목
11. 다음의 테크닉을 학습하고 실습한다: 발가락 끝, 발가락 아랫 부분, 토 샤프트(toe shaft)와 토 패딩(toe padding), 후두부 능선 반사점, 토 로테이션(toe rotation), 좌골신경
12. 다음의 프로토콜을 실습한다: 신경기관, 머리와 목, 두통, 수전증

주요 용어 (Key Terms)

감각뉴런 또는 구심성 뉴런 240
고유수용성 감각 247
교감신경계 247
뉴런 239
뇌 239
뇌 반사점 249
말초신경계 244
말초신경계 반사점 254
머리 반사점 249
목 반사점 251
미골/천골 반사점 249
부교감신경계 247
수상돌기 240
신경 239
신경기관 238
신경 반사점 241
신경세포 239
얼굴 반사점 249
연합뉴런 240
요추 반사점 249
운동뉴런 또는 원심성 뉴런 240
자율신경계 242
중추신경계 241
좌골신경 반사점 255
체성신경계 242
척수 240
척수 반사점 249
축삭 240
후두부 능선 반사점 256
흉부 반사점 256

반사요법 실전

DVD 플레이리스트:

- 발 반사요법

개요 (Overview)

신경기관은 (내분비기관과 함께) 신체의 항상성을 유지하기 위하여 신체를 조절 및 조정한다. (■그림 18.1) 신경기관은 신체에서 가장 복잡한 기관으로 1,100억개 이상의 특수한 신경세포로 구성되어 있다. 신경기관은 (내분비기관과 함께) 신체 부위들을 조절 및 조정하고, 항상성을 유지한다.

신경기관과 내분비기관은 한 신체부위의 정보를 다른 신체부위를 전달한다. 신경기관은 재빠르게 외부 및 내부 자극에 반응을 하고, 재빠르게 신체 한 부위에서 받은 정보를 다른 부위로 신경자극을 통해 전송한다. 내분비기관은 호르몬을 통해 이와 같은 기능을 수행한다. 내분비기관은 신경기관보다 이러한 작업을 느리게 수행하지만, 더 오랫동안 지속적으로 기능을 수행한다. 신경기관, 내분비기관, 감각기관은 정보를 수신하고, 신체 기관을 통합 및 조정하기 위하여 함께 각자의 역할을 수행한다. 박스 18.1은 신경기관의 기능을 간략하게 소개하고 있다.

전세계에서 진행된 연구를 체계적으로 정리한 문서에 따르면, 반사요법은 신경기관을 진정시키는데 효과가 있다고 한다. 반사요법은 두통, 편두통, 긴장, 신경쇠약, 기타 건강 상의 문제와 연관된 스트레스를 완화한다. ("임상사례: 반사요법과 신경쇠약" 참고) 임상연구 자료에서는 이와 같은 알츠하이머병, 신경통, 좌골신경통, 뇌졸중 등의 질병/질환 회복에 도움이 있다고 제시하고 있다.

신경기관 (Nervous System)

설명 – 신경기관은 중추신경계(뇌, 척수, 뇌척수막)과 말초신경으로 구성되어 있다. 신경기관은 (내분비기관과 함께) 신체를 조절 및 조정하고, 항상성을 유지한다. 신경기관은 외부 및 내부 자극에 빠르게 반응한다. 신경기관의 주요 역할 3가지는 감각정보 수용, 결정을 내리기 위하여 뇌에서 입력된 정보 통합, 운경반응(근육반응) 활성화이다.
일차기관 – CNS: 뇌, 척수, 뇌척수막. PNS: 말초신경
직접반사점(Direct Reflex) – CNS: 뇌, 척수, 뇌척수막. PNS: 모든 말초 신경
반사점의 위치 – CNS: 뇌(엄지발가락과 모든 발가락), 척수 전체(발의 안쪽 끝), PNS: 발가락을 제외한 발 모든 부분, 상지(어깨관절, 견갑대, 쇄골, 팔/팔꿈치), 하치(좌골신경, 골반, 엉덩이, 다리, 무릎).
보조반사점(Helper Reflex) – 내분비기관. 횡경막.
건강 상의 문제 – 안면신경마비(Bell's palsy; 벨마비)와 수전증, 두통과 편두통, 알츠하이머병, 기억력 및 집중력 장애, 다발성 경화증, 신경통, 좌골신경통, 스트레스 및 신경쇠약, 뇌졸증. 이외 자세한 내용은 부록 E 증상별 테라피 참고자료 참고.

요약박스 18.1 간단한 정리

- 신경기관(NS; nervous system)은 1,100억개 이상의 특수한 신경세포로 구성되어 있다.
- NS는 중추신경계(CNS)와 말초신경계(PNS)로 나뉜다. NS = CNS + PNS
- CNS는 뇌, 척수, 뇌척수막으로 구성되어 있다. CNS = 뇌 + 척수 + 뇌척수막.
- PNS는 뇌신경, 척수신경, 신경절로 구성되어 있다. PNS = 뇌신경 + 척수신경 + 신경절.
- PNS는 자율신경계(ANS)와 체성신경계(SNS)로 구성되어 있다. PNS = ANS +SNS
- PNS의 체성신경계(SNS)는 뼈, 근육, 피부 등 신체의 외부조직과 소통한다.
- PNS의 자율신경계(ANS; 내장, 자율, 불수의)은 장기, 내분비선, 혈관, 세포질 등 신체의 내부조직과 소통한다.
- ANS는 교감부와 부교감부로 나뉜다. 이는 음양(陰陽)의 지속적인 균형을 반영한다.
- 교감신경기관은 활발한 또는 갑작스러운 반응 상태이다. "투쟁, 도피, 두려움" 상태는 양의 기운이 매우 높은 상태이다.
- 부교감신경기관은 놀랍지 않은 반응 상태로 신체를 회복시키고 되돌리는 이완된 반응이다. 이 상태는 음의 기운이 높은 상태이다.

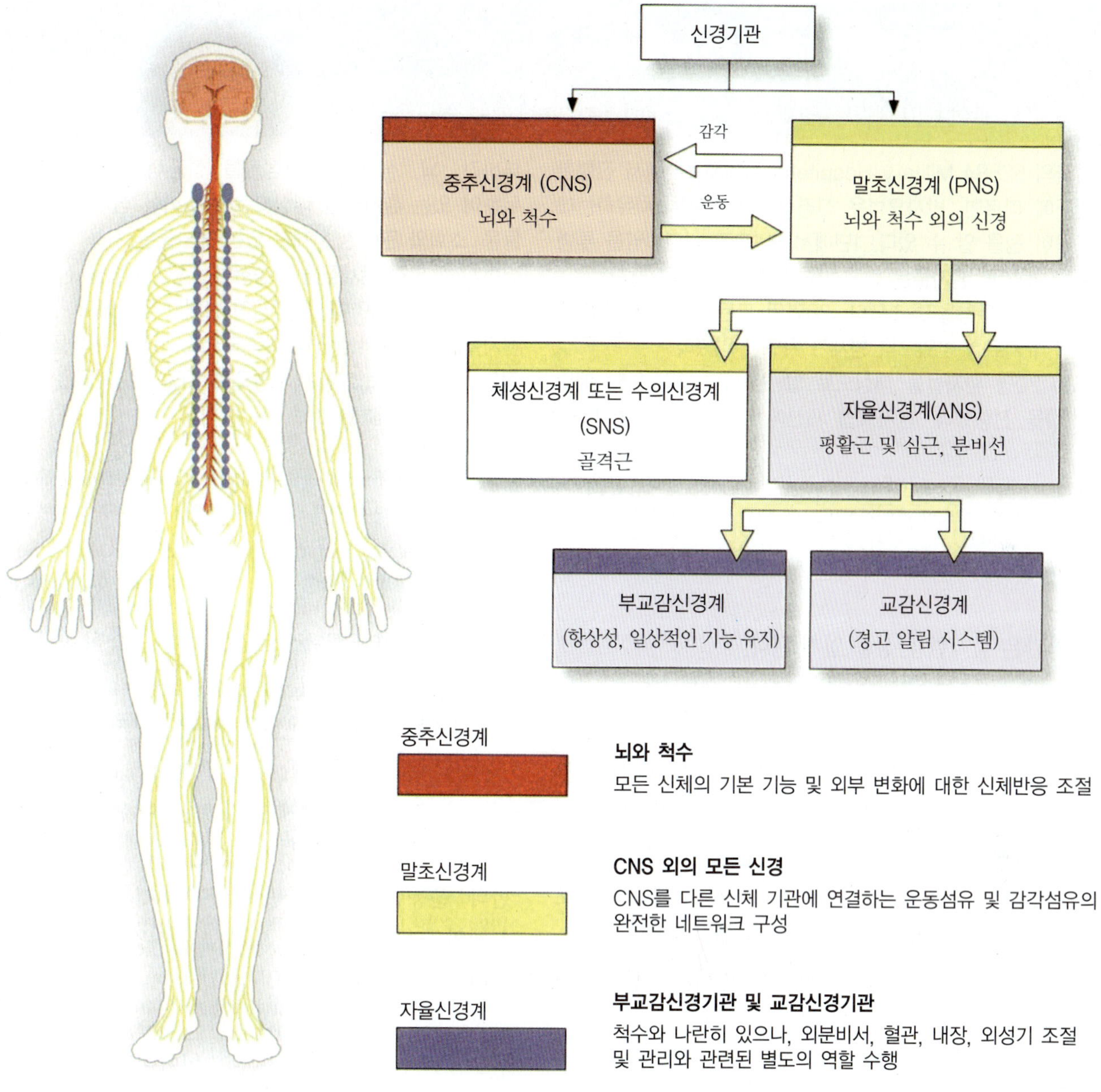

그림 18-1
신체의 신경기관

신경기관의 기능 (Functions of the Nervous System)

신경기관은 다음의 세가지 기능을 수행한다:

1. 감각정보를 수용한다.
2. **뇌**(두개골 내에 위치한 생명활동의 중심)에서 입력된 정보를 통합하여 결정을 내리는 것처럼, 통합작업을 수행한다.
3. 운동반응(근육반응)을 활발하게 한다.

신경세포(Nerve Cells)

인체는 전기적인 성질을 보유하고 있다. 신체가 다른 신체기관과 의사소통 하는 방법 중 하나는 생체전위 전류를 신경기관을 통해 주고받는 것이다. 신경기관의 기본 구성단위는 신경세포로, 신경세포에는 핵과 세포 기관을 보유하고 있다. 신경세포는 두 종류로 나뉠 수 있는데, 그 중 하나가 **뉴런**(신경자극을 전도)와 **신경 교질세포**(뉴런의 역할을 돕고, 보호하며, 영양을 공급)이다. 신경교질세포가 보호기능을 수행하지 않는다면,

임상사례 (Clinical Perspective)

반사요법과 신경쇠약 (Reflexology and Nervous Exhaustion)

중국의 52884 Military Hospital의 물리치료부에서 진행한 연구에 따르면, 반사요법은 신경쇠약 환자들을 치유하는데 도움이 됨을 알 수 있다. 1년에서 8년까지 신경쇠약을 투병 중인 20명의 환자들은 어지러움, 불면증, 기억력 감퇴, 소화불량, 두통을 호소했다. 20명의 모든 환자들은 장기간 의학적 치료를 받았으나 병세가 차도가 없었다.

모든 20명 환자들을 대상으로 발 반사요법(7일 동안 매일 진행)을 진행했다. 반사요법 세션에서는 부신, 신장, 방광, 부비강, 뇌, 심장의 반사점들을 집중적으로 활성화했다. 두통이 있는 환자들을 대상으로는 소뇌와 삼차신경 반사점들을, 소화와 관련된 문제가 있는 환자들은 지라, 위, 십이지장, 복강 반사점을 활성화하는 반사요법을 진행했다. 임상실험 결과, 40%의 환자들이 병세가 없어졌으며, 35%의 환자들은 병세에서 상당히 회복되었고, 15%의 환자들은 중간 정도의 차도를 보였다. 마지막으로 10%의 환자들은 아무런 진전이 없었다.

출처: Duan (1993). "Foot Reflexology in Neurosism: Clinical Observation of 20 Cases." Presented at the China Reflexology Symposium in Beijing, July. Reflexology Research Reports by the Association of Reflexologists (2nd ed.). www.reflexology-research.com (accessed January 7, 2010.)

신경기관은 심각한 손상을 입게 된다.

뉴런(Neurons)

신경세포나 뉴런은 배전반과 같다. 정보(신경자극)이 세포로, 그리고 세포로부터 전달된다. 뉴런의 구조는 세포 본체에 여러 개의 확장선들이 연결되어 있다. **수상돌기**는 다른 뉴런으로부터 정보를 수신하며 세포 본체로 신호를 전도하는 확장선이다. **축삭돌기**는 신경자극을 세포 본체로부터 전도하는 역할을 한다. 신경세포의 기능에 따라 수상돌기의 개수가 정해진다.

뉴런은 세 종류로 나눌 수 있다. 각각의 뉴런은 신경자극을 신체로 전도하는 방법에 따라 독특한 기능을 수행한다.

감각뉴런 또는 **구심성 뉴런**은 신체 말단에서부터 뇌와 **척수**(두개골을 통해서 뇌의 기저로부터 시작되어서 척추관을 연결하고 있는 특수 조직)으로 신경자극을 전도한다. 감각뉴런은 수용기라 불리는 특수한 말단기간을 가지고 있다. 수용기는 외부 및 내부 자극에 매우 민감하게 반응한다. 수용기가 자극을 바으면, 신경자극은 감각뉴런을 따라서 CNS로 전달된다. 감각뉴런은 고객이 반사요법 세션을 진행하는 동안, 압을 느낄 수 있게끔 한다.

운동뉴런 또는 **원심성 뉴런**은 신경자극을 중추신경계에서 분비선이나 근육으로 전도하는 역할을 한다. 이렇게 전달된 신경자극은 분비선이나 근육의 상태에 변화를 일으키며, 이러한 현상을 기관을 '자극한다', 또는 '신경을 통하게 한다' 라고 말한다. 운동뉴런은 근육 섬유가 수축할 수 있게 한다. 운동뉴런은 내부 장기를 따라 늘어서 있는 골격근과 평활근의 신경을 자극하기도 한다. 운동뉴런은 분비선에 영향을 미치며, 발을 비롯한 신체의 근육이 반사요법 세션 동안 이완될 수 있게 하기도 한다.

참고: '구심성' 을 의미하는 영어단어 Afferent는 라틴어로 "~에 도달하다."라는 뜻이며, '원심성' 을 의미하는 영어단어 efferent는 "~로부터 도망치다."라는 뜻이다. CNS아 관련해서, 구심성 뉴런은 신경자극을 "CNS로 전도"하며, 원심성 뉴런은 신경자극을 "CNS로부터 전도"한다.

연합뉴런은 중추신경계의 여러 부위 간의 신경자극을 전도한다. 연합뉴런은 뇌에서 척수로, 그리고 우뇌와 좌뇌 간의 커뮤니케이션을 가능하게 한다.

신경충동(Nerve Impulses)

신경자극은 신체의 화학반응을 통해 생성된다. 신체 내의

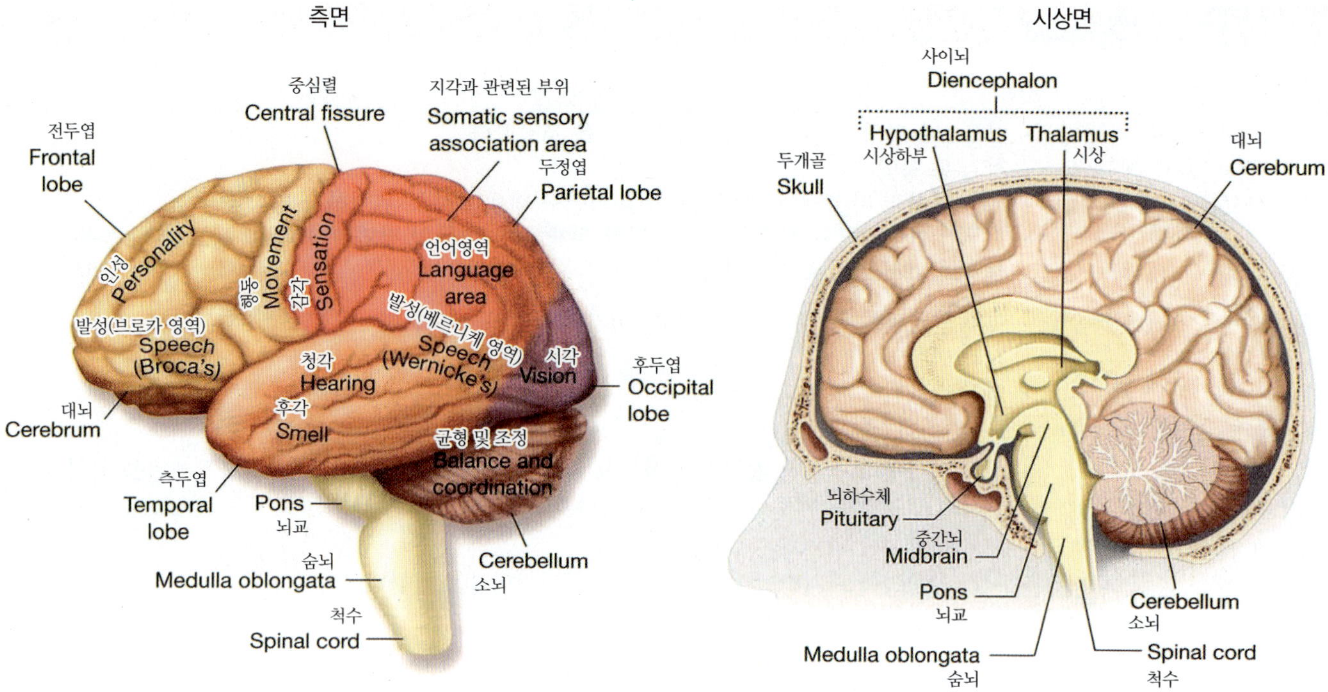

그림 18-2
뇌

세포는 양전하와 음전하(양극성)를 가지고 있다. 단백질(나트륨-칼륨 펌프)은 뉴런 내에서 화학물질(신경전달물질)이 이동할 수 있게 하며, 축삭돌기가 끝나고 다른 뉴런의 수상돌기가 시작되는 작은 공간(시냅스)을 화학물질이 이동할 수 있게끔 한다. 이를 통해, 뉴런과 다른 뉴런 간의 신경전도가 발생하게 되는 것이며, 이와 같은 원리로 신체 전체에 신경자극이 전달되게 된다.

뇌 내에서 신경전달물질의 불균형으로 인하여 파킨슨병, 헌팅턴병, 알츠하이머병과 같은 신경병이 발생하게 된다.

신경 반사작용(Nerve Reflexes)

해부학과 생리학 분야에서, **신경반사**는 신경기관을 통해 신체 내부 및 외부 자극이나 변화에 대한 자율적이며 무의식적인 반응이다. 이들은 자극에 대하여 가장 단순한 형태의 무의식적인 운동 조절 방식이다. 신체의 반사작용은 해로운 사항들로부터 신체를 보호하며, 신체가 항상성을 유지하고, 내부 장기가 문제없이 기능을 할 수 있게끔 한다.

우리가 쉽게 확인할 수 있는 무의식적인 반응이나 반사작용은 회수(뜨거운 것을 만졌을 때, 손가락을 떼는 현상), 자기 수용성 반응(신체가 자세를 취하고 있는 표면과 무관하게 자세를 유지하는 능력), 놀람반사(소음에 대한 신체반응) 등이 있다. 이외에도 다른 무의식적인 반응은 소변, 음식물 소화, 온도, 재채기, 눈깜빡임 등이 있다.

제2장에서는 반사반응에 대한 정의를 제시하고 있다.

중추신경계(Central Nervous System)

중추신경계는 신체의 모든 신경을 조절하는 중심점이다. 중추신경계 기관은 뇌, 척수, 뇌척수막이다.

뇌는 머리뼈가 덮어서 보호하고 있으며, 척수는 척추뼈가 보호하고 있다. 이 두 기관 모두 뇌척수막이라고 불리는 보호막 또는 멤브레인으로 뒤덮여있다. 여기에 체액이 보호기능을 강화하고 이들의 기능 수행을 돕는다. 뇌척수액은 머리뼈 사이 공간을 채우고 있으며, 척수액은 척수뼈 사이의 공간을 채우고 있다. 이들 체액을 통칭하여 뇌척수액이라 하기도 한다.

표 18.1 대뇌엽의 기능

엽	기능
전두엽(전두엽을 가볍게 두드리는 것은 더 높은 지적 사고를 돕는다.)	• 일차 운동영역 – 수의 골격근의 움직임을 조절한다. • 전 운동 영역 • 운동 구어 부위(브로카 영역) (좌측 대뇌반구 내에만 주로 위치하고 있다.) • 전두엽 연합영역 – 집중, 계획, 복잡한 문제해결, 행동의 결과 판단 등에 필요한 더 높은 단계의 지적 과정을 수행한다.
두정엽	• 일차 감각영역 – 온도, 촉각, 압력, 피부의 통증을 감지한다. • 감각 연합영역 • 일차적인 미각 부위
측두엽	• 일차 청각영역 – 청각을 담당한다. • 청각 연합영역 – 감각 경험을 해석하고 시각적 장면, 음악, 기타 복잡한 감각패턴을 기억한다. • 감각성 언어영역 (베르니케 영역)
후두엽	• 일차 시각영역 – 시각을 담당한다. • 시각 연합영역 – 시각적 이미지를 다른 감각경험과 조합한다.

뇌(Brain)

뇌는 두개골 내부에 위치하고 있는 특수조직을 통칭한다. (■ 그림 18.2) 뇌는 숨뇌, 뇌교, 중간뇌, 소뇌, 시상하부, 시상, 대뇌로 구성되어 있다. 각각의 부위는 생명유지와 관련된 활동을 주관하거나, 이와 같은 활동에 참여하고 있다.

뇌의 주요 반사점 중심인 숨뇌, 뇌교, 중간뇌는 척수로 연결되어 있는 뇌줄기에 위치하고 있다.

- 숨뇌는 척수의 척수의 연장선으로 척수와 뇌교 사이에 위치하고 있는 두개강 내에 위치하고 있다. 소뇌의 앞에 위치하고 있으며, 심박동, 호흡, 혈압, 연하, 기침, 재채기, 구토와 관련된 핵심 반사점의 중심이다. 숨뇌는 척수 및 뇌의 상부 중심과 소통한다.
- 뇌교는 숨뇌의 호흡작용 조절을 돕는다. 뇌교에는 청각 및 시각 자극과 관련된 머리의 움직임을 관장하는 중심 반사점이 위치하고 있다.
- 중간뇌는 대뇌와 척수, 또는 소뇌 사이의 의사소통 통로 역할을 한다. 청각, 시각, 촉각반응과 관련된 중심 반사점이 위치하고 있다.

소뇌는 두개골 아랫 부분이 보호하고 있는 대뇌 아래에 위치하고 있다. 대뇌보다는 작은 소뇌는 두 개의 반구를 가지고 있다. 소뇌는 종정력, 근긴장 유지, 자세 변화, 균형 유지와 같은 근육의 움직임을 관장한다.

대뇌는 뇌에서 가장 크고 가장 상급의 기관이다. 두개모가 대뇌를 보호하고 있다. 대뇌는 두 개의 반구로 이루어져 있는데, 대뇌반구는 전두엽, 두정엽, 측두엽, 후두엽으로 구분한다. 각각의 엽은 동일한 이름을 붙인 뼈가 보호하고 있다. 대뇌반구는 특정 기능을 수행하고 있는데, 주로 기억, 지성, 논리적 사고, 의지적 행동, 무의식적 행동과 같은 상위의 정신적 활동을 담당하고 있다. (■ 표 18.1)

시상하부와 시상을 사이뇌라고 통칭한다. 시상하부는 시상보다 아래에 위치하고 있다. 시상하부는 배고픔, 목마름, 체온, 수면, 수분 균형, 혈압을 조절함으로써, 신체 내부 환경에 대한 항상성을 유지한다. 시상하부는 신경기관과 내분비기관을 연결하는 뇌하수체를 조절하기도 한다.

시상은 대뇌의 아랫부분에 위치하고 있다. 시상은 뇌의 중계국과 같은 역할을 한다. 신체와 뇌에서 전달받은 감각정보를 수신한 뒤, 수신한 모든 정보(후각 제외)를 대뇌의 해당 부위에 전달한다.

우반구와 좌반구 좌반구와 우반구는 뇌들보라고 불리는 정중선 조직으로 연결되어 있다. 각각의 좌반구와 우반구는 다른 기능을 수행한다. 좌반구는 언어생성 및 논리적, 비판적 사고능력을 수행하며, 우반구는 공간 지각능력, 창의력, 상상력, 직감력, 감정 표현력을 수행

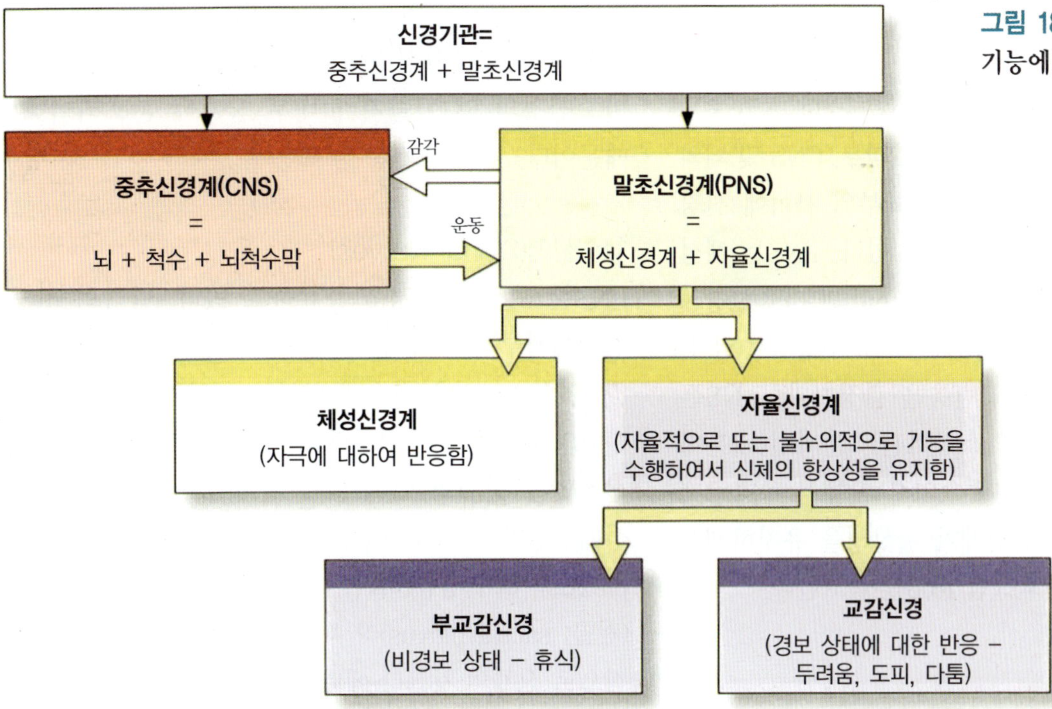

그림 18-3
기능에 따른 신경기관

한다. 왼손은 우뇌가 조절하며, 반대로 오른손은 좌뇌가 조절한다.

반사요법의 반사점들은 정중성을 가로지르지 않는다. 신체 왼쪽에 위치한 모든 반사점들은 왼발, 왼손 또는 왼쪽 귀에 위치하고 있다. 즉, 왼발의 발가락 끝을 자극하게 되면 좌뇌에 영향을 미치게 되는 것이다. 반대로 오른발, 오른손 또는 오른쪽 귀를 활성화하면 우뇌에 영향을 주게 된다.

둘레계통 둘레계통은 대뇌를 덮고있는 대뇌겉질 아래에 위치하고 있다. 둘레계통의 신경경로는 전두엽, 측두엽, 시상, 시상하부와 연결되어 있다. 이들은 의식적인 뇌의 활동과 무의식적인 뇌의 활동 모두를 수행하며, 학습, 기억, 생존능력과 매우 밀접하게 연관되어 있다. 행복함, 비통함, 고통, 분노, 두려움과 같은 기쁜 감정과 슬픈 감정은 대뇌 변연계와 연관되어 있다. 감정이 연관된 특징 사건이 더 길고 생생하게 기억하게 된다. 지각정보(후각, 시각, 촉각, 청각, 미각)은 대뇌변연계가 뇌의 감각을 관장하는 부위와 소통하게 되면서, 기억을 되살리게 된다.

반사요법 치료사는 에센셜 오일을 사용해서, 어떤 후각정보가 코를 통해서 유입되어서 즉각적으로 대뇌 변연계에 영향을 미쳐서 더 깊은 치유효과를 낼 수 있다.

에센셜 오일은 신경기관을 (오일의 종류에 따라) 진정시키거나 안정화시키거나 또는 자극하며, 휴식효과를 강화하고 신체적, 감정적, 정신적, 심리적 치유효과를 증진시킨다. 에센셜 오일에 대한 자세한 내용은 부록 D를 참고한다.

척수(Spinal Cord)

척수는 두개골을 통해서 뇌의 아랫부분에서부터 척추뼈로 구성되어 있는 척추관까지 연결되어 있다. 척수는 후두골에서부터 제1요추와 제2요추 사이의 디스크에 위치하고 있는 물렁뼈까지 연결되어 있는 척주나 척추 내부에 위치하고 있다. 척수의 주요 기능 두가지는 뇌에서 근육 및 분비선까지 운동자극을 전도하는 것과 감각자극을 감각수용기에서 뇌로 전도하는 것이다.

척수와 뇌는 삶의 질에 필수적인 기관이다. 척수가 손상되었을 때, 마비(의식적인 조절 및 감각 감지기능 손실)가 발생한다. 신경은 재생될 수 있으며, 반사요법을 통해 신체 자체적인 치유력을 향상시킬 수 있다. 이와 같은 이유로 모든 건강 관련 문제에 대한 반사요법에서 뇌와 척수의 반사점이 활성화되는 것이다. CNS의 역할을 절대 편하할 수 없다.

말초신경계(Peripheral Nervous System)

말초신경계는 신체장기, 근육, 분비선, 피부, CNS 및 뇌의 외부나 주변부에 위치하고 있는 신체부위 사이에 신경자극을 전달하는 뉴런으로 구성되어 있다. PNS는 **체성신경계**(SNS; somatic nervous system)과 **자율신경계**(ANS; autonomic nervous system)으로 구성되어 있다. SNS는 자극에 대한 신체의 반응을 관장한다. ANS는 심근(심혈관 기관), 평활근(소화기관), 분비선(내분비기관)과 같이 내부 장기의 불수의적 활동이 올바르게 수행될 수 있게끔 하여서 신체가 항상성을 유지하게끔 한다. 이에 대한 내용은 ■그림 18.3을 참고한다.

뇌신경(Cranial Nerves)

12쌍의 뇌신경이 뇌를 통해 연결되어 있다. (■표 18.2) 이러한 연결 부분은 뇌의 앞에서 뒤까지 로마숫자를 이용하여 뇌신경을 표기한다. 신경은 감각신경, 운동신경, 또는 혼합신경으로 나뉜다. 이 모든 신경들은 머리, 목, 얼굴과 연결되어 있으나, 미주신경은 여기서 제외된다. 미주신경을 방황신경이라고 부르기도 하는데, 이는 미주신경의 많은 줄기가 내부 장기에 분포되어 있기 때문이다.

척수신경(Spinal Nerves)

PNS는 31쌍의 신경을 보유하고 있다. 각각의 신경은 척수에서부터 시작되어, 전체 척수를 따라서 분포되어 있다. 척수신경은 척수에 위치하고 있기 때문에 위치한 부위의 이름을 따서 명명되었다. 주요 신경 네트워크 또는 신경망은 신체의 네 부위에 위치하고 있으며, 이들을 성대신경망(목; vocal plexus), 상완신경총(팔; brachial plexus), 요신경총(허리; lumbar plexus), 천골신경총(천골; sacral plexus)라 부른다. 이들 신경 그룹은 대략적으로 신체의 차크라 에너지 체계와 연관된다.

■표 18.3은 척수신경을 보여주고 있다. 표 18.4는 주요 말초신경과 이들이 분포하는 부위를 제시하고 있다. 하나의 신경이 잘못되도 신체 전체에 문제를 일으킬 수 있으며, 신체는 놀라운 가외성을 보유하고 있고, 신경은

표 18.2 뇌신경

번호	명칭	기점	분포위치	신경 종류
I	후각신경	코의 상피	대뇌	감각신경
II	시각신경	망막	대뇌	감각신경
III	안구신경	중뇌	안구근육	운동신경
IV	활치신경	중뇌	안구근육	운동신경
V	삼차신경	뇌교	1. 눈 부위 – 눈 주변 2. 상악 부위 – 얼굴 상부 3. 하악 부위 – 관자놀이, 귀, 아랫입술, 하악골의 치아와 잇몸, 구개부위	1. 감각신경 2. 감각신경 3. 혼합신경
VI	외전신경	뇌교	안구근육	운동신경
VII	얼굴신경	뇌교	얼굴, 미뢰, 가운데귀 근육	감각신경
VIII	청각신경	뇌교	1. 달팽이관 – 내이의 달팽이관 2. 전정 부위 – 반고리관	1. 감각신경 2. 감각신경
IX	혀인두신경	숨뇌	혀와 인두	혼합신경
X	미주신경	숨뇌	복강내 장부, 심장	혼합신경
XI	척수 부속부위	숨뇌	목 근육	운동신경
XII	혀밑신경	숨뇌	혀, 설골을 활성화하는 근육	운동신경

참고: 위의 12개 로마기호 및 부위를 외우기 위한 연상문구는 "Oh, oh, oh! To touch and feel all clean vegetables, so happy!"

표 18.3 척추신경

척추부위	척추신경 및 기점	신경 분포 부위	건강 상의 문제
경추(목)	C1(환추), C2(축추) (이 두 신경 모두 C-1 척추뼈에서 파생된다.)	머리, 뇌, 얼굴 뼈, 두피, 뇌하수체, 내이 및 중이, 교감신경	감기로 인한 두통, 두통, 편두통, 기억상실증, 고혈압, 기절, 근긴장, 신경과민, 만성피로, 불면증, 어지럼증
	C3(C-2 v.)	이마, 눈, 시신경, 청신경, 혀, 부비강, 유양돌기	눈, 눈 주변의 통증, 귀와 청각손실, 부비강, 알러지
	C4(C-3 v.)	외이, 얼굴뼈, 뺨, 치아, 삼차신경	귀, 습진, 여드름, 신경염(신경의 염증), 신경통
	C5(C-4 v.)	코, 입술, 입, 유스타키오관	카타르, 코막힘, 꽃가루 알러지, 유스타키오관 막힘 (목구멍과 귀에 영향을 줄 수 있음), 청각손실, 부신질환
	C6(C-5 v.)	목의 분비선, 인두, 심장	목구멍 질환(인두염, 후두염, 목 쉼), 심장
	C7(C-6 v.)	목과 어깨 근육, 편도선, 심장	목과 어깨의 근육경직, 팔 상부의 통증, 손목터널증후군, 팔 통증, 편도염, 급성 폐쇄성 후두염, 심장
	C8(C-7 v.)	어깨, 어깨와 팔꿈치의 점액낭, 갑상샘, 심장	손목터널증후군, 팔 통증, 윤활낭염, 갑상샘 질환, 심장
흉추 (등 중부)	T1	팔꿈치에서 손까지의 팔 부위, 손, 손목, 손가락, 기관, 식도	손목터널증후군, 팔 아랫부분과 손의 통증, 천식, 호흡곤란, 급한 호흡, 기침
	T2	심장, 판막, 관상동맥, 흉부, 가슴, 가슴막, 기관, 식도	심장 및 흉부 질환
	T3	흉부, 가슴, 가슴막, 폐, 기관지	울혈, 기관지염, 폐렴, 유행성 감기, 흉막염
	T4	담낭질환, 총담관	담낭, 대상포진, 황달
	T5	순환질환, 간, 명치	순환장애, 혈압 관련 질환, 간, 관절염
	T6	위	위장질환 (위경련, 소화불량, 소화장애, 속쓰림)
	T7	췌장, 십이지장	궤양, 위염
	T8	지라	지라, 면역력 저하
	T9	부신	알러지, 두드러기
	T10	신장	신장질환(신염), 동맥경화증
	T11	신장, 수뇨관	피부질환(여드름, 습진, 부스럼)
	T12	소장, 림프순환	가스, 류마티즘, 불임
요추(허리)	L1	대장, 서혜륜(또는 서혜관)	변비, 이질, 설사, 대장염, 탈장 또는 헤르니아
	L2	다리 상부, 복부, 맹장	경미한 하지정맥류, 호흡곤란, 경련성 복통
	L3	무릎, 성기관, 자궁, 방광	무릎 통증, 월경 및 갱년기 질환, 유산, 발비구전, 야뇨증
	L4	허리 근육, 좌골신경, 전립샘	요통, 등 및 허리 통증, 좌골 통증, 통증이 있거나 잦은 배뇨
	L5	하지, 발목, 발, 발 아치, 발가락	허약한 다리, 다리의 경련, 하지의 혈액순환장애, 약한 발목 또는 발 아치, 발목 붓기, 차가운 발
천골	5개의 천골신경	궁둥이, 관골	천장 염좌, 척추만곡
미골	미골신경	직장, 항문	치질, 항문소양증, 앉았있을 때의 꼬리뼈 통증

표 18.4 주요 말초신경

신경 명칭	척추신경	신경 분포 부위
근파신경	C5-T1	팔 전면부에 위치한 근육, 팔뚝의 피부
요골신경	C5-T1	팔 후면부에 위치한 근육, 팔뚝과 손의 피부
정중신경	C5-T1	팔뚝 근육, 손의 근육과 피부
척골신경	C5-T1	팔뚝과 손의 근육, 손의 피부
횡격신경	C3-C5	횡경막
늑간신경	T2-T12	늑간신경, 복부 근육, 몸통 피부
대퇴신경	L2-L4	허벅지와 다리의 근육 및 피부
좌골신경	L4-L3	허벅지, 다리, 발의 근육 및 피부

재생될 수 있다. 경직된 근육, 부상, 견관절 이탈구, 상처 조직, 염증 부위에서는 신경 분포가 감소되기도 한다. 긴장이 발생된 원천 부위를 완화시키는 것이 신경자극의 흐름을 원활하게 한다. 이와 같은 단순한 문구 하나에 굉장한 치유력이 있는 것이다.

신경망에 대한 이해는 반사요법 치료사들이 척주의 특정 부위에 집중적으로 관리할 수 있게끔 한다. 신경망들이 신체 전체에 어떻게 분포되어 있는지 이해함으로써 세션의 효과를 높일 수 있기도 하다. 예를 들어, 상완신경총은 하부 경추 및 상부 흉추에 위치하고 있다. 이 신경들은 척수에서부터 시작되어서 견갑골 전체에 퍼져 있으며, 팔과 손으로 연결된다. 어깨에 문제가 생겼다면, 척추, 가슴 전면부, 등 부위, 어깨, 팔 반사점 전체에 테라피를 가해야 한다. 다른 건강 상의 문제에도 유사한 원리가 적용된다.

좌골신경 (Sciatic Nerve)

좌골신경은 신체에서 가장 큰 신경으로, 한 사람의 엄지 손가락만큼 크다. L4와 S3에서 시작되는 좌골신경은 골반신경에서 끝나며, 엉덩이와 연결되는 이상근 아래의 골반으로 연결된다. (해부학적 관점에서 좌골신경은 이상근 위에서 끝나거나 이상근을 통과하기도 한다.) 대둔근은 허벅지와 하지 뒷부분에 분포하여서 좌골신경을 보호한다. 좌골신경은 허벅지, 다리, 발의 근육 및 피부에 분포하고 있다.

좌골신경통은 좌골신경에 염증이 발생한 상태를 말한다. 이러한 질환은 부상(자동차 사고 등), 주사, 과도한 근육사용, 스트레스, 오랜시간동안의 좌식생활(엉덩이

웰빙 스포트라이트 (Spotlight on Wellness)

신경과민(Nervousness)

신경과민과 과각성은 고조된 감정상태에서 나타나는 신체 반응이다. 인내를 가지고 자신의 내면에 집중함으로써, 신체의 균형을 되찾을 수 있다. 신체를 탈수시키고 영양분을 대폭 감소시키는 물질(카페인, 담배, 알코올) 제거를 우선적으로 실행한다. 이러한 물질들 대신 미네랄과 비타민이 풍부한 식품(과일과 야채)를 섭취하도록 하고, 비타민 B 복합체와 기타 보조제를 추가 섭취한다. 평상시보다 수분 섭취량을 높이고, 운동을 하되 취침 1시간 전에는 과도한 신체활동을 피하도록 한다.

이는 모든 전자기기 사용을 피하고, 심신을 진정할 수 있는 음악을 청취하며, 주변의 조도를 낮추고 가벼운 스트레칭, 호흡, 영적활동을 통하여 쉽게 수면을 취할 수 있는 상태로 만드는 것을 말한다. 자체적으로 반사요법을 시행하는 것도 한 방법이다. 또한 삶에서 감사할 수 있는 일의 목록을 작성해봄으로써 삶의 만족감을 높이도록 한다. 이를 통하여 "투지, 탈출, 분노" 싸이클이 흐르는 일상생활에서 아드레날린 분비를 완화하게 되고, 부교감신경이 활성화되게 된다.
깊은 수면을 통해 치유력을 극대화시킬 수 있기도 하다.

깊이 생각해보기 (Think it Over)

신경기관에 대한 반사요법의 효과 (Anatomy Assists Assessment and Reflexology Protocol)

신경기관에 대한 반사요법의 효과에 관한 자료는 체계적으로 잘 정리되어 있다. 반사요법은 신체의 깊은 휴식 반응을 이끌어 내며, 직접적으로 모든 신체기관에 영향을 미친다. Susan Salvo의 Massage Therapy Principle and Practice에서 다룬 마사지의 주요 효과를 생각해보자. 여기서 저자는 마사지가 스트레스와 불안증을 감소시키고, 휴식을 돕는다고 이야기했다. 또한, 뇌의 베타파를 감소시키고 델타파와 알파파 활동을 증가시키며 우울한 기분을 감소시키고 통증을 경감시킨다고 주장했다. 반사요법도 이러한 효과를 나타낼까? 그렇다면 왜 그렇고, 그렇지 않다면 왜 그렇지 않은가?

근육 경직 및 연부조직 신경에 지속적인 압력) 등으로 인하여 발생한다. 좌골신경통(신경염의 일종)의 증상은 경미하거나 중증 증상으로 나타나며, 주로 신경통로를 따라 발생한다. 미미한 통증에서부터 찌르는듯한 통증, 둔부(엉덩이 부위)의 유연함, 감각신경 또는 운동신경의 무감각함에서부터 신경마비 등 여러 형태로 증상이 나타난다. 오랫동안 지속된 좌골신경통은 근위축증을 발생시킬수도 있다.

비수술적인 방법으로 통증을 완화하거나 진통제 복용을 줄이거나 하지않으려는 사람들은 반사요법을 시도해볼수도 있다. 반사요법은 좌골신경통을 치료하는데 매우 효과적임이 입증되었으며, 특히 스트레칭이나 물리치료와 병행할 때 매우 효과적이다. 항염증치료제는 염증을 줄임으로써 치유력을 높일 수 있다.

자율신경계 (Autonomic Nervous System)

ANS는 자체적으로 작용하는 신경계를 말한다. 자율신경계(ANS)는 자동적으로 의식적인 조절 없이 자동적으로 그 기능을 수행하면서 불수의적으로 작동한다. ANS는 교감부과 부교감부로 나뉠 수 있다.

교감부 **교김부**는 감각(교감)에 내한 신체의 반응을 조절한다. 교감신경은 특히 두려움, 투지, 또는 탈출에 대하여 신체의 경고반응으로 활성화되며, 이로 인하여 아드레날린 분비가 증가되면서 심박수를 높이고 때때로 긴급한 상황에서 많은 양의 에너지와 힘을 발생시키기도 한다. 동양의학적 관점에서 "탈출, 투지, 두려움" 상태가 매우 활성화된 상태는 양의 기운이 매우 높은 상태이다. "웰빙 스포트라이트: 신경과민"을 참고해보자.

부교감부 **부교감부**는 교감부와 반대로 작용한다. 뇌와 천골 척수분절에서 시작된 신경은 부교감신경부의 또다른 이름으로 대체되어 사용하기도 한다. 부교감신경부의 주요 기능은 진정 및 완화반응이다. 부교감신경부는 신체를 비경보성 상태로 회복시키고 되돌린다. 이로 인하여 심박수가 감소되고, 깊은 휴식 상태가 되면서 때때로 눈물이 나기도 한다. 이러한 상태를 음의 상태라 부르기도 한다.

ANS에 대한 이해는 반사요법 치료사들이 고객이 지나치게 감정이나 긴장, 에너지가 활성화되거나 탈진한 상태를 판단하는데 도움이 된다. 반사요법 테크닉을 능숙하게 적용함으로써 더욱더 효과적인 휴식상태를 이끌어낼 수 있으며, 이를 통해서 교감신경의 반응을 진정시키고 부교감신경 반응을 활성화시킬 수 있다. 깊은 휴식을 통해 치유력을 발생시킬 수 있가도 하다. "깊이 생각해보기: 신경기관에 대한 반사요법의 효과"를 참고하도록 한다.

고유 수용성 감각 (Proprioception)

운동감각 또는 어떤 공간에서 신체 자세에 대한 감각을 **고유수용성 감각**이라 한다. 감각수용기는 정보를 수신한 뒤 이 정보를 CNS로 전달하여 처리하게끔 한다.
특수 수용기는 동작, 긴장, 굽히기(수축), 펴기(스트레칭)의 상태를 인지한다. 이에 따라 근육이 반응을

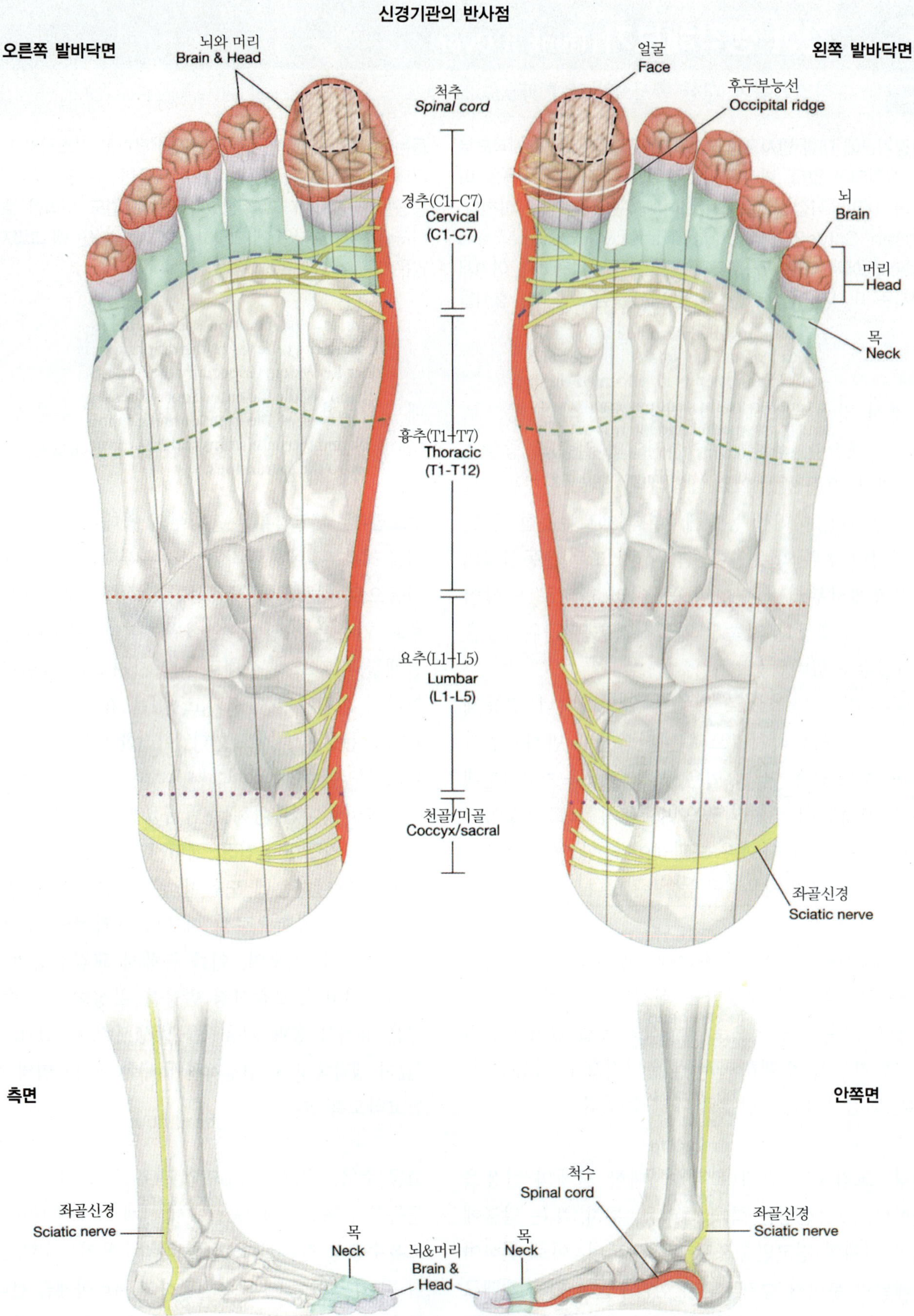

그림 18-4
신경기관의 반사점

보이게 되는 것이다. 고장성(지나치게 경직된) 근육은 긴장이 완화되고 저장성(지나치게 긴장이 완화된) 근육은 탄성을 되찾게 된다.

반사요법을 통한 관절운동은 발과 손 관절의 운동감각 수용기를 활성화시킨다. 이를 통해서 지나치게 경직된 근육을 풀어주고, 부교감신경의 활동을 활성화시키면서 깊은 휴식상태를 만들게 된다.

신경기관의 반사점 (Nervous System Reflexes)

신경기관의 반사점은 중추신경계(뇌, 척수)와 말초신경계(CNS에서 시작되어서 CNS를 제외한 신체 전체에 분포하는 신경)이다. (■ 그림 18.4)

뇌 반사점과 머리 반사점 (Brain Reflex and Head Reflex)

양발의 엄지발가락 모두 **뇌의 반사점**과 **머리의 반사점**이다. 오른쪽 엄지발가락에 위치한 5개의 존은 오른쪽 머리/뇌와 연결되어 있으며, 왼쪽 엄지발가락에 위치한 5개의 존은 왼쪽 머리/뇌와 연결되어 있다. 각 발의 다른 4개 발가락들에는 각각 뇌와 머리에 상응하는 존에 대한 반사점이 위치하고 있다. 예를 들어, 두번째 발가락은 존 2에 대한 반사점이다. (그림 16.4)

얼굴 반사점 (Face Reflex)

얼굴 반사점은 발톱에 위치하고 있다. 양발의 엄지발가락은 각각 왼쪽과 오른쪽 얼굴의 상태를 나타낸다. 발가락들이 세부적인 존으로 기술하면서, 각 발의 발톱들은 얼굴의 세부적인 부위와 연결되게 된다. 발톱은 딱딱하지만, 일반적으로 발바닥의 부드러운 표면에 자극을 가해서 발 전체에 위차한 반사점을 인식하기가 쉽다.

여러 사례연구에서는 발톱을 활성화하는 것이 급성 질환을 치유하는데 도움이 됨을 보여주고 있다. 일부 반사요법 치료사들은 손가락만을 사용하기도 하지만, 펜 뚜껑이나 금속 막대기와 같이 발톱에 압을 가할 수 있는 도구나 기구를 사용하는 이들도 있다. 고객에게 스스로 자신의 발이나 손에 위치한 반사점을 활성화시키는 법을 가르치는 것은 매우 쉽다.

예를 들어, 머리와 얼굴에 위치한 삼차신경(V)은 삼차신경통, 턱관절장애(TMJD), 벨마비, 뇌졸중, 대상포진 등의 많은 질환과 연관되어 있다. 치과적인 질환 역시 삼차신경과 얼굴신경 (VII)과 관련되어 있다. 반사요법은 신경이 시작되는 부위에서부터 머리와 얼굴 측면(존 2-5)에 분포하는 표면까지의 뇌줄기(존 1)에 위치한 상응 부위를 활성화함으로써 긴장을 완화하고 휴식을 돕는다. 일반적으로 가장 영향을 많이 받는 부위는 관자놀이 부위, 눈, 턱이다. 이들의 반사점은 후두부능선에서부터 모든 발가락의 발가락 끝에서 2/3 지점까지 위치하고 있다.

척수 반사점 (Spinal Cord Reflex)

척수 반사점은 척주 내에 위치하여서 척주가 보호하고 있다. 발의 안쪽 가측은 신경기관에서 척추의 반사점이 위치한 곳이다. 왼발의 **척추 반사점**은 척추 왼쪽의 신경에 대한 척추반사점이며, 오른발의 척추 반사점은 척추

신경기관 테크닉 (Nervous System Techniques)

DVD의 "발 반사요법" 부분은 골격기관에 적용할 수 있는 많은 테크닉을 보여주고 있다. 여기서는 다음의 테크닉을 주로 참고하도록 한다:

- "발 반사요법: 스파이널 트위스트(spinal twist)", "척추 반사점", "토 로테이션(toe rotation)" "뇌 반사점" 등
- "고급 테크닉" – 기본 테크닉을 완벽하게 숙지한 후, 골격기관 및 주변 조직에 적용할 수 있는 테크닉을 학습하도록 한다.

발가락에 적용할 수 있는 테크닉

목표: 발가락은 목과 머리에 대한 반사점이다.

효과: 머리와 목의 반사점들은 신체의 모든 기관 및 작용에 영향을 준다. 이러한 반사점들은 근육, 경추, 감각기관, 순환기관, 신경기관, 림프기관, 내분비기관을 비롯하여 머리에 흐르고 있는 여러 체액과 연관되어 있다.

반사점: 관련된 반사점은 목, 머리, 뇌, 부비강, 일부 내분비관, 감각기관 등이다. 뇌하수체, 송과체, 시상하부의 분비선에 대한 반사점은 엄지발가락에 위치하고 있다. 흉선 반사점은 엄지발가락의 바닥 부분에 위치하고 있다.

적용: 머리에는 뇌가 위치하고 있으며, 머리는 생명유지에 필수적인 기관이며 중추신경계이기 때문에, 발가락은 핵심 반사점 중에 하나이다.

발가락 테크닉은 목의 긴장을 풀어주고, 목의 가동성을 높여주며, 경추 반사점을 확장시키고, 머리와 몸통 간의 순환(혈액 공급, 신경전도, 림프 및 기타 체액 공급)을 돕는다. 이를 통해, 두통, 목뼈손상, 부비강 울혈, TMJD를 비롯한 근육경직과 연관된 여러 질환을 완화하는데 도움이 된다.

긴장이 완화된 발가락은 평발이 심하거나 발가락 쪽이 주저앉아 있는 경우, 망치족지, 발바닥통증, 족저근막염, 기타 발 질환을 완화하는데 영향을 준다.

이러한 테크닉의 적용은 머리와 머리에 위치한 여러 신체기관이 건강과 생명 전반의 모든 영역이 영향을 미치게 때문에 그 범위가 한정되어 있지 않다.

팁:

- 발가락 내부와 주변에 축적된 노폐물이나 울혈을 감지하는 것은 쉽지않다. 발가락은 심장에서 가장 멀리 위치한 신체부위이기 때문이다. 발가락 사이를 포함해서 민감한 부위에는 가벼운 압을 적용하면서 테크닉을 반복하여 적용하도록 한다. 테크닉 적용횟수가 늘어날수록 울혈이 완화된다.
- 발가락 전체 표면을 반복하여 활성화함으로써 모든 반사점을 완벽하게 활성화할 수 있게 된다. 발가락이 분필로 뒤덮여 있다고 상상해보자. 그리고 엄지손가락이나 다른 손가락은 발가락 표면(발톱 포함)의 분필을 지우는 지우개로 상상해보자.
- 발가락의 반사점을 360° 전체 방향으로 활성화하도록 한다. 모든 발가락 끝부분에서부터 모든 면을 발가락 사이와 발톱(얼굴 반사점)까지 활성화한다. 관절 주변을 활성화시킨 후, 후두부능선의 반사점 안쪽에서부터 바깥쪽으로 완벽하게 활성화시킨다. 후두부능선과 목의 근육긴장을 완화시킴으로써 뇌에서부터 신체 전체의 신경전도 및 혈액공급을 향상시킬 수 있다.
- 발가락 끝을 활성화할 때, 첫번째 손가락의 첫번째 관절로 엄지손가락과 중간 손가락으로 잡아서 지탱하도록 한다. 마치 엄지와 중지가 연필(첫째 손가락)을 잡고있듯이 만든다. 이를 통해서 관절을 보호하고, 작은 세기의 압과 힘으로 강하고 부드러운 압을 적용할 수 있다. 테크닉을 적용하는 손가락의 위치를 적절하게 배치함으로써, 손목이 발에서 지나치게 꺾이거나 바깥쪽으로 치우치지 않게끔 한다.
- **후두부능선 반사점**(발바닥면의 엄지발가락 관절)을 활성화하기 위한 테크닉은 횡경막 테크닉과 유사하다. 엄지손가락이 레일이고 발가락이 레일을 따라서 굽혀지게끔 하는 것이다. 이러한 테크닉으로 목에 위치한 심부근육과 표면근육에 있는 긴장을 효과적으로 완화하는 것과 거의 비슷한 효과를 낸다. 양발에 위치한 각각의 엄지발가락은 척추에서부터 턱까지 각각 좌우면의 반신의 상태를 반영한다.

테크닉: 발가락 끝 (뇌 반사점, 부비강 반사점)

오른쪽 발과 발가락을 왼손으로 지탱하며 안정화시킨다. 발을 곧게 직립한 상태를 유지하고, 발가락 끝 부분에 왼손의 손가락 끝을 발톱을 따라서 위치시킨다. 길고 부드러우면서도 느린 동작으로 발가락 끝을 가로지르며 손가락 끝을 롤링한다. 필요에 따라서 손의 위치를 재위치하면서 처음의 손가락 위치에서부터 손가락 테크닉을 적용하여서, 해당 부위 전체의 반사점을 완벽하게 활성화하도록 한다. 처음 시작한 발가락 부위에서 점점 아래로 이동하면서 테크닉을 반복해서 적용한다. 발가락 전체에 반복하여 적용하도록 한다.

테크닉: 발가락 아래 (목 반사점)

엄지손가락 안쪽을 사용해서 발가락 뿌리에서부터 발가락 하단 전체에 테크닉을 적용한다. 발가락 아랫부분을 안쪽에서부터 바깥쪽으로 썸워크하여서 목과 등 상부의 근육을 활성화시킨다. 발가락 아랫부분 전체에 테크닉을 반복하여 적용한다. 동일한 테크닉을 발가락 아랫면의 바깥쪽에서 안쪽으로 반복하여 적용한다. ■ 그림 18.5를 참고하도록 한다.

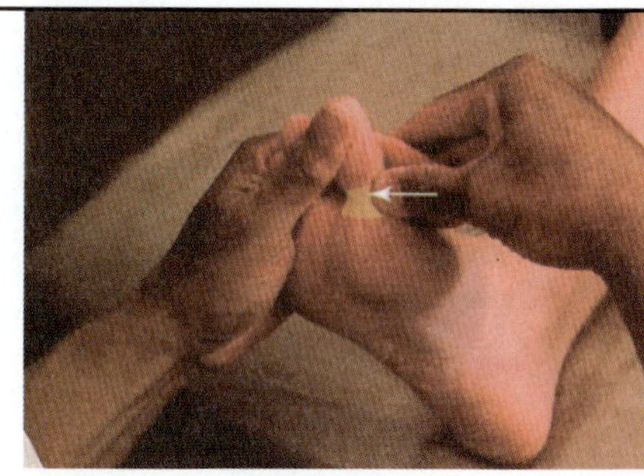

그림 18-5 목 반사점

테크닉: 토 샤프트(Toe shafts)와 토 패딩(Toe padding) (목 반사점, 머리 반사점)

기본 테크닉

한 손으로 발을 지탱하며 안정화시키면서 발을 직립된 자세로 만든다. 테크닉을 적용하는 손의 손가락을 지탱하고 있는 손의 손가락 위에 위치시킨다. 이를 통해, 압을 골고루 가할 수 있으며, 고객이 더 편안함을 느끼고 지렛대의 원리를 잘 활용할 수 있는 신체역학을 구축할 수 있다.

발가락 사이나 엄지발가락 안쪽의 목 반사점에서부터 테크닉을 적용하기 시작한다. 발을 따라 올라가면서 썸워크나 핑거워크를 하고, 이때 토 샤프트나 토 패딩을 함께 적용한다. 테크닉을 적용하는 손을 손가락 너비 절반 정도의 면적에 테크닉을 반복해서 적용한다. 각각의 발가락 하단 안쪽에서부터 바깥쪽 표면에 모두 테크닉을 가할때까지 테크닉을 반복해서 적용한다. (발가락 바깥쪽은 목반사점이 위치하고 있기 때문에 부드럽게 테크닉을 적용하도록 한다.) 발등 방향의 발가락 표면에도 똑같이 테크닉을 반복해서 적용한다. 필요하다면서, 발톱(얼굴 반사점)에도 이 테크닉을 적용하도록 한다. 발의 모든 방향(360° 방향)에 테크닉을 적용하고, 둘째 발가락, 셋째발가락 등 모든 발가락에도 동일한 테크닉을 적용한다. ■ 그림 18.6을 참고한다.

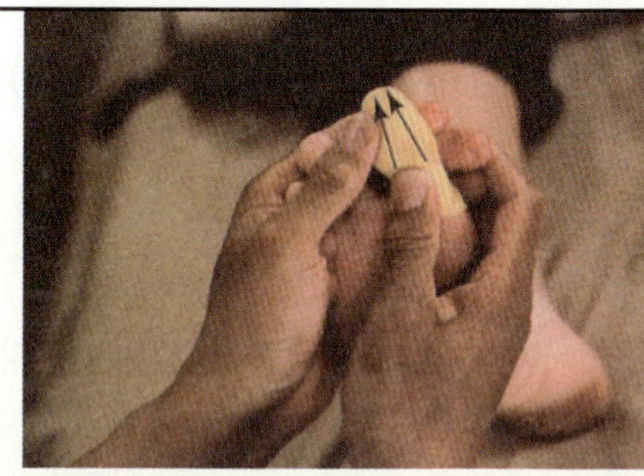

그림 18-6 목 반사점과 머리 반사점 썸워크하기

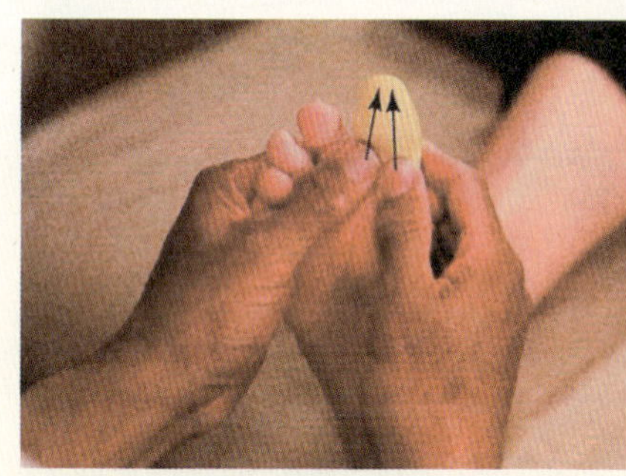

그림 18-7 양 엄지손가락으로 엄지 발가락의 반사점에 썸워크하기 (발가락 아랫부분에서 윗부분으로)

중급 테크닉: 두 손가락으로 한 발가락에 핑거워크하기

양손으로 발가락과 앞발을 지탱한다. 발이 곧게 펴진 상태를 유지하면서, 테크닉을 가하는 왼손과 오른손 각각의 한 손가락으로 발가락 아랫부분에서부터 끝부분까지 썸워크나 핑거워크를 한다. 안쪽에서부터 바깥쪽으로 펼치듯이 테크닉을 반복해서 적용한다. 발가락 측면을 활성화할 때까지 핑거워크나 썸워크를 반복해서 가한다. 동일한 시간 내에 발가락의 발바닥면 표면을 더 많이 활성화 할 수 있다. 이 테크닉을 발가락의 발등방향 표면에도 동일하게 반복해서 적용한다. ■ 그림 18.7과 ■ 그림 18.8을 참고해도 좋다.

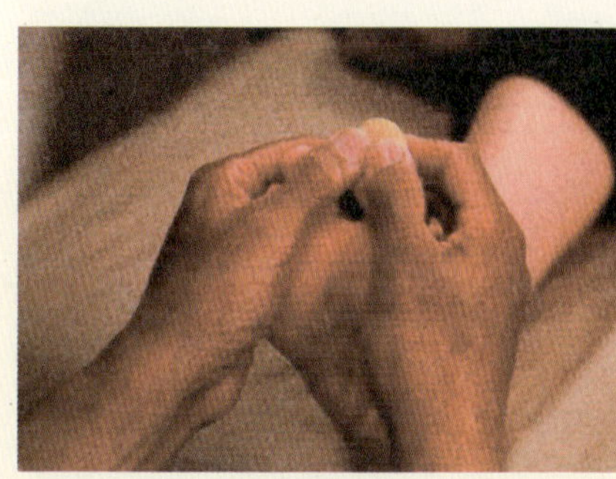

그림 18-8 양 엄지손가락으로 엄지 발가락 끝부분에 썸워크하기

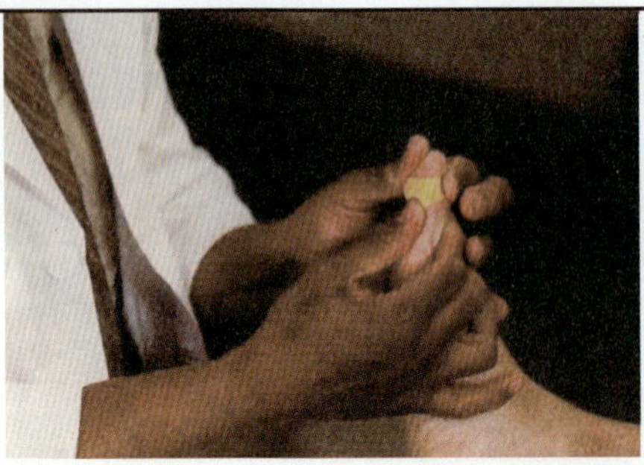

그림 18-9
후두부능선 반사점

테크닉: 후두부능선 반사점

엄지발가락을 안정화시킨다. 발가락에서 가장 먼쪽에 있는 원위관절을 발등방향으로 부드럽게 굽힌다. 테크닉을 적용하는 손의 엄지손가락을 발가락의 가장 안쪽 발바닥 부분 아래에 위치시킨다. 테크닉을 적용하는 손의 엄지손가락으로 부드럽게 발가락을 들어올리고 접는다.

이전 위치로 엄지손가락을 재위치시키면서 테크닉을 반복해서 적용한다. 이 테크닉을 모든 발가락 관절에 부드럽게 적용하여서, 반사점의 울혈을 완화하고 유연성을 향상시킨다. ■그림 18.9를 참고한다.

테크닉: 토 로테이션(Toe rotation) (목 반사점)

발을 안정화함으로써 반사요법 치료사가 정확하게 가이드라인을 준수하고 반사점의 위치를 파악하고 이를 활성화시킬 수 있으며, 능숙하게 모든 테크닉을 실행할 수 있게 된다. 안정화된 발에 능숙하게 테크닉을 적용한 후에는 고급 단계의 테크닉을 통해서 지지하고 있는 손과 테크닉을 적용하는 손으로 더 깊은 세기의 압을 적용할 수 있게되고 발의 가동성을 높일 수 있다. 고급 단계의 테크닉은 매우 경험이 많고 숙련된 반사요법 치료사가 하는 것이 좋다. 이러한 테크닉으로 근육, 인대, 힘줄에서 배측골간근(종족골 사이의 조직)에 이르기까지 이들의 긴장을 완화할 수 있다. 고급단계의 테크닉을 적용할 때는 발의 구조와 고객의 건강상태를 고려하여 신중하게 테크닉을 적용하도록 한다.

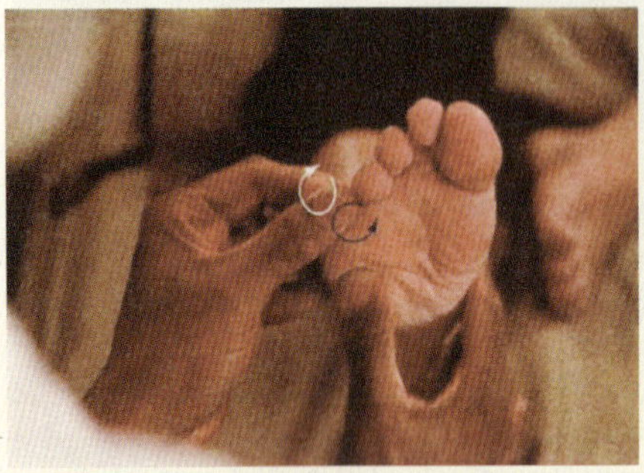

그림 18-10
발 안정화, 고급 단계

기본 테크닉

지탱하는 손으로 발의 앞부분을 중족골을 따라 잡아서 발을 안정화시킨다. 발을 곧게 직립한 상태로 유지하고 테크닉을 적용하는 손의 엄지손가락을 발바닥 표면에 위치시킨다. 이 때 다른 손가락들은 발등 표면에 두도록 한다. 발가락의 아랫부분을 부드럽게 움켜쥔다.

이 부분은 목 반사점이기 때문에, 단단하고 안정적으로 발을 잡되 지나치게 강한 세기로 잡지않도록 한다.

부드럽게 발가락을 들어올려서 발가락 관절을 부드럽게 3회 회전한다. (3회 이상을 해도 좋다; ■그림 18.10 참고) 역방향으로 동일한 횟수로 회전시킨다. 이 테크닉을 각각의 발가락에 반복해서 적용한다.

중급 테크닉

발을 지지하고 있는 손의 엄지손가락과 검지손가락을 발가락 중족골두 위에 위치시킨다. 발가락을 늘이고 회전시킨다. 이러한 테크닉을 반복해서 발가락에 적용한다.

고급 테크닉

발을 지지하고 있는 손의 엄지손가락과 검지손가락을 중족골두 위에 위치시킨다. 발가락을 회전시켜서 지골과 중족골이 회전하게끔 한다. 또한 (토 로테이션과 횡경막 테크닉을 조합한 테크닉으로) 발가락과 앞발을 발등 방향으로 구부려서 앞발과 지골을 풀어준다. 이를 반복해서 적용한다.

테크닉: 중족골 스트레칭

중족골을 스트레칭하기 위해서 발가락 사이에 손가락을 넣는다. 이때 과도하게 스트레칭 하지 않도록 한다. 스트레칭하는 정도는 고객의 유연성 정도, 손의 크기, 발의 크기에 따라 다르다. 스트레칭을 계속해서 진행해서 반사요법 치료사의 손의 손가락 사이사이가 고객의 발 아랫부분과 접촉하도록 한다. 고객에게 무리가 가지 않는다고 생각한다면, 천천히 앞발을 여러방향으로 회전시켜서 발의 유연성과 가동성을 높인다.

좌골신경을 위한 테크닉

테크닉: 좌골신경 반사점

테크닉을 적용하는 손의 손바닥 방향의 중골을 발에 위치시킨다. 부드러운 압으로 시작해서 점차 압의 세기를 높인다. 바깥 엉덩이 반사점을 완벽하게 활성화시킨다. (제17장 참고) 집게손가락으로 복사뼈 주변을 핑거워크 한 뒤, 두개, 세개 도는 네개의 손가락으로 동시에 좌골반사점을 따라 부드럽게 핑거워크 한다. (■그림 18.11 참고) 발바닥(■그림 18.12)과 내측 좌골신경 반사점을 활성화한다. 필요한만큼 반복해서 적용한다.

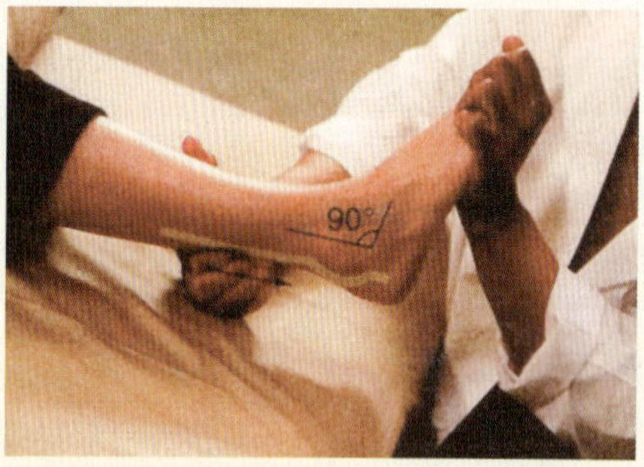

그림 18-11
다리 바깥쪽에 위치한 좌골신경 반사점

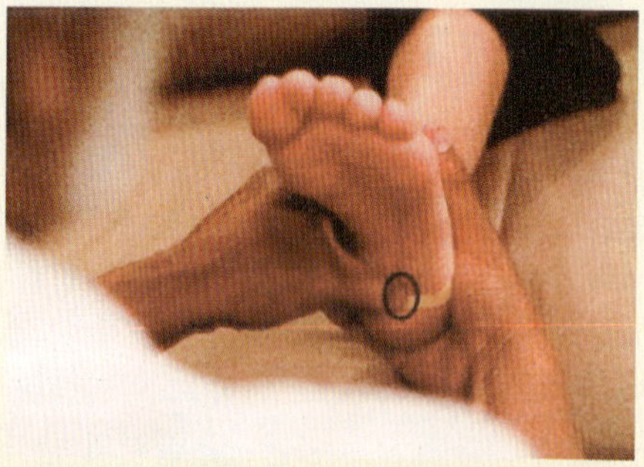

그림 18-12
발바닥 표면에 위치한 좌골신경 반사점

오른쪽 신경에 대한 척추반사점이다. 척추와 척주의 반사점은 존 1에 위치하고 있다. 척추 및 척추분절에 적용되는 반사요법 테크닉은 제16장에서 다루고 있다. 척추 반사점은 **경추 반사점**(C1–C7 반사점), **흉추 반사점**(T1–T12 반사점), **요추 반사점**(L1–L15 반사점), **미골/천골 반사점**으로 구성되어 있다.

표 18.5 신경기관 프로토콜

반사점	테크닉/효과
발 전체	다양한 테크닉을 발 전체에 적용해서 발을 풀어준다.
모든 척추분절	발뒤꿈치에서부터 발가락 방향으로, 그리고 발가락에서 발뒤꿈치 방향으로 CNS의 척추 반사점에 스파이널 트위스트, 섬워크, 토크하면 스파이널 워크, 구부리면 스파이널 워크 및 기타 테크닉을 적용한다. 세션 중간에 계속해서 모든 척추 반사점을 활성화시킨다. (제16장)
머리, 뇌	엄지발가락에 위치한 CNS의 뇌 반사점을 활성화시킨다. 모든 발가락에 위치한 뇌와 머리 반사점을 활성화시킨다. (본 장)
내분비선, 횡경막	횡경막 반사점(제14, 21장), 내분비선 반사점 중 뇌하수체, 시상하부, 부신의 반사점(제22장) 등 보조반사점을 자주 활성화시켜준다.
목과 후두부능선	토 로테이션을 적용해서 목과 어깨 상부를 풀어준다. 엄지발가락에 위치한 목 반사점 전체에 썸워크나 핑거워크를 발가락의 아랫부분에서 360° 방향으로 적용한다. 목 근육의 반사점을 풀어주어서, 혈액공급 및 신경전도를 활성화시키고 림프순환을 돕는다. (본 장)
발 전체	다양한 테크닉을 발 전체제 적용해서 모든 말초신경계가 활성화되게끔 한다.

표 18.6 머리와 목 프로토콜

반사점	테크닉/효과
발 전체	다양한 테크닉을 발 전체에 적용해서 발을 풀어준다.
척추 잔사점	기본적인 썸워크와 핑거워크를 미골에서부터 C1까지의 척추 반사점에 적용한다. 다양한 방향으로 테크닉을 적용해서 해당 반사점을 활성화한다. 중급과 고급 단계의 척추 반사점 테크닉을 적용해서 척추 반사점을 효과적으로 풀어준다. (제16장)
내분비선, 횡경막	횡경막 반사점(제14, 21장), 내분비선 반사점 중 뇌하수체, 시상하부, 부신의 반사점(제22장) 등 보조반사점을 자주 활성화시켜준다.
머리, 목	목 반사점을 풀어주기 위해서 각각의 발가락을 회전시킨다. (본 장)
목과 후두부능선	토 로테이션을 적용해서 목과 어깨 상부를 풀어준다. 엄지발가락에 위치한 목 반사점 전체에 썸워크나 핑거워크를 발가락의 아랫부분에서 360° 방향으로 적용한다. 목 근육의 반사점을 풀어주어서, 혈액공급 및 신경전도를 활성화시키고 림프순환을 돕는다. (본 장)
목	모든 발가락의 하단을 활성화시킨다. 발가락 사이사이에 테크닉을 깊게 적용해서 목의 심부근육 및 골격의 반사점을 활성화시킨다. (본 장)
모든 발가락에 토 샤프트와 토 패딩 적용	한 개의 손가락이나 두 개의 손가락을 이용해서, 360° 방향으로 부드럽게 테크닉을 적용한다. 특히 발가락 사이는 신체 골격의 안쪽과 바깥쪽에 영향을 주므로, 특별한 주의를 기울여서 테크닉을 적용한다. (본 장)
모든 발가락의 후두부능선 반사점	이 부위에 더 깊은 테크닉을 적용해서 반사점 풀어준다. (본 장)
머리, 목	각 발가락의 관절 주변에 테크닉을 적용한다. 모든 발가락을 활성화시킨다. (본 장)
릴랙세이션	릴랙세이션 테크닉을 적용해서 스트레스를 경감시킨다.

말초신경계 반사점 (Peripheral Nervous System Reflex)

말초신경계 반사점은 신체 전체에 분포되어 있는 신경 네트워크이다. PNS 반사점은 발바닥, 발등, 발 바깥쪽과 발 안쪽, 발목의 바깥쪽과 안쪽, 발목의 전면부와 후면부 등 발과 발목의 전체에 분포하고 있다. 말초신경계 반사점을 특정 반사점과 함께 활성화함으로써 세션 목표에 부응할 수 있다. 반사요법 치료사가 말초신경계 반사점은 물론 특정 반사점을 주의하면서 활성화함으로써 예상치 못한 반응이나 결과가 광범위한 반사점(엉덩이나 무릎의 반사점)에서 나타날 수 있다. 말초신경기관에 대한 반사점은 모든 존에 위치하고 있다.

이러한 개념은 단순하지만, 이러한 지식을 적용하는 것은 매우 큰 영향을 불러일으킨다. 뇌와 머리에 대한 지식을 습득하고 머리와 척주 전체에 대한 존에 대한 개념을 숙달하는데 시간을 쏟는 것은 그만한 가치가 있다. 중급 및 고급단계의 테크닉을 다방향으로 적용하도록 한다. 또한 필요 시, 세션 중 언제든지 반복하여 적용할 수 있다. 이를 통해서 신체의 긴장을 효과적으로 완화하고 깊은 휴식효과를 도우며 신체의 신경전도 및 혈액공급을 활성화할 수 있다. 신체에 적용하는 테크닉 역시 말초신경에 영향을 미치게 된다. (제14장 참고)

표 18.7 두통 프로토콜

반사점	테크닉/효과
머리, 목	머리와 목의 프로토콜을 실행한다.
위의 모든 테크닉을 실행하고, 스트레스성 두통에 대한 프로토콜(아래)를 실행한다.	
어깨, 가슴	다양한 테크닉을 적용해서, 등 근육 및 골격의 긴장을 풀어준다.
횡경막	횡경막을 풀어줌으로써, 깊은 호흡을 돕는다. (제14, 21장)
내분비기관	내분비기관 전체(제22장), 특히 부신을 활성화시켜서 스트레스를 완화한다.
위의 모든 프로토콜에 이어서 편두통 프로토콜(아래)를 실행한다.	
소화기관	소화기관 반사점 전체(제24장)를 활성화시켜서 신체의 독소를 제거한다.
흉부, 등	부와 등 반사점 전체를 활성화시킨다. 중부 흉추 근육(승모근과 붙어있는 부분)을 활성화시켜서 근긴장을 줄이고 고객의 불편함을 완화시킨다. (제19, 23장)
전신	전신의 긴장을 풀어줌으로써 회복력이 있는 수면을 증진시킨다.
릴랙세이션	릴랙세이션 테크닉을 적용해서 스트레스를 경감시킨다.

표 18.8 수전증 프로토콜

반사점	테크닉/효과
머리, 목	머리와 목의 프로토콜을 실행한다.
위의 모든 프로토콜에 이어서, 수전증 프로토콜(아래)를 실행한다.	
모든 발가락	발가락 윗부분에 위치한 뇌 반사점을 활성화시켜서 신체 기능 조절을 돕는다. (본 장)
척추 반사점	척추 반사점 전체를 활성화시켜서 CNS가 모든 분포된 신경을 효과적으로 조절할 수 있도록 한다. 엄지발가락에 위치한 목 반사점을 완벽하게 활성화시켜서 신경전도를 활성화시킨다. (제16장)
내분비기관	내분비기관 전체(제22장), 특히 부신반사점과 시상하부/뇌하수체 반사점을 활성화시킨다. 감정적 균형 회복을 돕는다.
횡경막	릴랙세이션 테크닉을 적용해서 불안증을 완화한다. (제14, 21장)
릴랙세이션	릴랙세이션 테크닉을 적용해서 스트레스를 경감한다.

좌골신경 반사점(Sciatic Nerve Reflex)

좌골신경 반사점(또는 좌골 반사점)은 좌골신경 그 자체이다. 이 반사점은 장비골근의 움푹 꺼진 부분에 위치한 다리 바깥쪽을 따라서 분포하고 있으며, 넙치근과 복사뼈 아래에 위치하고 있다. 좌골신경 반사점은 종골과 연결되면서 발의 안쪽과 바깥쪽까지 걸쳐서 분포하고 있는 힘줄이 위치한 발바닥에도 위치하고 있다. 좌골신경 반사점은 연부조직이기 때문에, 가벼운 압을 가해서 우선 진정을 시킨 후, 그 압을 점진적으로 높여가도록 한다. 여러 개의 손가락으로 핑거워킹을 하면서 반사점을 더 많이 활성화시키고 빠른 진정을 돕는다. 손에 적용하는데 더 효과적이며, 세션을 유연하게 진행할 수 있기도 하다.

좌골신경 반사점을 활성화할 때, 발은 반드시 직립한 상태로 복사뼈 후면 주변이 움푹 파인 형태가 나타나도록 해야한다. 발을 안쪽으로 회전시키면서 발을 곧게 펴고, 또는 힘줄의 긴장을 완화시키고 반사점을 회복시키도록 한다. 다리를 회전시키거나 스트레칭 하고, 림프 펌프 작용을 활성화하고 발목을 풀어주는 대체적인 방법으로 좌골신경 반사점을 활성화시킬수도 있다. 이외에도 다른 스트레칭을 추가하여 적용할 수 있기도 하다. (제17장 참고)

직접반사점은 좌골, 엉덩이, 요추, 천골의 반사점이며, 보조반사점은 척추, 어깨/흉부, 골반, 횡경막(릴랙세이션) 반사점이다.

보조 반사점(Helper Reflexes)

특정 반사점은 특정 건강 상의 문제에 따라 활성화할 수 있다. 일반적으로 횡경막, 후두부능선, 내분비기관(특히 시상하부, 뇌하수체, 부신)의 반사점을 활성화한다. 발 전체에 PNS에 반사점이 분포되어 있기 때문에, 4 부위의 반사점(어깨/팔의 반사점을 흉부/등의 반사점 및 골반/엉덩이의 반사점과 함께 활성화하는 것)을 활성화하는 것은 사지의 긴장을 완화하고 신경전도를 활성화하게 된다.

임상사례(Clinical Perspective)

반사요법과 편두통(Reflexology and Migraines)

덴마크에서 두통은 300일 이상의 노동시간 손실을 야기하는 대표적인 질환이다

Royal Dannish School of Pharmacy의 Department of Social Pharmacy에서는 5개의 반사요법 관련 기관과 함께 국가적인 차원의 연구를 진행하면서, 반사요법이 편두통 및 긴장성 두통을 겪고 있는 환자들에게 효과적이라는 사실을 밝혀냈다.

220명의 사람들이 임상연구에 참여했으며, 이중 "90%의 참가자들이 임상연구를 진행하기 전에 해당 월 내에 처방받은 두통약을 복용해왔으며, 그 중 36%의 사람들이 처방받은 약으로 인한 부작용을 경험했다."고 전했다. 대다수의 환자들은 중간정도에서 심각한 수준의 병세를 보였고, 81%의 환자들이 처방받은 약을 복용하였다.

78명의 완벽하게 훈련을 받은 반사요법 치료사들은 덴마크 전역에서 220여명의 환자들에게 3개월동안 반사요법 세션을 제공하였다. 그 결과, 81%의 환자들이 반사요법이 그들의 병세를 완치(16%)시키거나 완화(65%)시켰다고 말했으며, 19%의 환자들은 반사요법 세션 이전에 복용하고 있었던 약을 중단했다.

반사요법 치료사들은 두통과 쓸개, 위, 방광, 내분비기관 반사점 간의 강력한 상관관계를 발견하기도 했다. 연구가 마무리될 무렵, 반사요법의 효과를 본 환자들은 자궁, 소장, 방광, 위, 간, 신장의 반사점이 처음 세션을 진행할 때보다 압박감이 덜함을 느꼈다고 밝혔다.

증상이 없는 우도대상은 자궁이나 쓸개 반사점에 어떤 스트레스도 느끼지 못하였음을 반사요법 치료사가 발견한 환자들 중에 가장 높게 분포하고 있었고, 단기간 내에 두통을 겪었던 젊은 환자일수록 이 대상에 해당되었다.

출처: Brendstrup, Launso, and Eriksen (March 1996). *Reflexions*. www.InternetHealthLibrary.com (accessed January 7, 2010).

신경기관 프로토콜 (Nervous System Protocols)

신경기관 프로토콜 (Nervous System Protocol)

중추신경계와 말초신경계 반사점을 활성화해서, 신경기관 전체를 활성화시킨다. (■ 표 18.5 참고)

머리와 목 프로토콜 (발가락 프로토콜) [Head and Neck Protocol (Toe Protocol)]

반사요법은 머리와 목에 원활한 혈액 및 체액 순환과 신경전도를 돕는다. 이와 같은 프로토콜을 시행해서 신경기관과 순환기기관과 관련된 건강 상의 문제를 해결하는데 도움을 줄 수 있다. (■ 표 18.6 참고)

두통 프로토콜 (Headache Protocol)

많은 고객들이 반사요법 중이나, 반사요법 후에 스트레스가 경감되거나 사라진 것을 느낀다. 세션을 시작할 때, 고객에게 자신의 통증 수준을 파악하게끔 한 후 목을 왼쪽과 오른쪽으로 회전시키도록 한다. 가동성을 파악하게끔 해서 근긴장과 불편함 정도를 측정한다. 세션 마무리 단계에 이 수준을 다시 파악한다. 편두통의 경우, 소화기관 반사점(신체의 독소제거)과 내분비기관 반사점(신체 정상화)를 추가로 활성화시킨다. 때때로 중부 흉추(승모근과 붙어있는 부분)에 반복해서 테크닉을 적용해서 근육의 긴장을 풀어주고 목의 긴장을 완화하도록 한다 (■ 표 18.7). "임상사례: 반사요법과 편두통"을 참고한다.

수전증 프로토콜 (Tremors Protocol)

모든 발가락, 특히 존 4와 5를 활성화시켜서 신경전도를 활성화한다. 뇌 반사점(엄지발가락을 비롯한 다른 발가락의 윗부분)을 활성화시켜서 모든 신체반응 조절을 돕는다. 중추신경계가 신경분포를 조절하므로 모든 척추 반사점을 완벽하게 활성화하도록 한다. 횡경막 테크닉과 릴랙세이션 테크닉을 적용해서 불안증 완화를 도울 수 있다. 내분비기관 반사점을 활성화함으로써 감정균형 회복은 물론 신체기능의 정상화를 돕는다. (■ 표 18.8 참고)

요약(Summary)

- 신경기관은 신체에서 가장 복잡한 기관이다.
- 신경기관은 중추신경계(뇌, 척수, 뇌척수막)과 말초신경계로 구성되어 있다.
- 말초신경계는 중추신경계 외부에 위치한 모든 신경을 말한다.
- 신경기관은 (내분비기관과 함께) 신체 조직의 균형을 조율하고 조절하며, 항상성을 유지시킨다. 이 신경기관과 내분비기관 모두 신체의 한 기관에서 다른 기관으로 정보를 전달한다.
- 신경기관은 외부 및 내부 자극에 바르게 반응하며, 신체 전체에 신속하게 정보를 전달한다. 내분비기관은 신경기관보다 느리게 반응하지만, 더 긴 시간동안 영향을 준다.
- 신경기관, 내분비기관, 감각기관은 함께 작용하면서, 정보를 수신하고 신체기관을 통합 및 조절한다.
- 신경기관의 주요 기능은 감각입력, 통합, 운동 반응이다.
- 반사요법 치료사의 경우, 중추신경계의 일차기관은 뇌와 척수이며, 말초신경계는 모든 신경들이다.
- CNS의 직접반사점은 뇌, 척수, 말초신경계이다.
- 신경기관의 주요 보조반사점은 내분비기관, 특히 뇌하수체와 부신이다.
- 목과 머리의 반사점을 할성회히기 위힌 데크닉은 발가락 끝, 발가락 하단, 토 샤프트, 후두부능선, 토 로테이션 등이 포함된다.

배운 내용 점검하기(How much did you learn?)

실습하기

다음의 테크닉이 적용되는 반사점과, 발에서의 해당 반사점 위치를 확인해보자.

- 발가락 끝
- 발가락 하단
- 토 샤프트와 토 패딩
- 후두부능선
- 토 로테이션
- 좌골신경

신경기관 프로토콜, 머리와 목 프로토콜, 두통 프로토콜, 수전증 프로토콜을 실습해보자.

해당 내용 연결하기

왼쪽 열에 위치한 용어에 대한 올바른 설명을 연결하라.

_____ 1. 신경기관
_____ 2. 원심신경
_____ 3. 뇌
_____ 4. 신경교질
_____ 5. 반사점(신경)
_____ 6. 뉴런
_____ 7. 구심신경
_____ 8. 연합뉴런
_____ 9. 척수
_____ 10. 고유수용성감각

a. 신경자극을 전도하는 특수세포
b. CNS에서 신경자극을 전도하는 것
c. 신체의 소통 체계
d. 뇌의 기반에서부터 척추관까지 분포되어 있는 신체조직
e. CNS 신체조직 사이에 신경자극을 전도하는 신체조직
f. 운동감각
g. 기능을 보조하고, 신체조직을 보호하며, 영양을 공급하는 특수세포
h. 머리뼈가 보호하고 있는 생명활동의 중심 부위
i. CNS 쪽으로 신경자극을 전도하는 신체조직
j. 변화에 대한 자율적이고 불수의적인 신체반응

객관식 문항

1. ___ 신경은 투쟁, 두려움, 다툼에 대한 반응을 조절한다. ___ 신경은 신체의 긴장을 완화하고 항상성을 회복시킨다.
   a. 부교감, 불교감
   b. 교감, 부교감
   c. 중추, 말초
   d. 말초, 중추

2. 중추신경계는 뇌, 척수, 뇌척수막, 근피신경으로 구성되어 있다. 이 문장은
   a. 참이다.
   b. 거짓이다.

3. ___신경기관은 신체장기, 근육, 분비선, 중추신경계 외부에 위치하고 있는 기타 신체조직 간의 신경자극을 전도하는 뉴런을 구성하고 있다.
   a. 교감
   b. 부교감
   c. 말초
   d. 자율

4. 뇌신경은 ___쌍으로 구성되어 있다.
   a. 12
   b. 16
   c. 31

5. 신경기관의 반사점에 해당되는 것을 선택하라.
   a. 뇌
   b. 척수 전체
   c. 모든 말초신경
   d. A와 B
   e. B와 C
   f. 위의 모두

6. 뇌반사점이 위치한 곳은 어디인가?
   a. 엄지발가락에만
   b. 모든 발가락
   c. 모든 발가락의 하단

7. 반사요법의 관절운동은 발과 손의 관절에 위치한 ___를 활성화한다. 이를 통해 과도하게 긴장한 근육의 긴장을 완화한다.
   a. 척수신경
   b. 운동수용기
   c. 대뇌변연계 감각기

8. ___기관과 신경기관은 함께 신체의 균형을 조율 및 조절하여서 항상성을 유지시킨다.
   a. 관절
   b. 체강
   c. 내분비
   d. 중추신경

9. 내분비기관은 내부 및 외부 자극에 빠르게 반응하는 반면, 신경기관은 더 느리게 반응하지만 더 오랜시간 동안 신체반응을 나타낸다. 이러한 문장은
   a. 참이다.
   b. 거짓이다.

10. 에센셜오일 흡입은 뇌의 ___에 영향을 미쳐서, 즉각적으로 기억 및 감정적 반응을 이끌어낸다.
    a. 우뇌
    b. 뇌신경
    c. 둘레계통

빈칸 채우기

다음 그림에 해당하는 반사점을 표시하라.

뇌(모두)
척수
경추
흉추
요추
미골/천골
좌골신경
목
얼굴
머리
후두부능선

신경기관 반사점

오른발 바닥면

왼발 바닥면

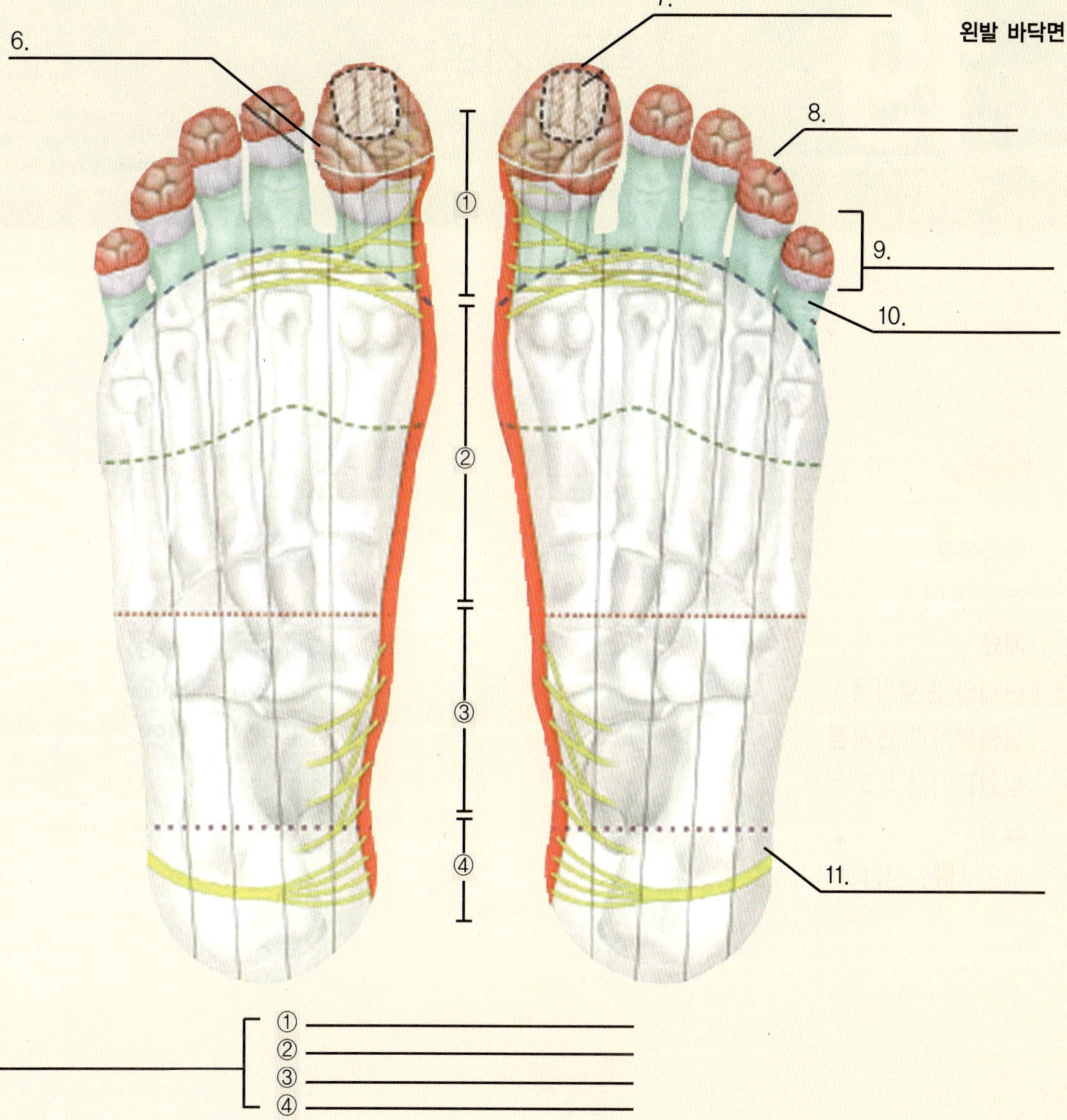

발 바깥쪽

발 안쪽

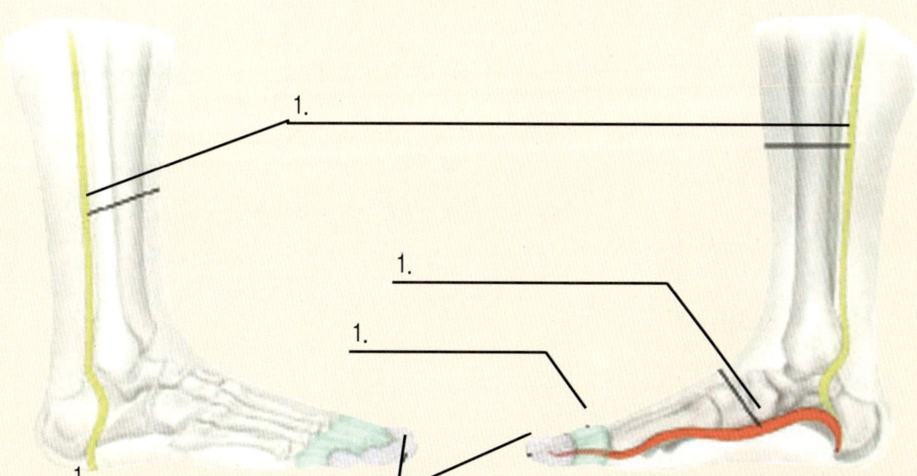

제 19 장 심혈관기관
(Cardiovascular System)

이 장의 개요 (Chapter Highlights)

학습목표

주요 용어

개요

신체의 순환작용

심혈관기관 반사점

심혈관기관 프로토콜

요약

배운 내용 점검하기

학습 목적 (Learning Objectives)

1. 이 장의 주요 용어와 그 의미를 이해한다.
2. 심혈관기관의 주요 기능을 나열한다.
3. 심혈관기관 장기의 위치를 파악한다.
4. 발에 위치한 심혈관기관 반사점의 위치를 확인한다.
5. 심혈관기관과 관련된 건강 상의 문제 5개를 설명한다.
6. 심혈관기관의 직접반사점과 보조반사점을 제시한다.
7. 발에 적용할 수 있는 심혈관기관 프로토콜을 수행한다.

주요 용어 (Key Terms)

동맥 264
심장 264
심장 반사점 269
심장주기 266
심혈관기관 264
정맥 264
혈관기관 264
혈압 270

반사요법 실전

DVD 플레이리스트:

- 발 반사요법

개요(Overview)

심혈관기관은 순환기관이라고 부르기도 하는데, 이 기관은 신체에서 가장 중추적인 기관 중에 하나이다. 심혈관기관의 최우선적인 역할은 전신체 혈액을 순환시키는 것이다. 심혈관기관은 심장(혈액을 펌프작용을 통해 공급)과 혈관으로 구성되어 있다. 혈관조직은 광범위한 혈관조직으로 혈액을 심장에서 다른 신체부위를 전달하고, 다른 신체부위에서 심장으로 전달하는 역할을 한다. 모든 혈관의 끝부분과 끝부분을 잇게 된다면, 전체 길이는 지구를 2.5바퀴 돌 거리가 된다. (Ganeri, p.20)

심혈관기관 (Cardiovascular System)

설명 – 신체의 중추적인 기관 중 하나인 심혈관기관은 전신에 혈액을 순환(계속해서 움직이게 함)시키는 역할을 한다. 다른 기능은 항상성을 유지하고, 감염에 대응하며, 체온을 조절하고, 산소와 영양소를 운반하면서, 혈액응고를 막고, 혈액의 pH를 유지하는 역할을 한다.
일차기관 – 심장 및 혈관조직 (동맥과 정맥의 혈관망)
직접반사점 – 심장과 발 전체
반사점 위치 – 심장반사점은 오른쪽 발의 1/3지점 (존 1)에 위치한 가슴 중앙 반사점과 왼발의 2/3지점 (존 1,2,3)에 위치한 횡경막 반사점 바로 위에 위치하고 있다. 쇄골 반사점은 쇄골하동맥을 활성화시킨다. 발 전체는 전체 혈관기관의 반사점이다.
보조반사점 – 척추분절 C5-T3 (심장에 분포), 신장, 척추분절 T10-T11(신장에 분포), 뇌와 목, 뇌하수체, 시상하부, 부신 반사점과 흉부 전체, 횡경막 반사점이다.
건강 상의 문제 – 동맥경화증(동맥이 굳어지는 증상), 죽상동맥경화증(지방이물질이 동맥에 싸이는 증상), 관상동맥질환, 심근경색증(심장바비), 고콜레스트롤, 고혈압, 저혈압, 정맥염, 뇌졸증 또는 뇌혈관 손상(CVA), 불규칙한 심박, 혈관수축 등이 있다. 자세한 내용은 부록 E 증상별 테라피 참고자료를 참고한다.

심혈관기관의 일차적인 기능은 신체 전체에 걸쳐서 혈액을 이동시키거나 순환시키는 것이다. 이외에도 항상성을 유지하고, 백혈구를 통해서 신체감염에 대응하며, 체온을 조절하고, 산소와 영양소를 조직에 분포하고 있는 모세혈관에 전달하면서, 혈액이 혈관에서 빠져나올 때 응고되는 것을 막고 혈액의 pH를 유지하는 역할을 한다.

신체의 순환작용(Circulation Through the Body)

심장은 4개의 방(서로 연결되어 있는 심실 및 심방)을 구성하는 큰 형태의 근육이다. 심장이 수축하면, 혈액이 심방이나 심실 사이에 이동하거나, 심장에서 혈관으로 펌프작용을 통해 배출되면서, 신체의 모든 세포에 혈액을 전달하게된다. 동맥조직(**동맥**)은 산소가 다량 포함된 혈액을 심장에서 전신으로 전달하며, 정맥조직(**정맥**)은 산소가 적은 혈액을 심장으로 전달한다. (■그림 19.1)

혈액을 운반하는 조직은 심장에서 시작된 대동맥이 모세혈관이라 불리는 100억개 이상의 모세혈관으로 나뉘게 된다. 이러한 혈관망은 신체의 모든 세포에 영양소와 산소를 공급하고, 노폐물을 제거하는 역할을 한다. 모세혈관은 노폐물과 산소함유량이 낮은 혈액을 동맥에서 심장으로 되돌아오는 대정맥으로 운반한다. 이들 혈관조직이 심혈관기관을 구성하는 것이다.

이와 같은 혈관망은 활발하게 세포에 산소와 영양소를 공급하고 노폐물을 제거하는 심장의 기능을 돕는다.
혈관은 신체 내부에서 혈액이 가장 필요로 하는 부위 모두에 분포하고 있다.

혈관의 부피는 6배 가량 증가할 수 있으며, 심박수는 평상시보다 4배 가량 올라갈 수 있다. 산소나 영양소 공급이 없다면 세포는 사망하게 된다. 체내의 노폐물 제거는 매우 중요한데, 이는 이러한 노폐물이 세포에 오랜 시간 머무를수록 독성이 증가되기 때문이다.

체액 균형을 유지하는 신장의 역할 역시 간과할 수 없다. 신장은 자체적인 혈관조직을 보유하고 있다. 건강한 신장와 심장 사이의 관계 역시 같은 맥락으로 이해할 수 있기 때문에, 신장은 심장의 보조반사점으로 여겨진다.

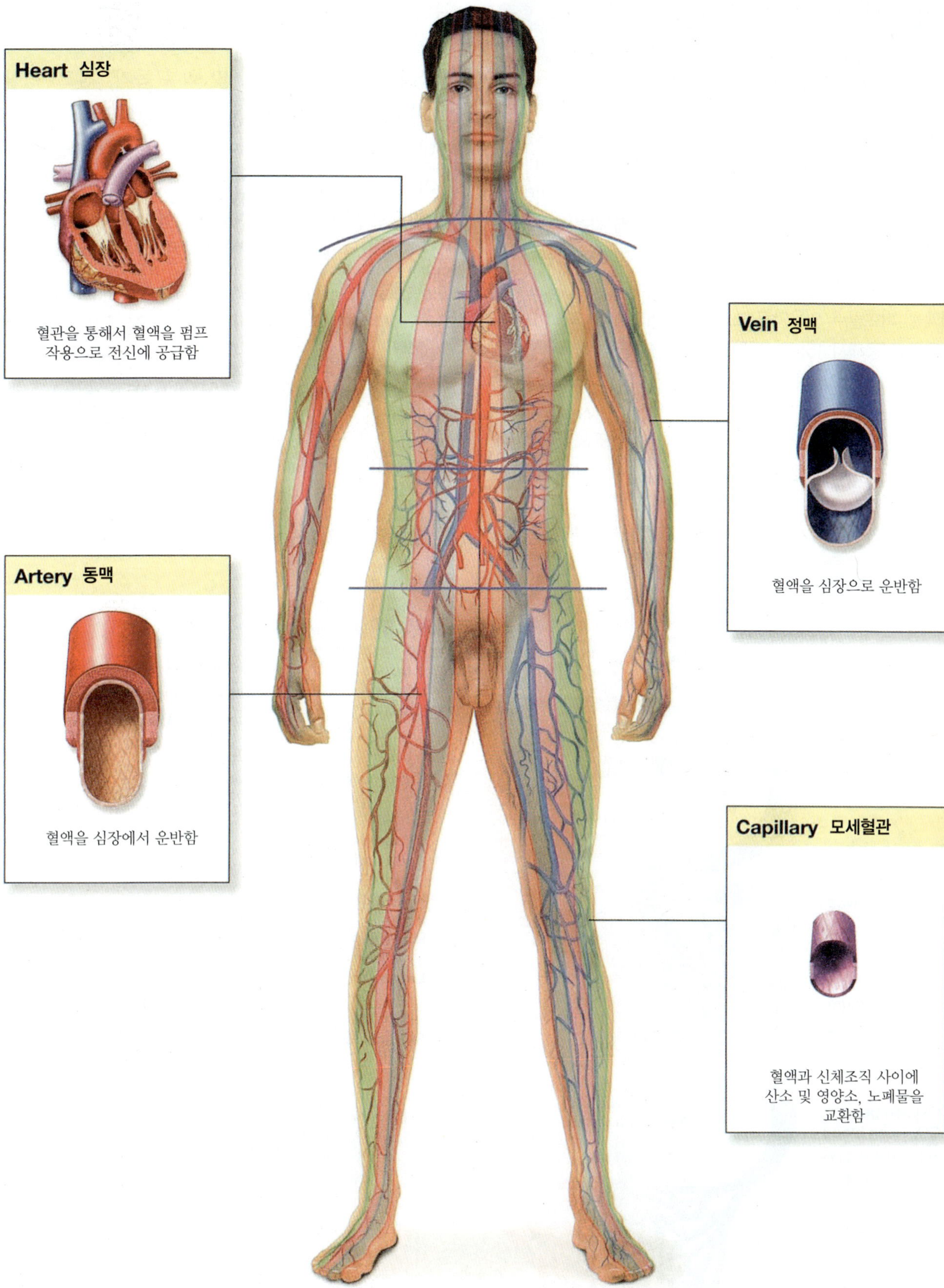
Heart 심장
혈관을 통해서 혈액을 펌프
작용으로 전신에 공급함
Vein 정맥
혈액을 심장으로 운반함
Artery 동맥
혈액을 심장에서 운반함
Capillary 모세혈관
혈액과 신체조직 사이에
산소 및 영양소, 노폐물을
교환함

그림 19-1
심혈관기관

깊이 생각해보기(Think it Over)

심장의 휴식 및 회복 돕기 (Helping the Heart Rest)

대부분의 사람들의 심장은 자신의 주먹만한 크기의 심장을 보유하고 있으며, 이들의 심장은 분당 70회 가량 뛴다. 심박을 측정하기 위해서, 작은 고무공을 일분에 70회 가량 쥐었다폈다 해보자. 그리고 손에서 드는 느낌을 설명해본다. 다른 근육과 달리 심장은 절대 그 작용을 멈추지 않는다. 심근의 활동량은 얼마나 될까? 심장의 펌프작용은 전신에 혈액을 퍼뜨릴수 있을만큼 그 세기가 어마어마하다. 이는 찻잔을 이용해서 15분만에 욕조에 가득찬 물을 비워낼 수 있을 정도의 강도이다.

심근을 건강하게 유지하는 것은 얼마나 중요한 사항일까? 이에 관한 영양소의 역할은 어떠한가? 발을 심장보다 높게 위치시키는 것이 심장의 기능을 도울까 아니면 저해할까? 반사요법에서 깊은 휴식을 돕는 테라피 방법이 휴식을 취하고 있는 상태에서의 심장에 어떤 영향을 미칠까?

심장주기(The Cardiac Cycle)

심장은 신체에서 가장 많은 활동을 하는 기관이다. ("깊이 생각해보기: 심장의 휴식 및 회복 돕기" 참고) 평활근으로 이루어져 있으며, 근육세포가 나선형의 원과 동심원 형태로 감싸고 있는 근육 덕분에 굉장한 힘을 발생시킬 수 있다. 리드미컬하고 반복적인 전기자극이 심장근육에 걸쳐 흐르면서 심장이 수축 및 팽창하며 이를 통해 "심박"이 생성된다. 심박은 심장에서 전신에 펌프작용을 통해 혈액을 전달하는 심장주기이다. **심장주기**를 통해, 산소 함유량이 낮은 혈액이 심장 밖의 신체기관에서 심장의 오른쪽으로 흘러들어오고 이렇게 심장 오른쪽에 흘러온 혈액은 폐로 이동하게 된다. 심장은 펌프작용을 통해 산소가 풍부한 혈액을 폐에서 전신에 전달하게 된다. (■ 그림 19.2 참고)

심장은 생명유지에 필수적인 기관이다. 신체는 심장의 활동없이 그 기능을 수행할 수 없다. 때때로 심근은 부

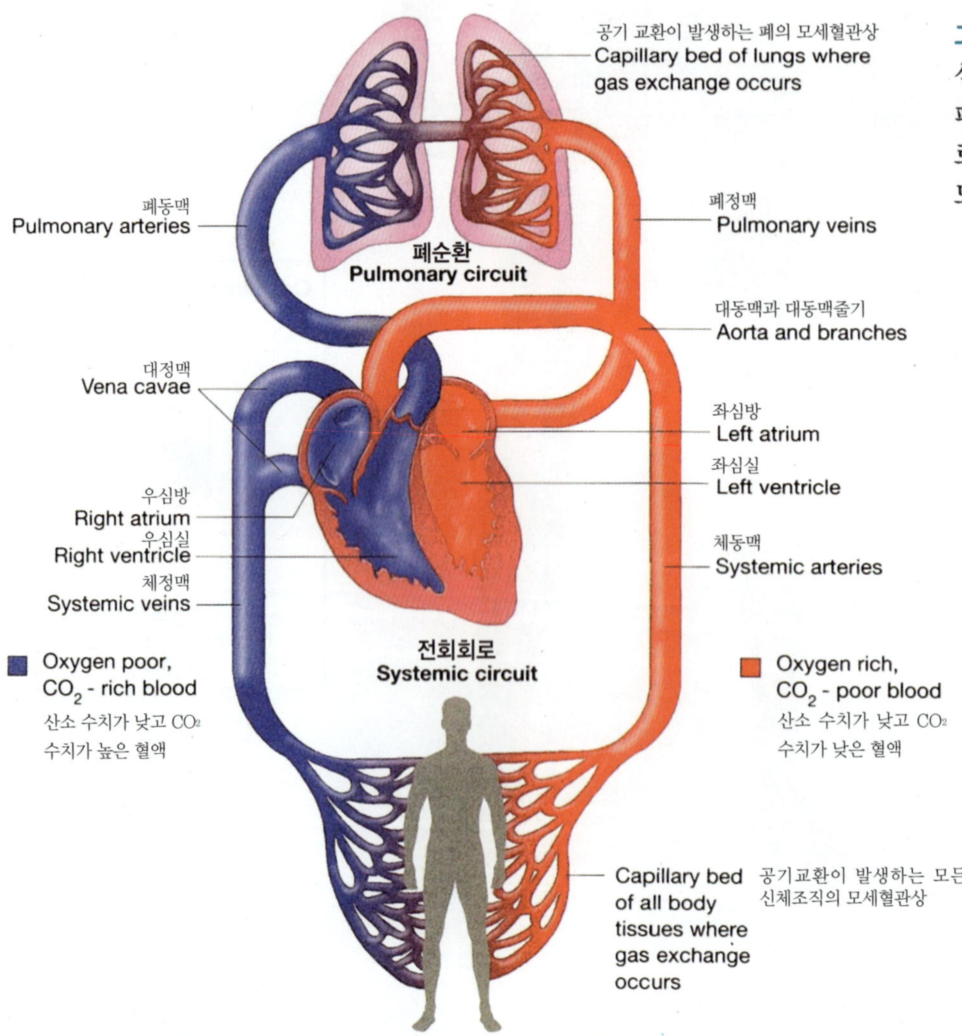

그림 19-2
심장주기: 폐에서 산소를 공급받는 폐순환과 산소를 공급하는 전신회로를 보여주고 있는 심혈관 기관 도식

상, 질병/질환, 바이러스 감염, 비정상적인 리듬, 심근경색(심장마비) 등을 경험하게 된다. 여러 임상사례에서는 치유효과가 있는 반사요법 세션을 매일 같이 진행하면서 심장과 흉부 반사점을 직접적으로 압를 가함으로써 활성화 하여서 심근경색을 포함한 여러 건강 상의 문제를 겪고 있는 심장의 기능 회복을 도움을 증명하였다.

임상사례 (Clinical Perspective)

반사요법과 심장(Reflexology and the Heart)

여러 연구에서는 반사요법이 혈액순환을 향상시키고 관동맥성 심장병, 고혈압, 저혈압, 부정맥, 관상동맥부전증, 심방세동 등 여러 심장질환의 병세를 완화하는데 효과적임을 발견했다. 다음은 University Hospital Vall D'Hebron and Sageado Corazon Hospital의 Department of Neurology, Rheumatology, Traumatology, Cardiology, and Internal Medicine의 Jejus Manzanares 박사가 진행한 한 임상연구에 대한 내용이다:

연구명

고혈압에 대한 발 반사요법의 효과

목적

고혈압(HBP) 환자를 대상으로 발 발사요법을 적용했을 때, 반사요법이 미치는 영향을 연구하고자 함

실험표본

HBP를 진단받은 34세에서 75세 연령의 환자 54명 (여성 34명, 남성 20명)

실험방법

54명의 환자군을 HBP 병세에 따른 처방에 따라 다음과 같은 네 그룹으로 나누었다:

그룹 1: 32명, 처방전 - 에나랄프릴정 5mg-20mg/일
그룹 2: 8명, 처방전 - 에나랄프릴정 5mg-20mg/일, 이뇨제
그룹 3: 2명, 처방전 - 프로프라노롤 20mg-60mg/일
그룹 4: 12명, 처방전 - 없음. 이 그룹에게는 식이요법만 처방함.

54명의 환자들은 다음의 의학적 진단을 받았다:

과체중: 25명
인슐린비의존형당뇨병: 15명
이상지질혈증: 14명
고뇨산혈증: 5명
만성폐쇄성폐질환: 16명

프로토콜

(1) 일반적인 반사요법 트리트먼트와 (2) 고혈압을 위한 특별 반사용법 트리트먼트로 구성된 두 종류의 프로토콜이 적용되었다.

플라시보 프로토콜 #1 - 반사요법이 적용된 부위: 폐, 요추, 위
HBP 프로토콜 #2 - 반사요법이 적용된 부위: 전두엽, 교감성 가슴신경주, 신장

그룹 1-4에 해당하는 환자들을 동일한 숫자의 두 그룹, (a)와 (b)로 나누었다. (a) 그룹에게는 HBP를 위한 프로토콜 #2를 적용하였고, (b) 그룹에게는 일반 반사요법에 해당하는 플라시보 반사요법 #1을 적용했다.

모든 표본에게는 발 반사요법을 일주일에 2회, 10주 연속으로 진행하면서 총 20회의 세션을 제공했다. 반사요법 세션은 위에 제시된 신체부위에 5-7분에 걸쳐서 지속적으로 압이 가해졌다.

실험결과

20회의 세션이 완료된 후, HBP 프로토콜 #2를 받은 그룹 1a, 2a, 3a, 4a(총 27명의 환자들, 모든 그룹 표본의 50%)는 처방약을 절반 수준으로 줄였음에도 불구하고 더 낮은 혈압 수치를 보였다.

플라시보 그룹 1b, 2b, 3b, 4b에 해당하는 환자들은 HBP에 대한 처방약의 복용량을 1b의 경우, 5%, 2b의 경우 0%, 3b의 경우 0%, 4b의 경우 16%로 줄일 수 있었다.

결론

본 연구를 통해 도출한 실험결과를 기반으로, 고혈압 치료를 받은 환자들에는 일부 병리학적 치료와 함께 병행하기도 하였으나, 플라시보 프로토콜 #1을 받은 환자들에 비교하여 HBP 프로토콜 #2를 받은 환자들이 상당한 병세 호전을 보였다는 것을 알 수 있었다. HBP 프로토콜 #2는 환자들이 HBP 치료제 복용을 줄임과 동시에 정상적인 혈압을 유지할 수 있게 하였다.

이에 대하여 "임상사례: 반사요법과 심장"을 참고하도록 한다.

혈압(Blood Pressure)

혈압은 동맥에서 혈액을 전신에 펌프작용을 통해서 보내면서 발생하는 압력을 말한다. 혈압은 심장이 수축(심장수축) 및 팽창(심장확장)하면서 발생하는 동맥의 압력이기도 하다. 혈압 수치를 측정함으로써 심장, 신장, 혈압의 기능을 판단할 수 있게 된다.

혈압 수치는 언제나 두 개의 숫자로 표현된다. 두 개의 숫자 중 큰 수치는 심장수축 시 발생하는 압력으로, 심장이 뛰고(수축하고) 혈액을 전신에 보내면서 발생하는 압력이다. 두 개의 숫자 중 작은 수치는 심장확장 시 발생하는 압력으로, 심장이 박동 주기 간에 이완되었을 때 나타나는 최저 압력을 나타낸다.

정상혈압은 120/80mmHg(millimetres of mercury; 대기압의 1/760과 같은 압력 단위)로, 라이프스타일 변화에 따라서 최고혈압 120~139mmHg, 최저혈압 80~89mmHg이 고혈압 전단계로 여겨진다. 약물치료는 주로 140/90mmHg일 때 시작한다.

고혈압(HBP)은 어떤 증세도 나타내지 않는다. 연령, 인종, 성별과 무관하게 HBP는 발병할 수 있다. 피임약 복용, 특히 흡연과 병행한 피임약 복용, 임신, 가족병력과 같은 많은 요소들이 고혈압 증상에 영향을 미칠 수 있다. 과체중, PMS, 흑인, 55세 이상의 여성과 같은 조건이나 상태도 고혈압과 연관이 있다.

여러 임상실험에서는 반사요법이 고혈압과 저혈압 증상 모두를 정상화시키는데 도움이 된다고 밝혔다. 반사요법은 정상 상태의 환자를 "저혈압"으로 만들거나 혈압을 낮추지 않지만, 반사요법 세션 중에는 깊은 수면이나 휴식을 취할 때처럼 혈압 수치가 떨어진다.

반사요법 치료사들은 고객에게 횡경막 반사점이나 흉부 반사점에 적용할 수 있는 손 반사요법 테크닉이나 발 반사요법 테크닉을 매일 셀프케어 및 스트레스 관리 방안으로 실천하도록 가르칠 수 있다. 이에 대하여 "웰빙 스포트라이트: 절제"를 참고하도록 한다.

발동 맥박(Pedial Pulses)

발에서 측정할 수 있는 두 맥박(발동 맥박)은 발의 순환에 영향을 미치는 예상 병리학적 증상을 보여줄 수 있다. 이들은 족배맥박(Dorsal Pedis Pulse; DPP)와 후경골 맥박(Posterior tibial pulse)이라 한다. 발 위의 동맥에 손가락을 얹어서 이들 맥박을 측정할 수 있다. (그림 11.7)

맥박이 낮은 경우, 고객에게 의사의 진료를 받을 것을 권한다. 발동 맥박은 당뇨병을 비롯한 여러 질병/질환을 나타내는 중요한 수치이다. 이에 대하여 "웰빙 스포트라이트: 당뇨병과 순환"을 살펴보도록 하자.

심혈관기관 반사점 (Cardiovascu Lar System Reflexes)

심혈관기관의 반사점은 발 전체에 분포하고 있다. 최상의 테라피 효과를 위하여, 발 전체를 비롯해서 심장과 흉부의 직접반사점과 보조반사점에 추가적으로 트리트먼트를

웰빙 스포트라이트(Spotlight on Wellness)

절제(Moderation)

스트레스가 많은 라이프스타일은 신체가 오랜 시간 동안 빠른 속도로 에너지를 유지하게끔 한다. 충분한 영양, 휴식, 회복, 의미있는 관계가 없다면 사람들은 "기력을 전소"시키거나 "기력을 다 태우게"된다. 이러한 표현은 지나치게 많은 에너지가 신체에 "끊임없이" 머물러 있을 때 신체, 감정, 마음, 영혼이 어떻게 되는지를 보여준다. 신체, 마음, 정서, 감정, 영혼은 노력하는 삶에 에너지를 부여할 수 있는 보살핌과 지지를 필요로 한다. 특히 사랑, 연민, 수용을 충족시키면서 영혼을 충만하게 할 수 있는 활동은 치유효과가 매우 높다. 사려깊은 사람은 영혼을 충만하게 할 수 있는 사람이면서, 해부학적인 의미와 영적인 의미의 심장을 회복시키고 강하게 할 수 있는 사람이기도 하다.

웰빙 스포트라이트(Spotlight on Wellness)

당뇨병과 순환(Diabetes and Circulation)

American Diabetes Association에서는 당뇨병 환자 5명 중 1명이 발에 나타나는 문제로 병원 진료를 받는다고 전했다. 발에 적절한 치료를 받음으로써 발 절단을 비롯한 당뇨병으로 인한 심각한 병세의 호전을 도울 수 있다. 당뇨병은 신경을 손상시키고 발을 비롯한 사지말단까지의 혈액 순환을 저해한다. 그러므로 당뇨병 환자는 발을 수시로 검진하고 발동 맥박을 측정하는 것이 매우 중요하다. 고객 중 당뇨병 환자의 경우 다음의 사항을 확인하고 적절한 테라피를 제공하도록 한다:

- 건조한 피부, 갈라지거나 절개된 피부, 쓰라림, 출혈
- 파고드는 발톱, 굳은살, 티눈
- 붉게 변하거나 조직이 지나치게 연하게 되거나 열이 올라가는 경우
- 피부 감염, 어둡게 변하거나 착색된 피부

출처: WebMD.com (accessed April 3, 2009).

적용하도록 한다. (■그림 19.3과 ■그림 4.1 참고)

심장 반사점(Heart Reflex)

심장은 일반적으로 심장을 보호하는 역할을 하는 복장뼈(흉골) 아래의 흉강 중심에 위치하고 있다. **심장 반사점**은 오른발의 1/3 지점(존 1)의 척추 반사점을 가로질러서 중심 부분의 가슴 반사점과 왼발의 2/3 지점(존 1, 2, 3)인 횡경막 반사점의 상부지점에 위치하고 있다. 이 반사점은 심근과 그 혈관계와 연결되어 있다. 흉부 반사점 전체를 활성화시켜서 흉부근과 갈비뼈를 풀어줌으로써, 순환을 향상시키고 휴식 효과를 부여한다. 쇄골 반사점(심장 반사점 위와 발가락 아랫 부분에 위치)은 쇄골하동맥과 연결되어 있다. "사례연구: 상처조직과 심장 반사점"을 참고한다.

중추신경계 반사점 (Central Nervous System Reflexes)

심장에 분포하고 있는 신경이 위치하고 있는 척추뼈는 C5, C6, C7, T1, T2, T3이다. 이들은 보조반사점으로 하부경추와 상부흉추 반사점을 존 1 전체에 걸쳐서 활성화시켜서, 해당 부위에 혈액순환 및 신경전도를 활성화하고 흉부의 긴장을 완화한다.

전신 반사점(Entire Body Reflex)

심혈관기관은 신체 전체에 걸쳐서 분포하고 있다. 발 전체의 반사점을 활성화하여서 심혈관기관의 기능을 활성화한다. 이 중척수 앞부분에 위치하고 있는 주요 동맥간과 정맥간은 심장에서부터 머리, 그리고 심장에서 하부 복부 및 골반 부위까지 분포하고 있으므로 특히 집중적으로 테라피를 적용하도록 한다. 주요 동맥간과

사례연구 (Case Study)

상처조직과 심장 반사점(Scar Tissue and the Heart Reflex)

자녀를 둔 26세의 한 여성 환자는 어떤 병세나 병력이 없다고 설문지에 기입을 했다. 반사요법 세션을 진행하는 동안, 고객은 흉부 반사점에 조그마한 크기의 굳은 부위를 발견하게 되었다. 발등 부위의 조직은 정상적으로 느껴졌으나, 발바닥 면의 조직, 특히 심장 반사점 부분은 지나치게 부드러웠다. 고객은 5년전쯤 심장수술을 받았으며, 현재는 완치 판정을 받았다고 이야기 했다. 이를 통해, 발(그리고 손)의 반사점이 신체의 상처 조직을 나타내며, 수술을 받거나 부상을 입어서 상처가 발생한 신체 부위의 혈액순환 및 신경 전도를 향상시킬 수 있다고 생각할 수 있다.

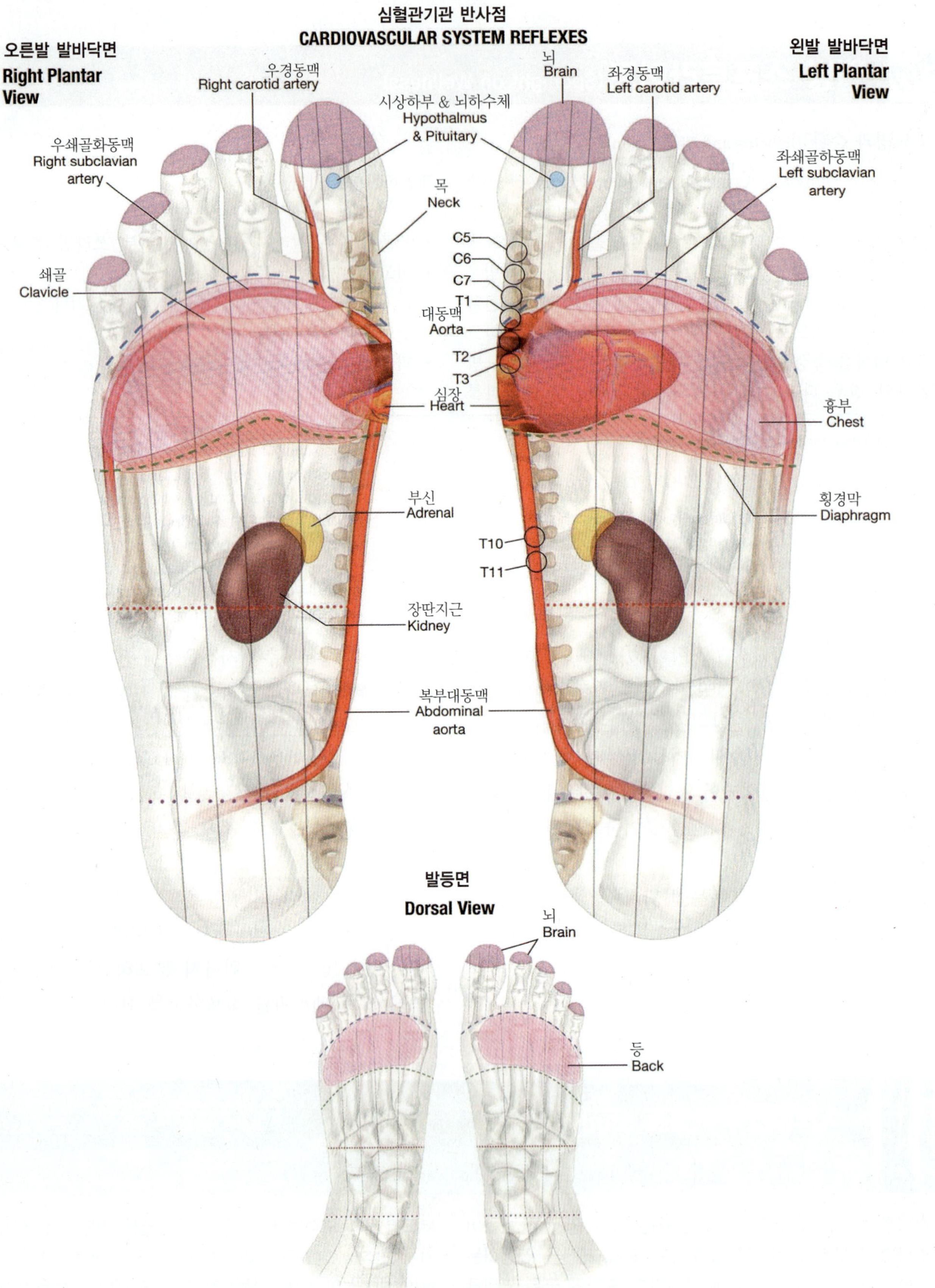

그림 19-3
심혈관기관 반사점

정맥간을 활성화하기 위해서, 왼발고 오른발의 존 1에 위치한 척수 반사점은 물론, 하부 복부와 골반 반사점을 활성화하도록 한다.

신장 반사점(Kidney Reflex)

신장은 체내의 체액을 조절한다. 신장기능장애는 심부전의 원인이 된다. T10-T11은 신장에 연결되어 있으므로, 신장, T10, T11은 심장의 핵심 보조반사점이 된다.

뇌와 목 반사점(Brain and Neck Reflexes)

뇌의 숨뇌는 심박, 전신에 보내는 혈액량을 비롯하여 심장의 순환기능을 조절한다. 경동맥은 뇌에 산소와 영양소를 공급하는 주요 통로로 목 반사점의 존 4와 5에 그 반사점이 위치하고 있으며, 심혈관기관의 중요한 보조반사점이기도 하다.

분비선 반사점(Gland Reflexes)

뇌하수체와 부신은 투쟁-도피 반응(flight-or-flight response)를 생성하며, 이로 인하여 심박 및 혈압 수치에 변화를 준다. 시상하부는 혈액을 위, 간, 장에 보내는 혈액 흐름을 조절하여서 신체의 소화작용을 조절한다. 뇌와 목, 뇌하수체, 시상하부, 부신 반사점은 심혈관기관의 보조반사점이다.

횡경막 반사점(Diaphragm Reflex)

횡경막 반사점을 활성화하는 것은 깊은 호흡을 돕고 스트레스를 완화시킨다. 횡경막 반사점은 핵심 반사점 중 하나로 흉부의 긴장을 경감시켜서 신체의 체액순환과 생체전위 에너지 흐름을 향상시킨다.

등과 흉부 반사점(Back and Chest Reflexes)

흉부와 등의 긴장은 원활한 호흡 및 혈액순환, 신경전도, 림프순환을 저해한다. 배측중족골은 등뼈와 등근육, 갈비뼈, 림프관이 집중된 부위(쇄골 부위, 흉부 중앙, 어깨)의 반사점이다. 흉부 반사점은 횡경막 기준선과 목 기준선 사이의 발바닥 표면이다. (제14장 참고) 등 반사점과 흉부 반사점에 적용할 수 있는 테크닉은 반사점의 긴장을 완화하고 림프기관, 호흡기관, 심혈관기관, 근육기관, 신경기관의 기능을 증진시킨다.

심혈관기관 프로토콜 (Cardiovascular System Protocol)

특정 프로토콜에 대해서, 부록 E: 증상별 테라피 참고자료를 참고한다. 일반적인 프로토콜의 경우, ■표 19.1을 참고한다.

표 19.1 심혈관기관 프로토콜

반사점	테크닉/효과
흉부	중족골 컴프레션(metatarsal compression), 중족골 루즈너(metatarsal loosener), 중족골 디컴프레스(metatarsal decompress), 중족골 릴랙세이션(metatarsal relaxation) 등의 테크닉을 적용한다. 이를 통해 발등과 발바닥에 위치한 흉부, 어깨, 팔의 반사점의 긴장을 완화하고, 순환을 증진시키며, 휴식을 돕고, 깊은 호흡을 하게끔 한다. (제14, 16, 17장, 본 장)
횡경막	횡경막 릴랙세이션(diaphragm relaxation)으로 체내의 긴장을 깊게 풀어주어서, 깊은 호흡을 도와서 흉강과 복강의 긴장을 완화한다. (제14, 21장)
흉부	양방향 썸워크와 족저중족골 오프너(plantar metatarsal opener) 테크닉을 적용해서, 흉부의 긴장을 완화하고 심장 반사점과 주변 기관의 반사점을 활성화한다. 해당 부위에 프레스앤플렉스(press-and-flex) 테크닉을 적용한다. (제16, 21, 23장)
등	림프순환(limphatic drainage)과 배측중족골 오프너(dorsal metatarsal opener)로 등의 긴장을 완화해서 호흡을 원활하게 한다. (본 장 및 제23장)
척추	스파이널 트위스트(spinal twist)와 스파인 워크(spine walk)로 척추 반사점 전체(척추와 나란히 위치하고 있는 대동맥과 대정맥)를 활성화시킨다. 특히, 심장, 하부 복부 및 골반(대동맥과 대정맥; 제16장)에 분포하고 있는 흉부와 C5-T3에 테크닉을 적용한다.
전신	해부학적 구조의 발(전신), 특히 머리 반사점(모든 발가락), 어깨, 팔, 다리/무릎의 반사점을 활성화한다.
보조반사점	뇌와 목, 분비선(부신, 뇌하수체, 시상하부), 신장(T10-T11) 반사점 (제18장과 22장)

심혈관기관 테크닉(Cardiovascular System Techniques)

등과 흉부 반사점 테크닉

DVD의 "발 반사요법"은 흉부, ed, 심장 반사점을 풀어주고 열어줄 수 있는 여러 테크닉을 제시하고 있다. 이중 다음의 테크닉을 다루어보기로 한다:

- "발 반사요법: 중족골 릴랙세이션(Metatarsal relazation)" – 앞발의 반사점(흉부, 등, 심장)을 풀어준다.
- 프레스앤플렉스 (press–and–flex) 테크닉 – 가슴과 등에 위치한 심장반사점 및 보조반사점을 풀어준다.
- 모든 횡경막 테크닉 – 심장을 포함한 흉부 반사점의 긴장을 완화한다.
- "발 반사요법: 발바닥 구부리기(plantar flexion)" – 심장, 심혈관기관, 보조반사점에 적용할 수 있는 강도 높은 테크닉을 제시하고 있다.
- 중족골 관절과 존 1에 적용할 수 있는 모든 테크닉은 심혈관기관의 기능을 활성화시킨다.
- 고급 테크닉 – 심혈관기관의 기능을 돕는다.

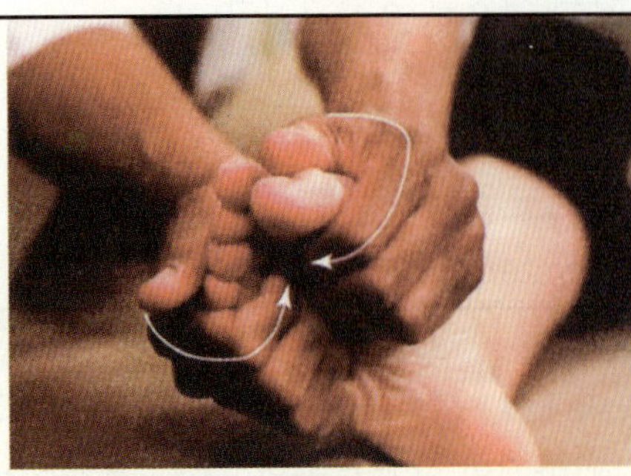

그림 19-4
발을 굽히면서 중족골 디컴프레션 및 발등 풀링하기

고급 테크닉 – 심혈관기관의 기능을 돕는다.

테크닉: 발등 풀링(dorsal fulling) (등 반사점)

발등 풀링 테크닉은 발등의 조직을 풀링(fulling; 넓게 펼치는 것)해서 등 반사점을 풀어준다.

발을 직립된 상태로 만든 후, 발등에 양 손바닥을 두고, 손가락으로 발바닥을 감싼다. 발등의 피부를 풀링하거나 넓게 펼치는 듯이 적절한 압을 가한다. (■ 그림 19.4) 이 테크닉을 충분히 반복한다.

발등 풀링의 강도를 높여서 발등을 구부리고, 발을 구부리면서 족저중족골 디컴프레션(plnatar metatarsal decompression)을 함께 적용하도록 한다. (제16장)

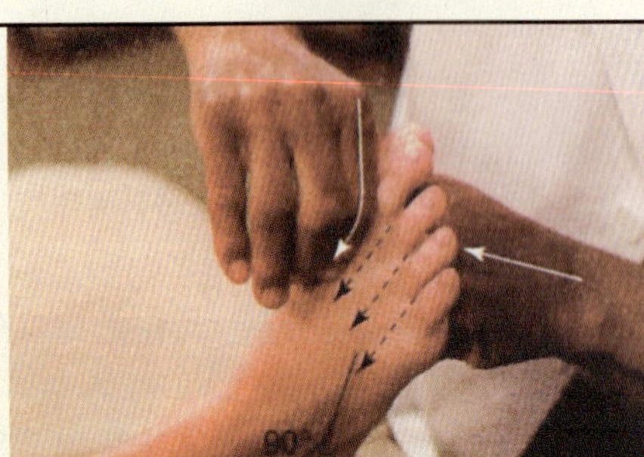

그림 19-5
기본 단계의 배측중족골 오프너

테크닉: 배측중족골 오프너(dorsal metatarsal opener) (등 반사점)

배측중족골 오프너는 상지의 반사점과 연결되어 있는 중족골두 사이에 깊은 압을 적용할 수 있게끔 한다.

기본 테크닉

발을 지지하고 있는 손을 주먹쥐어서 족저중족골두 아랫부분에 놓고 발을 눌러준다. 이를 통해, 발을 안정화시키고 중족골두를 늘일 수 있다. 테크닉을 적용하는 손의 엄지손가락을 발을 지탱하고 있는 손 위에 두어서 발을 안정화시키고 지렛대의 원리를 강화한다. 중족골 사이에 공간이 없어질때까지 핑거워크를 적용한다. (■ 그림 19.5)

중급 테크닉

테크닉을 적용하고 있는 손의 위치 및 테크닉은 기본 테크닉과 동일하다. 발을 잡고있는 손을 주먹쥐어서 엄지손가락이 하늘방향으로 오게끔 하고 손가락관절들이 첫째, 둘째 발가락의 중족골두 사이를 누르도록 한다. 발을 발등쪽으로 기울여서 중족골을 펼쳐준다. 중족골두 사이에 핑거워크를 적용한다. 발바닥쪽으로 다시 기울여서 발을 풀어주고 손가락 관절을 다음 두 개의 발가락 사이에 위치시킨다. (■그림 19.6) 이를 반복해서 적용한다.

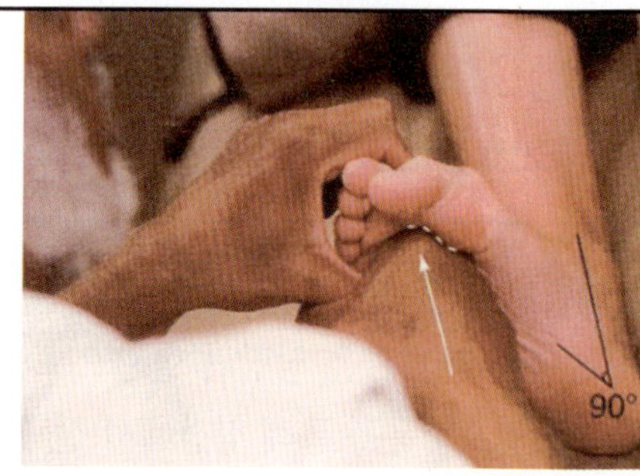

그림 19-6
중급 단계의 배측중족골 오프너

팁:

- 일관성있는 패턴으로 테크닉을 적용해서 반사점들이 완벽하게 활성화되도록 한다. 테크닉을 적용하는 한 패턴은 첫번째 중족골의 발 안쪽에서부터 테크닉을 적용하기 시작해서 발 바깥쪽의 첫번재 중족골에 핑거워크를 하고, 다시 두번째 중족골 안쪽에서 바깥쪽으로 핑거워크를 하고, 이를 다음의 중족골에 계속해서 적용해간다.
- 주먹쥔 손으로 중족골을 눌러서 발가락을 펴줌으로써 테크닉 단계를 높인다.
- 테크닉을 적용하는 손 위에 손가락 하나를 두어서 압력을 높인다.
- 중급 단계의 배측중족골 오프너 및 족부중족골 오프너 테크닉으로 깊은 압력을 적용해서 중족골을 떨어뜨리고 신경충격을 완화시킨다. 이 테크닉은 몰턴 신경종 호전에도 도움이 된다.

테크닉: 족부중족골 오프너(plantar metatarsal opener) (흉부 반사점)

기본 테크닉

팔꿈치를 구부려서 프레스앤플렉스를 해서 해당 부위의 반사점을 풀어준다. 발을 잡고 있는 손으로 중족골을 고정시키고 두 발가락을 떨어뜨려준다. 각 발가락의 중족골두 안쪽을 따라올라가면서 썸워크나 핑거워크를 해준다. 각 발가락의 중족골두 바깥쪽에 손을 바꾸어서 동일한 테크닉을 적용해준다. (■그림 19.7)

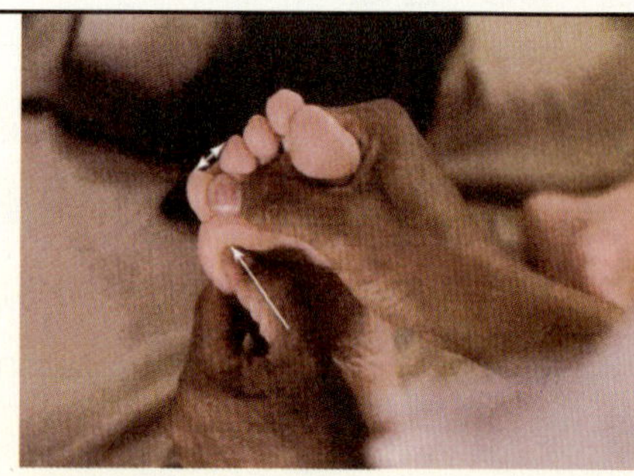

그림 19-7
기본 단계의 족부중족골 오프너

중급 테크닉

기본 단계의 홀드 테크닉(hold techinique) 및 썸워크와 핑거워크를 동일하게 유지한다. 매번 테크닉을 적용할 때마다 발을 잡고 있는 손으로 테크닉을 적용하는 손을 향해 발을 구부린다. 이를 통해 해당 반사점에 깊은 테크닉을 적용할 수 있다. ■그림 19.8은 반대손으로 중족골두 바깥쪽을 구부리는 방법을 보여주고 있다.

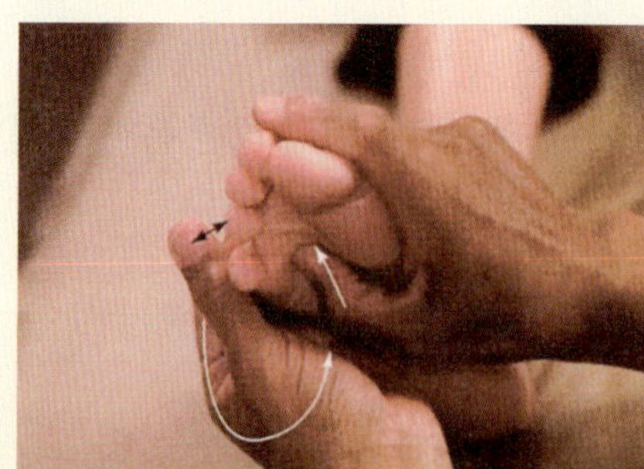

그림 19-8
중급 단계의 족부중족골 오프너

요약 (Summary)

- 심혈관기관은 신체에서 가장 중심적인 기관 중 하나이다. 심혈관기관은 심장과 혈관으로 구성되어 있다.
- 심장은 펌프작용을 통해 심장에서 신체기관으로 혈액을 전달한다. 동맥은 산소와 영양소가 풍부한 혈액을 전신에 전달하고, 모세혈관은 신체조직과 산소와 영양소를 교환하고, 노폐물을 신체조직으로부터 전달받는다. 정맥은 산소와 영양소 함량이 낮은 혈액과 노폐물을 폐로 전달한다. 이와 같은 작용으로 심혈관 기관의 순환이 반복된다.
- 심장주기는 심장이 펌프작용을 통해 혈액을 운반시키면서 수축 및 팽창하는 주기를 말한다.
- 심혈관기관의 주요 반사점은 심장 반사점이다.
- 보조반사점은 흉부, 척추분절(C5–T3), 신장, 척추 분절 T10–T11, 뇌하수체, 시상하부, 부신이다.
- 발 전체는 심혈관기관의 반사점이다.

배운 내용 점검하기 (How much did you learn?)

실습하기

가슴 부위의 긴장을 풀어주고 혈액순환을 증진할 수 있는 다음의 테크닉을 실습해보자.

- 발등 풀링(dorsal fulling) (등 반사점)
- 배면중족골 오프너(dorsal metatarsal opener) (등 반사점)
- 족부중족골 오프너(plantar metatarsal opener) (흉부 반사점)

이전 장에서 심장 반사점과 그것의 보조 반사점을 활성화할 때 적용했던 핑거워크와 썸워크 테크닉을 실습해보자.

해당 내용 연결하기

왼쪽 열에 위치한 용어에 대한 올바른 설명을 연결하라.

_____ 1. 동맥
_____ 2. 혈압
_____ 3. 심장주기
_____ 4. 심혈관기관
_____ 5. 심장
_____ 6. 혈관기관
_____ 7. 정맥

a. 심장의 수축 및 팽창
b. 큰 형태의 근육
c. 산소 수치가 낮은 혈액 및 노폐물이 이동하는 혈관
d. 신체 전체에 펌프 작용을 통해서 혈액이 이동하면서 생성된 것
e. 심장과 혈관기관으로 구성된 기관
f. 산소와 영양소 수치가 높은 혈액이 이동하는 혈관
g. 혈관의 네트워크

객관식 문항

1. 혈관기관의 기능에 해당하는 것은 무엇인가?
   a. 혈액을 계속해서 움직이게 함
   b. 감염에 대응함
   c. 산소, 영양소, 노폐물을 운반함
   d. A와 B
   e. A와 C
   f. 위의 모두

2. 반사요법은 심혈관기관을 활성화하는데 효과적이다. 다음 중 반사요법 테크닉에 대해서 잘못된 설명은 무엇인가?
   a. 등과 가슴 반사점에 적용되는 테크닉은 경직된 근육을 풀어주고, 갈비뼈를 확장시키며, 체액의 흐름을 증진시켜서 심장에 대하여 가슴 내 압력을 감소시킨다.
   b. 반사점들은 발 전체에 걸쳐서 분포하고 있다. 심장 반사점을 활성화할 때 발등면과 발바닥면을 자극할 때의 효과는 차이가 없다.
   c. 중족골두 사이를 핑거워킹하여서 가슴 반사점에 깊은 압을 전달할 수 있다.
   d. 심혈관기관을 활성화하기 위한 반사요법 테크닉은 심장질환 병력이 없는 사람에게만 적용해야 한다.

3. 다음 중 가장 올바른 문장은 무엇인가?
   a. 심장 반사점은 가슴 내에 위치하고 있다.
   b. 심장 반사점은 오른발의 1/3 지점과 왼발의 2/3 지점에 위치하고 있다.
   c. 심장 반사점은 치료효과가 있는 반사요법을 실행할 때, 심혈관기관의 유일한 반사점이다.
   d. 반사요법 치료사들은 의학 전문의의 처방에 따라서만 심혈관기관을 활성화하기 위한 테크닉을 적용할 수 있다.

4. 심혈관기관을 활성화하기 위해서 가장 효과적인 방안은 ___이다. 다음 중 가장 적합한 단어는 무엇인가?
   a. 발바닥 표면에 적용하는 테크닉
   b. 발등 표면에 적용하는 테크닉
   c. 발바닥과 발등 표면에 적용하는 테크닉
   d. 모든 테크닉; 뇌 반사점을 활성화하는 모든 테크닉을 적용해도 됨

5. 신장은 심혈관기관에 어떤 영향을 미치지 않는다. 신장 반사점을 반사요법 세션 중에 적절한 압을 가해서 활성화하는 것이 효과적인 이유는 반사요법을 진행하는 동안 소변 배출을 저해하기 때문이다. 이 문장은
   a. 참이다.
   b. 거짓이다.

6. ___는 전신에 걸쳐서 분포하고 있다. 발 전체에 반사요법 테크닉을 적용하는 것은 해당 기관의 기능 증진을 돕는다.
   a. 중추신경계
   b. "투쟁 또는 도피" 호르몬
   c. 항상성
   d. 심혈관기관

7. 심혈관 기관의 보조반사점에 해당하는 것은 무엇인가?
   a. 흉부 내에 위치한 심장의 반사점과 흉부 반사점
   b. 내분비선 및 횡경막
   c. 뇌와 신장
   d. 척추 분절, 신장, 뇌, 뇌하수체, 부신, 흉부, 횡경막

8. 심근에 분포하는 척추분절은 무엇인가?
   a. T10–T11
   b. C5–T3
   c. 모든 경추
   d. 중반의 흉추 부분만

9. 반사요법은 신체가 항상성을 유지하는 것을 도와서 심혈관기관의 기능을 활성화하는데 도움이 된다. 이 문장은
   a. 참이다.
   b. 거짓이다.

10. 다음 중 혈액이 신체 전체에 펌프작용을 통해 동맥을 통해서 이동하면서 발생하는 압력 단위를 무엇이라 하는가?
   a. 혈압
   b. 심장주기
   c. 깊은 호흡
   d. 운반 체계

빈칸 채우기

다음의 그림에서 직접반사점과 보조반사점의 위치를 표시하라.

심장
신장
T10–T11
뇌
목
뇌하수체, 시상하부

부신
횡경막
C5–T3
등
흉부

심혈관기관 반사점

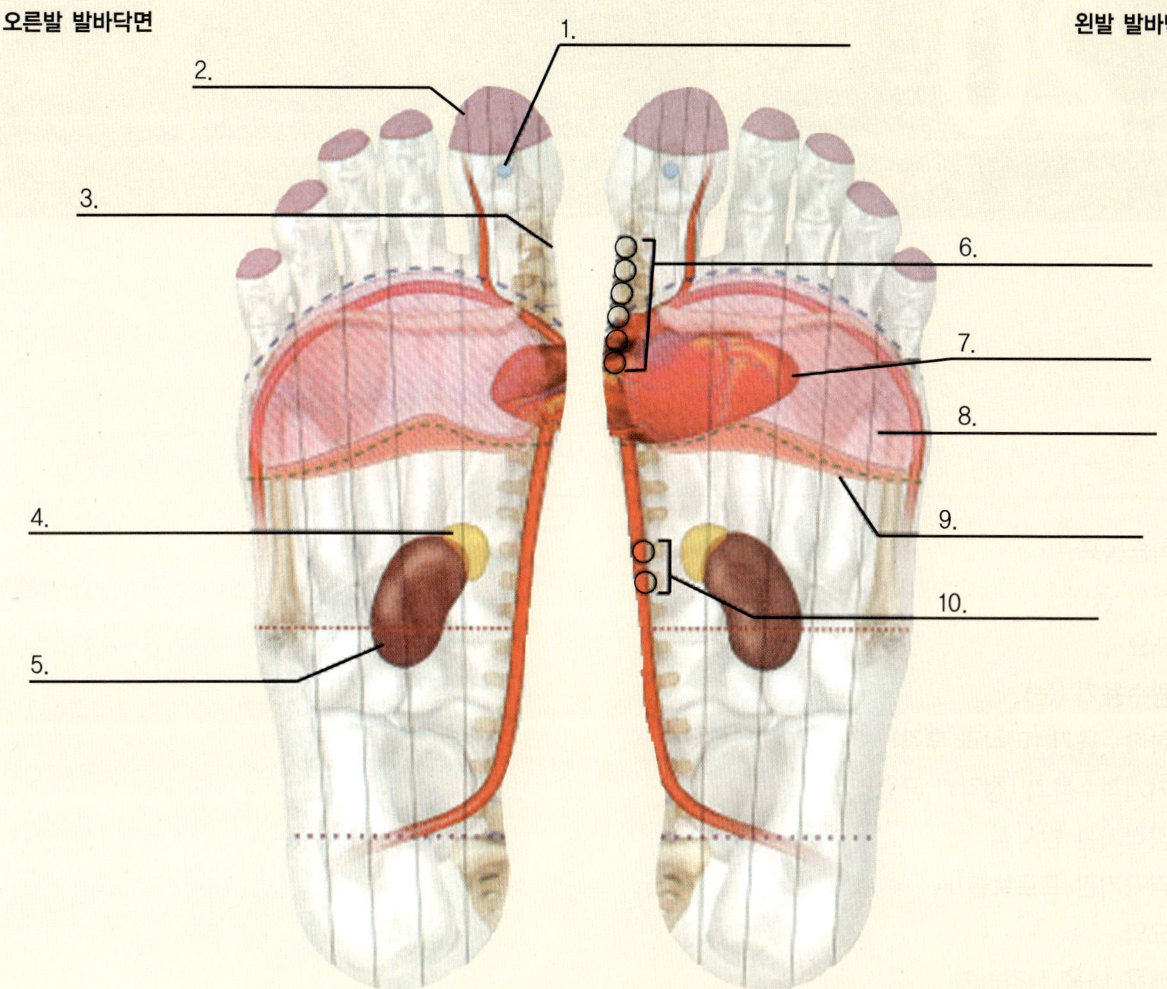

발바닥면

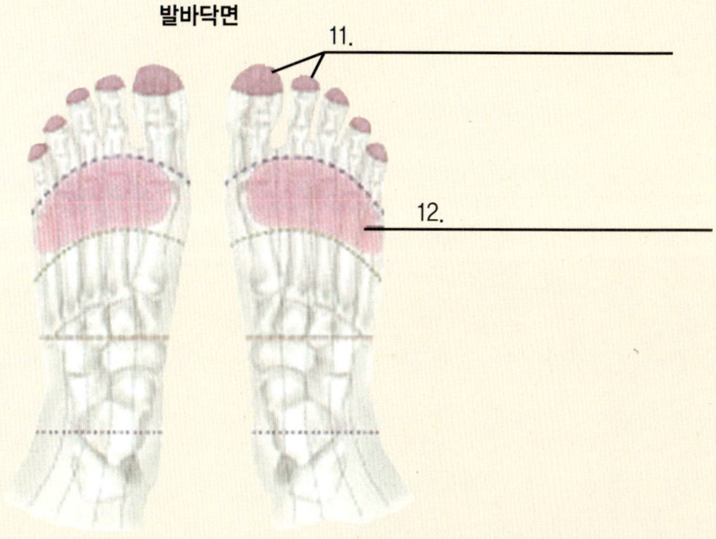

제 20 장 감각기관

(Sensory System)

이 장의 개요 (Chapter Highlights)

학습목표

주요 용어

개요

광수용기 (눈)

화학수용기 (미각과 후각)

기계적수용기 (청각과 균형)

감각기관 반사점

감각기관 프로토콜

요약

배운 내용 점검하기

학습 목적 (Learning Objectives)

1. 이 장의 주요 용어와 그 의미를 이해한다.
2. 감각기관의 주요 기능을 나열한다.
3. 감각기관의 위치를 확인한다.
4. 발에 위치한 감각기관 반사점의 위치를 확인한다.
5. 감각기관에 관한 건강 상의 문제 3가지를 설명한다.
6. 감각기관의 직접반사점과 보조반사점을 제시한다.
7. 발에서의 감각기관 프로토콜을 실습한다.

주요 용어 (Key Terms)

간상체 282
감각기관 280
감각수용기 280
귀 반사점 288
기계적수용기 280
눈 반사점 287
망막 281
수정체 281
시각적수용기 280
신장 수용기 280
일반 수용기 280
추상체 281
코 반사점 290
특수 수용기 280
혀 반사점 290
화학수용기 280

반사요법 실전

DVD 플레이리스트:

- 발 반사요법

개요(Overview)

감각수용기와 감각기관의 장기를 토해서 우리는 세상을 인지하거나 느낄 수 있다. **감각수용기**의 종류는 **일반 수용기**와 특수 수용기로 나눈다. 일반 수용기는 피부, 근육과 고나절, 내장기관에 위치하고 있다. 특수 수용기는 **화학수용기**(미각과 후각을 감지하는 입과 코), **시각적수용기**(시각을 인지하는 눈), **기계적수용기**(청각과 균형을 담다하는 귀)로 나눌 수 있다.

특수 수용기의 반사점은 엄지발가락과 모든 발가락에 위치하고 있다. 이들 반사점은 서로 겹치기도 하며, 머리, 뇌, 목 반사점과 중복되기도 한다. 정확한 반사점의 위치를 파악하는 것이 프로토콜 실행에 필요하며, 앞으로의 임상연구에 필수적인 항목이다.

피부(Skin)

피부는 감각기관 중 하나이다. 피부에는 감각 수용기가 위치하고 있다. 피부에 대해서는 제15장에서 다루기로 한다.

근육과 관절(Muscles and Joints)

신체는 관절, 인대, 힘줄 내에 위치하고 있는 수용기인 고유수용기를 통해서, 팔다리의 자세와 움직임을 감지한다. 고유수용기에서의 신경자극이 소뇌로 전달되어서 신체 움직임을 파악하고 모니터링하는데 도움을 준다. 많은 반사요법 테크닉은 관절운동을 포함하여서 뼈 주위의 신체조직을 풀어주는 역할을 한다. 이를 통해서 수용기가 뇌와 더 효과적으로 신체 움직임에 대하여 소통할 수 있게 된다.

근육은 **신장 수용기**라 하는 특수 세포를 보유하고 있다. 이 수용기들은 근육이 정상 범위 내에서 움직였을 때를 감지하여서 근육이 찢어지는 것을 막는다. 스트레칭 매커니즘에 민감한 반사요법 치료사들은 신체를 더 깊은 휴식 상태로 만들어서 신제 조직과 반사점을 더 효과적으로 활성화할 수 있게 한다.

감각기관(Sensory System)

설명 – 감각수용기와 감각기관의 장기를 통해 세상을 인식하거나 감지하는 역할을 한다.
일차기관 – 시각적수용기 (눈), 화학적수용기 (미각과 후각), 기계적수용기 (청각과 균형)
직접반사점과 그 위치 – 양쪽 눈과 귀의 반사점은 엄지발가락이 발과 연결된 부분에서부터 끝부분에서 거의 중간에 위치하고 있다. 눈 반사점은 둘째 발가락과 셋째 발가락 아랫부분에 위치하고 있으며, 존 2와 3에 해당한다. 귀 반사점은 둘째 발가락에서 다섯째 발가락까지의 아랫부분에 위치하고 있으며, 존 2에서부터 5까지 걸쳐서 분포하고 있다.
보조반사점과 그 위치 – 경추, 특히 C1(뇌하수체), C1-C2-C3-C4 (귀), C2(눈, 혀), C4(코, 입술, 입, 이도). 머리 끝에서부터 볼까지의 거리와 거의 비슷한 머리 중간에 위치한 신체의 존 2에서 5까지. 자세한 보조반사점은 부록 E 증상별 참고자료 확인.
건강 상의 문제 – 이비인후과적 감염, 녹내장, 이명. 자세한 내용은 부록 E: 증상별 참고자료 확인.

내장기관(Visceral Organs)

내장기관 또는 내부장기에도 수용기가 위치하고 있다. 위와 폐의 신장 수용기는 해당 장기의 수용량이 최대치에 도달했음을 표시한다. 이를 통해서 신체의 항상성 유지를 돕는다.

광수용기(눈)[Photoreceptors (Eyes)]

뇌와 함께 작용하는 눈은 시각기관이다. 눈의 시각적수용기를 통해서 눈은 시력을 갖는다. 각각의 눈은 7개의 두개골로 구성되어 있는 궤도(안와) 내에 위치하고 있다. 이 궤도 위에 있는 길쭉하게 솟은 부분이 머리와 얼굴에 가해지는 충격으로부터 눈을 보호한다. 눈썹은 눈에 땀이 떨어지는 것을 막는 역할을 한다.

눈의 역할은 빛을 수집하는 것이다. 빛은 사물의 반응을 살피고 투명한 각막, 유리액, 동공을 통해 눈에 투과된다. 적절한 양의 빛으로 시력을 확보하는 것이다.

깊이 생각해보기(Think it Over)

빛의 속도에 따른 시각
(Sight at the Speed of light)

망막에 전달된 빛은 시각적수용기(간상체와 추상체)를 자극하여 1억 2,500만개의 신경에 화학적 신호를 전달할 수 있는 화학물질을 생성한다. 뉴런은 이와 같은 1억 2,500만개의 신호를 뇌의 적절한 부분에 전송할 수 있도록 이들을 재처리한다. 뇌는 정보를 분석하고, 마음 속의 이미지를 형성하며, 이에 반응을 보인다. 이와 같은 모든 작용은 1/1,000초 내에 발생하게 되며, 부교감신경계를 통해 조절된다. 신경기관과 시각 간의 관계는 어떻게 될가? 신경기관의 건강상태가 시각에 어떻게 영향을 미칠까? 반사요법을 통해서 시력을 어떻게 향상시킬 수 있을까?

동공은 수축하거나 확장하여서, 눈에 투과되는 빛의 양을 조절한다. 빛을 투과시키는 눈의 기관을 **수정체**라 한다. 부드러운 섬모체근이 수정체의 형태를 변경하면서 이미지에 초점을 맞춘다. 이 때 이미지는 눈 뒤에 있는 시각적수용기인 **망막** 상에 위 아래로 뒤집혀서(거꾸로 뒤집혀서) 보이게된다. ("깊이 생각해보기: 빛의 속도에 따른 시각"을 참고한다.)

망막에 위치한 시각적수용기의 기능을 가진 특수세포를 간상체와 추상체라 한다. 간상체와 추상체는 빛에 매우 민감하다. 각각의 시각적수용기에는 빛에 민감하게 반응하는 1억개에 가까운 분자로 이루어져 있다. 시각적수용기는 빛에 화학적으로 반응하여서, 전기신호를 신경섬유와 시신경을 통해서 뇌에 전달하여서 뇌로 하여금 정보를 처리하고 이미지를 보게끔 한다.

눈의 부속기관(Accessory Organs of the Eye)

눈은 근육, 신경, 눈꺼풀과 속눈썹, 눈물기관(눈물샘, 누낭, 누관)으로 구성되어 있다.

- 안와 내에 위치한 근육은 눈을 움직이게끔 한다.
- 3개의 뇌신경은 이 근육을 조절한다.
- 눈 위에 있는 눈꺼풀은 얇은 피부 또는 막으로 근육 및 결합조직을 덮고있다.
- 눈꺼풀의 내부 표면은 결막이라 하는데, 결막은 눈꺼풀 안에서 막을 형성하는 투명한 점막이다. 이들은 각막을 제외한 눈의 전면부를 덮고있다. 결막은 눈을 보호하고 안와로 눈물이 들어가는 것을 예방한다.
- 속눈썹은 공기 중의 먼지와 이물질을 걸러낸다.
- 각각의 속눈썹은 눈에 윤활작용을 하는 피지를 생성하는 피지선이 있다.
- 눈물샘(양눈의 바깥쪽 코너 위 안와 뼈 위에 위치)은 누낭(일반적으로 안경의 패드가 위치하게 되는 콧대 위에 위치)으로 모인 눈물을 생성한다. 눈물은 눈에 있는 불순물을 제거하고, 눈에 윤활작용을 하며, 발산되는 감정을 표출시킨다. 과도한 눈물은 비루관(누낭에서 코로 연결된 관)을 통해 코로 흘러가게 된다.

눈의 구조(Structure of the Eye)

신체기관은 그 구조에 따라 수행하는 기능이 있다. 눈은 광선의 방향을 틀거나, 광선을 굴절시켜서 망막에 비치는 사물의 초점을 맞추어 시각작용을 하게 한다. 눈의 지름은 약 1인치로 3겹의 코팅막 또는 층으로 구성되어 있다. (■ 그림 20.1과 ■ 표 20.1)

공막(Sclera)

공막은 눈의 바깥쪽에 두껍게 코팅된 막이다. 동공과 수정체를 덮어서 보호하고 있는 투명한 망막을 제외하고는 백색의 섬유로 되어 있다.

맥락막(Choroid)

맥락막은 눈의 중간 레이어이다. 짙은 갈색의 얇은 막으로 되어 있는데, 이는 눈을 둘러싸고 있는 수많은 혈관들 때문이다. 맥락막은 눈의 앞부분 내에 위치하고 있는 모양체 또는 모양체근에 따라 그 모양이 변한다. 또한, 동공(눈 가운데 있는 눈동자 부분)을 둘러싸고 있는 홍채에 따라 그 모양이 변하기도 한다. 자율신경계가 홍채의 수축 및 확장을 조절하여서, 적절한 양의 빛이 눈에 투과되도록 한다. 수정체는 홍채 뒤에 있으며, 수정같이 맑은 색을 띈다. 각각의 수정체는 모양체에 붙어있으며, 빛을 굴절시키고 초점을 맞추어 시각자극을 인식하게끔 한다. 눈을 구성하는 대부분의 기관은 젤리 같은 물질(유리액)과 물과 같은 액체(안방수)로 채워진 강으로 되어 있다. 이 강 내의 안액이 안압을 결정한다.

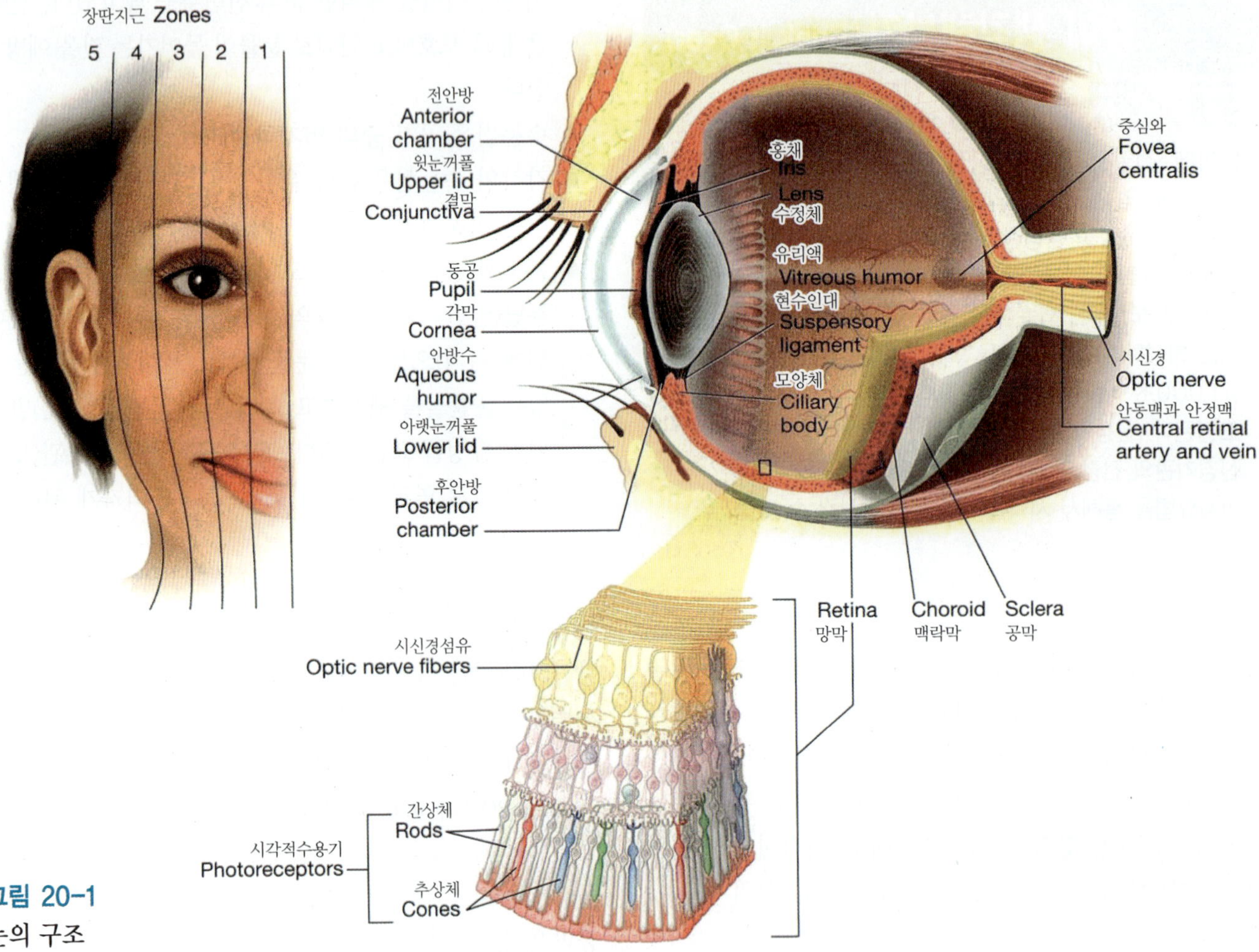

그림 20-1
눈의 구조

표 20.1 눈의 구조

부위	기능
공막(백색 섬유)	안구를 보호하고 지지함 (첫번째 층)
각막(투명한 색)	홍채와 수정체를 보호함
맥락막	미광을 흡수함 (두번째 층)
모양체근 또는 모양체	눈의 형태를 조절함
홍채	눈에 투과되는 빛의 양을 조절함
동공	눈에 투과되는 빛을 허용함
수정체	광선을 굴절시키고 초점을 맞춤
각막	광선을 굴절시킴
안액(유리액과 안방수)	광선을 굴절시키는 체액
망막	광선수용기를 보유하고 있음 (세번째 층)
추상체	색각(주간시력); 세부적인 시각자극 인식
간상체	흑백 구분(야간시력); 동작 인식
시신경	신경자극을 뇌에 전송함

망막(Retina)

망막은 세번째 층에 해당한다. 망막에는 빛에 민감하게 반응하는 특수세포로 구성된 시각적수용기에 해당하는 추상체와 간상체가 위치하고 있다. 양눈의 망막은 약 1억 5천만개의 간상체를 보유하고 있는데, 이를 통해서 야간 시야(흑백 시야)를 확보하고 조그마한 움직임도 감지할 수 있게 된다. 추상체는 주간 시야(색상 인식)를 확보하고 정교한 시각자극도 인식할 수 있게 한다. 시신경은 망막 내에 위치하고 있어서, 신경자극을 뇌에 전송한다.

양눈에서 인식된 정보는 뇌로 전송된다. 이렇게 전송된 정보가 모여서 사물을 삼차원적으로 완벽하게 인식하게 되는 것이다. 이를 입체시각이라고 한다.

화학수용기(미각과 후각)
[Chemoreceptors (Taste and Smell)]

미각과 후각은 상호연관 관계를 갖는다. 이 두 감각은 음식과 공기 중의 화학물에 민감하게 반응하는 특수세포(화학수용기)를 보유하고 있으며, 이를 통해 맛과 냄새를 인지한다. 이들은 매우 밀접하게 연관되어 있어서, 감기를 걸렸을 때 약을 복용할 때라든가, 흡연으로 인하여 미뢰에 막이 쌓일때처럼 후각이 손상되었을 때, 미각이 둔해지거나 음식의 특별한 맛을 느끼지 못하게 된다.

미각(Taste)

미각은 삶에 즐거움을 주기 때문에, 영양이 충분하고 건강한 음식과 음료를 섭취하는 것을 권장한다. 뇌가 이와 같은 독성물질을 탐지하는데 프로그래밍되어 있거나 훈련되어 있어서 미각을 통해 독성물질이 신체에 흡수되는 것을 방지한다. 임신은 미각과 후각 감지에 변화를 주거나 민감하게 만들어서, 산모가 상한 우유라든가 고기처럼 유해하거나 독성이 있는 음식을 섭취하지 않게끔 한다. (■그림 20.2)

돌기는 혀의 양쪽과 맨 아래부분에 위치하고 있는 작게 돌출된 면이다. 이들은 미뢰라 불리는 세포군집으로 구성되어 있는데, 미뢰는 육안으로 식별할 수 있을 정도이다. 미뢰에 위치한 작은 털 또는 미세융모는 음식물에 포함된 화합물에 반응한다. 혀의 감각신경은 미뢰가 탐지한 화합물의 정보를 대뇌에 전달하고, 뇌에서는 전송받은 감각을 해석해서 그 맛을 판단한다.

미뢰는 특정 화합물을 탐지하도록 특수화되어 있다. 단맛, 신맛, 짠맛, 쓴맛을 감지하며, 맛은 이들이 조합되어서 판단이 된다. 미뢰는 혀의 특정 지역에 모여서 분포하고 있다. 단맛은 주로 혀 끝의 미뢰에서 감지하고, 이 부분은 짠맛을 감지하는 부위와 겹치기도 한다. 짠맛을 감지하는 미뢰는 혀의 끝부분과 양 옆에 위치하고 있는데, 이들은 혀의 면적의 1/3 가량을 차지한다. 신맛을 감지하는 미뢰는 혀 부분에서 입안 깊숙히 위치한 양영 부분에 위치하고 있다. 쓴맛은 혀의 뒷부분의 미뢰에서 감지한다.

많은 사람들은 단맛을 좋아하고, 신맛과 짠맛에 대해서는 보통의 선호도를 보인다. 이들 맛이 지나치면 이에 대해서도 불쾌함을 보이거나 거부감을 나타낸다. 쓴맛은 가장 선모하지 않는 맛 또는 감각이다. 산 성분은 음식이 신맛을 내게하지만, 이 역시 지나치면 사람들은 거부감을 갖는다. 오렌지쥬스나 딸기에 함유된 적절한 수준의

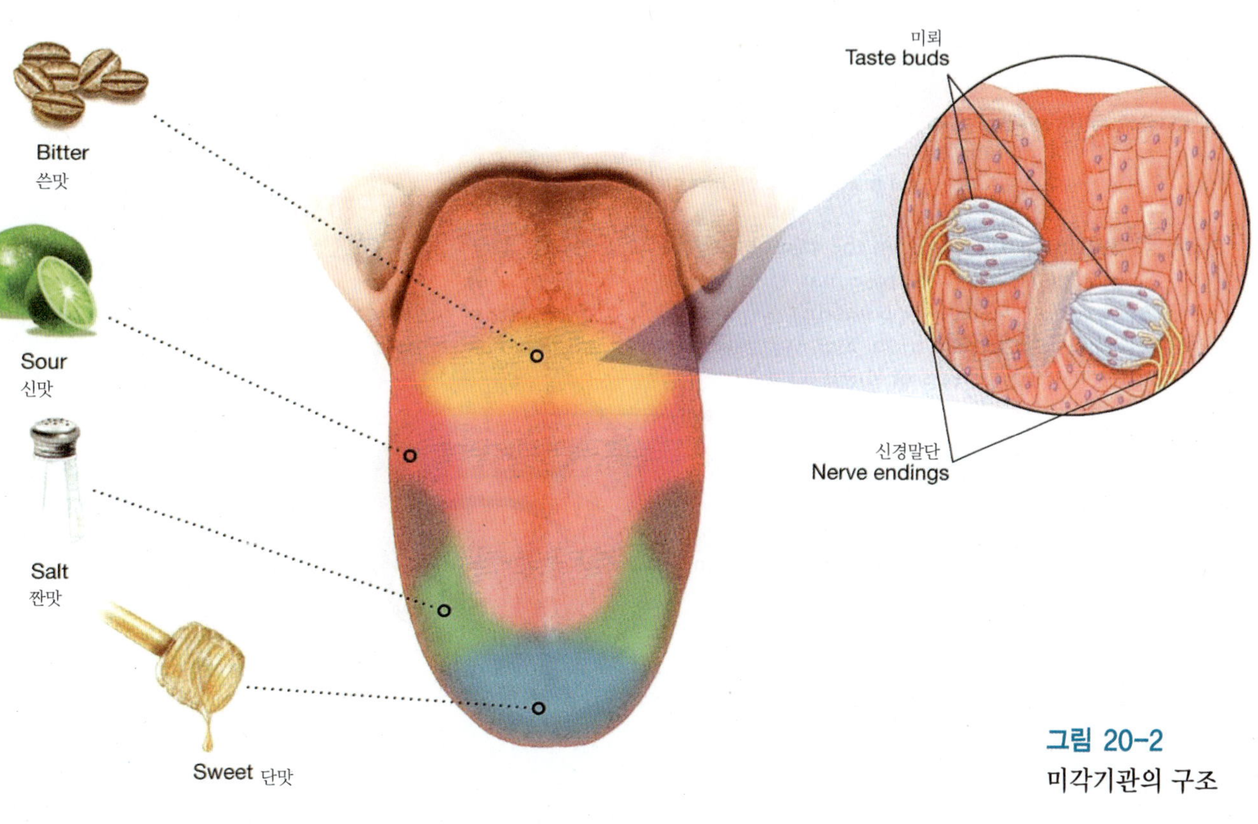

그림 20-2
미각기관의 구조

산은 기분좋을 정도로 신맛을 낸다. 과일이나 주스가 부패하게 되면, 산도가 강해져서 신맛이 강해지게 된다. 지나친 산 성분은 불쾌감을 주는 맛을 만들어서, 신체가 거부하게 된다. 이것은 신체가 몸에 소화되었을 경우 위험할 수 있는 강한 산 성분으로부터 신체를 보호하기 위한 자연의 법칙이다.

후각(Smell)

후각은 공기 중의 화합물에 대한 신체의 반응이다. 화합물이 코를 통해서 흡입된다. 비강의 천장 부분은 축축한 점액과 후각상피라 불리는 수백만개의 세포가 나란히 배열되어 있다. 후각상피는 후각신경과 후각세포가 되는 특수 신경말단을 가지고 있다. 이들은 약 1,000 종류의 후각세포로 구성되어 있다. 각각의 세포는 6-8개의 섬모(솜털)로 되어있는데, 이 섬모들은 비강의 점액을 향해 뻗어있다. (■ 그림 20.3)

코를 통해 흡입된 향의 분자는 점액 내에 용해되어서 섬모와 접촉하고 결속되게 된다. 섬모는 이에 대한 신호를 생성하고, 신경은 이 신호를 뇌에서 기억과 감정을 저장하는 역할을 수행하는 둘레계통에 전송하게 된다.

장미향이 후각세포 일부를 자극하고, 타고있는 나무가 다른 후각세포를 자극하고, 아기의 체취가 또다른 후각세포를 자극하는 등 아로마와 향은 후각세포의 자극이 조합된 결과물이다. 냄새와 아로마테라피가 신체에 미치는 영향에 대한 자세한 내용은 부록 D를 참고하도록 한다.

후각과 미각(Smell and Taste)

후각과 미각은 연기, 음식, 심지어 식물, 동물, 사람, 사물 등을 파악하는데 함께 작용하는 감각이다. 사람들은 기분좋은 것에 자연스럽게 끌리며, 독성이 있거나 건강하지 못한 것을 꺼린다. 예를 들어, 자동차의 배기가스의 냄새와 맛은 좋지않기 때문에 대부분의 사람들이 이를 꺼려한다. 후각과 미각에 대한 사람들의 반응은 제각기 다를 수 있다. 많은 사람들이 장미향을 좋아하지만, 어떤 사람이 장미향과 연관되어서 불쾌한 기억이 강렬하게 남아 있다면, 이 사람이 장미향을 맡을때마다 컨디션이 좋지않음을 느끼게 될 것이다.

코를 통해서 어떤 향을 맡게되면, 이 향 분자가 입으로 이동해서 미각을 자극하기도 한다. 냄새로 인식된 것이

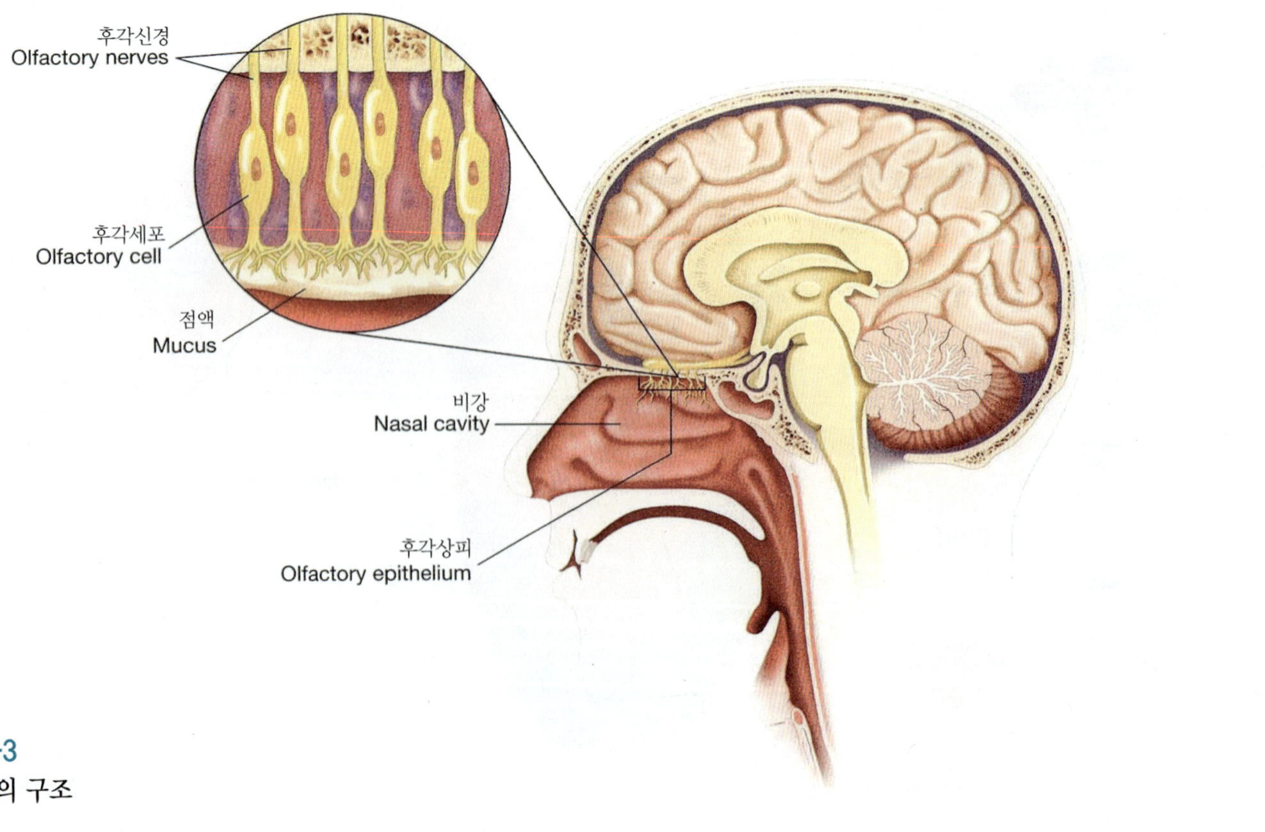

그림 20-3
후각기관의 구조

맛으로 인식되거나 맛과 냄새가 조합된 감각으로 인식될 수 있는 것이다. 음식을 시각적으로 돋보이게 한다든가 식욕을 돋우는 향을 통해서 미각을 증진시키는 것이 이와 같은 맥락이다. 시각, 후각, 미각은 식사를 통해서 충족될 수 있는 3가지 감각이다.

기계적감각수용기 (청각과 균형) [Mechanoreceptors (Hearing and Balance)]

귀에 위치한 기계적감각수용기라 불리는 특수세포는 청각과 균형을 담당한다. (■ 그림 20.4)

청각(Hearing)

소리는 공기 중의 진동이다. 청각은 귀를 통해서 이 진동을 수용하고, 뇌를 통해서 이 진동을 소리로 해석하는 것이다. 소리 진동이 이도를 통해 들어가서 고막과 이소골에 도달하게 된다. 이렇게 도달한 진동은 고막 조직이 진동하게끔 하여서 이소골이 진동하거나 앞뒤로 움직이게끔 한다. 이소골의 움직임으로 소리 진동은 약 20배 정도로 확장하게 되어서, 달팽이관 내의 체액의 공기압을 생성하게 된다. "웰빙 스포트라이트: 청력 보호"를 참고한다.

귀(The Ear)

귀는 세 부위로 나눌 수 있다. (그림 20.4와 ■ 표 20.2 참고)

외이(Outer Ear)

외이는 귓바퀴와 이도로 구성되어 있다. 귓바퀴는 살집이 있는 연골 또는 덮개로 귀의 형태를 구성한다. 귀 안으로 이도를 통해 중이로 소리를 이동시키는 역할을 하며, 섬모와 귀지를 생성하는 특수한선이 이도 초입부에 위치하고 있다. 귀지는 공기 중의 오염물질, 먼지, 기타 이물질로부터 귀를 보호하는 역할을 한다.

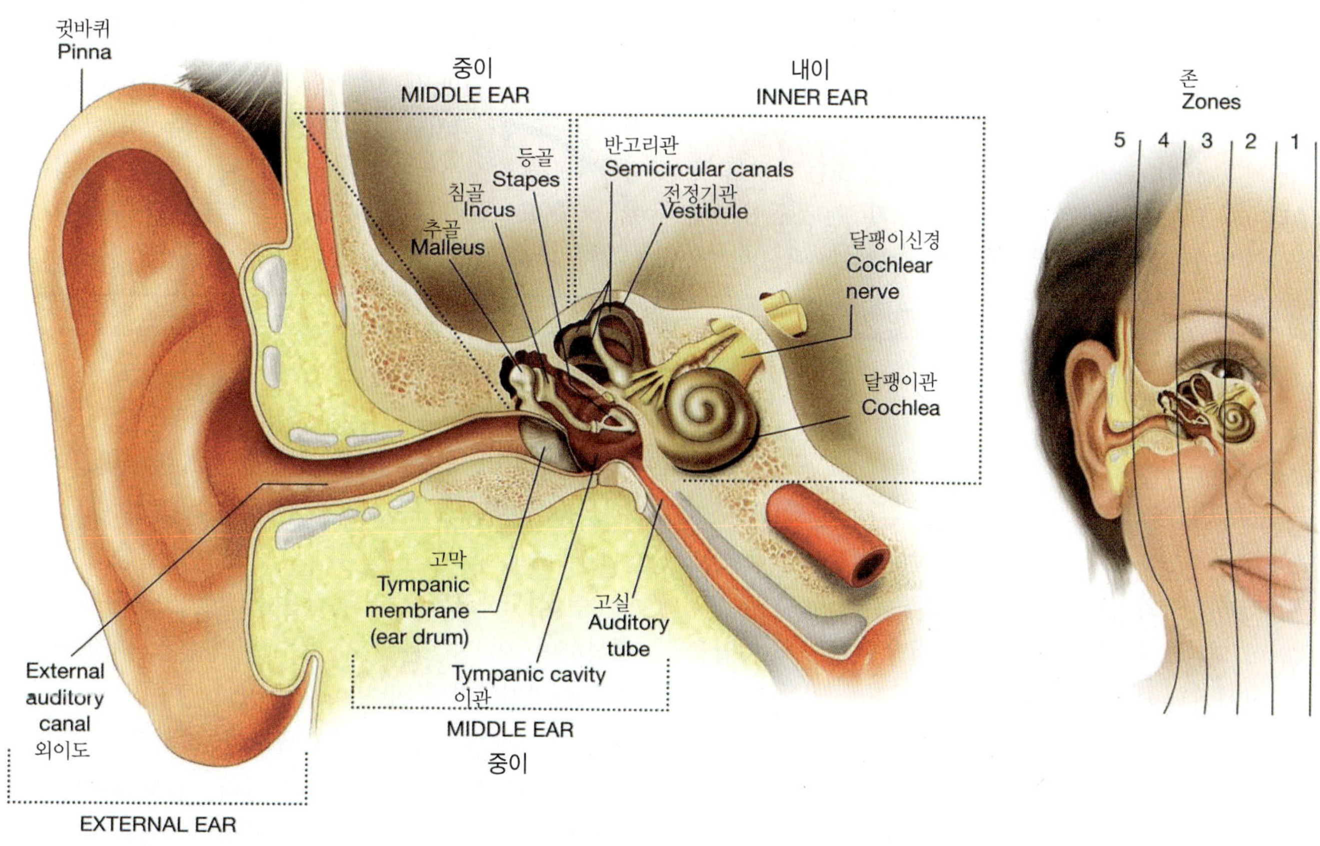

그림 20-4
청각과 균형기관의 구조

웰빙 스포트라이트(Spotlight on Wellness)

청력 보호(Hearing Protection)

청력손실 또는 청력장애는 청력기능 없이 태어난 상태(선천성 난청), 돌발성 난청, 점진적인 난청 등이 포함된다. 점진적인 난청은 65세 이상의 인구 중 40% 가량의 사람들에게 영향을 준다. 85세의 인구 중 80% 가량이 청력손실을 겪게된다.

청력손실은 의학적 및 사회적 문제가 된다. 난청은 사회적 교류활동을 약화시켜서 고립감, 우울함, 무력함을 들게할 수 있다. 청력손실은 피할 수 있거나 늦출 수 있는 것이기 때문에, 본 웰빙 스포트라이트에서는 예방대책을 집중적으로 다루어보기로 한다.

점진적인 난청은 연령과 관련(노인성 난청)되어 있거나 소음에 의한 청력상실(NIHL)이 해당된다. 유전으로 인하여 점진적인 난청이 발생하기도 한다. 귀지 축적, 머리나 귀의 부상, 고막파열, 귀 감염 등이 급성 또는 점진적인 난청의 원인이 될 수 있다. 200여 종의 처방전은 신경독성(귀에 독성을 줌)이 있어서, 청력이나 균형 매커니즘을 손상시키기도 한다. 일부 항생재(스트렙토마이신, 카나마이신, 겐타마이신)과 항암제(특히 시스플라틴)은 귀의 청력손실을 야기한다. 이 약을 복용할 때에는 큰 소음으로부터 귀를 보호해야 한다.

점진성 난청의 증상에는 멍하게 들리는 소리, 귀의 통증, 현기증, 이명, 귀의 체액 누출, 단어 기억 또는 대화 장애, 라디오, TV, 전화, 전자기기 등의 소리를 키우는 것 등이 있다.

여러 사례에서는 청력보조를 위한 기술이 계속해서 발전하고 있음에도 불구하고, 청력손상이 돌이킬 수 없는 것으로 보고 있다. University of Michigan의 Kresge Hearing Research Institue에서 최근 진행한 영양학 연구에 따르면, 비타민 A, C, E와 마그네슘을 혼합하여 섭취하는 것이 소음으로 인한 청력손상에 도움이 된다고 발표했다.

라이프스타일 적인 면에서 청력손실에 대한 예방 및 보호가 필요하다. 큰 소리에 노출되지 않도록 하고, 특히 시끄러운 소리를 들을 때 15분 이상 듣지않도록 해야한다. 소음이 있는 환경에서 보호헬멧과 귀마개를 착용하는 것도 좋다.

소음은 데시벨 단위로 측정된다. 조용한 대화는 30데시벨 정도이고, 보통 수준의 대화 소리는 60 데시벨 정도이다. 75 데시벨 이하의 소리는 오랫동안 노출이 된다 하더라도 장기적인 난청을 야기하지 않는것으로 알려져있다. 하지만, 도심 속 차량이 오가는 소리(85데시벨), 잔디깍기 기계와 믹서기(85-90데시벨), 사이렌, 오토바이, 화재경보기, 폭죽, 제트 엔진, 시멘트 운송 트럭 및 쓰레기 운송 트럭, 폭발 등과 같은 갑작스런 소음(100-200 데시벨)은 주의하도록 하자.

한때는 큰 소리의 진동이 귀의 섬모세포(감각 세포)를 손상시킨다고 생각되기도 했다. 최근 연구에서는 소음이 귀의 감각세포를 손상시키거나 사멸시킬 수 있는 분자생성을 활성화한다고 주장하고 있다. 또한, 손상된 섬모세포는 다시 성장하지 않게된다고 언급하기도 했다.

출처: www.nidcd.nih.gov/health/hearing/noise.asp. Accessed Aug. 14, 2007; Mader, Sylvia S. (2001). *Understanding Human Anatomy & Physiology* (4th ed.). McGraw-Hill Higher Education, p.182.

중이(Middle Ear)

중이는 고막과 세개의 이소골(추골, 침골, 등골)로 구성되어 있다. 중이는 두개골 내의 유앙돌기 부비강과 연결되어 있다. 이와 같은 구조로 부비강 감염이 귀 감염의 원인이 되기도 한다. 이도를 통해 전달될 공기의 기압을 평균화시키는 부위이기도 하다.

내이(Inner Ear)

내이는 반고리관(동적 평형), 전정기관(정적 평형), 달팽이관(청력 기능)으로 구성되어 있다. 청력기능을 수행하는 모든 수용기가 내이에 위치하고 있다. 반고리관은 이름 그대로 반고리 형태로 되어 있다. 전정기관은 반고리관과 달팽이관 사이에 위치한 공간이다. 반고리관과 전정기관의 섬모세포 모두 젤리와 같은 물질이 돌출되어 있다. 파장은 섬모세포와 젤리와 같은 물질을 생성해서 진동을 생성하며, 이 진동은 마치 호수 위의 원심 파장과 같은 형태로 퍼져나가게 된다.

달팽이관은 체액과 섬모세포가 위치하고 있으며, 조개껍질과 같은 구조로 되어 있다. 섬모세포는 소리 파장의 높이나 주기에 따라 진동한다. 기압파는 섬모세포를 일정한 패턴으로 진동하게끔 하여서, 인접한 청신경을 자극하게 된다. 청신경은 8개의 뇌신경을

표 20.2 귀의 구조

부위	기능
외이	
귓바퀴	소리를 모으는 살집이 있는 덮개
이도	공기를 걸러냄
중이	
고막	소리를 확장시킴
3개의 귓속뼈 – 추골, 침골, 등골	소리를 생성함
이도	공기압을 평균화시킴
내이	
전정기관 (난형난과 소낭)	균형유지를 도움(정적 평형)
반고리관	균형유지를 도움(동적 평형)
달팽이관	청력을 내게하는 청력신경으로 기압파를 전송함

통해서 신경자극을 전송하여서 대뇌가 신경자극을 소리 또는 청각으로 인식하게끔 한다.

균형(Balance)

균형감각 인지는 동정평형과 정적평형으로 나눌 수 있다. 동적 균형은 신체가 각이 있는 패턴의 공간 내에서 움직이거나 회전할 때 발생한다. 반고리관 내의 체액이 신체와 함께 움직이면서, 섬모세포의 섬모가 신경자극을 뇌에 전송하게끔 한다. 이 때 뇌는 균형을 유지하기 위하여 작동되게 된다.

정적평형은 신체의 수직운동 또는 수평운동과 연관되어 있다. 섬모세포가 구부러지고 신경자극을 유모세포 매커니즘을 통해 뇌에 전송한다. 어지럼증과 균형감각 손실은 내이에 변화가 있음을 나타내는 증상이다. 이와 같은 증상은 청력손상이나 연령과 관련된 신체변화로 인하여 발생할 수도 있다.

감각기관 반사점(Sensory System Reflexes)

감각기관의 반사점은 모든 발가락의 아랫부분에서 끝부분에 위치하고 있다. (■ 그림 20.5와 ■ 20.6)

엄지발가락의 감각기관 반사점 (Sense Reflexes in the Great Toe)

코, 눈, 귀, 입, 부비강의 반사점은 엄지발가락에 위치하고 있다. 이러한 감각기관들이 머리에서 광대뼈 중간지점인 머리 중간 부분에 위치하고 있듯이, 이들의 반사점 역시 엄지발가락의 중간부분에 위치하고 있다. 혀와 목구멍은 얼굴 아랫부분에서 1/3 지점에 위치하고 있으므로, 이들의 반사점은 엄지발가락 뭉툭한 부분의 하단 1/3 지점에 위치하고 있다. 목구멍 반사점은 존 1과 2의 목 반사점 전체에 걸쳐서 분포하고 있다. 핑거워킹과 썸워킹 테크닉이나 프레스앤플렉스를 통해서 이들 반사점을 효과적으로 활성화할 수 있다.

발 샤프트의 반사점(Reflexes in Shafts of Toes)

4개의 발가락은 각각 1개 이상의 감각기관 반사점이 위치하고 있는 존을 보유하고 있다. 썸워킹와 핑거워킹 테크닉, 또는 프레스앤플렉스 테크닉으로 발 샤프트를 발가락 아랫부분을 향해 구부린다. 모든 발가락 표면에 이와 같은 테크닉을 적용한다.

눈 반사점(Eye Reflex)

눈은 해부학적으로 정수리에서 볼의 거의 중간지점인 머리 중간 부분에 위치하고 있으며, 신체의 존 2와 3에 위치하고 있다. 시신경을 포함한 눈의 부속기관은 머리의 깊숙한 곳에 위치하고 있다. 눈의 직접반사점은 눈 반사점으로 엄지발가락, 둘때, 셋째 발가락의 존 2와 3 내에 위치하고 있다. (그림 20.5와 그림 20.6)

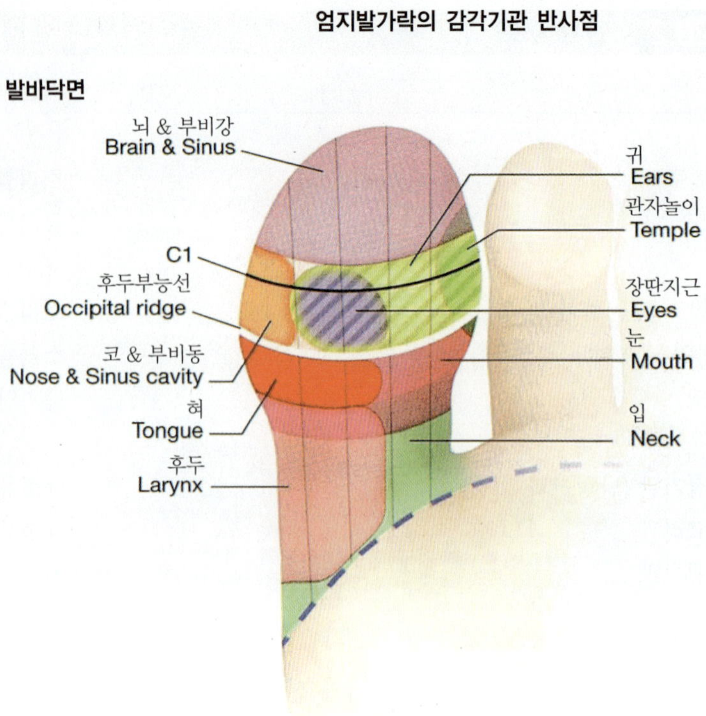

그림 20-5
엄지발가락의 감각기관 반사점

엄지발가락 중간에 위치한 **눈 반사점**을 활성화시켜보자. 여러 차트에서는 눈 반사점이 둘째 발가락과 셋째 발가락 아랫부분에 위치하고 있다는 것을 보여주고 있는데, 이 발가락들은 목 반사점에 해당되기도 한다. 눈 반사점은 눈과 그 부속기관의 해부학적 위치를 반영하듯이 발가락 표면 및 깊숙한 부분에 위치하고 있다.

눈 반사점을 활성화하기 위한 테크닉은 다음과 같다:

- 엄지발가락 중앙의 모든 면을 가로질러서 썸워크 또는 핑거워크하기
- 둘째발가락과 셋째발가락의 모든 면을 활성화하고 발가락 사이를 깊게 자극하기 위한 손가락 테크닉하기
- 둘째발가락과 셋째발가락의 아랫부분을 가로질러서 썸워크하기
- 목을 풀어주기 위한 토 로테이션

"임상사례: 반사요법과 녹내장"을 참고한다.

참고: 동양의학에서는 눈과 신장의 상관관계를 설명하고 있다. 그렇기 때문에 신장반사점은 일부 눈 질환에 대한 보조반사점으로 적용되기도 한다. 이 두 반사점 모두 존 2와 3에 위치하고 있다.

귀 반사점(Ear Reflex)

귀는 해부학적으로 정수리에서 볼의 거의 중간 부분인 존 2에서부터 5에 걸쳐서 위치하고 있다. 존 2에서 5에 걸쳐 위치하고 있는 귀의 반사점은 귀의 가장 안쪽 부분에 위치하고 있는 내이는 존 2와 3에, 중이는 존 3과 4에, 그리고 중이에서 이어지는 이도는 외이가 위치하고 있는 존 5에 위치하고 있는 것으로 나누어볼 수 있다. (그림 20.5와 20.6) 귀 반사점은 머리 반사점의 깊숙한 부분에 위치하고 있다.

엄지발가락 중간 지점에 위치한 귀 반사점을 활성화시켜보자. 여러 차트에서는 귀 반사점이 둘째, 셋째, 넷째 발가락의 아랫 부분에 위치하고 있으며, 이 발가락의 아랫 부분에 위치하고 있는 목 반사점과 겹치기도 한다. 존 5를 활성화해서 이도는 물론 귀가 통과하는 근육, 연부조직, 신경을 활성화하도록 한다. 귀를 둘러싸고 있는 관절 및 조직 내의 긴장이 청력에 영향을 줄 수 있다. TMJD(턱관절장애)의 증상이 심해질수록 존 5를 활성화하는 것에 대한 중요성이 증가된다. 턱관절장애에 대한 프로토콜은 제17장을 참고한다.

귀 반사점은 귀의 해부학적 위치를 보여주듯이 발의 표면 및 깊은 곳 모두에 위치하고 있다.

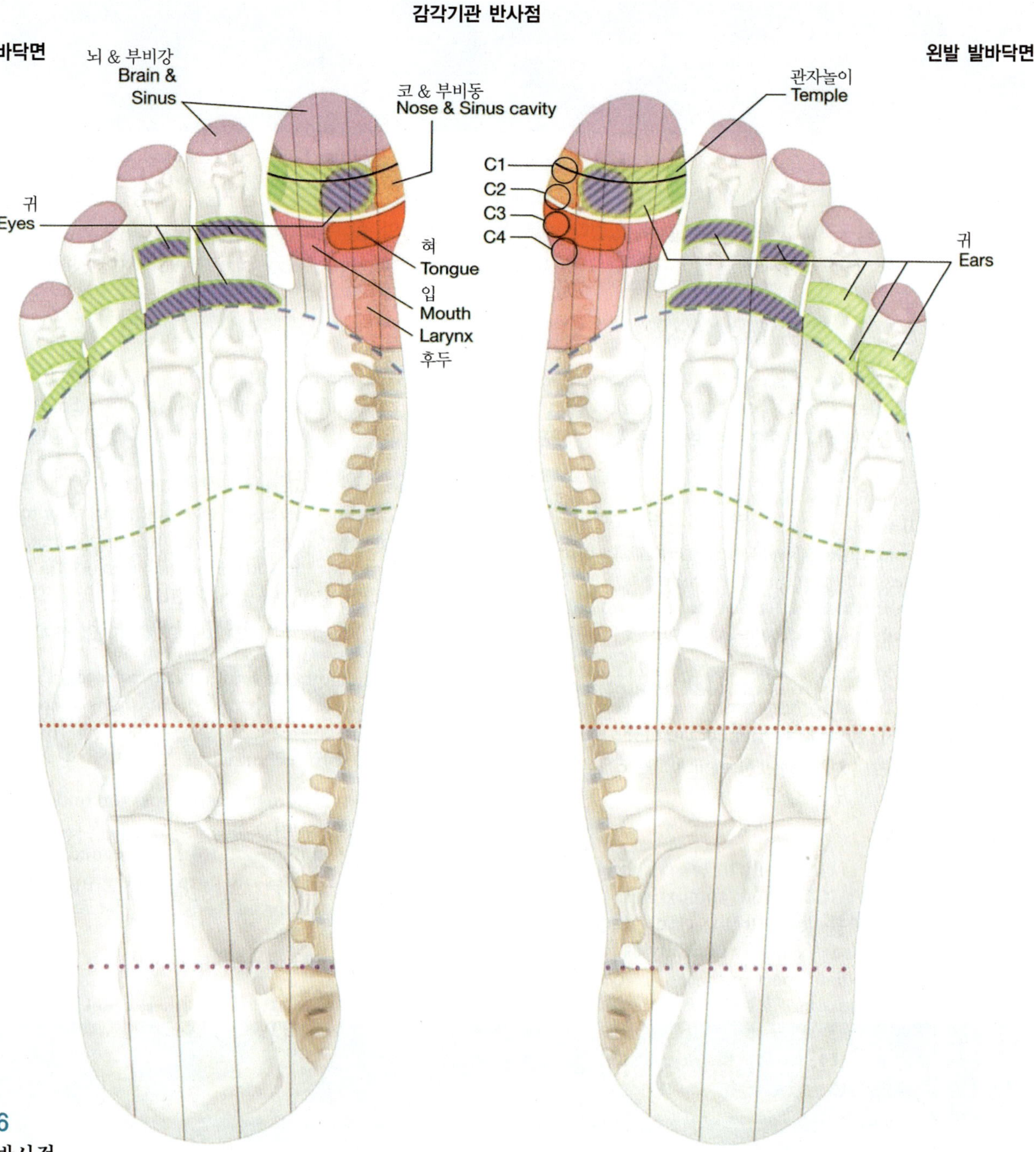

그림 20-6
감각기관 반사점

귀 반사점을 활성화하기 위한 테크닉은 다음과 같다:

- 엄지발가락 중앙의 모든 면을 기로질러시 썸워크 또는 핑거워크하기
- 둘째발가락에서 다섯째발가락의 모든 면을 활성화하고 발가락 사이를 깊게 자극하기 위한 손가락 테크닉하기
- 둘째발가락에서 다섯째발가락의 아랫부분을 가로질러서 썸워크하기
- 목을 풀어주기 위한 투 로테이션

"사례연구: 반사요법과 와우변성"과 "임상사례: 반사요법과 약의 독성으로 인한 청력손실"을 참고한다.

코 반사점(Nose Reflex)

코는 코와 비강으로 구성되어 있다. 이들은 존 1에 해당

임상사례 (Clinical Perspective)

반사요법과 녹내장 (Reflexology and Glaucoma)

만성 폐쇄각녹내장 환자 5명과 개방각녹내장 환자 2명을 다룬 한 연구를 통해 반사요법을 매일 1회씩 12일동안 계속했을 경우 국지적인 동공축소가 발생함을 알 수 있었다. 하지만, 7명의 환자 중 5명의 환자만 안압이 감소했으며, 이들은 안압을 감압하기 위한 경구용 약을 처방받았다. 본 연구는 발 반사요법이 안약 및 경구용 약 처방을 병행했을 때, 녹내장 환자들의 증상완화에 도움이 됨을 보여주고 있다. 본 연구는 중구의 Air Froce Logistic Clinic에서 진행하였다.

출처: www.reflexologyresearch.net/ReflexologyEyesResearch.shtml (accsed January 7, 2010). Bill Flocco와 American Academy of Reflexology의 허가를 받고 사용함.

한다. 코는 구조상 머리 중앙 깊숙한 곳까지 분포하고 있다. 코와 부비강은 호흡기관의 일종으로 다른 존에도 걸쳐있다. 이들 기관 모두 **코 반사점**으로 여겨진다. 이에 대한 자세한 내용은 제21장 “호흡기관”을 참고한다. (그림 20.5 및 20.6 역시 참고)

코 반사점에 적용할 수 있는 테크닉은 다음과 같다:

- 엄지발가락 존 1의 발등면, 안쪽, 발바닥면을 가로질러서 썸워크 및 핑거워크하기
- 목을 풀어주어서 체액순환을 도울 수 있는 토 로테이션 하기

혀 반사점 (Tongue Reflex)

혀 위에 있는 미뢰를 통해 맛을 느낀다. 혀는 해부학적으로 존 1, 2, 3에 위치하고 있다. 혀의 뿌리는 입의 깊숙한 곳에서부터 인두 및 후두 전면부에 걸쳐 위치하고 있다. 혀는 소화기능에 한 축을 담당하고 있기도 하다. 이에 대한 자세한 내용은 제24장을 참고한다. (그림 20.5 및 20.6 역시 참고)

엄지발가락 중간지점에 위치한 **혀 반사점**을 관절(후두부능선 반사점)을 구부리고 둘째 및 셋째 발가락을 역시 활성화하도록 한다. 눈과 귀 반사점처럼, 혀 반사점 역시 혀의 해부학적 위치를 반영하여서 표면 및 심부에 위치하고 있다.

혀 반사점에 적용할 수 있는 테크닉은 다음과 같다:

- 엄지발가락 중간의 관절 모든 면에 걸쳐서 썸워크 및 핑거워크 하기

사례연구 (Case Study)

반사요법과 와우변성 (Reflexology and Cochlear Degeneration)

37세의 마사지테라피스트는 18세부터 신우신염(신장감염)과 혈뇨(소변 내의 혈액)를 앓아왔으며, 유년시절에는 협심증을 투병하였다. 그는 6개월동안 양쪽 귀에 압력과 긴장을 느끼면서 종종 통증을 느끼기도 했다. 의료진은 소음공해나 유사한 요소로 인하여 와우변성이 발생했다고 진단했다. 이로 인한 청력손실은 회복할 수 없었으며, 나이가 들면서 심해지기 시작했다. 이에 대한 어떤 치료대책도 진행할 수 없었다.
진단을 통해서 통증이 있는 반사점의 존이 편도, 상부 림프조직, 양쪽 신장, 골반장기라는 것을 알 수 있었다. 한 세션이 끝난 후, 해당고객의 병세가 없어졌으며 현재 이 연구논문을 쓰기까지 병세가 악화되지 않고 있다.

참고: 머리의 림프울혈과 근육과 연관조직에 발생하는 압력간의 상관관계로 귀의 통증 및 먹먹함을 발생하게 되며, 심할 경우, 심한 통증을 야기하기도 한다. 이들의 긴장을 풀어줌으로써 체액의 흐름을 돕고 연부조직 및 뼈가 정상상태로 회복할 수 있도록 도와서, 증상을 완화하거나 없앨 수 있다.

출처: Marquardt (1984). *Reflex Zone Therapy of the Fee: A Textbook for Therapists* (Ann Callard Lett, Trans.) Healing Arts Press, p.131.

임상사례 (Clinical Perspective)

반사요법과 약의 독성으로 인한 청력손실 (Reflexology and Drug Toxic Deafness)

1990년, 중국에서는, 180만명 이상의 어린이들이 농아였고, 이들 중 100만명 이상이 항생제 남용으로 인한 것이었다. Service Center of Foot Health Care의 의료진들은 이들에 대한 치료대책을 강구했다. 각각 5명의 환자(6-65세의 여성 4명, 남성 1명)에게 매일 40분의 발 반사요법 세션을 진행하였다. 이들은 고열 증상을 보인 감기에 대하여 페니실린 처방으로 인한 약 독성 청력손실을 가지고 있었다. 반사요법을 적용한지 14-28일 후, 실험자들은 육성을 듣고 이에 대하여 응답을 할 수 있게되었다.

출처: Zhao, Zhou, and Zhou (1996). "Foot Reflexology in the Treatment for Five Cases with Drug Toxic Deafness." 1996 China Reflexology Education Symposium Report. Geijing: China Refelxology Association, pp.119-121. As reported in the *Reflexology Analysis Document*, Sudy Number 70.

- 둘째 및 셋째 발가락 모든 면과 발가락 사이 깊숙한 곳에 손가락테크닉 적용하기
- 토 로테이션으로 목 풀어주기

"사례연구: 반사요법과 미각"을 참고한다.

보조반사점 (Helper Reflexes)

감각기관의 보조반사점은 다음과 같다:

- 경추, 특히 C1(뇌하수체), C1-C2-C3-C4(귀), C2(눈, 혀), C4(코, 입술, 입, 이도)
- 목 근육을 풀어주기 위한 토 로테이션
- 휴식, 회복을 위한 릴랙세이션 테크닉
- 세부 반사점에 대해서는 부록 E 증상별 테라피 참고자료 참고

감각기관 프로토콜 (Sensory System Protocol)

감각기관 프로토콜로 한 발에 위치한 직접반사점 및 보조반사점을 모두 활성화시킨 후, 다른 발에 이 프로토콜을 적용한다. 보조반사점은 경추 반사점(■ 표 20.3)이 해당된다. 특정 질병/질환에 대한 자세한 프로토콜은 부록 E: 증상별 테라피 참고자료를 확인한다.

DVD의 "발 반사요법: 경추 반사점"에서는 엄지발가락에 위치한 목과 머리의 반사점을 활성화하기 위한 테크닉을 보여주고 있다. 다음의 프로토콜은 발가락을 안정화하고 목 반사점을 활성화하고 엄지발가락에 프레스 앤플렉스 테크닉을 적용해서 깊은 휴식을 돕는 방법을 보여주고 있다

사례연구 (Case Study)

반사요법과 미각 (Reflexology and Taste)

43세의 여성은 8개월 동안 모든 음식물이 식초처럼 느껴졌다고 이야기했다. 전문 의료신의 지료를 받았으나 증세는 호전되지 않았다. 그녀는 머리, 목, 림프기관, 복부 상부에 해당하는 반사점과 존에 통증이 느꼈다. 환자는 3회의 세션을 진행한 후, 미각의 변화를 느끼게 되었으며, 10회의 세션 후, 미각을 되찾았다고 이야기했다. 그녀는 총 16회의 세션을 진행하였다.

현재 이 자료를 작성할 때까지, 그녀의 미각에는 어떤 변화도 일어나지 않고 있다.

참고: 16회 세션을 진행한 주기는 명시되지 않았다. 치료 목적의 반사요법 세션은 일반적으로 매주 1회씩 진행된다.

출처: Marquardt (1984). *Reflex Zone Therapy of the Fee: A Textbook for Therapists* (Ann Callard Lett, Trans.) Healing Arts Press, p.129.

감각기관 테크닉(Sensory System Techniques)

발을 안정화시키고 감각기관 반사점을 활성화하기 위한 테크닉

테크닉: 발을 지지하고 안정화하기

엄지손가락을 중족골두(횡경막 기준선)에 두어서 앞발을 안정화시킨다. 다른 손가락을 발등에 두어서 발가락을 안정화시킨다. 테크닉을 적용하는 손의 손가락을 지지하고 있는 손의 손가락 위에 둔다. 발가락을 쥐어짜지 않도록 한다.

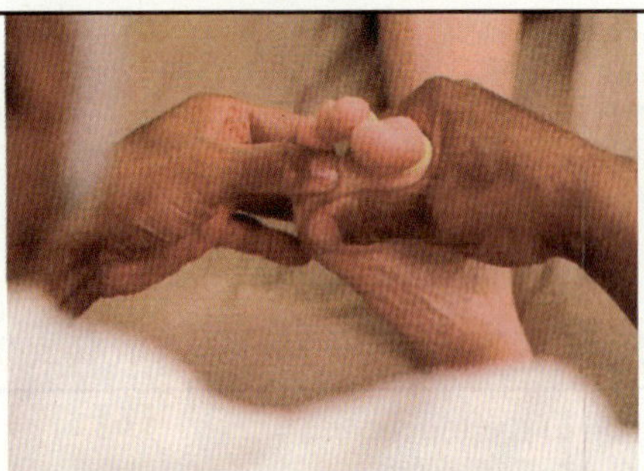

그림 20-7
발가락 아랫부분의 눈-귀 반사점

테크닉: 발가락 아랫부분의 눈-귀 반사점

발을 안정화시킨다. 엄지손가락을 발가락의 아랫부분에 둔다. 엄지손가락 안쪽 끝을 이용해서 모든 발가락 아랫부분을 따라서 썸워크한다. 발가락 아랫부분을 지긋이 눌러준다. 이를 반복해서 적용할 때, 엄지손가락을 종골과 점점 가까워지도록 약간씩 움지여서 적용한다. 매회 테크닉을 적용할 때마다 적용하는 부위를 조금씩 겹쳐서 적용한다. 이를 수회 반복하고서, 반대방향으로 눈-귀 반사점을 썸워크해준다. (■그림 20.7)

팁: 이 테크닉은 엄지손가락 안쪽 끝부분을 사용하여 적용한다. 각도에 따라 팔꿈치 위치를 조정한다.

테크닉: 엄지발가락의 감각기관 반사점

엄지발가락을 여러방향으로 활성화하기 위하여, 핑거워크 및 썸워크, 또는 프레스앤플렉스를 적용한다. ■그림 20.8과 ■그림 20.9는 엄지발가락을 안정화하고 반사점을 활성화하기 위한 테크닉을 보여주고 있다.

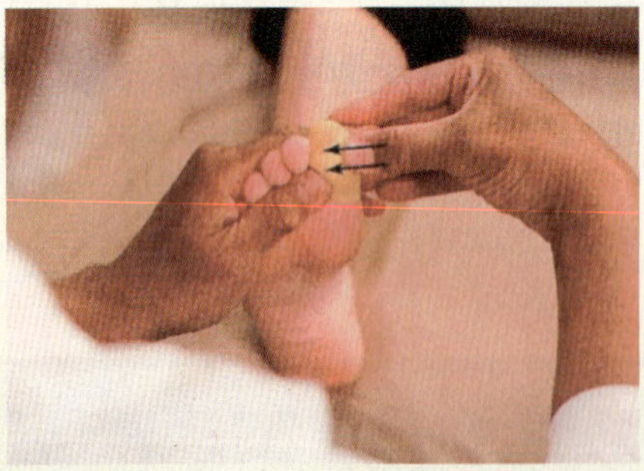

그림 20-8
엄지발가락을 안정화하고 활성화하기 (안쪽에서 바깥쪽으로)

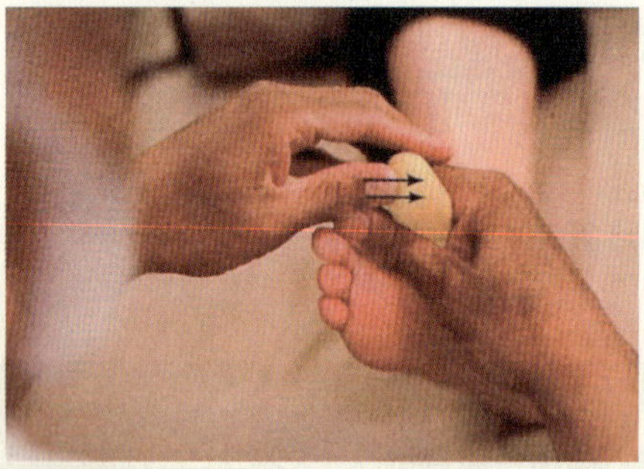

그림 20-9
엄지발가락을 안정화하고 활성화하기 (바깥쪽에서 안쪽으로)

테크닉: 토 샤프트의 반사점

발을 잡고있는 손으로 발가락을 안정화시킨다. 테크닉을 적용하는 손의 손가락끝을 발을 잡고있는 손의 위에 둔다. 발가락의 아랫부분을 족지골관절 방향으로 샤프트를 따라서 발가락 사이까지 핑거워크를 해준다. 발가락 표면의 360° 방향 모든 방향으로 이 테크닉을 적용한다.

표 20.3 감각기관 프로토콜

반사점	테크닉/효과
랠랙세이션 테크닉	신체가 활성화되기 전 긴장을 풀게끔 한다. 고객의 필요에 따라 진행한다. (제14장)
발 전체	여러 테크닉을 발 전체에 적용해서 신체의 긴장을 풀어준다. (제14장)
모든 척추분절	스파이널 트위스트, 썸워크, 토크하면서 스파이널 워크, 굽힘하면서 스파이널 워크, 기타 테크닉을 척추반사점 전체에 발뒤꿈치에서 발가락 방향으로, 다시 발가락에서 발꿈치 방향으로 적용한다. 세션에 걸쳐서 모든 척추 반사점을 자주 활성화시켜준다. 특히 경추 반사점과 상부 흉추 반사점을 집중적으로 활성화시킨다. 이를 통해서 혈액 및 림프 순환, 신경전도를 증진시킬 수 있다. 경추 반사점, 특히 C1, C2, C3, C4는 보조반사점에 해당된다. (제16장)
발과 샤프트	모든 발가락을 완벽하게 활성화시켜서 긴장을 완화하고 노폐물, 울혈, 지나친 유연함을 제거하며, 가동성을 높인다. (제18장)
목과 후두부능선	토 로테이션으로 목과 상부 어깨를 풀어준다. 엄지발가락의 목 반사점 전체에 썸워크 및 핑거워크를 발가락 아랫부분의 360° 방향으로 적용한다. 목 근육의 반사점을 풀어주고, 혈액 및 체액 순환과 신경전도, 생체전위 에너지 공급을 활성화시킨다. 또한 림프순환을 돕기도 한다. (제18장)
엄지발가락	엄지발가락 전체를 활성화시킨다. (모든 존, 모든 발가락 표면, 발가락 사이) 모든 감각기관의 반사점이 여기에 위치하고 있다. (제18장과 본 장)
뇌	모든 발가락 끝부분을 활성화시킨다. 뇌는 감각을 인지하기 위한 신경자극을 수신하는 곳이다. 경추 반사점을 활성화하여 최상의 효과를 기대할 수 있다. (제18장과 본 장)
눈	엄지발가락의 존 2와 3, 둘째 및 셋째 발가락 아랫부분, 엄지발가락 중간 지점에 핑거워크 및 썸워크를 적용한다. 둘째 및 셋째 발가락을 활성화해서 미세한 조정을 돕는다. (본 장)
귀	엄지발가락의 중간지점과 존 2, 3, 4, 5에 핑거워크 및 썸워크 한다. 둘째, 셋째, 넷째, 다섯째 발가락 아랫부분을 활성화한다. (본 장)
코	엄지발가락 모든 표면의 존 1에 핑거워크 및 썸워크한다. 토 로테이션으로 체액순환을 돕는다. (본 장)
혀	엄지발가락 중간지점의 관절에 모든 방향으로 썸워크 및 핑거워크를 적용한다. 둘째 및 셋째 발가락의 모든 방향과 발가락 사이 깊숙한 곳까지 손가락테크닉을 적용한다.(본 장)
보조반사점	경추, 특히 C1(뇌하수체), C1-C2-C3-C4(귀), C2(눈, 혀), C4(코, 입술, 입, 이도)를 활성화한다. (제18장)
릴랙세이션 테크닉	신체의 휴식, 회복을 돕는다.

요약 (Summary)

- 감각은 촉각, 미각, 후각, 시각, 청각으로 나눌 수 있다.
- 일반적인 감각수용기는 피부, 근육, 관절, 내장기관에 위치하고 있다.
- 특수 감각수용기로는 화학수용기(미각과 후각 감지를 위한 입과 코), 광수용기(시각감지를 위한 눈), 기계적 감각수용기(청각 감지 및 균형 유지를 위한 귀)가 해당된다.
- 미각(미뢰)와 후각(후각세포)을 담당하는 화학수용기는 함께 작용해서 미각 및 후각을 감지한다.
- 눈의 광수용기는 시각 기능을 담당한다. 이들은 눈의 부속기관, 3개의 층, 간상체와 추상체, 망막, 수정체 등이 포함된다.
    - 눈의 부속기관으로는 눈을 움직이는 근육, 눈꺼풀, 속눈썹, 눈물기관(눈물 생성)이 포함된다.
    - 외부의 공막, 중간 지점의 맥락막, 내부의 망막이 눈의 3개의 층을 구성한다.
    - 간상체는 희미한 불빛을 인지하게 하고 움직임을 감지한다.
    - 추상체는 밝은 불빛 내에서 색상을 인지하고 세부적인 시야를 감지한다.
    - 수정체는 망막 상의 빛의 초점을 맞추어서, 시신경을 통해 뇌에 메시지를 전송한다.
- 기계적감각수용기는 외이, 중이, 내이에 위치하고 있다. 청각은 젤리와 같은 물질로 뒤덮여서 진동을 내이의 달팽이관에 전송하는 섬모세포를 통해서 소리 진동을 전달되었을 때 발생한다. 청신경은 신경자극을

뇌에 전송하는 역할을 한다.

- 균형을 위한 기계적감각수용기로는 전정기관, 반고리관이 해당된다.
- 감각기관 반사점은 엄지발가락 및 모든 발가락에 위치하고 있다.
- 감각기관의 주요 보조반사점은 경추 반사점이다.

배운 내용 점검하기 (How much did you learn?)

실습하기

다음의 반사점을 활성화할 수 있는 테크닉을 실행해보자:

눈, 귀, 코, 혀
감각조직 프로토콜.

해당 내용 연결하기

왼쪽 열에 위치한 용어에 대한 올바른 설명을 연결하라.

_____ 1. 화학수용기
_____ 2. 추상체
_____ 3. 일반수용기
_____ 4. 수정체
_____ 5. 기계적감각수용기
_____ 6. 감각수용기
_____ 7. 신장수용기
_____ 8. 광수용기
_____ 9. 망막
_____ 10. 간상체

a. 청각 및 균형을 담당하는 특수세포
b. 빛에 반응하는 특수세포
c. 색상 및 미세한 시야를 탐지하는 광수용기
d. 주변을 인지 및 감지하는 특수신경세포
e. 추상체와 간상체를 가지고 있는 광수용기
f. 흑백 및 동작을 감지하는 광수용기
g. 후세포 및 미뢰 등
h. 피부, 근육, 관절, 내장기관 내의 특수신경세포
i. 광선(이미지)를 망막에 초점을 맞춤
j. 조직이 동작 수용량에 도달했을 때, 이를 전송하는 특수세포

객관식 문항

1. 미각, 후각, 시각, 청각 인지는 신경자극이 __의 올바른 지점에 도달했을 때 발생한다.
   a. 척수
   b. 척추
   c. 뇌
   d. 내이

2. 눈 반사점은 ___에 위치하고 있다.
   a. 엄지발가락의 존 2와 3
   b. 둘째 발가락과 셋째 발가락
   c. 둘째 발가락과 셋째 발가락 아랫부분
   d. 엄지발가락의 1/3 지점
   e. 위의 모두

3. 귀는 청각 및 균형을 담당한다. 이 문장은
   a. 참이다.
   b. 거짓이다.

4. 귀 반사점은 ___에 위치하고 있다.
   a. 엄지발가락의 존 2에서부터 5까지
   b. 둘째발가락에서부터 다섯째발가락까지
   c. 둘째, 셋째, 넷째, 다섯째 발가락의 아랫부분
   d. 엄지발가락의 1/3지점
   e. 위의 모두

5. 혀 반사점은 ___에 위치하고 있다.
   a. 엄지발가락의 존 1, 2, 3 내
   b. 첫째, 둘째, 셋째 발가락 위
   c. 엄지발가락의 1/3 지점
   d. 위의 모두

빈칸 채우기

다음의 그림에서 반사점의 표시하라.

눈

코

혀

귀

감각기관 반사점

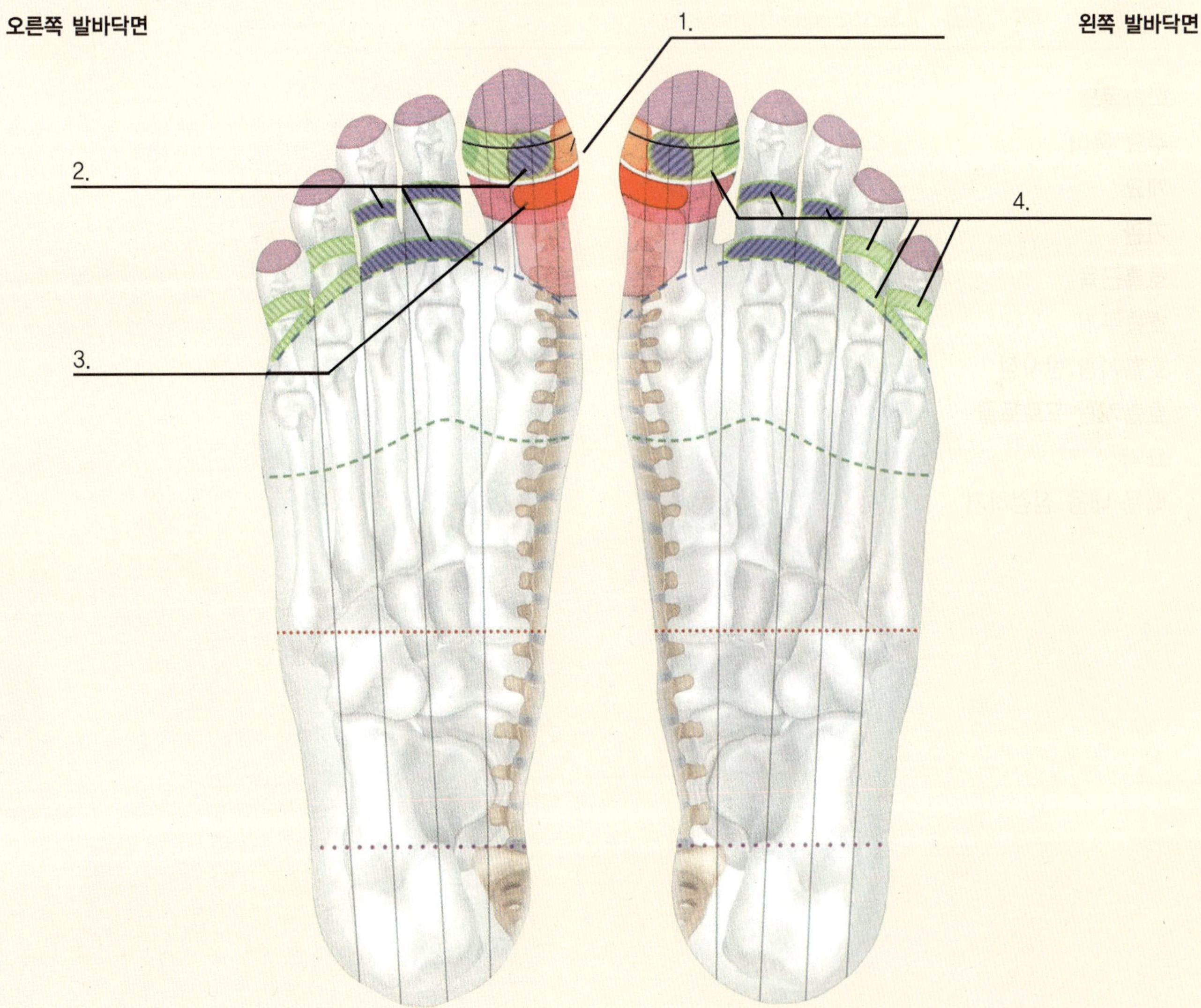

제 21 장 호흡기관 (Respiratory System)

이 장의 개요 (Chapter Highlights)

학습목표
주요 용어
개요
기관
호흡근육
호흡주기
호흡기관 반사점
호흡기관 프로토콜
요약
배운 내용 점검하기

학습 목적 (Learning Objectives)

1. 이 장의 주요 용어와 그 의미를 이해한다.
2. 호흡기관의 4가지 기능을 설명한다.
3. 호흡주기의 4단계를 확인한다.
4. 호흡기관을 구성하는 기관의 위치 및 역할, 근육을 설명한다.
5. 호흡기관의 세 가지 건강 문제를 설명한다.
6. 호흡기관의 직접반사점 및 보조반사점의 이름을 제시한다.
7. 코, 입, 인두, 기관, 기관지, 폐, 횡경막, 갈비뼈, 늑간근의 반사점과 이를 활성화하기 위한 테크닉을 실행한다.
8. 심부흉부 반사점, 심부흉부 반사점에 프레스앤플렉스 적용, 횡경막 명치, 명치(KI) 테크닉을 실습해본다.
9. 호흡기관 프로토콜을 실행한다.

주요 용어 (Key Terms)

가슴막 299
기관 300
기관 반사점 298
기관지 300
내호흡, 세포호흡 298
들숨 300
부비강 299
부비강 반사점 298
세기관지 300
식도 300
외호흡, 폐호흡 298
인두 299
인두 반사점 303
입 반사점 303
폐 300
폐/갈비뼈, 늑간근 반사점 303
코 298
코 반사점 303
폐포 299
호흡 298
호흡기 299
호흡기관 298
횡경막 반사점 303
호기 301
후두 299
흉부 반사점 304

반사요법 실전

DVD 플레이리스트:

● 발 반사요법

개요 (Overview)

호흡기관은 생명을 유지하기 위한 가스(산소와 이산화탄소)를 교환하는 신체작용이다. (■그림 21.1) 호흡기관의 기능은 다음과 같다:

- 공기를 폐 안과 밖으로 이동 (스펀지 형태의 장기로 호흡작용을 일으킴)
- 공기과 혈액 간의 기체교환
- 혈액과 신체세포 간의 기체교환
- 세포가 산소를 받아들이고 이산화탄소를 배출 (세포호흡)

호흡은 **들이마시기**(산소가 풍부한 공기를 폐로 들이마심)와 **내쉬기**(이산화탄소와 노폐물이 함유된 공기를 내쉼)으로 구성된다. 이들은 외호흡과 내호흡을 통해 발생하게 된다.

외호흡(폐호흡)은 코(콧구멍과 비강으로 구성)이 산소가 풍부한 공기를 흡입하여 폐로 전달할 때 발생한다. 폐에서는 공기 중의 산소가 폐포라 하는 특수조직을 통해서 폐 모세관으로 전달되면서 산소가 풍부한 혈액이 전신을 순환하게 된다.

내호흡(세포 호흡)은 조직의 무세관에서 발생한다. 각각의 세포가 혈액으로부터 산소를 흡수하고 이산화탄소와 세포활동 부산물을 혈액으로 전달한다. 혈액은 이 물질을 폐로 전달하여서 숨을 내쉴 때, 공기 중으로 배출되게끔 한다.

산소가 풍부한 공기를 쉽고 완벽하게 호흡을 함으로써 생명력을 강화할 수 있다. 질병, 바이러스, 병원균, 오염, 흡연, 기타 신체에 유해한 요소들은 이러한 필수적인 생명활동을 저해한다. 호흡과 관련된 많은 질병 및 질환은 반사요법 세션 및 프로토콜을 통해서 완화 및 예방할 수 있다. 이들 질병 및 질환에는 천식, 기관지염, 감기, 축농증 등이 해당된다. 고객에게 자신의 손과 발에 위치한 호흡기관 반사점을 알려주어서, 호흡을 쉽게 하고 깊은 휴식을 도우며 삶을 질을 향상시킬 수 있게끔 하자.

호흡기관 (Respiratory System)

설명 – 일차적인 기능이 세포에게 산소를 공급하고 이산화탄소를 포함한 부산물을 제거하는 신체의 생명유지활동

일차기관 – 코, 입, 인두, 기관, 기관지, 세기관지, 폐포, 폐, 횡경막, 갈비뼈, 늑간근

직접반사점 – 코, 입, 인두, 기관, 기관지, 세기관지, 폐, 횡경막, 명치, 갈비뼈, 늑간근

반사점의 위치 – 코, 입(엄지발가락), 인두와 기관(존 1의 경우체서 상부 흉추까지), 기관지(목에서 횡경막까지의 존 1), 세기관지, 폐, 갈비뼈, 늑간근(흉부의 존 2에서 5까지), 횡경막, 명치 (횡경막반사점). 부비강 반사점은 모든 존에 걸쳐서 분포하고 있다. 코에 대한 자세한 정보는 제20장을, 입과 인두에 대해서는 제24장을 참고한다.

보조반사점 – 경추 및 상부 요추, 뇌와 목, 시상하부, 뇌하수체와 부신, 흉부 전체, 모든 부비강, 회맹판, 림프기관 반사점

건강 상의 문제 – 천식, 기관지염, 감기, 폐기종, 꽃가루 알레르기, 독감, 후두염, 콧물, 축농증. 부록 E: 증상별 테라피 참고자료 참고.

기관 (Organs)

호흡기관은 산소를 흡입하고 노폐물을 배출한다. 심혈관기관이 산소가 풍부한 혈액을 신체에 순환시키는 것과 동일한 원리로 작용한다.

숨 마시기와 내시기는 다음의 호흡기관을 통해서 발생한다.

표 21.1 부비강

부비강	뼈에서의 위치	반사점
부비동	코 뒤	코
전두동	눈 위의 이마	눈
상악동	눈 아래 광대뼈	눈, 볼
사골공동	눈 사이	눈
접형동	눈 뒤의 비강	코, 입

코(Nose)

코는 외비(살집이 있는 부분)과 내비(비강) 모두가 해당된다. 두 개로 분리된 콧구멍에는 점막과 섬모라 불리는 얇은 체모가 분포하고 있다. 섬모는 공기가 후각세포(제20장)를 가지고 있는 비강을 통과할 때, 공기를 걸러내고, 따뜻하게 하며, 습기를 부여하며, 구강(입)과 분리되어 있다.

부비강(Sinus)

공기로 가득채워진 **부비강**은 비강과 두개골 주변에 위

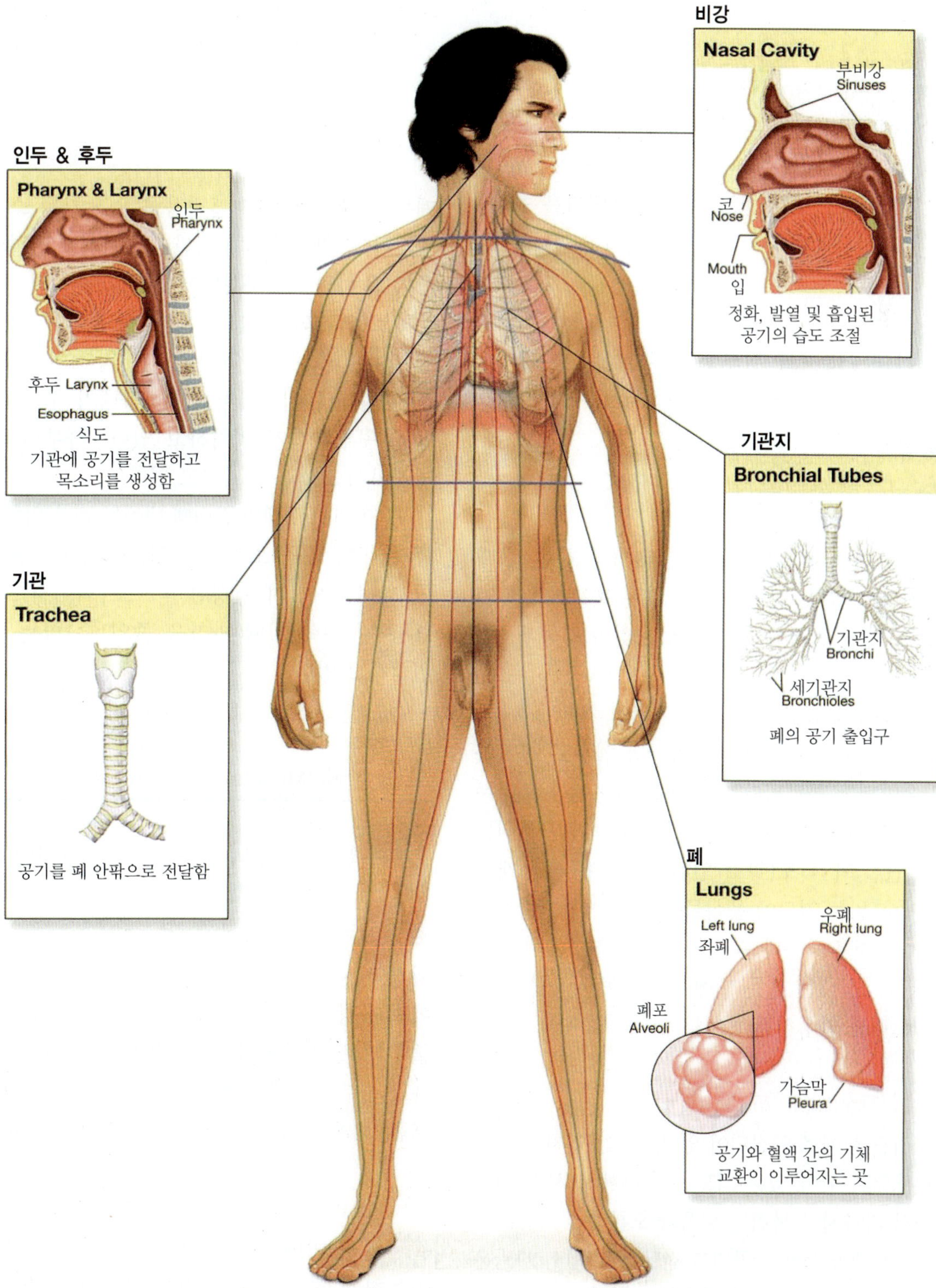

그림 21-1
호흡기관

치하고 있다. 각각의 부비강은 그것이 위치하고 있는 뼈에 따라 이름이 붙여져있다. 이들 부비강의 기능은 다양하지만, 두개골의 무게로 인한 압박을 줄여주고 과도한 체액이 코, 입, 또는 소화기관을 통해 배출되게끔 한다. 울혈이 있는 부비강은 호흡에 영향을 미친가. 부비강을 따라 있는 점막에 감염이 발생한 것을 축농증이라 한다. (■ 표 21.1)

인두(목구멍) [Pharynx (Throat)]

공기는 비강에서 **인두** 또는 목구멍을 통과하게 된다. 인두 또는 목구멍은 12인치 길이의 골격근육으로 구성된 관으로 폐 안팎으로 공기를 전달하는 역할을 한다. 인두는 다음과 같은 3개의 기관으로 구성되어 있다:

비인두(Nasopharynx)

비인두는 아데노이드와 인두편도를 보유하고 있다. 내이의 이관은 비인두와 연결되어 있어서 신체의 공기압 조절을 돕는다.

구강인두(Oropharynx)

구강인두에는 면역기관에서 중요한 역할을 하는 구개편도가 위치하고 있다. 혀를 눌렀을 경우 육안으로 확인할 수 있으며, 수술을 통해서 제거할 수 있기도 하다.

인후두(Laryngopharynx)

인후두(후두)는 호흡기관 및 소화기관의 일부로 공기와 음식물이 운반되는 통로이다. 목구멍은 성문이라 불리는 구간에서 두 갈래로 나뉘게 된다. 이렇게 나뉘는 부위를 **기도**(폐로 연결)과 **식도**(위로 연결)라 한다. 후두개라 불리는 덮개 부위는 기도에 음식물, 점액, 기타 이물질이 폐로 들어가는 것을 막는다. 음식물을 식도를 통해서 위로 도달하게 된다. 성대는 후두 내에 위치하여서 숨을 들이마실 때 목소리를 발생시킨다.

기도(기관) [Trachea (Windpipe)]

기도 또는 기관은 폐로 연결되어 있다. 4-4.5인치 가량의 근육질의 관으로 되어 있는 기도는 후두에서 시작되며, T4 지점에서 **기관지**라 불리는 왼쪽과 오른쪽 공기통로로 나뉘어 각각 좌폐와 우폐로 공기를 전달하게 된다. 기관은 보호기능을 하는 연골 조직이 지탱하고 있다.

기관지와 세기관지(Bronchi and Bronchioles)

이 부위는 여러 가지를 가지고 있는 나무와 같다. 하나의 기도는 두개의 기관지로 나뉘며, 이 기관지는 이차 및 삼차의 **세기관지**로 나뉘게 된다. 삼차 기관지는 더 작은 크기의 세기관지로 나뉘어서 폐포 공기주머니를 형성하면서, 폐포라 불리는 많은 공기주머니를 형성하게 된다. 폐포는 폐를 구성하고 있으며, 각각의 폐포는 모세관이 있어서 신체 내에서 산소 및 이산화탄소 교환이 이루어지는 장소를 제공한다.

폐(Lungs)

폐는 흉강 내에서 호흡작용을 일으키는 스펀지 형태의 장기이다. 왼쪽의 일차 기관지는 좌폐로 연결되어 있으며, 상엽 및 하엽으로 구성되어 있다. 오른쪽의 일차 기관지는 우폐로 연결되어 있고, 상엽, 중엽, 하엽으로 구성되어 있으며, 좌폐보다 약간 크다. 각각의 폐는 삼각형과 같은 형태로 이루어져 있다. 꼭대기 부분(좁은 부분)은 쇄골 윗부분까지 위치하고 있다. 하부면적이 큰 폐는 횡경막이 그것을 지지하고 있다.

좁고 커브 형태의 갈비뼈 내에는 폐가 위치하고 있으며, 흉강 내의 폐를 보호하는 역할을 한다. 흉강은 습기가 있고 미끌거리며 평평한 막으로 되어서 호흡 중 폐가 팽창 및 수축할 때 마찰을 줄일 수 있는 흉막을 따라 위치하고 있다.

호흡근육(Muscles of Respiration)

호흡근육에는 횡경막과 늑간근이 해당된다.

횡경막(Diaphragm)

횡경막은 돔 형태 수평으로 위치하고 있는 근육은 복강에서 흉강을 분리하고 있다. 차트 상에서는 좁은 형태의 줄무늬로 표시되지만, 횡경막은 매우 강한 근육으로 흉강 하부 전체에 걸쳐서 심부 깊숙한 곳에 위치하고 있다. 호흡, 림프 흐름, 소화에 중요한 역할을 한다.

늑간근(Intercostal Muscles)

갈비뼈 사이에 위차하면서 갈비뼈의 확장 및 수축을 가능하게 하는 이 근육을 늑간근이라 한다. 늑간근과

깊이 생각해보기 (Think it Over)

깊은 호흡과 우리 건강과의 관계는 무엇인가? (What Is Relationship between Deep Breathing and Our Health?)

병원균은 산소가 풍부한 환경에서 번식할 수 없다고 알려져있다. 어떻게 하면 폐에 많은 산소를 전달하며, 폐에서 혈액을 통해 뇌와 신체 전역의 세포로 많은 양의 산소를 전달할 수 있을까? 새들은 1분에 약 200회 가량의 날개짓을 하면서 호흡을 한다. 날개짓을 통해서 공기 흡입을 돕는 것이다. 사람의 경우, 몸을 정지시킨 상태에서 측면의 팔 위치가 갈비뼈의 움직임을 제한하기 때문에, 팔을 움직이는 것으로도 갈비뼈의 부담을 줄여서 깊은 들숨을 도울 수 있다. 여러 형태의 운동으로 들숨을 깊게 하고, 산소교환을 활성화할 수 있다. 요가, 태극권, 기공, 달리기, 수영과 같은 여러 스포츠 활동이 도움이 된다. 어떻게 이와 같은 운동이 도움이 되는 것일까? 이들 운동과 호흡 간의 관계에서 차이점은 무엇일까? 산소가 풍부한 혈액이 신체 건강에 미치는 효과는 무엇일까? 명확한 사고력이나 장수 면에서는 어떤가? 반사요법이 호흡에 어떻게 도움을 줄 수 있을까? 반사요법 치료사들이 고객에게 호흡기능을 증진하기 위하여 알려줄 수 있는 것은 무엇일까?

횡경막 내의 긴장은 갈비뼈와 폐의 확장 및 수축을 저해하여서 호흡 및 소화작용을 방해한다. 일부 사람들은 가슴 내 근육계의 긴장이 심장 및 순환기관의 기능을 저해한다고 생각하기도 한다.

호흡주기 (Respiration Cycle)

호흡은 수의적(의지에 따라 제어) 및 불수의적(자율적으로 발생)으로 발생한다. 호흡을 제어하는 호흡중추는 숨뇌에 위치하고 있다.

1. 흡기(숨 마시기, 들숨)은 공기를 폐의 폐포로 전달하는 것이다. 이는 횡경막이 위아래 움직이고, 갈비뼈가 늑간근을 통해 바깥쪽으로 팽창하면서 폐가 팽창하여서 공기가 흡입될 때 이루어진다.
2. 산소가 풍부한 공기는 폐포 내에서 혈액에 산소를 전달하게 된다. 혈액 내 산소 교환은 모세관에서 발생한다.
3. 혈액은 신체 전체에 걸쳐서 순환하면서, 세포에게 산소를 공급하고 이산화탄소와 노폐물을 가져간다. 이러한 과정을 세포호흡이라 한다.
4. **호기**(숨 내쉬기, 날숨)는 산소 농도가 낮은 공기를 폐 밖으로 이동시키는 것을 말한다.

각 호흡 시, 흡입 및 호기된 공기양을 일회호흡량(TV; tidal volume)이라 한다. TV는 알러지, 폐기종, 폐렴과 같은 호흡질환 및 질병을 치료할 때 사용한다. 세포 호흡 시, 잠시 멈추면서 하는 느리고 깊은 호흡으로 신체의 산소공급량을 높일 수 있다. 요가, 태극권, 기공, 명상과 같은 특별한 호흡법으로 세포호흡을 강화할 수 있다. 이외에도 폐에 머무르고 있는 퀴퀴한 공기를 배출하는 테크닉도 도움이 된다. "깊이 생각해보기: 깊은

사례연구 (Case Study)

반사요법과 늑연골염 (Reflexology and Costochondritis)

60대 초반의 한 남성은 늑연골염(갈비뼈를 흉골 전면부에 부착시키는 연골에 발생한 염증) 치료를 마쳤다. 의료진은 호흡 조직의 유연함을 돕고 호흡 시 발생하는 통증을 완화하기 위하여 바디워크를 받을 것을 권장했다. 반사요법 치료사는 발 반사요법을 통해서 흉강 전체, 척추 전체, 횡경막, 부신, 뇌하수체, 시상하부, 목, 머리 반사점을 활성화시켰다. 고객은 즉각적으로 깊은 휴식을 취할 수 있으며, 경감된 통증으로 깊은 들숨을 할 수 있었다고 이야기했다. 이 고객에게는 적절한 강도의 태극권으로 깊은 호흡 운동을 권장하기도 했다. 고객은 반사요법과 호흡 운동을 병행하였으며, 2회의 세션을 진행한 후, 통증이 사라졌다고 이야기했다.

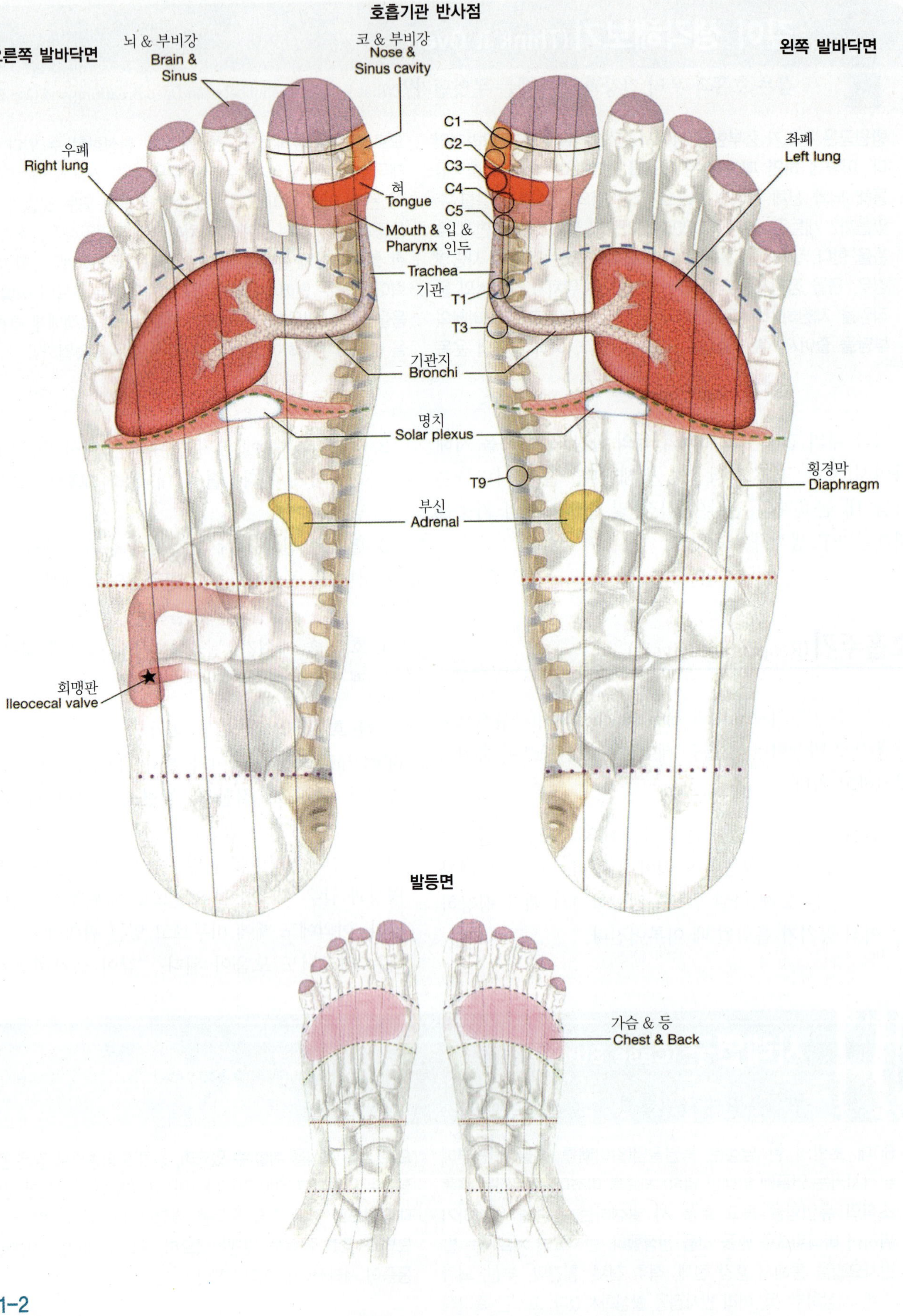

그림 21-2
호흡기관 반사점

임상사례(Clinical Perspective)

반사요법이 호흡기질환에 미치는 영향(Reflexology Effective for Respiratory Challenges)

여러 연구와 사례 연구를 통해 반사요법이 알러지, 유아/소아/성인 천식, 기관지염, 폐렴, 만성 폐쇄성 폐질환(COPD), 인후염, 감기, 인플루엔자 등의 호흡기질환에 효과적이라는 것을 밝혔다. 중국의 Fifth Peoples Hospital of Jinan City에서는 유아 폐렴 및 기관지염을 치료에 있어서 반사요법의 치유효과를 연구하기 위하여 211건의 연구가 시행되었다. 반사요법을 적용한 103건의 사례, 서양의학을 적용한 40건의 사례, 서양의학과 한의학을 혼합 적용한 68건의 사례로 나누어 연구를 진행하였으며, 연구 결과, 평균 치료기간은 반사요법을 적용한 그룹의 경우에는 11.2일이었던 반면, 서양의학과 한의학을 혼합적용한 그룹은 14.7일, 서양의학을 적용한 그룹이 소요된 21.8일이 소요되었음을 알 수 있었다. 그 결과 반사요법이 폐, 유아 폐렴 및 기관지염에 효과적이라는 것을 알 수 있었다.

영국에서는 발 반사요법이 소아 천식 완화에 효과적이라는 것이 밝혀지기도 했다. 47명의 천식을 갖고있는 초등학생 환자들에게 발 반사요법을 적용했다. 7명의 환자들에게는 어떤 치료책도 적용하지 않았다. 이 환자들은 진단차트를 작성했고, 의료진의 진단 역시 진행했다. 천식 및 꽃가루 알러지 증상이 완화되었음은 물론, 아이들의 자신감과 행동 면에서도 긍정적인 변화가 도출되었다. 6개월 후, 환자의 50%가 반사요법 치료를 계속해서 진행했고 처방약 복용을 줄일 수 있게 되었다.

출처: Huiming (2002). "Treatment of Infantile Pneumonia and Bronchitis with Reflexotherapy." China Reflexology Symposium Report, Beijing, China Reflexology Association, pp.12-13. www.reflexologyresearch.net/ReflexologyLungsResearch.shtml. (Accesed January 8, 2010). Bill flocco와 American Acadey of Refloxology의 허가를 받고 사용함.
Lee(1997). "The Child Refloxology Asthma Research Pilot Study"(publication details not available). www.reflexologyresearch.net/ReflexologyLungsResearch.shtml (accssed January 8, 2010). Bill flocco와 American Acadey of Refloxology의 허가를 받고 사용함.

호흡과 우리 건강 관의 관계는 무엇인가?"를 참고해보자.

호흡기관 반사점(Respiratory Reflexes)

반사요법은 여러 호흡기 질환과 관련되서 호흡 상의 불편함을 완화하고 호흡을 강화할 수 있다. 이와 같은 호흡기질환에는 감기와 독감에서부터 흉막염(흉막의 염증), 늑연골염(갈비뼈를 흉골 전면부에 부착시키는 연골에 발생한 염증)까지 그 범위가 다양하다. "사례 연구: 반사요법과 늑연골염"과 "임상사례: 반사요법이 호흡기질환에 미치는 영향"을 참고해보자.

호흡기관 반사점은 앞발과 발가락에 위치하고 있다. (■ 그림 21.2)

코, 입, 인두(Nose, Mouth, Pharynx)

코 반사점, 입 반사점, 인두 반사점은 엄지발가락을 비롯한 모든 발가락에 위치하고 있다. 코 반사점에 대한 자세한 내용은 제20장을 참고한다. 입과 인두 반사점의 경우, 제24장을 참고한다.

부비강 반사점(Sinus Reflex)

부비강 반사점을 활성화하기 위해서, 모든 발가락 끝과 발가락 전체, 그리고 눈과 코 반사점을 활성화한다.

기도(기관) 반사점[Trachea (Windpipe) Reflex]

기도 반사점은 목구멍에서부터 흉선 반사점에 걸쳐서 분포하고 있다. 경추에서 흉추 반사점 중간 지점까지 활성화하도록 한다.

폐, 갈비뼈, 늑간근 반사점 (Lungs, Ribs, Intercostal Muscles Reflexes)

발바닥 테크닉 및 발등 테크닉을 흉강 반사점에 적용해서 폐/갈비뼈, 늑간근 반사점을 활성화한다.

횡경막과 명치 반사점 (Diaphragm and Solar Plexus Reflexes)

횡경막 반사점과 명치 반사점은 호흡을 용이하게 하고

스트레스와 관련된 문제를 해결하는데 중요한 역할을 한다. 횡경막과 명치 테크닉으로 신체의 깊은 휴식을 돕고, 생체 애너제를 신체에 전달할 수 있다. 반사요법 세션을 차분하고 뚜렷하게 마무리할 수 있는 방법이기도 하다.

횡경막 반사점(Diaphragm Reflex)

횡경막 반사점을 활성화하기 위해서, 존 1에서부터 5까지의 횡경막 기준선에 발등 테크닉을 적용한다. 프레스앤플렉스 테크닉으로 반사점 깊숙한 곳까지 자극하고 깊은 휴식을 도울 수 있다. 아랫 부분을 누르되 중족골두에는 테크닉을 적용하지 않도록 한다. (제14장)

횡경막 릴랙세이션 테크닉은 전신의 긴장을 풀어준다. 휴식효과를 높이기 위하여, 횡경막 기준선과 중족골두에 핑거워크를 해서 횡경막 릴랙세이션 전에 조직 웜업을 실행한다. 중급 단계의 테크닉을 이어서 적용하여서 흉부에 위치한 폐, 갈비뼈, 늑간근, 횡경막, 등, 가슴, 림프, 심장 및 기타 반사점을 부드럽고 깊숙히 활성화 시켜준다. 이러한 테크닉을 횡경막 릴랙세이션 테크닉과 병행하였을 때, 중족골두를 풀어주어서, 건막류, 중족골두 휨, 몰톤의 신경종 등의 완화를 돕는다.

참고: 몰톤의 신경종은 발볼을 만졌을 때 작은 돌기처럼 느껴지는 부어오른 신경 또는 두터워진 신경을 말한다. 주로 셋째 발가락과 넷째 발가락 사이에 나타나지만, 모든 발가락 사이 어디든지 나타날 수 있다. 몰톤의 신경증 증상으로는 발에 찌르는듯한 통증을 느끼거나 타는듯한 통증을 느끼게 되는 것이다. 지나치게 꽉 끼는 신발이나 뾰족한 신발, 또는 하이힐을 신어서 발을 오랜 시간동안 자주 압박하여서 신경이 부어오르고 두꺼워졌을때 나타나게 되는 것으로 알려져있다. 반사요법 테크닉으로 신경 주위의 근육을 풀어주고, 신경에 가해지는 압력을 줄여줄 수 있다. 해당부위가 악화되거나 민감해질 수 있기 때문에 운동 시 주의하도록 한다.

명치 반사점(Solar Plexus Reflex)

명치 반사점은 정중선에서 횡경막 아래에 위치하고 있다. 흉신경 신경절 중앙에 위치하고 있는 명치 반사점은 명치 차크라의 에너지 중심으로 신장 경락 상에서 K1에 해당하기도 한다. 명치 반사점은 신체의 "감정적인 뇌"의 역할을 하며, "방울샘물(bubbling spring)"으로 알려져 있다.

명치 반사점은 각 발의 첫째 발가락과 둘째 발가락의 중족골두 사이의 부드러운 지점에 위치하고 있는 횡경막 반사점에서 쉽게 찾을 수 있다. 중앙 횡경막 반사점과 명치 반사점 모두를 활성화하는 테크닉으로 명치 반사점을 활성화하며, 프레스앤플렉스로 테크닉의 강도를 높일 수 있다.

흉부(Chest)

흉부 반사점 또는 흉강(목에서부터 횡경막까지의 모든 존) 반사점에는 기관, 폐(기관지, 세기관지, 폐포), 갈비뼈, 횡경막과 같은 모든 호흡기관의 반사점이 위치하고 있다. 존 5를 포함한 이 부위를 활성화하여서, 호흡기관과 심혈관기관의 긴장을 풀고 기능을 증진한다.

보조반사점(Helper Reflexes)

- 경추, 특히 C1, C3(얼굴뼈), C2(부비강), C4(코, 입, 이관), C5(인두), T1(기관), T3(폐, 기관지, 가슴막, 흉부), T9(부신)
- 토 로테이션으로 목 근육 풀기(목 근육은 흉부 상부에 붙어있다.)
- 뇌 (호흡 제어)
- 시상하부와 뇌하수체 (부신의 작용에 영향을 줌)
- 부신 (감염, 알러지에 대응함)
- 릴랙세이션 테크닉 (휴식 및 회복)
- 발등에 림프 테크닉 적용 (림프 흐름, 면역력 강화)
- 회맹판 (점액, 알러지)

호흡기관 프로토콜
(Respiratory System Protocol)

특정 프로토콜에 대해서는 부록 E: 증상별 테라피 참고자료를 확인한다. 일반적으로 적용할 수 있는 프로토콜은 ■표 21.2를 참고한다.

표 21.2 호흡기관 프로토콜

반사점	테크닉/효과
척추	척추, 등, 흉부 근육의 긴장을 풀어준다. (제16장)
척추, 특히 존 1의 경추 및 흉추	스파이널 워크로 신경전도를 돕고 휴식효과를 높인다. 경추(머리, 인두, 기관) 및 흉추(폐, 등, 흉부) 부위에 반복해서 테크닉을 적용한다. 흉부 반사점(인두, 기관, 기관지)의 존 1 전체에 핑거워크나 썸워크를 적용한다. (제16장)
발바닥의 흉부, 폐, 횡경막 반사점	등, 가슴, 늑간근, 폐, 횡경막 반사점에 핑거워크나 썸워크를 적용한다. (제14, 19, 21장)
횡경막	휴식효과를 최대화하여서 깊고 이완된 호흡을 돕는다. (제14, 21장)
흉부 심부 (폐, 갈비뼈, 늑간근)	중족골두 사이를 안쪽에서 바깥쪽으로 핑거워크나 썸워크를 해서 심부 폐 반사점을 활성화시키고, 등을 이완시키며, 림프 반사점을 활성화시킨다. 중족골두 사이에 프레스앤플렉스를 적용한다. (제14, 19, 21장)
부신	아드레날린과 코르티손의 생성을 제어한다. 이 두 호르몬은 깊고 이완된 호흡을 효과적으로 만드는 역할을 한다. 부신은 알러지와 천식에 필수적이다. 순서에 따라 반복해서 적용한다. (제22장)
시상하부, 뇌하수체	시상하부는 뇌하수체에 영향을 준다. 뇌하수체는 부신에서 코르티솔 생성을 활성화한다. 순서에 따라 반복해서 적용한다. (제22장)
목	목 반사점에 핑거워크나 썸워크를 적용한다. 토 로테이션으로 가슴과 목을 풀어준다. 부비강의 배출작용을 돕는다. (제18장)
머리, 얼굴, 뇌	엄지발가락과 모든 바락락의 끝부분까지 포함해서 테크닉을 적용하여, 부비강, 코, 인두, 목구멍, 시상하부, 뇌하수체를 활성화한다. 뇌는 호흡을 제어하는 역할을 한다. (제18, 22장, 본 장)
회맹판	과도한 점액 분비 및 알러지에 대응한다. (제24장)
릴랙세이션 테크닉	쉬운 호흡을 돕기 위한 프로토콜을 실행한다.

호흡기관 테크닉(Respiratory System Techniques)

DVD의 "발 반사요법"에서는 흉부와 횡경막을 위한 테크닉을 제시하고 있다. 또한, 엄지발가락과 중앙 족지골을 포함하여 모든 흉부와 등 테크닉으로 호흡반사점을 활성화 할 수 있는 테크닉도 다루고 있다.

호흡강화 테크닉

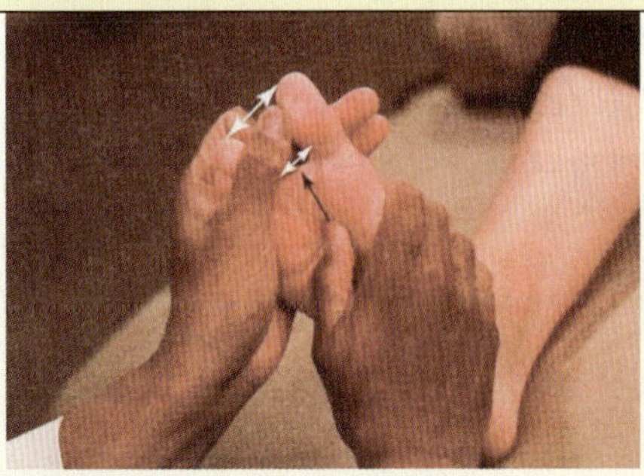

그림 21-3
심부흉부 반사점 활성화하기

테크닉: 심부흉부 반사점 활성화

발가락들을 펼쳐서 중족골두를 분리시켜준다. 횡경막 기준서에서부터 시작해서, 중족골두 사이의 발가락 방향으로 핑거워크 및 썸워크를 해주다. 해당 뼈의 안쪽과 바깥쪽에도 핑거워크 및 썸워크를 적용한다. (■그림 21.3)

테크닉: 심부흉부 반사점에 프레스앤플렉스 적용

발가락들을 펼쳐서 중족골두를 분리시켜준다. 횡경막 기준선에부터 시작해서, 중족골두 사이에 핑거워크 및 썸워크를 적용한다. (■ 그림 21.4) 매번 압을 가할 때마다, 프레스앤플렉스 테크닉을 적용할 때처럼 부드럽고 천천히 발을 엄지발가락(또는 다른 손가락) 방향으로 구부려준다. (■ 그림 21.5) 이를 통해서 해당 반사점이 깊은 압을 적용하여서, 긴장을 효과적으로 풀어줄 수 있다. 해당부위의 중족골두와 종방향의 힘줄은 피해서 적용한다.

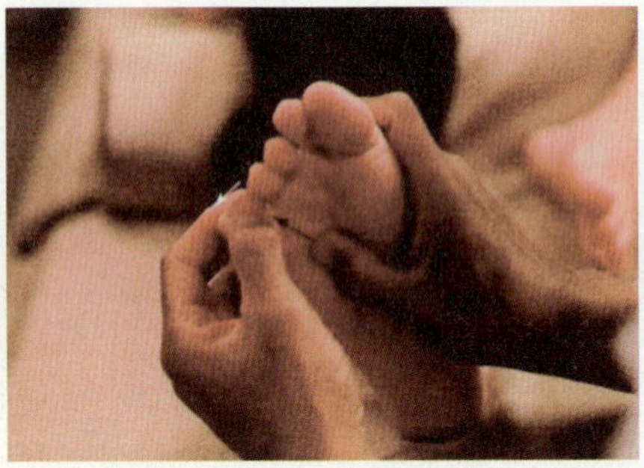

그림 21-4
심부흉부 반사점을 프레스앤플렉스하기. 발가락 분리시키기. 중족골두 사이에 핑거워크나 썸워크하기

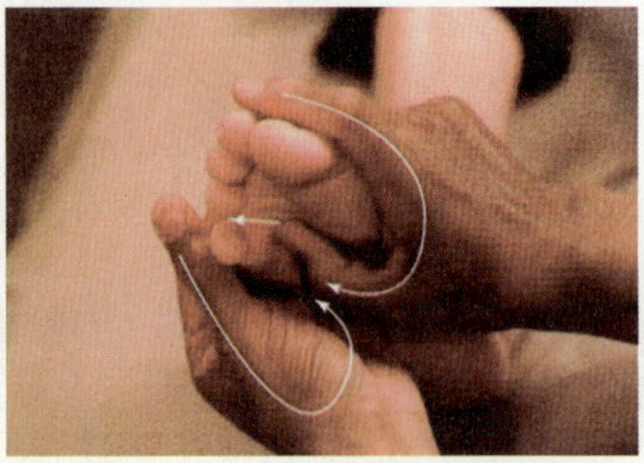

그림 21-5
심부흉부 반사점을 프레스앤플렉스하기. 썸워크를 할때마다, 발을 앞부분으로 롤링해서 흉부 및 호흡기 반사점에 깊은 압을 전달하기.

횡경막/명치

테크닉: 횡경막 명치

이 테크닉을 적용할 때, 고객이 의식적으로 호흡을 하게끔 해야한다. 각 발을 직립된 상태로 만들고 엄지손가락을 명치 반사점 위에 두도록 한다. 고객에게 호흡을 깊게 마시게끔 하고(치료사는 반사점을 눌러준다), 호흡을 잠시 멈추게 한 후(치료사가 압을 유지해서 적용한다), 다시 숨을 내쉬게끔 한다(치료사가 압 적용을 풀어주되 터치된 상태는 유지한다). 필요한만큼 반복해서 적용한다. 마지막으로 호흡을 내실 때, 고객과의 터치 상태를 해제시킨다.

테크닉: 명치 (KI)

각 발을 직립된 상태로 만들고 엄지손가락을 명치 반사점 위에 둔다. 명치 반사점(KI)을 누르고 압을 풀어주면서, 고객과 터치 상태는 그대로 유지한다. 맥동하는 리듬으로 프레스앤릴리즈(press-and-release) 테크닉을 적용한다. 이때 고객은 평소처럼 호흡을 하게끔 한다. 필요한 만큼 반복하되, 주로 1-2분 가량 진행하는 것이 적당하다. 고객과의 터치 상태를 해제한다. 이를 통해 많은 고객이 깊은 휴식효과를 느끼게 된다.

요약 (Summary)

- 호흡기관은 세포에 산소를 공급하고 이산화탄소를 포함한 노폐물을 제거하는 일차기능을 수행하는 신체의 생명유지기관이다.
- 일차기관은 코, 입, 인두, 기관, 기관지, 세기관지, 폐포, 폐, 횡경막, 갈비뼈, 늑간근이 해당된다.
- 호흡기관의 4가지 기능은 (1) 공기를 폐 안과 밖으로 이동 (스펀지 형태의 장기로 호흡작용을 일으킴), (2) 공기과 혈액 간의 기체교환, (3) 혈액과 신체세포 간의 기체교환, (4) 세포가 산소를 받아들이고 이산화탄소를 배출 (세포호흡)하는 것이다.
- 호흡주기의 4단계는 흡기, 모세과에서의 기체교환, 혈액순환, 호기로 이루어진다.
- 직접반사점은 코, 입, 인두, 기관, 기관지, 세기관지, 폐포, 폐, 횡경막, 갈비뼈, 늑간근의 반사점이다.
- 보조반사점은 경추 및 흉추, 뇌와 목, 시상하부, 뇌하수체와 부신, 흉부 전체, 모든 보비강, 회맹판, 림프기관이 해당된다.

배운 내용 점검하기 (How much did you learn?)

실습하기

다음의 테크닉이 직접반사점과 보조반사점의 위치를 확인해보자

- 코
- 입
- C1에서 C5
- T1, T3
- 인두
- 기관
- 부신
- 기관지
- 폐
- 명치
- 횡경막
- 회맹판

다음의 반사점에 테크닉을 실습해보자.

- 심부흉부 반사점에 핑거워크나 썸워크하기
- 심부흉부 반사점에 프레스앤플렉스 하기
- 횡경막 명치 테크닉
- 명치(KI) 테크닉

호흡기관 프로토콜을 실습해보자.

해당 내용 연결하기

왼쪽 열에 위치한 용어에 대한 올바른 설명을 연결하라.

______ 1. 폐포
______ 2. 기관지
______ 3. 세기관지
______ 4. 폐
______ 5. 코
______ 6. 인두
______ 7. 가슴막
______ 8. 호흡
______ 9. 부비강
______ 10. 기도

a. 호흡이 발생할 수 있게끔 하는 스펀지 형태의 신체기관
b. 공기가 폐 안팎으로 출입하는 통로
c. 호흡 중 마찰을 예방
d. 폐포의 공기주머니로 이어지는 줄기
e. 두개골 내 공기로 가득찬 공간
f. 기도에서 좌폐와 우폐로 연결되는 오른쪽과 왼쪽의 통로
g. 기관, 공기의 출입통로
h. 작은 공기주머니
i. 콧구멍, 공기통로, 비강으로 구성되어 있음
j. 산소가 풍부한 공기를 마시고, 이산화탄소와 노폐물이 풍부한 공기를 내쉬는 작용

객관식 문항

1. 호흡기관의 직접 반사점에 해당하는 기관은?
   a. 늑간근
   b. 폐
   c. 횡경막
   d. 위의 모두

2. 반사요법은 급성, 아급성, 만성 호흡기 질환 및 질형에 효과적이다. 다음의 문장 중 그른 문장은 무엇인가?
   a. 반사요법 테크닉은 코, 눈, 볼에 위치한 여러 개의 부비강에 영향을 준다.
   b. 반사요법 테크닉은 폐가 팽창하는데 횡경막의 작용을 돕는 늑간근의 긴장을 풀어준다.
   c. 반사요법 테크닉은 감기나 축농증 환자에게는 적용하지 않도록 해야한다.
   d. 반사요법 테크닉은 호흡을 제어하는 뇌 반사점에 영향을 준다.

3. 산소와 이산화탄소 교환이 이루어지는 신체부위는 어디인가?
   a. 기관
   b. 기관지
   c. 폐포
   d. 폐

4. 모든 호흡기관 반사점이 위치한 곳은 어디인가?
   a. 앞발과 발가락
   b. 발바닥
   c. 발등
   d. 발 전체

5. 호흡은 전적으로 불수의적인 작용이다. 이 문장은
   a. 참이다.
   b. 거짓이다.

6. ___는 산소가 풍부한 공기가 코를 통해 들어가서, 폐포를 지나서 폐의 모세관으로 이동하여서 전신으로 이 공기가 순환하는 것을 말한다.
   a. 외호흡
   b. 호기
   c. 폐포 호흡
   d. 위의 모두

7. 호흡기관의 보조반사점에 해당하는 것은 무엇인가?
   a. 기관지, 폐. 횡경막
   b. 모든 부비강, 뇌하수체, 부신, 뇌
   c. 폐. 흉부, 림프기관
   d. 보조반사점 없음

8. 명치반사점은 단 하나로, 양발의 첫째발가락과 둘째 발가락의 중족골두 사이의 횡경막 기준선에서 쉽게 찾을 수 있다. 이 문장은
   a. 참이다.
   b. 거짓이다.

9. 조직 내에서 기체교환을 말하는 내호흡을 또다른 명칭은 세포호흡이다. 이 문장은
   a. 참이다.
   b. 거짓이다.

10. 느리고 깊은 호흡을 잠깐 멈춰서 하게되면 신체에 산소공급을 높일 수 있게 된다. 다음 중 세포호흡을 증진할 수 있는 방법은 무엇인가?
    a. 요가와 명상
    b. 기공과 태극권
    c. 횡경막 명치 호흡
    d. 위의 모두
    e. 해당사항 없음

빈칸 채우기

다음의 그림에서 직접반사점과 보조반사점의 위치를 표시하라.

코
입 & 인두
C1에서 C5
T1, T3
기관
부신

기관지
폐
명치
횡경막
회맹판

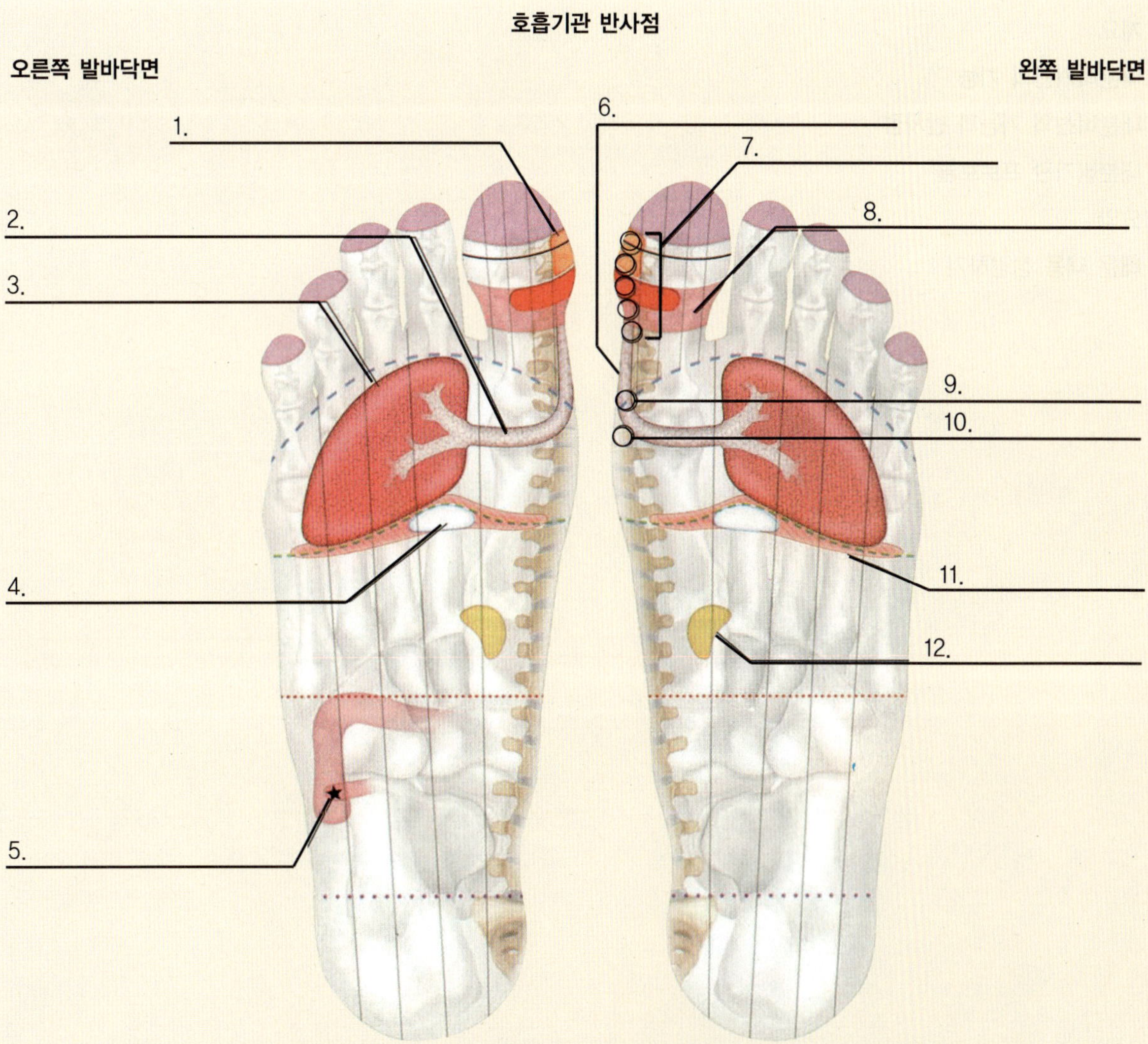

제 22 장 내분비기관 (Endocrine System)

이 장의 개요 (Chapter Highlights)

학습목표

주요 용어

개요

내분비기관의 기능

내분비선의 기능과 반사점

내분비기관 프로토콜

요약

배운 내용 점검하기

학습 목적 (Learning Objectives)

1. 이 장의 주요 용어와 그 의미를 이해한다.
2. 내분비기관의 주요 기능 4가지를 설명한다.
3. 내분비기관의 뚜렷한 특징 5가지를 설명한다.
4. 주요 분비선과 그 기능을 제시한다.
5. 주요 신체 기능을 조절하는 장기과 분비선을 이해한다.
6. 발에 위치한 내분비기관 반사점의 위치를 확인한다.
7. 내분비기관과 관련된 건강 상의 문제 3가지를 설명한다.
8. 내분비기관의 직접반사점과 보조반사점을 제시한다.
9. 각 분비선을 활성화할 수 있는 테크닉을 실습한다.
10. 기본적인 내분비기관 프로토콜을 실습한다.

주요 용어 (Key Terms)

갑상선 반사점 320
난소/고환 반사점 325
내분비기관 312
내분비선 312
뇌하수체 반사점 319
부갑상선 반사점 321
부신 반사점 323
분비저하 312
분비과다 312
송과선 반사점 325
시상하부 반사점 318
영양호르몬 318
엔도르핀 312
외분비선 312
차크라 317
췌장 반사점 324
호르몬 312
흉선 반사점 322

반사요법 실전

DVD 플레이리스트:

- 발 반사요법

개요 (Overview)

내분비기관은 신경기관과 함께 신체 기능의 균형을 맞추고 조절하여서 항상성을 유지하는 역할을 한다. 샘 분비는 신경기관, 혈액 내의 물질, **호르몬**이라 불리는 화학물질이 조절을 한다. 내분비기관의 주요 기능 4가지는 다음과 같다:

- 스트레스 요인으로부터 신체를 보호
- 혈액 내 전해질, 수분, 영양 균형을 유지
- 세포 대사작용을 조절
- 에너지 균형 조절

내분비기관은 **내분비선**(무도관선)과 **외분비선**(도관이 있는 선)으로 구성되어 있다. 종래와 다른 내분비선은 뇌, 심장, 장점막 등에 위치하고 있다. 이러한 내분비 조직은 주변 조직에 국지적으로 영향을 미치는 호르몬을 분비한다.

엔도르핀은 뇌에서 생성되는 호르몬(메신저 역할을 하는 화학물질)이다. 여러 기능 중에도 엔도르핀의 대표적인 역할은 기분을 좋게하고(적절한 수준의 행복감을 부여), 통증을 완화하며, 기억 및 학습을 돕고, 체온 조절 및 유지, 성 호르몬 균형조절 등이 있다.

내분비기선 호르몬의 **분비저하**나 **분비과다**로 인하여 건강 상의 문제가 발생할 수 있다. 호르몬의 완벽한 균형은 건강과 활기에 필수적이다. 본 장에서는 주요 내분비선의 기능과 이들 반사점의 위치, 이 반사점들을 활성화하기 위한 테크닉을 중점적으로 다루도록 한다. (■ 표 22.1과 ■ 22.2 참고)

내분비기관 (Endocrine System)

설명 – 내분비기관은 신경기관과 함께 신체 기능의 균형을 맞추고 조절하여서 항상성을 유지

일차기관 – 시상하부, 뇌하수체, 송과체, 갑상샘, 부갑상샘, 흉선, 부신, 췌장(랑게르한스 섬), 난소/고환

직접반사점 – 시상하부, 뇌하수체, 송과체, 갑상샘, 부갑상샘, 흉선, 부신, 췌장(랑게르한스 섬), 난소/고환

반사점의 위치 – 시상하부, 뇌하수체, 송과체 (존 1과 엄지발가락 중심); 갑상샘, 부갑상샘 (존 1과 엄지발가락의 C7에서 존 2 근처); 흉선 (존 1에서 엄자발가락 안쪽의 T4와 T5); 부신(종방향 힘줄 기준선 안쪽의 존 1과 횡경막 기존선과 허기 기준선 사이); 췌장 (오른발의 존 1 내의 허리 기준선 위, 왼발의 존 1-4); 난소/고환(바깥쪽 종골의 중심)

보조반사점 – 시상하부(전부)와 부신(대부분)과 관련된 질병/질환. 각 반사점에 대한 척추 반사점(신경이 분포된 곳)

건강 상의 문제 – 호르몬 불균형, 불면증, 성장 및 회복, 스트레스. 자세한 내용은 부록 E 증상별 테라피 참고자료 확인

내분비기관의 기능 (Functions of the Endocrine System)

내분비기관은 호르몬을 생성 및 분비하는 무도관 샘로 이루어져 있다. 호르몬은 분비선, 장기 또는 신체 부위에 생성되는 물질로, 목표 분비선, 장기, 또는 신체 부위의 기능 및 작용 상에 변화를 준다. 목표 조직은 내분비선의 위치와 가깝거나 멀 수 있다. ■ 그림 22.1은 신체의 주요 분비선 위치를 보여주고 있다.

무관샘은 직접적으로 혈류나 림프로 호르몬을 분비하여서 전신에 전달되게끔 한다. 매우 작은 양의 호르몬이 분비되지만, 이들은 전신에 영향을 미치며 해당 신체 작용에 역할을 하간다. 이 효과는 어마어마해서, 탄생부터 사망의 순간까지 라이프사이클 전체에 영향을 준다. 물리적, 정신적, 감정적 성장, 대사작용, 스트레스에 대한 반응, 사랑을 느끼고 웰빙의 삶을 사는 등과 같은 모든 생명활동은 메신저 역할을 하는 화학물질을 통해서 발생하게 된다. 그러므로 내분비기관의 건강을 챙기는 것이 매우 중요하다. "깊이 생각해보기: 요가로 내분비기관의 건강 돌보기"를 확인해보자.

내분비기관(그리고 그 호르몬)의 뚜렷한 특징은 다음과 같다:

표 22.1 내분비선 개요

명칭 및 위치	호르몬	기능
시상하부	신경분비세포가 뇌하수체를 조절하고 영향을 주는 호르몬을 생성한다.	• 뇌하수체를 자극해서 갑상성자극호르몬 및 기타 호르몬을 분비하게끔 한다. 이들은 부신, 생식샘이 각각의 호르몬을 분비하게끔 한다. • 소마토스타틴 분비에 영향을 준다. (성장호르몬 분비 및 억제)
뇌하수체 전엽	많은 호르몬들이 다른 분비선을 조절하고 영향을 준다.	• 갑상샘, 부신, 생식샘(성적 발달)을 조절한다.
	타이로트로핀 (갑상생자극호르몬 또는 TSH)	• 갑상샘이 타이록신을 분비하게끔 자극한다.
	생장호르몬(STH)	• 뼈와 근육의 성장(세포의 숫자와 크기)에 영향을 준다. • 포도당 유틸라이제이션(utilization)을 감소시킨다. • 질소 보유를 높인다. • 지방분해를 활성화한다.
	생식샘 자극 호르몬 (LH, FSH, LTH)	• 생식샘의 성적발달에 영향을 준다. (성장, 성숙, 기능 발휘)
	프로락틴(PRL)	• 여성의 가슴 발달, 모유 생성과 같은 이차성장기관에 영향을 준다.
	부신피질자극호르몬 (ACTH)	• 부신피질에서 코르티솔 생성을 자극한다.
뇌하수체 후엽	항이뇨호르몬 (ADH)	• 수분을 보관한다. • 소변생성을 줄인다.
	옥시토신	• 자궁수축을 조절하고, 유방에서 모유 분비를 활성화한다.
송과체	멜라토닌	• 24시간 주기리듬을 조절한다. • 사춘기 전의 시기에 성장과 성기관의 발달을 억제한다.
갑상선	타이록신(T4)	• 갑상선 호르몬을 생성한다. • 기본적인 대사율에 영향을 준다.
	칼시토닌	• 혈액 내 칼슘량을 낮춘다.
부갑상선	부갑상선호르몬(PTH)	• 칼슘 및 인 대사를 조절한다. • 혈액 내 칼슘농도를 높여서 균형을 맞춘다. • 근육의 피자극성에 간접적으로 영향을 준다.
흉선	티민	• 면역을 담당하는 T 림프의 성숙에 영향을 줄 수 있다.
부신 겉질 각 신장의 위에 위치하고 있음		• 일반적인 탄수화불 대사, 삼투압 균형을 조절하는 스테로이드 호르몬 분비한다. • 성적 특징 형성에 영향을 준다.
부신 피질 부신 겉질로 둘러쌓여 있으며 부신 내에 위치하고 있음		• 교감신경계에 영향을 준다. • 탄수화물 대사에 영향을 준다.
췌장 (랑게르한스 섬) 췌장 내	글루카곤	• 혈당량을 높인다.
	인슐린	• 포도당 유틸라이제이션을 활성화한다.
생식기관		• 남성과 여성의 성적 특징을 부여한다.
난소: 골반강	에스트로겐과 프로게스테로겐	• 여성 생식기관이 정상적인 기능을 수행하게끔 한다. • 월경 후 자궁내막을 회복시킨다. (여성)
	릴랙신	• 출산 시, 골반 힘줄과 자궁 경관을 이완시킨다.
고환: 음낭	인히빈	• 뇌하수체 호르몬 FSH의 분비를 억제한다.

표 22.1 내분비선 개요

명칭 및 위치	호르몬	기능
고환: 음낭	테스토스게론	• 남성 생식기관 이 정상적인 기능을 수행하게끔 한다.
	인히빈	• 뇌하수체 호르몬 FSH의 분비를 억제한다.

출처: Mader (2001). Unerstanding Human Anatomy & Physiology; McMinn, et al. (1995). McMinn's Functional and Clinical Anatomy, Tabler (1977). Encyclopedic Medical Dictionary.

- 일부 호르몬은 스트레스를 받을 때와 질병에 대응할 때 항상성을 유지하는데 도움을 주는 것과 같이 전신에 일반적인 영향을 미친다.
- 일부 호르몬은 생식샘과 같은 특정 장기나 조직에 특정 효과를 준다.
- 이들의 영향은 느리고 장기적으로 작용(예. 월경주기)하거나, 즉각적으로 작용(예. 부신이 자동차 사고 예방을 위하여 에너지를 급작스럽게 발생시키는 것)한다.
- 고환과 같은 일부 내분비선은 외부로 분비를 하기도 한다.
- 다른 신체기관은 임신 중 태반 생성, 위장점막, 신장과 같이 내분비기능을 수행하기도 한다.

내분비선의 기능과 반사점
(Endocrine Gland Functions and Reflexes)

각각의 내분비선의 기능은 개별적으로 작용하지만, 서로 상호의존하고 있다. 모든 내분비선 반사점은 발에 위치하고 있다. (■그림 22.2와 ■22.3) 주요 내분비선은 다음과 같다:

- 시상하부
- 뇌하수체
- 송과선
- 갑상선
- 부갑상선
- 흉선
- 부신
- 췌장
- 난소/고환

표 22.2 신체의 주요 기능 및 작용을 조절하는 장기 및 분비선

신체 기능 및 작용	조절하는 장기 또는 분비선
기본적인 대사작용	감상샘
혈당	췌장
칼슘	부갑상샘
콜레스테롤	갑상샘
성장	뇌하수체
나트륨/칼륨 (전해질)	부신
점액 분비	회맹관
근긴장	부신
적혈구	지라
요산	신장

깊이 생각해보기 (Think it Over)

요가로 내분비기관의 건강 돌보기
(Yoga Massages the Endocrine Glands)

요가 전문가이자 건강과 피트니스에 대하여 책을 쓰는 서양의 한 작가는 요가 아사나가 신체 내부를 부드럽게 마사지하여서 분비선에 이로운 영향을 준다는 것을 발견했다. Hatha Yoga: The Hidden Language를 저술한 Swmi Sivandana Radha는 "요가 자세의 숨겨진 영향으로 약소한 압(마사지)을 신체에 주게되는데, 이는 마치 지압과 같은 효과를 준다."고 이야기 했다. 내분비기관은 신경기관과 함께 신체의 균형을 맞추고 조절하여서 항상성을 유지시킨다. 요가가 단기적으로 그리고 장기적으로 건강에 미치는 이점은 무엇인가? 반사요법 치료사들이 이와 같은 정보를 고객에게 어떻게 활용할 수 있는가? 요가에서 보는 에너지와 반사요법에서 보는 에너지 간에 일치하는 점이 있는가?

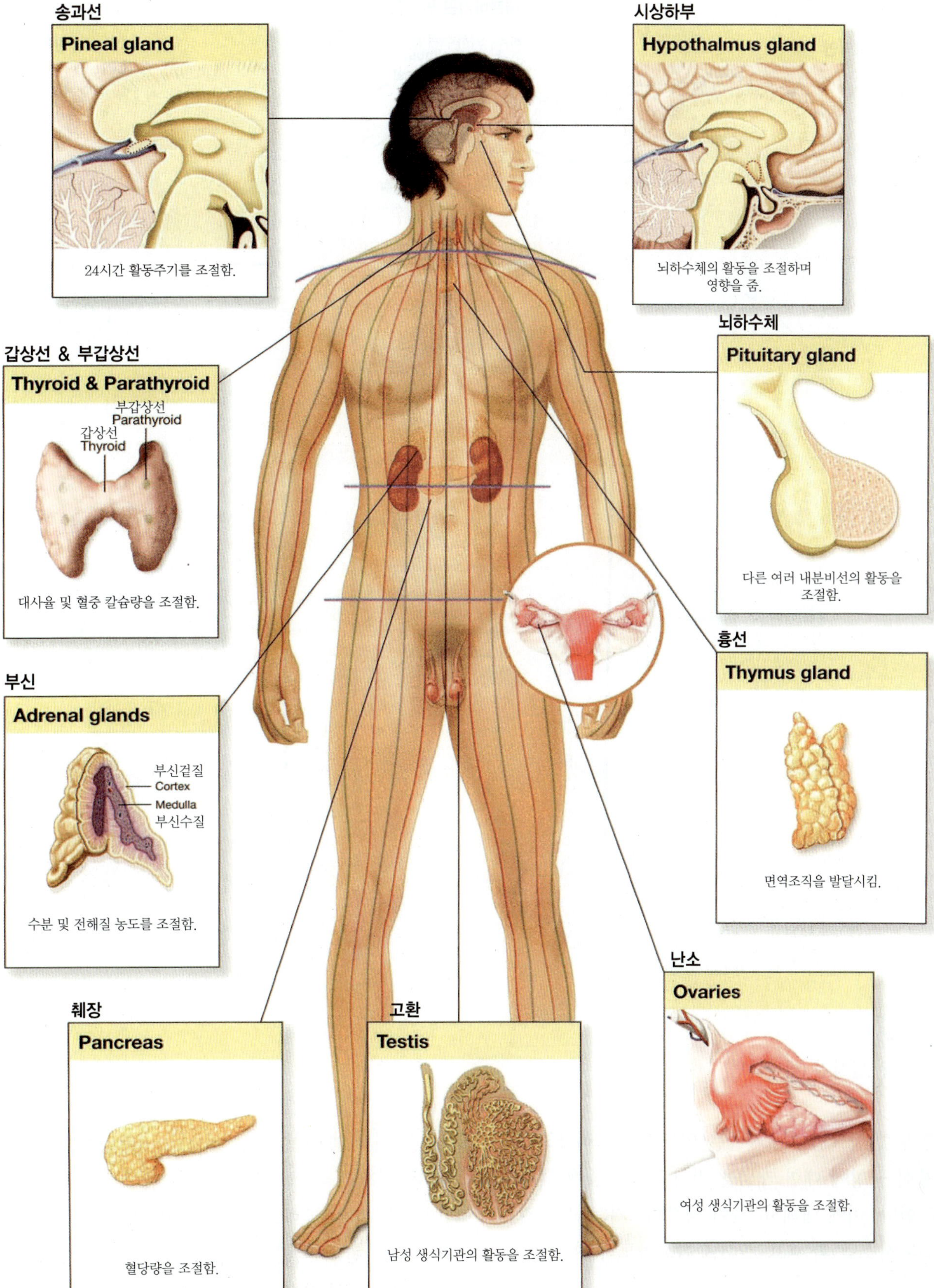
송과선
Pineal gland
24시간 활동주기를 조절함.
시상하부
Hypothalmus gland
뇌하수체의 활동을 조절하며
영향을 줌.
뇌하수체
Pituitary gland
다른 여러 내분비선의 활동을
조절함.
갑상선 & 부갑상선
Thyroid & Parathyroid
부갑상선
Parathyroid
갑상선
Thyroid
대사율 및 혈중 칼슘량을 조절함.
흉선
Thymus gland
면역조직을 발달시킴.
부신
Adrenal glands
부신겉질
Cortex
Medulla
부신수질
수분 및 전해질 농도를 조절함.
난소
Ovaries
여성 생식기관의 활동을 조절함.
췌장
Pancreas
혈당량을 조절함.
고환
Testis
남성 생식기관의 활동을 조절함.

그림 22-1
내분비기관

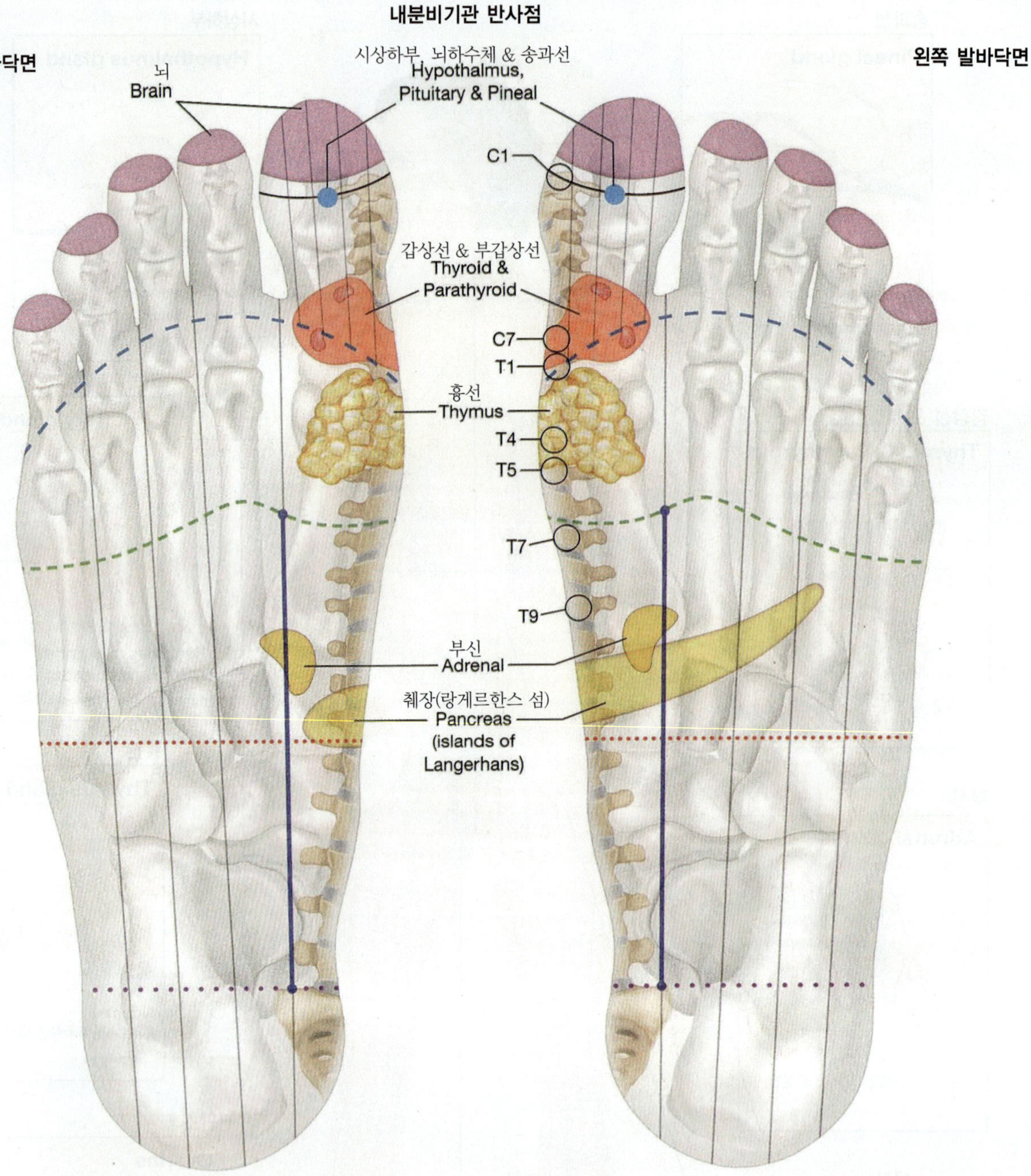

그림 22-2
내분비기관 반사점 (발바닥면)

일부 반사요법 치료사들은 인도의 차크라 또는 에너지 중심 균형에 대한 개념을 반사요법과 함께 접목시키기도 한다. 이에 대해서 "깊이 생각해보기: 내분비기관과 차크라 시스템"과 ■표 22.3을 참고하도록 한다.

시상하부 반사점(Hypothalamus Reflex)

설명/위치(Description/Location)

이 분비선은 실제로 신경내분비 기관으로 신경기관과 내분비기관의 역할을 모두 수행한다. 시상하부는 몸-마음과 내분비기관-신경기관 간을 연결한다. 이 분비선은 뇌하수체부터 위쪽에 위치하며 약간 앞쪽에 위치하고 있다.

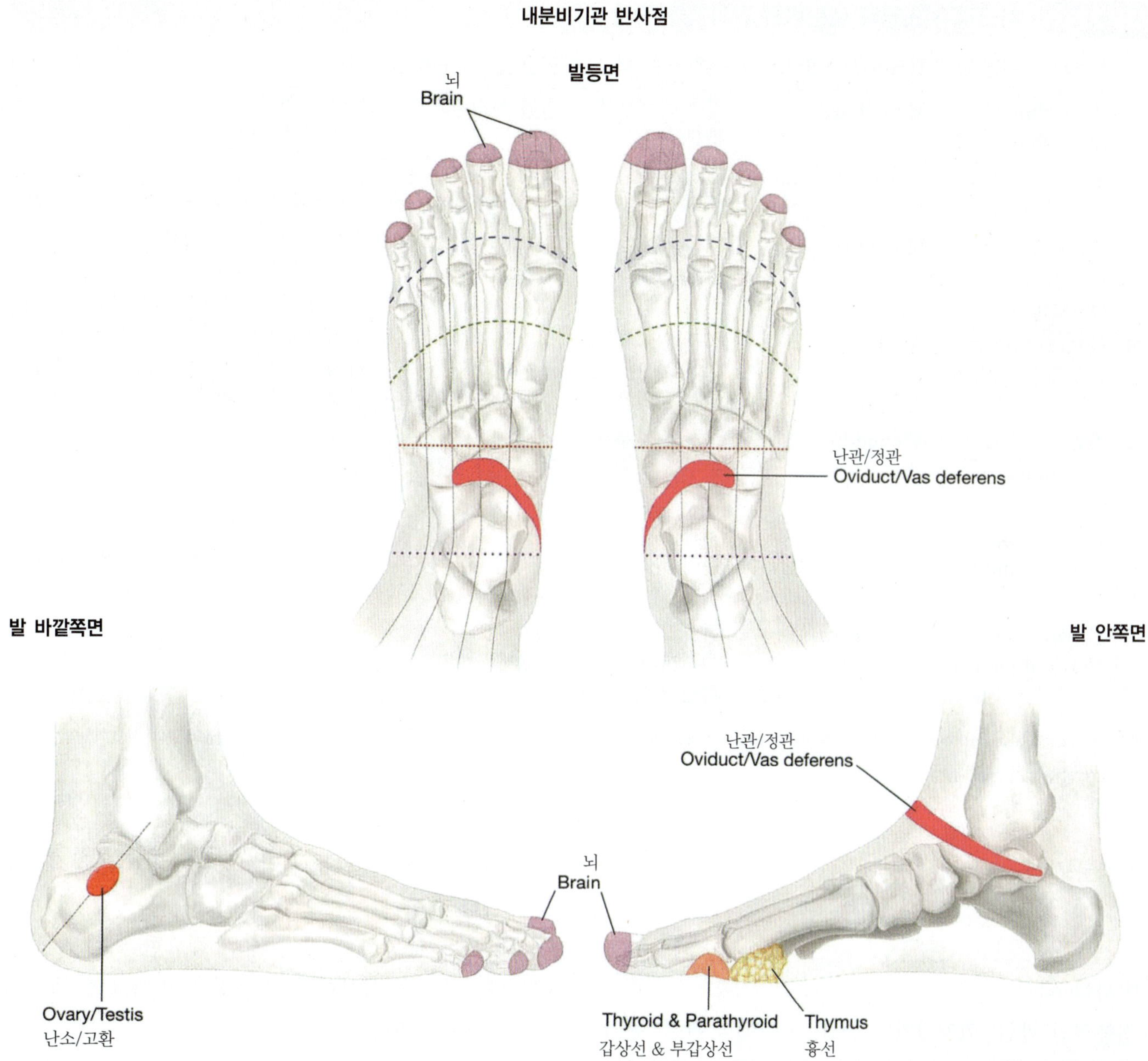

그림 22-3
내분비기관 반사점 (발등면, 발 바깥쪽, 발 안쪽)

기능(Functions)

시상하부는 호르몬을 생성 및 분비한다. 시상하부는 일차적으로 뇌하수체에 영향을 주어서, 다른 내분비선을 조절한다. 뇌하수체 후엽 부위의 호르몬을 생성한다. 호르몬 생성 및 분비와 억제 작용을 통해서 뇌하수체 전엽 호르몬 분비를 조절한다. 신체 내부환경(심박, 체온, 수분 균형)과 뇌하수체 기능을 조절한다.

깊이 생각해보기(Think it Over)

내분비기관과 차크라 시스템
(Yoga Massages the Endocrine Glands)

신체의 내분비기관 및 차크라 에너지 시스템은 서로 상관관계를 갖는다. 이들 관계는 여러 방법으로 설명할 수 있다. 이들 상관관계에 내한 대표적인 설명 중 하나는 영적 치료사가 행동, 사고, 의지, 감각, 감정, 의도 등과 같은 삶의 경험을 통합하여서 고차원적인 자아 인식을 행하게 하는 것이다. 일부 반사요법 치료사들은 인도의 전통적인 수행법과 동양의 전통적인 수행법을 접목하기도 한다. 해부학적 시스템과 에너지 시스템을 접목하는 것이 효과적인 관점일까?

표 22.3 차크라 시스템과 내분비관 간의 상관관계

	차크라 (영문명칭)	차크라 (산스크리크어)	위치 또는 색상	신경 및 연관분비선	의의
1	Root chakra, Base chakra	Muladhara	척추 아랫부분 황색	골반 신경총 부신	토양의 원리 냄새(감각), 발(운동기관) 신체의 지구력
2	Spleen chakra, Splenic chakra	Swadhishatana	생식기관 백색	명치 생식기관 & 생식샘	물, 생식기관, 상상, 창의력 (꿈, 소망, 두려움)
3	Naval chakra, Umbilical chakra	Manipura	배꼽부위, 명치 위 적색	명치 췌장	불의 원리 시각, 형태, 색상 감정 균형, 정신적 에너지, 의지, 소화
4	Heart chakra, Cardiac chakra	Anahata	심장 위 연기로 뒤덮여 있음	심장신경총 흉선	공기의 원리 감지 및 촉각, 삶의 결정, 무조건적인 사랑, 신뢰, 저화, 내면 돌보기
5	Throat chakra, Laryngeal chakra	Vishuddha	목구멍 앞부분 순수한 해수	경신경절 갑상샘과 부갑상샘	하늘의 원리 입(활동), 현행화, 형태로 구현
6	Brow chakra, Fontal chakra	Ajna	눈과 눈썹 사이 순백색	뇌 송과샘, 시상하부, 뇌하수체	마음, 여러 신경중추를 조절하고 좌뇌와 우뇌를 통합(여성 및 남성성)
7	Crown chakra, Coronal chakra	Sahasrara	정수리 수천개의 꽃잎을 가진 연꽃	신체 위 송파체	자아인시지, 우주적 의식

출처: Fritz, Sandy, Paholsky, Kathleen Maison, and Grosenbach, M. James (1999). *Mosby's Basic Science for Soft Tissue and Movement Therapies;* Radha, Swami Sivananda (1987). *The Complete Illustrated Book of Yoga, Hatha Yoga: The Hidden Language.*

신경분포(Innervation)

C1.

반사점(Reflex)

전통적인 관점: 엄지발가락 중간. 해부학적 관점: 존 1, 관절 윗부분과 C1 반사점 아랫 부분(경추 반사점 위의 엄지발가락 아랫부분)

테크닉(Technique)

전통적인 관점: 정지된 상태에서의 압력 가하기. 해부학적 관점: 핑거워크와 썸워크, 핑거 롤링, 프레스앤플렉스

적용방법(Application)

반사요법을 포함해서 물리적 자극, 터치, 운동 테라피로 시상하부의 기능을 효과적으로 활성화하고 항상성을 유지시킨다. 부적절한 터치가 발생했을 때, 특히 스트레스가 많은 시기에 이와 같은 부적절한 터치가 발생하였을 때 연관 질병/질환으로는 심리적영양불량증 및 감정장애 등이 있다.

시상하부는 항상성 유지에 매우 중요한 역할을 하기 때문에, 언제나 **시상하부 반사점**을 반사요법 세션에 포함시키도록 한다.

뇌하수체 반사점

[Pituitary Gland (Hypophysis) Reflex]

설명/위치(Description/Location)

완두콩만한 크기(지름 1cm 이하)의 뇌하수체는 뇌 아랫부분의 중앙에 위치한 두대강 내에서 눈 정도 높이에 위치하고 있다. 뇌하수체줄기를 통해서 뇌와 연결되어 있다.

기능(Functions)

뇌하수체가 상당부분 시상하부의 조절을 받는다는 연구결과가 밝혀질 때까지 뇌하수체는 "주분비선"이라 불렀

었다. **영양 호르몬**의 주요 원천으로, 영양 호르몬은 다른 내분비선에 영향을 주는 호르몬이다. 전엽과 후엽에는 다른 분비선을 조절하고 이들에게 영향을 주는 뚜렷한 역할을 각각 수행하고 있다. 뇌하수체는 다른 기관의 기능을 모니터링하는 역할도 한다.

뇌하수체 전엽은 뇌와 직접적인 연관관계를 가지지 않는다. 혈관을 통해서 화학물질을 전달받아서, 성장 호르몬, 부신의 갑상샘, 생식샘을 조절하게 된다.

뇌하수체줄기의 신경섬유는 직접적으로 시상하부와 뇌하수체 전엽을 연결한다. 뇌하수체 후엽은 자체적으로 호르몬을 생성하지는 않으나, 시상하부에서 생성된 호르몬을 보관하고 분비하는 역할을 한다. 뇌하수체 후엽은 신체의 수분 균형을 조절하고 자궁 수축 및 모유 분비를 조절한다.

신경분포(Innervation)

C1.

반사점(Reflex)

전통적인 관점: 존 1, 엄지발가락 중간. 해부학적 관점: 존 1, 관절 윗부분과 C1 반사점 아랫 부분(경추 반사점 위의 엄지발가락 아랫부분)

테크닉(Technique)

전통적인 관점: 후크(hook)와 백업(back-up). 해부학적 관점: 핑거워크와 썸워크, 핑거 롤링, 프레스앤플렉스

적용방법(Application)

뇌하수체 반사점을 모든 반사요법 세션에 포함하여 적용하도록 한다. 뇌하수체는 열을 낮추고 염증을 완화하며 염증으로 인한 증상을 완화하는데 효과적이다. 체내의 수분균형, 혈압, 출산 시 자궁 수축, 모유 분비를 조절한다.

여러 핵심 역할 중 갑상선자극호르몬(TSH)을 생성해서 갑상선이 타이록신을 생성하게끔 하는 것이 대표적이다. 부신피질자극호르몬(ACTH)를 생성해서 부신의 호르몬 생성 및 분비를 자극한다.

성장호르몬(GH) (소마토트로핀)은 세포를 생성하고 회복하는데 필수적이다. 이 분비선은 근육과 뼈의 성장 및 발달을 조절하며, 생식샘자극호르몬을 분비하여서 생식샘(난소와 고환)이 성 호르몬을 분비하게끔 한다. 적절한 호르몬 분비는 세포 성장(치유 및 회복)에 필수적이다. 뇌하수체는 또한 종양(양성 또는 악성)과 사마귀와 같은 세포의 외적 성장에도 역할을 한다. 지방량이 높을 때, 감정적인 박탈감이 심할 때, 혈당량이 과도하게 높을 때, 수면이 불충분할 때, GH 생성 및 분비가 억제된다.

송과선 반사점(Pineal Gland Reflex)

설명/위치(Description/Location)

콘 형태의 송과선은 뇌하수체보다는 작은 크기를 가지고 있으며, 뇌의 중앙 근처에 위치하고 있지만 뇌와도 별도로 분리되어 있다. “제 3의 눈” 또는 “영혼의 자리”라고 부르기도 한다. 현대의 뇌 연구에서는 송과선이 기도나 명상 중 활성화되어서 삶의 일체감을 형성한다고 주장한다.

기능(Functions)

세로토닌과 히스타민을 포함한 여러 호르몬이 송과선에서 생성된다. 송과선의 주요 기능은 멜라토닌과 다른 화합물을 분비해서 신체 리듬을 조정하는 것이다. 이 호르몬은 수면주기에 관한 생체시각에 영향을 주는 24시간 활동주기, 불면증, 시차, 섭식, 노화 등과 연관되어 있다. 멜라토닌 생성은 눈을 통해 들어오는 빛의 량에 따른다. 밤에 멜라토닌 생성이 활성화 되어서 수면을 돕고, 낮에는 분비가 저하된다. 멜라토닌의 과도한 분비는 난소주기 및 자궁주기를 저해하여서 사춘기 이전의 생식 기관의 성장 및 발달을 억제한다.

신경분포(Innervation)

C1.

반사점(Reflex)

전통적인 관점: 존 1, 엄지발가락 중간. 해부학적 관점: 존 1, 엄지발가락 발톱의 윗부분의 안쪽 끝

테크닉(Technique)

전통적인 관점: 후크(hook)와 백업(back-up). 해부학적

사례연구 (Case Study)

반사요법과 갑상선 기능 항진증(Reflexology and Hyperthyroidism)

여러 사례 연구에서는 발 반사요법으로 갑상선 기능 항진증 병세를 호전시킬 수 있음을 보여주고 있다. 이들 사례에서는 트리트먼트 기간이 각기 다르지만, 내분비기관이 스스로 조절하는 능력을 회복하였음을 보고하고 있다. 이와 관련된 한 연구사례는 다음과 같다:
중국의 Foot Massage Clinic of Linquing City에 소재한 한 기관에서 33세에서 39세의 여성 환자 3명은 과민성, 불면증, 불안증(신경과민), 식욕과잉, 과도한 식욕에 비해아 체중 증가 없음, 월경 불순 등을 호소했다. 갑상선 반사점이 위치한 피부는 두껍게 각질이 쌓이 상태로 피부 아래에 울퉁불퉁한 돌기가 느껴졌다. 뇌하수체, 심장, 위, 장, 전두동, 눈 반사점을 자극하였을 때 빈감하게 반응하기도 했으며, 만감도 수준은 병세에 따라 증가하였다. 3명의 환자 모두 보조 치료 프로그램과 함께 발 반사요법 트리트먼트를 2회에서 4회 가량 마친 후 완벽히 병세에서 회복하였다. 반사요법뿐만이 아니라, 이들을 대상으로 격려를 하면서 스트레스를 감소시키고자 하였고, 휴식을 취할 것을 권했으며, 신체력을 강화시키고 충분한 영양소를 섭취하게끔 했다.

출처: Wang(1996). "Exlporation of the Treatment ofr Hyperthyroidism with Foot Refloxotherapy." China Refloxology Education Symposim Report, Beijing: China Reflexology Association, pp. 34-36. As reported in the Reflexology Analysis Document, Study Number #141.

관점: 핑거워크와 썸워크, 핑거 롤링, 프레스앤플렉스

적용방법(Application)

오늘날의 전기 공급 및 이용이 활성화된 시대에, 우리 선조 시대와 달리 진정한 어둠의 밤을 접하는데 어려움이 있다. 어두운 방에서의 수면을 취하고 햇빛이 점진적으로 스며들면서 자연스럽게 깨는 것이 신체의 생활주기 조절에 도움이 되며, 정상보다 이른 성 기관 발달을 억제한다.

계절성우울증(SAD)는 계절이 변하면서 전체적일 일광 스펙트럼에 대한 노출이 줄어들고 백열전구 및 형광등에 노출이 높아지면서 야기된 신체리듬 불균형으로 발생하게 된다. 계절, 직업, 섭식, 수면주기와 같은 삶의 패턴에 장애가 생기면 급격한 기분변화, 과민성, 섭식장애, SAD의 불면증 등의 증상이 나타나게 된다.

여러 연구에서는 수면 장애가 피로, 통증, 섬유근육통의 일자적인 원인이라고 주장한다. 반사요법은 라이프 스타일 면에서의 변화를 접목하여, 회복 효과가 깊은 깊은 수면을 도움으로써 통증 및 피로 증상을 완화하게 된다. 또한 **송과선 반사점** 강화에도 도움이 된다.

갑상샘 반사점(Thyroid Gland Reflex)

설명/위치(Description/Location)

갑상연골 아래의 기관 위에 위치하고 있는 갑상선은 두 개의 엽을 가지고 있는 나비 형태의 기관이다. 각 기관에 위치한 갑상선은 지협으로 연결되어 있다. 여성이 남성보다 더 큰 크기의 갑상선을 가지고 있으며, 타이록신 호르몬을 보관하는 갑상샘 세포의 여포들로 구성되어 있다.

기능(Functions)

모든 세포조직에 영향을 주는 주요 갑상선 호르몬인 타이록신을 생성하고, 대사율을 높이며, 성장 및 발달을 조절하고, 근육탄성(심장 포함)에 영향을 준다. 요오드는 타이록신 생성에 필수적인 성분이다. 감상선은 혈중 칼슘 농도를 낮추고 부갑상선 호르몬의 칼슘 증대 효과를 조절하는 칼시토닌을 생성하며, 콜레스테롤 수준을 조절한다.

신경분포(Innervation)

C7.

반사점(Reflex)

갑상샘 반사점은 엄지발가락의 목 반사점에 위치하고 있으며, C7 반사점에서 엄지발가락의 바깥쪽에 걸쳐서 분포하고 있다. 또한, 이 반사점은 목 반사점의 4개의 존에 걸쳐서 분포하고 있다.

테크닉(Technique)

핑거워킹과 썸워킹, 핑거 롤링, 프레스앤플레스

적용방법(Application)

갑상선은 "제 3의 난소"라 부르기도 하는데, 이는 여성 생식기관 및 모유 분비에 중요한 역할을 하기 때문이다. 이 기관은 탄수화물-지방-단백질 대사작용을 조절(체중 정상화를 도움)하고 열과 에너지를 생성한다. 정상적인 소화기능을 도우며(콜레스테롤 수준 조절), 심장이 적절한 기능을 수행할 수 있게 하고, 신체의 분비 및 배출기능(피부, 손톱과 발톱, 체모에 영향을 줌)을 활성화한다. 또한, 근육탄성을 강화하고 얼굴, 신체, 소화기관, 그리고 시각적으로 모든 기관의 탄성을 강화하는 역할을 하기도 한다. 칼시토닌은 건강하고 강한 뼈를 발달시키고 유지하는데 도움을 준다.

갑상선 기능 저하증은 수술, 약물 과다 복용, 자기면역질환, 또는 호르몬 분비 저하로 인하여 발생한다. 갑상선 기능 저하증의 증상으로는 기분 저하, 피부 건조, 피로, 변비, 체중 증가 등으로 타나며, 심각할 경우 정신병적 행동을 보이기도 한다. 경증의 갑상선 기능 저하증은 폐경기 여성의 대표적인 증상으로, 냉수 하이드로테라피와 적절한 수준의 유산소 운동으로 치료할 수 있다.

진성 당뇨병이 발병한 후, 갑상선 기능 항진증이 대표적인 질환으로 나타난다. 대부분의 여성에게 영향을 미치는 자가면역질환으로, 따뜻하고 축축한 피부, 피로, 수전증, 활동항진증, 묽은 변, 체중 감소 등의 증상으로 나타나며 조울병 증세가 나타날 수 있다. 갑상선 기능 항진증이 발병하였을시, 갑상선이 확장된 것을 볼 수 있다. "사례연구: 반사요법과 갑상선 기능 항진증"을 참고한다.

부갑상샘 반사점(Parathyroid Glands Reflex)

설명/위치(Description/Location)

주로 4개의 둥근 완두콩 크기의 분비선으로 갑상샘 전면부 표면의 각 측면에 2개가 붙어있다.

기능(Functions)

부갑상선호르몬(PTH)를 생성하여서 골절된 뼈의 회복(혈중 칼슘 농도 증가)을 도움으로써, 칼슘의 항상성 수준을 유지한다. 이 분비선은 체내 칼슘-인 균형을 유지하여서 튼튼한 뼈를 만들고 유지하게끔 하며, 비타민 D를 활성화시켜서 장 기관에서의 칼슘 흡수를 돕고 소변을 통해 신장이 인을 배출하는 것을 돕는다. 칼슘(그리고 확장하여, 부갑상샘)은 신경전도 및 근육수축에 중요한 역할을 한다.

신경분포(Innervation)

C7.

반사점(Reflex)

부갑상샘 반사점은 갑상샘 반사점과 동일한 위치에 자리잡고 있다.

테크닉(Technique)

핑거워킹과 썸워킹, 핑거롤링, 프레스앤플렉스

적용방법(Application)

부갑상선 기능 저하증으로 지나치게 많은 칼슘이 뼈에서 빠져나가게 된다. 근경련, 근긴장, 신경증, 불안증과 같은 증상을 보이며, 혈액검사를 통해서 혈액 및 소변 내의 칼슘 농도가 정상보다 낮음을 확인할 수 있다.

부갑상선 기능 항진증은 부갑상성 기능 저하증보다 빈번하게 발병한다. 골격기관의 통증, 골감소증, 골다공증과 같은 증상을 보이며, 신장 질환으로 인하여 발병할 수도 있다. 혈액검사를 통해서 혈액과 소변 내의 칼슘 농도가 지나치게 높음을 확인할 수 있다.

부갑상샘 반사점은 근육, 신경, 요로결석의 보조반사점이다.

흉선 반사점(Thymus Gland Reflex)

설명/위치(Description/Location)

분회색을 띄는 두 개의 엽으로 구성된 흉선은 폐 사이의 T4 또는 T5 높이에 위치하고 있는 하부 복장뼈 아래에 위치하고 있다. 심장 부근의 갑상샘보다 아랫 부분에 위치하고 있기도 하다. 흉선은 내분비기관의 일부로 림프기관의 주분비선으로 여겨지기도 한다.

웰빙 스포트라이트(Spotlight on Wellness)

부신 보호하기(Protect the Adrenal Gland)

신체가 생존에 위협을 느끼는 상황을 감지하였을 때, 부신수질은 아드레날린이나 에피네프린을 혈류 속으로 직접적으로 방출한다. 혈액은 전신에 아드레날린을 신속하게 운반하여서 목표 장기의 빠른 반응을 일으키게끔 한다. 이와 같은 호르몬 분비로 인한 즉각적인 신체반응은 다음과 같다:

- 혈중 포도당량 상승
- 대사율 상승
- 폐의 세기관지 팽창; 호흡량 상승
- 소화기관으로 연결된 혈관 수축; 골격근육으로 연결된 혈관 팽창
- 심근수축이 더 강력하게 발생; 심박율 상승
- 위험한 상황이 지나갔음을 인지하였을 때, 노에프네프린으로 균형 회복

부신이 영향을 미치는 신체기관은 어디인가? 부신에 지속적인 스트레스가 신체에 미치는 영향은 무엇인가? 스트레스로 인하여 부신이 약해짐으로써, 신체에 미치는 영향은 무엇인가? 반사요법이 어떻게 부신의 기능을 도울 수 있을까? 10대 고객들을 비롯해서 많은 고객들이 신체가 과도한 작업을 했을 때뿐만이 아니라 계속해서 이것이 진행되었을 때, 투병 중일 때 부신 반사점이 유연해졌음을 보여주고 있다. 부신 반사점이 민감하게 느껴진다면 신체가 스트레스를 받고있음을 나타낸다. 반사요법 중의 깊은 휴식을 통해서 치유효과가 있는 휴식을 도울 수 있다. 전체 내분비기관을 반사요법을 통해 활성화하여서 신체가 항상성을 회복하게끔 한다. 영양이 충분한 식이요법에 특수 보조제를 부가하여 섭취하면서, 영적 수행 및 요가 아사나와 같은 부신을 마사지하고 영양을 공급하며 이를 보호 및 지지할 수 있는 활동을 병행하도록 한다.

기능(Functions)

면역기관 내에서 T 림프구의 성장을 활성화하는 티민을 포함한 여러 종류의 호르몬을 생성한다. T 림프구는 림프구의 일종으로 세포 수준에서 정상적인 면역방어 기능에 필수적인 역할을 한다. 아동기의 흉선은 그 크기가 크며 면역반응을 강화하는 역할을 한다. 흉선을 매일 100회 가량 두드리게 되면 흉선의 기능을 강화하고 활력을 유지할 수 있는 것으로 알려져있다.

신경분포(Innervation)

C2와 C3.

반사점(Reflex)

흉선의 반사점은 T4와 T5 척추 반사점이 위치한 엄지발가락 안쪽의 목 기준선보다 아랫부분에 위치하고 있다. 0.5쿼터(1인치) 크기로 존 1 전체에 걸쳐서 위치하고 있는 것으로 묘사된다.

테크닉(Technique)

핑거워킹과 썸워킹, 핑거롤링, 프레스앤플렉스

적용방법(Application)

제23장 "림프기관과 면역"을 참고한다.

부신 반사점[Adrenal (Suprarenal) Gland Reflex]

설명/위치(Description/Location)

납작한 형태의 황색을 띄는 이 기관의 높이는 2인치, 넓이는 1인치이며 0.5인치 정도의 두께를 가지고 있다. 신장보다 위쪽 및 안쪽에 위치하고 있다.

기능(Functions)

내분비기선 및 외분비선의 기능을 모두 각기 수행한다. 시상하부가 부신의 기능을 조절한다.

부신수질(안쪽)은 내분비호르몬인 에피네프린(아드레날린)과 노에피네프린(노르아드레날린)을 분비해서 심장 및 기타 근육에 영향을 준다. "투쟁 – 도피 반응"을 발생시키고 혈당량을 높인다.

부신겉질(외부 덮개)는 당질코르티코이드와 무기질코르티코이드라는 외분비호르몬을 생성한다. 글루코르티코이드는 혈당량을 조절하며, 모든 신체조직에 영향을 준다. 무기질코르티코이드는 신장이 나트륨을 흡수하고

임상사례 (Clinical Perspective)

반사요법과 당뇨병(Reflexology and Diabetes)

많은 사례를 통해서 반사요법이 소아당뇨병, 당뇨 합병증, 순환, 발 관리, 약물치료를 병행하는 당뇨병 환자의 병세 완화에 미치는 이점을 제시하고 있다.

타입 II 진성당뇨병을 겪고 있는 31명의 환자들은 신경기관의 반사점과 내분비기관의 반사점(뇌하수체, 소뇌, 뇌줄기, 대뇌, 삼차신경)을 집중적으로 활성화하는 발 반사요법을 적용하여서, 기관 기능을 조절하고 단백질, 지방, 포도당의 대사작용을 강화하고자 했다. 그 결과, 반사요법을 통해서 관상 동맥성 심장질환에서부터 피부감염까지 25-54% 가량의 합병증이 완화되었음을 알 수 있었다.

중국의 Affiiliated Longhua Hospital of Shanghai University of Traditional Chinese Medicine에서는 타입 II 진성당뇨병 환자 20명을 대상으로 반사요법이 다리의 동맥혈 순환에 미치는 영향을 연구하였다. 질병/질환이 없는 15명의 환자들이 조절군을 이루었고, 5명의 타입 II 진성당뇨병 환자들에게 발 반사요법을 적용하였다. 세션 전후로 도플러 초음파측정기를 통해서 동맥 혈류량이 변화하였음을 색상으로 확인할 수 있었다. 타입 II 진성당뇨병 환자들은 조절군에 비교하여서 뚜렷한 차이점을 보였다. 연구 결과, 발 반사요법이 타입 II 진성당뇨병 환자들의 다리 부분의 동맥혈류 흐름을 정상화하는데 도움이 되었음을 알 수 있었다.

출처: Hou(1996). "Treatment for Complication of Type II Diabetes Mellitus - Analysis of31 Cases." China Reflexology Symposium Report, Beijing: china Reflexology Association, pp.29-31. www.reflexologyresearch.net/CatDiabetes.shtml (accesed January 8, 2010). Bill Flocco와 American Academy of Refloxogloy의 허가를 받고 사용함.
Ma (1998). "Clinical Observation on Influence upon Arterial Blood Flow in the Lower Limbs of 20 Cases with Type II Diabetes Mellitus Treated by Foot Refloxology." China Reflexology Symposium Report, Beijing: China Reflexology Association, pp.97-100. www.reflexologyresearch.net/CatDiabetes.shtml (accesed January 8, 2010). Bill Flocco와 American Academy of Refloxogloy의 허가를 받고 사용함.

인을 분비하게끔 함으로써, 신체의 무기질량(전해질 또는 삼투압 균형)을 조절한다. 또한 남성 및 여성 호르몬을 이차 성징기관의 남성 및 여성 생식기관, 피부, 근육 등에서 생성한다.

부신은 노르아드레날린 및 코르티손의 생성을 조절해서, 깊고 이완되는 호흡을 도와서 림프 흐름을 활성화시킨다.

신경분포(Innervation)

T9.

반사점(Reflex)

부신 반사점은 접촉하기에 매우 민감한 부위이다. 횡경막과 허리 기준선 사이의 중간에 위치한 존1에 위치하고 있으며, 신장 반사점의 위쪽 및 안쪽에 분포하고 있고, 종단 힘줄의 안쪽에 위치하고 있다.

테크닉(Technique)

핑거워킹과 썸워킹, 프레스앤플렉스, 지속적으로 또는 회전하면서 압을 가하기.

적용방법(Application)

부신은 근육탄성을 조절하면서, 피부 탄성에서부터 내장의 연동운동까지 여러 부분에 영향을 미치게 된다. 염증과 관련된 질환에 효과적이며, 건강한 부신은 질병 및 스트레스, 당뇨병, 만성 피로 증후군, 부신고갈 등으로부터 신체 회복을 돕는다. "웰빙 스포트라이트: 부신 보호하기"를 참고한다.

췌장(랑게르한스 섬) 반사점

[Pancreas (Islands of Langerhans) Reflex]

설명/위치(Description/Location)

길고 얇은 형태의 이 분비선은 허리 기준선 위의 신체부위에 수평방향으로 놓여져 있다. 췌장은 췌장 세포와 구분할 수 있는 미세한 특수 세포(랑게르한스 섬이라 불림)로 구성되어 있다. 이들은 바다 위의 섬과 같은 형태로 췌장에 퍼져서 분포하고 있다. (제24장)

기능(Functions)

췌장은 내분비선과 외분비선의 기능을 수행한다. 랑게르한스 섬은 인슐린과 글루카곤과 같은 내분비 호르몬을 생성 및 분비한다. 이 호르몬들은 탄수화물 대사작용에 중요한 역할을 하며, 간, 근육, 지방조직에 영향을 준다. 췌장에 대해서는 제24장의 소화기관 부분에서 자세히 다루기로 한다.

췌장의 외분비선은 이자액으로 소화효소 및 알칼리화하는 탄산수소염을 함유하고 있다. 이들이 함께 작용하여서 소화를 돕는다.

신경분포(Innervation)

T7.

반사점(Reflex)

췌장 반사점은 오른발의 존 1 내의 허리 기준선 윗부분에 위치하고 있다. 이 반사점은 정중성을 가로질러서 왼발의 존 1, 2, 3, 4에 걸쳐서 분포하고 있으며, 윗방향의 45° 각도로 약간 틀어져서 위치하고 있다.

테크닉(Technique)

핑거워킹과 썸워킹, 발바닥 구부리기, 프레스앤플렉스

적용방법(Application)

소화기질환 및 당뇨병 등의 대사성 질환의 경우 활성화한다. (소화기관과 관련된 자세한 내용은 제24장을 참고한다.) "임상사례: 반사요법과 당뇨병"을 살펴보도록 하자.

난소 및 고환 반사점(Ovary and Testis Reflex

설명/위치(Description/Location)

난소(복부골반강 내에 위치)의 지지 조직이 존 1에서 시작하여서 존 3까지 걸쳐있다. 각각의 고환(음낭 내 위치)은 존 1 내에 위치하고 있다. 이들 기관의 반사점은 매우 작기 때문에, 발을 직립상태로 만들어서 정확한

표 22.4 내분비기관 프로토콜

반사점	테크닉/효과
전신	중족골 컴프레션, 중족골 루즈너, 중족골 디컴프레스, 중족골 릴랙세이션 등의 테크닉을 적용해서, 발등 및 발바닥면의 흉부 반사점, 어때 반사점, 팔 반사점의 긴장을 풀고, 순환을 증진하며, 휴식과 깊은 호흡을 돕는다. (제14, 16장)
척추	스파이널 트위스트(긴장 풀기)와 척추 반사점 전체(신경전도 활성화) (제16장)
횡경막	횡경막 릴랙세이션으로 심부의 긴장을 풀어서, 흉강과 복강 내 긴장을 풀어 깊은 호흡을 돕는다 (제14, 21장)
엄지발가락에서 목까지 송과선 시상하부/뇌하수체 갑상선/부갑상선 흉선	썸워크와 핑거워크, 양방향 썸워크, 프레스앤플렉스를 포함한 여러 종류의 테크닉을 적용해서 엄지발가락과 목 반사점 깊숙한 곳까지 활성화한다. (제18장과 본 장)
부신	부드러운 압으로 시작한다. 여러 종류의 엄지손가락 테크닉과 손가락 테크닉을 적용해서 반사점을 활성화한다. (본 장)
췌장	양발에 위치한 췌장 반사점에 엄지테크닉과 손가락테크닉을 적용해서 활성화한다. (본 장과 제24장)
발목 안쪽과 바깥쪽 췌장 난소/고환 자궁/전립선	이 반사점들에 가벼운 압을 가하면서 핑거워크, 다방향 테크닉, 기타 테크닉 등을 적용한다. (본 장과 제26장)
시상하부, 뇌하수체, 부신을 활성화하기 위하여, 위의 프로토콜을 반복해서 적용한다.	프로토콜을 반복하되, 특히, 특정 반사점을 활성화하기 위하여 집중적으로 활성화시키도록 한다.

반사점 위치를 찾는 것이 중요하다. 직립한 상태의 발에서 난소/고환 반사점이 복사뼈의 윗부분과 종골의 커브 사이의 바깥쪽 종골 중앙(발꿈치에서 뾰족하게 튀어나온 부위)에 위치하고 있다.

기능(Functions)

고환은 테스토스테론과 호르몬(뇌하수체의 조절을 받음)을 분비하여서 이차성징을 발현시킨다. 난소는 생식 활동을 위한 난자를 배출한다.

신경분포(Innervation)

L3.

반사점(Reflex)

난소/고환 반사점은 각 발목의 바깥쪽에 위치하고 있다.

테크닉(Technique)

반사점을 확인한 뒤 부드러우면서도 지속적인 압을 적용한다. (손가락을 들어올리지 않고) 작게 회전하는 것도 효과적이다. 반사점 안쪽으로 구부려서 치유효과를 높일수도 있다. 생식샘에 대한 자세한 내용은 제26장을 참고한다.

적용방법(Application)

성적 발달, 성장, 난소의 수정, 생식 기능, 노화로 인한 질환

내분비기관 반사점에 대한 팁
(Tips for the Endocrine Reflexes)

- **시상하부/뇌하수체 및 송과선 반사점(전통적인 관점)** – 후크와 백업 테크닉으로 엄지발가락 중앙에 위치한 머리 반사점 내에 깊이 위치하고 있는 작은 크기의 시상하부/뇌하수체 및 송과선 반사점을 활성화한다.
- **시상하부/뇌하수체 반사점(해부학적 관점)** – 이 분비선들은 머리의 중간(존 1)에 위치하고 있으며, 뇌 안쪽의 눈썹 사이 깊숙한 곳에 위치하고 있다. 해부학적 반사점은 경추 반사점을 따라서 관절 위와 엄지발가락 발톱 아랫부분의 하단에 위치하고 있다. 썸워크와 핑거워크, 프레스앤플렉스 테크닉으로 이 반사점을 활성화할 수 있다.
- **송과선 반사점(해부학적 관점)** – 이 분비선은 머리의 중간(존 1)에 위치하고 있으며, 뇌 안쪽의 눈썹 사이 깊숙한 곳에 위치하고 있다. 해부학적 반사점은 엄지발가락 윗부분의 안쪽 끝부분의 정점에 위치하고 있다.
- **갑상선, 부갑상선, 흉선 반사점** – 신체의 정중선 내에 위치하고 있으며, 각각 한쪽의 갑상선, 부갑상선, 흉선 반사점은 각 방향의 발 안쪽에 위치하고 있다. 척추 반사점, 목 반사점, 머리 반사점을 활성화할 때, 함께 활성화하기 쉽다.

내분비기관 프로토콜
(Endocrine System Protocol)

특정 질환/질병에 대한 프로토콜에 대해서는 부록 E 내분비기관 프로토콜을 참고한다. 일반적인 프로토콜은 ■표 22.4를 참고한다.

참고: 분비선의 반사점은 주로 부드러울 수 있다. 가벼운 압으로 시작해서 그 압을 점진적으로 깊숙히 적용하도록 한다.

내분비기관 테크닉(Endocrine System Techniques)

DVD의 "발 반사요법"과 "고급 테크닉"에서는 내분비선 반사점을 활성화하기 위한 기본적인 테크닉부터 고난도의 테크닉을 보여주고 있다. 이들은 엄지발가락, 목 반사점, 중족지골, 경추 및 흉추 반사점, 엉덩이와 골반 반사점에 적용할 수 있는 테크닉 등이 포함된다.

엄지발가락, 존 1, 바깥쪽 골반 반사점을 위한 테크닉

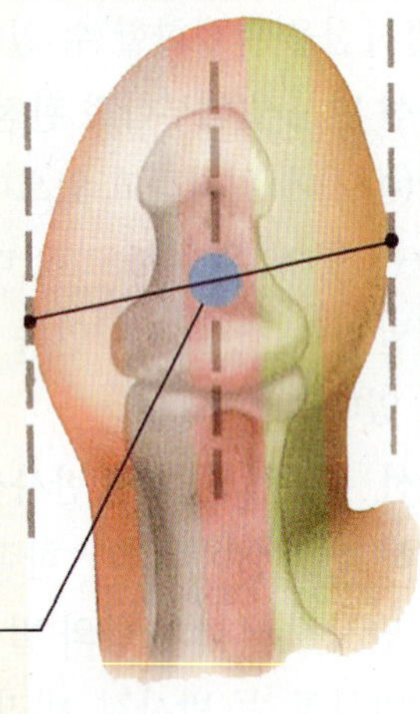

그림 22-4 시상하부/뇌하수체/송과선 반사점을 확인하기 위한 기준선

테크닉: 시상하부/뇌하수체 및 송과선 반사점에 후크와 백업하기

세 개의 가상선을 발가락의 가로면에 바깥쪽, 안쪽, 중앙으로 나누어 그린다. 세 개의 기준선의 교차점을 만들어서 반사점 위치를 확인한다. (■그림 22.4와 ■그림 22.5) 엄지손가락을 반사점보다 약간 높은 곳에 위치시킨다. 적절한 지렛대의 원리를 사용해서, 반사점 안쪽으로 썸 롤을 실시한다. (■그림 22.6) 발가락을 쥐어짜지 않도록 한다.

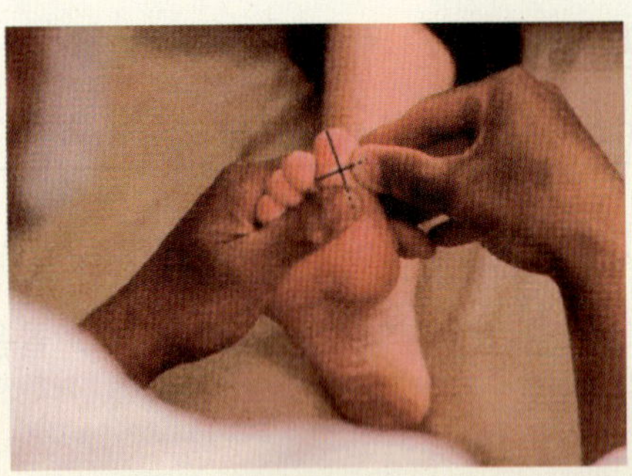

그림 22-5 시상하부/뇌하수체/송과선 반사점에 적용하는 후크와 백업 테크닉을 위한 준비작업

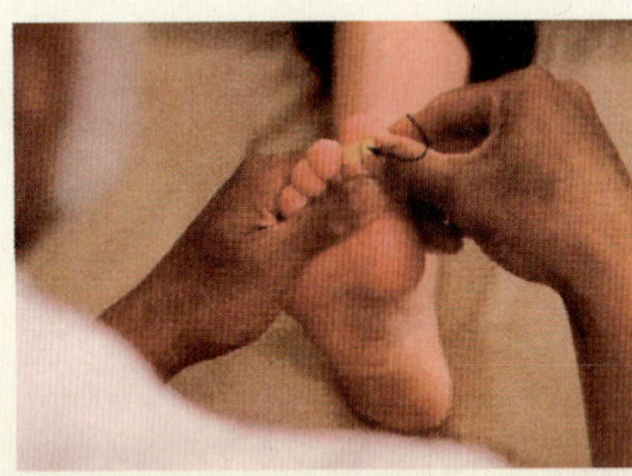

그림 22-6 시상하부/뇌하수체/송과선 반사점 안쪽으로 썸롤하기

팁: 후크와 백업 테크닉은 회맹판과 S상결장점 반사점을 활성화하기 위하여 적용된다. 내장기관인 지라와 쓸개 굴곡부분에 대한 반사점은 후크와 백업 테크닉을 깊숙히 적용하여서 활성화 할 수 있다.

테크닉: 뇌하수체/시상하부 반사점 (해부학적 관점)

경추 반사점의 위치를 확인한다. 이 반사점에 핑거워크, 썸워크, 핑거 롤, 프레스앤플렉스를 적용한다. (■그림 22.7)

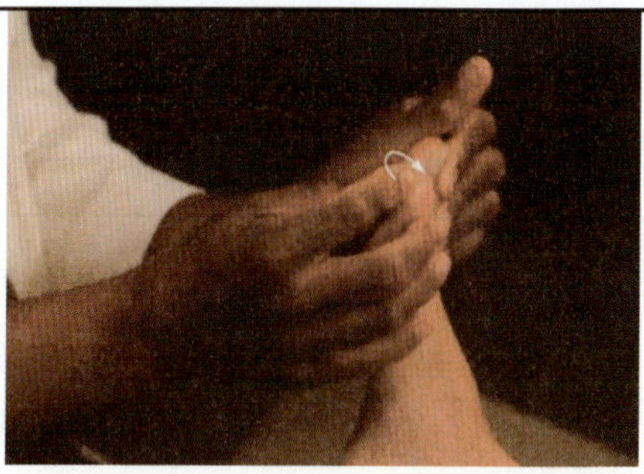

그림 22-7 발 안쪽의 시상하부/뇌하수체/송과선 반사점에 핑거롤 하기

테크닉: 송과선 반사점 (해부학적 관점)

경추 반사점의 위치를 확인한다. 이 반사점에 핑거워크, 썸워크, 핑거 롤, 프레스앤플렉스를 적용한다. 또는 각 발에 손을 얹고서 이 반사점에 동시에 압을 가한다. (그림 22.7)

테크닉: 난소/고환 반사점

발을 직립된 상태로 만든다. 좌골신경 반사점에서 골반 반사점으로 내려가면서 핑거워크를 한다. 종골의 파여진 부분을 확인하기 위하여 이 테크닉을 반복해서 적용한다. 손가락 끝을 종골의 파여진 부분 앞에 두고, 움직이지 않고 또는 회전하면서 부드러운 압을 가한다. (■그림 22.8)

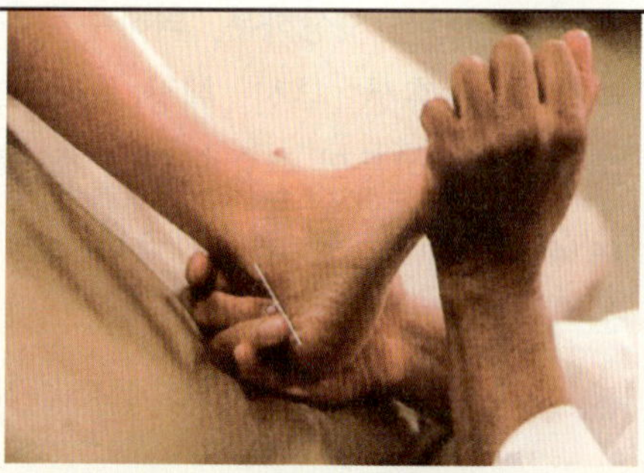

그림 22-8 난소/고환 반사점

테크닉: 갑상선, 부갑상선, 흉선 반사점에 썸워크나 핑거워크 하기

목 반사점에서 해당 반사점의 위치를 확인한다. 부드러우면서도 일정한 압을 회전하면서 적용하면서 썸워크 및 핑거워크 한다. ■그림 22.9와 ■그림 22.10은 위의 두 방법을 보여주고 있다.

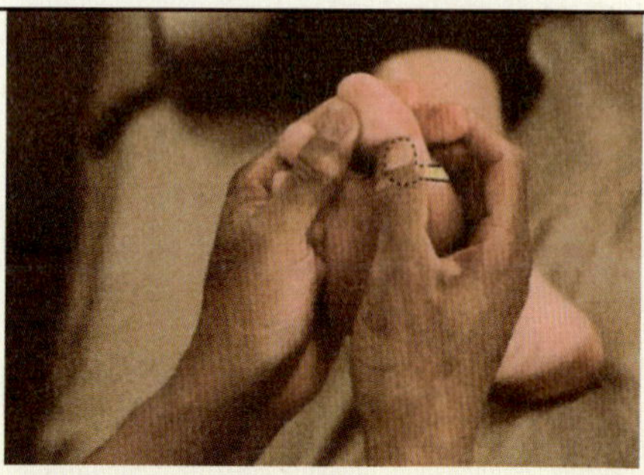

그림 22-9 갑상선과 부갑상선 반사점에 썸워크하기

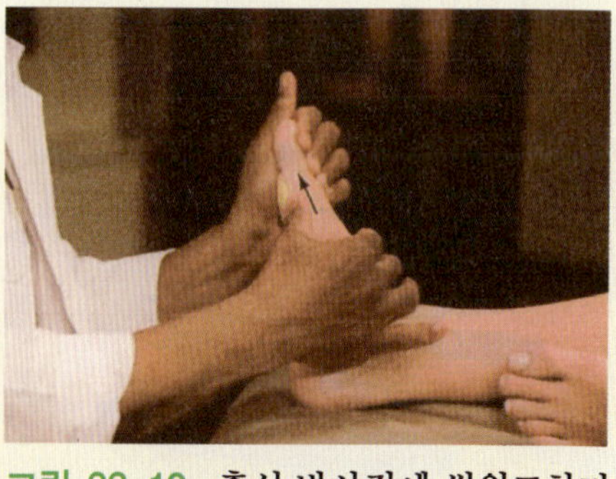

그림 22-10 흉선 반사점에 썸워크하기

요약 (Summary)

- 내분비기관의 주요 기능 4가지는 스트레스 요인에 대한 신체 대응, 전해질 균형 유지, 세포 대사작용 조절, 에너지 균형 조절 등으로 요약할 수 있다.
- 내분비기관의 대표적인 특징 5개는 전신에 영향을 미치는 호르몬과 장기나 조직에 특정한 영향을 미치는 호르몬이 있다는 것이며, 호르몬은 느리고 장기적으로 작용하거나 즉각적으로 작요한다는 것이다. 또한 일부 분비선이나 분비샘은 외분비를 하고, 일부 신체 기관은 외분비 기능을 수행하기도 한다.
- 주요 분비선은 시상하부, 뇌하수체, 송과선, 갑상선, 부갑상선, 흉선, 부신, 췌장, 난소/고환이 있다. 표 22.1은 이들의 주요 역할을 제시하고 있다.
- 표 22.2에서 보여주듯이 주요 신체 기능은 장기 및 분비선이 조절한다.
- 내분비기관의 반사점 및 존은 다음과 같다:
  - 시상하부/뇌하수체, 송과선, 난소/고환은 핀포인트 반사점이다.
  - 각각의 내분비선은 각각의 직접 반사점을 가지고 있다. 뇌하수체와 부신 반사점은 거의 모든 내분비기관과 관련된 건강 상의 문제의 보조반사점이 된다.
  - 시항하부/뇌하수체, 송과선, 흉선, 갑상선, 부갑상선, 부신, 난소/고환 반사점은 존 1에 위치하고 있다. 췌장 반사점은 존 1(오른발)과 존 1-4(왼발)에 위치하고 있다. 난소를 지탱하는 신체 구조는 존 1에서 시작하여 존 3까지 걸쳐서 위치하고 있다.

배운 내용 점검하기 (How much did you learn?)

실습하기

다음의 내분비기관의 반사점 위치를 확인해보자. 각각의 반사점을 활성화하기 위한 테크닉도 실습해보자.

- 시상하부
- 뇌하수체
- 송과선
- 갑상선
- 부갑상선
- 흉선
- 부신
- 췌장
- 난소/고환

해당 내용 연결하기

왼쪽 열에 위치한 용어에 대한 올바른 설명을 연결하라.

______ 1. 흉선	a. 근육탄성
______ 2. 췌장	b. 콜레스테롤
______ 3. 부갑상선	c. 나트륨/인
______ 4. 갑상선	d. 요산
______ 5. 뇌하수체	e. 기본 대사작용
______ 6. 부신	f. 적혈구
______ 7. 회맹판	g. 혈당
______ 8. 부신	h. 성장
______ 9. 지라	i. 점액 분비
______ 10. 신장	j. 칼슘

______ 1. 내분비선	a. 기분, 통증에 영향을 주는 호르몬
______ 2. 엔도르핀	b. 호르몬의 과도한 분비
______ 3. 외분비선	c. 도관을 통해서 특정 부위에 호르몬 분비
______ 4. 호르몬	d. 호르몬의 불충분한 분비
______ 5. 분비과다	e. 관이 없으며, 직접적으로 혈류로 분비
______ 6. 분비저하	f. 다른 내분비호르몬에 영향을 줌
______ 7. 영양 호르몬	g. 목표 분비샘, 장기, 또는 신체 부위의 기능 상에 변화를 주는 화합물

객관식 문항

1. 다음 중 내분비기관과 호르몬에 대한 명확한 특징은 무엇인가?
   a. 일부 호르몬은 신체에 전반적인 영향을 준다.
   b. 내분비선은 혈류로 직접적으로 호르몬을 분비한다.
   c. 호르몬은 느리고 장기적으로 작용하며 즉각적으로 작용한다.
   d. A와 B
   e. A와 C
   f. 위의 모두

2. 다음 중 염증에 대한 반사점은 무엇인가?
   a. 부신
   b. 신장
   c. 갑상선
   d. 부갑상선

3. 난소/고환 반사점은 내분비기관과 생식기관에 해당된다. 이 문장은
   a. 참이다.
   b. 거짓이다.

4. 후크와 백업 테크닉은 작은 크기의 핀포인트 반사점에 압을 가하는 것이다. 이 테크닉은 주로 어떤 반사점을 활성화할 때 사용되는가?
   a. 시상하부 반사점에만
   b. 뇌하수체 반사점에만
   c. 시상하부/뇌하수체 반사점
   d. 부신 반사점

빈칸 채우기

부신
시상하부
난소/고환
췌장
부갑상선
송과선
뇌하수체
갑상선
흉선

내분비기관 반사점

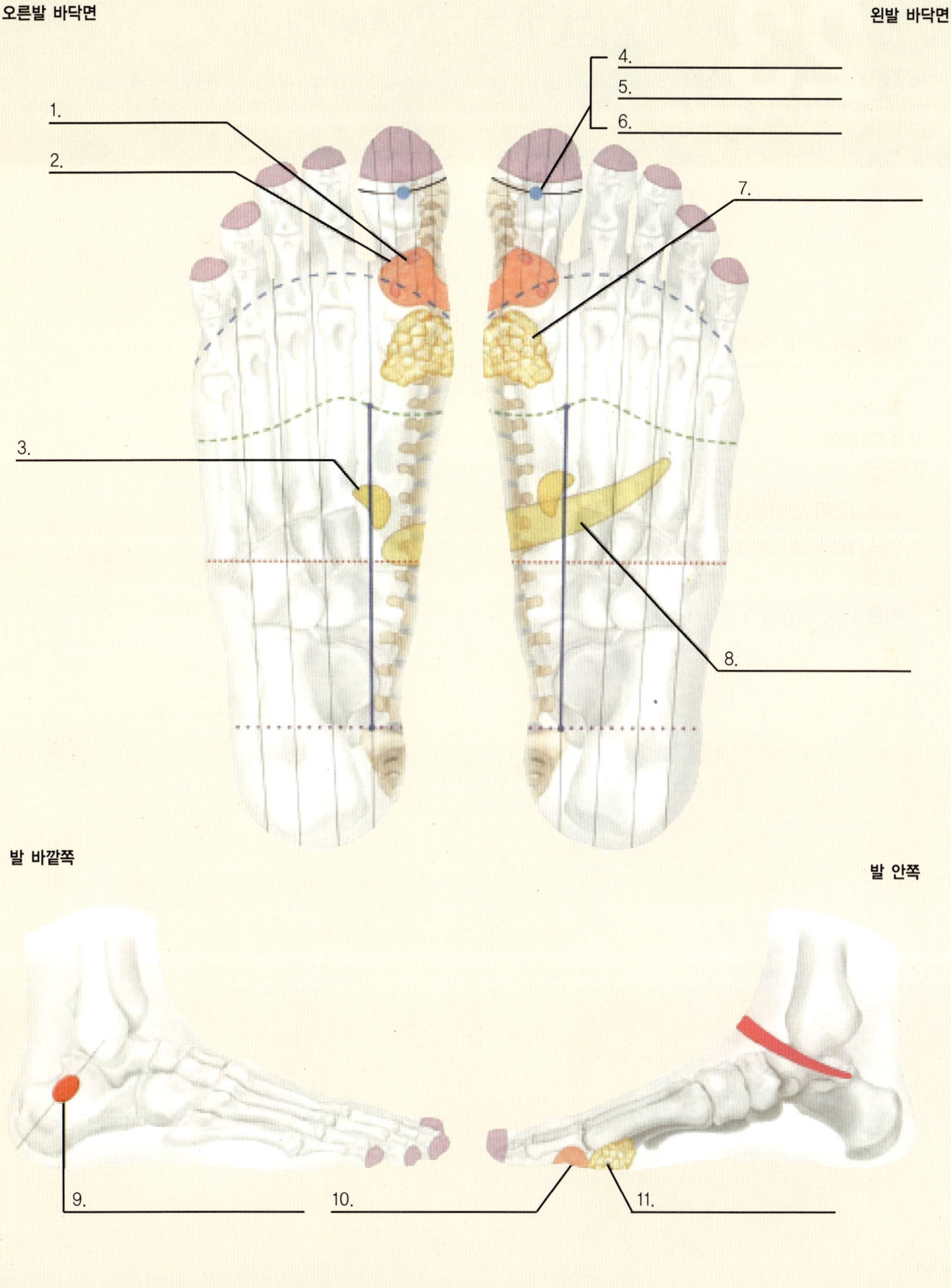

제 23 장 림프기관과 면역체계 (Lymphatic System and Immunity)

이 장의 개요 (Chapter Highlights)

학습목표

주요 용어

개요

림프기관과 면역체계의 기능 및 반사점

림프기관과 면역체계 프로토콜

요약

배운 내용 점검하기

학습 목적 (Learning Objectives)

1. 이 장의 주요 용어와 그 의미를 이해한다.
2. 면역체계의 주요 기능 3가지를 설명한다.
3. 림프모세관, 림프관, 림프절의 위치 및 기능을 설명한다.
4. 림프조직(지라, 흉선, 적골수)의 위치 및 기능을 설명한다.
5. 특이적 방어반응과 비특이적 방어반응 간의 차이를 제시한다.
6. 림프기관의 직접반사점과 보조반사점을 제시한다.
7. 림프기관의 직접반사점 및 보조반사점의 이름을 제시한다.
8. 흉강(도관), 지라, 흉선, 적골수(두개골과 척추의 뼈, 팔과 하지를 제외한 부속골격), 주요 림프절(겨드랑이, 서혜부, 복부)의 반사점 위치를 확인하고, 이들에 적용하는 테크닉을 실습한다.
9. 서혜부 반사점, 림프순환마사지, 배측중족 오프너(기본, 중급), 흉선 반사점, 지라 반사점에 적용하는 테크닉을 실습한다.
10. 기본적인 림프조직 및 면역체계 프로토콜을 실습한다.

주요 용어 (Key Terms)

겨드랑이 반사점 338
등 반사점 335
림프 335
림프관 334
림프기관 334
림프 모세관 334
면역 334
서혜부 반사점 338
임파구 335
임파상기관 335
적골수 반사점 339
지라 반사점 338
흉부 반사점 335
흉선 반사점 339

반사요법 실전

DVD 플레이리스트:

- 발 반사요법

개요(Overview)

면역은 여러 종류의 병워균, 꽃가루, 외부세포, 그리고/또는 자가세포(예. 암)으로부터 신체와 신체조직을 보호하는 기능이다. 스트레스를 받거나 면역반응이 제대로 발휘되지 못하는 면역기관은 여러 현대질병 및 질환의 기저원인이 된다. 오늘날, 오염, 독성, 환경적 변화, 스트레스에 대한 노출이 계속해서 증가하고 있다. 전문 반사요법 치료사들은 면역기관, 면역, 심신의 관계에 대한 깊은 이해를 갖추어서, 고객의 건강 상의 문제에 대비하고 더 나은 서비스를 제공할 수 있도록 해야한다. 이에 대해서 "웰빙 스포트라이트: 심신과 건강 상의 관계"를 참고하도록 한다.

림프기관 및 면역체계의 기능 및 반사점 (Functions and Reflexes of the Lymphatic System and Immunity)

림프기관은 다음의 일차적인 기능을 수행하는 신체의 생명유지 기관이다:

1. 과도한 조직액을 모아서 혈류로 반환함
2. 내장 내의 지방분자를 흡수함
3. 질병으로부터 신체 방어를 보조함

림프조직의 기능은 심혈관 기관과 연관되어 있다. (■ 그림 23.1)

해부학적인 상관관계가 림프기관 반사점의 위치를 파악하는데 도움이 된다. (■ 그림 23.2)

림프관과 반사점 (Lymphatic Vessels and Reflexes)

림프관(Lymphatic Vessels)

신체는 대부분 체액으로 가득차 있다. 과도한 체액과 일부 단백질이 조직세포와 모세혈관에서 흘러나와서 **림프 모세관**을 통해서 신체로 모이게 된다. 모세관에서 흘러나온 체액이 더 큰 크기의 **림프관**으로 흘러들어가서

웰빙 스포트라이트(Spotlight on Wellness)

심신과 건강 상의 관계(Mind-Body Connection and Health)

Stan Gross 박사에 따르면,

신체를 건강한 상태로 점점 만들어가는 것은 좋은 생각이며 의사가 의사 내에서 장려해야 하는 진정한 의사의 역할이라고 했다. 만약 치유가 올바른 방향으로 진행되고 있다면, 자신의 내면 내에서 치유가 일어나기 때문이다. 모든 것들이 엄격하게 그 방향으로 진행되고 있다. 마음과 신체가 건강한 상태를 위하여 유착하고, 조정하며 그 상태를 유지하기 위하여 변화하지 않는다면, 그 어떤 치료법도 효과를 발휘하지 못한다. 건강과 치유의 힘은 모든 생명체의 내면에 나타나는 것이다. 이와 같은 엄청난 힘을 자신에게 부여하기 위해서는, 자신의 내면에 존재하고 있는 의사의 말에 귀를 기울여야 한다. 심신의 연결관계는 휴식에 있어서 매우 중요하다. 만약 우리가 마음이 스트레스를 받는 상태라면, 신체적 통증, 정신석 분노 또는 정서적 외상이 나타나고 신체 역시 이와 같은 반응을 보이게 된다. 때때로 뇌와 신경기관을 만성적인 스트레스로부터 벗어나서 휴식을 취하게끔 약간의 노력을 기하도록 한다. 우리는 우리의 신경과 뇌에 평온을 줄 수 있는 방법으로 에너지를 발산하거나 사용할 수 있는 방법을 찾아야 한다. 명상, 긍정적인 생각, 재편성, 최면, 생체 자기조절 테라피, 치유 효과가 있는 마사지, [반사요법], 창의력 훈련, 생사활동, 물리적 활동, 질 좋은 수면과 같은 활동으로 우리의 뇌와 신경에 휴식시간을 주어야 한다.

출처: Dr. Stan Gross (1999). *The Physician Within.* Pearson Custom Publishing, pp. 95-96; and personal interview conducted April 2009. Stan Gross 박사의 허가를 얻고 사용함.

림프기관과 면역체계
(Lymphatic System and Immunity)

설명 – 질병으로부터 신체를 방어하고 과도한 지방 및 체액을 수집 및 혈류로 되돌려 보내는 신체의 생명유지 시스템

일차기관 – 우 림프관과 흉관; 림프관, 림프절, 림프 모세관; 지라, 흉선, 적골수 (두개골과 척수의 뼈, 복장뼈, 갈비뼈, 쇄골, 위팔뼈 말단; 골반과 넙다리뼈 말단). 주요 림프절의 위치는 겨드랑이, 서혜부, 복부, 그리고 대장이다.

직접반사점 – 흉강(림프관), 지라, 흉선, 적골수를 생성하는 뼈, 주요 림프절(겨드랑이, 서혜부, 복부), 대장

반사점의 위치 – 흉부 반사점은 목과 횡경막 반사점 사이에 위치하고 있다. 지라 반사점은 왼발에만 위치하고 있으며, 이 발의 존 4와 5에서 횡경막과 허리 기준선 사이에 위치하고 있다. 흉선 반사점은 존 1에서 T4나 T5의 심장 윗부분에 위치한 기도 반사점에 위치하고 있다. 적골수 반사점은 두개골, 척수, 부속골격의 장뼈와 관련된 골격기관 반사점에 위치한다. 주요 림프절의 반사점은 겨드랑이(어깨의 존 5), 서혜부(존 2-3 내의 발목 윗부분), 복부(허리 기준선과 횡경막 기준선 사이), 대장(골반 기준선과 허리 기준선 사이)의 반사점에 위치하고 있다.

보조 반사점 – 일반적으로 척추 전체(특히 경추와 흉추 부분), 시상하부, 뇌하수체가 해당된다. 질병/질환에 대해서는 부록 E를 참고한다.

건강 상의 문제 – 부종, 종창, 체액정체, 열과 염증, 감염, 전염성 단백종, 인두염, 인후염, 편도염. 자세한 내용은 부록 E 증상별 테라피 참고자료를 확인한다.

림프를 형성하게 된다. 림프관은 흉강과 만나서 이 체액이 흉선이나 우 림프관으로 유입되고 여기서 다시 혈관으로 돌아가게 된다.

우 림프관은 흉관보다 훨씬 그 크키가 작다. 오른팔과 목과 뇌의 우반구에서 전달된 체액이 우 림프관으로 흘러들어가서 우 쇄골하정맥으로 흐르게 된다.

흉관은 하지, 복부, 왼팔, 목과 머리의 좌반구 등의 다른 신체 부위에서부터 림프흐름을 돕는 더 큰 기관이다. 흉관에서 전달된 림프는 좌 쇄골하정맥으로 흐르게 된다.

복부에 위치한 림프모세관은 지방을 흡수한다. 이 중, 페이에르 판은 소장과 가슴림프관 팽대 내에 위치하고 있으며, 흉관으로 흘러들어오는 체액이 모이는 장소이다.

림프 반사점(Lymphatic Reflexes)

림프 반사점은 신체 내에서 림프의 해부학적 흐름에 따라 위치하고 있다.

- 바깥쪽 목 반사점(엄지발가락과 다섯번째 발가락 위)은 감염으로부터 뇌를 보호하는 필수적인 림프절이 위치하고 있다.
- 흉관과 우 림프관은 심장의 혈관기관으로 연결된다. 오른발과 왼발에 위치한 **흉부 반사점** 전체를 활성화하여서 혈액 및 림프 순환, 신경전도를 활성화할 수 있다. 왼쪽과 오른쪽 흉강 반사점의 존 1, 심장 반사점에 집중적으로 테크닉을 적용한다.
- 신체의 정중선에는 림프 순활을 위한 여러 통로와 장기가 위치하고 있다. 척추 반사점을 따라 위치하고 있는 존 1의 림프반사점은 흉관과 허리 기준선의 가슴림프관 팽대와 겹친다.
- 복강에는 여러 림프기관이 위치하고 있다. 비만곡의 횡횡결장에 핑거워크나 섬워크를 적용해서, 페이어르 판 반사점을 활성화한다.
- 흉부와 등의 긴장은 호흡과 림프순환을 저해한다. 림프절은 쇄골의 따라서 발가락 뿌리부분(모든 존), 겨드랑이(존 5), 림프절(존 1)보다 약간 위에 모여서 위치하고 있다. **등 반사점**(발등)과 림프순환마사지 테크닉을 적용해서 순환을 증진시킨다. "웰빙 스포트라이트: 반사요법과 림프 흐름"을 참고한다.

임파상기관과 반사점
(Lymphoid Organs and Reflexes)

임파상기관은 **림프구**(백혈구 세포)를 보유하고 있는 기관이다. 이들의 주요 장기로는 지라, 림프절, 흉선, 적골수가 해당된다.

지라(Spleen)

길게 늘어진 형태의 암적색 타원형의 지라는 상부 좌측의 복강 내에서 횡경막 바로 아랫부분에 위치하고 있다. 지라는 항체를 생성하고, 철을 보관하며, 혈액을 보관하고 거르는 역할을 한다. 신체에서 가장 큰 림프절로 적혈구와

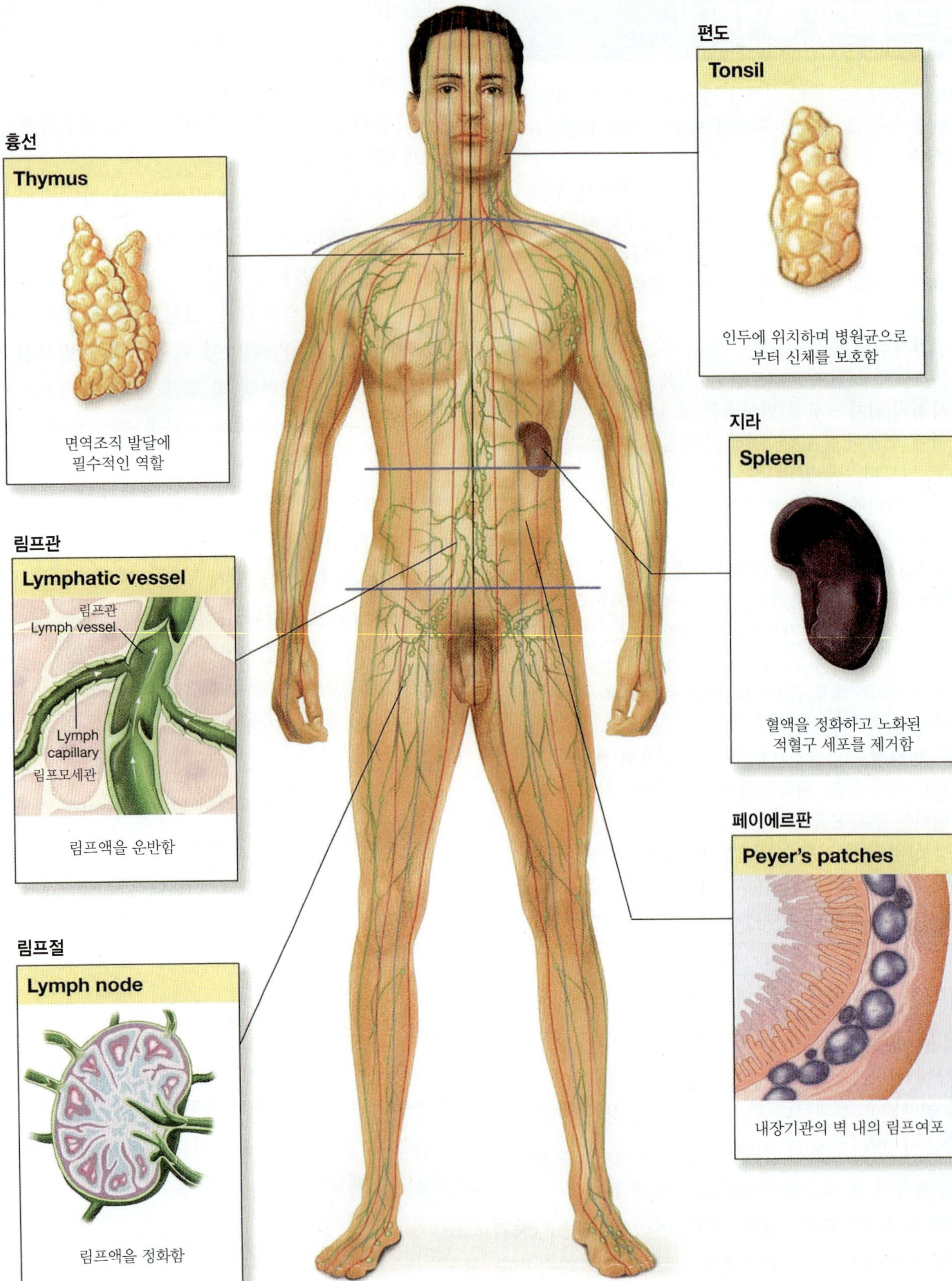
편도
Tonsil
인두에 위치하며 병원균으로 부터 신체를 보호함
흉선
Thymus
면역조직 발달에 필수적인 역할
지라
Spleen
혈액을 정화하고 노화된 적혈구 세포를 제거함
림프관
Lymphatic vessel
림프관
Lymph vessel
Lymph capillary
림프모세관
림프액을 운반함
페이에르판
Peyer's patches
내장기관의 벽 내의 림프여포
림프절
Lymph node
림프액을 정화함

그림 23-1
림프기관

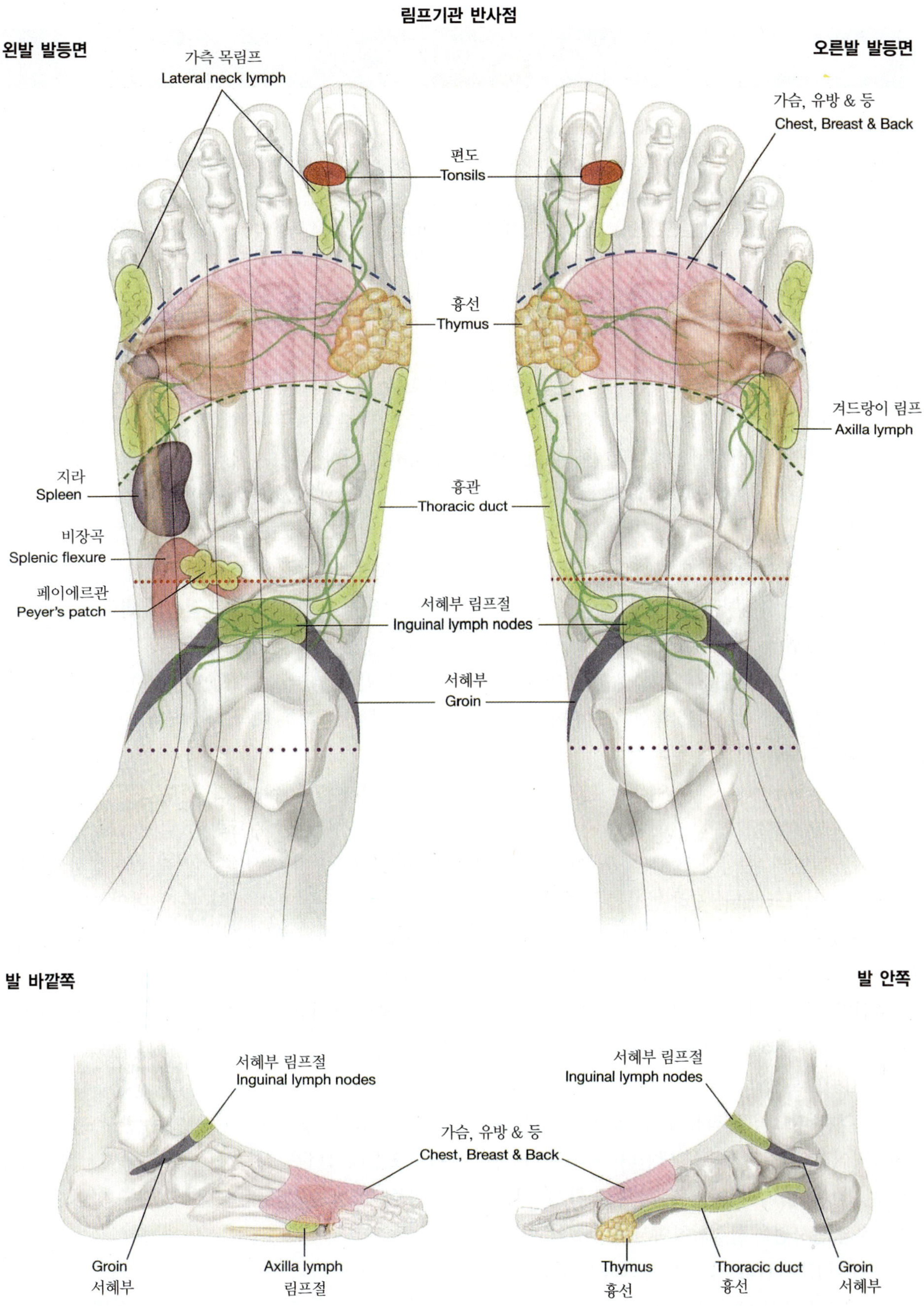

그림 23-2
림프기관 반사점

웰빙 스포트라이트(Spotlight on Wellness)

반사요법과 림프 흐름(Reflexology and Lymph Flow)

림프절은 이들이 부어올라서 불편함을 야기할 때까지 무관심 대상이 된다. 림프절은 귀의 앞쪽(귀밑), 얼굴조직 내, 후두골(머리 뒤쪽), 목, 쇄골(빗장뼈), 위, 시장 주위(대동맥주 위), 팔꿈치(완척), 무릎 뒤쪽(슬와), 서혜부 표면 및 심부(사타구니)에 모여있다. 손바닥 표면(손바닥 신경총)과 발(발바닥 신경총)은 림프관이 교차하면서 위치하고 있다. (Fritz, Fundamentals of Therapeutic Massage, 2004, pp 464-467). 손 반사요법과 발 반사요법은 직접적으로 그리고 반사적으로 림프흐름을 향상시킨다.

백혈구 모두를 보유하고 있다. 신체의 부비강절은 혈액으로 가득차 있고 지라만큼 팽창되어 있다. 지라 내의 백혈구 세포가 혈액을 정화하여 정화된 혈액을 보관한 뒤, 산소가 풍부한 혈액이 필요할 때나 혈압이 떨어졌을 때 신체에 혈액을 공급한다.

만약 지라를 수술요법으로 제거하였을 경우, 간이 지라의 여러 기능을 수행하게 되지만 지라를 제거한 사람은 박테리아 감염에 노출되기가 쉬어진다. 면역기관 반사점과 내분비기관 반사점을 활성화해서 면역기능을 증진시키도록 하자. 지라 반사점을 활성화하여 이 부위의 혈액순환 및 신경전도를 활성화할 수 있다.

지라 반사점(Spleen Reflex)

지라 반사점은 왼발의 존 4와 5 내의 횡경막과 허리 기준선 사이에 위치하고 있다. 지라 반사점은 면역기관이 스트레스를 받았을 때(감기, 독감 등에 걸린 상태) 그 조직이 부드러워 진다. 자가면역질환이 발생하였을 때도 이 부위가 연해진다. 썸워크와 핑거워크, 다방향 핑거워크, 프레스앤플렉스, 토크, 기타 테크닉을 적용하여 활성화시키도록 한다. 핀포인트 테크닉으로 지라 반사점에 더 깊게 테크닉을 적용할 수 있으며 프레스앤플렉스 테크닉이 가장 깊은 압을 전달한다. 지라 반사점을 국소적으로 활성화하거나 발바닥 전체를 활성화하는 것도 좋다. 지라 반사점을 활성화하여서 반사점의 긴장을 깊게 풀어주고 림프기관의 기능을 증진하기 위한 테크닉은 제19장과 21장에서 다루고 있다.

림프절(Lymph Nodes)

림프절은 작고 둥근 형태의 조직으로 림프관을 따라서 위치하고 있다. 림프절에는 림프 내의 병원균과 노폐물을 제거하는 백혈구로 가득찬 공동이 위치하고 있다. 림프절은 신체 내의 주요 관절(대표적으로 겨드랑이와 서혜부)에 모여 있으며, 무릎과 팔꿈치가 구부러지는 부분과 목에도 위치하고 있다. 림프절은 개별적인 형태로 하나씩 위치하고 있다. 머리에 위치한 대표적인 림프절은 목구멍 뒤쪽의 편도, 아데노이드(인두편도), 혀편도 등이 있다. 페이어르 판은 복부 내의 내장벽에 모여있는 림프절이다.

림프절 반사점(Lymph Node Reflexs)

겨드랑이 반사점은 겨드랑이 밑에 있는 림프절의 반사점이다. 겨드랑이 반사점은 어깨 반사점과 겹쳐서 위치하고 있다. 흉부 반사점의 존 5 내의 다섯째 중족골을 집중적으로 활성화해서 이 반사점을 미세하게 조정할 수 있다.

서혜부 반사점은 여러 기관과 연관되어 있으나, 그 중 난소, 정관, 서혜인대, 근육계, 존 2와 3내의 림프절 묶음이 대표적이다. 서혜부의 긴장을 풀어줌으로써 림프의 흐름을 향상시킬 수 있으며, 반사요법 효과가 있는 림프도수테크닉을 적용하는 것도 좋다. 발등의 근막을 풀어주어서 등의 긴장을 이완 할 수도 있다.

흉선(Thymus)

흉선에 있는 두 개의 엽은 폐와 복장뼈 뒷부분 사이의 T4나 T5에서 심장 위의 기도를 따라서 위치하고 있다. 흉샘은 티모신이라는 면역기능을 하는 호르몬을 분비한다.

흉샘은 면역기관을 구축하고 제공하는데 중요한 역할을 하는 것으로 알려져 있으며, 특히 12세까지의 아동기 때 중요한 면역기능을 수행한다. 아동성 질병/질환은 면역반응을 강화하는 역할을 한다. 12세 후에 흉선은 수축하지만, 스트레스와 기타 요인으로 인하여 일부 사람들의 경우 흉선이 그 크기를 유지하기도 한다.

흉선 반사점(Thymus Reflex)

흉선 반사점은 T4와 T5 척추 반사점의 엄지발가락 안쪽에 위치하고 있다. 존 1을 채우고 있는 것으로 설명되기도 한다. 흉선 반사점을 활성화하기 위하여, 썸워크와 핑거워크, 다방향 핑거/썸워크, 프레스앤플렉스, 토크를 비롯한 여러 테크닉을 적용하도록 한다. 흉선 반사점은 흉부 반사점을 활성화할 때 쉽게 활성화할 수 있다.

제19장과 21장에서 제시된 테크닉은 해당 반사점의 긴장을 깊고 풀고 림프조직의 기능을 증진하는데 효과적이다. (22장 참고)

적골수(Red Bone Marrow)

모든 적혈구와 백혈구 세포는 뼈의 적골수에서 생성된다. 성인의 경우, 적골수가 존재하고 혈액세포는 두개골과 척추 분절, 복장뼈, 쇄골, 위팔뼈 말단과 골반 및 넙다리뼈 말단 내에서만 생성된다. 백혈구세포는 방어기제와 면역체계에서 필수적이다.

적골수 반사점(Red Bone Marrow Reflexs)

적골수 반사점은 이들이 생성되는 뼈, 두개골, 척추 분절, 복장뼈, 쇄골, 골반, 위팔뼈 및 넙다리뼈의 장뼈와 같은 특정 뼈의 직접반사점이 해당된다.

면역(Immunity)

면역 반응은 신체와 신체조직이 여러 병원체, 꽃가루, 외부 세포(이식한 세포나 조직), 자가세포(자가면역 및 암 등)로부터 자체적으로 방어하는 능력이다. 면역은 출생 시에 발현될 수 있으며, 자연적(유전, 식이요법 또는 환경적응력)이거나 습득될 수 있는 능력(외부 환경에 노출되면서 발달되는 면역 종류)일 수 있고, 활성화 될 수 있는 능력(백신으로 인한 면역 등)이기도 하다. 신체는 병원균으로부터 비특이성 방어와 특이성 방어기제를 발현한다.

비특이성 방어(Nonspecific Defenses)

신체는 여러 병원균으로부터 다음과 같은 방법으로 자제적인 방어기제를 실현한다:

- 유입 방지 – 피부(피지 분비로 유기체 약화 또는 사멸), 호흡기(점액을 통해 유기체를 추방시키거나 녹임), 소화기관(침입한 박테리아를 사멸)
- 염증 반응 – 백혈구세포를 활성화하여서 박테리아를 사멸
- 보호력이 있는 단백질 – 박테리아 세포를 공격하는 단백질로 신체에 침입한 유기체를 사멸

특이성 방어(Specific Defenses)

신체는 병원균(수두, 감기 바이러스 등), 외부세포(꽃가루 등), 또는 자체적인 세포(암, 자가면역질환)과 같은 특정

사례연구 (Case Study)

반사요법과 순환저하(Reflexology and Poor Circulation)

50대의 소프트웨어 엔지니어인 마이클은 통근 및 근무 시 오랜시간 동안 앉아있게 된다. 때때로 그의 다리와 발에 체액이 쌓여서 무겁고 답답함을 느끼고 있다. 30분 가량의 반사요법 세션을 통해서 컴프레션 테크닉을 발 전체에 적용하면서 특히 림프 반사점을 집중적으로 활성화하였고, 스트레칭과 릴랙세이션 테크닉을 병행하였다. 이와 같은 테라피 조합은 하지의 림프 흐름 증진에 매우 효과적이었다. 마이클은 세션 후, 이완되고 개운한 기분을 느꼈으며, 가동성이 향상되었고 무기력함이 줄어들었으며 에너지레벨이 높아졌다고 이야기했다.

감염성 유기체로부터 신체를 보호한다. 신체는 100만여 종의 백혈구세포를 통해서 항체를 형성하고 자체적으로 보호하며 질병으로부터 맞서싸운다.

영양, 유전, 수면 패턴, 스트레스, 운동, 감정적 요인, 기타 라이프스타일 요소 모두가 면역조직에 영향을 미친다. 이와 같은 면역체계를 보호 및 강화하기 위한 방법에 대해서는 주변에서 많이 찾아볼 수 있다. 질병을 겪은 후 칫솔을 교체하는 것과 같이 단순한 변화로 면역조직을 강화 및 보호할 수 있다.

반사요법은 림프관과 림프조직을 강화하고 림프흐름을 증진시킨다. 이를 통해서 면역조직의 활동을 돕고 이들을 강화하는 것이다. 이에 대하여 "사례연구: 반사요법과 순환저하"를 참고해보자.

깊이 생각해보기(Think it Over)

림프흐름을 활성화하기 위한 활동 (Activities to Move Lymph)

많은 사람들은 직장과 학교에서 시간을 보낼 때, 통근 시, 식사할 때, 심지어 여가시간을 즐길 때도 많은 시간을 앉아서 시간을 보낸다. 유산소 운동은 림프를 움직이게 하지만, 언제나 이와 같은 활동을 할 수 있는 것이 아니다. 직장이나 학교에서 사람들이 림프흐름을 증진할 수 있는 활동은 무엇이 있을까? 집에서는 어떨까? 노인의 경우에는 어떠할까? 투병 중이거나 회복단계에 있으면서 침대에서 시간을 보내는 환자의 경우에는 어떠한가? 여행 시의 경우에도 생각해보자.

림프의 흐름(Lymphatic Movement)

림프액은 림프조직을 통해서 한 방향으로만 흐른다. 림프모세관은 림프가 역류하는 것을 막는 판막을 가지고 있다. 림프조직은 자체적인 펌프가 없는 것으로 알려져 있다. 이들은 운동, 깊은 호흡, 바디워크(마사지와 반사요법 등)과 같은 골격근육의 움직임을 통해서 수축하여 림프흐름을 촉진하고 향상시킨다. "깊이 생각해보기: 림프흐름을 활성화하기 위한 활동"을 참고해보자.

림프기관 테크닉(Lymphatic System Techniques)

림프흐름을 증진하기 위한 테크닉

DVD의 "발 반사요법: 림프도수마사지"와 "발바닥 플렉스"의 테크닉을 실습해보자.

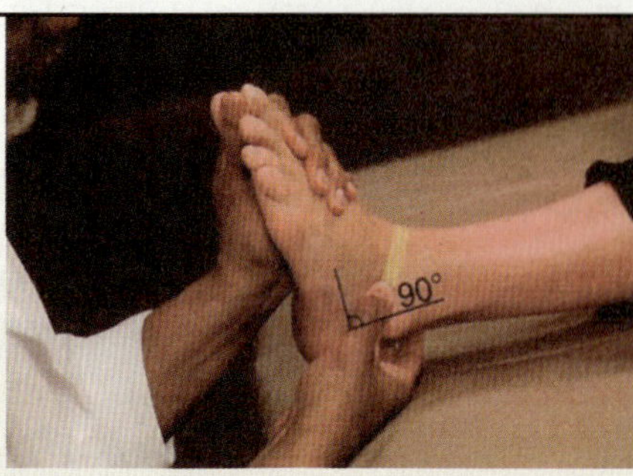

그림 23-3
서혜부 반사점 테크닉

테크닉: 서혜부 반사점

기본 단계

발을 직립한 상태로 안정화하고 발목뼈에서 다른 발목뼈로 발목의 주름을 따라 양방향으로 핑거워크를 한다. (■그림 23.3)

중급 단계

발이 안정화된 자세를 유지한다. 테크닉을 적용하는 손가락 방향으로 발을 부드럽게 흔들어서 반사점에 깊은 테크닉을 적용한다.

팁: 대부분의 발에서 해당 반사점은 경골(정강이뼈)와 족근골(발목뼈) 사이에 홈이 있는 곳이다. 때때로 부종, 부상 또는 기타 상태로 인하여 이 홈이 닫혀지게 된다. 이것의 위치를 확인하기 위해서, 발이 자연스럽게 풀어진 상태를 만들어서 반사점 위치를 확인한 뒤, 발을 다시 직립된 상태로 만들어서 해당 반사점에 핑거워크를 적용한다.

테크닉: 림프도수마사지 (등 반사점)

엄지손가락을 족저중족골두에 두어서 발가락을 안정화시킨다. 발을 90° 각도로 직립된 상태를 유지한다. 8개의 손가락 모두를 발가락 부리면에 둔다. 고른 압력을 적용하면서 손가락을 구부려서 발가락 방향으로 피부를 스트레칭한다. (이는 마치 개를 쓰다듬어주는 것과 비슷한다. ■그림 23.4) 손가락들을 발등면에서 약간 낮은 곳에 다시 위치시킨다. 손가락 끝이 서혜부 반사점에 도달할 때가지 테크닉을 반복해서 적용한다. (■그림 23.5) 압력을 유지하고 발목을 약간 회전시킨다. (■그림 23.6)

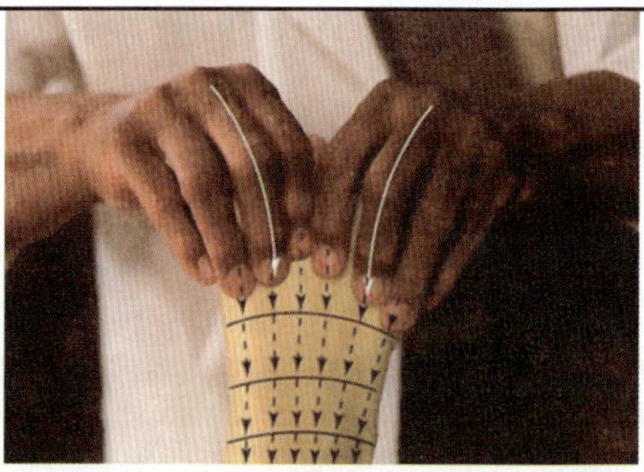

그림 23-4
림프도수마사지 테크닉. 목 기준선을 따라 위치한 손가락들.

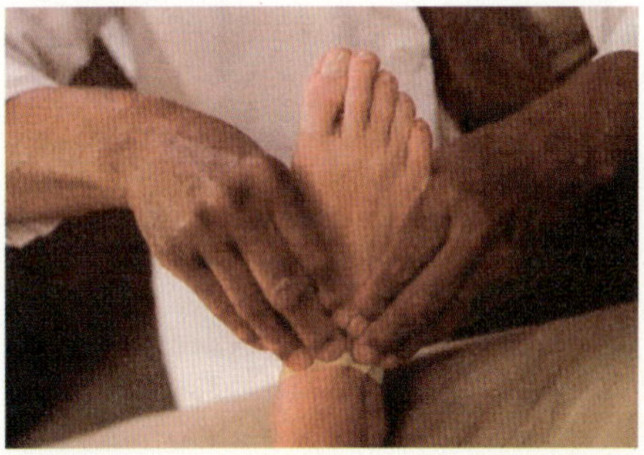

그림 23-5
림프도수마사지 테크닉.
서혜부 반사점에 위치한 손가락들.

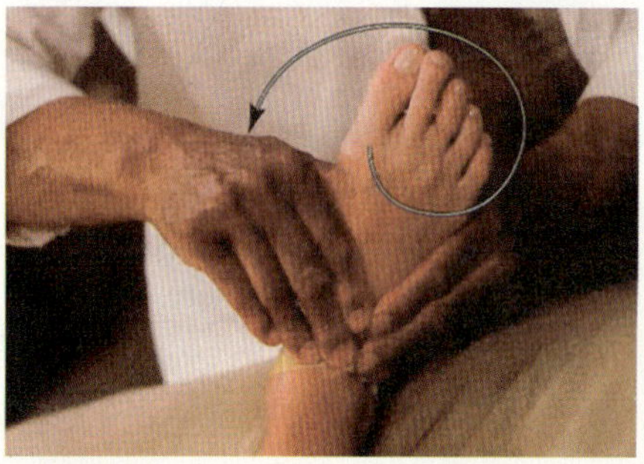

그림 23-6
림프도수마사지 테크닉. 서혜부 반사점에 위치한 손가락들. 발 회전시키기.

팁: 발가락 사이를 두 손가락으로 눌러서 림프절이 다수 위치하고 있는 쇄골부위를 활성화시켜준다. 압을 가하거나 회전시킨다.

테크닉: 배면중족골 오프너(등 반사점)과 족부중족골 오프너(흉부 반사점)

이 테크닉들은 제19장에서 다루었는데, 림프기관의 반사점 내의 긴장을 깊게 완화하고 기관의 기능을 증진하는데 매우 효과적이다. 발가락(모든 존) 뿌리 부분보다 약간 위쪽에 위치한 쇄골을 따라 집약되어 있는 림프절, 겨드랑이 림프절(존 5), 림프관(존 1)에 특별히 주의를 기울여 테크닉을 적용한다.

테크닉: 흉샘과 지라 반사점

흉선과 지라 반사점을 활성화하기 위하여 해당 부위에 썸워크와 핑거워크, 다방향 핑거/썸워크, 프레스앤프렉스, 기타 테크닉을 적용한다. (■그림 23.7과 ■그림 23.8)

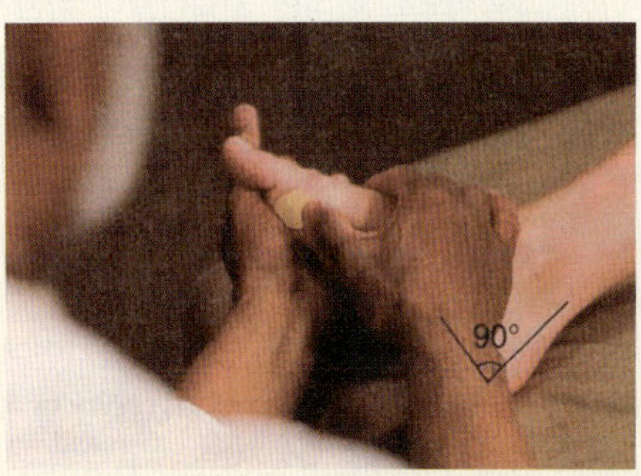

그림 23-7
흉선 반사점 테크닉

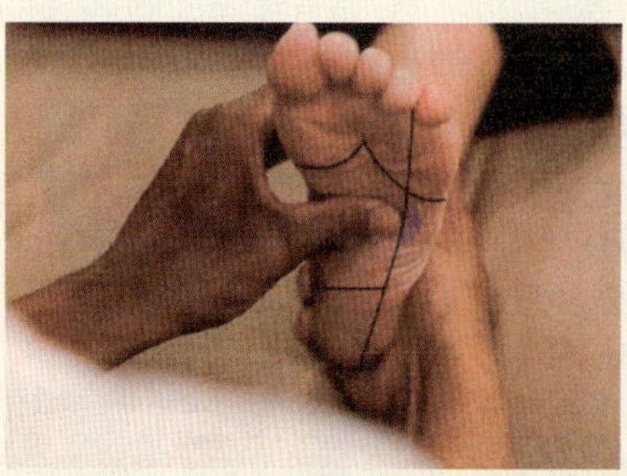

그림 23-8
지라 반사점 테크닉

림프기관과 면역체계 프로토콜 (Lymphatic System and Immunity Protocol)

반사요법은 여러 림프기관 및 면역기관과 관련된 건강상의 문제로부터 신체회복을 돕는다. ■표 23.1은 건강 및 웰빙을 위한 일반적인 프로토콜을 제시하고 있다. "임상사례: 반사요법으로 암환자의 증상 완화하기"와 부록 E: 증상별 테라피 참고자료를 확인해보자.

표 23.1 림프기관 및 면역체계 프로토콜

반사점	테크닉 효과
림프기관	바디 범프(body bump) 테크닉을 적용해서, 근육움직임을 활성화하여 전신의 림프흐름을 향상시킨다. 중족골 루즈너로 가슴을 열고 가벼운 운동으로 림프 흐름을 활성화 한다. (제17장)
신체, 머리, 목	발 전체를 활성화할 수 있는 테크닉을 적용하면서, 특히 머리와 목에 집중적으로 테크닉을 가하여 전신의 림프 흐름을 증진한다. 림프흐름과 일치하도록 오른발에서부터 시작한다. (제14, 18장)
척수, 존1	척추 반사점을 활성화하기 시작해서 가로방향으로 존 1 (흉관, 우 림프관을 활성화할 수 있다.), 소화기관과 연결되어 가슴림프절로 유입되는 림프절까지 확장하여 테크닉을 적용한다. (본 장)
내분비기관과 부신	내분기관 전체를 활성화하면서, 특히 아르레날린과 코르티손 생성을 조절하는 부신을 집중적으로 활성화 한다. 이를 통해서 깊고 이완된 호흡을 유도하여 림프흐름을 증진할 수 있다. (제22장)
가슴	양방향 썸워크와 족부 중족골오프너로 가슴을 이완시키고, 흉관 및 우 림프관을 활성화하며, 림프흐름을 증진시킨다. 발가락 뿌리 부분(림프절 묶음이 존 5의 쇄골과 겨드랑이를 가로질러서 위치)과 배출관을 집중적으로 활성화시킨다. (존 1; 제 14, 19, 21, 본 장)
등	림프도수마사지와 배면중족골 오프너(횡경막을 열어서 호흡을 용이하게 함)를 적용한다. (제14장, 17장, 본 장)
횡경막과 지라	횡경막 랄랙세이션으로 깊고 이완된 호흡을 요이하게 해서, 림프흐름을 돕는다. 지라를 활성화하기 위하여 핑거워크나 프레스앤플렉스를 적용한다. (제14장, 본 장)
발꿈치의 골반대	소장(페이어르 판)과 림프절이 모인 부위를 활성화한다. (제17장, 본 장)
서혜부	발목과 다리 전면부를 스트레칭하고, 발목과 다리 후면부를 스트레칭한 뒤, 서혜부 반사점을 핑거워크한다. (제17장, 본 장)

임상사례 (Clinical Perspective)

반사요법으로 암환자의 증상 완화하기 (Reflexology Relieves Symptoms in Cancer Patients)

숙련된 테라피스트가 암환자를 대상으로 한 발 반사요법에 대하여 아시아, 영국, 미국 등을 비롯한 여러 국가의 전문의학 저널에서 다루었다. 이들 중, 뉴욕의 Memorial Sloan-Kettering Cancer Center (MSKCC)의 반사요법에 대한 사례를 다루기로 한다.

MSKCC는 199년 가을, Integrative Medicine Service((IMS)를 시행하기 시작했다. Susan Berenson은 현재는 퇴직한 MSKCC의 임상전문간호사로, 다음과 같은 연구 내용을 저술했다:

증빙을 근거로 한 보완 요법을 주류 의학과 함께 접목하여 암환자에게 적용하는 것을 권장한다. 마사지, 반사요법, 시아추, 레이키, 명상, 심상화, 자기최면, 침술, 식이요법 상담, 요가, 기공, 기타 여러 피트니스 프로그램을 함께 제공한다. 우리 부서의 미션은 병세를 조절하고, 삶을 질을 높이며, 과학적으로 이러한 치료법들이 암환자에게 가치를 전달하는 지를 연구하는 것이다. 통증, 불안증, 구토, 피로, 우울증, 불면증, 말초신경병증은 일차적으로 치료해야할 증상이다. 2006년, 우리는 총 10,800명의 환자를 대상으로 이를 제공하였고, 이중 1,300명의 환자들이 반사요법을 받았다.

종양전문간호사이자 반사요법 치료사였던 Berenson은 암환자를 비롯한 여러 환자들이 반사요법을 통해서 더 쉽게 휴식 및 수면을 취하였으며 불안증이 사라졌고 말초신경병증이 경감되었으며 통증이 줄어들었다고 문서를 통해 제시했다. 그녀는 이에 대하여 다음과 같이 저술했다:

반사요법은 암환자에게 이상적인데, 이는 비침투성이고 어떤 환경에서든 실행할 수 있으며 어떤 도구도 필요하지 않고 환자의 사생활을 침해하지 않기 대문이다. 반사요법의 특별한 터치가 우리의 암환자들에게 선물과 같은 존재이다. 필자는 반사요법이 8/10의 매우 높은 수준의 불안증을 보인 환자가 단 한번의 반사요법 세션으로 2/10 수준으로 줄어든 것을 확인하였다. 반사요법은 고통을 겪고 있는 환자들은 물론 매우 아픈 환자들도 받고자 요청할 수 있는 적절한 테라피로 사람들에게 큰 위안을 가져다주는 강력한 도구이다.

출처: Berenson (Winter 2008). "Integrative Medicine at Memorial Sloan-Kettering Cancer Center," *Reflexology Across American*, pp. 15–16.

요약 (Summary)

- 림프기관은 순환기관과 연관되어 있다.
- 림프기관의 일차적인 기능 세가지는 (1)과도한 조직액을 모아서 혈류로 반환, (2)내장 내의 지방분자를 흡수, (3)질병으로부터 신체 방어 보조이다.
- 조직세포와 혈관모세관에서 누수된 체액은 림프모세관과 림프관에 모아진다. 이들은 흉강으로 보내져서 흉관이나 우 림프관을 통해서 혈관조직으로 반환된다.
- 임파상기관에는 림프구(백혈구 세포)가 위치하고 있다.
- 면역반응은 신체와 신체조직이 자체적으로 방어하는 능력이다. 신체는 병원균으로부터 비특이성 방어와 특이성 방어를 보인다.
- 비특이성 방어는 방어막을 형성하고 염증반응을 보이며 보호력이 있는 단백질을 형성한다.
- 특이성 방어는 특정 병원균에 반응한다.
- 영양, 유전, 수면 패턴, 스트레스, 운동, 감정적 요인, 기타 라이프스타일 요소 모두가 면역조직에 영향을 준다.
- 림프는 한 방향으로만 흐른다.
- 림프반사점은 흉강(림프관), 지라, 흉선, 적골수(두개골과 척추분절의 뼈, 팔과 하지를 제외한 부속골격), 주요 림프절(겨드랑이, 서혜부, 복부)에 위치하고 있다.
- 림프기관 테크닉은 서혜부 반사점, 림프도수마사지, 배면중족골 오프너(기본, 중급), 족저중족골 오프너(기본, 중급) 등이 있다.

배운 내용 점검하기 (How much did you learn?)

실습하기

그림 23.1과 23.2를 참고해서 발에 위치한 다음의 반사점을 확인해보자.

- 흉강
- 등
- 지라
- 흉선
- 목 바깥쪽의 림프절
- 편도
- 적골수 (두개골과 척추분절의 뼈, 팔과 하지를 제외한 부속골격)
- 주요 림프절(겨드랑이, 서혜부, 복부)
- 페이어르 판
- 정중선과 복부 림프절
- 흉관

다음의 테크닉을 실습하고 이에 따라 활성화되는 반사점을 확인해보자.

- 서혜부 반사점 (기본, 중급)
- 림프도수마사지 (등 반사점)
- 배면중족골 오프너 (기본, 중급)
- 족부중족골 오프너 (기본, 중급)
- 흉선 반사점
- 지라 반사점

림프조직 및 면역체계 프로토콜을 실습해보자.

해당 내용 연결하기

왼쪽 열에 위치한 용어에 대한 올바른 설명을 연결하라.

_____ 1. 면역
_____ 2. 림프
_____ 3. 림프관
_____ 4. 임파상기관
_____ 5. 림프구

a. 투명하고 깨끗하며 무색의 체액
b. 지라, 흉선, 절, 적골수 등
c. 백혈구 세포
d. 림프를 전달하는 통로
e. 신체와 신체조직이 자체적으로 방어하는 능력

객관식 문항

1. 림프기관의 주요 기능 세가지에 해당하는 것은 무엇인가?
   a. 과도한 조직액을 모아서 혈류로 반환
   b. 장 내의 지방분자를 흡수
   c. 질병에 대응하여 신체 방어 보조
   d. A와 B
   e. A와 C
   f. 위의 모두

2. 림프기관의 직접반사점에 해당하는 것은 무엇인가?
   a. 흉강과 지라
   b. 흉강, 지라, 흉선
   c. 흉강, 지라, 흉선, 적혈구 세포를 생성하는 적골수
   d. 흉강, 지라, 흉선, 적혈구 세포를 생성하는 적골수, 림프절 주요 부위

3. 다음 중 잘못된 문장은 무엇인가?
   a. 오랜시간 앉아있는 것은 림프조직을 더 강하게 만든다.
   b. 면역조직은 100만여 종의 백혈구세포로 항체를 생성하고 자체적으로 방어하며 질병으로부터 맞서싸우는데 필요하다.
   c. 면역반응은 병원균에 대하여 특이성과 비특이성 방어기제 모두를 갖는다.
   d. 면역반응은 출생 시에 나타나거나, 자연적이거나, 습득되거나, 활성화 될 수 있는 것이다.

4. 림프관, 림프모세관, 림프절은 전 신체에 걸쳐서 분포하고 있으나, ___ 부위는 제외한다.
   a. 겨드랑이, 서혜부
   b. 척수
   c. 복부
   d. 우 림프관과 흉관

5. 임파상기관은 림프구를 보유하고 있다. 이들의 주요 장기 및 반사점은 지라, 흉선, 림프절, 적골수이다. 이 문장은
   a. 참이다.
   b. 거짓이다.

6. ___는 조직과 모세혈관에서 누수된 과도한 체액과 단백질이 모이는 곳이다.
   a. 혈액
   b. 림프
   c. 페이어르 판
   d. 림프도수마사지

7. 반사요법은 ___함으로써 면역기관을 보조하고 증진시킨다.
   a. 혈액순환 감소
   b. 림프관 및 림프기관 강화
   c. 림프흐름 증진
   d. A와 B

e. B와 C

8. 림프는 ___를 통해서 전신에 전달된다.
   a. 깊은 호흡
   b. 림프반사점 활성화
   c. 운동 중 골격근의 수축
   d. 위의 모두

9. 횡경막 반사점은 깊과 이완된 호흡을 도와서 최적의 림프흐름을 형성하고 등과 가슴 반사점을 활성화할 필요성을 없앤다. 이 문장은
   a. 참이다.
   b. 거짓이다.

10. 다음 중 항체를 형성하고 철을 보관하며 혈액을 보관하고 정화하는 기관은 무엇인가?
   a. 간
   b. 흉선
   c. 림프절
   d. 지라

빈칸 채우기

아래 그림에서 반사점의 위치를 표시하라.

가슴과 등
목 바깥쪽의 림프절
지라
페이어르 판
흉관
흉선
편도
겨드랑이 림프절
서혜부
서혜림프절

림프기관 반사점

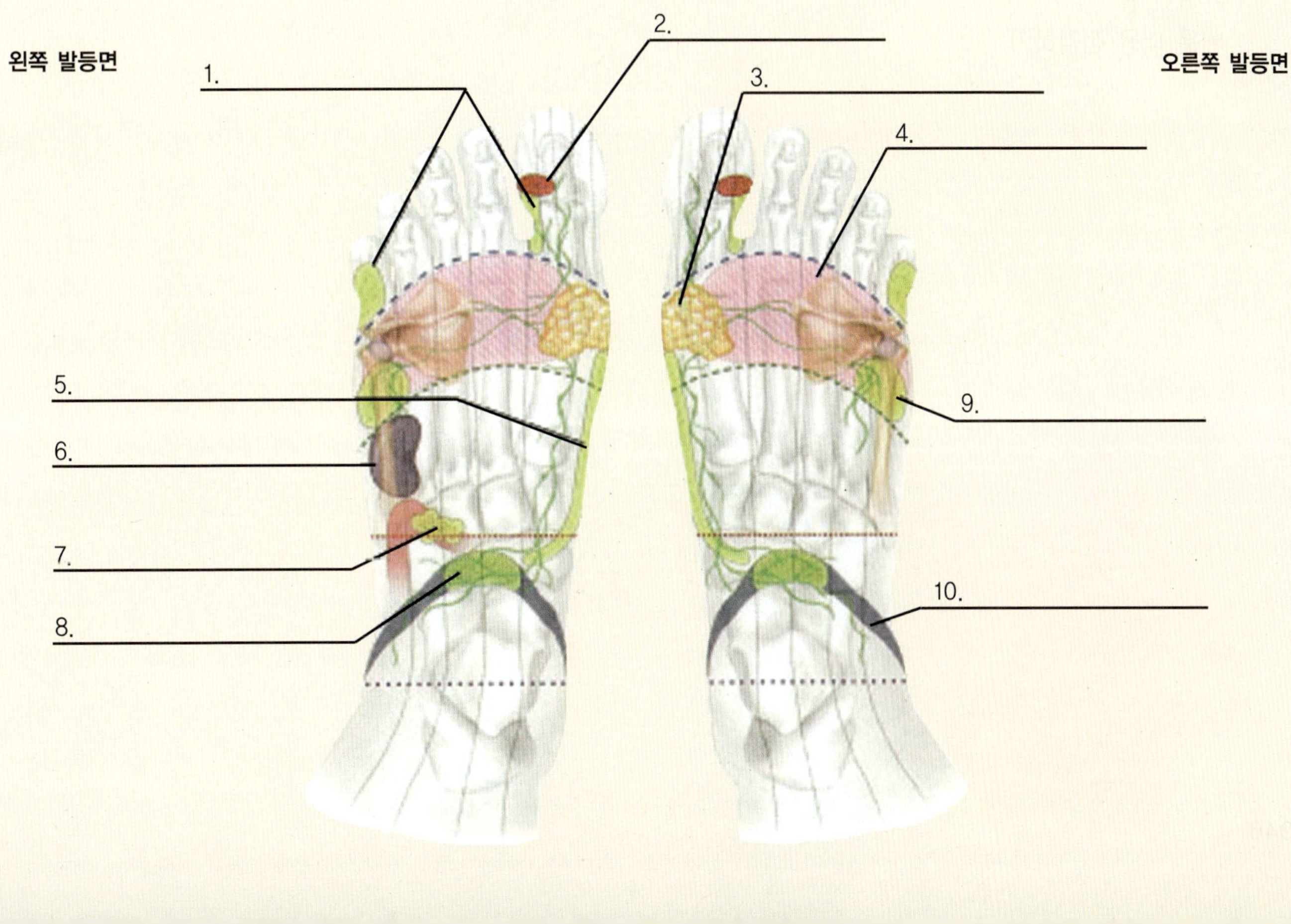

제 24 장 소화기관 (Digestive System)

이 장의 개요 (Chapter Highlights)

학습목표

주요 용어

개요

소화기관의 기능 및 장기

소화기관 반사점

이차기관 및 해당 반사점

소화기관 프로토콜

요약

배운 내용 점검하기

학습 목적 (Learning Objectives)

1. 이 장의 주요 용어와 그 의미를 이해한다.
2. 소화기관의 주요 기능 4가지를 제시한다.
3. 일차기관(입, 치아, 인두, 식도, 위, 소장, 대장)의 위치 및 기능을 설명한다.
4. 이차기관(간, 쓸개, 췌장)의 위치 및 기능을 설명한다.
5. 소화기관에 대한 건강 상의 문제 5가지를 설명한다.
6. 소장 및 대장의 역할 상의 차이점을 제시한다.
7. 소화기관의 직접반사점과 보조반사점을 설명한다.
8. 입, 치아, 혀, 인두, 식도, 위, 십이지장, 소장, 대장(전체), 맹장/회맹판, 간, 쓸개, 췌장의 반사점 위치를 확인하고, 이들을 활성화하기 위한 테크닉을 실습한다.
9. 후크와 백업 테크닉, 프레스앤 플렉스 테크닉을 회맹판, 맹장, 간 만곡부, S자결장, 쓸개 반사점에 적용해본다.
10. 소화기관 프로토콜을 실습한다.

주요 용어 (Key Terms)

간 만곡부 반사점 354
간 반사점 356
공장 352
대장 352
대장 반사점 354
맹장 353
맹장 반사점 354
비만곡 반사점 355
상행결장 반사점 354
소장 351
소장 반사점 354
소화 349
소화관 350
소화기관 348
식도 350
식도 반사점 352
십이지장 351
쓸개 350
쓸개 반사점 357
위 350
위 반사점 353
유미즙 351
인두 350
인두 반사점 352
입 반사점 352
직장 반사점 355
췌장 356
췌장 반사점 356
치아 반사점 352
하행결장 반사점 355
항문 반사점 355
혀 반사점 352
회맹판 352
회맹판 반사점 354
회장 350
횡행결장 반사점 355
S자결장 반사점 355
S상만곡 355
S상만곡 반사점 355

반사요법 실전

DVD 플레이리스트:

- 발 반사요법

개요 (Overview)

소화작용은 신체를 유지하기 위한 과정이다. 신체는 스트레스와 같이 소화기관에 문제를 일으키는 진행중인 요인으로 인한 영향에 대하여 스스로 보완할 수 없다. 여러 임상연구에서는 반사요법이 소화기질환/질병에 도움이 된다고 증명해보이고 있다. 소화기관에 대한 충분한 이해를 갖춘 전문 반사요법 치료사들은 그들의 고객에게 더 만족스러운 테라피를 제공할 수 있다.
"깊이 생각해보기: 스트레스와 소화"를 확인해보자.

소화기관의 기능 및 장기
(Functions and Organs of the Digestive System)

소화기관은 다음과 같은 4가지 주요 기능을 수행하는 신체의 생명유지 기관이다:

소화기관 (Digestive System)

설명 – 소화기관은 음식물 섭취, 소화, 흡수, 배설을 담당하는 신체의 생명유지기관이다.

일차기관 – 입, 치아, 침샘, 인두, 식도, 위, 소장(십이지장, 공장, 회장), 대장(상행결장, 간 만곡부, 횡행결장, 비만곡, 하행결장, S자결장, 직장, 유문부)

이차기관 – 췌장, 간, 쓸개.

직접반사점과 그 위치 – 입, 치아, 혀, 침샘 (엄지발가락 중앙을 가로질러 바깥쪽에 위치), 인두와 식도(양 발의 입 반사점에서 왼발의 위 반사점까지), 위(횡경막과 허리 기준선 사이 왼발의 85%와 오른발의 15%), 소장과 대장(양발의 허리 기준선과 골반 기준선), S자결장(왼발의 골반), 직장/항문(양발의 천골 반사점과 겹침), 췌장(허기 기준선 위, 오른발의 존 1, 왼발의 존 1-4), 쓸개(오른발의 간 반사점), 회맹판/맹장 (왼발, 골반 기준선과 허리 기준선 사이의 존 5)

보조반사점 – 횡경막 (휴식), 척추 반사점(신경 활성화), 부신(탄성 강화)

건강 상의 문제 – 역류성 식도염, 충수염, 변비, 배앓이, 설사, 게실증, 담석증, 고 콜레스테롤, 소화불량, 과민성 대장 증후군, 췌장염, 폴립, 궤양. 이외에 부록 E 증상별 테라피 참고자료 참고.

깊이 생각해보기 (Think it Over)

스트레스와 소화 (Stress and Digestion)

Staon Gross 박사는 다음과 같이 주장했다:

> *스트레스가 건강에 미치는 영향은 무시할 수 없다. 위통, 중증의 소화불량, 궤양 등은 모두 스트레스를 많이 받았을 때 나타나는 증상이다. 위가 막힌 듯한 느낌이나 타는 듯한 통증과 식도와 목구멍에 타는듯한 통증을 느끼게 되는 것도 스트레스로 인한 것이다. 어떤 음식을 언제 먹든지와 무관하게, 그리고 음식 섭취여부와 무관하게 발생한다.*
> *위는 지속적인 스트레스에 스스로 보호할 수 없다. 스트레스를 받는 상태에서 아드레날린 농도는 높은 수준을 유지하고 있으며, 소화를 활성화하는 신경 활동이 저하된다. 뇌는 부신, 쓸개, 췌장을 자극해서 최악의 상황에 대비하게 끔 한다. 평소에는 소화를 위하여 적절한 위산을 생성하는 세포의 효율은 최소화된다. 소화작용이 저해되는 것이다.*
> *뇌는 평상 시의 상태의소화작용을 자극하기 위해서 재활성화되어야 된다. 이때 심신의 균형을 되찾는 것이 중요하다. 스트레스 조절은 건강 상의 문제를 해결하는 것과 동일한 맥락이다.*

임상연구에서는 반사요법이 깊은 휴식을 돕는다고 증명해보이고 있다. 반사요법이 스트레스 완화에 기여하는 바는 무엇인가? 소화작용의 경우에는 어떠한가?

출처: Gross (1999). *The Physician Within*. Pearson Custom Publishing, pp.84–85. Stan Gross의 허가를 받고 사용함.

1. **섭취** – 입을 통해 음식물 섭취
2. **소화** – 음식을 물리적 및 화학적으로 분해해서 몸에 흡수될 수 있게 함
3. **흡수** – 영양소 분자를 소장에서 혈류로 흡수시킴
4. **배설** – 소화되지 않은 부산물을 처리하고 대장을 통해 배출함

소화작용은 세포활동을 유지하고 나아가 생명을 유지하는데 필요한 영양소를 공급함으로써 건강에 도움을 준다.

소화기관은 소화의 일차기관 및 이차기관으로 구성되어 있다. (■표 24.1, ■24,2와 ■그림 24,1)

소화기관의 건강은 물리적 및 화학적 작용보다 더 복잡한 구조로 이루어 진다. 환경적 변화가 현대의 분배 및 정치적 문제에 따라 구축된 먹이사슬에 영향을 미쳤다. 이들 모두 직접적으로 음식물, 소화, 그리고 궁극적으로 건강에 영향을 준다. ("웰빙 스포트라이트: 인간 건강에 대한 현대의 음식배급의 영향" 참고)

표 24.1 소화기관의 일차기관 및 그것의 기능, 반사점과 존

일차기관	기능	반사점/존
입	구강을 통해 음식물 수용	입과 혀는 엄지발가락의 중앙지점과 모든 발가락에 반사점이 위치하고 있다. 존 1-5
치아	저작장용을 통한 기계적 분쇄	
침샘	음식물을 결속시키고 윤활작용을 하는 침샘을 통해서 화학적 소화 진행, 녹말을 분해, 박테리아 감염으로부터 보호	
인두(목구멍)	코, 입, 후두에 연결되어 있음	후두부능선의 반사점에서 T1 반사점. 존 1.
식도	인두에서 위까지 연결되어 있는 긴 관으로, 음식의 이동통로	반사점은 목구멍에서 시작해서 척추의 오른쪽으로 들어가서 위 반사점으로 연결된다. 존 1.
위	음식물을 보관하고 단백질 소화작용이 시작되는 유연한 주머니 형태의 기관	허리 기준선과 횡경막 기준선 사이의 상부 복강. 왼발의 85%(존 1-4), 오른발의 15%(존 1)에 위치.
소장	10피트 길이의 좁은 관으로 십이지장, 회장, 공장으로 나뉨.	골반 기준선과 허리 기준선 사이의 하부 복강. 대부분 양 발의 존 1-4에 위치하고 있다.
대장	막창자, 상생결장, 간 만곡부, 횡행결장, 비만곡, 하행결장, S자 결장, 직장, 항문으로 나누어지는 5피트의 관	골반 기준선과 허리 기준선 사이의 하부 복강. 막창자(오른발의 존 5)에서 시작해서 오른발을 따라 올라가서 왼발을 가로질러서 정중선의 항문 반사점에서 끝난다. 양발에 위치한 5개의 모든 존

표 24.2 소화기관의 이차기관 및 그것의 기능, 반사점과 존

이차기관	기능	반사점/존
췌장	소화효소가 있는 췌장액 분비. 췌장관을 통해서 소장으로 유입된다. 랑게르한스 섬은 혈액에 직접적으로 인슐린을 분비한다.	오른발의 존 1 내의 허리 기준선 위에 위치하고 있으며, 췌장이 정중선을 지나면서 점점 좁아지면서 분포하고 있으며, 45° 각도로 약간 틀어져서 윗방향으로 이동하면서 왼발의 존 1-4에 걸쳐 분포하고 있다.
간	지방을 유화하는 담즙을 분비. 담즙은 간 만고부를 통해서 담관으로 유입된다. 흘리코겐(당)을 보관해둔다. 소장의 독소를 제거한다.	모든 존 내에서 허리기준선과 횡경막 기준선 사이의 오른발에만 위치. 왼발에는 존 1에 걸쳐서 분포하고 있다.
쓸개	간에서 분비된 담즙을 보관한다. 지방을 소화시킬 때마다 담즙을 분비한다.	존 3이나 4내에서 오른발의 간 반사점 내에서 허리 기준선으로부터 1/3 떨어진 지점에 위치하고 있다.

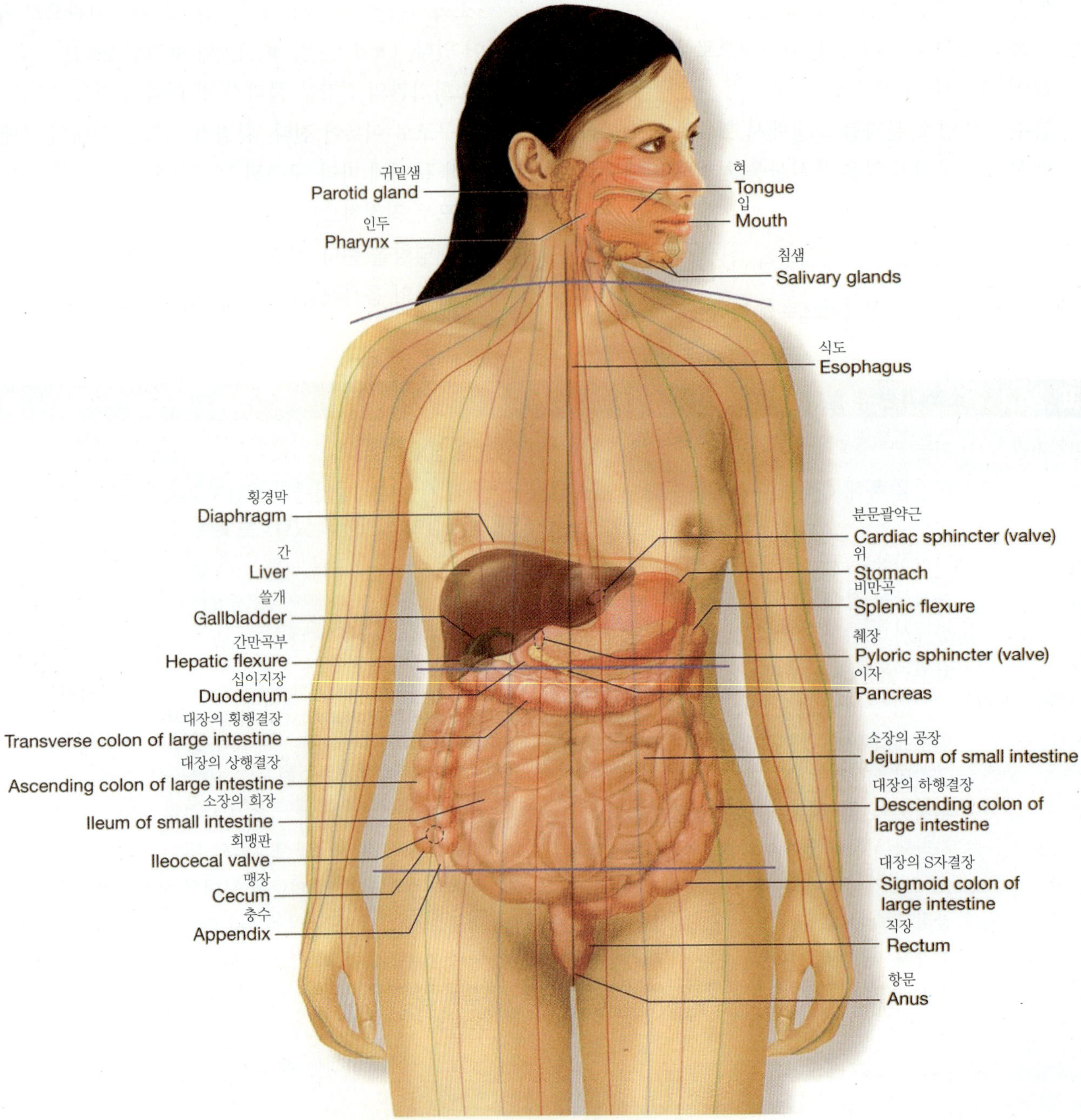

그림 24-1
소화기관

입, 인두, 식도 (Mouth, Pharynx, Esophagus)

소화는 **소화관**에서 발생하게 되는데, 소화관은 입에서 시작해서 항문(직장)에서 끝난다. 음식물은 입을 통해서 섭취하게 되면, 근육질의 혀가 구강(입) 내에서 음식물을 움직여서 치아가 저작작용(씹기)를 하게끔 한다. 침에는 음식물을 결속시키고 윤활작용을 줄 수 있는 점액이 함유되어 있다. 침 내의 소화효소가 **녹말**(탄수화물)을 분해하고 박테리아 감염으로부터 보호하는 화합물질의 역할을 한다. 음식물은 입에서 **식도**로 연결되는 음식물의 통로인 **인두**(목구멍)으로 넘어가면어 덩어리로 변하게 된다. 식도는 9-10인치의 관으로 리드미컬하게 음식을 전달하는 괄약근으로 되어있다. 왼쪽으로 방향이 틀어져 있으며, 흉강에서 횡경막에 걸쳐서 위치하고 있으며, 위로 연결되어 소화작용을 이어나간다. 음식물은 위 내에

웰빙 스포트라이트(Spotlight on Wellness)

인간 건강에 대한 현대의 음식배급의 영향(Effects of Modern Food Distribution on Human Health)

인간의 소화기관은 수많은 세월동안 자연적 환경에 따라 적응하며 변화되어 왔다. 요리와 식이요법은 여러 종류의 단백질, 탄수화물, 지방, 영양소, 박테리아 등의 변화를 함께 해왔다. 지난 100년에 걸쳐서, 성장호르몬, 항생제, 식품첨가물, 색소, 보존제, 플라스틱, 중금속, 오염물질, 자외선과 함께 현대문물로 인하여 음식은 생명을 빼앗겨 왔다.

인체는 이러한 음식의 화학적 변화에 적응하고 있는가? 독성 보유량의 증가는 어떠한가? 영양소 감소의 면에서는 어떠한가? 어떤 요인이 산업사회에서 암, 심장질환, 당뇨병의 증가를 부추기는가? 뉴스를 통해 일반적으로 접할 수 있는 원천에서부터, 음식배급 체계를 둘러싼 단기적 및 장기적 문제는 무엇인가? 개인의 건강을 보호하기 위해서 개인적으로 어떤 조치를 취해야 하는가? 신선한 유기농 과일과 채소가 소화에 어떤 역할을 하는가? 반사요법이 소화기관에 어떤 이점을 줄 수 있을까?

2-6시간 동안 머물러 있다. 부분적으로 소화된 혼합물을 **유미즙**이라 한다.

반사요법에서는 손과 발이 모든 장기, 분비샘, 신체 조직을 나타낸다. 입 안의 치아 역시도 신체기관을 나타낸다. 각각의 치아는 경락체계를 통해, 신체 장기, 조직, 분비선 또는 신체 부위로 연결되어 있다. "깊이 생각해보기: 경락과 치아"를 참고한다.

위(Stomach)

위는 J자 형태의 장기로 왼쪽 상부 복강 내를 85%가량 차지하고 있고 횡경막 아래에 위치하고 있다. 오른쪽 부분에도 약간 걸쳐 있는데 유미즙이 비었을 때 유문판을 통해서 **소장**의 첫번째 부분인 **십이지장**으로 유미즙이 이동한다. 위는 음식물을 수용하여서, 효소 및 기타 물질을 이용해서, 이차기관인 간, **쓸개**, 췌장과 함께 음식물을 신체가 활용할 수 있는 영양소로 분해한다.

깊이 생각해보기(Think it Over)

경락과 치아(Meridians and the Teeth)

반사요법에서 모든 반사점은 각기 장기, 분비선, 신체 부위와 상관관계를 갖는다. 치아에도 동일한 원리가 적용된다. 각각의 치아는 경락을 통해 신체 장기, 조직, 분비선 또는 신체 부위로 연결되어 있다. 훈련을 받은 생물학자이자 치과의사인 한 의료진은 치아, 근관, 메탈 크라운, 수은필링, 공동현상의 전하를 측정하여서 한 사람의 병력과 관련된 증상을 진단했다. 치아 내의 아말간은 치유법으로 사용하였다. 금속의 독성이 모든 사람들에게 발현되지 않는 아말간이나 사람들이 특별히 알려지 반응을 보이지 않은 특정 화합물을 적용하여서, 경락체계의 전반적인 에너지 패턴에 영향을 주게 되고, 결과적으로 신체에 영향을 미치게 된다.

예를 들어, 2번 치어(오른쪽 어금니)는 오른쪽 젖샘(조직), 위, 췌장(장기), 턱과 골반 전면부(관절), 상악동(코결굴), 혀(감각기관), 부갑상선/갑상선(샘)과 연관되어 있다. 유사하게, 근간은 독소를 내고 체내의 에너지통로를 방해하며 단락화 시킨다. 이는 적절한 신체의 기능수행을 약화시키고 무력화 시키게 된다. 장기, 분비선, 조직, 신체 조직을 반사요법을 통해서 균형을 맞추는 것이 일시적인 에너지 장애를 더 잘 처리하는데 도움을 줄 수 있다. 이와 같은 불균형과 함께, 기저원인을 확인하고 이를 정정하는 것이 건강증진의 핵심 요인이 된다.

이러한 정보가 치과의사들이 치료를 하는데 어떤 영향을 줄까? 이와 같은 종류의 자료가 신체 회복을 위하여 사용할 수 있을까? 건강을 측정하기 위한 표식 확인으로는 어떠한가?

출처: Kevin J. Mahoney, DMb .

소장(SmallIntestine)

소장은 음식물을 더 잘게 분쇄하고 영양소를 흡수하는 기능을 한다. 약 10피트 길이의 소장(**대장**은 5피트 길이)은 세 부분으로 나누어진다. 처음 10인치 가량의 소장 부위를 십이지장이라 한다. 십이지장은 췌장에서 분비되는 액을 받고 소화효소를 분비해서 탄수화물과 단백질을 분해한다. 또한 간에서 연결되는 관을 통해서 담즙을 받아서 지방을 분해한다.

공장은 3피트 길이의 소장 부위로 접힐 수 있으며 융모라 불리는 손가락과 같은 돌기를 가지고 있다. 융모는 영양소 분자(당, 아미노산, 지방)을 흡수한다. 남은 6-7 피트 가량의 소장 부위를 **공장**이라 하는데 여기는 림프절이 위치하고 있다.

대장(Large Intestine)

대장은 소장보다 지름이 크지만 길이는 절반가량 더 작다. 대장에는 맹장, 결장, 직장, 항문 등이 포함된다. 대장은 소장으로부터 소화될 수 없는 물질을 전달받아서 여기서 물과 전해질을 추출하고, 잔여물을 대장을 통해 배출시킨다.

소장의 공장은 맹장으로 연결되는, 맹장은 **충수**라 불리는 돌출부가 있는 작은 주머니이다. **회맹판**은 한 방향으로 흐르는 판막으로 대장 내의 물질이 역행하는 것을 막는다. 이 판막이 약해지거나 오작동하게 되면 알러지를 일으키게 된다.

대장은 상행 방향으로 분포하고 있으며 간 아래에서 구부러진 형태(간 만곡부라 함)로 위치하는 부위도 있는데, 이를 횡행결장이라 한다. 이들은 지라까지 분포하고 있는데 지라 아랫 부분에서 구부러져 있으며(비만곡), 여기서 골반 부위까지 아랫방향으로 향하고 있다. 이후 대장은 S자 형태의 곡선을 이루는데 이를 **S자형 만곡**이라 한다.

S자형 만곡은 직장이 되어서, 신장 수용기가 대변 배출 신호를 보낼때까지 대변을 보관한다. 대변은 항문관과 항문을 통해서 괄약근을 이용하여 신체 밖으로 배출된다. 반사요법은 직장, 관, 항문의 괄약근에 탄성을 증진시켜서 변실금 진행을 지연시킬 수 있다.

소화기관 반사점(Digestive System Reflexes)

전문 반사요법 치료사는 소화기관의 이차 반사점을 포함하여 입에서부터 항문관까지 모든 소화기관의 반사점을 활성화할 수 있다. (■그림 24.2와 표 24.1, 24.2 참고) 다른 신체기관처럼, 이들 반사점은 발에서 서로 겹쳐서 위치하고 있으며 각 발의 다른 깊이에 존재하고 있다. 해부학적인 지식과 생리학적인 지식으로 반사요법 치료사의 기술을 배양하고 반사점에 대한 정확한 위치를 파악할 수 있다.

척추반사점의 모든 분절은 소화기관의 신경의 기능을 돕는다. 이와 관련된 기관으로는 치아(C3), 입(C4), 쓸개와 총담관(T4), 간(T5), 위(T6), 소장(T12), 대장(L1), 충수(L2), 직장과 항문(미골) 등이 있다.

입, 치아, 혀 반사점 (Mouth, Teeth, Tongue Reflexes)

설명/위치(Description/Loction)

입, 치아, 혀 반사점은 (침샘과 주변 지지 근육과 함께) 가로방향으로 엄지발가락의 중앙을 가로질러서 위치하고 있다. **입 반사점**, **치아 반사점**, **혀 반사점**은 존 1-5 내에 위치하고 있다.

신경분포(Innervation)

혀(C2), 볼, 치아(C3), 입(C4)

테크닉(Technique)

모든 썸워크와 핑거워크 테크닉, 프레스앤플렉스 테크닉을 발바닥 표면에 적용한다. (■그림 24.3, p. 306)

인두 반사점과 식도 반사점 (Pharynx Reflex and Esophagus Reflex)

설명/위치(Description/Loction)

식도 반사점은 **인두 반사점**(척추 반사점의 후두부 반사점)에서 시작해서 정중선(경추 반사점)의 인두(목구멍)로 연결되어서 존 1의 흉추 반사점으로 이어진다. 이렇게 이어진 식도 반사점은 위 반사점으로 연결된다.

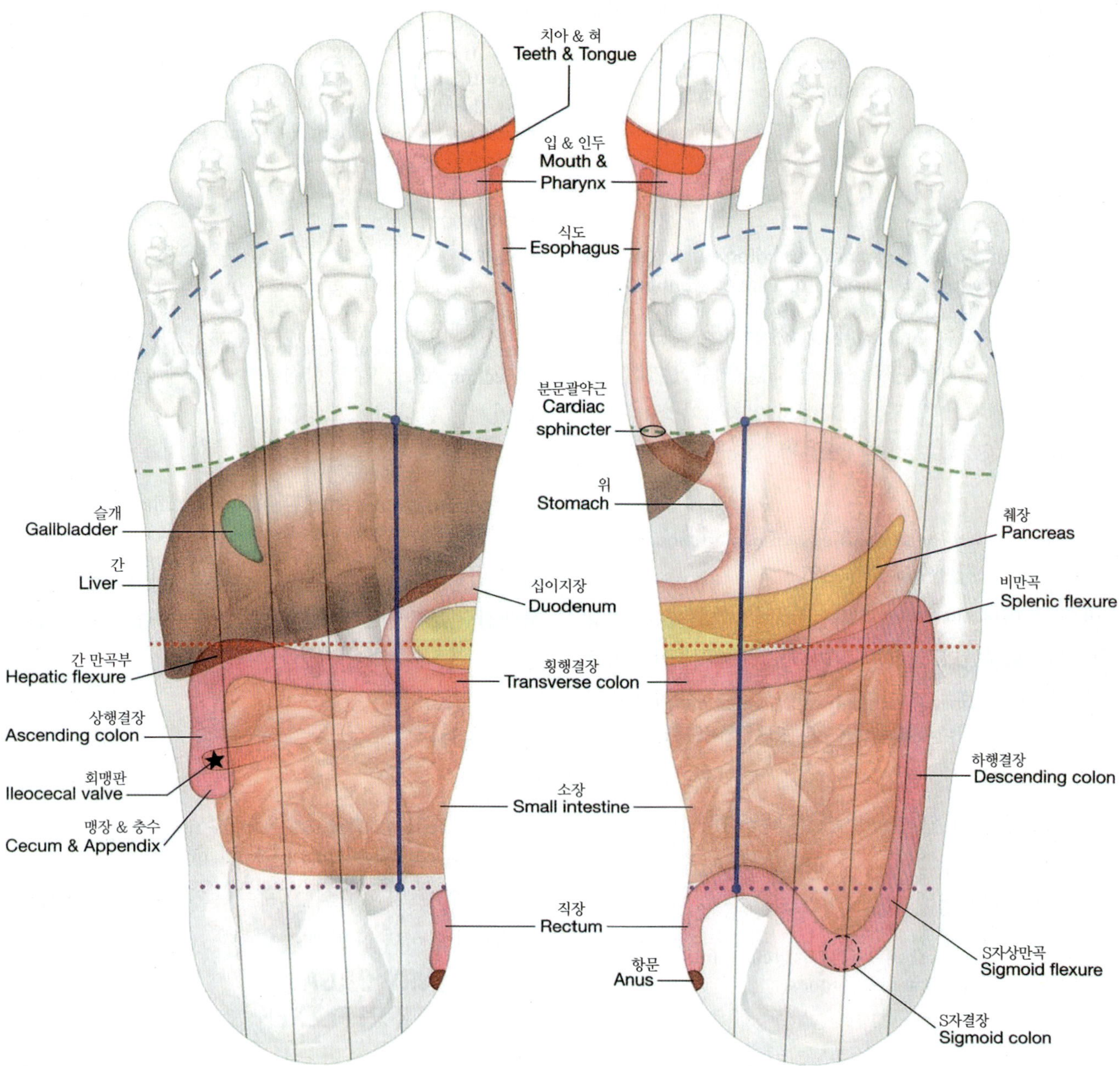

그림 24-2
소화기관 반사점

신경분포(Innervation)

인두(C5), 식도(T1).

테크닉(Technique)

모든 썸워크와 핑거워크 테크닉, 프레스앤플렉스 테크닉을 발바닥 표면에 적용한다. (그림 24.4, p. 306)

위 반사점(Stomach Reflex)

설명/위치(Description/Loction)

위 반사점의 85%는 왼발의 횡경막 기준선과 허리기준선 사이 존 1에서 4까지 걸쳐서 분포하고 있고, 남은 15%는 (소장으로 연결되는 부위에 해당하는데) 오른발에 걸쳐서 분포하고 있다. 일부 발바닥 차트에서는 위 반사점이 복강 전체를 채우고 있는 것으로 설명하기도 한다. 위와 위와 연결괸 괄약근이 올바르게 작용하기 위해서 혈액 순환이 잘되어야 하므로 이 부위 전체를 완벽하게 활성화하는 것이 중요하다.

신경분포(Innervation)

T6.

테크닉(Technique)

모든 썸워크와 핑거워크 테크닉을 발바닥 표면에 적용한다. 프레스앤플렉스를 필요 시 적용해도 좋다. 발을 바깥쪽으로 약간 기울여서 손을 쉽게 닿을 수 있게 한다. 종단힘줄을 팽팽한 상태로 유지해서 엄지발가락이 곧게 편 상태를 유지하게끔 한다. (■그림 24.4, p. 306)

소장 반사점(SmallIntestine Reflex)

설명/위치(Description/Loction)

발바닥 표면에서부터 접근하는 것이 제일 좋은 **소장 반사점**은 오른발과 외발의 허리 기준선에서 골반 기준선에 걸쳐서 분포하고 있다. 소장 반사점은 크게 3개의 반사점으로 구분할 수 있다. 위 반사점이 십이지장 반사점(허리 기준선이 십이지장 반사점을 오른발의 존 1에서 나눈다.)으로 연결된다. 공장 반사점은 존 1-4에 집중적으로 분포하고 있다. 회장 반사점은 횡맹판/충수 반사점에 위치한 맹장 반사점에 연결되어 있다.

신경분포(Innervation)

T12.

테크닉(Technique)

모든 썸워크와 핑거워크 테크닉을 프레스앤플렉스를 포함하여 발바닥 표면에 적용한다. (■그림 24.5, p. 306)

회맹판/충수 반사점

(Ileocecal Valve/Appendix Reflex)

설명/위치(Description/Loction)

횡맹판 반사점과 **충수 반사점**은 크기가 매우 잡고 서로 인접한 위치에 자리잡고 있다. 이 두 반사점들은 하나의 반사점으로 취급하여 활성화할 수 있다. 이 반사점은 오른발의 골반 기준선과 허리기준선 사이의 존 4에 위치하고 있다.

신경분포(Innervation)

충수(L2).

테크닉(Technique)

회전을 하면서 마찰을 주고, 후크와 백업 테크닉, 다방향 썸워크와 핑거워크 테크닉을 발바닥 표면에 적용한다. 푸크와 백업 테크닉으로 회맹판/충수 반사점에 깊은 압을 전달할 수 있다. 이 반사점을 부드럽게 눌러서 유연해질 수 있게끔 한다. (■그림 24.6, p. 307)

대장 반사점(Large Intestine Reflex)

설명/위치(Description/Loction)

대장 반사점은 상행결장, 간 만곡부, 횡행결장, 비만곡, 하행결장, S자상만곡, 직장, 항문 반사점으로 구성되어 있다.

신경분포(Innervation)

대장(L1).

테크닉(Technique)

모든 썸워크와 핑거워크 테크닉을 프레스앤플렉스를 포함하여 발바닥 표면에 적용한다. (■그림 24.7과 ■24.8, p. 307)

상행결장 반사점과 간 만곡부 반사점

(Ascending Colon Reflex and Hepatic Flexure Reflex)

설명/위치(Description/Loction)

상행결장 반사점은 맹장 반사점에서 시작하는데, 이 반사점은 오른발의 회맹판과 충수 반사점 근처에 위치하고 있다. 상행결장 반사점에 존 5를 따라서 **간 만곡부 반사점**에서 휘어지는 허리기준선까지 핑거워크나 썸워크를 적용한다. (그림 24.7, p. 307)

신경분포(Innervation)

대장(L1).

테크닉(Technique)

후크와 백업 테크닉, 프레스앤플렉스, 회전하면서 마찰주기, 다방향 핑거워크 테크닉을 적용한다.

횡행결장 반사점과 비만곡 반사점(Transverse Colon Reflex and Splenic Flexure Reflex)

설명/위치(Description/Loction)

핑거워크나 썸워크 테크닉을 오른발의 허리기준선 아래에 있는 **횡행결장 반사점**에 적용한 뒤, 왼발로 이동하여 **비만곡 반사점**(지라와 인접한 위치에 있음)까지 활성화한다. (그림 24.7, 24.8, p. 307)

신경분포(Innervation)

대장(L1).

테크닉(Technique)

후크와 백업 테크닉, 프레스앤플렉스, 회전하면서 마찰주기, 다방향 핑거워크 테크닉을 적용한다.

하행결장 반사점(Descending Colon Reflex)

설명/위치(Description/Loction)

왼발의 **하행결장 반사점**에서 존 5를 따라서 **S자상만곡 반사점**까지 핑거워크나 썸워크를 한다. (그림 24.8, p.307)

신경분포(Innervation)

대장(L1).

테크닉(Technique)

후크와 백업 테크닉, 프레스앤플렉스, 회전하면서 마찰주기, 다방향 핑거워크 테크닉을 적용한다.

S자상만곡 반사점(Sigmoid Flexure Reflex)

설명/위치(Description/Loction)

S자상만곡은 대장에서 가장 마지막으로 구부러진 부위이다. 왼발의 하행결장에서 45° 각도 방향으로 종골까지 핑거워크나 썸워크하여서 S자상만곡 반사점을 활성화한다. (그림 24.8, p. 307)

신경분포(Innervation)

대장(L1).

테크닉(Technique)

후크와 백업 테크닉, 프레스앤플렉스, 회전하면서 마찰주기, 다방향 핑거워크 테크닉을 적용한다.

직장 반사점과 항문 반사점 (Rectum Reflex and Anal Canal Reflex)

설명/위치(Description/Loction)

방광 반사점에서부터, 미골 반사점과 천골 반사점까지 핑거워크나 썸워크 해준다. 이는 **직장 반사점**과 **항문 반사점**에 해당하기도 하는데, 항문이 미골에 위치하고 있기 때문이다. 직장의 수축 및 배변활동을 도울 수 있다. 안쪽 하지를 따라 위치한 좌골신경 반사점은 만성적인 직장 질환에 또다른 반사점이 되기도 한다. (제18장과 그림 24.8, p.307을 참고). 이 반사점은 쌍방향으로 작용한다.

신경분포(Innervation)

미골.

테크닉(Technique)

프레스앤플렉스, 원방향으로 마찰주기, 다방향 핑거워크 테크닉을 적용한다.

S자결장 반사점(Sigmoid Colon Reflex)

설명/위치(Description/Loction)

S자결장 반사점은 왼발의 종골 중앙에 위차하고 있는 특수 반사점이다. 존 3의 발바닥면에 위치하고 있으며, 골반 기준선에서 가장 안쪽에서부터 가장 바깥쪽까지 45° 각도로 위치하고 있다. S자결장에서 가장 아랫부분의 반사점은 종골의 좌골신경과 맞닿기도 한다. (그림 24.9, p. 307)

신경분포(Innervation)

대장(L1).

테크닉(Technique)

S자상만곡의 반사점을 활성화해서 조직을 연하게 한 뒤, 바깥쪽이나 안쪽으로 후크나 백업 테크닉과 프레스 앤플렉스 테크닉을 적용하거나 원방향으로 마찰주기를 적용한다.

이차기관 및 해당 반사점 (Secondary Organs and Their Reflexes)

이차기관은 소화작용에 중요한 역할을 한다.

췌장(Pancreas)

설명/위치(Description/Loction)

장에서 분비되는 호르몬은 췌장으로 하여금 소화액을 분비하도록 한다. 췌장은 길게 늘어진 형태의 납작한 기관으로 복별 전면부에 위치하고 있으며, 허리 기준선 위의 심부 내에 위치하고 있기도 하다. 췌장은 내분비선과 소화기관의 기능을 모두 수행한다.

기능(Functions)

췌장은 내분비선(제22장 참고)과 외분비선의 기능을 모두 수행한다. 외분비선으로서 췌장은 췌액(탄수화물, 지방, 단백질 소화를 위한 효소 보유)과 알칼리화시키는 탄산수소염을 분비한다. 둘은 모두 소화작용을 돕는다. 췌관이 막히게 되면 심각한 질병/질환을 야기하게 된다.

췌장에는 미세한 특수 세포 조직이 있는데, 이를 랑기르한스 섬이라 한다. 이들은 췌장세포와 별도로 그 역할을 수행하며, 바다 위의 섬처럼 췌장 전반에 걸쳐서 분포하고 있다. 랑기르한스 섬은 내분비호르몬인 인슐린과 글로카곤을 생성하고 분비한다. 이 호르몬들은 탄수화물 대사작용에 필수적인 역할을 하며, 간, 근육, 지방조직에 영향을 준다.

신경분포(Innervation)

T7.

췌장 반사점(Pancreas Reflex)

췌장 반사점은 오른발의 존 1 내의 허리 기준선 위에 위치하고 있다. 이 반사점은 췌장이 정중선을 지나서 분포하면서 점점 좁아지면서 왼발의 존 1-4까지 걸쳐서 약 45° 각도 윗방향으로 분포하고 있다. (그림 24.4와 24.5 참고)

테크닉(Technique)

모든 핑거워크와 썸워크 테크닉과 다방향 테크닉, 프레스 앤플렉스 테크닉을 적용한다.

간(liver)

설명/위치(Description/Loction)

간은 신체에서 가장 큰 분비샘이다. 간 반사점은 위의 반대편에 위치하고 있으며, 횡경막 아래의 우복강 상부에 위치하고 있다.

기능(Functions)

간은 500종 이상의 기능을 수행한다. 이들 중 대표적으로 (1) 글루코젠 형태로 글루코즈를 보관 및 글리코젠을 글루코즈로 변환하여 식사와 식사 간의 혈중 포도당 수치 유지, (2) 혈액의 독소를 제거하고 독소 대사작용, (3) 아미노산에 요소 생성, (4) 혈장단백질 생성, (5) 노화된 적혈구 세포 제거, (6) 지방을 유화시키는 담즙 생성, (7) 철과 비타민 A, D, E, K(지용성 단백질) 보관 등의 역할을 수행한다.

신경분포(Innervation)

T5.

간 반사점(Liver Reflex)

간 반사점은 오른발의 모든 존 내의 허리 기준선과 횡경막 기준선 사이에 위치하고 있으며, 왼발의 존 1에 걸쳐서 분포하고 있다. 일부 반사점 지도에서는 간이 5개의 모든 존에 걸쳐서 분포하면서, 복강 전체를 채우고 있는 것으로 설명하기도 한다. 또한 어떤 반사점 지도에서는 해부학적 구조를 반영하여서, 간 반사점이 존 5에 두텁게 위치하면서 점차 좁아지는 것으로 묘사하기도 한다.

테크닉(Technique)

이 반사점은 간, 담관, 기타 주변조직을 완벽하게 활성화하는데 핵심적인 곳이다. 간 본체는 매우 두텁게 되어있고 위와 간만곡 반사점 부위는 간보다 뒷 부분에 위치하고 있다. 프레스앤플렉스를 포함한 모든 손가락 테크닉으로 이 중요한 반사점을 활성화할 수 있다. (그림 24.5)

쓸개(Gallbladder)

설명/위치(Description/Loction)

쓸개는 배 모양의 근육장기로 간에 붙어있으며, 수축하기도 하면서 담즙을 생성한다. 소장에서 분비된 호르몬으로 쓸개의 담즙 생성을 촉진한다.

기능(Functions)

담즙은 총담관을 통과해서 십이지장으로 유입되어서 지방의 소화를 돕는다. 담즙은 담즙염, 쓸개즙 색소, 콜레스테롤, 전해질 등이 함유되어 있다. 과도한 담즙은 결정을 형성해서 담석을 생성한다. 담석은 총담관을 막아서 황달을 야기한다.

신경분포(Innervation)

T4.

쓸개 반사점(Gallbladder Reflex)

쓸개 반사점은 존 3이나 4(발 크기에 따름) 내의 허리기준선과 횡경막 기준선 사이에서 허리 기준선보다 1/3가량 떨여져서 간 반사점 내(오른발에만 위치)에 위치하고 있다. 발바닥면과 발등면 모두에서 접근할 수 있다. (■ 그림 24.10, p. 308)

테크닉(Technique)

- 쓸개 반사점에 원을 그리면서 마찰을 주고 다방향 썸워크와 핑거워크를 발바닥면과 발등면에서 적용한다.
- 후크와 백업 테크닉으로 발바닥면의 쓸개 반사점에 깊은 압을 전달한다. 왼손의 손가락 끝을 오른발 발등에 두고, 엄지손가락은 발바닥면에 둔다. 허리기준선과 횡경막 기준선 사이를 3등분한 뒤, 엄지손가락을 허리기준선에서 1/3 떨어진 지점(엄지

소화기관 테크닉(Digestive System Techniques)

소화기관 및 이차기관 반사점을 위한 테크닉

아래 그림에서 제시된 테크닉과 함께, DVD의 "발 반사요법"에서는 엄지발가락과 정중선(입, 치아, 혀, 식도 반사점)과 복부 및 골반 부위(소화기관 반사점과 이차기관 반사점)을 활성화하기 위한 여러 테크닉을 시연하고 있다. 이 테크닉이 능숙해지면, 고급 단계의 테크닉을 익혀보도록 하자.

테크닉: 입, 인두, 치아, 혀 반사점

엄지손가락(또는 다른 손가락)을 엄지발가락의 중앙부분에 둔다. 5개의 모든 존을 바깥쪽으로 엄지발가락을 가로질러서 썸워크나 핑거워크 해준다. (■ 그림 24.3)

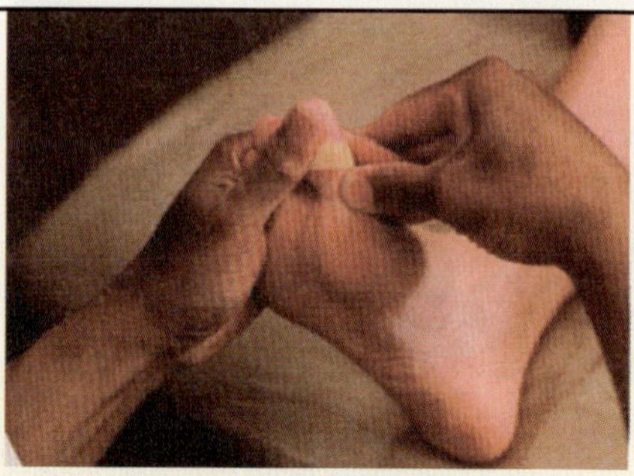

그림 24-3 입, 인두, 치아 혀 반사점

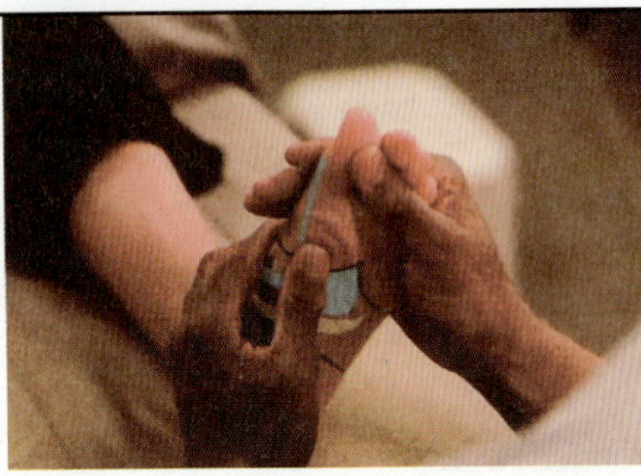

그림 24-4 식도, 위, 췌장 반사점

테크닉: 식도, 위, 췌장 반사점

엄지손가락(또는 다른 손가락)을 식도 반사점 위에 둔다. 척추 반사점을 따라서 핑거워크나 썸워크를 하면서 식도 반사점과 인두(목구멍) 반사점을 활성화시킨다. 인두 반사점이 끝나는 부분인 후두부 반사점에서 멈춘다. (■ 그림 24.4)

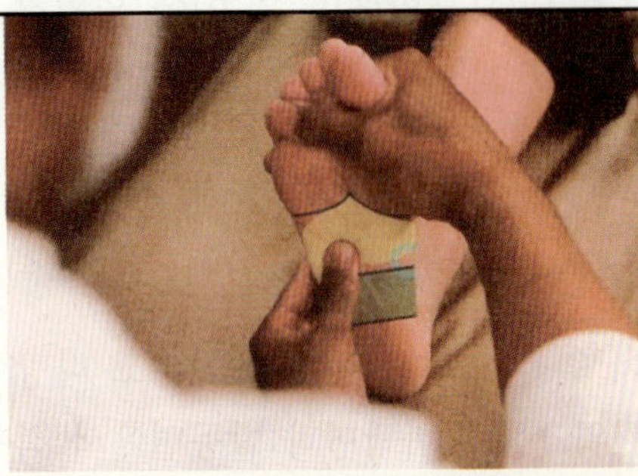

그림 24-5 간, 췌장, 십이지장, 소장 반사점

테크닉: 간, 췌장, 십이지장, 소장 반사점

왼발에서, 허리 기준선에서부터 횡경막 기준선가지 썸워크, 핑거워크, 프레스앤플렉스와 같은 테크닉을 적용해서, 간, 췌장, 십이지장, 소장 반사점을 활성화시킨다. 오른발에도 똑같이 적용해서 간과 췌장 반사점을 활성화시켜준다. 양발의 골반기준선에서 허리기준선에 위치한 소장 반사점을 활성화시킨다. (■ 그림 24.5)

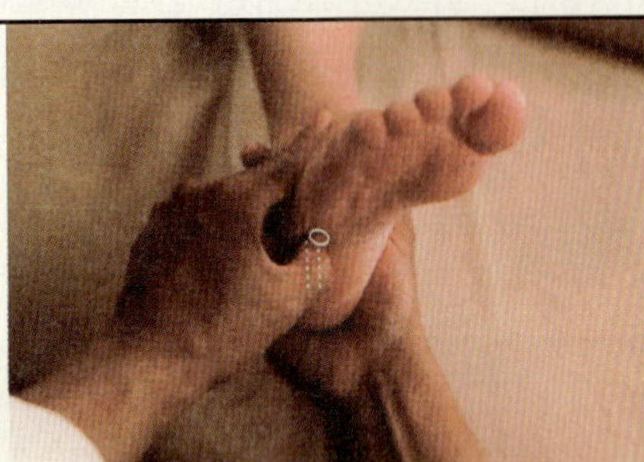

그림 24-6 회맹판/충수 반사점

테크닉: 회맹판/충수 반사점

왼손의 손가락 끝을 오른발 발등에 두고 엄지손가락을 발바닥에 둔다. 엄지손가락을 존 4 내의 골반 기준선과 허리 기준선 사이의 중간에 둔다. 엄지손가락을 부드럽게 반사점 안쪽으로 롤링한다. (■ 그림 24.6)

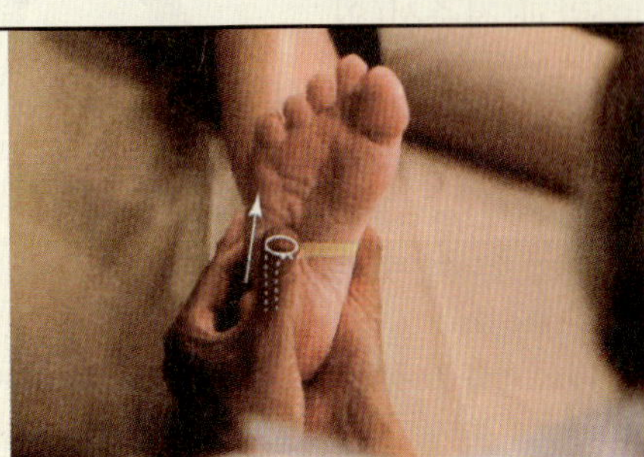

그림 24-7
상행결장, 간 만곡부 횡행결장 반사점

테크닉: 상행결장 및 간 만곡부 반사점

엄지손가락을 오른발의 회맹판/충수 반사점에 둔다. 상행결장 반사점을 허리 기준선의 존 5 방향으로 따라 올라가면서 핑거워크나 썸워크 해준다. 간 만곡부 반사점에 멈춘다. (■ 그림 24.7)

테크닉: 횡행결장, 비만곡, 하행결장, S상만곡, 직장, 항문 반사점

오른발의 횡행결장반사점에 썸워크를 적용한 후, 왼발로 이동하여서 비만곡 반사점까지 썸워크를 적용한다. (■그림 24.8) 하행결장반사점에서 S상만곡, 직장, 항문 반사점까지 썸워크나 핑거워크를 해준다.

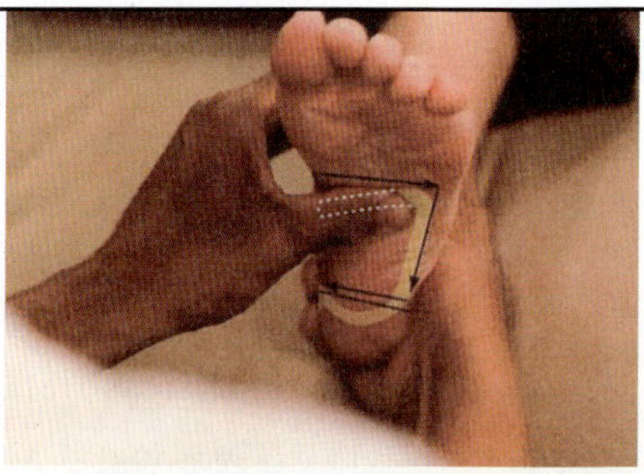

그림 24-8 횡행결장, 비만곡, 하행결장, S상 만곡, 직장, 항문 반사점

테크닉: S자결장 반사점

왼발을 오른손으로 안정화시킨다. 엄지손가락으로 S자결장 반사점 안쪽으로 후크와 백업 테크닉을 적용한다. (■그림 24.9)

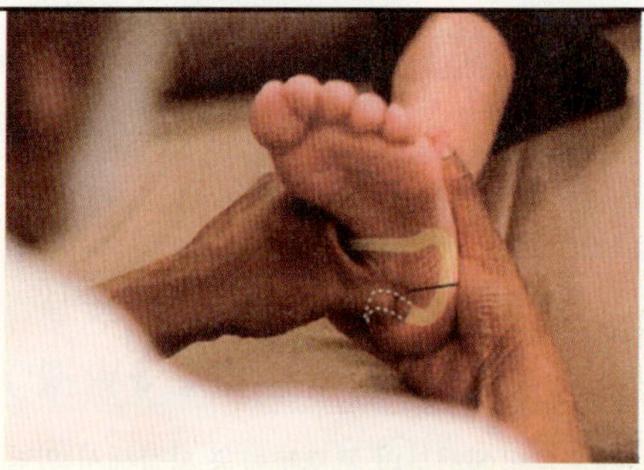

그림 24-9 S자결장 반사점

테크닉: 쓸개 반사점

오른발을 왼손으로 안정화시킨다. 엄지손가락으로 쓸개 반사점 안쪽으로 후크와 백업 테크닉을 적용한다. (■그림 24.10)

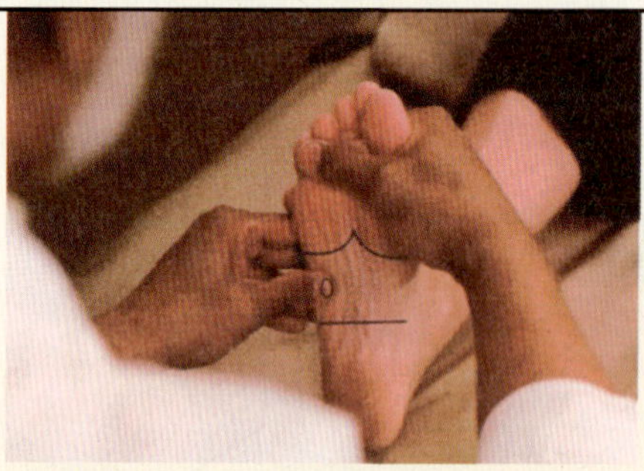

그림 24-10 쓸개 반사점

발가락 방향)에 둔다. 쓸개 반사점 위에 엄지손가락을 두고, 해당 부위의 유연함을 확인하기 위하여 부드럽게 눌러준다.

- 프레스앤플렉스 테크닉은 임상연구 및 거친 발에 후크 및 백업 테크닉보다 더 깊은 압을 전달할 수 있다. 발을 안정화시킨 상태에서, 후크와 백업 테크닉을 적용한다. 동시에, 발을 바깥쪽에 안쪽으로 접어준다. 제 5 중족골을 제 4 중족골과 제 3 중족골과 함께 발의 가동성에 따라 함께 구부려준다. 반사점이 연할 수 있으므로, 처음에는 부드러운 압을 가하면서 시작한다.

소화기관 프로토콜(Digestive System Protocol)

반사요법은 소화기관의 기능을 증진한다. 이완된 신체는 스트레스가 줄어들고 호르몬 생성을 정상화하며 결장의 탄성을 높인다. 적절한 수분과 섬유질이 적절한 배변활동에 필수적이다. 표 24.3은 소화기관 프로토콜 체계를 보여주고 있다. ■그림 24.11은 소화기관 프로토콜을 설명하고 있다. 많은 건강 상의 문제는 부록 E 증상별 테라피 참고자료에서 볼 수 있듯이 반사요법으로 완화할 수 있다. "임상사례: 반사요법과 소화기질환"에서는 반사요법이 고지혈증, 변비, 분변실금에 주는 효과를 설명하고 있다.

표 24.3 반사요법을 왜 배우는가?

반사점	테크닉/효과
횡경막	횡경막 릴랙세이션을 모든 존에 걸쳐서 적용한다. 횡경막은 주요 보조반사점 중 하나이다. 필요한만큼 반복해서 적용한다. 다른 릴랙세이션 테크닉을 적용해서 깊은 휴식을 돕고 스트레스를 완화하며 소화기관을 마사지할 수 있는 호흡을 증진한다. (제14, 21장)
릴랙세이션 테크닉	프로토콜 사이사이에 적용하면서 깊은 휴식을 돕는다.
척추(전체)	척추 반사점 전체를 활성화해서 휴식을 돕고 전에 소화관의 신경을 활성화한다. 척추는 주요 보조반사점 중 하나이다. 자주 반복해서 적용한다. (제16장)
부신	이 보조반사점을 스파이널 워크를 통해서 활성화면서 필요한만큼 자주 반복해서 적용하여서 근육 탄성을 높이고 스트레스를 완화한다. (제22장, 본 장)
입, 인두, 식도	엄지발가락, 특히 엄지발가락 중간부분과 경추 반사점(인두, 식도)를 활성화한다. 왼발에 적용할 때에는 존 1의 목구멍 반사점에서부터 위 반사점까지 활성화한다. (본 장)
간, 쓸개, 췌장, 십이지장, 위, 부신	핑거워크 및 썸워크 테크닉을 상부 복부 전체의 반사점에 적용한다. 오른발: 간, 쓸개, 췌장, 부신, 십이지장, 위. 왼발: 위, 췌장, 부신 (본 장)
소장, 대장	복부 하부 및 골반 부위의 반사점에 핑거워크와 썸워크를 적용한다. 오른발: 회맹판, 상행결장, 간 만곡부, 횡행결장. 왼발: 횡행결장, 비만곡, 하행결장, S자상만곡, 직장, 항문, S자결장. (본 장)

참고: 오른발에서부터 프로토콜을 시작해서 왼발로 이동한다. 각 발의 모든 반사점을 활성화한다. 발에 위치한 특정 빈사점 위치를 확인한다.

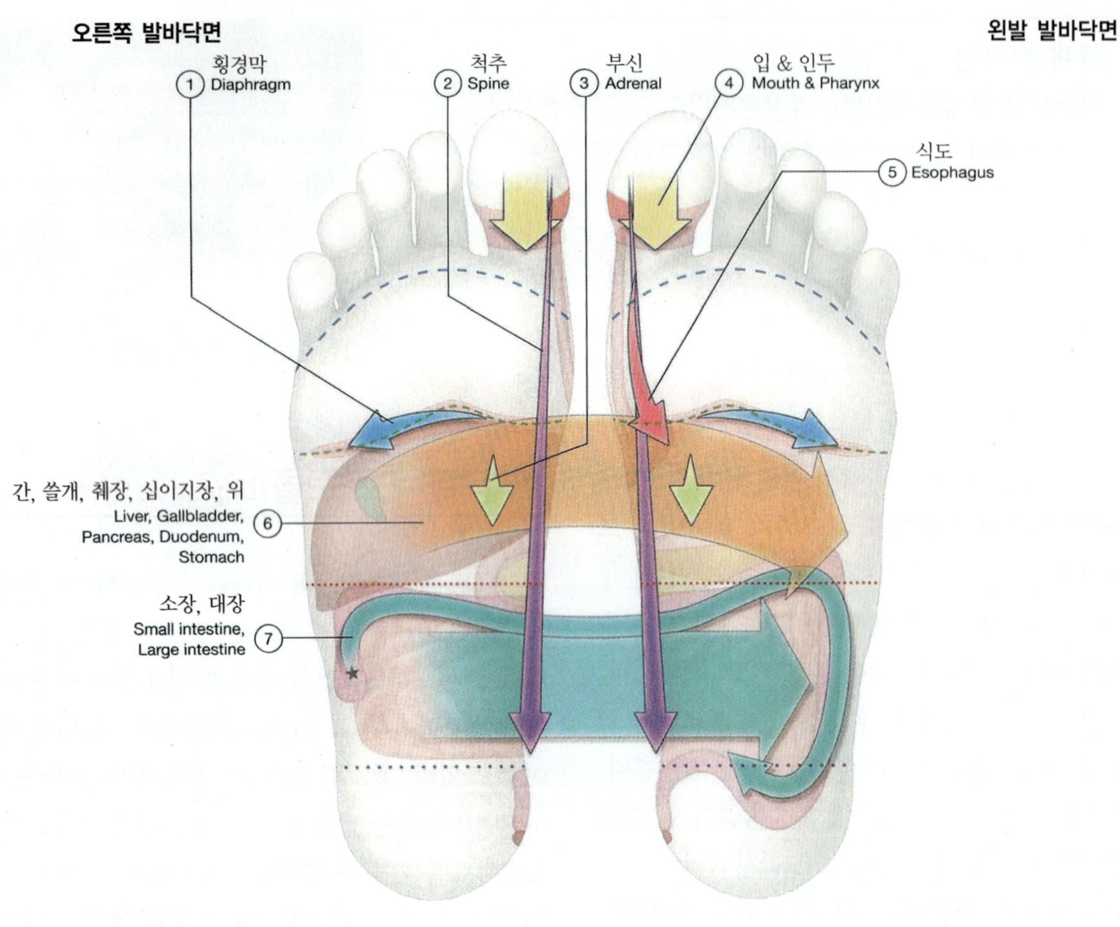

그림 24-11
소화기관 프로토콜

임상사례 (Clinical Perspective)

반사요법과 소화기질환(Reflexology and Digestive Challenges)

여러 연구 및 사례를 통해서 반사요법이 담낭염과 담석증(쓸개관의 감염 및 담석 축정), 고지혈증(고 콜레스테라롤), 배앓이, 대장염, 변비, 설사, 위염, 담낭질환 및 담석증, 과민성 대장증후군 등의 소화기질환에 효과적임을 알 수 있다. 다음은 이를 뒷받침할 수 있는 대표적인 연구사례이다.

고지혈증 완화(높은 혈중 지방량, 고 콜레스테롤)

중국의 The People's Hospital of Hubei Province, and Xianning college of Medicine에서는 4년 이상에 걸쳐서 반사요법에 혈중 지방량에 미치는 영향을 연구했다. 비교 연구는 186명(남성 126명, 여성 60명)을 대상으로 진행했다.

- 그룹 A는 반사요법을 뇌, 심장, 폐, 간, 쓸개, 위, 지라, 췌장, 흉선, 외분비기관의 반사점에 적용하였다. 세션은 족욕으로 시작해서 일주일에 4-5회씩 매일 30-40분 가량 진행하였다. 참가자들은 세션을 마친 후 수분을 섭취했다. 트리트먼트 한 코스는 20세션으루 구성되었다.
- 그룹 B는 의료진의 처방을 받은 운동은 일주일에 4-5회씩 매일 24분 가량 진행하였다. 한 코스는 24주동안 이루어졌다.
- 그룹 C는 후두부전면부에 전류를 적용하는 세션을 15분 가량 진행하면서 이온도입 테라피를 실시했다. 한 코스는 20개의 세션으루 구성되었다.
- 그룹 D는 2주 가량 약물치료를 받은 후, 복용량을 줄였다.

그룹 C를 제외하고서, 모든 그룹이 콜레스테롤 농도가 현저히 줄어들었음을 알 수 있었다.

출처: Gui, Li, Huang, xiao, Chen, Gu, et al. (1998). "Comparative Study on the Treatment of Hyperlipernia with Four Therapies." China Reflexology Symposium Report, Beijing: China Reflexology Association, pp. 34-37. As reported in the Reflexology Analysis Document, Study Number #25.

변비와 분변실금(변실금)

분변실금(또는 변실금)은 주로 만성변비의 이차증상으로 나타난다. 전통적으로 관장을 통해서 유아의 변비를 완화할 수 있다. 영국에서 진행한 연구에 따르면 반사요법을 통해서 변실금 및 만성 변비를 진단받은 아동환자의 증상을 완화하였음을 알 수 있었다.

이 연구는 변실금/만성 변비를 진단받은 50명의 아동(3-14세 사이)을 대상으로 진행했다. 아동 환자들은 6주에 걸쳐서 반사요법을 30분씩 6개의 세션을 통해 받았다. 환자의 부모들은 세션 시작 전, 진행 중, 그리고 마친 후, 아동들이 대장의 움직임과 분변의 상태에 응답하는데 도움을 주었다. 부모들은 반사요법 사전 및 사후의 아동의 태도에 대하여 별도의 설문지를 제출하기도 했다.

50명의 환자 중 48명이 세션 진행을 완료했다. 관찰 결과, 장의 움직임이 상당히 증가하였으며, 분변의 배출이 상당이 줄어들었고, 부모들은 반사요법으로 인한 자신의 자녀들의 상태에 만족감을 표했다. 이에 따라, 반사요법이 아동의 변실금 및 변비 치료에 효과적인 방법이라는 것을 알 수 있었다.

출처: Bishop, McKinnon, Weire, and Brown (2003). "Effects of Reflexology in the Management of Encopresis and Chronic Constipation," Paediatric Nursing, March 4. Paediatric-nursing.rcnpublish.co.uk/resources/archive/GetArticle-ById.asp?ArticleID=843 (accessed December 15, 2009)

요약 (Summary)

- 소화기관의 직접반사점은 소화관 전체로, 입, 치아, 혀, 인두, 식도, 위, 췌장, 간, 쓸개, 소장, 대장이 해당된다.
- 소장 반사점은 십이지장, 공장, 회장 반사점이 해당된다.
- 대장 반사점은 회맹판/충수, 상행결장, 간 만곡부, 횡행결장, 비만고, 하행결장, S자만곡, S자결장, 직장, 항문 반사점이 해당된다.
- 소화기관의 보조반사점은 횡경막, 척추, 부신 반사점이다.
- 후크와 백업 테크닉, 프레스앤플렉스 테크닉으로 회맹판, 충수, 맹장, 간 만곡부, 비만곡, S자결장, 쓸개 반사점을 활성화하는데 효과적이다.

배운 내용 점검하기 (How much did you learn?)

실습하기

후크 테크닉, 백업 테크닉, 프레스앤플렉스 테크닉을 다음의 반사점에 적용해보자.

- 간 만곡부
- 비만곡
- S자결장 (특수 반사점)
- 쓸개
- 회맹판/충수

다음의 반사점을 순서대로 그 위치를 확인하고, 소화기관 반사점 프로토콜 내에서 각 반사점을 활성화하기 위한 1개 이상의 테크닉을 실습해보자.

- 횡경막
- 척추 전체
- 부신
- 입
- 치아
- 혀
- 인두
- 식도
- 위
- 간
- 쓸개
- 췌장
- 소장
- 십이지장

- 회맹판
- 충수/맹장
- 상행결장
- 간 만곡부
- 횡행결장
- 비만곡
- 하행결장
- S자상만곡
- S자결장
- 직장
- 항문

해당 내용 연결하기

왼쪽 열에 위치한 용어에 대한 올바른 설명을 연결하라.

_______ 1. 유미즙
_______ 2. 십이지장
_______ 3. 식도
_______ 4. S자상만곡
_______ 5. 공장
_______ 6. 대장
_______ 7. 소장
_______ 8. 위
_______ 9. 쓸개
_______ 10. 간

a. 음식물을 위에 전달하는 괄약근
b. 접힐 수 있으며 영양소를 흡수하는 융모가 있음
c. 음식물을 받아들이고 효소를 분비하여 소화작용을 함
d. 소화될 수 없는 물질이 들어가는 5피트 길이의 관
e. 부분적으로 음식의 소화된 물질
f. 담즙을 생성하고, 지용성 비타민을 보관하며, 체내 독소를 해독함
g. 소장의 처음 10인치 길이의 부위, 췌장의 효소를 전달받음
h. 배변을 위하여 직장이 됨
i. 위를 떠난 유미즙이 이동하는 곳
j. 담즙을 도움

객관식 문항

1. 췌장에 대한 설명으로 옳은 것은 무엇인가?
   a. 탄수화물, 지방, 단백질을 소화시키는 췌액을 분비한다.
   b. 인슐린과 글루카곤과 같은 호르몬을 생성 및 분비한다.
   c. 양 발에 반사점이 위치하고 있다.
   d. A와 B
   e. A와 C
   f. 위의 모두

2. 소화관의 역할에 해당하는 것은 무엇인가?
   a. 섭취와 저작
   b. 소화
   c. 흡수
   d. 섭취, 소화, 흡수, 배변

3. 다음 중 간에 대한 옳은 설명은 무엇인가?
   a. 신체에서 가장 큰 분비선
   b. 500종 이상의 역할을 수행

c. 철과 지용성 비타민 보관
d. A와 C
e. 위의 모두

4. 소화기관의 이차기관 반사점에 해당하는 기관은 무엇인가?
a. 간, 쓸개, 췌장
b. 간, 쓸개
c. 췌장과 모든 분시샘
d. 위, 췌장, 간, 쓸개

5. 소화는 입에서부터 시작된다. 이 문장은
a. 참이다.
b. 거짓이다.

6. ___반사점은 양발의 골반 기준선에서 허리 기준선까지 위치하고 있다.
a. 간 만곡부
b. 회맹판/충수
c. 대장
d. S자결장

7. 소화기관의 보조반사점에 해당하는 기관은 무엇인가?
a. 횡경막과 척추
b. 모든 분미샘
c. 횡경막, 척수, 부신
d. 췌장과 쓸개

8. 부분적으로 소화된 음식물이 ___를 통해서 소장으로 들어간다.
a. 십이지장
b. 공장
c. 회장
d. 위의 모두

9. 위 반사점은 왼발에 위의 85% 가량, 오른발에 위의 15% 가량 위치하고 있다. 이 문장은
a. 참이다.
b. 거짓이다.

10. 다음 중 S자상만곡과 쓸개 반사점을 활성화하는데 효과적인 테크닉은 무엇인가?
a. 후크와 백업 테크닉, 프레스앤플렉스 테크닉
b. 맥박
c. 발등표면에만 적용하는 테크닉
d. 마사지

빈칸 채우기

다음 그림에 나타난 반사점 위치를 표시하라.

입, 인두
치아, 혀
식도
위
십이지장
간
쓸개
췌장
소장 전체
회맹관
충수/맹장
상행결장
간 만곡부
횡행결장
비만곡
하행결장
S자상만곡
S자결장
직장
항문

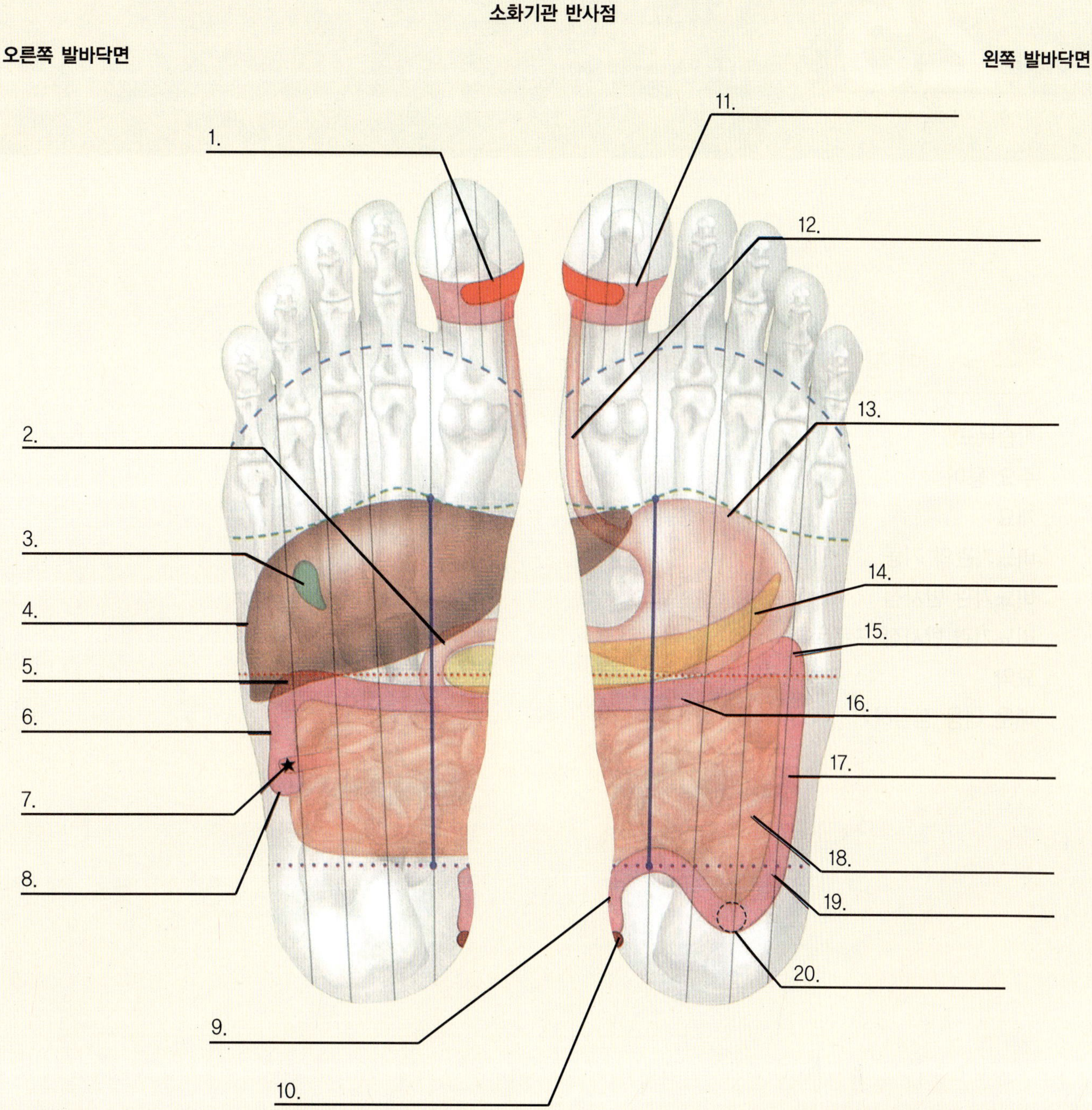
소화기관 반사점
오른쪽 발바닥면
왼쪽 발바닥면
1.
2.
3.
4.
5.
6.
7.
8.
9.
10.
11.
12.
13.
14.
15.
16.
17.
18.
19.
20.

제 25 장 비뇨기관 (Urinary System)

이 장의 개요 (Chapter Highlights)

학습목표
주요 용어
개요
비뇨기관의 기능
비뇨기관 반사점
비뇨기관 반사점 프로토콜
요약
배운 내용 점검하기

학습 목적 (Learning Objectives)

1. 이 장의 주요 용어와 그 의미를 이해한다.
2. 비뇨기관의 주요 기능 6가지를 설명한다.
3. 비뇨기관의 위치를 확인한다.
4. 발에서의 비뇨기관 반사점 위치를 확인한다.
5. 비뇨기관에 대한 건강 상의 문제 5가지를 설명한다.
6. 비뇨기관의 직접반사점과 보조반사점을 제시한다.
7. 발에 적용하는 기본적인 비뇨기관 프로토콜을 실습한다.

주요 용어 (Key Terms)

네프론 370
독성 노폐물 368
독소 368
방광 368
방광 반사점 375
배출 368
배뇨작용 371
비뇨기관 368
신막 370
신수질 370
신우 370
신장 370
신장 반사점 375
신피질 370
실금 372
정화 368
지방조직 375
요관 반사점 375
요관 368
요도 368
요도 반사점 376

반사요법 실전

DVD 플레이리스트:

- 발 반사요법

개요(Overview)

비뇨기관은 노폐물을 수집하고 배출하는 신체기관이다. **신장**(소변을 생성하는 필터 조절), **요관**(노폐물을 운반하는 관), 방광(소변 보관), **요도**(소변을 방광에서 체외로 배출시키는 튜브형태의 기관)으로 구성된다. ■그림 25.1을 참고한다.

신장의 올바른 활동은 삶의 질에서 필수적이다. 임상연구에서는 전문 반사요법을 통해서 신장의 혈액순환이 활성화되었음을 보여주고 있다. 정확하게 비뇨기관 반사점의 위치를 파악하고 활성화하는 능력과 해부학적 및 생리학 지식을 갖춘다면, 전문 반사요법 치료사는 비뇨기질환 치료에 일조할 수 있다.

비뇨기관(Urinary System)

설명 – 비뇨기관과 신장은 다음과 같은 6가지 기능을 수행한다: 수분 배출, 신장의 혈중 구성요소 감독, 신장의 적절한 혈액량 유지, 신장의 혈중 pH 감독, 신장의 혈압유지, 신장의 적혈구세포 생성 활성화
일차기관 – 신장, 요관, 방광, 요도
직접반사점 – 신장, 요관, 방광, 요도
반사점의 위치 – 양쪽 신장의 반사점은 종단힘줄의 바깥쪽과 존 2와 3 내의 허리기준선을 가로질러서 위치하고 있다. 요관 반사점은 하부 신장에서 벗어나와서 종단힘줄 안쪽을 따라서 방광으로 연결된다. 방광 반사점은 신체의 정중선 내의 골반 기준선과 그 위에 위치하기 때문에, 각 발의 절반 정도를 차지한다. 요도 반사점은 이등분 되는 지점인 미골 반사점의 존 1 내에 위치하고 있다.
보조반사점 – 부신, 흉추 반사점(T11–T12), 요추 반사점, 뇌하수체반사점(신장결석의 경우)
건강 상의 문제 – 부종, 통풍, 고혈압, 실금, 신장결석, 요로감염증. 이외에 부록 E: 증상별 테라피 참고자료를 확인한다.

비뇨기관의 기능(Functions of the Urinary System)

신체가 대사활동으로 인한 부산물을 생성하면서 신체에 물리적 및 화학적 변화가 일어나게 된다. 신장, 비뇨기관, 피부, 폐, 간은 노폐물과 **독소**, **독성 노폐물**(독)을 신체에서 제거하기 위하여 끊임없이 움직인다. 폐는 이산화탄소를 호흡을 통해 배출하고, 피부는 수분과 나트륨을 땀을 통해 배출한다. 간(소화기관)은 쓸개급 색소와 노폐물을 배변활동을 통해 배설한다. 비뇨기관은 노폐물(소변과 수분에 용해된 질소 노폐물)을 배설한다.

노폐물은 혈류를 통해 들어와서 전신에 흐르게 된다. 혈액은 각각의 신장을 통과하는데, 신장은 혈액을 정화하고 독소와 노폐물을 신체에서 소변으로 제거하는데 필수적인 역할을 하는 장기이다. 신장의 역할은 혈액을 거르는 역할로 매우 중요한 역할을 담당하고 있다. 신장은 1분에 1쿼터의 혈액을 거르며, 한시간에는 60쿼터의 혈액을, 24시간 동안에는 1,440쿼터(360갤런)의 혈액을 거른다. 신장의 이와 같은 놀라운 필터 능력과 비뇨기관의 역할은 노폐물을 제거하고, 신체를 건강한 상태로 유지하는 것이다. 신장의 기능부진은 체내 독성을 그대로 유지하게끔 하여서 수명을 단축시킨다.

일차적인 역할이 배출하는 것이라면, 비뇨기관은 다음과 같은 6가지 기능을 수행한다:

1. 신장은 소변, 요산, 기타 노폐물과 같은 질소 부산물을 분비한다.
2. 신장은 적절한 혈액량을 유지한다. (신체에서 배출되는 수분량을 조절)
3. 신장은 전해질 배출을 조절하여서 혈중 구성요소를 조절한다.
4. 신장은 혈중 pH를 유지하는데 기여한다.
5. 신장은 혈압을 유지하는데 기여한다.
6. 신장은 적혈구세포 생성을 활성화하는데 기여한다.

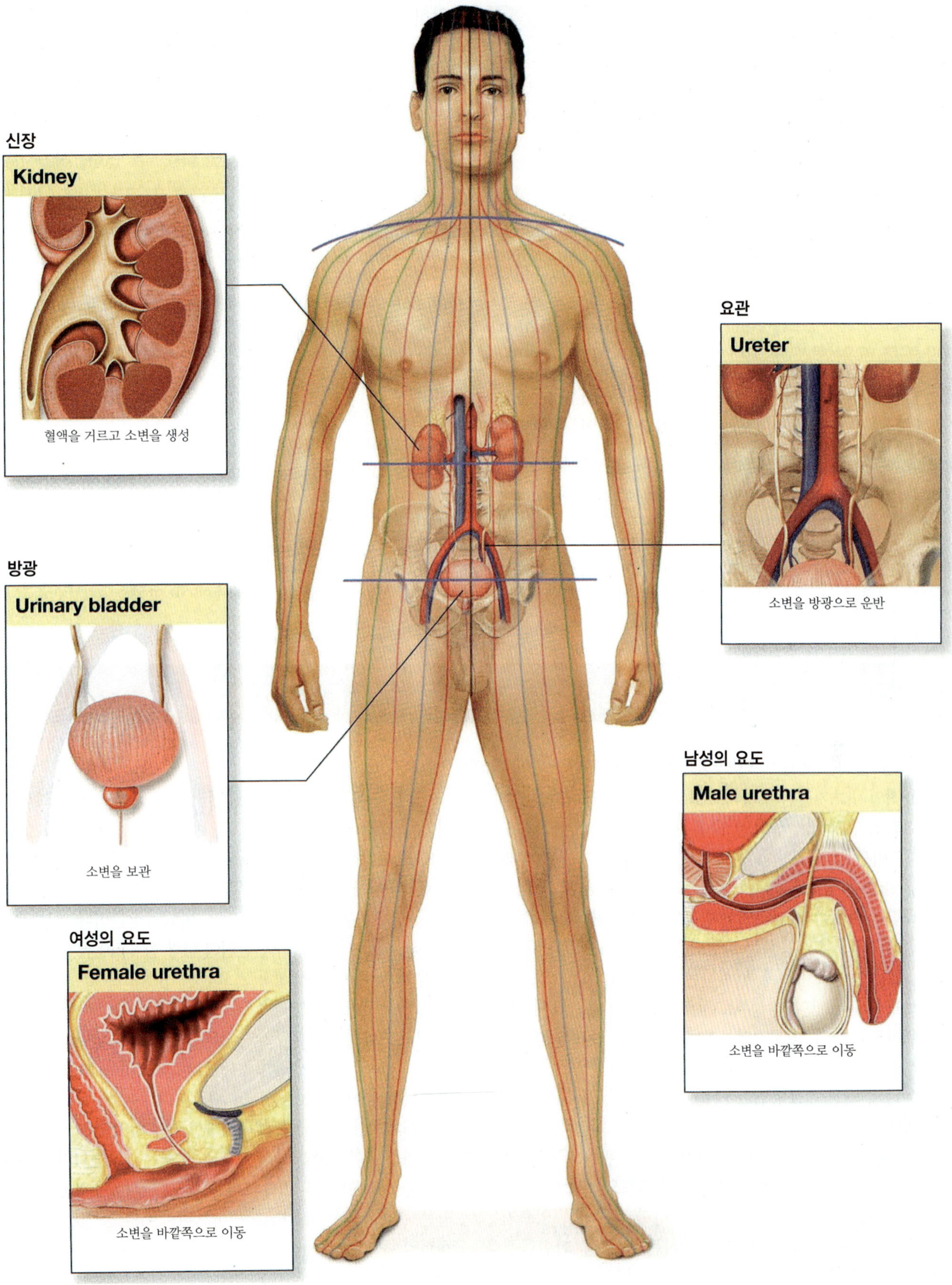
신장
Kidney
혈액을 거르고 소변을 생성
요관
Ureter
소변을 방광으로 운반
방광
Urinary bladder
소변을 보관
남성의 요도
Male urethra
소변을 바깥쪽으로 이동
여성의 요도
Female urethra
소변을 바깥쪽으로 이동

그림 25-1
비뇨기관

표 25.1 비뇨기관

장기	기능
신장	소변 생성
요관	소변 운반
방광	소변 보관
요도	소변 제거

비뇨기(Urinary Organs)

신장 (Kidneys)

신장은 소변을 생성하는 반면, 다른 비뇨기관은 소변을 제거한다. (■ 표 25.1)

신장은 적갈색의 콩 형태의 장기로 2개의 신장이 한 쌍을 이루고 있으며, 크기는 주먹만하다. (색상과 형태면에서 강낭콩을 닮았다.) 각각의 신장은 요추 부위에 등심부 내에서 허리보다 약간 윗쪽에 각각 오른쪽과 왼쪽에 위치하고 있다. 좌신장은 우신장보다 약간 위쪽에 위치하고 있다. 각각의 **신장**은 **신막**이라 불리는 결합조직으로 연결되어 있다. 갈비뼈 하단은 신장을 보호하는 역할을 한다. 등에 강한 충격을 가하면 신장을 제자리에서 벗어나게 할 수 있는데, 이를 뜬콩팥이라 부르기도 한다.

각각의 신장은 세 부위로 나눌 수 있다. 신장 외부의 거칠거칠한 층은 혈관과 세관으로 구성되어 있는데 이를 **신피질**이라 한다. 신장 중간의 반지름방향으로 줄이 나있는 부위를 **신수질**이라 한다. 신장의 내부 또는 내강은 요관과 연결되어 있는데, 이를 **신우**라 한다.

각각의 신장에는 100만개 이상의 **네프론**이라 하는 미세조직이 있다. 네프론은 소변을 생성하는데, 이 소변은 신우로 운반되어 모이게 된다. 소변은 신우를 통과해서 요관이라 하는 길고 좁은 관으로 이동하게 된다. 각각의 요관은 성인의 경우, 약 25cm(9–10인치)의 길이로 되어 있다. 연동수축운동을 통해서 소변은 방광으로 1분에 1–5회 가량 분출하면서 이동하게 된다. 연동수축운동은 이와 무관하게 계속해서 진행된다. 방광은 소변

웰빙 스포트라이트(Spotlight on Wellness)

요로감염과 신장결석(Urinary Tract Infection and Kidney Stones)

대표적인 비뇨기질환 두가지로 요로감염과 신장결석이 있다. 요로감염 증상이 발생하면, 충분한 양의 수분을 섭취하도록 한다. 이를 통해 소변을 희석하고, 감염을 야기하는 박테리아를 소면을 통해서 배출하는데 도움을 주며, 감염으로 인한 불쾌감을 줄여준다. 카페인이 함유된 음료와 탄산음료 섭취를 피한다. 이와 같은 음료는 방광벽을 자극하기 때문이다.

신장은 반드시 보호해야 하는 기관이다. 즉시 의료진의 진료를 받도록 한다. 항생제로 감염의 원인이 되는 박테리아를 사멸하도록 한다. 요로감염을 일으키는 박테리아가 항생제에 내성을 보인다는 것은 널리 알려져 있다. 오랫동안 항생제를 복용하게 되면 치료방법에 제한을 주고 감염의 위험을 높일 수 있다.

크랜베리(덩굴월귤)은 건강한 비뇨기관을 유지하는데 도움을 준다. 양질의 크랜베리는 요로(요도와 방광)에 붙어서 요관을 따라 올라가서 신장에 이르기까지 감염을 일으키는 병원균인 대장균의 활동을 저해하는 식물성 화합물질을 함유하고 있다.

양질의 무설탕 100% 크랜베리 주스를 매일 한컵씩 섭취하거나 크랜베리 농축엑기스를 매일같이 섭취하도록 한다. 감염을 예방하는 것이 신체의 총체적인 필터기관인 신장을 보호하는 최선의 방안이다.

신장결석은 대표적인 또다른 비뇨기질환이다. 시트러스계통의 주스에는 천연 구연산염이 다량 함유되어 있어서, 소변 중의 더 많은 산을 생성하고 요산의 산성도를 낮춘다. 2008년 발표된 International Urology and Nephorlogy, Vol. 40, No. 3에서는 레몬주스가 결석생성을 억제한다고 전했다. 이 연구에서는 "식이요법에 더 많은 중요성을 두어서" 신장결석 형성을 예방해야 한다고 주장했다.

우리가 접하는 제품 선택의 중요성이 점차 높아지고 있다. 상용제품은 화합물과 여러 형태의 당을 추가하게되며, 이러한 성분들이 레이블에 표시되지 않기도 한다. 유기농 재료로 만든 주스와 파슬리와 같은 허브티로 부작용 없이 신체를 정화할 수 있다.

출처: www.webmd.com/a-z-guides/features/cut-urinary-tract-infections-rsks?page=1, www.webmd.com/a-zguides/features/cut-urinary-tract-infections-risk?page=2 (accessed July 9, 2007) Balch and Balch (2000). Prescription for Nutritional Healing. Avery, pp. 95, 216–219)

임상사례 (Clinical Perspective)

반사요법과 신장결석(Reflexology and Kidney Stoes)

몇 년 전, 코펜하겐의 Glostrop Hospital의 연구진들은 반사요법이 결석 환자들의 급성 통증 완화에 도움을 준다는 사실을 입증해냈다. 30명의 환자들이 이 연구대상으로 참여하였으며 동일한 숫자로 구성된 3개의 그룹으로 나누어졌다. 첫번째 그룹은 반사요법 트리트먼트를 받았고, 두번째 그룹은 플라시보 트리트먼트를 받았으며, 세번째 그룹은 조절군으로 나누어졌다.

5분 내에 통증이 완화되지 않았을 경우, 트리트먼트는 진통제 처방으로 대체되었지만, 5분 내에 통증완화 효과를 본 환자의 경우 10분 가량 트리트먼트를 계속해서 진행했다. 실험결과 반사요법 트리트먼트를 받은 그룹의 10명 중 9명이 트리트먼트 후 1시간 가량 완전하게 통증이 완화되었음을 느꼈으며, 이중 5명의 환자들은 4시간 동안 통증이 완화된 것을 느꼈다.

이 연구를 진행한 의학박사 Niel Baekgaard와 Vibe Hansen은 "반사요법 트리트먼트를 급성 요관결석증 환자에게 적용하였을 때, 통증 완화효과가 있다."고 결론을 내렸으며, 바랄긴(대표적인 진통제)에 비교하였을 때, 반사요법이 실제로 통증 완화에 빠르게 작용하였으나 지속시간을 짧았다고 주장했다.

출처: Eriksen (1993). "Reflexology use in (Pain Caused by) Ureter and Kidney Stone Attacks," *Danish Reflexologist Association Research Committee Report* (Feb. 1995; originally published in *Zonetherapeuten* 6). www.reflexology-research.com/Abstracts.html#pgfld-425042 (accessed January 12, 2010). www.internethealthlibrary.com/Therapies/Reflexology-Research%20.htm#Reflexology&KidneyStones (accessed January 12, 2010).

이 배출될 때까지 보관하게 된다.

방광은 탄력성이 좋은 근육기관으로 소변을 보관하고 배뇨작용을 돕는다. 배뇨가 될 때, 소변이 방광에서 요도를 통해서 체외로 배출된다. 얇은 벽으로 된 요관은 소변배출 또는 **배뇨작용**을 조절하는 외부 매커니즘 (요도 괄약근)을 가지고 있다.

요도의 기능과 방광의 건강

(Functions of the Urethra and Bladder Heaith)

여성의 경우, 요도는 약 4cm 길이(1-3/4인치)로 질과 항문 근처에 위치하고 있다. 질과 항문의 박테리아가 요도를 통해 체내로 들어가서 방광감염을 일으킬 수 있다. 이러한 감염은 요도를 따라 윗방향으로 이동하면서 신장감염을 발생시킬 수 있다. 모든 감염은 심각한 것으로 신장조직에 상처를 남겨서 신장기능을 저해하게 된다. 시간이 지난 후, 상처조직은 신장 기능의 저하 및 손실을 일으키고, 심각하면 심혈관질환의 원인이 되기도 한다. "웰빙 스포트라이트: 요로감염과 신장결석"을 참고하도록 하자.

남성의 요도는 방광의 목부분에서부터 남근의 끝부분까지 위치하고 있으며, 그 길이는 7-8인치 (18-20cm)정도가 된다. 방광에서 아랫방향에 위치하고 있는 전립선을 통과해서 두 가지 기능을 수행하는 남근으로 연결된다. 소변은 배뇨작용을 통해 앞서 이야기된 통로로 배출된다. 요관은 생식활동 시 정액을 운반하는 통로가 되기도 한다.

사례연구 (Case Study)

반사요법과 신장결석(Reflexology and Kidney Stoes)

34세의 남성은 10대에 신장결석을 앓기 시작했다. 그는 1회 이상의 신장결석을 매년 경험하면서 극심한 통증에 시달렸다. 처음 세션을 진행할 때, 모든 요로 반사점에 큰 통증을 느꼈으며 터치하였을 때 부드러움을 느꼈다. 비뇨기관 반사점에 매우 가벼운 압을 적용하면서, 발의 다른 반사점에는 보통 수준의 압을 작용했다. 고객은 2년에 걸쳐서 여러 증상을 호소하면서, 정상적인 세션 패턴으로 돌아오게 되었다. 매번 세션이 진행될 때, 요관 반사점의 연함이 점차 감소되었다. 고객은 반사요법을 받는 2년동안 신장결석을 투병하지 않게 되었다.

깊이 생각해보기(Think it Over)

실금 (Incontinence)

실금 또는 신체가 소변을 보유할 수 있는 능력 상실은 괄약근이나 신경자극을 막는 뇌 장애나 척추 장애로 인한 조절능력 상실로 인하여 발생한다. 복부, 골반, 전립선 수술로 인하여 실금이 발생할 수 있다. 당뇨병, 약물, 알코올, 선천성 결손증, 요로감염, 에스트로겐 결핍, 임신, 비만 등은 실금의 일시적, 단기적 또는 장기적인 원인이 된다.

실금의 의학적 원인을 우선 파악하는 것이 중요하다. 긴장성 요실금의 경우, 방광과 요도는 정상적인 위치에 있으나 압박감을 느끼거나 웃거나 기침할 때 소변이 무의식적으로 배뇨되게 된다. 긴장성 요실금의 트리트먼트 중 하나로 골반 기저부의 근육을 강화하는 것이다. 잘 알려진 케겔운동이 한 방법이며, 수축된 상태를 얼만큼 유지하여서 충분한 근육조절을 이루고 유지하느냐는 상태에 따라 조절하여 적용한다.

요가, 도교 수행, 무술 등과 같이 전통의학이나 철학의 수행법들은 각기 목적에 따른 여러 형태의 골반 강화운동을 제시하고 있다. 근육 수축 또는 유지를 일정시간 동안 유지하여서 궁극적으로 골반기저를 강화하고 에너지 분산이나 누출을 예방하도록 한다.

골반 기저부의 근육탄성을 유지하는 것이 중요한 것일까? 이러한 관점을 우리 일상생활에 어떻게 접목할 수 있을까? 이러한 체계나 수행법을 선택할 때 어떤 점을 고려해야할까?

요도가 길다라는 의미는 남성이 여성보다 방광감염의 위험이 낮다는 의미이다. 감염 및 상처조직의 심각성은 변함이 없다. 모든 연령의 남성과 여성은 요로감염이 발생한 즉시, 의료진의 진료를 받아야 한다.

소변 (Urine)

방광은 최대 600ml(2-1/3컵)까지 보유할 수 있을 정도로 보관량이 매우 크다. 소변이 방광을 채우게되면, 방광의 신장 수용기가 중추신경계에 신호를 보낸다. 이 신호는 약 250ml(1-1/4컵)정도의 소변이 방광에 채워졌을 때 발생하게 된다. 500ml(2컵 또는 1파인트)가량의 소변이 방광에 위치하고 있을 때 불편함을 느끼게 되며, 750ml (3컵) 이상의 소변이 보관되었을 때 소변 배출을 조절할 수 있는 능력을 상실하게 된다.

신장은 신체에서 배출되는 수분량을 조절하여서 체내의 적절한 수분균형을 유지한다. 배출된 소변은 물 분자 내에 용해된 물 분자 농축액의 형태를 띈다. 소변의 주성분은 질소 부산물이다. 간에서 생성된 소변은 아미노산(단백질) 대사작용의 부산물이다. 과도한 요산이 관절에 쌓이게 되면 통증을 일으키게 된다.

소변의 일반적인 구성성분은 95%의 수분과 5%의 질소 부산물인 요소, 크레아틴, 암모니아, 요산, 전해질 등이다. 전해질에는 나트륨, 칼륨, 마그네슘, 칼슘, 염소, 황산염, 인산염으로 구성되어 있다.

건강한 소변은 창백한 황색을 띄며 맑은 빛을 보인다. 어두운 황색 소변은 탈수 상태 시 나타난다. 밝거나 "레몬" 색상의 소변은 체내 과도한 B복합체가 배출된 것을 말하며, 분홍색 소변은 비트나 루바브를 먹었을 때 나타난다. 뿌연 색상의 소변은 체내 과도한 당, 감기나 감염 상태를 나타낸다. 소변 내 혈액은 신장결석이나 신장감염의 증상으로 배뇨 시 통증을 나타낼 수 있다. 변색된 소변이 다른 증상과 함께 나타날 경우, 질병/질환의 증상에 될 수 있으므로 의료진의 상담을 받도록 한다.

신장결석(신결석)은 방광 내에서 생성되는데, 소변 내의 무기질과 기타 화합물이 지나치게 농축되었을 때 나타난다. 결정 덩어리가 유착되어서 결석을 형성하게 된다. 신체는 이러한 결석 덩어리를 요도를 통해 배출하게 되는데, 이 때 엄청난 고통을 발생시킨다. "임상사례: 반사요법과 신장결석"과 "사례연구: 반사요법과 신장결석"을 참고하도록 하자.

건강한 방광과 골반 기저부 (Healthy Bladder and Pelvic Floor)

노화, 부상, 기타 요인으로 신장이 탄력을 잃게된다. 여성의 자궁절제술과 남성의 전립선 수술 역시 소변을 무의식적으로 배출하는 질환인 **실금**을 발생시킬 수 있다. 이와 같은 경우, 방광의 탄성근육을 강화하고 탄력을 부여하는 것을 고려해볼 수 있다. 케겔운동을 자주 실행하

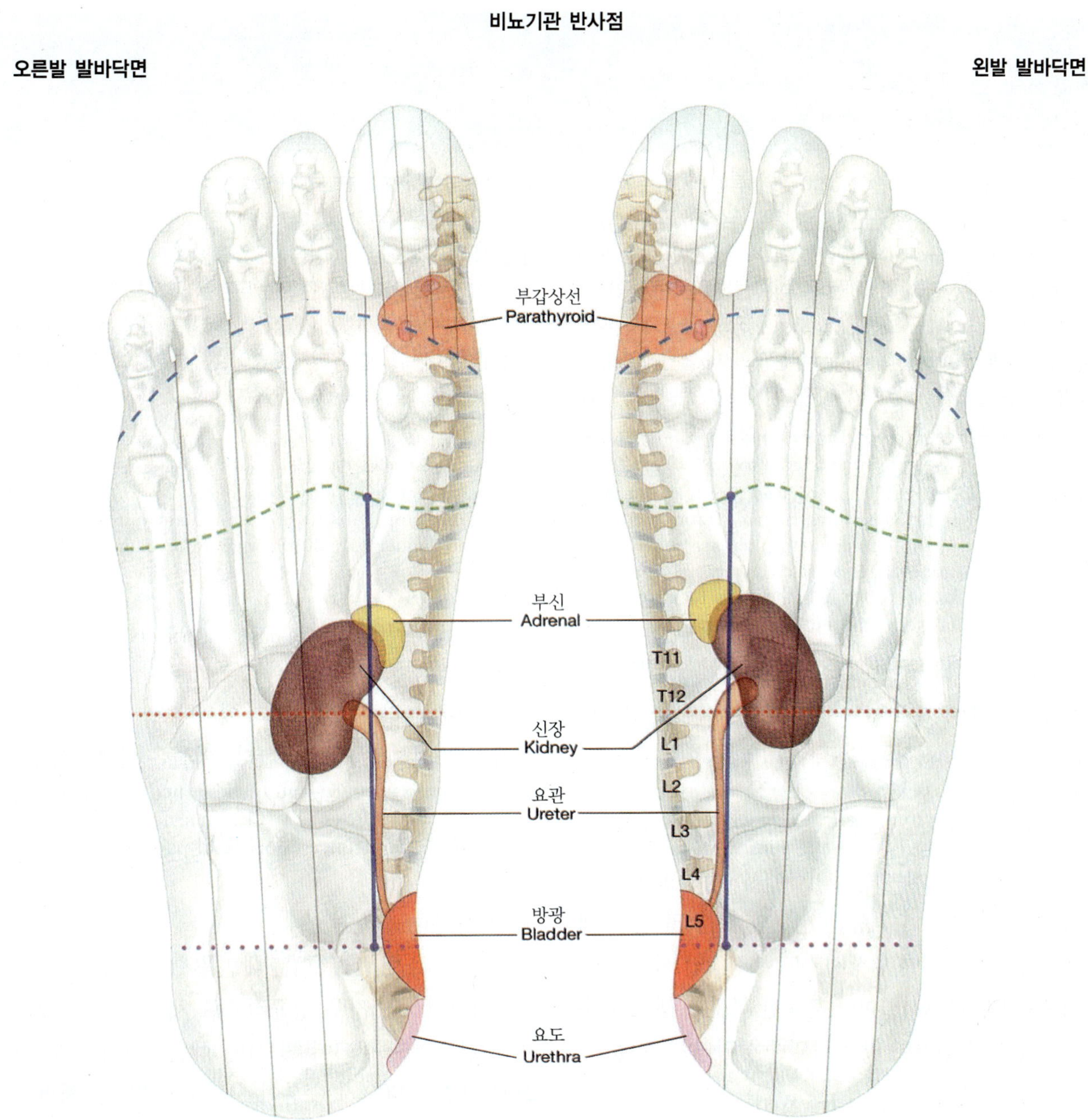

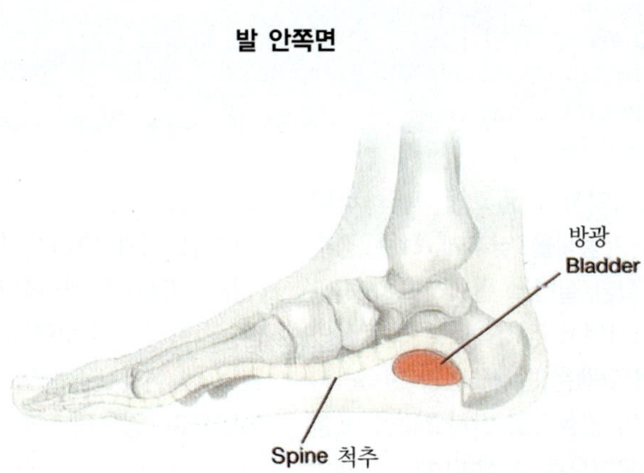

그림 25-2
비뇨기관 반사점

임상사례 (Clinical Perspective)

반사요법으로 신혈류량 증진하기 (Reflexology Increases Renal Blood Flow)

오스트리아의 연구진들은 반사요법이 신혈류에 미치는 영향을 연구했다. 32명의 건강한 성인(여성 17명, 남성 15명)을 대상으로 플라시보 조절군과 이중맹검법으로 나누어 연구를 진행했다. 치료군은 우신장에 대응하는 존을 활성화하는 반사요법을 적용받았으며, 플라시보 그룹은 발에서 신장과 연결되지 않은 존을 활성화했다. 이들을 대상으로, 우신장의 세 혈관에 흐르는 혈류량을 반사요법을 적용하기 이전, 반사요법 진행 중, 반사요법 적용 이후에 측정하였다. 검사 시, 심장수축 최대속도와 심장팽창 최대속도, 그리고 저항성 지수를 측정하였다.

이 두 그룹은 검사 결과에서 현격한 차이를 보였다. 반사요법 진행 중과 후에 그 차이점이 감소하였으며, 흡연자와 비흡연자, 여성과 남성이라는 조건과는 무관한 결과를 도출하였다.

이 결과는 반사요법이 신혈류에 영향을 준다는 가정 하에 진행되었는데, 그 결과 반사요법이 신장 기능에 지대한 도움을 준다는 결과를 확인할 수 있었다.

출처: Sudmeier, et al. (1999). "Changes of Renal Blood flow during Organ Associated Foot Reflexology Measured by Colour Doppler Sonography." Forschende Komplementaermedizin 6(3): 129-34. www.internethealthlibrary.com/Therapies/Reflexology-Research%20.htm#Reflexologyhelps,increase_renal_blood_flow (accesed January 12, 2010). www.reflexology-research.com/Abstracts.html#pgfld-425042 (accesed January 12, 2010).

여서 배뇨를 조절하는 근육의 탄성을 강화할 수 있다. 도교 수행과 기타 전통적인 철학에서는 골반 기저를 강화할 수 있는 테크닉을 제시하고 있다. "깊이 생각해보기: 실금"을 참고하도록 하자.

잠재적인 증상 및 무증상감염이 발생할 수 있다. 신장과 눈 간의 상관관계는 동양의학에서 잘 설명되어 있다. 보통 이하의 기트니 기능은 신체의 수분 및 독소 배출을 억제하여서 부기를 발생시키고 부정적인 사고를 하게 하며 눈 아래 다크서클이나 불룩한 부분을 생성할 수 있다. 혈액검사로 증상이 없는 감염증을 확인할 수 있다.

조절 기능 (Regulatory Functions)

신장은 놀라운 필터 능력 이외에도, 신체의 화합물질 보유를 조절하는 역할도 한다. 이들은 체액, 전해질, 혈중 산염기 균형을 유지하거나 조절을 보조한다. 신장의 대표적인 조절기능은 다음과 같다:

체액 균형 (Fluid Balance)

신체는 소변, 땀, 호흡, 대변을 통해서 소변을 배출한다. 성인여성의 경우 평균적으로 체중의 50-55% 가량이 수분으로 구성되어 있으며, 성인남성의 경우 평균적으로 체중의 60%가 수분이 차지하고 있다. (**지방조직**은

사례연구 (Case Study)

반사요법, 신장의 기능, 신경 전도 (Reflexology, Kidney Function, and Nerve Flow)

67세의 한 여성은 담당 신경의학자의 권고에 따라 바디워크로 목의 떨림을 가중하고 가동성을 낮추게 하는 경추 디스크 협소증을 포함한 여러 질환/질병을 완화하고자 하였다. 이 여성은 신장기능이 퇴화하여서 정기적으로 의료진의 진료 및 진단을 받고 있었다. 이 고객은 반사요법과 친숙하지 않았지만 바디워크 트리트먼트의 일환으로 반사요법을 포함하기로 했다. 배 세션을 반사요법으로 시작하여서 신체의 상태를 진단하고 모든 신체 기관의 항상성 유지를 도왔으며, 그 후 딥 티슈 마사지 테라피를 진행하였다.

반사요법과 마사지 테라피를 시작한지 3년 후, 이 고객(현재 70세)은 개인적인 면에서 병세가 완화되것을 느꼈으며, 의학적인 수치면에서도 건강상태가 향상되었음을 알 수 있었다. 신경 및 혈액검사 결과를 통해서 신경전도가 향상되었으며 경추디스크 협착증은 더 이상 진행되지 않았고 신장기능이 향상된 것을 알 수 있었다.

수분함유량이 낮아서, 남성보다 일반적으로 지방조직을 많이 보유하고 있느 여성은 수분 보유량이 그만큼 낮다.) 수분 균형은 체액 균형을 위하여 반드시 체내에서 유지되어야 한다. 체액에는 세포 내의 수분(세포내 액), 척수와 뇌 안의 뇌척수액, 관절을 유연하게 하는 활액 등이 해당된다. 또한, 신장은 호르몬에 대응하여서 혈액량과 혈압을 조절하는 역할을 한다. 부종과 고혈압은 체액 불균형으로 발생할 수 있다.

전해질 균형 (Electrolyte Balance)

신장은 소변 내 전해질 배출을 조절함으로써 혈액 내 구성성분을 조절한다. 전해질은 이온화를 이루고 전류를 전달하는 화합물이자 분자를 말한다. 이들은 음전화 및 양전하 전해질로 이루어져 있다. 신체에 중요한 전해질로는 신경전도에 중요한 역할을 하는 나트륨(Na+)과 칼륨(K+), 혈중 pH를 유지하는 중탄산이온(HCO3-)가 있다.

산-염기 균형 (Acid-Base Balance)

신장은 혈중 pH를 조절한다. 알칼리성 염기는 혈중 pH를 높이고, 산은 pH를 낮춘다. pH7.4 근처의 균형잡힌 pH는 단백질 대사활동과 신체가 올바르게 그 기능을 수행하는데 필수적이다. 신장은 신체가 산-염기 균형을 유지하는데 일조한다.

비뇨기관 반사점 (Urinary System Reflexes)

비뇨기관을 구성하는 두 개의 신장, 두 개의 요관, 한 개의 방광은 각각 기관의 반사점을 가지고 있다. 존과 발 위의 주요 랜드마크를 사용해서 이들 반사점의 위치를 파악하는 것은 매우 쉽다. (■그림 25.2) 반사요법은 임상적으로 신혈류량을 혈관을 통해서 영향을 줄 뿐만이 아니라, 비뇨기질환 완화에도 효과적이라는 것이 증명되었다. "임상사례: 반사요법으로 신혈류량 증진하기"와 "사례연구: 반사요법, 신장의 기능, 신경 전도"를 참고하도록 하자.

신장 반사점 (Kidney Reflex)

신체는 두 개의 신장 반사점을 가지고 있다. (오른발과 왼발에 하나씩 위치) 각각의 **신장 반사점**은 종단힘줄 기준선에서 바깥쪽에 위치하고 있다. 각 신장의 2/3 지점이 허리 기준선 위에 위치하고 있으며, 1/3 지점은 허리 기준선 아래에 위치하고 있다. 신체기관의 위치를 반영하듯이, 좌신장 반사점(왼발)은 우신장 반사점(오른발)보다 약간 위에 위치하고 있다. 신장 반사점은 존 2와 3 내에 위치하고 있다.

요관 반사점 (Ureter Reflex)

신장 반사점의 목 부분이 **요관 반사점**이 되는데, 이들은 종단 힘줄 기준선과 허리 기준선의 교차점에 위치하고 있다. 각각의 요관 반사점은 각각의 신장 반사점에서 아랫방향으로 뻗어나가서 종단 힘줄의 안쪽면과 나란하게 위치하고 있으며 방광 반사점으로 연결된다.
요관 반사점은 존 1내에 위치한다.

방광 반사점 (Bladder Reflex)

신체에는 하나의 방광이 골반 내의 신체 중심에 위치하고 있다. 골반 기준선은 **방광 반사점**을 이등분한다. 발에서는 오른쪽 방광 반사점은 오른발에, 왼쪽 방광 반사점은 왼발에 위치하고 있다. 방광 반사점은 존 1 내에 위치한다.

신체기관의 위치를 반영하듯이, 방광 반사점은 발(그리고 손)에 겹쳐서 위치하고 있다. 방광 반사점은 하부 요추 부분과 상부 천골 부분과 동일한 곳에 위치하고 있다.

DVD상의 "발 반사요법: 방광 반사점"을 참고해서, 방광 반사점을 활성화하기 위한 테크닉을 학습해보자.

참고: 척추 반사점을 활성화하게되면 자동적으로 방광 반사점을 활성화하게 될 수 있다. 어느 부분에서는 이는 맞는 말이다. 반사점은 신체 전체에 걸쳐서 위치하고 있기 대문이다. 방광 반사점은 방광기관을 반영하듯이 원형의 형태로 발 표면에 위치하고 있다. 요추/천골 반사점은 발의 근육 부분 깊숙한 곳에 위치하고 있다. 요추/천골 반사점의 절반 부분은 각 발에 위치하고 있는데 이들은 방광 반사점보다 더 좁지만 타원형의 형태가 더 뚜

렷하다. 방광 반사점이 부어있는듯 하거나 주머니처럼 느껴질 수 있으며, 더 붉게 나타날 수 있다. 이러한 주머니 형태의 체액이 느껴지는 것은 척추 및 지지구조의 근육이 경직되어서 해당 반사점이 긴장되었을때 나타나는 것과 다르게 느껴지게 된다. 방광 반사점을 척수 반사점과 별도로, 완벽하게 활성화도록 한다.

요도 반사점 (Urethra Reflex)

요도 반사점은 요도가 이등분 되는 미골 반사점의 존 1에 위치하고 있다.

보조 반사점 (Helper Reflexes)

비뇨기관의 보조반사점은 부신(요관과 방광의 근육탄성 강화, 감염에 대응), 신장에 신경이 분포하고 있는 흉추 반사점(T11–T12), 하부 요추 반사점(신경 분포), 부갑상샘(신장 결석과 관련되어 있음) 반사점이 해당된다.

비뇨기관 반사점 프로토콜 (Urinary System Protocol)

비뇨기관 프로토콜로 발 위의 비뇨기관의 직접반사점과 보조반사점을 활성화하는데, 이 때 한발의 비뇨기관 반사점을 모두 활성화한 후, 다음 발로 넘어가도록 한다. 보조반사점은 부신, 흉추 및 요추, 부갑상샘 반사점이 해당된다. (■ 표 25.2)

표 25.2 비뇨기관 프로토콜

반사점	테크닉/효과
횡경막과 기타 릴랙세이션 테크닉	횡경막 릴랙세이션을 모든 존에 걸쳐서 적용한다. 기타 릴랙세이션 테크닉을 적용한다. 반사점이 연할 수 있기 때문에 부드럽게 테크닉을 진행하도록 한다.
척추(전체)	전체 척추 반사점을 위 아래로 활성화하여서 휴식을 돕고 신경전도를 활성화한다. 보조반사점인 흉추와 경추 반사점을 활성화한다. 최상의 효과를 위하여, 척추 반사점 테크닉을 세션 전체에 걸쳐서 적용한다. (제16장)
부갑상선, 부신	보조반사점인 목, 부갑상선, 부신 반사점을 활성화한다. (제22장)
방광	발을 안정화시킨다. 방광 반사점을 여러방향으로 활성화한다. (본 장)
요관	요관 반사점에서 종단힘줄의 안쪽을 따라서 썸워크하면서 올라간다. 이 부분을 완벽하게 활성화시킨다. (본 장)
신장, 부신	허리 기준선에서, 종단힘줄 기준선을 부드럽게 지나가면서 신장 반사점을 여러 방향으로 활성화시켜준다. 부신 반사점을 활성화시킨다. (제22장과 본 장)
발 바꾸기	다른 발로 넘어가서, 위의 프로토콜을 똑같이 적용한다.

비뇨기관 테크닉 (Urinary System Techniques)

비뇨기관을 활성화하기 위한 테크닉

비뇨기관 반사점을 활성화하기위한 기본 테크닉을 이 책의 앞부분에서 다루었다. 여기에는 썸워크와 핑거워크, 다방향 핑거워크, 스파이널 트위스트, 스파이널 워크 등이 해당된다.

중급 및 고급 단계의 테크닉으로 비뇨기관 반사점에 깊은 압을 전달한다. 부드러운 압으로 시작해서, 점차 압의 세기와 움직임의 강도를 높여서 적용한다.

중급 단계의 테크닉과 함께, 안정화시키고 있는 손으로 발을 구부려서 테크닉을 적용하고 있는 손의 손가락이 해당 반사점 위와 그 주변, 그리고 더 깊숙한 곳과 약간 아랫부분까지 활성화시킬 수 있도록 한다. 이를 통해서 해당 반사점에 압을 더 깊숙히 전달할 수 있으며, 특히 지나치기 쉬운 요관 반사점을 활성화할 수 있다.

고급 단계의 테크닉의 경우, 비뇨기관 반사점을 각 발에 한 손을 올려두어서 활성화한다. 즉 오른손으로는 오른발의 반사점을 활성화하고, 왼손으로는 왼발의 반사점을 활성화하는 것이다. 숙련된 반사요법 치료사는 반사점과 터치 상태를 유지하면서 적절한 깊이의 테크닉을 여러 방향으로 적용할 수 있다. 안정화된 발을 유지해서 발이 반사점을 "닫히게 만들지" 않도록 하여서 최상의 효과를 얻도록 한다.

테크닉: 방광 반사점

방광 반사점에 여러 방향으로 썸워크 또는 핑거워크한다.
(■그림 25.3)

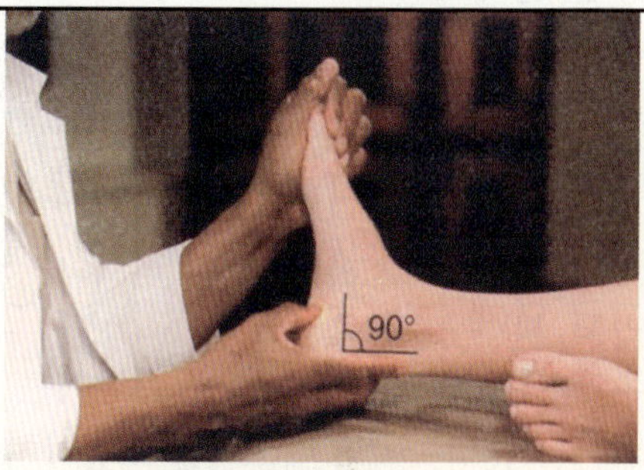

그림 25-3 방광 반사점

테크닉: 요관 반사점을 따라 올라가면서 썸워크 또는 핑거워크하기

요관 반사점에서 방광 반사점까지 썸워크 또는 핑거워크한다.
(■그림 25.4)

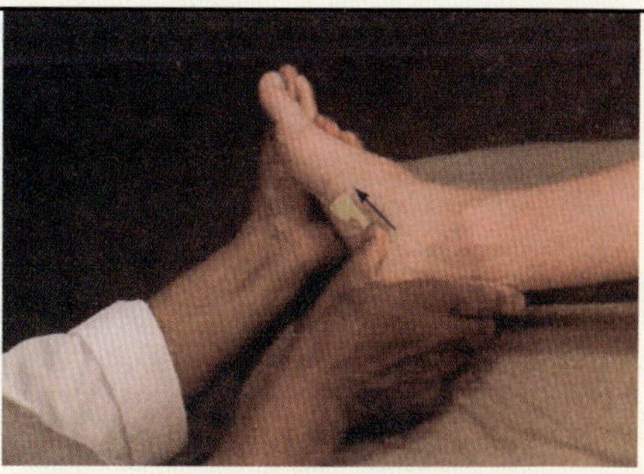

그림 25-4 요관 반사점을 따라 올라가면서 썸워크 또는 핑거워크하기

테크닉: 신장 반사점

발을 안정화시킨다. 신장 반사점을 여러 방향으로 썸워크 또는 핑거워크한다. (■ 그림 25.5)

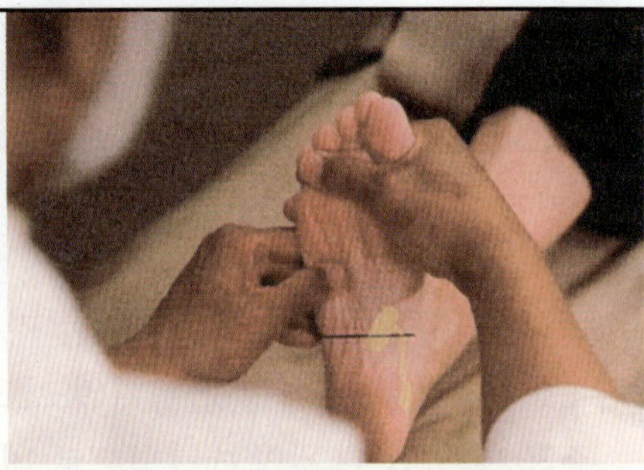

그림 25-5 발을 안정화해서 신장 반사점을 활성화하기

테크닉: 요관 반사점을 따라 내려가면서 썸워크 또는 핑거워크하기

요관 반사점에서 방광 반사점을 따라 내려가면서 썸워크 또는 핑거워크한다. (■ 그림 25.6)

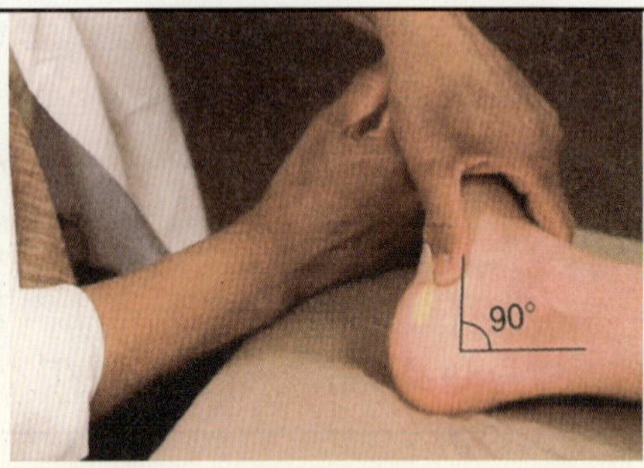

그림 25-6 요관 반사점을 따라 내려가면서 썸워크 또는 핑거워크하기

중급 단계

발을 안정화시키는 손으로 구부린다. 동시에 테크닉을 적용하는 손의 한 개 이상의 손가락으로 해당 반사점 위와 그 주위, 그리고 더 깊고 그 반사점보다 약간 아랫부분에 압을 가한다.

고급 단계

손에서 발을 교차시킨다. 오른발에는 오른손을 두고 왼발에는 왼손을 둔다. 여러 테크닉을 조합하여서 반사점을 활성화한다.

요약 (Summary)

- 비뇨기관과 신장은 다음과 같은 6가지 기능을 수행한다: 수분 배출, 신장의 혈중 구성요소 감독, 신장의 적절한 혈액량 유지, 신장의 혈중 pH 감독, 신장의 혈압 유지, 신장의 적혈구세포 생성 활성화
- 비뇨기관의 일차기관은 신장, 요관, 방광, 요도이다.
- 비뇨기관의 직접반사점은 신장, 요관, 방광, 요도이다.
- 비뇨기관의 보조반사점은 부신, 흉추, 요추, 부갑상샘(신장결석의 경우)이다.

배운 내용 점검하기 (How much did you learn?)

실습하기

다음의 반사점 위치를 확인해보자: 신장, 요관, 방광, 요도

비뇨기관 프로토콜을 기본 테크닉을 적용하여 실습해보자.

해당 내용 연결하기

왼쪽 열에 위치한 용어에 대한 올바른 설명을 연결하라.

_______ 1. 신장
_______ 2. 네프론
_______ 3. 신피질
_______ 4. 신수질
_______ 5. 신우
_______ 6. 요관
_______ 7. 요도
_______ 8. 방광
_______ 9. 배뇨
_______ 10. 배변

a. 소변을 생성하는 미세한 조직
b. 신장의 외부층
c. 배설물을 통해 노폐물 제거
d. 소변을 방광으로 전달하는 길고 좁은 관
e. 소변을 보관하는 탄력있는 근육기관
f. 요로를 통해서 노폐물을 배출
g. 콩 모양의 장기로 체내 화합물 균형을 조절하고 필터 작용을 함
h. 신장의 중간 부분
i. 소변이 체외로 배출되는 통로
j. 신장의 내부 또는 내강

객관식 문항

1. 비뇨기관의 보조반사점은 무엇인가?
   a. 부신, 흉추, 요추, 부갑상샘 반사점
   b. 부신, 요추, 골반 반사점
   c. 방광, 요추, 심장 반사점
   d. 자궁, 요관, 부신, 요추 반사점

2. 방광 감염은 여성과 남성 모두에게 동일하게 빈번하게 나타난다. 이 증상이 나타나지 않을 때, 감염되지 않은 것이다. 이 문장은
   a. 참이다.
   b. 거짓이다.

3. 방광은 고정된 크기로 실금은 치료할 수 없다. 이 문장은
   a. 참이다.
   b. 거짓이다.

4. 요추 반사점이 방광반사점보다 더 깊숙히 위치하고 있다. 요추 반사점을 활성화하게 되면 방광 반사점에도 영향을 주어서 방광 반사점을 별도로 활성화하지 않아도 된다. 이 문장은
   a. 참이다.
   b. 거짓이다.

5. 비뇨기관의 기능을 선택하라.
   a. 질소 부산물 분비
   b. 혈액량, 혈악, 혈중 pH, 혈중 구성요소 유지 보조
   c. 적혈구 세포 생성 활성화
   d. A와 B
   e. B와 C
   f. 위의 모두

빈칸 채우기

다음 그림에서 반사점의 위치를 표시하라.

부신
방광
신장
부갑상선
요관
요도

비뇨기관 반사점

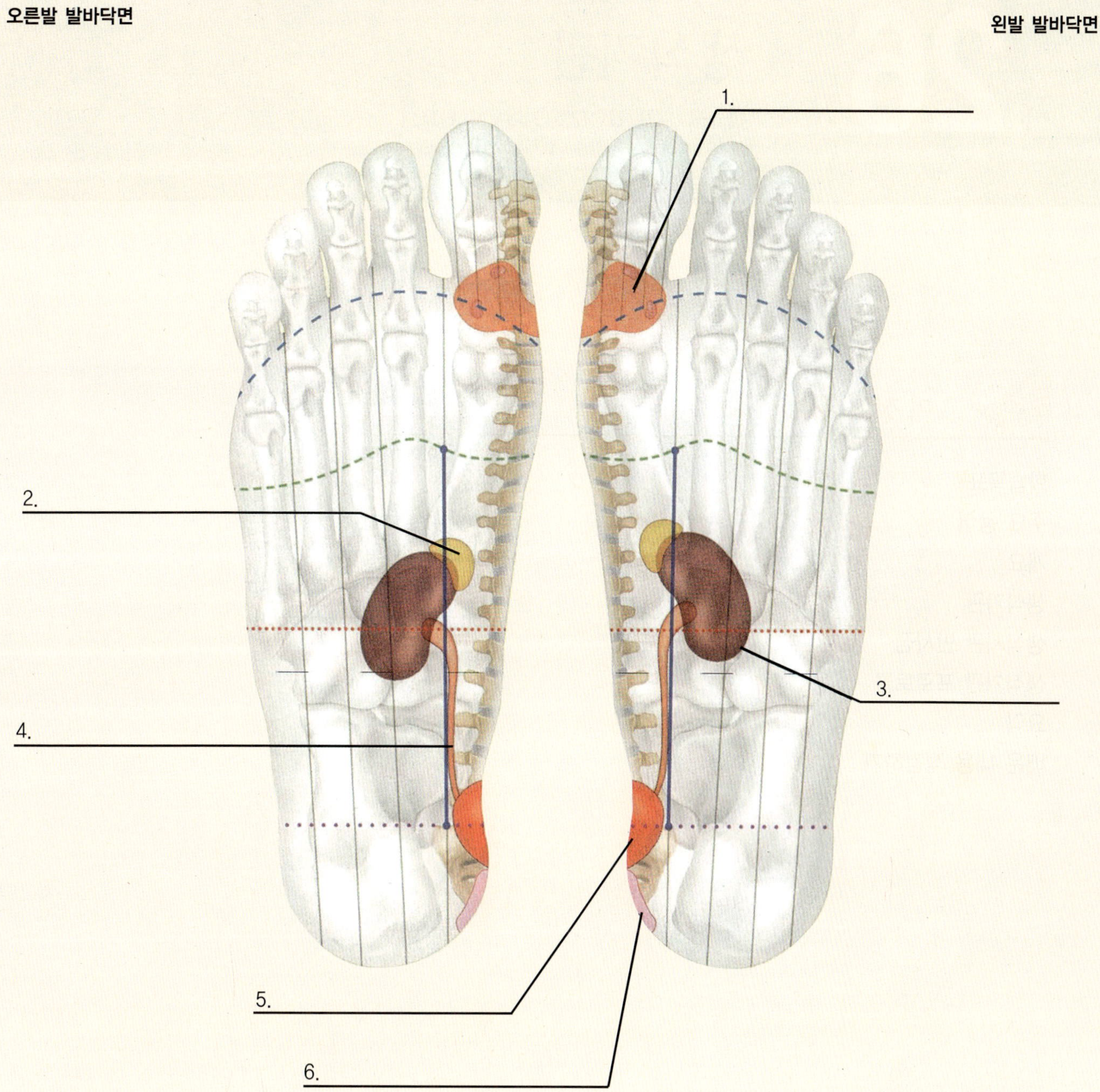

제 26 장 생식기관 (Reproductive System)

이 장의 개요 (Chapter Highlights)

학습목표
주요 용어
개요
생식기관
생식시관 반사점
생식기관 프로토콜
요약
배운 내용 점검하기

학습 목적 (Learning Objectives)

1. 이 장의 주요 용어와 그 의미를 이해한다.
2. 생식기관의 기능을 나열한다.
3. 체내의 생식기관의 일차기관 및 이차치관의 위치를 확인하고 그 기능을 설명한다.
4. 생식활동에서 남성과 여성의 역할 상의 차이점을 구분한다.
5. 발에서 생식기관 반사점의 위치를 파악한다.
6. 생식기관에 대한 건강 상의 문제 3가지를 설명한다.
7. 생식기관의 직접반사점 및 보조반사점의 이름을 제시한다.
8. 생식기관의 직접반사점과 보조반사점을 제시한다. 난소/고환 반사점, 난소/고환 만성 반사점 및 좌골 반사점, 자궁/전립선 반사점, 난관/정관 반사점의 위치를 확인하고 이를 활성화하기 위한 테크닉을 실습한다.

주요 용어 (Key Terms)

고환 330
난관 330
난관/정관 반사점 335
난소 330
난소/고환 반사점 335
배란 334
사춘기 330
상동 335
생식기관 330
생식샘 330
생식세포 330
월경 334
자궁 333
자궁/전립선 반사점 335
전립선 335
정관 335

개요 (Overview)

여성의 **생식기관**(■ 그림 26.1)과 남성의 생식기관(■ 그림 26.2)으로 인간은 번식할 수 있게 된다. 건강한 생식기관은 전반적인 건강에 중요한 역할을 한다. 반사요법은 임상적으로 월경, 불임, 출산, 유선의 기능, 남성의 생식관련 질환/질병에 효과적이라는 것이 증명되었다. 모든 연령을 대상으로 생삭기관 반사점을 활성화하는 것이 건강에 도움이 된다. "웰빙 스포트라이트: 생식기관의 건강"과 "임상사례: 반사요법과 생식기관"을 참고하도록 하자.

생식기관 (Reproductive System)

생식기관은 사춘기를 지나면서 발달되기 시작해서 개인에 따라 다르지만 출산을 할 수 있을 때 그 능력이 성숙기에 이르게 된다. 이와 같은 생식기관 발달은 여성의 경우, 11-13세, 남성의 경우 14-16세에 시작된다.

여성과 남성의 생식기관에 대한 해부학적 구조가 각기 다르다. 하지만 일차기관과 이차기관 또는 부속기관으로 구성되어 있다는 점은 동일하다. 일차생식기관은 생식을 위해 필요한 기관이다. 이차생식기관 또는 부속생식기관은 난자와 정자를 합일시킨 후, 배아를 보호하고 발달시키는 역할을 하는 기관이다.

생식기관 (Reproductive System)

설명 – 남성과 여성의 생식기관으로 인간은 번식할 수 있다.
일차기관 – 생식세포(여성의 경우, 난자, 남성의 경우 정자), 생식샘(여성의 경우 난소, 남성의 경우 정관)
이차기관 – 난관, 자궁, 질, 유선(여성); 정관, 부속샘(정낭, 전립선, 쿠퍼선), 보조조직(남근과 음낭) (남성).
직접반사점 – 난소/고환, 자궁/전립선, 난관/정관
반사점의 위치 – 난소/고환은 발목 바깥쪽. 자궁/전립선은 발목 안쪽. 난관/정관은 발목관절 위
보조반사점 – 내분비기관 (특히 시상하부, 뇌하수체, 송과선, 부신, 흉선); 척추 반사점 (특히 요추); 엉덩이/골반
건강 상의 문제 – 임신 관련, 월경불순 및 폐경기(호르몬적 질환), 난소낭포, 출산, 전립선 질환. 자세한 내용은 부록 E 증상별 테라피 참고자료를 참고.

남성과 여성 모두 생식세포를 보유하고 있다. **생식세포**는 성숙한 남성 또는 여성세포로 생식을 위한 염색체를 보유하고 있으며, 수정능력을 가지고 있다. 여성 생식세포는 난자이고 남성의 생식세포는 정자이다. 이들은 성교 시 결속되어서 수정이 된다.

생식샘은 생식세포를 배출하는 샘이다. 여성의 경우에는 **난소**, 남성의 경우에는 **고환**이 여기에 해당된다. 생식샘은 성장 및 유지를 위한 성호르몬을 생성한다.

웰빙 스포트라이트 (Spotlight on Wellness)

생식기관의 건강 (Reproductive Health)

생식기관의 건강은 신체, 후손 등에 영향을 미친다. 주변 환경의 변화와 생명공학(백신, 유전자검사, 유전자 치료)는 이와 연관된 인간의 활동 및 건강 상의 관심에 대한 전반적인 스펙트럼을 넓혔다. 신중한 선택으로 단기적 및 장기적 목표를 성취할 수 있으며, 건강한 생식기관은 신체를 보호하고 강화할 수 있는 중요한 요인이 된다.

전염성 성병은 가볍게 생각할 일이 아니다. 인유두종바이러스로 인한 감염 90-95%는 외음부, 질, 항문, 남근, 자궁경관에 암을 일으킨다. 잘 알려진 AIDS는 생명을 단축시키기도 한다. 음부 헤르페스, 임질, 클라미디아, 매독 모두 질로 출산되는 태아에 영향을 미친다.

반사요법 치료사의 경우, 다음 부위의 연성을 파악하여 생식기질환을 확인할 수 있다:

- 감염 또는 상처조직으로 인한 생식기관 반사점이나 골반반사점
- 면역조직의 스트레스로 인한 지라, 흉선, 림프 반사점
- 감염 및 스트레스로 인한 내분비기관 반사점(특히 뇌하수체와 부신)

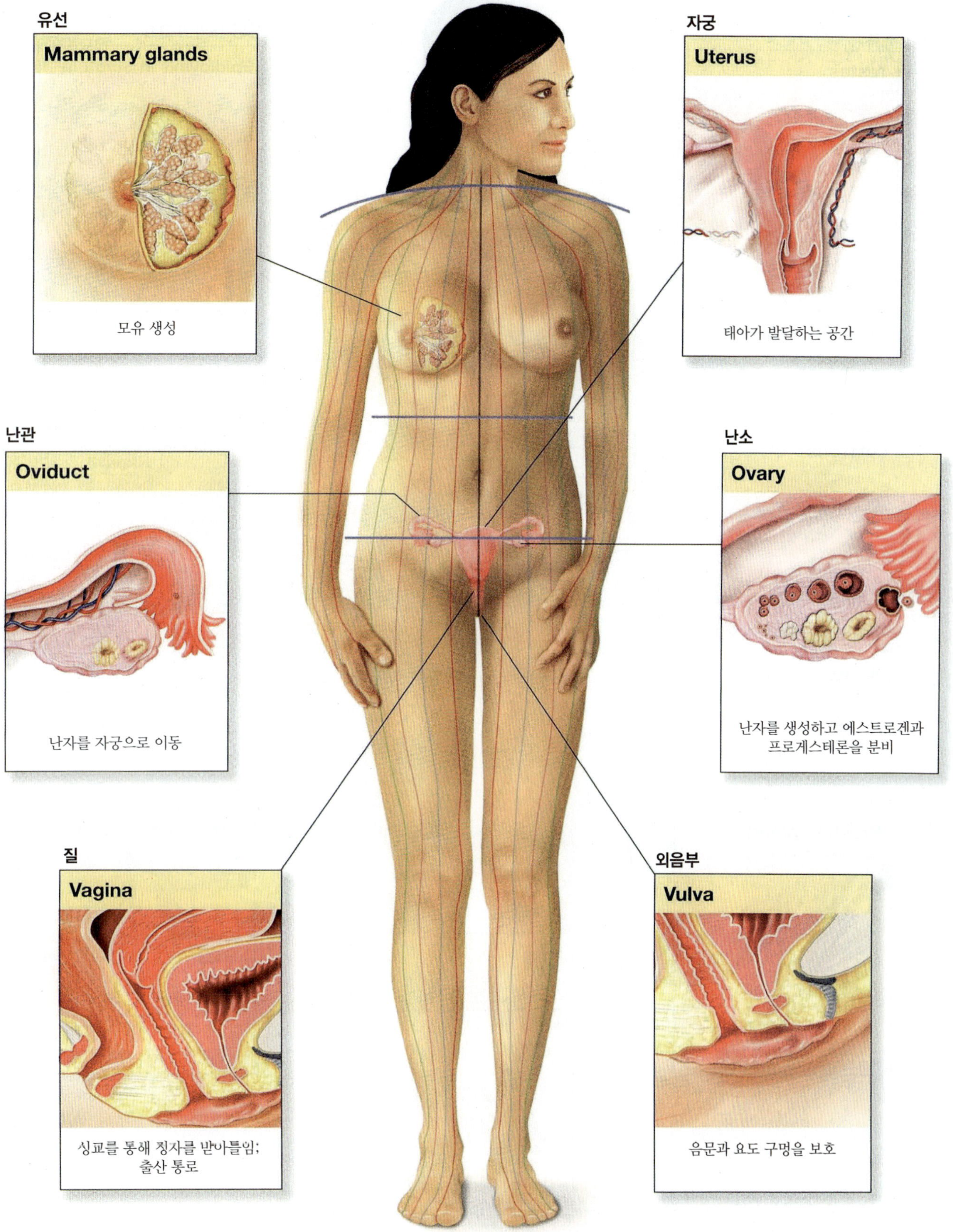

그림 26-1
여성의 생식기관

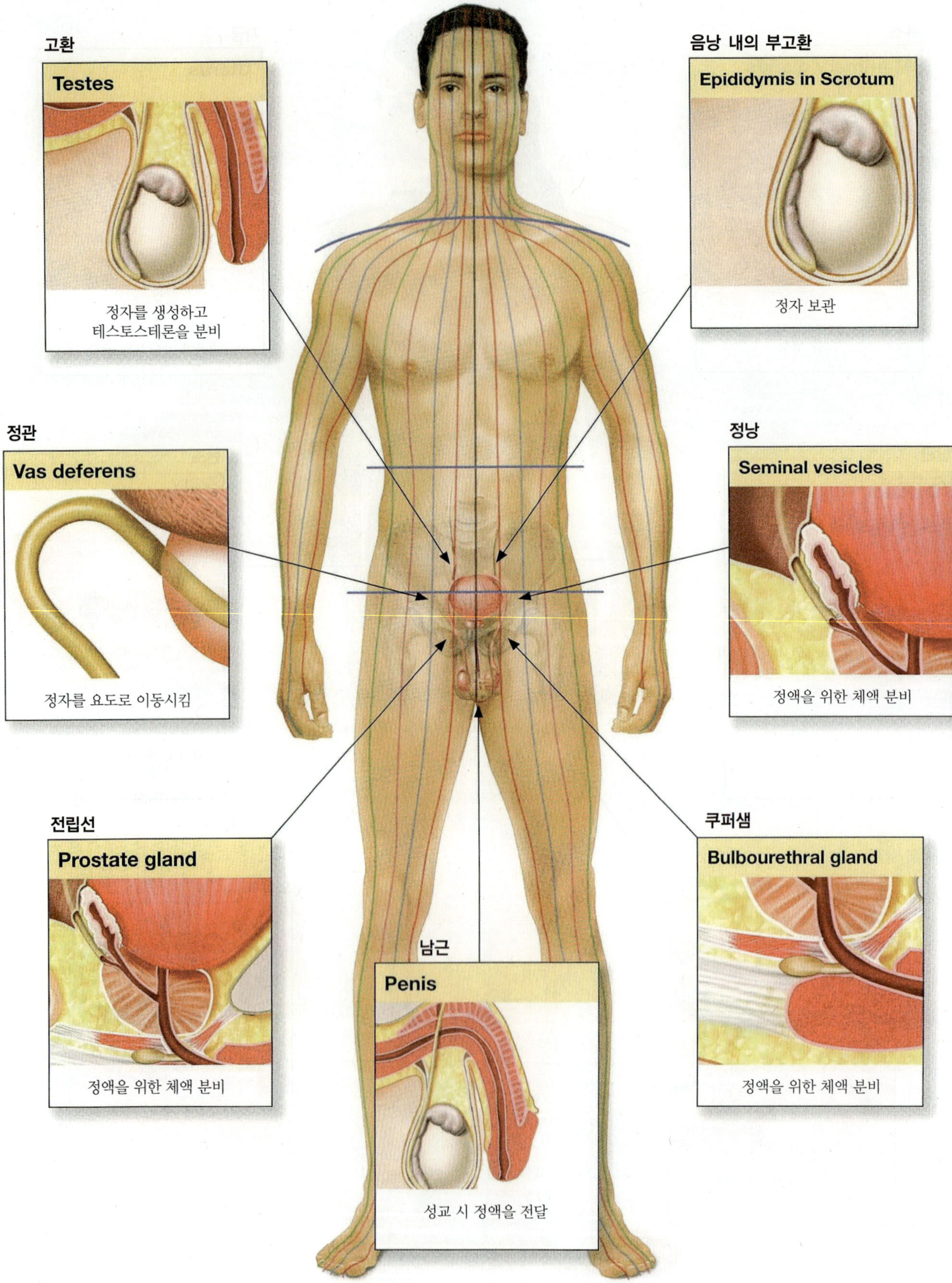

그림 26-2
남성의 생식기관

임상사례(Clinical Perspective)

반사요법과 생식기관(Reflexology and Reproductive System)

여러 연구 및 사례에서는 반사요법이 PMS, 월경, 불임, 출산, 수유 및 유선, 전립성질환을 포함한 생식기 관련 질환에 효과적이라는 것을 보여주고 있다.

Terry Oleson, PhD와 William S. flocco가 진행한 다음의 연구는 Journal of Obstetric and Gynecology (vol. 82, 1993)에서 발표한 내용이다. Flocco에 따르면 플라시보 반사요법 그룹이 증상이 19%가량 줄어들었으며, 활성 반사요법 그룹은 46%가량 증상이 줄어들었다고 발표했다. 실험 결과 통계학적으로 27%의 차이점이 있었다. 다음은 저널을 통해 발표된 초록이다.

귀, 손, 발 반사요법이 월경전증후군 완화에 미치는 영향을 연구하기 위한 무작위대조군연구

***목표**: 귀, 손, 발의 반사점에 도수로 압을 적용하여서 신체 특정 부위에 대응적으로 반응을 도출하는 반사요법 테라피가 플라시보 트리트먼트 그룹군에 비교하였을 때, 실험군이 상당 부분 월경전 증후군을 경감할 수 있다.*

***연구방법**: 월경전증후군을 호소하는 35명의 여성을 대상으로 무작위로 분류하여서, 코, 손, 발의 해당 반사점을 활성화하는 반사요법을 적용하는 그룹과 플라시보 반사요법을 적용하는 그룹으로 나뉘었다. 모든 실험대상은 일지를 작성하였으며, 4점 만점으로 나누어 월경전 증후군 증상 38가지를 측정하도록 하였다. 월경전증후군의 대응 및 심리적 지표는 트리트먼트 진행 전 2개월, 트리트먼트 진행 중 2개월, 트리트먼트 이후 2개월 동안 매일 같이 기록되었다. 두 그룹의 반사요법은 전문 반사요법 치료사가 매주 1회씩 30분 가량 8주에 걸쳐서 진행하였다.*

***결과**: 반복된 측정에 대한 변화량 분석을 통해 특정 반사요법 트리트먼트를 받은 여성이 플라시보 반사요법을 받은 여성 그룹에 비하여 PMS 증상이 상당이 감소하였음을 알 수 있었다.*

***결과**: 임상사례에서는 귀, 손, 발 반사요법을 PMS 치료에 도움이 된다는 것을 보여주고 있다.*

출처: Oleson and Flocco (1993). *Journal of Obstetric & Gynecology* 82: 906-11. www.reflexologyresearch.net/PMSResearchAbstract.shtml (accesed Janyuary 5, 2010).

이외의 생식기관은 생식세포를 운반하는 역할을 한다. 여성의 경우, 특수기관이 수정이 발생하였을 시, 태아를 발달시킬 수 있는 공간을 조성한다.

여성의 생식기관(Female Reproductive System)

여성의 내부 생식기관은 2개의 난소, 2개의 **난관**(나팔관이라 하기도 함), 자궁, 골반 내 질로 구성되어 있다. 외부 생식기 또는 외음부는 치구(치골을 덮고 있는 지방질), 음순, 음핵, 윤활액을 분비하는 샘으로 구성되어 있다. 두 개의 유방 또는 유선으로 아기에게 영양을 공급한다. (■ 표 26.1 참고)

자궁(Uterus)

자궁은 배 형태의 빈 근육기관으로 길이는 약 3인치 정도 된다. 복강 내에서 방광과 직장 사이에 위치하고 있으며, 8개의 힘줄이 지지하고 있다. 평활근이 자궁벽을 형성하여서, 임신 시 충분히 팽창할 수 있게끔 하며, 태아를 출산할 때 수축할 수 있게끔 한다.

질(Vagina)

질은 음문과 자궁 사이의 통로 역할을 하는 근막성 신체 기관이다. 질의 기능은 3가지로 성교 시 남근이 삽입되는 통로이자 정액이 유입되는 통로의 역할을 하고, 월경 시 배출되는 물질이 이동하는 통로이며, 출산 시 태아가 이동하는 통로 역할을 한다.

외음부(External Genitalia)

외음부 또는 외부생식기는 5개의 기관으로 구성되어 있다. 치구는 치골을 덮고 있다. 체모가 사춘기가 시작되면서 치구 위에서 자라기 시작한다. 대음순과 소음순은 질을 보호하는 피부로 각각 크고 작은 "입술" 형태로 되어있다. 이들은 여러 종류의 분비샘을 가지고 있다.

표 26.1 여성의 생식기관

개요	기관	존
일차생식기관	난소 2개	2
이차생식기관	난관 2개, 자궁, 질, 외음부, 유선 2개 (유방)	1, 2, 3, 4, 5
생식기관	기능	존
난소	난자를 보유하고 있는 성숙난포를 보유하고 있음. 성 호르몬 생성 및 분비	2
난관	자궁으로 난자 이동	2, 3
자궁	태아가 자라는 빈 근육기관	1(임신 중 그 크기가 커짐)
질	성교 시 남근이 삽입되는 곳. 출산 시 태아의 이동 통로. 월경 시 배출되는 물질이 이동하는 통로	1
외음부	대음순, 소음순, 음핵으로 구성된 여성의 외부 생식기	1
유선	모유를 생성하는 유방	2, 3, 4, 5

음핵은 남성의 생식기관과 유사한 작은 기관은 대음순 뒤에 위치하고 있다. 질 입구는 직장 개구부와 요도 개구부 주변에 위치하고 있다. 회음부는 골반기저를 형성하는 피부로 뒤덮인 근육기관이다. 음문과 항문 사이에 위치하고 있으며, 출산 시 과도하게 스트레칭 되어서 찢어지거나 출산을 용이하게 하기 위하여 절개될 수 있다.

배란, 월경, 임신
(Ovulation, Menstruation, Pregnancy)

배란과 월경(Ovulation and Memstruation)

배란은 뇌하수체에서 분비되는 호르몬으로 인하여 난자가 주기적으로 성숙되고 배출되는 활동이다. 다음 **월경**주기의 약 12-14일 전에 발생하며, 자궁 내부의 물질들이 방출되게 된다. 성교 시 수정을 할 수 있는 최적의 시기이기도 하다.

배출된 난자는 난관으로 이동하는데, 난관 내 배열된 섬모가 난자를 이동시키게 된다. 만약 난자가 난관 내 위치하고 있을 시, 자궁 내의 정자가 난관으로 이동해서 난자와 수정되게 된다. 수정된 난자는 난관에서 자궁내로 이동하여 착상한 뒤, 태아로 발달되게 된다.

만약 수정이 이루어지지 않았을 시, 난자는 난관 내에서 분해되어서 수정 가능성을 더 낮추게 된다. 수정되지 않은 난자는 월경주기에 따라 밖으로 배출되게 된다. 많은 변수들이 수정과 연관되어 있는데, 이 변수들로는 정자의 개수, 여성 새식기관 내에서 정자의 생존시간, 난자의 퇴화, 난자 배출 시기 등이 해당되며, 개별적으로 수정 가능성에 영향을 주게 된다.

임신(Pregnancy)

임신은 여성이 발달한 배아, 또는 태아를 자궁 내에서 성장시키는 것을 말한다. 일반적으로 임신기간은 수정에서부터 태아를 출산할 때까지의 시기를 말하며, 약 280일 가량 소요된다. "깊이 생각해보기: 임신, 출산 중의 반사요법"을 참고한다.

유선(Mammary Glands)

유방 또는 유선은 남성과 여성의 흉근 위에 위치하고 있다. 사춘기 때, 에스르토겐과 프로게스테론의 호르몬 작용으로 여성의 유선 발달이 활성화된다. 유선은 임신 중 더 성숙하면서 그 크기가 더 커지게 된다. 성숙한 유선기관은 포도와 같은 군집으로 된 분비조직, 섬유조직, 지방조직, 림프관, 림프절로 구성되어 있다. 유두는 유륜이라 불리는 색소가 있는 부위로 둘러쌓여 있다. 유선 조직은 임신 중과 임신 후, 모유를 보관하는 역할을 하며, 유두의 표면으로 모유가 분비되게 된다. 성숙한 유선의 일차적인 역할은 수유(모유 분비)이다.

깊이 생각해보기(Think it Over)

임신, 출산 중의 반사요법 (Reflexology During Pregnancy, Labor, and Delivery)

반사요법과 임산에 대하여 많은 연구가 발표되었다. 일부 국가에서는 반사요법 치료사들이 수정 전과 수정 직후는 물론 임신 시기 전반에 걸쳐서 반사요법을 적용하여서 전반적인 건강 증진에 일조를 한다.

임신이 정상적인 상태(질병/질환이 없는 상태)로, 모체가 건강할수록 태아 역시 건강해지고 출산이 용이해진다는 개념을 갖고있다. 반사요법은 신체의 항상성 유지를 돕는다. 이를 통해서 자궁의 역할을 도와서 자궁의 근육을 더 강하고 건강하게 만들며, 내분비기관과 소화기관이 정상화되도록 한다.

다른 지역에서는 건강한 여성을 대상으로 한 반사요법을 마사지와 함께 적용하는 것이 임신 초기 3개월까지는 금기증으로 이야기하기도 한다. 이러한 관점은 반사요법이나 마사지가 유산을 야기할 수 있다는 근거없는 연구를 기반으로 설립된 것이다.

언제나 그렇듯이, 임신 중 당뇨병 및 기타 중증질병/질환은 의료진의 진단 및 진료를 받아야 한다. 임신, 출산과 관련하여 특수 훈련을 받은 반사요법 치료사들이 의료 전문가들과 함께 트리트먼트를 제공할 수 있다.

임신 중 반사요법은 스트레스와 긴장을 완화하고, 깊은 휴식을 도우며, 건강한 기분을 고취시키고, 혈액 및 림프 순환을 증진시킨다. 전세계에서 반사요법은 등 통증과 치질을 완화하기 위하여 적용하기도 한다. 구토 완화 및 수면을 도우는 역할 역시 반사요법이 산모에게 주는 이점이다. 출산 중 반사요법 세션으로 긴장을 완화하고 산모와 태아가 출산 시 겪는 변화를 자연스럽게 받아들이게 할 수 있다.

여성은 생물학적으로 모두 동일하다. 어떤 요소들이 여러 관점 및 테라피에 기여할 수 있을가? 국가적 차원에서 여성의 기본적인 건강과 안녕을 위하여 어떤 역할을 수행할 수 있을까? 정치적으로는 어떠한가? 의료관리 시스템적인 면에서는 어떠한가? 법적 구조적인 면에서는 어떠한가? 반사요법 치료사들이 반사요법을 실행할 때 맞닥트리는 선택사항은 무엇이 있을까?

참고: 본 주제에 대한 자세한 사항은 다음 자료를 참고한다: "Proceed with Caution: Foot/Ankle Massage for Pregnat Clinets," by Leslie Stager (2009), Massage & Bodywork, Sept. Oct., pp. 66–69, 72–75. Stager draws on journal research, interview with bodywork prefessionals, and obstetrical specialists to dispel myths and fears regarding the safety of perinatal massage and reflexology. Stager is author of Nurturing Massage for Pregnacy: A Practical Guide to Bodywork for Perinatal Cycle (2009).

표 26.2 남성의 생식기관

개요	기관	존
일차생식기관	두개의 고환	1
이차생식기관	저관, 부속 분시샘(정낭, 전립샘, 요도구선), 지지조직(남근과 음낭)	1
생식기관	역할	
음낭	남성의 외부생식기. 음낭 주머니는 고환, 부고환, 정관이 위치하고 있으며 신체에서 확장되어 위치하고 있음.	1
고환	정자 및 성 호르몬생성	1
부고환	정자가 성숙할 때까지 보관	1
정관	정자 이동 및 보관	1
부고환	정자 이동 및 보관	1
쿠퍼샘	정액의 윤활제 역할 부여	1
전립선	정액의 윤활제 역할 부여	1
요관	정자 이동 통로	1
남근	남성의 외부 생식기. 성교 시 사용하는 남성 생식기관	1

남성의 생식기관(Male Reproductive System)

남성의 생식기관은 두 개의 고환(남성 생식샘), 정관 또는 운반조직, 부속 분비샘, 남근으로 구성되어 있다. (■ 표 26.2)

두 개의 고환은 복부벽 바깥쪽의 주머니 형태로 위치하고 있는 음낭 내에 위치하고 있으며, 고환은 복강 내에서 발달되기 시작해서 태중 7개월쯤 되었을 때 음낭 주머니로 발달되면서 아래로 이동하게 된다. 불임은 활성화될 수 있는 정자를 생성하기에는 신체의 내부 체온이 너무 높아서 고환이 하행하지 않기 때문에 발생하게 된다.

고환의 역할은 남성의 모든 유전자 코드를 보유하고 있는 수정가능성이 있는 정자를 생성하고, 남성 호르몬인 테스토스테론을 생성하는 것이다. 테스토스테론은 남성의 성적 특징인 깊은 목소리, 근육, 지방분포 뿐만이 아니라 얼굴 외관, 액와(겨드랑이), 치골의 체모 생성에도 역할을 한다.

부고환은 고환에 붙어있는 기관으로 정자가 성숙할 때까지 보관하는 곳이다. 정자는 정자를 배출관으로 이동시키는 **정관**을 통해서 이동한 뒤, 심부 깊숙한 곳에 위치한 요도로 이동하게 된다. 두 개의 정낭은 방광의 뒷부분과 요도 상부와 항광 아래를 둘러싸고있는 **전립선** 윗부분에 위치하고 있다. 콩 크기의 쿠퍼샘은 전립선 근처의 각 요도에 위치하고 있다.

세 개의 남성 부속생식샘인 정낭, 전립선, 쿠퍼샘에서 배출되는 체액은 정액에 윤활기능을 부가 하게 된다. 정액은 끈적거리는 우윳빛 액체로 pH는 7.5 정도이며 프로스타글라딘(자궁이 수축해서 정액이 난자로 도달할 수 있게 함), 과당(당), 응결력이 있는 물질 등을 함유하고 있다. 정액은 성교 시 남근을 통해서 요도에서 배출된다. 남성의 요도는 일반적으로 정액과 소변의 통로가 된다.

남근은 발기조직으로 구성되어 있다. 요도의 지지조직이자, 성교 시 정자가 질 내로 들어갈 수 있는 통로 역할을 한다.

생식기관의 반사점
(Reproductive System Reflexes)

깊이 생각해보기(Think it Over)

반사요법과 상처조직
(Reflexology and Scar Tissue)

"수술로 인하여 제거된 조직이나 수술받은 조직에 반사요법을 받아야 하는가?"라는 의문이 들것이다. 반사요법은 반사요법을 적용한 부위에 혈류량을 증진하고, 신경전도를 활성화하며, 생체에너지 흐름을 강화한다. 신체기관(자궁), 분비샘(난소, 전립선), 또는 기타 신체부위가 수술로 인하여 제거되었거나 수술을 받았다든가, 부상, 질병 등의 문제를 겪었다면, 이들 부위를 활성화하는 것이 효과적이다. 반사요법은 치유력을 높이고 건강을 유지하게끔 한다.

자궁절제술을 받은 여성의 자궁 및 난소 반사점을 활성화하였을 때 어떤 효과가 있는가? 전립선 제거 수술을 받은 남성의 경우에는 어떠한가?

반사요법은 생식기관의 건강을 유지하는데 효과적이다. 반사점이 생식기관과 먼 거리에서 위치하고 있기 때문데, 반사요법은 남성과 여성 모두에게 출산, 수술, 상처조직의 회복에 매우 이상적인 테라피이다. "깊이 생각해보기: 반사요법과 상처조직"을 참고한다.

생식기관의 직접반사점은 **난소/고환 반사점**, **난관/정관 반사점**, **자궁/전립선 반사점**, 유방 반사점이 해당된다. ■ 그림 26.3과 책의 마지막 커버 부분을 참고한다.

난소/고환 반사점(Ovary/Testis Reflex)

유사한 기능을 수행(**상응**)하는 난소와 고환은 반사점 위치가 동일하다. 여성과 남성은 각각 두개의 난소와 두개의 고환을 가지고 있는데, 이에 따라 반사점도 두개이다. 각각의 반사점은 오른발과 왼발 발목의 바깥쪽에 위치하고 있다.

난소/고환 반사점 위치를 확인하기 위해서, 발을 안정화시키고 지탱하도록 한다. 가상의 선을 발목뼈 바깥쪽의 높은 부분에서부터 종골의 윗부분까지 긋는다. 이 선의 중간 부분이 난소/고환 반사점이다. (■ 그림 26.4)

발목이 두꺼워서 발목뼈의 높은 부분을 찾기 어려운 경우도 있다. 난소/고환 반사점 위치를 확인하기 위해서 테크닉을 적용하는 손의 손바닥을 종골에 두고 손가락들이

생식기관 반사점

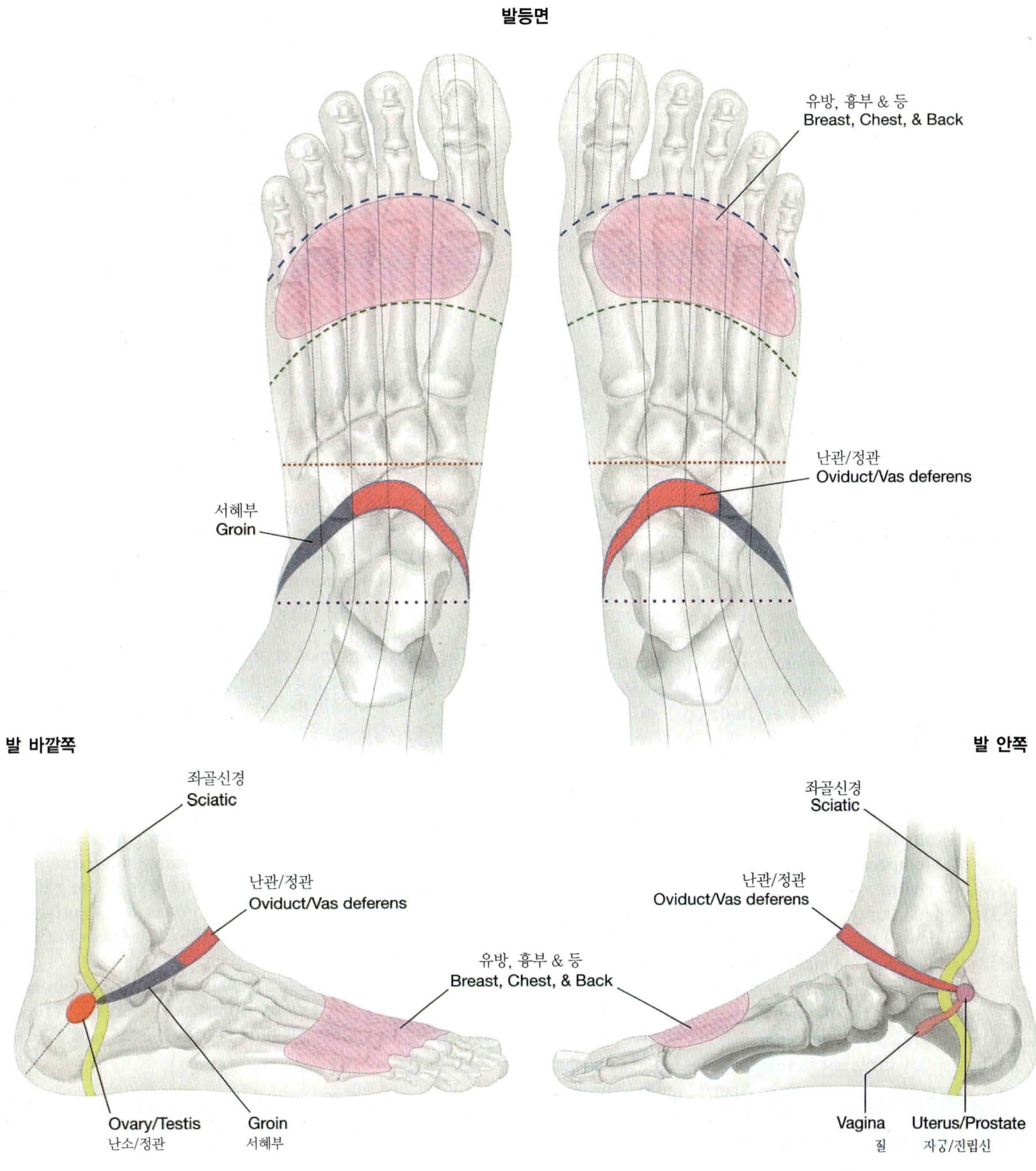

그림 26-3
생식기관 반사점

바깥쪽 발목과 난소/고환 반사점에 닿도록 한다. 이를 여러 번 반복한다. 바깥쪽 종골에 뼈가 튀어나온 부위가 연한 조직일수록 "깊게" 나타나게 될 것이다. 이 반사점은 발목뼈와 종골 윗부분 사이의 정중앙에 위치하는 뼈 부분에 위치하고 있다. 때때로 발목을 회전시키거나 약간 위치를 조정해서 발목뼈가 더 두드러지게끔 한다.

난관/정관 반사점(Oviduct/Vas Deferens Reflex)

난관/정관 반사점은 자궁/전립선 반사점(발목 안쪽)에서 시작해서 발목 윗 부분의 주름 부분을 바깥쪽으로 가로질러서 난소/고환 반사점까지 이어져 있다. 이들이 연결된 부위 모두를 난관/정관 반사점이라 한다. 5개의 존에 모두 걸쳐서 존재하고 있는데, 이는 여성의 경우, 난관이 난소를 통해 자궁으로 연결되어 있고, 남성의 경우,

전립선과 고환이 연결되어 있기 때문이다.

반사요법 치료사는 존 테라피를 적용할 때, 여성의 경우, 난관을 활성화 하기 위해서 존 2와 3에 특히 중점적으로 테크닉을 적용하고, 남성의 경우, 정관을 활성화 하기 위해서 존 1에 중점적으로 테크닉을 적용할 수 있다. (그림 26.5)

난관/정관 반사점은 림프 반사점이나 서혜부 반사점과 동일한 위치에 있으며, 적용하는 테크닉 역시 동일하다. (그림 26.5)

자궁/전립선 반사점(Uterus/Prostate Reflex)

상응하는 자궁 및 전립선은 신체의 정중선에 위치하고 있다. 자궁/전립선 반사점의 오른쪽 반쪽은 오른발 발목 안쪽에, 왼쪽 반쪽은 왼발 발목 안쪽에 위치하고 있다. (그림 26.6)

발을 안정화시키고 지지한 상태로 만들어서, 안쪽 발목뼈 바깥쪽의 높은 부분에서부터 종골의 윗부분까지 긋는다. 이 선의 중간 부분이 바로 자궁/전립선 반사점이다.

자궁/전립선 만성 반사점, 좌골신경 반사점, 난소/고환 만성 반사점(Chronic Uterus/Prostate Reflex, Sciatic Reflex, Chronic Ovary/Testis Reflex)

자궁/전립선 만성 반사점과 좌골신경 반사점은 하퇴와 발목 안쪽에 위치하고 있다. 난소/고환 만성 반사점과 좌골신경 반사점은 바깥쪽 하퇴와 발목 바깥쪽에 위치하고 있다. (그림 26.7) 이 두 반사점 모두를 활성화하여, 만성적인 생식기 질환, 골반관련 질환, 좌골신경 관련 질환을 완화할 수 있다.

핀포인트 반사점(Pinpoint Reflexes)

난소/고환 반사점과 자궁/전립선 반사점을 핀포인트 반사점이라 한다. 핀포인트 반사점은 작은 크기 때문에 그 이름이 붙여졌다. 생식기관의 핀포인트 반사점은 연할 수 있다. 그러므로 반사점을 자극할 때 부드러운 압력을 가하도록 하면서, 점차 압의 세기를 높여간다. 기본 테크닉과 중급 테크닉을 적용해서, 난소/고환 반사점과 자궁/전립선 반사점을 활성화하도록 한다. 이 테크닉들은 주로 월경곤란증 완화에 적용된다.

보조 반사점(Helper Reflexes)

내분비기관 반사점은 생식기관의 핵심 보조반사점으로, 특히 시상하부(뇌하수체의 기능에 영향을 줌), 뇌하수체(다른 내분비선에 영향을 주는 영양 호르몬 분비), 송과샘(신체주기에 영향을 줌), 부신(성적 특징 발현에 영향을 줌), 흉선(호르몬 생성 보조) 반사점이 해당된다. (제 22장)

척추 반사점은 내분비기관 및 생식기관을 보조한다. 척추 반사점을 활성화할 대, 천골과 요추 반사점을 집중적으로 활성화한다. (제18장) 골반신경은 생식기관 및 외음부에 걸쳐서 분포하고 있으며, 천골에서 시작된다. 생식기관에 걸쳐서 분포하고 있는 내장신경(특히 자궁의 경우 L3, 전립선의 경우 L4)은 하퇴 부위에서 시작된다. (제16장)

엉덩이/골반 반사점을 활성화해서 골반대를 풀어주어서, 혈액순솨 및 생체에너지 흐름을 활성화하고 신경 전도를 증진하도록 한다. (제17장)

존(Zones)

모든 남성의 생식기관 반사점은 존 1에 위치하고 있다. 여성의 생식기관 반사점 대부분 역시 존 1에 위치하고 있지만, 자궁은 존1에서 존 2까지 걸쳐서 분포하고 있으며,

생식기관 테크닉(Reproductive System Techniques)

남성 및 여성 생식기관을 위한 테크닉

테크닉: 핀포인트 반사점

다음의 테크닉 모두 또는 하나를 난소/고환 반사점과 자궁/전립선 반사점에 적용한다.

기본

핀포인트 반사점을 활성화하기 위해서, 손가락 하나로 부드러운 압을 두드리듯이 적용한다. 반사점과 완벽하게 접촉한 상태를 유지하면서, 작게 회전시켜준다.

중급

손가락을 고정된 상태로 유지하면서 발 위의 반사점을 잡고, 발을 360° 원을 그리면서 시계방향으로 회전시키고 다시 반시계방향으로 360° 회전시킨다. 이 때 반사점에 작게 원을 그리면서 압을 가해준다.

고급

한 손으로 난소/고환 반사점과 자궁/전립선 반사점에 동시에 압을 가해준다. 손바닥으로 종골을 잡아서 발이 직립된 상태를 유지시킨다. 엄지손가락이나 손가락 끝을 난소/고환 반사점과 자궁/전립선 반사점 위에 두고 접촉된 상태를 유지한다. 테크닉을 적용하는 손을 이용해서 발을 앞뒤로 움직여준다. 지렛대의 원리를 활용해서 압을 높여준다.

팁: 골반/엉덩이 반사점 바깥쪽과 안족에 핑거워크를 할 때, 이 반사점에 부드러운 압을 가해준다.

테크닉: 난소/고환 반사점

발을 안정화시키고 지지해준다. 난소/고환 반사점에 부드러운 압을 가해준다. (■ 그림 26.4)

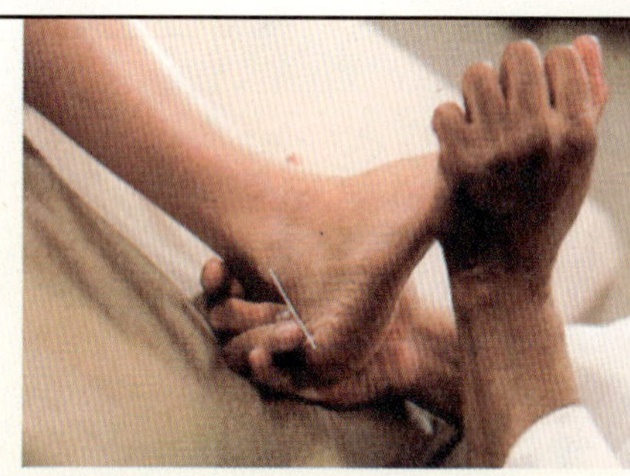

그림 26-4
난소/고환 반사점

테크닉: 난관/정관 반사점

난관/정관 반사점에 핑거워크를 해준다. (■ 그림 26.5)

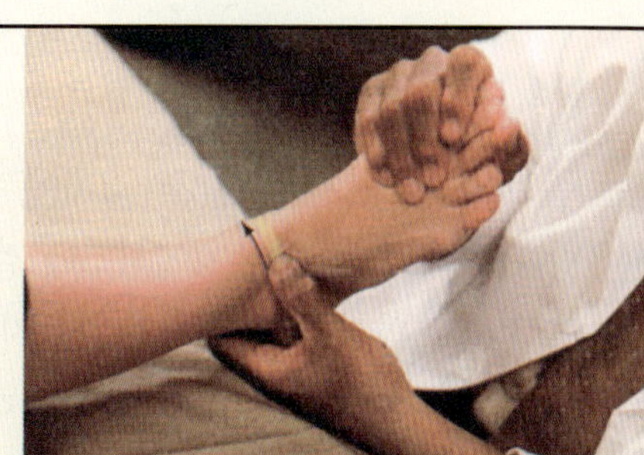

그림 26-5
난관/정관 반사점

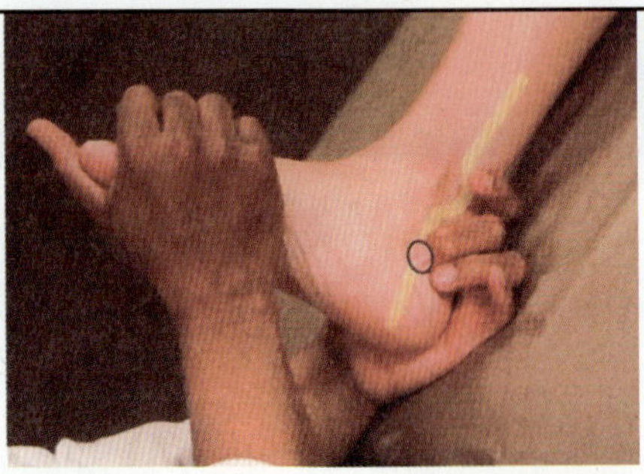

그림 26-6
자궁/전립선 반사점

테크닉: 자궁/전립선 반사점

발을 안정화시키고 지지해준다. 부드러운 압을 원을 그리면서 자궁/전립선 반사점에 적용한다. 자궁/전립선 만성 반사점과 좌골신경 반사점이 하이라이트로 표시되어 있다. (■그림 26.6)

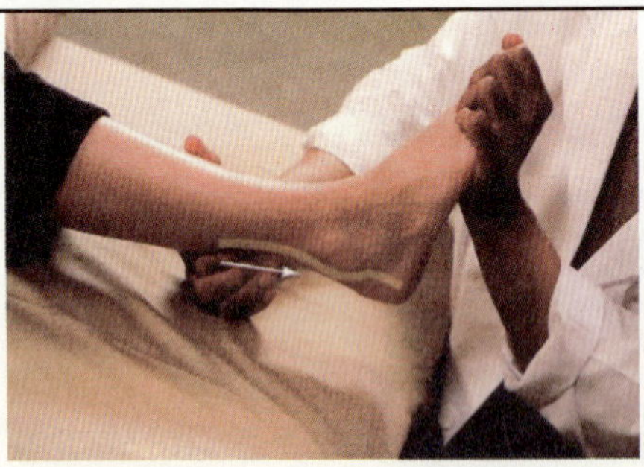

그림 26-7
난소/고환 만성 반사점과 좌골신경 반사점

테크닉: 난소/고환 만성 반사점과 좌골신경 반사점

이 테크닉은 하퇴와 발목 바깥쪽에 위치한 난소/고환 만성 반사점과 좌골신경반사점을 활성화하기 위하여 적용하는 것이다. 이 테크닉은 자궁/전립선 만성 반사점과 좌골 반사점을 활성화할 때 동일하게 적용되지만, 반사점이 안쪽 다리와 발목에 위치하고 있다는 점에서 적용하는 위치는 다르다. 이 반사점들을 활성화하여서 생식기관 및 좌골신경과 관련된 질병/질환을 완화하고, 치핵을 완화하며, 직장의 건강을 증진할 수 있다.

기본

발을 직립된 상태로 잡아준다. 테크닉을 적용하는 손의 손바닥을 비복근 아래에 둔다. (그림 11.4) 테크닉을 적용하는 손의 손가락을 발목에서 6인치 가량 떨어진 곳에 두고 아킬레스건, 다리뼈, 바깥쪽 하퇴 근육의 홈을 확인한다. 이 홈은 난소/고환 만성 반사점과 좌골신경 반사점에 해당된다. 1개 이상의 손가락으로 반사점에 핑거워크를 발목 방향으로 발목 아래까지 적용해준다. (■그림 26.7)

중급

손과 발의 위치는 동일하다. 해당 반사점을 발목을 향해서 핑거워크하면서 발을 바깥쪽으로 회전시켜서 더 깊은 압을 적용한다. 발목에서는 난소/고환 반사점과 바깥쪽 엉덩이 반사점을 추가적으로 활성화시킨다.

난소는 존 2 내에, 난관은 존 2와 3내에 위치하고 있다. 유선(유방)과 지지 조직은 존 2에서 5에 걸쳐서 분포하고 있다. 개별적으로 약간씩 존 위치가 다르지만, 활성화하고 있는 존을 반복해서 활성화하여서 완벽하게 이 부위에 테크닉을 적용하도록 한다.

생식기관 프로토콜
(Reproductive System Protocols)

반사요법은 여성과 남성 모두 연령과 무관하게 생식기관의 발달 및 건강 유지를 돕는다. 반사요법은 건강한 월경 활동, 출산으로부터의 회복, 남성과 여성의 생식관련 문제에 도움을 줄 수 있다. (■표 26.3) DVD에서는

표 26.3 초경 프로토콜

반사점	테크닉/효과
척추, 특히 요추, 천골, 척추분절	스파이널 트위스트너 썸워크로 척추 반사점의 긴장을 풀어준다. 해당 부위의 혈액순환 및 신경전도를 활성화한다. (제16장)
생식기관 (자궁, 난소, 난관)	여성 생식기관의 기능 균형을 맞춰준다. 해당 부위의 순환 및 신경전도를 활성화한다. (본 장)
내분비기관, 특히 시상하부, 뇌하수체, 송과선, 부신, 흉샘	내분비기관 전체의 균형을 증진한다. 특히, 특히 시상하부(뇌하수체의 기능에 영향을 줌), 뇌하수체(다른 내분비선에 영향을 주는 영양 호르몬 분비), 송과샘(신체주기에 영향을 줌), 부신(성적 특징 발현에 영향을 줌), 흉선(호르몬 생성 보조) 반사점을 활성화한다. (제22장)
안쪽과 바깥쪽 골반	복부골반강과 엉덩이 내 긴장을 풀어준다. 좌골신경과 생식기관의 기능 증진을 돕는다. (제16, 17장, 본 장)
횡경막과 릴랙세이션 테크닉	모든 릴랙세이션 테크닉, 또는 일부 릴랙세이션 테크닉을 세션 전체에 걸쳐서 적용하면서, 휴식 효과를 높이고 스트레스를 완화한다.

표 26.4 유방절제술 프로토콜

반사점	테크닉/효과
척추 전체	스파이널 트위스트나 썸워크로 척추 반사점의 긴장을 완화한다. 혈액순환 및 신경전도를 활성화한다. (제16장)
흉부, 등, 어때, 팔, 존 5	진행한 수술에 따라, 특전 반사점을 활성화한다. 일반적으로 해당 반사점을 활성화하여서, 근육, 연부조직, 상처조직의 긴장을 풀어준다. 바깥쪽 근육, 팔, 어깨 부속기관의 존 5를 완벽하게 활성화시킨다. 목 반사점을 추가하여 테크닉을 적용한다. (제14, 16, 23장)
내분비기관, 특히 시상하부, 뇌하수체, 송과선, 부신, 흉샘	내분비기관 전체의 균형을 증진한다. 특히, 특히 시상하부(뇌하수체의 기능에 영향을 줌), 뇌하수체(다른 내분비선에 영향을 주는 영양 호르몬 분비), 송과샘(신체주기에 영향을 줌), 부신(성적 특징 발현에 영향을 줌), 흉선(호르몬 생성 보조) 반사점을 활성화한다. (제22장)
소화기관	소화기관 반사점 전체에 테크닉을 적용해서 소화 및 배출 활동을 증진한다. (제24장)
림프기관	림프기관은 신체를 정화하고 독소를 제거하는 역할을 한다. 이 반사점을 활성화하여 신체를 이완시킬 수 있기도 한다. (제23장)
목 (모든 발가락 아랫부분)	목 반사점과 모든 발가락 아랫부분에 360° 방향에서 테크닉을 적용하여 활성화시킨다. 발가락 사이 깊숙한 곳까지 테크닉을 적용한다. 토 로테이션을 진행한다. 이 테크닉 모두 목과 상부 어깨근육의 긴장을 풀어주는데 효과적이다. (제17, 18장)
횡경막, 명치, 릴랙세이션 테크닉	모든 릴랙세이션 테크닉, 또는 일부 릴랙세이션 테크닉을 세션 전체에 걸쳐서 적용하면서, 휴식 효과를 높이고 스트레스를 완화한다. 깊은 호흡을 한다. 긴장을 풀고, 휴식 및 회복 효과를 높이며, 감정을 진정시킨다.

생식기관을 강화하기 위한 기본 단계에서부터 고급단계의 테크닉을 보여주고 있다. 이 테크닉들은 엉덩이/골반 반사점, 복강 반사점, 흉강 반사점, 척추 반사점, 머리 반사점, 목 반사점을 활성화할 수 있기도 하다.

반사요법은 혈액순환을 증진하고, 신경전도를 활발히 하며, 생체에너지를 활성화시킨다. 이는 수술 후 회복 및 상처조직 회복에 큰 도움이 된다. "깊이 생각해보기: 반사요법과 상처 조직"과 ■표 26.4를 참고한다. 반사요법과 여성의 건강 상의 문제에 많은 관심을 기울이는만큼, 남성의 생식기관 건강 역시 중요성을 간과할 수 없다. (■표 26.5)

표 26.5 전립성비대증 프로토콜

반사점	테크닉/효과
척추, 특히 요추, 천골, 미저골 척추분절	스파이널 트위스트너 썸워크로 척추 반사점의 긴장을 풀어준다. 해당 부위의 혈액순환 및 신경전도를 활성화한다. (제16장)
생식기관 (고환, 정관, 서혜부, 전립선)	남성 생식기관의 기능 균형을 맞춰춘다. 해당 부위의 순환 및 신경전도를 활성화한다. (본 장)
내분비기관, 특히 시상하부, 뇌하수체, 송과선, 부신, 흉샘	내분비기관 전체의 균형을 증진한다. 특히, 특히 시상하부(뇌하수체의 기능에 영향을 줌), 뇌하수체(다른 내분비선에 영향을 주는 영양 호르몬 분비), 송과샘(신체주기에 영향을 줌), 부신(성적 특징 발현에 영향을 줌), 흉선(호르몬 생성 보조) 반사점을 활성화한다. (제22장)
안쪽과 바깥쪽 골반	복부골반강과 엉덩이 내 긴장을 풀어준다. 좌골신경과 생식기관의 기능 증진을 돕는다. (제16, 17장, 본 장)
방광	소변배출을 돕는다. (제25장)
릴랙세이션 테크닉	모든 릴랙세이션 테크닉, 또는 일부 릴랙세이션 테크닉을 세션 전체에 걸쳐서 적용하면서, 휴식 효과를 높이고 스트레스를 완화한다.

요약 (Summary)

- 생식기관은 다음과 같은 기능을 수행한다:
  - 여성은 난소 내에서 난자를 생성한다. 남성은 고환 내에서 정자를 생성한다.
  - 난관은 난소를 월경주기에 맞추어 자궁으로 이동시킨다. 성숙한 정자는 남근을 통해서 성교 시 자궁으로 전달된다.
  - 성교는 남성의 남근이 여성의 질에 삽입되었을 때 발생한다.
  - 수정은 정자가 난자와 만났을 때 발생한다. 임신은 자궁 내에서 태아가 신생아로 성장하는 과정이다.
  - 난소와 고환은 성 호르몬을 생성하여서, 신체에 심리적, 정서적, 정신적 영향을 미친다.
  - 자궁은 태아를 보관하고 성장시키면서, 이에 따라 여성의 몸은 태아를 성장시키고, 태아에게 영양을 공급하면서, 출산 환경에 맞추어 변화한다.
- 생식기관의 반사점과 존은 다음과 같다:
  - 난소/고환 반사점과 자궁/전립선 반사점은 핀포인트 반사점이다.
  - 생식기관의 직접 반사점은 난소/고환 반사점, 난관/정관 반사점, 자궁/전립선 반사점, 자궁/전립선 만성 반사점, 유방 반사점이다.
  - 보조반사점은 내분비기관(특히, 시항하부, 뇌하수체, 송과선, 부신, 흉선)과 척추(특히, 요추)이다.
  - 존 1은 일차적인 존이다. 생식기관의 지지조직은 존 2에서 존 5에 걸쳐서 위치하고 있다.

배운 내용 점검하기 (How much did you learn?)

실습하기

다음의 반사점 위치를 확인해보자. 각 반사점을 활성화하기 위한 테크닉을 실습해보자.

- 난소/고환 반사점
- 난소/고환 만성 반사점과 좌골신경 반사점
- 자궁/전립선 반사점

- 자궁/전립선 만성 반사점과 좌골신경 반사점
- 난관/정관 반사점

다음 신체 부위에서 생식기관 반사점 위치를 확인하고, 각 반사점을 활성화하기 위한 테크닉을 실습해보자.

- 발목 바깥쪽
- 발목 안쪽
- 하퇴 바깥쪽
- 하퇴 안쪽
- 발목관절 위

해당 내용 연결하기

왼쪽 열에 위치한 용어에 대한 올바른 설명을 연결하라.

_____ 1. 난자
_____ 2. 난소
_____ 3. 정관
_____ 4. 전립선

a. 고환
b. 자궁
c. 정자
d. 난관

객관식 문항

1. 생식기관의 주요 보조반사점은 무엇인가?
   a. 내분비기관
   b. 자궁
   c. 척수반사점
   d. A와 B
   e. A와 C
   f. 위의 모두

2. 생식기관에는 다섯개의 핀포인트 반사점이 두쌍씩 존재한다. 다음 중 핀포인트 반사점이 아닌 것은 무엇인가?
   a. 정관/난관
   b. 자궁/전립선
   c. 난소/고환

3. 여성 생식기관에서 수정이 이루어지는 장소는 어디인가?
   a. 정관
   b. 난관
   c. 자궁
   d. 전립선

4. 여성의 사춘기 때, 유선의 발달을 자극하는 호르몬은 무엇인가?
   a. 테스토스테론
   b. 에스트로겐과 프로게스테론
   c. 에스트로겐
   d. 단일 호르몬은 없다. 유선은 뇌하수체의 작용으로 활성화된다.

5. 생식기관의 반사점이 발목 위, 발목을 가로지른 부위, 하퇴에 위치하고 있기때문에, 이 반사점들을 활성화할 때, 발을 직립된 상태로 유지하는 것이 중요하다.
   이 문장은
   a. 참이다.
   b. 거짓이다.

빈칸 채우기

다음 그림에 해당하는 반사점을 표시하라.

난소/고환 반사점

자궁/전립선 반사점

자궁/전립선 만성 반사점과 좌골신경 반사점

난관/정관 반사점

질 반사점

유방, 흉부, 등 반사점

서혜부 반사점

생식기관 반사점

발등면

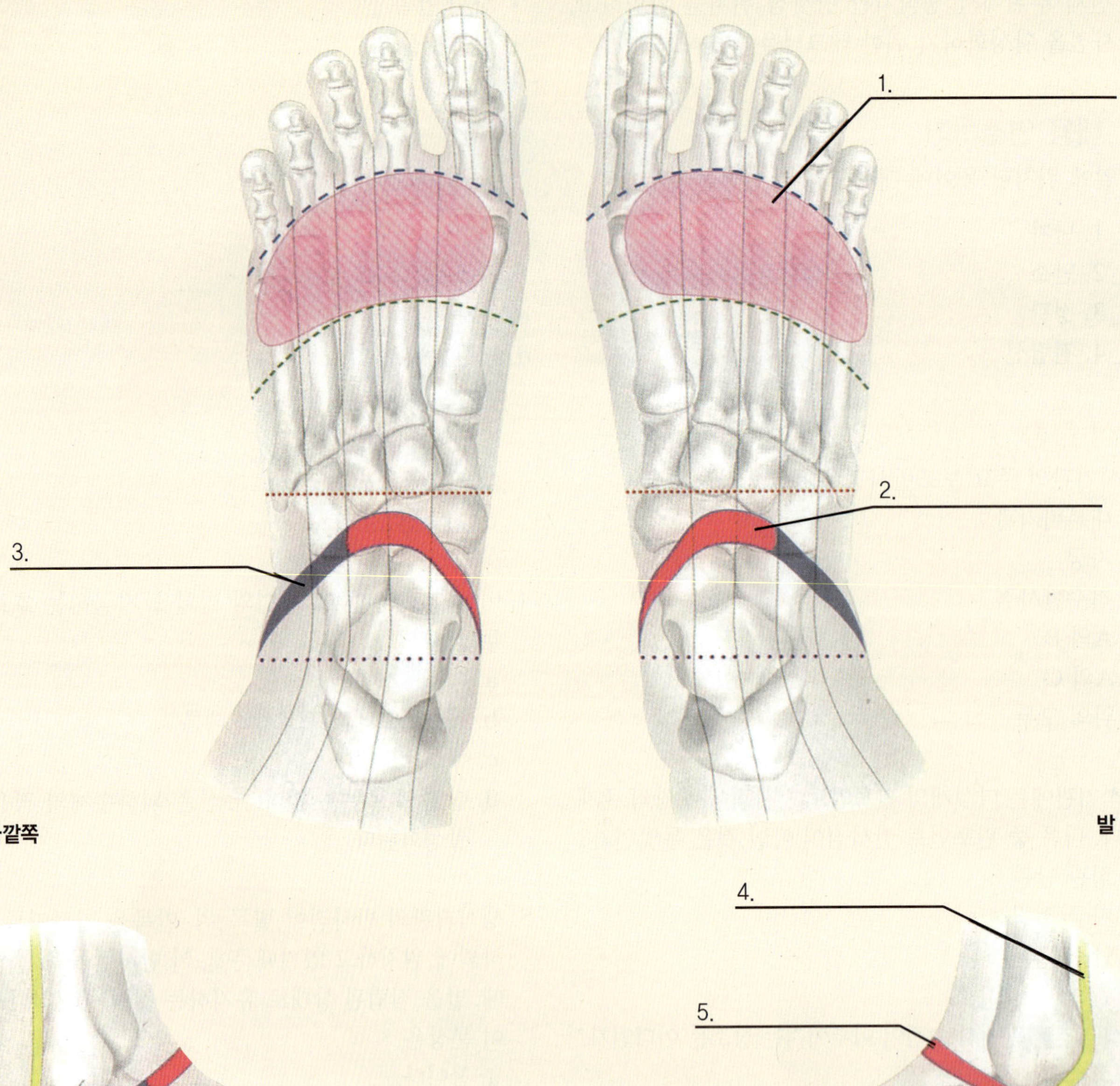

발 바깥쪽

발 안쪽

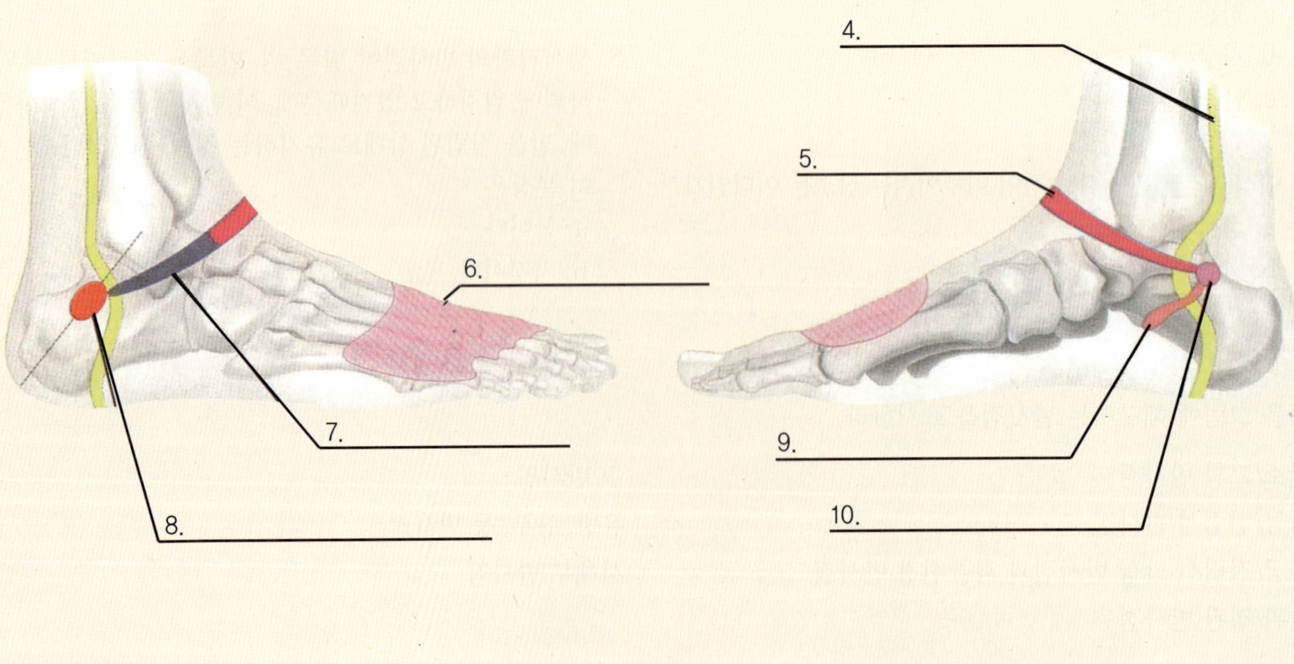

유용한 정보 (Resources)

반사학 조직(Reflexology Organizations)

국제 반사학자 의회(ICR)(www.icr-reflexology.org)에는 다양한 국가 출신의 회원인 조직들이 속해 있다. 국가 반사학 조직은 반사학 연합 및 국가 내 회원들로 연결되는 링크를 제공한다. 미국 반사학 협회(RAA)(www.reflexology-usa.org)는 미국 내 주 단위의 연합 및 개별 회원 조직들로 연결되는 링크를 제공한다.

참고 문헌(Further Reading)

Eugster, Father Josef and Dr. Eugene Cheng. (2007). *Father Josef's New Foot Reflexology*. Taiwan: Cosmax Publishing Company.

Kunz, Barbara and Kevin Kunz. (2007). *Complete Reflexology for Life*. New York: DK Ltd.

Marquardt, Hanne. (1984). *Reflex Zone Therapy of the Feet: A Textbook for Therapists* (Ann Callard Lett, Trans). Rochester, VT: Healing Arts Press.

Muller, Marie-France, M.D., N.D., PhD (2006). *Facial Reflexology: A Self-Care Manual*. Rochester, VT: Healing Arts Press.

Oleson, Terry, PhD. (1998). *Auriculotherapy Manual: Chinese and Western Systems of Ear Acupuncture* (2nd ed.). Los Angeles: Health Care Alternative, Inc.

Tibshraeney-Morten, Lilian. (2008). *Moving the Energy: Reflexology and Meridian Therapy*. Seminole, FL: JLM Publishing.

Wolfe, Frankie Avalon. (2006). *The Complete Idiot's Guide to Reflexology* (2nd ed.). New York, NY: Penguin Books.

치료의 전문 윤리 및 기준 (Professional Ethics and Standards of Practice)

윤리강령 (Code of Ethics)

윤리란 사람의 원칙, 신념, 도덕을 뜻한다. 보건복지 분야에 종사하는 조직들은 명시된 원칙 및 신념에 기반하여 행위 강령을 설립하였다. 그 목적은 해당 직군이 해당되는 사람들에게 명시된 윤리를 따르고 규제하며 지킬 것을 필요로 하는 것이다. 윤리적 기준 및 행위 강령을 준수하는 회원들은 이러한 전문직에 종사한다고 할 수 있다. 보건복지 분야의 많은 전문직들은 지역이나 주, 또는 도, 연방, 그리고 국가 등 하나 이상의 지역 단위에서 설정한 법의 규제를 받는다.

반사학 및 기타 대안 및 부수적인 치료의 상용화가 점점 증가함에 따라 윤리 기준, 행위 강령, 인증 및 치료를 구별 및 규제하기 위한 법적 요소에 관한 인식 역시 증가하고 있다. 반사학자들은 해당 법안에 대해 공부하고 치료 관련 법안이나 기준을 준수하며 공인된 반사학자의 순위에 이름을 올리도록 자발적으로 노력한다.

Ben Benjamin 박사와 Cherie Sohnen-Moe의 The Ethics of Touch(2004)와 Bonnie Fremgen의 Medical Law and Ethics(2002)는 이러한 주제에 대해 더욱 자세히 다루고 있다. 반사학자들은 더욱 많은 정보를 얻고 전문 기술을 향상시키기 위해 해당 분야의 윤리에 대해 공부하는 것이 좋다.

용어 사전 (Glossary)

강령 – 윤리 강령이나 행위 강령 등의 일련의 규칙.

윤리 – 사람이 지켜야 할 원칙, 신념, 또는 도덕을 뜻하며 전문 윤리라고도 설명할 수 있음.

치료 – 반사학의 상용과 마찬가지로 행위를 행하고 적용하는 것.

범위 – 치료의 범위와 같이 개인 활동의 범위나 범주를 뜻함.

기준 – 치료의 기준과 같이 개인의 행위를 측정하는 지표나 척도.

부록 C

차트 (Charts)

다음과 같은 서식들이 제공된다. 복사하여 필요에 따라 사용하도록 한다.

- **환자 신상서**(긴 서식): 임상학적 설정을 위함. 환자 기록과 함께 보관.
- **환자 신상서**(짧은 서식): 현장 치료를 위함. 환자 기록과 함께 보관.
- **반사학자**–환자 동의서: 환자 기록을 보관하는 것에 대한 선택적 서비스 동의 서식.
- **청소년 동의서**: 18세 미만의 환자(또는 주 법안에 청소년이라고 명시되어 있는 경우)에 해당됨. 환자 기록과 함께 보관.
- **환자의 치료 성공 스토리**: 치료를 시장에서 홍보하기 위한 마케팅 장치로 사용.
- **반사학 치료 세션 서식1**: 초보자, 반사학 실습 초기 단계 및 비임상학적 설정에 대한 세션 서식. 환자 신상서에 부착하여 환자 기록과 함께 보관.
- **반사학 치료 세션 서식2**: 다양한 환자 정보 서식. 세션 서식에 부착하여 환자 기록과 함께 보관.
- **반사학 치료 세션 서식3**: 전문 기술 및 임상학적 설정에 대한 세션 형식. 환자 정보 서식에 부착하여 환자 기록과 함께 보관.
- **세션 노트**: 반사학 치료 세션 서식에 부착하여 환자 기록과 함께 보관.

환자 신상서(기밀)

오늘 날짜: ____________________

성명: ____________________

집 주소(도로명 및 아파트 번호): ____________________

시: ____________ 도: ____________ 우편번호: ____________

낮 시간 사용하는 전화번호: (   ) ____________ 자택 전화번호입니까? ______ 예 ______ 아니오

휴대 전화: (   ) ____________ 이메일: ____________

추천인: ____________ 생년월일: ____________

비상 연락망: ____________ 관계: ____________

비상 연락 번호: (   ) ____________ 휴대 전화: (   ) ____________

직업 경력

회사: ____________ 시/도: ____________

직장 번호: (   ) ____________ 직장으로 연락이 가능합니까? ____________

현재 직업: ____________ 연차: ____________

과거 직업: ____________ 연차: ____________

어떤 종류의 운동을 얼마나 자주 하십니까?

취미와 관심사는 무엇입니까?

담당 의료진

전문의 성명 소재지

이전 담당의: ____________________

발병 전문가: ____________________

카이로프랙터/오스티오퍼시 전문가: ____________________

기타: ____________________

기타: ____________________

의료 정보

운동을 하는 이유 (해당되는 항목에 모두 체크 표시해 주십시오. 가장 일차적인 이유는 앞에 별(*) 표시를 해 주십시오.)

ㅁ안정 ㅁ스포츠 활동/회복 ㅁ기타: ____________________

ㅁ통증 완화 ㅁ건강 유지

통증이 있는 경우, 설명: ____________________

이 문제에 관해 의사나 치료사를 만난 적이 있습니까? ____________________

만약 그렇다면, 언제 누구에게서 어떤 진단을 받으셨습니까? ____________________

이 문제가 얼마나 지속되었습니까? ____________________

본인이 생각하기에 이 문제의 원인은 무엇인 것 같습니까? ____________________

이 문제를 더욱 악화하는 것은 무엇입니까? ____________________

이 문제를 완화하는 것은 무엇입니까? ____________________

복용하고 있는 약이 있다면 모두 써 주시고, 그 약으로 치료하고 있는 병명에 대해서도 나열해 주십시오.

복용약	*상태*

지난 10년간 사고나 부상을 당한 적이 있습니까?

등이나 관절 부상을 입거나 또는 수술을 받은 적이 있습니까?그렇다면 이에 대해 설명해 주십시오.

의학 정보(해당되는 항목에 모두 표시해 주십시오)

예	아니오	상태	예	아니오	상태
☐	☐	로션/오일 알러지 ______	☐	☐	임신중이십니까?
☐	☐	향수 알러지	☐	☐	기기(틀니 등)
☐	☐	섬유근육통	☐	☐	과민성 대장 증후군
☐	☐	만성 피로 증후군	☐	☐	스트레스 정도 ___ 고 ___ 중 ___ 저
☐	☐	불면증 증상	☐	☐	콘택트렌즈 착용
☐	☐	척추 불균형	☐	☐	가슴 보형물
☐	☐	관절염	☐	☐	고혈압
☐	☐	골다공증	☐	☐	저혈압
☐	☐	왼쪽/오른쪽 어깨 탈구	☐	☐	무좀/무사마귀
☐	☐	왼쪽/오른쪽 어깨골절	☐	☐	족저근막염
☐	☐	활액낭염	☐	☐	부종
☐	☐	암	☐	☐	기타 피부 질환
☐	☐	저혈당	☐	☐	근육 긴장
☐	☐	당뇨	☐	☐	가려움증
☐	☐	간질	☐	☐	멍이 잘 듬
☐	☐	심혈관 질환	☐	☐	정맥류성 정맥
☐	☐	탈장	☐	☐	혈전
☐	☐	HIV및 기타 감염성 질환	☐	☐	소화불량
☐	☐	입 안의 거품	☐	☐	만성 두통이나 두통이 자주 발생함

현재까지의 건강과 관련된 기타 정보가 있습니까?

오늘 수행할 운동에 관련된 문의사항이 있습니까? ☐없습니다 ☐있습니다

반사요법사가 현재 건강 상태에 대해 알아야 하기 때문에, 나는 제가 알고 있는 모든 의학적 상태를 명시하였고 반사요법사가 신체 건강에 대해 진행되고 있는 상황을 알게끔 하였다. 여기에 되어 있는 나의 서명은 세션에 대해 내가 동의하였음을 의미하며, 반사요법학이 치료나 의학적 실험의 대체가 되지 않음을 인정하는 것이다. 신체에 발병했을 수 있는 모든 질병에 대해 의사를 만나 보는 것이 좋다. 반사요법사는 질병이나 질환, 및 기타 신체 및 정신 질환을 진단, 처방, 치료 또는 낫게 할 수 없음을 이해한다. 이와 마찬가지로 반사요법사는 의학적 치료나 의약 처방을 하지 않으며, 척추 치료를 시행하지 않는다. 아래의 나의 서명은 반사요법사 및 관련 직원이 우편이나 이메일, 전화로 내게 연락할 수 있음을 동의하는 것이다.

(서명)	(이름)	(날짜)

환자 신상서(기밀)

오늘 날짜: ______ 생년월일: ______

성명: ______

주소: ______ 시: ______ 도: ______ 우편번호: ______

집 전화번호: ______ 직장 전화번호: ______ 휴대전화: ______

현재 직업: ______ 연차: ______

과거 직업: ______ 연차: ______

비상 연락망: ______ 관계: ______

비상 연락망 전화번호: ______

추천인: ______ 이메일: ______

의료 정보

운동을 하는 이유(해당되는 항목에 모두 체크 표시해 주십시오. 가장 일차적인 이유는 앞에 별(*) 표시를 해 주십시오.)

ㅁ안정 ㅁ스포츠 활동/회복 ㅁ기타:

ㅁ통증 완화 ㅁ건강 유지

통증이 있는 경우. 설명: ______

이 문제에 관해 의사나 치료사를 만난 적이 있습니까? ______

만약 그렇다면, 언제 누구에게서 어떤 진단을 받으셨습니까? ______

______

등이나 관절 부상을 입거나 또는 수술을 받은 적이 있습니까? 그렇다면 그에 대해 설명해 주십시오.

현재 임신중이십니까? ㅁ네 ㅁ아니오

오늘 진행되는 세션에 대해 질문 사항이 있으십니까? ㅁ네 ㅁ아니오

상담 전 반사요법사에게 반드시 공지해야 할 다른 증상이 있습니까? ㅁ네 ㅁ아니오

반사요법사가 현재 건강 상태에 대해 알아야 하기 때문에, 나는 제가 알고 있는 모든 의학적 상태를 명시하였고 반사요법사가 신체 건강에 대해 진행되고 있는 상황을 알게끔 하였다. 여기에 되어 있는 나의 서명은 세션에 대해 내가 동의하였음을 의미하며, 반사요법학이 치료나 의학적 실험의 대체가 되지 않음을 인정하는 것이다. 신체에 발병했을 수 있는 모든 질병에 대해 의사를 만나 보는 것이 좋다. 반사요법사는 질병이나 질환, 및 기타 신체 및 정신 질환을 진단, 처방, 치료 또는 낫게 할 수 없음을 이해한다. 이와 마찬가지로 반사요법사는 의학적 치료나 의약 처방을 하지 않으며, 척추 치료를 시행하지 않는다. 아래의 나의 서명은 반사요법사 및 관련 직원이 우편이나 이메일, 전화로 내게 연락할 수 있음을 동의하는 것이다.

______ ______ ______

(서명) (이름) (날짜)

반사요법사-환자 동의서

나는 다음의 사항들을 이해하고 준수한다.

1. 환자와 반사요법사와의 관계는 기밀 사항이다.

2. 반사요법은 옷을 입은 채로 진행하는 것이 원칙이다.

3. 환자와 반사요법사는 모두 한 쪽이 감염성 질병을 앓고 있을 경우 운동을 시행하지 않는다.

4. 환자는 반드시 운동을 통해 영향을 받을 수 있는 자신과 관련된 모든 의학적 상태를 반사요법사에게 공개하여야 한다.

5. 반사요법사들은 환자의 상황과 관련하여 의학적 상태를 진단하거나 판단을 내리지 않는다. 반사요법사는 반사요법학의 성격 및 진행하는 세션의 이유를 환자에게 설명한다.

6. 환자는 세션이 시작되기 전이나 후에 자유롭게 세션을 수용하거나 거부할 수 있다.

7. 반사요법사의 역할은 반사요법을 제공하고, 반사요법사가 교육을 받고 적합한 장비를 갖춘 것에 적합한 운동 및 서비스를 제공하며 환자의 치료 과정을 돕는다. 환자는 자신의 건강 상태에 대한 책임을 갖는다.

8. 반사요법학은 스트레스 경감을 위한 것이다. 즉, 근육 긴장 완화, 혈액 및 림프 순환의 개선, 피부기관(피부, 머리카락, 손톱)자극을 통해 제거나 회복을 돕는다.

9. 세션은 의학적 치료가 시행되는 곳에서는 수행하지 않는다. 반사요법사는 환자가 모든 의학적 상태에 대하여 적절한 의사나 의료 전문가를 방문할 것을 추천한다.

10. 긴박한 응급 상황(교통사고, 사망, 학교나 직장에서 집으로 돌아오는 길에 갑작스럽게 발병한 질환)을 제외하고, 환자는 스케줄 변동이 있을 경우 48시간 전에 반사요법사에게 변동 사항을 통지해야 한다. 그렇지 않을 경우 세션 시 변동 비용이 부과된다. 환자는 세션 스케줄을 다시 잡을 권리를 가지고 있다.

11. 긴박한 응급 상황(교통사고, 사망, 학교나 직장에서 집으로 돌아오는 길에 갑작스럽게 발병한 질환)을 제외하고, 반사요법사는 스케줄 변동이 있을 경우 48시간 전에 환자에게 변동 사항을 통지해야 한다. 반사요법사는 스케줄을 다시 잡을 권리가 있다.

12. 환자는 약속된 시간 최소 10분 전에 도착하여야 한다.

13. 환자는 개인 물품에 대한 전적인 책임을 진다.

(반사요법사 서명)	(반사요법사 이름)	(날짜)
(환자 서명)	(환자 이름)	(날짜)

청소년 동의서

______________________________*(성인의 성명)*는 부모 또는 합법적인 보호자로서

______________________________*(청소년 성명)*에 대하여

______________________________*(반사요법사 성명)*에게 반사요법을 수행하는 것에 대해 동의한다.

나는 관찰자로서 세션이 진행되는 전체 시간 동안 자리를 지키고 있을 것이다.

____

(부모 또는 합법적 보호자 성명)

____

(부모 또는 합법적 보호자 서명)

____

(날짜)

환자 치료 성공 스토리

반사요법을 해 준 치료사:

과거 나의 상태:

나의 경험 및 의견:

내게 일어난 변화:

(성명-선택 사항) (날짜)

반사학 치료 세션 서식 1

환자 이름: ______________________ 날짜: ______________________

반사요법사 이름: ______________________ 기한: ______________________

각 환자에 대한 각 세션에 대해 하나의 서식을 작성하십시오. 발에 대한 평가/관찰 사항을 규명하고 세션 노트를 첨부하십시오.

오른쪽 발	왼쪽 발
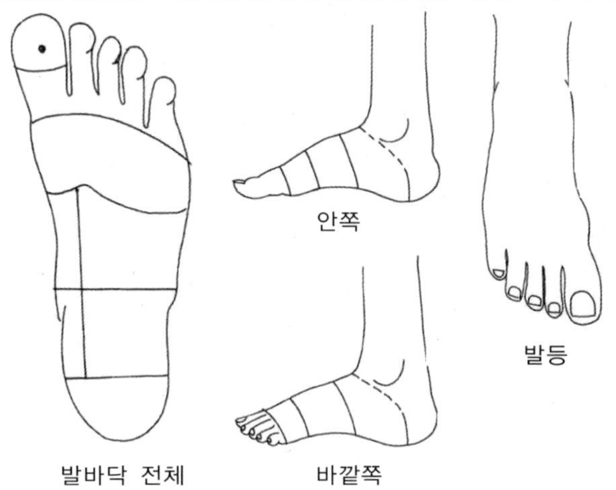	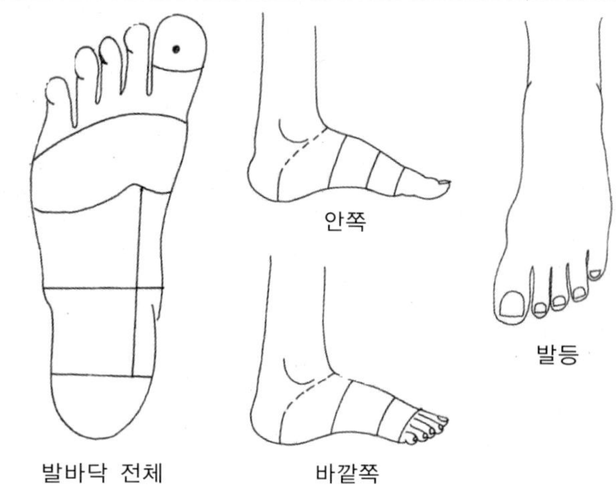

	오른쪽 발	왼쪽 발
지난 세션에 대한 환자의 의견 기록		
세션 전에 발의 느낌이나 민감성, 수축성 등 *환자가 묘사할 때* 사용한 단어 기록		
굳은살, 색상 변화, 내측 발톱 및 기타 발과 관련하여 관찰된 사항 기록. 변화가 있을 경우 명시.		

반사요법 세션 서식 2

환자 이름: ______________________________ 날짜: ______________________________

반사요법사 이름: ______________________________ 기한: ______________________________

각 환자에 대한 각 세션에 대해 하나의 서식을 작성하십시오. 발에 대한 평가/관찰 사항을 규명하고 세션 노트를 첨부하십시오.

평가/관찰 사항:

오른쪽 발	왼쪽 발
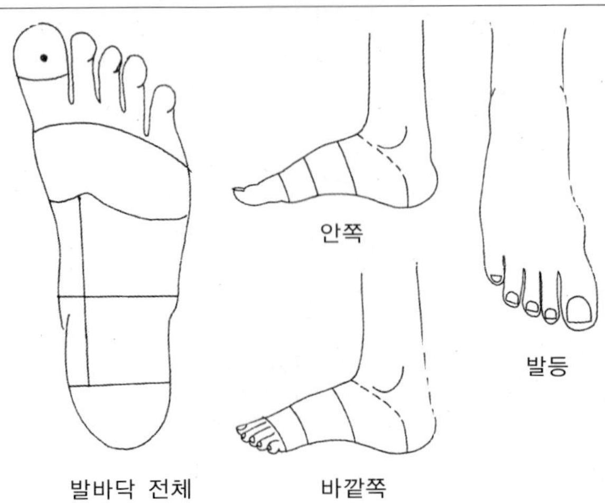	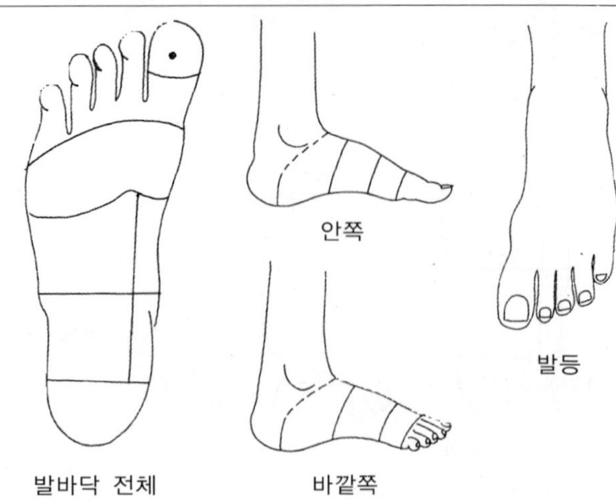

반사요법 세션 서식 3

환자 이름: ______________________________ 날짜: ______________________________

반사요법사 이름: ______________________________ 기한: ______________________________

각 환자에 대한 각 세션에 대해 하나의 서식을 작성하십시오. 발에 대한 평가/관찰 사항을 규명하고 세션 노트를 첨부하십시오.

평가/관찰 사항:

오른쪽 발

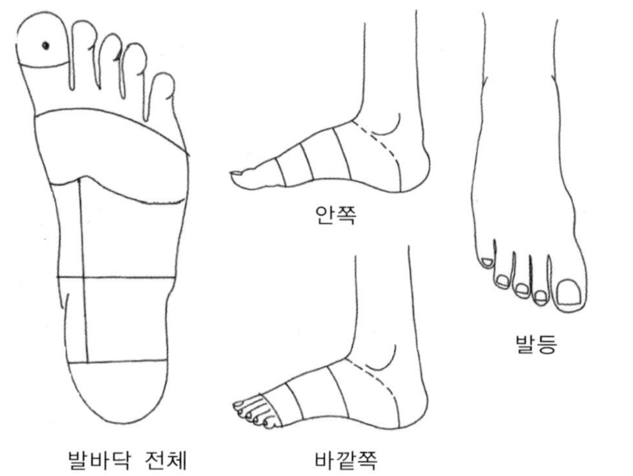

왼쪽 발

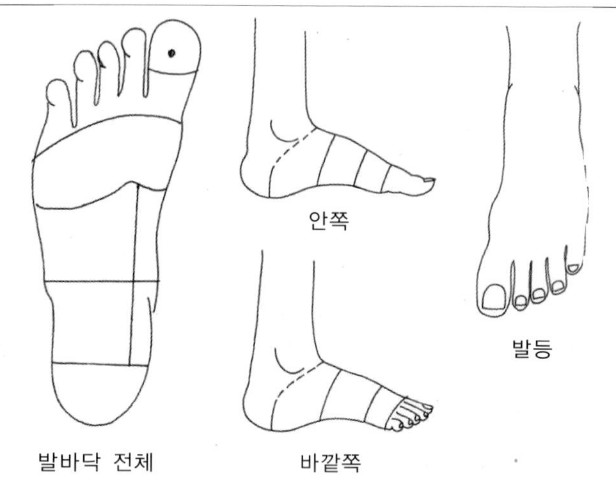

주요 관찰 사항

외피

a. 찰과상,멍,상처
b. 물집,붓기,부상
c. 굳은살
d. 비정상적 색깔
e. 티눈
f. 상처
g. 붓기, 부종
h. 비정상적으로 뜨겁거나 차가운 온도
i. 내향성 발톱이나 빠진 발톱
j. 기타: __________

구조

k. 아치형,평발,높은 발
l. 건막류
m. 해머 발가락
n. 튀어나온 발
o. 틀어진 발
p. 기타: __________

병리학적 사항:

q. 무좀이나 곰팡이
r. 발진y. 가려움증
s. 무사마귀
t. 기타: __________

자극

u. 기본 자세
v. 불편한 정도
  1. 약간 불편함
  2. 중간 정도
  3. 참을 만 함
  4. 강함
w. 반사 시 유연성
x. 둔한 정도
z. 기타: __________

세션 노트

세션 설명 및 SOPA 차트(대상, 목표, 분석, 계획) 또는 CARE 차트(상태, 시행한 행위, 반응, 평가)에 의거하여 작성하고 이를 세션 서식에 첨부한다.

날짜	시간	시행인	세션설명	설명

아로마테라피와 에센셜 오일
(Aromatherapy and Essential Oils)

1. 에센셜 오일 및 아로마테라피의 역사
(What is the History of Essential Oils and Aromatherapy)

아로마 식물, 허브, 에센셜 오일, 그리고 기타 재료는 고대 아시리아, 바빌로니아, 크레타, 이집트, 그리스, 로마, 수메르, 인도, 중국 및 이후의 유럽에서 흔히 사용된 재료다. 이 재료들은 화장품, 의료, 정화, 자극 및 영적인 용도로 사용되었다. 이집트인들이 오일과 식물을 미라의 보존을 위해 사용하였다는 것은 유명한 사실이다. 과학적 방법, 발견, 실험용 의약품, 수술 및 현대적 용도로의 사용이 증가함에 따라 앞서 언급한 자연적 또는 전통적 방식으로 사용하는 빈도수는 줄어들게 되었다.

이집트인, 특히 부유층은 아로마 치료를 매우 광범위하게 사용하였다. 그리스인들은 이집트인으로부터 이를 배웠고, 로마인들이 그리스인들에게서 이러한 관습을 받아들였다. 기원후 1세기에 로마인들이 아라비아로부터 450에서 600여톤 정도의 몰약과 2500에서 3000톤에 달하는 유향을 받았다는 기록이 있다.

건강과 피부 관리, 종교, 및 자극을 위한 아로마는 로마의 영역이 넓어짐에 따라 함께 퍼져 나갔다. 일반 대중들이 지나치게 향기에 탐닉하면서 기독교 교회는 향기 및 아로마의 개인 용도로의 사용에 비판적 입장을 표명하였다. 이 때문에 유럽에서의 식물성 오일 및 아로마 사용이 더 이상 성행하지 않게 되었다.

중동 및 동아시아 지역에서도 널리 사용되었다. 10세기경 아라비아의 과학자는 증류를 통해 에센셜 오일을 추출하는 방법을 발견하였다. 십자군 전쟁에 참전한 군인들과 여행자들은 이 식물성 오일 및 추출물을 유럽으로 들여 왔다. 이들은 14세기 유럽 전역과 아시아를 휩쓸었던 흑사병의 치료에 사용되었고, 이후 1600년대 다시 사용되었다.

클로버, 사이프러스, 솔, 세이지, 로즈마리, 백리향 등의 식물이 통째로 길가나 병실에서 태워졌고, 이 식물에 매일 접촉하는 것이 면역력을 키워준다고 간주되었다.

과학자들은 1800년대 중엽 아로마 및 에센셜 오일의 합성물을 생산하기 시작하였다. 간편하고 비용이 저렴한 이 합성물은 가격이 높은 천연 오일을 대체해 나가기 시작했다. 오늘날 이 합성물은 해로운 부작용이 있으며 신체 및 공기, 땅과 물을 오염시키는 것으로 알려진 석유 성분 및 합성 재료로 제조된다.

전통적인 치료에 대한 관심의 부활은 20세기 초 아로마테라피의 재발견과 함께 부상하기 시작했다. 이는 1910년 프랑스의 화학자인 Rene Mauric Gattefosse가 우연히 에센셜 오일의 치유력을 발견한 것이 계기가 되었다. 그는 1937년 자신의 발견에 대해 Aromatherapie를 출판했다.그는 에센셜 오일의 소독 및 항균력을 발견하면서 이 분야에 주요한 기여를 했고, 이를 아로마테라피라고 명명하였다.

2. 에센셜 오일이 대중적인 인기를 얻게 된 이유
(Why Have Essential Oils Gained in Popularity?)

오늘날, 아로마테라피는 대안적인 의학 관행으로 이루어지고 있다. 이 경우 치료 등급의 에센셜 오일은 건강을 유지하고 회복하는 용도로 사용된다. 전문적 용도로 등록된 에센셜 오일은 부작용이 나타나지 않는다. 에센셜 오일은 강력한 항바이러스, 항박테리아, 항균 능력을 갖춤과 동시에 병원체 저항력이 거의 없으며, 의약품(부작용), 가장 상업적으로 자주 사용되는 개인용 케어 제품(유독성)및 가정용 청결제(유독성)의 안전한 대체품으로 사용될 수 있다.

3. 에센셜 오일이 건강에 도움을 주는 측면 (What Health Challenges do Essential Oils Help?)

식물 활용군(허브, 음식, 에센셜 오일)은 치유의 본래적 근원으로 자리잡고 있다. 에센셜 오일은 광범위한 의약적 장점을 보유하고 있다. 많은 사용법이 임상학적으로 입증되었으며, 데이터 역시 축적되고 있는 상황이다. 에센셜 오일은 전세계적으로 병원에서 사용하고 있으며, 사람들은 매일 사용 가능하고 효과적이며 안전한 대체품을 필요로 하고 있다.

각 에센셜 오일은 특징적인 치유력을 보유하고 있다. 거의 모든 에센셜 오일이 소독제 역할을 한다. 기타 오일은 항박테리아, 항바이러스, 향균 및 염증 저항성과 진정제 역할을 하기도 한다. 몇몇 오일은 자극을 촉진하기도, 또 다른 오일은 진정 효과를 주기도 한다.

에센셜 오일은 다음과 같은 건강 상황 및 진행 과정과 문제에 사용된다.

- 항박테리아 및 항바이러스 작용(청결, 탈취, 특정 건강 문제)
- 향균 작용(질 감염, 완선, 무좀, 백선)
- 공기 중 감염(확산)의 전파를 막음
- 상처 감염 저항력
- 혈관의 팽창 및 수축
- 진정 및 자극 작용(밸런스 및 일반화)
- 면역 체계 강화
- 근육통, 관절염, 류머티즘 관절염
- 두통 및 편두통
- 스트레스 관련 질환(불면증, 긴장, 우울증)

표 D.1 식물로부터 추출되는 아로마오일

식물	사용한 식물 재료의 양	추출물
백리향	100kg	200g
파슬리(허브)	100kg	300g
약쑥	100kg	300g에서 400g
히솝풀	100kg	400g
향나무	100kg	500g에서 1.2kg
쥐오줌풀(뿌리)	100kg	950g
세이지	100kg	1.6kg에서 1.7kg
일랑일랑(꽃)	100kg	1.6kg에서 2kg
라벤더	100kg	2.9kg
유칼립투스	100kg	3kg
장미	2000kg	30ml
자스민	8000kg	30ml

- 아드레날린샘, 갑상샘,자궁
- 호흡계 질환(감기, 기침, 축농증, 천식)
- 소화계 질환(소화력 저하, 소화 불량, 고창)
- 피부 질환, 상처 및 화상
- 해독 치료

4. 에센셜 오일의 작용 (How do Essential Oils Woork?)

모든 식물에는 화학 및 식물성 구성물이 함유되어 있다. 각각의 식물은 고유의 장점을 보유하고 있다. 식물은 유전적 환경과 자라난 환경, 수확 시기와 증류 방식, 저장 방식 및 기타 여러 가지 요소에 따라 200개에서 800개에 달하는 화학 물질을 보유하고 있다.

오일 내 다양한 화학 물질은 오일만의 특성을 배가한다. 구성물의 특별한 성격뿐 아니라 화학물 간의 상호작용 역시 이에 해당한다. 이러한 화학 물질들은 신체에 독특하게 작용하며, 오일의 특성에 따라 신체 및 감정, 정신에 영향을 미친다.

5. 상업적 향 제품과 치료용 에센셜 오일 간의 차이점 (What is the Difference Between Commercial Fragrance Products and Therapeutic Quality Essential Oils?)

상업적 향 제품과 치료용 에센셜 오일 간에는 큰 차이가 있다. 개인 용도로 사용되는 오일이나 화학 제품(화장품, 향수, 목욕 및 헤어 제품), 청결제, 식기, 그리고 기타 제품은 치료용으로 사용하기에 적절하지 못하다. 포장에는 "100% 천연"이라 쓰여있을 수 있다.
치료용 또는 의약용 제품만을 사용하는 것이 좋다.

6. 치료용 에센셜 오일이 가격이 더 비싼 이유 (Why do Therapeutic Quality Essential Oils Cost More?)

에센셜 오일은 식물 고유의 향을 낸다. 품질과 양, 그리고 산업적 요소들이 오일의 가격에 영향을 미친다. 오일의 질은 추출 과정, 식물의 성숙도, 보존, 그리고 원료에 따라 다르게 나타난다. 수확지의 품질에는 등급이 매겨진다. 품질이 높을수록 오일의 가격 역시 올라간다. 가장 높은 치료용 가치를 가진 식물로부터 추출한 에센셜 오일은 서인도 지역에서 채취한 것이다. 오일을 만드는 데 필요한 식물의 양, 재배 및 수확, 운송, 분배 모두가 오일의 가격에 영향을 미친다. 성숙도(참고. 알코올, 합성물과 혼합된 에센셜 오일이나 가치가 떨어지는 오일)는 오일의 가격을 떨어뜨리며, 이에 따라 부작용(알러지 반응, 염증, 긴장, 어지럼증, 경련)이 나타날 수 있으며 치료의 장점이 있는지에 대한 의문이 들게 할 수 있다.

양의 관점에서, 어떤 식물에서는 추출되는 오일의 양이 그리 많지 않고, 그렇지 않은 경우도 있다. 약 30개의 장미꽃잎이 한 방울의 에센셜 오일을 추출해 낸다. 즉, 약 60,000개의 장미꽃잎이 오일 1온스를 추출하는 것이다. 표 D.1에는 가장 선호하는 식물로부터 추출되는
오일의 평균적인 양을 나타낸 것이다.

7. 화학 제품이 에센셜 오일의 장점을 재생할 수 있는가? (Can Chemical Reproductions Reproduce the Properties of Essential Oils?)

할 수 없다. 오일의 화학 구성 요소는 단순한 것에서부터 복합적인 것까지 다양하게 나타난다. 화학 물질 간의 상호 작용은 여전히 완전히 알 수 없다. 화학 물질이 가장 많이 함유되어 있는 오일은 장미 오일이다. 어떤 오일은 아직 알려지지 않은 미비한 성분들까지 함유하고 있다. 다른 요소들은 향에 대한 사람들의 감각에 영향을 미치는 복합 물질과 비교했을 때 전체적인 화학 관계의 복제에 들어가는 비용이 포함된다. 식물성 오일에 함유된 치료적 특성과 화학 연구를 통한 제품 간의 관계는 자연물 및 합성물 간의 관계라는 발전된 문제이다.

8. 에센셜 오일이 공식 승인을 받는 과정 (How are Essential Oils Administered?)

에센셜 오일은 매우 농축된 형태로, 종종 캐리어 오일로 사용하기 위해 희석된다. 2온스의 유기농이자 냉압되어 있으며 수소 결합이 안된 아몬드, 포도씨, 호호바, 해바라기유와 같은 캐리어 오일에 3-4방울 떨어뜨리면 된다. 또는 활용할 수 있는 다양한 야채나 견과류 오일 중 하나에 떨어뜨릴 수도 있다.

에센셜 오일은 목욕, 전기 디퓨저, 초, 전구 링, 뜨거운 물(뜨거운 돌 히터나 기화기, 따뜻한 물그릇)및 기타 방법으로 향을 퍼뜨릴 수 있다. 몇몇 오일들은 신체 내부에 사용되지만, 이 경우는 자격이 있는 전문 아로마
테라피스트에 의해 사용된다.

마사지사는 캐리어 형태로 희석되거나 순수한 형태의 에센셜 오일을 발 마사지에 사용한다. 오일 판매자들은 각 발의 엄지 발가락에 한 방울을 떨어뜨리면서 판매를 촉진하며, 이후 차례대로 발가락에 오일을 떨어뜨려 주며 체계적인 상태를 느낄 수 있게 한다. 기타 관습으로는 에센셜 오일을 미량 사용하여 희석하는 것이 있다. 두 가지 접근법을 사용하는 치료사들은 고객에게 성공

표 D.2 에센셜 오일 대체품목

원 오일	대체 오일*
베르가못	자몽
캐모마일	라벤더
클라리세이지	세이지와 너트메그
자몽	레몬
자스민	일랑일랑
라임	레몬
만다린	오렌지
멜리사	레몬과 페티그레인
백리향	백리향 오일 혼합**
등화유	만다린과 페티그레인
장미	부아 드 로즈
샌달우드	벤조인과 삼목나무
스피아민트	페퍼민트
티트리	카유풋 나무와 라벤터

*두 개 품목이 명시되었을 경우 동일한 양을 사용한다.
**백리향 오일 혼합 – 잘 자란 백리향 수지나 파우더를 캐리어 오일에 첨가한다. 그 상태로 며칠 두어 완성한다. 오일은 항상 어둡고 서늘한 곳에 보관한다. 치즈 면포로 불순물을 걸러낸다.

적으로 치료법을 적용하였다.

또한 오일의 향을 직접적으로 캡이나 티슈를 통해 흡인하게 하는 것은 향의 분자가 직접적으로 대뇌 변연계에 전달될 수 있도록 해 준다.

9. 캐리어 오일이란? (What are Carrier Oils?)

캐리어 오일은 에센셜 오일이 아니다. 캐리어 오일은 피부에 직접적으로 발라도 안전하며, 피부를 진정시키고 보호해 준다. 에센셜 오일을 캐리어 오일에 적용하는 것은 희석하는 것이다. 훌륭한 캐리어 오일은 냉압되어 있으며, 수소 결합이 안 되어 있다는 승인을 받은 건강 식품 매장에서 판매하는 야채나 견과류 오일이다. 대부분의 사람들에게 적합한 가벼운 형태의 오일은 달콤한 아몬드, 자두 너트, 호호바, 아보카도, 그리고 해바라기유가 있다. 강한 향을 갖고 있는 올리브유나 옥수수유는 피한다. "베이비 오일"을 포함한 미네랄 오일은 사용하지 않는다. 엑스트라 비타민 E를 위해서는 캡슐에서 맥아유를 짜내어 섞으면 된다.

10. 에센셜 오일의 안전성 (Are Essential Oils Safe?)

몇몇 에센셜 오일은 피부에 직접적으로 바를 수 있다. 대부분은 신체 외부에서 사용되며, 종종 식물성 오일로 희석하여 다양한 목적에 대한 다양한 강점을 최대화하고자 한다.에센셜 오일은 바디 오일, 크림, 젤, 로션에도 적용된다. 또한 샤워, 목욕, 족욕, 스폰지 목욕, 압축, 스프레이를 통한 공기 정화, 디퓨저, 또는 티슈나 베개를 통한 흡인, 전구 링을 통한 열 디퓨징으로도 사용 가능하다.

에센셜 오일은 올바르게 사용된다면 처방된 의약품과 충돌 반응을 일으키지 않는다. 알러지가 있는 것으로 알려진 식물이나 음식으로부터 만든 오일은 사용하지 않는다. 예를 들어, 땅콩 알러지가 있는 사람에게 땅콩유를 사용해서는 안 된다. 몇몇 오일은 감광성이다. 감광성 오일을 바른 후,피부 자극이나 화상을 피하기 위해 태양빛의 노출을 삼간다.

11. 임신 중 사용해도 안전한 오일과 위험한 오일 (What Oils are Safe for Use During Pregnancy? Which to Avoid?)

임신 중 오일을 소량 사용하는 것은 안전한 것으로 간주된다. 특히 카르다몸, 고수, 제라늄, 생강, 자몽, 라벤더, 레몬, 레몬그라스, 라임, 만다린, 멜리사, 네롤리, 팔마로사, 페티그레인, 스피아민트, 일랑일랑 오일을 소량 사용하는 것은 안전하다.

임신 중 사용을 피해야 하는 오일은 바질, 클로버, 계피, 회향, 히솝, 향나무, 마조람, 백리향, 페퍼민트, 로즈마리, 세이지가 있다.

12. 아이들에게 안전한 오일 (What Oils are Safe for Children?)

순수한 에센셜 오일은 전연령대의 아이들에게 사용할 수 있다. 오일의 치유력을 아는 것이 중요하다. 몇몇 오일은 미성숙하거나 몸이 약한 아이들에게 사용하기에 너무 강할 수 있고, 호르몬에 영향을 줄 수 있다. 성인, 특히 어린이의 경우 오일의 과학적 명칭을 통해 해당되는 오일을 찾고 선택하도록 한다. Aromatheraphy for the healthy Child의 저자인 Valerie Ann Worwood는 연령 및 건강 상태에 적합한 에센셜 오일 및 캐리어 오일에 대해 정리했다. 신생아, 영유아, 어린이는 약간의 호호바 오일이나 맥아유와 함께 달콤한 아몬드 캐리어 오일을 사용하는 것이 좋다. 또한 로마 캐모마일, 독일 캐모마일, 라벤더, 만다린, 딜 에센셜 오일을 첨가하는 것도 좋다.

13. 치료용 에센셜 오일을 찾을 수 있는 방법 (How can I Locate Therapeutic Quality Essential Oils?)

우편이나 인터넷으로 주문을 할 수 있는 공급업자들이 많다. 전체론적 에로마테라피의 국가 연합 (NAHA.org)와 같은 조직을 통해 전문적인 제휴 관계에 대해 알아보도록 한다.

14. 대체 품목 (Substitutes)

에센셜 오일을 구매할 수 없거나 가격이 지나치게 높은 경우, 그 대체품은 무엇일까? 대체품은 원래의 오일의 부분적인 혜택을 제공할 것이다. (표 D.2 참고)

15. 에센셜 오일의 저장 (How do I Store Essential Oils?)

초록색, 파란색, 갈색, 또는 어두운 색상의 유리병에 담긴 에센셜 오일을 구매하고 보관한다. 오일과 희석된 오일은 서늘하고 직사광선이 차단된 곳에 둔다.
직사광선 아래 둔 오일은 구매하지 않는다.

16. 반사요법학에 사용되는 레시피 (Recipes for Reflexology)

에센셜 오일을 품질이 좋은 캐리어 오일에 첨가한다. 20밀리미터에 해당하는 오일은 약 450방울 정도이다. 이는 1테이블스푼과 1티스푼 정도의 양이다. 또 다른 방법은 족욕 시 에센셜 오일을 사용하는 것이다.

- 완화 오일: 20ml 캐리어 오일에 제라늄 오일 2방울, 장미 오일 2방울, 라벤더 오일 2방울 첨가
- 스트레스 완화 오일: 20ml 캐리어 오일에 유칼립투스 오일 2방울, 라벤더 오일 2방울, 레몬 오일 1방울 첨가
- 이완 오일: 20ml 캐리어 오일에 라벤더 오일 4방울, 로즈마리 오일 3방울 첨가
- 자극 오일1: 20ml의 캐리어 오일이나 미온수의 목욕물에 향나무 오일 3방울, 파출리 오일 3방울 첨가
- 자극 오일2: 20ml의 캐리어 오일에 페퍼민트 오일 1방울, 몰약 1방울, 라벤더 오일 2방울 첨가
- 피로한 발등 및 발가락을 위한 자극 오일: 뜨거운 족욕수에 베이 오일 2방울, 생강 오일 2방울 첨가
- 남성용 오일: 20ml의 캐리어 오일이나 따뜻한 족욕수에 베이 오일 2방운, 삼나무 오일 2방울, 레몬 오일 3방울 첨가
- 모이스처라이저: 20ml의 캐리어 오일에 일랑일랑 오일 2방울, 자스민 오일 2방울, 샌달우드 오일 2방울 첨가
- 딥 모이스처라이저: 20ml의 캐리어 오일에 파츌리

오일 2방울, 샌달우드 오일 2방울, 몰약 2방울 첨가
- 풍부한 모이스처라이저: 20ml 캐리어 오일에 몰약 3방울, 장미 오일 2방울 첨가
- 근육통 이완: 20ml의 캐리어 오일이나 뜨거운 족욕수에 생강 오일 2방울, 유칼립투스 오일 3방울, 로즈마리 오일을 4방울 첨가하거나 페티그레인 오일 3방울, 유칼립투스 오일 2방울 첨가
- 다리와 발 마사지: 20ml 캐리어 오일에 사이프레스 오일 방울, 라임 오일 2방울, 레몬 오일 2방울 첨가
- 생리통: 20ml의 캐리어 오일이나 뜨거운 족욕수에 향나무 오일 3방울, 클레리세이지 오일 2방울 첨가
- 자극성 오일: 20ml의 캐리어 오일에 파츌리 오일 2방울, 제라늄 오일 3방울, 장미 오일 3방울 첨가
- 활기찬 여름을 위한 오일: 20ml의 캐리어 오일이나 미온의 족욕수에 레몬 오일 3방울, 로즈마리 오일 3방울, 페퍼민트 오일 3방울 첨가
- 티눈용 오일: 20ml의 캐리지 오일에 레몬 오일 방울, 티트리오일 3방울 첨가 (매일 사용하는 것이 효과적)
- 정맥류성 정맥용 오일: 20ml의 캐리지 오일에 라임 오일 2방울, 삼나무 오일 2방울 첨가

17. 자주 사용하는 에센셜 오일 빠르게 찾아보기 (Quick Reference to Common Essential Oils)

에센셜 오일 연구는 과학이다. 표 D.3은 자주 사용되는 에센셜 오일의 상용에 관해 빠르게 참고할 수 있는 자료이다. 이 정보는 의학적인 자문을 대체하는 용도로는 사용될 수 없다. 아마 아로마테라피에 대한 이러한 소개는 몇몇 사람들을 아로마테라피의 풍부한 유산을 연구하도록 유도할 것이고, 아로마테라피의 기술자로 이름을 올릴 수 있도록 할 것이다.

하나의 에센셜 오일은 많은 신체 시스템에 혜택을 준다. 각 오일은 내외부적으로 사용될 경우 효과를 보이는 복합성 화학 구성 요소의 특징을 갖고 있다. 이는 자연의 전체론적 치유 방식의 미학이라 볼 수 있다.

이는 치료용 및 의학용 오일의 필요성을 강조하는 특성이며, 정확한 선택 및 준비와 사용이 그만큼 중요함을 뜻한다. 치료는 신체, 감정, 정신 상태에 영향을 미친다.

표 D.3 자주 사용하는 에센셜 오일 빠르게 찾아보기

에센셜 오일 추출 식물	혜택 및 장점	신체 시스템	치유 효과
로만 캐모마일, 스윗 캐모마일 (Anthemus nobilis)	완화, 신경 안정(어린이), 수면을 돕고 불면증, 긴장, 방해, 두통을 예방 진경제 역할, 신경 진정, 배탈, 소화 기관 자극, 식욕 부진, 간과 비장 출혈, 배앓이, 대장염에 효과 자극제(백혈구 생산력 증대) 근막이나 신경, 통풍을 도움 면역 자극성 근육통과 근육 긴장 신경 문제와 연관된 여성 생식 시스템과 생리통 완화 (월경 불순, 무월경, 폐경) 상처, 감염, 화상을 입은 피부(화상이나 물집, 헤르페스, 습진) 항박테리아, 구충제(창자 내부) 정신 및 감정 – 깨달음을 통해 내면의 성장을 돕고 화와 신경 과민, 짜증을 다스림	면역 체계 신경 체계 근육 생식기	정신 신체 감정
클라리세이지 (Salvia sclarea)	천연 진통제 근육통, 통증, 경련 큰 완화 작용, 불면증 세포 재생(피부 노화나 주름), 화상 입은 피부 진정, 발모 자극, 지루증 저해 (건조하거나 유분기 많은 피부, 지성인 머리카락) 호르몬 밸런스, 여성의 생식 시스템 밸런스, 생리통 예방, 월경 불순이나 무월경 정신, 감정 – 항우울제, 진정(긴장, 감정적 긴장, 스트레스), 조울증(우울증, 산후 우울증)	근육 내분비	정신 신체 감정
유칼립투스 (Eucalyp-tus globulus, Eucal- yptus radiate)	발사믹, 기침 완화, 기침, 감기, 천식, 만성 기관지염, 축농증, 폐질환 등의 호흡기 거담제 요로 감염증 당뇨, 저혈당 근육 긴장, 두통 완화에 도움 항류머티즘, 항신경통 상처, 화상(새 세포 형성) 벌레 살충제(모기, 각다귀) 박테리아, 소독제, 구충제, 장내 기생충 정신, 감정 – 균형, 에너지 재균형	소화 면역 피부 근육 신경 호흡 비뇨기	정신 신체 감정
제라늄 (Pelargonium graveolens; P. odorantissimum)	여성 호르몬 밸런스, 젖몸살 항당뇨병(부신피질 결핍) 소화계 질환(위통, 위장염, 위궤양, 설사) 부종(다리) 피부 밸런스, 세포 재생, 여드름, 피부 노화, 지성 피부 헤르페스, 전성 습진, 언첼, 이, 수축제, 붓기, 화상, 멍 안면 신경통, 입, 목구멍, 혀의 염증 이뇨제, 신장 결석, 신장 살충제(모기, 각다귀) 소독제, 기생충약, 진통제 정신, 감정 – 자극 및 긍정적 생각(우울증, 신경 긴장)	소화 내분비 피부 림프 신경 비뇨기	정신 신체 감정

표 D.3 자주 사용하는 에센셜 오일 빠르게 찾아보기

에센셜 오일 추출 식물	혜택 및 장점	신체 시스템	치유 효과
라벤더(Lavandula officinalis)	심장 신경에 대한 완화, 강장제, 회복, 강심제, 진정제, 저혈압 도움, 두통 및 뇌척수 민감증의 진정제, 신경 긴장, 불면증, 촉진 진정 소화, 위액 분비 촉진, 위장 자극 신체 내외부의 소독 작용, 구충제, 항박테리아, 외부 살균제 폐 소독제, 개정된 기관 분비물, 천식, 경련성 기침, 인플루엔자, 기관지염, 폐결핵, 폐렴 상처, 붓기, 피부 상태(화상, 피부 보호, 여드름, 빨간 코, 건선, 이, 옴, 벌레 물림) 진경제,월경 관련(월경 불순, 무월경), 폐경 항류머티즘 작용 살충제 정신, 감정 – 감정을 달램, 항우울제, 진정 작용	순환계 소화계 피부	정신 신체 감정
레몬 (Citrus limonum)	광범위한 사용법. 대부분은 다음과 같이 사용한다. 매우 기분을 좋게 함과 동시에 슬프거나 긴장된 상태를 완화, 쿨링, 환기하며 강장제 역할을 함 피부 보호, 상처, 감염, 화상, 벌레 물림, 무사마귀, 안면 지루증, 주근깨, 주름 방지, 손 보호, 약한 손톱, 부드러운 발 보호 입과 혀의 염증, 머리 저온, 축농증, 목 부음, 편도선염, 이염(귀 염증), 치은염 항류머티즘, 항통풍제제, 항천식제 항경화증(경화증이란 세포 조직의 경화를 말함. 노화 과정과의 충돌) 비뇨기 및 담석 위산 과다, 위궤양, 위염: 위와 간장 및 췌장 분비 촉진(간장 및 췌장 자극), 소화 불량(소화 시의 통증) 청소, 탈취, 살충제(개미와 옷장 나방) 항박테리아, 항독소, 소독제(유기체 방어 체계의 백혈구 활성화), 수축제 정신, 감정 – 항우울, 긴장 완화	소화계 피부 근육 신경 골격 비뇨기	정신 신체 감정
마조람 또는 스윗 마조람, 팟 마조람, 매듭 마조람(Origanum marjorana)	미주 신경 강장증, 저혈압, 긴장, 진정제(감각 둔화, 졸음 유발), 불면증, 두통 동맥 혈관 확장, 류머티즘 신경통 코감기, 성대 감기(가정 치료) 소화 자극, 고창, 소화 불량 거담제 성욕 억제제 정신, 감정 – 감정 밸런스	순환계 소화계 신공 생식기 호흡계	정신 신체 감정
페퍼민트(Mentha piperita)	일반 피로, 근육통, 두통, 순환 소화 불균형, 위통(느린 소화, 소화 불량, 고창), 간, 항경련제(위장 경련, 배앓이) 거담제(천식, 기관지염, 축농증 도움) 특히 장 내부에서 일반적 소독제, 구충제; 살충제(모기, 각다귀) 경미한 최음제 정신, 감정 – 항우울제, 피로 정신적 피로, 정신적 긴장 완화	순환계 소화계 근육 생식기 호흡계	정신 신체 감정

표 D.3 자주 사용하는 에센셜 오일 빠르게 찾아보기

에센셜 오일 추출 식물	혜택 및 장점	신체 시스템	치유 효과
로즈마리 (Rosmarinus officinalis)	큰 자극을 주며 기분을 좋게 하고, 정신(대뇌 피질)자극, 기억력 감퇴, 피로에 좋음 피부 보호, 지루증 회춘, 피부 노화, 주름, 여드름, 피부염, 습진, 피부 건조 억제 두피 자극 및 비듬, 머리카락 빠짐, 지성 머리카락 억제 저혈압 면역 체계 강화 근육 및 관절 통증(관절염), 긴장, 뻣뻣함, 두통 완화 소화계, 위, 간, 과도한 혈액 콜레스테롤, 담낭 소화 자극 부신 피질샘, 신진 대사, 필수적 중심 부위 자극 천식, 기관지염, 인플루엔자, 기침 등의 호흡계 질환 완화 장 내 구충제, 최음제 정신, 감정 - 감정 균형, 기분을 즐겁게 하는 항우울제, 기억력 보조, 정신적 피로와 긴장 완화	소화계 면역 체계 피부 근육 호흡계 골격	정신 신체 감정
티트리(Melaleuca alternifolia)	천연 살진균제(질 감염, 완선, 무좀, 백선, 비듬을 포함한 진균 감염) 피부 보호, 여드름, 헤르페스, 피부 자극 및 발진 항감염, 상처 및 붓기 호흡계 자극, 진정 효과, 천식이나 기관지염에 대한 거담제 소독제, 요로 감염 면역 체계 강화	면역 체계 호흡계 비뇨기	정신 신체 감정
일랑일랑 (Cananga odorata)	피부 보호, 지성 피부의 밸런스, 두피와 머리카락 생장 촉진 완화에 도움. 불면증이나 신경 긴장 진정 최음제, 불감증, 무기력증 완화 근육 긴장 완화 고혈압, 촉진, 심계 항진 정신, 감정 - 항우울제, 조울증, 폐경, 스트레스에 도움. 진정 작용을 하며 분노, 두려움, 좌절감을 진정시킴	피부 근육 신경 생식기	정신 신체 감정

부록 E

건강 문제 도표
(Table of Health Challenges)

반사요법학은 현재 발전 중인 전문 분야이다. 임상 의사, 자연 요법 치료사, 반사요법사 및 기타 전문 종사자들은 반사 작용 및 부위(치료와 병행할 수 있는 것)에 대한 글을 쓰며 건강 문제 해결을 개선하고자 하였다. 때로 이러한 정보들은 "질환", "신체 상태", "사례 모음", "프로토콜" 등의 이름 하에 정리되곤 했다.

삶은 지속적인 변화를 경험하는 것이다. 내적으로나 우리 주변에서, 그리고 전세계적으로 변화는 우리 인생 전반에 걸쳐서 나타나고 있다. 우리의 신체와 우리 스스로는 존재하는 매 순간마다 밸런스를 맞추기 위해 노력한다. 신체, 감정, 정신 간의 밸런스가 어긋나는 것은 스트레스를 유발한다. 시간이 지남에 따라 이러한 불균형은 건강과 행복으로부터 우리를 저해하고, 건강 문제를 일으킨다. 우리는 건강과 행복을 지향하며 밸런스를 회복하고 완화하며 이러한 문제를 제거하고자 한다.

"건강 문제 도표"는 반사요법사들을 돕는 정보와 장치들을 제공한다. 이 자료는 임상 의사들의 치료를 대체할 수 없을뿐더러, 건강 문제를 진단하고 처방하며 치료할 수 없는 것임을 일러 둔다.

이 자료는 삶의 탄생 및 유지 과정에서 발생하는 신체, 감정, 정신적 원인의 조합을 인지하게 하기 위해 개발되었다. 유전적 요소나 스트레스, 영양학적 요소, 인생의 선택, 독성, 사고, 질병 및 우리 인생 전반에 발생하는 많은 특징들 역시 이를 이루는 요소에 해당한다. "명시되었다"는 것은 특히 반사요법학에서 신체가 개인에게 도움이 되는 방향으로 작용하였다는 것을 의미한다.

대체 및 보충 의학 분야의 다른 전문의들과 마찬가지로 반사요법사들은 해당 분야의 치유 및 건강을 담당하며 자신이 알고 있는 지식을 적용하고 환자의 완벽한 밸런스에 대한 요구를 돕기 위한 직관을 보유하고 있다. 이러한 맥락에서 아래의 건강 문제 도표가 도움이 될 것이다.

일반

- 발목
- 팔, 손
- 암
- 어린이 건강 및 질병
- 팔꿈치
- 기절
- 발, 감기 및 식은땀
- 열
- 엉덩이
- 활동항진, ADD, ADHD
- 염증
- 무릎
- 다리, 발
- 목, 근육 긴장, 통증
- 좌골 신경통
- 어깨
- 통증, 근육 긴장을 포함한 척추
- 종양, 성장
- 목뼈 (두통 참고)
- 팔목

체계

- 빈혈증
- 손목 터널 증후군 (CTS), 모조 손목 터널 증후군 (PCTS)
- 화학 의존성, 알코올 중독, 약물 중독
- 만성 피로 증후군 (CFS), 만성 피로 면역 체계 기능 저하 증후군 (CFIDS), 근육 뇌척수염 (ME)

일반적 피로; 생기 저하
루푸스: 전신 루푸스 낭창(SLE), 원판성 루푸스 낭창, 약물로 인한 루푸스

골격

관절유착증, 강직성 척수염 (AS)
관절염: 통풍, 골관절염, 류머티즘 관절염
건막류
활액낭염
골절
통풍 (관절염 참고)
척추 측만증

신경계

근위축성 측색 경화증 (ALS)
안면신경마비
24시간 주기 리듬 손상
뇌염 (수막염 참고)
간질
흔한 두통: 편두통
딸꾹질
불면증
수막염 (뇌염 참고)
모르톤신경통, 발바닥신경통
다발성 경화증
긴장 (미진, 스트레스 참고)
마비
파킨슨병
하지 불안 증후군 (RLS), 주기적 팔다리 운동 질환 (PLMD)
수면성 무호흡
스트레스, 정신적 괴로움, 긴장 (긴장 참고)
미진 (긴장 참고)
삼차 신경통, 안면 경련
현기증

근육

압축형 디스크, 추간편 헤르니아 디스크, 팽창형, 돌출형, 압출형, 파열형, 탈락형 디스크
쥐, 경련 (월경통 참고)
섬유근육통 (FMS): 결합 조직염, 근섬유막염, 섬유근염
중증 근무력증
삐거나 부음
악관절증 (TMJD), (TMD)

심혈관계

일반
협심증
부정맥, 서맥, 심계 항진
동맥 경화증
아테롬성 동맥 경화증
관상성 동맥 질환 (CAD), 심장 상태
심장 마비, 심근 경색
높은 콜레스테롤
고혈압
저혈압
정맥염
뇌졸중 또는 뇌혈관 장애 (CVA)
정맥류성 정맥

림프계

부은 발목
가슴의 멍울
부종, 체액저류, 붓기
감염
백혈병
단핵증, 선열
부은 목, 인두염, 편도선염

감각계

피부: 여드름
건조한 피부
피부염
습진
구취
대상포진, 연철
비용종, 비낭종, 확장 또는 비틀어진 코선반
손과 발의 땀
건선
후각: 후각 기관 장애
미각: 혀 장애

감각 기관

눈: 백내장
시력: 난시, 원시, 근시

녹내장
눈 감염, 결막염, 다래끼
귀: 귀 통증, 귀 감염
청력, 청력 손상
멀미
이명
현기증, 어지럼증, 밸런스 문제

호흡계

아데노이드(인두편도)
알러지성 비염, 건초열
천식
기관지 확장
급성 기관지염
만성 기관지염
흔한 감기
크루우프
기종
인플루엔자
후두염
과도한 콧물
흉막염, 늑막염
폐렴
축농증
폐결핵

소화계

맹장염
콜레스테롤
간경변
당뇨, 고혈당, 저혈당
설사, 위장염, 위염, 출혈성 장염, 장염, 이질
게실 질환, 게실증, 게실염
담석, 담낭 질환
치은염, 치주질환
치질
탈장: 대퇴부, 서혜부, 열공, 방제
딸꾹질(신경계의 딸꾹질 참고)
소화 불량, 위장 긴장, 고창, 가스 통증
염증성 장질환(IBS), 경련성 또는 과민 결장, 대장 점액, 기능성 장질환
황달
역류성 식도염
치통 예방에 대한 치아와 잇몸
펩신성 위궤양
궤양성 대장염

비뇨기

무뇨증
야뇨증
방광염
간질성 방광염(IC)
배뇨 곤란
실금
신장 결석, 신결석증
신염, 브라이트 병
요독증
요로 감염(UTI)

생식기

가슴의 멍울
월경 불순, 생리통
자궁 내막증
배란기: 초경
배란기: 폐경
배란기: 폐경 초기, 일과성 열감
섬유 낭성 질환
유섬유 종양, 평활근종
자궁 절제술
무기력증
불임
유방 절제술
입덧(구토증 및 멀미 참고)
난소 낭종
임신 중 산전 간호
월경 증후군
확장형 전립선

건강 문제 도표

신체 체계	불균형	정의/참고	직접적 반사 작용	도움 반사 작용	참고 부위	척추 관련 부분 (신경 전달)
일반	발목	삐거나 골절된 뼈의 해당 부위의 작용 마사지: 반사요법 명시.	작용이 나타나는 부위	• 횡격막(모든 부위, 5번 부위의 특수 활동 및 5번 부위의 발 외측)(통증 진정 및 완화) • 복강 신경총(통증 진정 및 완화) • 림프계(체액 과다)	팔목(발목), 골반, 엉덩이, 무릎, 다리 (네 모서리에서 나타나는 손 반응)	전체 척추, 요추, 천골
일반	팔, 손	다양한 방식으로 신체에 영향을 미치는 건강 문제. 건강 문제 참고. 마사지: 반사요법 명시	건강 문제 참고 • 팔 • 손	건강 문제 참고 • 일반적인 도움 반사 작용 부위는 목과 어깨	엉덩이(네 모서리), 다리(팔), 발(손)	전체 척추의 C5, C6, C7, T1
일반	암	암은 일반 세포가 변형 및 성장하여 신체에서 악성 종양 세포를 퍼뜨리는 것이다. 방광, 가슴, 폐, 전립선, 피부를 포함한 여러 부위에서 암이 발병할 수 있다. 치료(화학 요법, 방사능)는 일반적으로 신체적으로나 감정적으로 매우 힘이 든다. 마사지: 다른 마사지처럼 반사요법학은 치료의 부수적인 방법이다. 환자는 보건 복지 팀이 제공하는 서비스의 일환임을 인지하고 치료와의 경계를 명확히 해야 한다. 암이 발병한 곳의 반사요법 (발 부위의 피부암 등)은 금한다.	건강 문제 참고	• 특히 비장 부위의 림프계 (감염 저항) • 소화계(제거 포함)(약물, 구토,소화의 효과에 대응) • 특히 뇌하수체의 내분비계 (외부 세포의 성장), 신장 부위(스트레스) • 횡격막, 복강 신경총, 모든 이완 기술(통증의 완화 및 이완, 감정적 지원)	건강 문제 참고	전체 척추
일반	어린이 건강 및 질병	아기와 어린이는 반사요법에 쉽게 반응한다. 어린이는 종종 반사 작용 및 기술에 대해 호기심을 가지고 이에 대해 배우고 싶어한다. 반사요법학은 모든 성장 단계에서 항상성을 유지할 수 있게 하고, 어떤 경우에는 건강 문제를 치유하기도 한다. 마사지: 반사요법 명시	건강을 위해 발 전체에 적용. 건강 문제 참고	건강 문제 참고 일반적인 보조 부위는 다음과 같다. • 내분비계(특히 뇌하수체의 화학 관계 및 호르몬의 밸런스) • 횡격막(이완)	건강 문제 참고	전체 척추
일반	팔꿈치	건강 문제는 다방면으로 신체에 영향을 미친다. 건강 문제를 참고하도록 한다. 마사지: 반사요법 명시.	건강 문제 참고 • 팔꿈치	건강 문제 참고 • 일반적인 도움 반사 부위는 목, 어깨, 팔	엉덩이(네 모서리), 다리(팔), 무릎 (팔꿈치)	전체 척추, C5, C6, C7, T1

건강 문제 도표

신체 체계	불균형	정의/참고	직접적 반사 작용	도움 반사 작용	참고 부위	척추 관련 부분 (신경 전달)
일반	기절	기절, 경솔함, 일어설 때의 어지럼증은 내재적인 건강 문제를 나타내는 지표일 수 있다. 저혈압, 저혈당, 약물 부작용 등의 가능성. 의료적 도움이 필요한 경우이다. 건강 문제를 참고한다. 마사지: 반사요법 명시	뇌하수체	횡격막, 복강 신경총 (깊이 호흡하기)		전체 척추, 경부
일반	발, 감기 및 식은땀	팔과 다리(발이나 손)가 차가워지고 땀을 흘리거나 저릴 수 있다. 이는 긴장하거나 호르몬 변화로 인한 것일 수 있다. 환경적 온도로 인해 발생하지 않을 수도 있다. 차가운 발과 손은 순환계통의 문제를 나타낼 수 있다. 또한 에너지(기)의 불균형을 나타낼 수도 있다. 공인된 침술가에게 전문 자문을 받도록 한다. 반사요법 명시.		• 내분비계(호르몬 밸런스) • 간(해독) • 신장(해독)		요추, 천골 (하지에 전달되는 신경)
일반	열	열은 신체 온도가 정상(98.6F) 이상으로 올라가는 것이다. 체온 상승은 과열이나 신체 면역 체계의 박테리아 또는 감염에 저항하면서 발생하는 열기를 포함한 여러 가지 이유로 발생 가능하다. 원인에 따라 치료 방법도 다르다. 필요에 따라 의료 자문을 구한다. 마사지: 반사요법 명시	뇌하수체	횡격막, 복강 신경총(깊이 호흡하기)		전체 척추, 경부
일반	엉덩이	건강 문제는 여러 가지 방식으로 신체에 영향을 미친다. 건강 문제를 참고한다. 마사지: 반사요법 명시.	건강 문제 참고. • 엉덩이(네 모서리) • 골반(신경 전달을 위해 근육 완화) • 좌골(전체)	건강 문제 참고. 일반적인 보조 부위는 다음과 같음. • 가슴(골반) • 어깨(네 모서리)	어깨(엉덩이)	전체 척추, 요추, 천골
일반	활동항진, ADD, ADHD	상황에 따라 일반적인 경우 이상으로 활동하게 되는 경우를 뜻한다. 활동 과잉 및 집중력 결핍 장애(ADD)와 주의력 결핍 및 과잉 행동(ADHD) 등이와 관련된	반사 작용에 대한 구체적인 상황 참고.	• 특히 뇌하수체를 포함한 내분비계(신체의 화학 작용의 밸런스를 총괄하는 부위), 신장 부위(아드레날린 밸런스)		전체 척추

		증상에 대한 많은 의견이 존재한다. 이 주제는 생각하기에 매우 광범위한 분야이다. 많은 학자들은 모든 자극제(카페인, 설탕, 담배 등), 식품 첨가물과 염색물을 제거하고 음식 알러지를 확인하며 전문적인 영양학적 지원을 제공하고 상황의 호환성에 대해 배우는 기술을 평가할 것을 제시한다. 신체의 균형을 맞추기 위해 라이프사이클을 바꾸는 것도 추천할 만하다. 마사지: 반사요법 명시.		• 횡격막, 복강 신경총(이완) • 모든 이완 기술 • 반사 작용에 대한 구체적인 상황 참고.		
일반	무릎	건강 문제는 다방면으로 신체에 영향을 미친다. 건강 문제를 참고한다. 마사지: 반사요법 명시.	건강 문제 참고. • 무릎	건강 문제 참고. 일반적인 보조 부위는 다음과 같음. • 엉덩이(네 모서리) • 골반(신경 전달을 위해 근육 이완) • 좌골(전체) • 다리(팔) • 무릎(팔꿈치)	목, 어깨(네 모서리), 팔(다리), 팔꿈치(무릎)	전체 척추, 요추, 천골
일반	다리, 발	건강 문제는 다방면으로 신체에 영향을 미친다. 건강 문제를 참고한다. 마사지: 반사요법 명시.	건강 문제 참고. • 다리 • 발	건강 문제 참고. 일반적인 보조 부위는 다음과 같음. • 엉덩이(네 모서리) • 골반(신경 전달을 위해 근육 이완) • 좌골(전체) • 림프계, 성기(전체 순환) • 팔(다리) • 팔꿈치(무릎)	어깨(네 모서리), 팔(다리), 손(발)	전체 척추, 요추, 천골
일반	염증	부상이나 감염에 대한 반응으로 나타나는 보호 작용이다. 아급성 및 급성 단계는 지엽적이거나 체계적인 염증 시 나타난다. 염증의 신호: 빨갛게 부어 오름, 통증, 붓기, 열, 기능 저하 신체는 다양한 방식으로 염증에 저항하며 면역 체계를 활성화한다. 여기에는 관,	신체 기관, 호르몬샘, 신체 체계, 또는 영향을 받은 신체 부위.	• 구체적인 보조 부위는 영향을 받은 신체 부위의 반사를 일으킴 • 신장 부위(감염 저항) • 뇌하수체 • 림프계(불순물 제거)	신체 기관, 호르몬샘, 신체 체계, 영향을 받은 신체 부위에 대해 손에서 발현되는 부위	전체 척추, 요추, 경부, 흉부 영향을 받은 신체 부위에 대한 신경 분포의 구체적 부위

신체 체계	불균형	정의/참고	직접적 반사 작용	도움 반사 작용	참고 부위	척추 관련 부분 (신경 전달)
일반		세포, 화학적 반응이 포함된다. 현재 지속적인 염증은 심장 질환, 알츠하이머병 및 많은 질병의 근원이라고 간주된다. 마사지: 아급성 단계에서 도움이 될 수 있다. 급성 단계에서는 운동을 주의하고 의사의 자문을 구한다. 반사요법은 순환계통 마사지가 아닌 경우 이로울 수 있다. 감염으로 인한 염증은 반사요법사에게 감염될 수 있는 위험이 있다. 부상으로 인한 염증은 감염의 위험이 없다.		• 비장(감염에 저항하는 백혈구 생산) • 간, 신장(해독) • 이완 기술(이완, 휴식, 회복)		
일반	목, 근육 긴장, 통증	건강 문제는 다방면으로 신체에 영향을 미칠 수 있다. 건강 문제를 참고한다. 긴장은 근육 과잉 사용으로 인한 것일 수 있다. (운전, 컴퓨터, 백팩이나 짐 운반, 반복적인 활동, 채찍질, 활동 저하 등) 마사지: 반사요법 명시.	건강 문제 참고. • 머리(엄지 발가락, 모든 발가락) • 모든 발가락의 관련 부위(발가락 주변) • 발가락 회전) • 횡격막(이완)	건강 문제 참고 일반적인 보조 부위는 다음과 같음. • 가슴(골반) • 어깨(근육) • 요추, 천골을 포함한 엉덩이 부위 전체	엄지손가락, 모든 손가락, 모든 손가락 주변 부위, 손가락 회전	전체 척추, 경부, 위쪽 흉부
일반	좌골 신경통	좌골 신경통은 좌골 신경의 침해나 염증을 일컫는 말이다. 좌골 신경은 신체에서 가장 긴 신경이자 신경을 전달하는 주요 신경이다. 그 가지는 엉덩이(둔근), 하지(다리와 발), 골반, 생식기까지 연결된다. 좌골 신경이 통하는 엉덩이의 이상근의 침해가 가장 흔한 원인으로 나타난다. 압력은 부상, 요추-천골 부위의 보조 인대 축소, 과도한 연장, 근긴장 약화, 장시간 앉아 있거나 운전, 디스크 탈구 및 심지어 종양에 의한 것일 수 있다. 증상(통증, 경련 등)은 경미한 것에서부터 엉덩이, 허벅지 외부, 다리, 발을 쇠약하게 하는 것까지 다양하게 나타난다. 마사지: 반사요법 명시. 등 아래쪽, 엉덩이, 천골을 이완하는 스트레칭은 근육 및	• 엉덩이(이 부위를 지나는 좌골 신경) • 무릎/다리(이 부위를 지나는 좌골 신경) • 골반(신경 전달을 위한 근육 이완) • 좌골(전체)	건강 문제 참고. 일반적인 보조 부위는 다음과 같음. • 모든 이완 기술 • 발목 돌리기 (엉덩이 관절의 작용) • 림프계 펌프 (엉덩이 관절의 작용)	어깨(엉덩이), 가슴(골반), 어깨(네 모서리)	전체 척추, 요추, 천골 L5에서 s3-천골, 둔근 및 기타 신경이 엉덩이, 다리, 발의 조직과 근육의 신경을 통하게 함.

		부드러운 조직의 밸런스를 유지하는 데 필요하다.				
일반	어깨	건강 문제는 다방면으로 신체에 영향을 미친다. 건강 문제를 참고한다. 긴장은 근육 과잉 사용으로 인한 것일 수 있다. (운전, 컴퓨터, 백팩이나 짐 운반, 반복적인 활동, 채찍질, 활동 저하 등) 마사지: 반사요법 명시.	건강 문제 참고. • 어깨(전체, 바닥, 측면, 배면) • 팔	건강 문제 참고. 일반적인 보조 부위는 다음과 같음 • 목(근육) • 전체 발가락 및 발가락 주위 (머리를 지탱하는 목) • 발가락과 손가락 회전 • 골반(가슴) • 엉덩이(어깨)	엉덩이(네 모서리) 골반(가슴), 좌골 (전체)	전체 척추, 경부, 위쪽 흉부
일반	통증, 근육 긴장을 포함한 척추	건강 문제는 다방면으로 신체에 영향을 미친다. 건강 문제를 참고한다. 긴장은 근육 과잉 사용으로 인한 것일 수 있다. (운전, 컴퓨터, 백팩이나 짐 운반, 반복적인 활동, 채찍질, 활동 저하 등) 마사지: 반사요법 명시.	건강 문제 참고. • 척추 반사(모든 이완 기술) • 발가락 회전 (머리, 경부)	건강 문제 참고. 일반적 보조 부위는 다음과 같음. • 전체 발, 모든 체계 • 척추 반사(전체(근육을 이완하기 위해 척추 반사의 앞뒤로 작용하고 혈류를 개선하며 신경 전달) • 척추 반사	손 반사	전체 척추, 불편한 부위
일반	종양 성장	일반적으로 비정상적인 성장을 뜻한다. 구체적인 반사 작용이나 도움이 필요하다면 건강 문제를 참고한다.	영향을 받은 구체적인 부위에 대해 건강 문제 참고. • 특히 뇌하수체를 포함한 내분비계(일반적 성장)	반사와 관련하여 영향을 받은 구체적인 부위에 대해 건강 문제 참고.		전체 척추
일반	목뼈(두통 참고)	목의 과신장과 과굴곡으로 인해 연조직에 발생한 부상을 일반적으로 말하는 용어이다. 이는 흔히 교통 사고와 관련된 가속 및 급감속, 낙하, 부상 시 발생한다. 연조직 부상에는 근육 긴장, 인대 부상, TMJ, 연골 상해, 관절낭 상해가 포함된다. 또한 부상은 척추, 디스크, CNS에서도 나타난다. 머리, 목, 어깨, 팔 통증에서도 증상이 발현된다.	• 경부 부위 • 위쪽 흉부 • 모든 발가락. 특히 발가락 전체 부위. (근육, 인대, 힘줄 지지) • 발가락 회전(이완) • 척추 이완 및 부위 1과 2의 발전체 길이 이완 (근육,	• 엉덩이(네 모서리) • 골반(깊은 이완 작용) • 어깨(네 모서리) • 횡격막, 복강 신경총 (이완; 통증 완화)	엄지손가락 및 모든 손가락. 이와 같은 과정이 엄지발가락 및 모든 발가락에도 발현.	전체 척추, 경부 및 위쪽 흉부. 이는 근육, 인대, 힘줄의 긴장을 완화.

신체 체계	불균형	정의/참고	직접적 반사 작용	도움 반사 작용	참고 부위	척추 관련 부분 (신경 전달)
		마사지: 반사요법은 두통 등과 관련된 것을 돕는 구조인 목, 어깨 등을 이완하는 것으로 잘 알려져 있다. 특히 이완, 운동성, 열, 반흔 조직 형성에 대한 카이로프랙틱과 마사지를 위한 부속 치료에 도움이 된다.	인대, 힘줄 이완) • 신장 부근 (근긴장) • 흉부 이완을 위한 가슴과 림프계 (중족골 부위)			
일반	팔목	삐거나 골절된 뼈의 발현 부위로써 작용한다. 마사지: 반사요법 명시.	발현 부위 작용.	• 가슴, 팔(이완) • 횡격막(특히 부위5를 포함한 특수 반응이 나타나는 모든 부위, 부위 5의 발의 측면) (이완 및 통증 완화) • 복강 신경총(이완 및 통증 완화) • 림프계(체액 과다)	발목(팔목), 목, 어깨(네 모서리)	전체 척추, 경부, 위쪽 흉부(C6, C7, T1)
체계	빈혈증	적혈구, 헤모글로빈의 부족 현상. 이는 증상이며, 근원을 발견하는 것이 중요하다. 마사지: 반사요법 명시.		• 비장(혈액을 걸러내고 헤모글로빈을 생산하며 철 저장) • 간(혈액 걸러내는 작용)		전체 척추(골격 체계를 지지하고 RBC를 생산함)
체계	손목 터널 증후군 (CTS) 모조 손목 터널 증후군 (PCTS)	손목 터널 증후군(CTS)는 팔목을 지나는 가로 손목 인대 아래의 내측 신경의 장애가 특징으로 나타나는 증상의 총체를 말한다. 증상: 내측 신경 압박은 촉각과 통증 감각 저하, 악력 저하, 감각 어상증(따끔거림, 찌르거나 뜨거운 감각)의 저하를 유발한다. CTS는 기계적 문제, 체액 흐름 저하, 건강 문제 및 질환, 영양 결핍으로 인해 발생할 수 있다. 모조 손목 터널 증후군(PCTS)는 CTS를 모방하며 아탈구, 흉곽 출구 압박, 목에서 손으로 연결되는 모든 기관을 따라 놓인 경부 및 흉부 신경을 누르는 목과 어깨, 팔, 손근육 긴장으로 인해 발생할 수 있다. 이에 구체적으로 관여하는 신경은 내측 신경으로, 가로 인대로 손목 터널을 지난다.	• 발목(팔목) • 모든 회전 기술 (발목/팔목 이완) • 전체 팔 반사 작용	• 척추 반사(근육 긴장, 혈액, 신경 전달 밸런스) • 등, 가슴, 어깨(근육 이완, 혈액 및 신경 전달 이완) • 엄지 발가락 및 모든 발가락, 특히 발가락 주위(360°) • 목, 어깨(목과 어깨 근육, 혈액, 신경 전달 이완) • 특히 뇌하수체를 포함한 내분비계, 아드레날린샘(근육 긴장, 스트레스), 송과샘(휴식, 수면) • 횡격막, 복강 신경총(이완)	발과 동일한 발현 부위를 사용하는 팔목과 손. CTS에 대한 손 반사요법에 대한 전문적인 교육을 받은 경우 매우 효과적임.	전체 척추, 경부 (C5, C6, C7) 흉부(T1)

		증상은 CTS와 동일하게 나타난다. 마사지: 일단 건강 평가가 건강 문제를 진단하면, 신경 근육 마사지, 카이로프랙틱, 침술, 영양학적 자문, 직장에서의 적응 및 스트레칭을 동반한 반사요법이 명시됨.			
체계 때로 신경계의 상태로 분류되기도 함.	화학 의존성 알코올 중독 약물 중독	합법적이거나 불법적인 물질에 대한 의존성과 중독 간의 남용과 사용에 대한 경계는 명확하지 않은 경향이 있다. 남용이란 물질에 대해 진행 중인 인내력이 동일한 심리적, 물리적 효과를 얻기 위해 이를 사용하는 것의 증가로 이어지게 된 경우의 의존성을 의미한다. 남용은 모든 신체 체계에 영향을 미친다. 다음과 같은 특징이 있다. • 소화(위, 간 등) • 심혈관(부정맥, 알코올 중독 심근증) • 신경(뇌 손상) • 면역 및 호흡(호흡계 감염) • 생식(태아 알코올 영향, 불임) • 심리적 영향(우울증) 마사지는 알코올에 취한 상태라면 금해야 한다. B형 간염, 에이즈, 심장 질환 등의 2차적 건강 문제에 주의한다. (Werner, pp. 189-93)	• 소화: 간 (해독)을 제외한 전체 시스템, 췌장(소화기), 배(궤양) • 심혈관 (척추 전체, 심장) • 신경 (뇌, 척추 전체) • 면역 및 호흡계 (내분비계, 호흡계) • 생식(전체 체계)	횡격막을 포함한 이완 기법은 돕습니다: • 금단 증상을 조절합니다 • 신경안정제와 다른 약물의 의존을 줄입니다(Werner, p. 193)	• 척추 전체

체계 때로 면역 체계의 상태로 분류되기도 함.	만성 피로 증후군(CFS), 만성 피로 면역 체계 기능 저하 증후군(CFIDS), 근육 뇌척수염(ME)(Europe) 다른 명칭: 만성 피로 증후군, "철분이 부족한 혈액". "신경 쇠약"(Werner, P. 309)	신체의 많은 체계에 영향을 미치는 신호나 증상 집단이다. 증상은 사람에 따라 다르게 나타나며, 공통적 특징은 쇠약성 피로가 있다. 증상에는 부은 림프절, 미열, 근육 및 관절 통증, 두통, 간단한 운동 후의 과도한 통증, 비회복성 수면, 단기 기억 상실이 있다. 원인은 밝혀지지 않으며, 일반적으로 감염성이 아니다. 자극은 바이러스 노출, 스트레스, CNS 질환(시상하부-뇌하수체-신장 부위(HPA) 축 기능 저하 및 뉴런 내측 저혈압), 알러지, 알려지지 않은 요소의 조합으로 인해 나타난다. 주로 섬유근육통, 과민성 대장 증후군, 우울증과 함께 나타난다. 구체적인 건강 문제를 참고한다.(Werner, pp.309-11) 라이프스타일 변화, 스트레스 감소 전략, 영양학적 지원이 필요하다. 마사지: 반사요법 명시.	직접적인 반사는 다음과 같은 증상에 의존한다. • 내분비, 전체 체계. 특히 시상하부(뇌하수체에 영향), 뇌하수체(총괄), 신장 부위(스트레스, 감염 저항, 근긴장), 송과체(수면), 갑상선(기억, 신진 대사) • 신경(뇌, 전체 척추) • 면역 및 호흡계(내분비계, 호흡계)	• 횡격막을 포함한 이완 기술. 이는 통증을 경감하고 회복성 수면을 촉진한다. • 광범위한 창자 부위, 회맹판, S상결장(해독) • 간(해독)	전체 척추

체계	일반적 피로 생기 저하	필요한 양의 에너지 이하의 에너지를 가진 상태이거나 "피로하다"고 느껴지는 상태. 일반적으로 휴식, 회복, 원기 회복을 초과하는 신체적, 정신적 활동이 원인이 된다. 마사지: 반사요법 명시.	• 뇌(총괄) • 전체 척추 (신경계 진정, 척추 근육 이완) • 내분비계(신체, 감정, 정신의 밸런스); 특히 신장 부위(에너지), 뇌하수체(총괄), 갑상선(신진 대사 규제)	모든 이완 기술. 특히 횡격막 (이완 및 에너지 밸런스) 발 전체(항상성)		전체 척추
체계	루푸스: 전신 루푸스 낭창(SLE), 원판성 루푸스 낭창, 약물로 인한 루푸스	루푸스는 항체가 몸 전체의 다양한 조직을 공격하면서 얻는 자가면역 질환이다. 11개의 구체적인 기준으로 구분 가능하다. 3종류의 루푸스가 존재한다. 가장 심각한 경우는 SLE다. 마사지: 다른 마사지와 마찬가지로 반사요법이 통증, 긴장을 풀어주고 유연성을 보조하는데 도움이 된다.	영향을 받은 신체 부위	• 내분비계(화학 성분 밸런스) • 소화계(위 및 장)(소화) • 간(해독) • 횡격막, 복강 신경총(이완) 및 이완 기술	영향을 받은 신체 부위	척추 전체
골격	관절유착증, 강직성 척수염 (AS)	척추의 염증 진행성 관절염이다. 이는 비정상적인 비운동성이나 관절의 고정으로 나타날 수 있다. 마사지: 편안한 수준에서 환자에게 적용 가능한 반사요법.	• 해당 부위-발의 발가락이나 발목, 손의 손가락이나 손목. • 관절유착 척추염에 대한 척추 반사	시상하부, 뇌하수체	발 위의 무릎이나 엉덩이의 발현 부위 및 손 위의 어깨나 팔꿈치.	척추 전체
골격	관절염: 통풍,	관절, 주변 힘줄, 근육에 영향을 미치는 관절의 염증.	가장 영향을 많이 받은 부위의 반사	• 시상하부, 뇌하수체. • 신장(요산)	만약 발에 발현되었다면 손의 관련	척추 전체

	골관절염, 류머티즘 관절염	골관절염(퇴행성 관절염), 류머티즘(자가면역 질환), 감식(신진 대사 방해), 감염성(류머티즘 열, 임질, 결핵)을 포함한 다양한 형태로 나타난다. 마사지: 편안한 수준에서 환자에게 적용 가능한 반사요법. 발과 손의 반사요법은 유연성 유지에 도움을 줄 수 있다.	작용.	• 간(해독) • 모든 샘(신체 화학 물질의 밸런스)특히 신장 부위 (감염 저항) • 횡격막(이완 및 통증 완화) • 영향을 받은 구체적인 부위의 반사 작용. • 발 전체.	부위를, 손에 발현되었다면 손의 관련 부위에 작용한다.	
골격	건막	염증 및 점액낭의 붓기로 나타나는 신체의 혹. 종종 엄지발가락의 관절 주위에서 발견된다. 마사지: 편안한 수준에서 환자에게 적용 가능한 반사요법. 반사요법은 유연성 유지를 보조할 수 있다. 만약 염증이 있다면 그 부위를 피하고, 해당 부위에 자극을 준다.	• 건막 주위에 반사 작용을 주고, 그런 다음 건막에 직접적으로 자극을 준다. • 척추 반사(경부 및 흉부 청추 반사)로 부위 이완 • 중족골 이완	횡격막(이완, 통증 완화)	엄지발가락	척추 전체
골격	활액 낭염	점액낭의 염증. 특히 뼈와 근육, 또는 힘줄 사이의 염증을 뜻한다. 활액낭염은 엉덩이나 무릎(무릎 피하의 염증), 팔꿈치(테니스 팔꿈치), 어깨(활액낭염)에서 나타난다. 마사지: 편안한 수준에서 환자에게 적용 가능한 반사요법.	영향을 받은 부위에 대한 반사 작용	• 신장 부위(감염 저항) • 부갑상선(칼슘 향상) • 척추, 엉덩이, 어깨(후방 배열을 회복하는 것은 자극과 증상을 경감할 수 있다.)	영향을 받은 부위에 대한 반사 작용. 특히 어깨의 활액낭염이나 엉덩이 반사의 작용. 팔꿈치의 활액낭염이나 무릎 반사 작용	척추 전체
골격	골절	팔과 다리, 발의 뼈에 금이 가거나 부러지는 것. 마사지: 급성 골절이 발현된 부위에는 금한다. 관련 부위에 자극을 준다. 골절 회복의 후기 단계에서 마사지를 행한다.	영향을 받은 부위에 대한 반사 작용	• 부갑상선(칼슘) • 횡격막(이완 및 통증과 스트레스 완화)	팔, 어깨, 다리, 척추 등의 관련 부위	척추 전체
골격	통풍 (관절염 참고)	신진 대사의 방해는 요산을 과다 생산하며, 이 요산은 소변으로 제거되지 않으며 관절 및 기타 부위의 결절로 저장된다. 이러한 염증은 관절염의 형태로 나타난다. 가장 흔하게 발현되는 부위는 중년 남성의 엄지발가락의 중족관절 부위이다. 치료에는 식단 변화가 포함된다.	영향을 받은 부위에 대한 반사 작용	• 신장(요산) • 모든 샘. 특히 신장 관련 부위(감염 저항)		척추 전체

신체 체계	불균형	정의/참고	직접적 반사 작용	도움 반사 작용	참고 부위	척추 관련 부분 (신경 전달)
		마사지: 편안한 수준에서 환자에게 적용 가능한 반사요법. 반사요법은 유연성을 유지하고 조직을 활성화하는 데 도움을 줄 수 있다. 염증이 있거나 급성 부위를 피하고, 관련 부위에 자극을 준다.				
골격	척추 측만증	척추의 후방 휨 증상(하나 이상의 커브) 마사지: 반사요법이 도움이 됨.	척추 전체	• 가슴/폐(해당 부위의 압박을 경감) • 어깨(휨으로 인한 스트레스를 완화) • 모든 샘(신체의 화학 물질 밸런스)특히 신장 부위(근긴장)		척추 전체
신경	근의축성 측색 경화증(ALS)	CNS에서 시작되는 진행성 질환으로 척수의 운동뉴런 퇴행과 연관되어 있다. 이는 수의근의 위축증으로 이어진다. 감각 뉴런이나 감정적 반응, 또는 지적 능력에는 영향을 미치지 않음. 40-70세 사이의 사람들에게 나타나며, 여성보다 남성에게 더 많이 발생한다. 전기 장비 관련업자나 파일럿들은 "미국 내에서 그 위험성이 더욱 크다"는 진단을 받는다(Werner, p.164) 증상은 사람에 따라 다양하게 나타난다. 어떤 사람들에게서 나타나는 증상으로는 근육 약화, 뻣뻣하게 굳음, 경련, 피로, 굵은 목소리, 목넘김의 어려움 등이 있다. 현재까지 치료 방법은 없으며, 약물이나 수술, 물리 치료 및 기타 치료 방법이 일시적이거나 삶을 연장하는 데 적용된다.(2년에서 10년) 마사지: 반사요법 명시.	• 전체 척추 및 뇌 (중앙 신경 체계) • 엄지 발가락과 모든 발가락 (머리 부분)	• 시상하부, 뇌하수체 • 호흡계(가슴, 폐) • 횡격막, 복강 신경총(이완, 호흡) • 영향을 받은 부위에 대한 추가적인 반사 작용	다리에 대한 팔과 같이 영향을 받은 부위와 관련된 부위.	척추 전체
신경	벨 다비	7번째 뇌신경의 염증이나 부상으로 인한 얼굴 한 쪽의 얼굴 신경의 부분적, 또는 총체적 마비. 마사지: 반사요법이 효과적.	• 발바닥, 배면, 측면, 후방 등 모든 측면에서의 엄지발가락(뇌,	• 모든 발가락(뇌, 머리, 얼굴) • 경부(팔과 손의 신경 전달) • 목에 대한 발가락 부위(혈액 공급, 근육 이완)		척추 전체, 경부

		특히 발현 부위로의 혈액 및 신경 전달을 유지하는데 도움이 된다.	머리, 얼굴의 모든 신경과 조직) • 엄지발가락: 신경을 고립하고 엄지발가락에 상응하는 부위에 작용하며 다른 발가락에 영향을 줌.	• 횡격막(이완 및 통증 완화) • 부갑상선(신경 기능 일반화) • 신장 부위(근긴장)	
골격	24시간 주기 리듬 손상	24시간 주기 리듬은 신체 내에서 발현되는 생체 리듬이다. 이 리듬은 대부분의 사람들에게 24시간 또는 25시간으로 나타난다. 다른 내부적 기능과 함께 수면을 관할한다. 이 리듬은 분위기나 빛 그리고 멜라토닌 분비로 규제된다. 이는 낮 동안의 빛이나 어둠의 자연적 순환을 따른다. 익숙하지 않은 근무 스케줄이나 시간 변화, 약물, 인공적인 빛 등이 있다. 24시간 주기의 방해와 수면 장애는 단기 및 장기적인 문제를 유발할 수 있다. 단기적 문제에는 신경 관련 문제가 있다. (수면, 느린 반사 반응, 민첩도 저하, 판단력 저하, 업무 능력 저하, 짜증 등) 장기적 문제에는 우울증, 면역력 저하(감기, 독감), 심혈관 질환(고혈압), 소화 장애(체중 증가), 내분비 질환(비정기적인 월경 주기)등이 있다. 마사지: 반사요법 명시.	모든 샘(신체 화학 물질의 밸런스) 특히 시상하부, 뇌하수체(총괄)및 송과샘(수면을 촉진하는 멜라토닌 분비)	• 횡격막, 복강 신경총(이완) • 콜레스테롤이 문제인 경우 간과 갑상선. 이는 자오선 순환 기간 동안의 수면을 유발한다. • 모든 이완 기술	척추 전체(이완)
신경	뇌염 (수막염 참고)	염증을 유발하는 뇌의 감염. 또한 뇌의 뇌막에 영향을 줄 수 있다. 마사지: 반사 작용을 하는 만큼 반사요법이 효과적. 발현 부위에 직접 자극을 주는 것은 피한다. 만약 의문이 생길 경우 의사와의 상담을 하도록 한다.	엄지발가락(뇌)	• 작은 발가락(미세한 정도의 뇌) • 신장 부위(감염 저항) • 모든 샘(신체 화학 물질의 밸런스) • 림프계. 특히 비장(감염 저항)	척추 전체
신경	간질	발작이나 경기를 일으키는 사람들의 증상을 공통적으로 이르는 말. (갑작스러운	• 엄지발가락과 작은 발가락(뇌)	• 모든 샘(내분비계의 밸런스, 수면, 발작으로부터의 회복)	척추 전체, 경부

신체 체계	불균형	정의/참고	직접적 반사 작용	도움 반사 작용	참고 부위	척추 관련 부분 (신경 전달)
		비자발적 근육 수축) 마사지: 병의 발작 시를 제외하면 반사요법이 효과적.	• 척추 반사(신경 및 혈액 전달). 특히 경부(와 목)	• 횡격막(이완)		
신경	두통, 일반 편두통	스트레스, 근육 긴장, 화학 물질 불균형, 순환계통 장애, 부비강 장애, 종양, TMJ, 눈의 피로로 인해 발생하는 가장 흔한 질환. 흔한 원인에는 스트레스, 목이나 머리의 근육 긴장, 뇌를 둘러싼 조직의 혈관의 혈관 확장, 환경적 독소나 민감성, 식단 민감성, 알러지 또는 영양 결핍이 있다. 마사지: 두통을 완화하는데 반사요법이 일반적으로 도움이 된다. *감염이나 중앙 신경 체계 부상으로 인한 경우라면 마사지 전에 의사와 상의한다.*	• 엄지발가락과 목의 반사 작용 (모든 표면 및 주변 부위) • 모든 발가락(모든 표면 및 주변 부위)	• 척추 전체(각 부위는 전체 척추, 특히 목과 천골, 미골에 영향을 미친다.) • 횡격막(이완, 깊은 호흡 촉진) • 모든 샘(신체의 화학 물질 밸런스)특히 뇌하수체(총괄)및 신장 주변 • 간과 신장(해독) • 림프계(해독)		척추, 경부
신경	딸꾹질	흡식근의 갑작스러운 비자발적 수축(횡격막)으로, 통제 불능인 호흡 상태를 유발한다. 대부분의 경우, 음식이나 알코올로 인해 나타남. 마사지: 반사요법 및 가정 치료가 도움이 된다.	횡격막(호흡)	식도/위 (소화, 가스 완화)		
신경	불면증	"수면 부족"을 의미. 수면이 부족한 상태다. 쉽게 잠을 이룰 수 없거나 수면 상태를 유지하기 힘든 상태를 말한다. 일시적 불면증은 한달 이하의 수면 부족 상태를 의미한다. 이는 습관이나 환경, 즉 수면 전 카페인 과다 섭취나 흥분 상태가 원인이 된다. 지나친 운동이나 부적절한 운동도 원인이 된다. 또는 불편할 정도로 덥거나 추운 방(심지어 누군가 코고는 소리나 시계 소리도 원인이 됨) 역시 원인이다. 약물, 담배, 감정적 스트레스 역시 수면에		• 횡격막, 복강 신경총(이완) • 모든 샘(신체의 화학 물질 밸런스), 특히 뇌하수체(총괄샘)나 송과샘(수면을 촉진하는 멜라토닌 분비) • 콜레스테롤 문제일 경우 폐와 갑상선. 이는 자오선 기간 동안의 불면증을 유발한다. • 모든 이완 기술		척추 전체(이완)

		영향을 미친다. 만성 불면증은 한달 이상 지속되는 수면 부족 상태를 말한다. 이는 만성 피로 증후군, 우울증, 섬유근육통, 심장 질환 또는 갑상선 기능 항진증과 같은 더욱 심각한 질환의 원인이 된다. 마사지: 반사요법 명시.			
신경	수막염 (뇌염 참고)	뇌막의 염증을 유발하는 감염이다. 뇌막은 뇌와 척수를 담당한다. 뇌염과 함께 발병 가능. 마사지: 반사 작용을 보이기 때문에 반사요법이 효과적. 해당 부위에 직접적으로 자극을 주지 않는다. 만약 의문이 생긴다면 의사와 상의하도록 한다.	엄지발가락(뇌에 대한 모든 표면)	• 작은 발가락(미세한 정도의 뇌) • 신장 부위(감염 저항) • 모든 샘(신체 화학 물질 밸런스), 특히 뇌하수체(총괄 샘), 신장 부위(염증) • 척추 전체(특히 경부 및 천골/미골) • 목(이완) • 횡격막(이완) • 간(해독) • 림프계(해독), 특히 비장(감염 저항)	척추 전체, 경부, 천골, 미골
신경	모르톤 신경종 발바닥 신경종	발볼 부분에 만성적이거나 과도한 압박으로 인해 발생한 신경 염증. 일반적으로 3번째 발가락과 4번째 발가락 사이의 중족골두에 발현된다. 신경이 부으며 통증을 유발할 수 있다. 통증, 둔화, 데인 듯한 느낌이 증상으로 나타날 수 있다. 마사지: 염증이 있는 경우를 제외, 반사요법 명시.	• 중족골두를 감싸는 연조직의 이완을 위한 다양한 기술. • 신경종 주변에 작용할 수 있는 다양한 기술 및 직접적으로 자극을 줄 수 있는 기술. 배면 및 바닥 부위에 깊이 자극을 준다. • 딱 맞는 신발이나 하이힐 착용을 피한다. 이는 발볼에 지나친 압력을 줄 수 있다.	• 신장 부위(염증) • 척추 반사(연조직 이완 및 스트레칭)	
신경	다발성 경화증	중앙 신경 체계의 임의의 부위에서 딱딱하고 세균과 같은 병변이 미엘린을 대체	중앙 신경 시스템(뇌와 척추 전체)	• 엄지발가락(뇌)과 모든 발가락(미세한 수준)	척추 전체

신체 체계	불균형	정의/참고	직접적 반사 작용	도움 반사 작용	참고 부위	척추 관련 부분 (신경 전달)
신경		할 때의 자가면역성 또는 바이러스성 병인 질환. 병변은 다양한 증상을 야기하는 신경 전도에 손상을 준다. 재발은 스트레스의 반응으로 나타날 수 있다.		• 횡격막(스트레스 완화) • 모든 샘(신체 화학 물질 밸런스)		
신경	긴장 (미진 참고) (스트레스 참고)	안절부절하지 못하는 기분. "신경" 이는 카페인 섭취, 부족한 수면, 약물, 감정적 상태 및 기타 원인으로 발생한다. 마사지: 반사요법을 금해야 하는 상황이 아니라면 명시.		• 횡격막, 복강 신경총 (감정 밸런스 및 이완) • 내분비계 (화학 물질의 밸런스)		척추 전체
신경	마비	근육 기능 손실 및 신경계로 통제되는 모든 기능의 충격이나 손상을 의미. 마비는 일시적이거나 영구적으로 나타날 수 있다. 다양한 형태 및 원인이 있다. 개별 경우에 따른 연구가 필요하며, 각 상태에 대한 개별적 신체 상태나 기분을 참고하여야 한다. 마사지: 개인의 상태 척도 내에서 반사요법 명시.	건강 문제 참고. • 건강 문제는 다양한 방식으로 신체에 영향을 준다.	• 엄지발가락(머리) • 모든 발가락(미세한 수준) • 뇌(모든 발가락의 끝부분)	건강 문제 참고. • 건강 문제는 다양한 방식으로 신체에 영향을 준다.	척추 전체, 특히 영향을 받은 부위
신경	파킨슨병	신경 전달 도파민의 퇴행을 유발하는 뇌의 뉴런 내 신경 조직의 점진적인 질환.증상에는 하지 근육의 굳음, 휴식 시의 미진, 가면과 같은 안면이 있다. 마사지: 명시. 자유롭게 움직이거나 편안한 수준에서 커뮤니케이션이 불가한 이들에게 안전한 수준의 보살핌을 제공한다. 마사지: 긴장을 줄이고 우울증을 완화. 유연성 및 운동 범위 유지.	중앙 신경 시스템 (뇌와 척추 전체)	• 엄지발가락 및 모든 발가락 (뇌) • 모든 샘(신체 화학 물질 밸런스) 특히 뇌하수체(총괄)및 송과샘(도파민 포함 신경 전달 물질과의 연관성), 신장 부위 (근긴장) • 횡격막(이완)	모든 관련 부위의 유연성 및 운동 범위 유지	척추 전체, 경부
신경	하지 불안 증후군(RLS), 주기적 팔다리 운동 질환 (PLMD)	하지 불안 증후군은 하지에 영향을 미치며 임신, 당뇨, 빈혈, 노년과 관련되어 있다. 특징으로는 다리 및 하지의 지속적인 따끔거림, 쥐, 찌르는 듯한 느낌이 있다. 항상 증상이 나타나며, RLS는 가만히 누워서 수면을 취하고자 할 때 지배적으로	다리	• 엉덩이(네 모서리) • 무릎/다리(지나는 좌골 신경) • 골반(신경 전달에 대한 근육 이완) • 좌골(전체) • 어깨(네 모서리)	• 어깨(네 모서리) • 팔(다리)	척추 전체, 요추, 천골

		나타난다. 주기적 팔다리 운동 질환(PLMD)은 다리의 주기적인 경련(매 20초에서 40초)을 나타낸다. 마사지: 해당 부위의 움직임 및 마사지(특히 마찰)는 증상을 완화.			
신경	수면성 무호흡	무호흡이란 "호흡을 하지 않는것"이다. 이는 수면을 취하고 있는 사람이 호흡을 하지 않으며 최소 10초에서 60초간 그 상태를 유지하는 것을 말한다. 이는 한 시간 동안 여러 번 발생할 수 있다. 야간 수면 동안 매우 빈번하게 발생한다. 무호흡은 자고 일어났을 때 산소 결핍과 호흡의 어려움을 야기한다. 이는 역으로 수면의 질에 영향을 주며, 낮에 졸게 되거나 정신적으로 피로하며, 운전을 하거나 업무를 수행할 때 어려움을 겪을 수 있다. 이는 수면 방해(방해성 수면 무호흡증, OSA), 중앙 신경 체계 문제, 약물, 비만, 알코올로 인해 발생 가능하다. 유아 돌연사 증후군(SIDS) 역시 이로 인해 발생할 수 있다. 수면을 취하는 동안의 무호흡으로 인한 돌연사가 보고된 바 있다. 모든 샘(신체 화학 물질 밸런스), 특히 시상하부, 뇌하수체(총괄)및 송과샘(수면을 촉진하는 멜라토닌 분비)	모든 샘(신체 화학 물질 밸런스), 특히 시상하부, 뇌하수체(총괄)및 송과샘(수면을 촉진하는 멜라토닌 분비)	• 횡격막, 복강 신경총(이완) • 콜레스테롤 문제인 경우 간과 갑상선. 이는 자오선 기간 동안의 수면 장애를 유발함. • 모든 이완 기술	척추 전체(이완)
신경	스트레스, 정신적 괴로움, 긴장(긴장 참고)	스트레스는 자연적 반응(싸움 또는 회피 반응)이다. 아들날린은 지각, 에너지, 때때로 호흡의 부족과 같은 상태를 유발한다. 정신적 고통은 영속적인 흥분 상태 및 짜증이 나는 상태를 말한다. 이에 대한 신호로는 행복하지 않거나 걱정이 많거나 불확실함, 부담감, 두려움, 죄책감, 운동 저하, 휴식 부족, 일반적인 불평 등이 있다. 마사지: 반사요법 명시.		• 횡격막, 복강 신경총(이완, 감정의 밸런스, 호흡) • 내분비계(화학 물질 밸런스) 특히 뇌하수체, 신장 부위	척추 전체

신체 체계	불균형	정의/참고	직접적 반사 작용	도움 반사 작용	참고 부위	척추 관련 부분 (신경 전달)
신경	미진 (긴장 참고)	신체나 팔다리 근육의 주기적이거나 비자발적인 움직임. 또 다른 신경 관련 질환의 일차적인 질환이나 증상이 될 수 있다. 마사지: 반사요법을 금해야 하는 상황이 아니라면 명시.	• 뇌(엄지발가락 및 모든 발가락) • 척추 전체(신경 전달)	횡격막, 복강 신경총(이완)		척추 전체
신경	삼차 신경통, 안면 경련	삼차 신경통: 이마와 얼굴 한쪽에 심각한 통증(날카롭게 찌르는 듯한 통증)으로 나타나는 삼차 신경의 매우 고통스러운 질환. 종양, 비절내종, 치과 수술, 감염, 다발성 경화증과 같은 기계적 압력이 원인이 될 수 있다. 마사지: 해당 부위의 과다한 근긴장을 줄여주기 위해 반사요법 명시. 이는 환자가 이를 갈거나 운전 또는 컴퓨터 앞에서 작업을 할 때의 습관을 스스로 바로잡을 수 있도록 도움을 준다.	얼굴, 목, 머리(신경 및 혈류 전달 증진, 긴장 상진 상태 이완)	• 뇌경부(안면으로의 신경 전달) • 뇌부갑상선(신경 기능 정상화) • 뇌횡격막(통증 완화)		척추 전체, 경부
신경	현기증	움직임 시의 자극이나 어지럼증. 마사지: 반사요법 명시	내이 반사(구체적 작업이나 미세한 수준, 밸런스)	• 경부(신경 전달) • 목(혈류 전달) • 뇌(엄지발가락 및 모든 발가락. 특히 2, 3번째 발가락) • 2와 3부위(미세한 정도)		전체 척추, 경부
근육	압축형 디스크, 추간판 헤르니아 디스크, 팽창형, 돌출형, 압출형, 파열형,	압축형 디스크는 디스크가 척추 신경에 부적절한 압박을 가할 경우 발생한다. 등 수축이나 부상 또는 기침이나 재채기 후의 충격으로 발생할 수 있다. 종종 L4/L5, L5/S1 부위와 관련된 요추 부위에서 발생한다. 증상으로는 다리와 발까지 허벅지 뒤쪽이나 측면으로 내려가는 둔근에서의 통증이 있다. 추간판 헤르니아 디스크는 디스크 간의 보호 완충 기관이 파열되어 압력을 유발	발현 부위의 직접적 반사 작용.	• 척추 전체(신경 및 혈류 전달) • 횡격막, 복강 신경총(이완) • 모든 샘(신체 밸런스) • 신장 부위(근긴장)		척추 전체

	탈락형 디스크	하고 척추 신경에 손상을 줄 때 나타난다. 일반적으로 압축형 디스크와 유사한 증상을 보이나 이보다 심각하다. 디스크의 종류에는 팽창형, 돌출형, 압출형, 파열형, 탈락형이 있다. 보호 근육 경련(긴장 항진 상태)는 근육과 신경의 균형을 잡고 보호한다. 지나친 경련은 통증을 증대시킨다. 목적은 과도한 긴장을 줄이고, 통증을 완화하며 현 신체 상태에 맞는 범위의 움직임을 증진시키는 것이다. 마사지: 환자는 반드시 의사의 치료를 받는 상태여야 한다. 반사요법 명시. 환자는 발 움직임 기술의 범위를 통제하여야 한다.(이 역시 의사의 치료를 받는 조건에 한함)			
근육	경련 (월경통 참고)	쥐는 통증으로 나타나는 근골격의 비자발적인 수축 현상이다. 가시적인 근섬유의 단축과 함께 단기적, 급성 수축으로 나타난다. 경련이 연장되며 나타난다. 경련은 통증으로 나타나는 근골격의 비자발적인 수축 현상이다. 저등급, 장기간의 근육 수축을 의미한다. 급성 증상이 나타나지 않아서 불충분한 움직임을 야기할 수 있다. 마사지: 급성 수축 시의 불편함이나 원인이 되는 병리적 현상이 존재하지 않는다면 반사요법 명시.	발현 부위의 척추 반사 부위 • 목, 어깨(경추, 위쪽 흉추, 목, 어깨) • 등(흉부) • 골반, 등 아래, 허벅지(요추, 천골, 미골, 엉덩이) • 다리, 발(요추, 천골, 미골, 엉덩이)	• 부갑상선(칼슘) • 신장 부위(근긴장) • 발현 부위 • 림프 반응(잔여 화학 물질과 독소) • 횡격막, 복강 신경총(이완)	해당 척추의 부분
근육	섬유근육통(FMS): 결합 조직염, 근섬유막염, 섬유근염	근육, 힘줄, 인대를 포함한 연조직의 만성적 통증으로 나타나는 신호나 증상의 총체. 통증에 대한 극단적인 민감성은 조직에서 생산한 잔여물의 축적으로 인한 것일 수 있다. 종종 만성적 피로 증후군, 과민성 대장 증후군, 수면 장애와 함께 나타난다. 구체적인 건강 문제를 참고한다. FMS를 보이는 사람들에게는 수면 장애가	직접적 반사 작용은 다음과 같은 증상에 의거한다. • 전체 발(신체 전체의 근육계, 항상성) • 내분비계, 특히 시상하부의 전체 체계(뇌하수체에	• 횡격막, 복강 신경총, 근육 반사를 포함한 이완 기술은 통증을 경감하고 회복성 수면에 도움을 준다. • 신경 체계(전두피질 등 모든 척추 및 뇌) • 내분비계(시상하부, 뇌하수체, 송과샘, 갑상선, 신장 부위)	척추 전체

신체 체계	불균형	정의/참고	직접적 반사 작용	도움 반사 작용	참고 부위	척추 관련 부분 (신경 전달)
		종종 나타나는데, 이들은 거의 수면을 회복하지 못하며 통증 및 수면 장애의 순환을 겪는다. 마사지: 반사요법 명시.	영향), 뇌하수체(총괄), 신장 부위(에너지), 송과샘(수면), 갑상선(신진대사) • 신경(뇌, 척추 전체) • 소화	• 간(해독) • 대장, 회맹판, 두개의 굴곡, S자형 만곡(해독)		
근육	중증 근무력증	근육 약화(주로 말하거나 먹거나 삼킬 때 사용하는 안면 근육에서 시작)로 나타나는 점진적인 신경 질환 및 자가면역 질환. 근위축은 나타나지 않는다. 마사지: 반사요법 명시.	해당 부위 반사 • 머리, 얼굴, 목(엄지발가락 및 모든 발가락) • 식도	• 척추 전체, 특히 경부 • 뇌하수체(총괄) • 신장 부위(스테로이드, 면역 억제) • 뇌(엄지발가락 및 모든 발가락) • 가슴, 폐, 횡격막(호흡)		척추 전체, 경부
근육	염좌, 좌상 (염좌(strain)에는 힘줄(tendon)의 t가 있다는 것으로 구별)	염좌는 과도한 스트레칭으로 인해 발생한 인대의 손상이다. 좌상은 조직의 과도한 스트레칭으로 인해 근육 힘줄에 발생한 손상이다. 염좌와 좌상에는 통증, 뻣뻣하게 굳음, 열, 붓기, 관절 기능 손상이 동반되며, 둘 다 같이 나타나는 경우도 있다. 마사지: 반사요법 명시. 발이나 발목의 근육 작용은 치료나 반흔 조직 경감, 접착력, 부종 경감, 움직임 범위 증진 촉진을 자극하지 않는 경우에 나타난다. 마사지는 근육, 힘줄, 인대의 유연성을 복구하고 강화할 수 있게끔 혈류와 신경 전달을 촉진한다.(점진적)	염좌와 상응하는 손이나 발의 반사 부위.	• 신장 부위(근긴장) • 림프계(아급성 단계의 부종 완화)	해당 부위와 관련된 부위	척추 전체

근육	악관절증 (TMJD) 턱관절 (TMJ)	턱뼈의 근육 및 뼈와 관련되어 나타나는 증상 및 원인의 총체. 종종 이갈이, 부정교합, 내부 연골의 손상, 턱뼈 주변의 힘줄 완화로 발생하는 과도한 움직임, 잠재적인 관절 불일치 및 턱뼈의 움직임 범위, 골관절염과 관련이 있다. TMD증상에는 턱, 입, 머리, 목, 어깨의 통증이 있다. 이는 인대, 힘줄, 근육의 불균형으로 인해 발생할 수 있으며, 외상(교통 사고, 넘어짐), 정신적 스트레스, 턱관절 교합 등으로 인해 발생할 수 있다. 마사지: 반사요법 명시	• 엄지발가락 (머리) • 모든 발가락 (미세한 수준) • 목(미세한 수준의 모든 발가락 주변 360°) • 목구멍(특히 엄지발가락 및 모든 발가락의 미세한 수준 • 뇌(모든 발가락의 윗부분)	• 가슴과 등(근육 이완) • 어깨(근육 이완을 위한 전방 및 후방) • 신장 부위를 포함한 내분비계 (스트레스) • 횡격막 및 이완 기술(이완, 호흡 진정) • 발가락 회전(이완)	목의 근육들이 모든 부위에서 나타남에 따른 부위들 TMJ는 4부위와 5부위에 집중되어 있다.	척추 전체, 경부, 위쪽 흉부
일반적 심혈관	심장 문제	일반적인 모든 심장 상태.	건강 문제 참고. 일반적으로 다음과 같다. • 엄지발가락(뇌, 특히 전두피질) • 모든 발가락(미세한 정도) • 목(미세한 정도의 모든 발가락의 360° 주변) • 심장 • 경부 반사 반응 (뇌와 내분비계) • 흉부(심장, 신장에 대한 신경 분포) • 신장	건강 문제 참고 일반적 보조 부위는 다음과 같다. • 가슴과 등(이완 근육) • 내분비계. 특히 시상하부, 뇌하수체, 송과샘, 갑상선, 신장 부위, 췌장(스트레스) • 횡격막, 이완 기술(이완, 호흡 진정)	심장 및 혈관계에 대한 가슴의 모든 관련 부위 순환에 대한 발 전체의 모든 부위	척추 전체, 경부, 위쪽 흉부
심혈관	협심증	심장에의 산소 공급 저하로 인해 발생하는 심각한 가슴 통증 또는 불편함. 통증은 가슴 중앙부에서 시작하며 팔, 목, 턱까지 퍼질 수 있다. 숨이 막히는 듯한 느낌이 든다. 추운 날씨, 감정적으로 흥분한 상태나 운동 시에 증상이 나타나거나, 심각한 경우 휴식을 취할 때도 나타난다.	가슴/폐(심장 및 통증 발현 부위)	• 경부, 흉부(신경 전달) • 신장 부위(스트레스 • 횡격막 및 이완 기술(이완, 호흡 진정) • S상 결장(결장의 가스 이완)		척추 전체, 경부, 흉부

신체 체계	불균형	정의/참고	직접적 반사 작용	도움 반사 작용	참고 부위	척추 관련 부분 (신경 전달)
		결장의 가스는 횡격막을 심장 부위로 밀어 올려 심장 압박 충격을 유발한다. 마사지: 반사요법은 통합적인 건강 유지 프로그램의 일환으로 명시.				
심혈관	부정맥, 서맥, 심계 항진	부정맥은 심박에 영향을 미치는 비정상적인 심장 수축 작용으로 나타난다. 서맥은 분당 60 박동 이하로 심장이 뛰는 경우이다. 심계 항진은 신체 및 감정 스트레스가 없이도 심장 박동수가 과도하게 빠른 경우를 말한다. 발작성 상심실 빈맥증(PSVT)는 심장이 갑작스럽게 빨리 뛰기 시작할 때 나타난다. (분당 150 박동 이상) 마사지: 의사가 금한 경우가 아니라면 반사요법 명시.	• 가슴/폐 • 심장	• 척추 전체. 특히 경부와 흉부 • 뇌 반사 작용 • 횡격막 및 이완 기술(이완) • 신장 부위(이완 근육) • 갑상선 • 횡격막 및 이와나 기술(이완)		척추 전체, 경부, 흉부
심혈관	동맥 경화증	동맥경화증은 동맥의 경화 현상이다. 동맥은 노화됨에 따라 유연성을 점진적으로 상실한다. 더 이상 확장될 수 없는 경우 억제 작용이 나타난다. 마사지: 반사요법 명시.	• 발 전체(신체 전체의 순환) • 척추 반사 작용 (신경 전달)	• 모든 샘(신체 화학 물질 밸런스) • 췌장(효소는 동맥과 정맥벽의 유연성을 유지하는데 도움을 줌) • 간(해독) • 갑상선(콜레스테롤 조절)		척추 전체
심혈관	아테롬성 동맥 경화증	아테롬성 동맥 경화증은 동맥 경화증의 가장 흔한 원인이다. 이는 동맥의 지방이 쌓이면서 발생한다. 마사지: 반사요법 명시.	• 발 전체(신체 전체의 순환) • 척추 반사 작용 (신경 전달)	• 모든 샘(신체 화학 물질 밸런스) • 췌장(효소는 동맥과 정맥벽의 유연성을 유지하는데 도움을 줌) • 간(해독) • 갑상선(콜레스테롤, 신장 조절)		척추 전체, 경부, 흉부

심혈관	관상성 동맥 질환(CAD), 심장 상태	가장 흔한 원인으로는 1개 이상의 관상 동맥의 동맥 경화증, 아테롬성 동맥 경화증, 동맥 혈전 형성이 있다. (Werner, p.481) 부분적 폐색-단기적 가슴 및 팔 통증(협심증) 전체 폐색-심장마비 시의 부서지거나 쥐어짜는 듯한 통증(경색)	• 심장 • 가슴/폐	• 모든 샘(신체 화학 물질 밸런스 • 뇌하수체(총괄) • 신장 부위(이완 근육) • 갑상선(신장 부위에 영향) • 부갑상선(정상 근육 기능에 대한 신진 대사 활달 및 칼슘)	척추 전체, 경부, 흉부
심혈관	심장 마비, 심근 경색	관상 동맥을 지나는 혈류의 갑작스러운 방해나 멈춤. 이는 심장 근육의 손상을 야기한다(심근 손상)일반적으로 감정의 흥분 상태나 신체적 활동으로 인해 발생한다. 증상으로는 가슴의 압박, 통증 퍼짐, 어지럼증, 머리가 가벼운 증상, 구토가 있다. 때때로 가벼운 심근 경색의 경우 증상이 나타나지 않는다. 마사지: 순환계 마사지를 심장 발작 후 즉시 금해야 하는 반면, 반사요법 및 에너지 작용은 의사의 재량에 따라 행할 수 있다.	• 심장 • 가슴/폐	• 발 전체(신체 전체의 순환) • 척추 반사 작용.특히 경부와 흉부(신경 전달) • 횡격막 및 이와나 기술(스트레스 • 모든 샘(신체 화학 물질 밸런스), 특히 신장 부위(스트레스 및 근긴장), 갑상선(콜레스테롤과 신장 부위 조절), 부갑상선(칼슘 및 신진 대사 활달) • 췌장(효소는 동맥 및 정맥 벽의 유연성을 유지하는데 도움을 준다) • 췌장간(해독) • S상 결장(횡격막 및 가슴의 압박을 이완)	척추 전체, 경부, 흉부
심혈관	높은 콜레스테롤	높은 콜레스테롤 수치와 동맥에 지방 찌꺼기를 축적하는 병리학적 아테롬성 동맥 경화증 간의 통계적 관계가 있다. 대부분의 담석(80-90%)는 콜레스테롤로 구성되어 있다. 담낭은 어깨날과 오른쪽 어깨 사이의 통증을 나타낸다. (Werner, pp398-99)	• 갑상선(신진대사, 간의 콜레스테롤 생산 규제) • 간(콜레스테롤 제조) • 담낭(지방 소화 도움)	• 소화계(지방 신진대사) • 내분비계(신체 화학 물질 밸런스)	척추 전체
심혈관	고혈압	연령 평균치보다 항상 높은 수준의 혈압이 나타나는 경우. 증상: 호흡이 짧아지고, 두통이 유발되며 어지럼증, 부어 오름, 과도하게 땀을 흘리거나 긴장이 나타나는 경우를 제외하면	• 횡격막과 이완 기술(이완) • 뇌(전두엽) • 심장 • 흉부 척추 신경	• 척추 전체 • 폐 • 간 • 담낭 • 위	척추 전체

신체 체계	불균형	정의/참고	직접적 반사 작용	도움 반사 작용	참고 부위	척추 관련 부분 (신경 전달)
		뚜렷한 증상은 없다. 복합 증상: 부종, 아테롬성 동맥 경화증, 뇌졸중, 심장 확장, 심장 기능 손상, 동맥류, 신장 질환, 시력 문제 일차적 증상: 증상은 나타나지만 필연적으로 이차적 증상과 관련이 있지는 않다. 이차적 증상: 임신, 신장 문제, 신장 종양, 호르몬 기능 저하 등 건강 상태에 따른 일시적 증상. (werner, p227)	• 신장(수분 밸런스) • 내분비계, 특히 뇌하수체(총괄), 신장 부위(이완 근육 및 동맥), 갑상선(신진 대사)	• 비장 • 췌장 • 배설 기관		
심혈관	저혈압	연령 평균치보다 항상 낮은 수준의 혈압이 나타나는 경우.	• 횡격막과 이완 기술(이완) • 신장(수분 밸런스) • 내분비계, 특히 뇌하수체(총괄), 신장 부위(이완 근육 및 동맥), 갑상선(신진 대사)	척추 전체		척추 전체, 경부, 흉부
심혈관	정맥염	부상, 감염, 또는 붓기로 인해 발생한 정맥의 염증. 염증은 혈류 저하를 유발하는데, 이는 하지의 혈전 정맥염을 야기할 수 있다. 혈액 응고는 다리나 복부(심정맥 혈전)를 포함한 심정맥에서 형성될 수 있다. 이들은 이완되어 폐(폐색전)와 같은 신체의 다른 부위로 이동할 수 있다. 침대 생활이 지속되거나 복부 수술, 임신 후에 발생 가능하다. 마사지: 혈전 정맥염이나 심정맥 혈전의 부위에서 멀리 떨어진 부위. 체계적인 금지 부위를 확인한다. 설명할 수 없는 다리의 통증은 반드시 의사와 상의하여야 한다.	• 발현 부위	• 신장 부위(근긴장 및 염증) • 결장(변비는 복부의 압박을 가하며, 하지의 순환을 저해한다) • 간/담낭(담즙은 결장의 윤활유 역할)	다리에 대한 팔과 같이 신체의 관련 부위	척추 전체

심혈관	뇌졸중 또는 뇌혈관 장애(CVA)	일시적이거나 만성적인 증상으로 야기되는 산소 결핍을 통한 뇌 손상. 성인 장애의 주요 원인 중 하나이다. 뇌혈전, 색전증, 뇌일혈, 지주막하출혈로 인해 유발되는 CVA Forms of CVAs: • Transient Ischemic Attack(TIA) • Aneurysm • Stroke Symptoms: Many signs, including pain, numbness, of weakness in the hand of foot, slurred speech, loss of motor control, flaccid limbs. Bodywork: Reflexxology indicated as part of a recovery process and welness	엄지발가락 끝: • 증상과 동일한 쪽(혈류 및 신경 전달) • 마비된 쪽의 반대쪽(영향을 받은 뇌 부분)	• 작은 발가락(머리의 미세한 부위) • 발현 부위의 반사 작용	엄지 및 손가락 끝: • 증상과 동일한 쪽(혈류 및 신경 전달) • 마비된 쪽의 반대쪽(영향을 받은 뇌 부분)	척추 전체
심혈관	정맥류성 정맥	정맥벽의 약화로 인해 밸브가 충분히 잠기지 않거나 정맥 환류의 방해가 발생하는 경우. 정맥을 흐르는 혈액은 정맥을 붓게 하거나 매듭이 지어지거나, 또는 통증을 유발한다. 변비는 복부 부위에 압박을 가하며 하지의 순환을 억제할 수 있다. 여성의 하지에서 가장 흔하게 발병한다. 이는 서 있거나 앉아 있는 시간이 길거나, 임신, 폐경, 비만 등으로 유발된다. 마사지: 정맥류성 정맥 부위를 피한다. 체계적인 금지 부위를 확인한다. 설명할 수 없는 다리의 통증은 반드시 의사와 상의하여야 한다.	관련 부위	• 신장 부위(근긴장, 염증) • 결장(제거) • 간, 담낭(담즙은 결장의 윤활유 역할)	다리에 대한 팔과 같이 신체의 관련 부위	척추 전체, 요추, 천골, 미골
림프계	부은 발목	발목 주변 조직 공간에 비정상적으로 많은 체액이 존재.	림프계(신체 전체를 거쳐 림프로 이동)	• 신장 부위(수분 밸런스 조절), 뇌하수체(총괄) • 신장(체액 밸런스)	팔목	척추 전체, 경부, 흉부
림프계	가슴의 멍울	가슴 쪽 림프 조직의 붓기	가슴/폐	• 림프계(가슴,흉곽) • 뇌하수체(외부 세포의 성장)		척추 전체, 흉부
림프계	부종, 체액저류, 붓기	간질액의 저해. 전해질, 단백질의 불균형과 림프 및 순환계의 기계적 방해를 야기함.	림프계	• 신장 부위(수분 밸런스) • 뇌하수체(총괄, 신장에 영향) • 신장(과도한 체액 제거)	• 팔목(발목) • 팔 아래쪽(종아리)	척추 전체, 경부, 흉부

신체 체계	불균형	정의/참고	직접적 반사 작용	도움 반사 작용	참고 부위	척추 관련 부분 (신경 전달)
림프계	감염	박테리아의 의한 체내 침투 아급성 및 급성 단계가 존재한다. 마사지: 아급성 단계에서 도움이 될 수 있음. 급성 단계에서는 운동 시 조심하고 의사의 자문이 필요함.	기관, 샘, 체계 및 해당 신체 부위	• 신장 부위(감염 저항) • 뇌하수체(총괄) • 림프(불순물 제거) • 비장(감염 저항) • 간, 신장(해독)	기관, 샘, 체계 및 해당 부위에 대한 손의 발현 부위	척추 전체
림프계	백혈병	백혈구 관련 암. 혈액 관련 장애의 집합에는 정상적 기능을 하는 백혈구가 골수에서의 생산이 저해되는 것이 포함된다. 다양한 양상으로 나타난다. 모든 양상은 빈혈증 및 쉽게 멍이 듬(혈소판 부족), 감염에 대한 면역력 약화로 나타난다. 일반적으로 화학 요법으로 치료한다. 마사지: 백혈병의 몇몇 치료 단계에서 반사요법이 도움이 될 수 있음. 의료진과 함께 수행한다.		• 림프계(외부 물질 제거) • 비장(혈액 여과) • 내분비계(혈액을 포함한 신체의 화학 물질 밸런스) • 간(혈액 해독) • 이완 기술(이완, 통증, 감정적 밸런스 지원)		척추 전체
림프계	단핵증, 선열	엡스타인 바 바이러스(EBV) 항원으로 인해 야기되는 감염. 이 바이러스는 90%의 경우 헤르페스의 일종이다. 기타 바이러스로는 시토메갈로 바이러스(CMV) 및 기타 헤르페스바이러스과의 바이러스가 있다. 청소년 및 청년에게 나타나는 증상으로는 열, 목 붓기(세균성 인후염), 림프선 붓기가 있다. 이는 바이러스가 침샘, 목, 그리고 림프선을 공격하기 때문에 나타난다. 기타 증상으로는 피로, 스테미나 저하, 부은 눈, 비장 확장(사례의 50%), 간 확장(사례의 20%)이 있다. 바이러스가 진행됨에 따라 휴식을 필수적으로 취해야 한다. 우선적인 조치는 비장이 손상되는 것을 막는 것이다. 마사지: 반사요법 명시 가능. "림프나 면역체계의 부담 없이 치유의 능력을 지원하는 에너지 작용은 장기간의 단핵증 치유에 그 가치가 높다." (Werner, p.308)	• 림프계(확장된 림프선, 비장, 체액의 보조 움직임) • 비장 • 간 • 엄지발가락 (머리, 목구멍, 목)과 모든 발가락(미세한 정도)	• 내분비계(화학 물질 밸런스) 특히 신장 부위(감염 저항) • 횡격막, 복강 신경총(휴식 및 이완) • 이완 기술(이완, 휴식, 회복)	• 엄지손가락 (엄지발가락) • 손가락(발가락)	척추 전체

림프계	부은 목, 인두염, 편도선염	인두염은 인두(목구멍)의 염증이다. 편도선염은 편도선(림프 조직)과 인두(목구멍)의 염증이다.	• 목과 목구멍(엄지발가락 주변 360°) • 작은 발가락(미세한 수준; 부비강 배출) • 뇌와 모든 발가락(부비강 배출)	• 엄지발가락(전체 발가락은 머리 부분) • 림프계(편도선은 이 체계의 일부이다. 감염 저항) • 비장(감염 저항) • 신장 부위(염증 및 감염 저항) • 간(해독) • 신장(해독) • 횡격막, 복강 신경총(이완 및 호흡 보조)	엄지손가락 등의 손가락	척추 전체, 경부
감각계 피부	여드름	피지샘과 모낭의 염증. 일반적으로 호르몬 불균형이 발생하는 기간에 나타난다. (사춘기, 임신, 스트레스) 피부 발진, 홍조(블랙헤드, 화이트헤드, 농포, 염증성 뿌리혹) 등의 증상을 보인다. 호르몬 불균형, 식단, 위상, 박테리아가 원인이 될 수 있다. 마사지: 반사요법 명시.	피부는 반사 작용을 하지 않으나, 증상이 발현되는 기관은 반사 작용.	• 모든 샘: 신체 밸런스, 특히 뇌하수체(총괄), 부신 피질(스테로이드 분비), 갑상선(피부) • 제거. 특히 간(해독), 신장(혈액 여과), 대장(폐기물과 독소 제거), 회맹판(해독), S자 결장(해독) • 횡격막(이완, 스트레스 완화)		샘 및 소화와 제거 관련 기관에 대한 전체 척추 C1(뇌하수체) C7(갑상선) T5(간) T9(부신 피질) T10, T11(신장) T12(소장) L1(대장)
감각계 피부	건조한 피부	피부에 부적절한 수분이 공급되는 상황. 증상으로는 갈라짐, 주름, 마르는 듯한 느낌이 나타난다. 건조한 피부는 영양 결핍이나 갑상선 기능 저하증 및 피부 상태의 증상이 될 수 있다. 갑상선 기능 저하증은 다양한 원인으로 이해 발생한다. 그 중에는 자가면역 기능, 과잉 투여, 항갑상선 의약품, 갑상선 절제(부분적 또는 전체), 시상하부에서의 호르몬 방출을 하는 갑상선의 신호 저하가 있다. 경미한 수준의 갑상선 기능 저하증은 갱년기를 앞둔 여성에게 흔히 나타난다. 마사지: 반사요법 명시.	갑상샘	내분비계(화학 물질 밸런스), 뇌하수체(총괄), 시상하부, 부신 피질(수분양 조절)		척추 전체(순환), 경부, 특히 C1(뇌하수체, 시상하부), 흉부, 특히 T9(부신 피질)

신체 체계	불균형	정의/참고	직접적 반사 작용	도움 반사 작용	참고 부위	척추 관련 부분 (신경 전달)
감각계 피부	피부염	피부 염증을 광범위하게 뜻하는 말. 일반적으로 알려지 반응으로 유발되는 비감염성 피부 발진을 의미할 때 흔히 사용된다. 접촉성 피부염은 반응이나 알러지와 관련된 표면이 피부와의 접촉으로 통해 발현되는 발진이나 염증으로 야기되는 현상이다. 덩굴 옻나무, 금속, 옷감 염색물과 같은 경우가 해당된다. 가려움증, 붓기, 수포, 피부 껍질 벗겨지는 듯한 증상 등이 있다. 마사지: 피부염의 원인 및 감염성 여부에 따라 다르다. 일반적으로 발현되지 않은 부위의 반사요법을 명시.		• 모든 샘(신체 화학 물질 밸런스), 특히 부신 피질(염증), 갑상선(피부) • 간, 신장(해독) • 내장, 회맹판, S자 결장(음식 알러지) • 면역 체계 • 횡격막, 복강 신경총(이완) • 이완 기술(필요에 따라)		전체 척추, 경부, 흉부
감각계 피부	습진	알러지 반응을 일으키는 표면과의 접촉 및 발진으로 인해 야기되는 국부의 접촉성 피부염. 증상으로는 매우 건조하고 갈라지는 듯한 빨간 피부 및 팔꿈치, 무릎 손의 갈라짐(흔히 지루성으로 나타남)또는 주로 손과 발에 나타나는 체액으로 찬 수포가 있다.(한포진) 피부가 온전한 상태임을 확인하는 것이 중요 일반적으로 발현되지 않은 부위의 반사요법을 명시.	피부염과 동일	피부염과 동일		척추 전체, 경부, 흉부
감각계 피부	구취	불쾌하거나 나쁜 입냄새. 일반적인 경우 음식, 알코올, 또는 후비루나 충혈로 인해 발생한다. 만성적 구취는 음식 섭취(마늘 등), 의약품, 진행 중인 소화, 독성 또는 부비강 문제 및 건강 문제로부터 발생할 수 있다. (구강칸디다증 참고) 원인에 따라 불균형을 바로 잡는다. 여기에는 구강 위생, 혀 닦기, 가글링 등이 있다. 마사지: 반사요법 명시.	추가적 반사 작용에 관해서는 건강 문제 참고. • 엄지발가락 및 모든 발가락(모든 부위의 머리 부분) • 혀(1–4 구역)	• 소화 기관. 특히 위, 간, 내장, 회맹판, S자 결장(소화 및 제거 개선)		경부 및 원인에 따른 기타 부위

감각계 피부	대상포진, 연철	수두 바이러스가 연철로써 성인에게 반응을 보이며 통증을 유발하는 신경계의 질환. 신경 끝 부분에는 수포가 발생한다. 바이러스는 수두(가려움증, 몸 전체 신경 끝 부분에 발현되는 수두)로 인해 발생하며 신경 끝 부분을 따라 신체에 잠재한다. 고통스러운 수포가 피절 부위 신경 끝에 나타나며 때로는 전체 피절 부위에 걸쳐서 나타나기도 한다. 몸통과 엉덩이가 가장 흔히 발현되는 부위. 안면의 삼차 신경 역시 발현 부위이다. 바이러스는 스트레스, 심각한 외상, 노화 및 면역력 저하, 특정 약물, 질환(폐렴이나 결핵진행에 따라 나타나는 연철)시 활성화된다. 통증은 피부가 나을 때까지 때로 몇 달간 지속된다. 강력한 면역 체계를 갖추고 있는 성인에게는 대상포진이 수포의 체액에 존재하더라도 일반적으로 연철이 나타나지 않는다. 마사지: 환자가 편안한 수준에서의 반사요법 명시. 급성 단계에서는 환자가 앉거나 누워 있는 것이 통증을 유발할 수 있다.		• 내분비계(면역 체계), 특히 부신 피질(감염 저항) • 림프계, 특히 비장(백혈구) • 횡격막, 복강 신경총(이완) • 모든 이완 기술(통증 및 감정 이완)	척추 전체 (신경계)
감각계 피부	비용종, 비낭종, 확장 또는 비틀어진 코선반	적절한 배출로부터 부비강을 억제하는 코의 점막으로 인해 발생. 만성적 축농증의 증상은 일반적으로 증상 중심의 체제에서는 알려져 있지 않다. 전통적인 치료로는 차단물을 제거하는 수술이 있다. 수술로 제거한 후에도 용종이 재발생한 경우가 있다. (Ivker, pp.76-77) 마사지: 반사요법 명시	축농증과 동일	축농증과 동일	척추 전체, 경부
감각계 피부	손과 발의 땀	팔다리에 나는 땀은 신체의 정상적인 냉각 기능일 수 있다. 어떤 이들은 과도하게 땀을 흘리는 경우도 있다. 손과 발의 과도한 분비에는 여러 가지 견해가 존재한다.	건강 문제 참고.	일반적으로 • 내분비계, 특히 갑상선(호르몬, 신진 대사, 긴장감 밸런스), 부신 피질(수분 밸런스) • 간과 대장(해독)	척추 전체

신체 체계	불균형	정의/참고	직접적 반사 작용	도움 반사 작용	참고 부위	척추 관련 부분 (신경 전달)
		상황을 이해하기 위해서는 땀을 흘리는 것이 자가신경계의 교감부의 통제를 받는다는 것을 상기하는 것이 도움이 된다. 땀을 흘리는 것의 주요 기능은 몸을 식히는 것(99%가 수분)이며, 2차적인 이유는 신진 대사의 폐기물을 배출하는 것이다. 팔다리에 적용된 제품들은 비정상적인 땀을 흘리는 현상을 발생시킬 수 있다. 크림은 손바닥과 발바닥으로부터 냉각을 억제할 수 있다. 몇몇 에센셜 오일은 팔다리의 순환을 돕는다. 감정적으로 유도된 땀(스트레스, 긴장, 공포, 당황)은 손바닥과 세모판(팔 아래쪽)에서부터 시작하며, 신체 나머지 부분에서도 땀이 나게 된다. 팔다리의 분비는 신체가 해독 작용을 하려는 노력을 의미한다. 손의 열기는 기 치료, 치유 손, 무술 및 기타 활동으로 인해 발생할 수 있다. 손의 열기는 임신 중 순환 증가의 상태나 의약품으로부터도 발생 가능하다. 동양 의학에서는 과도한 분비를 기의 불균형이라 보기도 한다. 마사지: 반사요법 명시		• 신장(폐기물 여과) • 횡격막, 복강 신경총(이완) • 모든 이완 기술(이완) • 구체적인 상황을 지원하는 추가적인 반사 작용		
감각계 피부	건선	가려움증이 유발되는 빨갛거나 분홍색의 패치로 나타나는 급성 현상을 수반하는 만성적 피부 질환. 하얗거나 은색의 갈라짐이 동반된다. "갈라짐"은 일반적으로 28-32일 주기로 재생되는 상피 세포가 2-4일 주기로 생성되는 것의 결과로 나타나는 것이다. 종종 팔꿈치와 무릎에 나타나며, 건선은 어디서든 발생할 수 있다. 플레어 현상은 겨울의 햇빛 부족과 건조함으로 가장 흔히 발생한다.		• 내분비계 특히 뇌하수체(총괄), 갑상선(피부 상태), 부신 피질(염증) • 림프계(면역 체계 촉진 및 청결) • 소화계. 특히 간(해독), 신장(해독), 장(정화, 해독) • 횡격막, 복강 신경총(이완) • 모든 이완 기술(이완 및 감정 진정)		척추 전체

		원인을 밝혀지지 않았으나, 몇몇 경우는 급성 플레어를 동반하며 면역 체계 기능 저하와 관련이 있다. 아기에서 노인에게까지 영향을 미친다. 또한 종종 중년에게서도 발생한다. 현재 영구적인 치료 방법은 없다. 마사지: 반사요법 명시. 손과 발에 나타난 경우 직접적인 치료를 피해야 한다.			
감각계 후각	후각: 후각 기관 장애	건강 문제는 후각을 둔화할 수 있다. 여기에는 단기간의 문제(감기), 장기적 문제(건초열, 부비강)및 의약품이 있을 수 있다. 후각 문제의 원인을 규명하는 것이 중요하다. 마사지: 반사요법 명시.	• 엄지발가락 및 모든 발가락 (머리) • 1-4 부위	건강 문제 참고	척추 전체, 경부, C4(코)
감각계 미각	미각: 혀 장애	이 일반적인 상황에는 의학적 문제(예를 들어, TMJD로 인한 신경 침해) 신경 손상(뇌졸중), 구강칸디다증(일반적으로 혀에 백태가 끼며 구취를 유발하는 구강 아구창으로 알려져 있음)가 있다. 구체적인 반사 작용에 대해서는 건강 문제를 참고한다. 마사지: 반사요법이 일반적으로 명시됨.	• 엄지발가락 및 모든 발가락 (머리) • 1-4 부위	건강 문제 참고	척추 전체, 경부, C3(치아)
감각 기관 눈	눈: 백내장	눈의 렌즈가 부분적이거나 완전한 맹목을 유발하는 불투명한 증상. 마사지: 반사요법 명시.	눈	• 엄지발가락(머리, 특히 2-3 부위), 모든 발가락, 특히 2와 3(미세한 수준) • 목(혈류 공급) • 뇌하수체(외부 세포의 성장 통제) • 부신 피질(수분 밸런스) • 신장(수분 밸런스(눈과의 연관성)	척추 전체, 경부, C2(신경 전달)
감각 기관 눈	시력: 난시, 원시, 근시	다음과 같은 다양한 시력 문제를 나타내는 용어. 난시: 각막(빛 출입 총괄)이나 렌즈(빛의 양 규제)의 표면의 불균등	눈(2, 3부위)	• 엄지발가락(뇌와 머리, 특히 2부위) • 모든 발가락(뇌, 미세한 수준)	척추 전체, 경부, C2(신경 전달)

신체 체계	불균형	정의/참고	직접적 반사 작용	도움 반사 작용	참고 부위	척추 관련 부분 (신경 전달)
		원시: 망막 뒤에 빛의 초점이 맞춰지는 것 (광수용기 세포 및 뉴런) 근시: 망막 앞에 빛의 초점이 맞춰지는 것 마사지: 반사요법 명시. 추가적인 두개골-천골의 활동과 운동은 긴장을 완화하고 눈을 강화하며 도움을 주는 것으로 나타난다.				
감각 기관 눈	녹내장	안압의 증가로 나타나는 상태(눈 내부의 체액이 지나치게 많아짐). 이러한 압력은 눈의 체액(수양액)이 일반적으로 지나는 관을 차단한다. 높은 안압은 시신경을 손상시키고 몇 년 사이에 완전한 실명을 야기할 수 있다. 양쪽 눈 모두에 발현된다. 이러한 상태는 유전적일 수 있으며 중년에게 발생한다. 대부분의 사람들에겐 초기 증상이나 통증이 발현되지 않는다. 녹내장, 당뇨 및 기타 건강 문제에 대한 가족력이 있는 경우 정기적인 검진과 치료가 필요하다. 녹내장은 화학 및 둔기성 손상, 심각한 눈 감염 및 염증, 눈 수술로 인해서도 발생 가능하다. 마사지: 반사요법 명시.	눈	• 엄지발가락(머리, 특히 2-3 구역), 모든 발가락(미세한 수준) • 목(혈액 공급) • 뇌하수체(외부 세포의 성장 통제) • 부신 피질(수분 밸런스) • 신장(수분 밸런스(눈과의 연관성))		척추 전체, 경부, C2(신경 전달)
감각 기관 눈	눈 감염, 결막염, 다래끼	결막염이나 홍안병은 결막의 적열 및 붓는 현상을 말한다. 결막은 눈 표면 및 눈꺼풀의 점막이 깨끗한 상태를 말한다. 대부분의 경우 박테리아 및 바이러스 감염, 건조한 눈, 화학(화학적 결막염), 알러지로 인해 발현된다. 바이러스 및 박테리아성 결막염은 감염성이며 쉽게 전염된다. 위생용품으로 손을 씻으며 전파를 막도록 한다. 차갑거나 뜨거운 압박기(질병의 통제에 따라 각 눈에 다른 압력)와 같은 가정 치료는	눈	• 엄지발가락(머리, 특히 2-3 구역), 모든 발가락(미세한 수준) • 목(혈액 공급) • 뇌하수체(외부 세포의 성장 통제) • 부신 피질(수분 밸런스) • 신장(수분 밸런스(눈과의 연관성))		척추 전체, 경부, C2(신경 전달)

		나을 때까지의 불편함을 줄이는 데 도움이 된다. 일반적인 다래끼는 눈꺼풀 위나 아래의 1개 이상의 피지샘의 감염이다. 빨갛고 부드러운 혹에서 시작되는 다래끼는 머리 쪽으로 내려오며(일반적으로 3일), 찢어지며 열리고 배출한 뒤에 일주일 만에 치료된다. 가정 치료가 효과적이다. 따뜻하고 촉촉한 압박기를 하루에 3회에서 6회 정도 눈을 감은 채 접촉시키는 것이 치료에 도움이 된다. 다래끼를 억지로 개방하지 않도록 한다. 자가적으로 열려서 배출하도록 한다. 시야의 문제가 있거나 일주일 내로 치유되지 않는 경우 의학적 도움을 받는다. (WebMD) 마사지: 반사요법 명시.			
감각 기관 귀	귀: 귀 통증, 귀 감염	귀의 염증. 감염이 청력 손상 및 기타 합병증을 유발할 수 있기 때문에 의료진을 찾아가 보는 것이 좋다. 귀 감염 진행을 막기 위해 음식 알러지를 확인하도록 한다. 따뜻한 압박기로 이완하는 것과 같은 가정 치료가 도움이 된다. 주기적으로 왔다 갔다하는 움직임(흔들 의자)는 밸런스 이동의 인지를 이완하며 긴장을 완화하고 신체 및 정신 안정에 도움이 된다. "염증" 참고. 마사지: 반사요법 명시.	• 귀(2, 3 구역) • 목, 목구멍 (유스타키오관, 혈액 공급)	• 엄지발가락(머리, 모든 구역), 모든 발가락(미세한 수준) • 부신 피질(감염 저항) • 이완 기술(휴식, 회복, 복구) • "염증" 항목 하에 추가적인 반사 작용 명시.	척추 전체, 경부, C1(신경 전달)
감각 기관 귀	청력, 청력 손상	청력은 귀 내부의 특수 수용 세포를 통해 파장(진동과 움직임)을 인지하는 능력으로, 이는 청신경을 통해 뇌에 자극을 전자 신호로 변경하여 전달한다. 소리 오염 및 전자 장비의 사용은 청력을 분명하게 유지할 수 있도록 한다. 귀 감염, 유전, 약 처방, 부상, 질병 및 기타 요소가 발현했던 병력은 부분적이거나 전체적인 청력 손상을 야기할 수 있다.	• 중이 및 내이 (2, 3, 4구역) • 외이(연골 및 외이도 뼈에 영향을 미치는 근육 긴장 완화)(5구역)	• 목, 목구멍(이완 근육, 순환)(모든 부위) • 엄지발가락(머리, 모든 부위), 모든 발가락(청력을 좋게 만드는 것에 대해서는 특히 2–3번째)	전체 척추 경부 C1(신경 전달)

신체 체계	불균형	정의/참고	직접적 반사 작용	도움 반사 작용	참고 부위	척추 관련 부분 (신경 전달)
		이관은 중앙 귀와 목구멍을 연결한다. 이는 중앙 귀와 주변 공기 간의 압력을 일정하게 맞춘다. 압력의 불균형(비행기 안)은 소리를 왜곡하거나 통증을 유발할 수 있다. 하품, 목넘김, 씹는 행위 등은 모두 이관을 열고 압력을 이완한다. 마사지: 반사요법 명시.				
감각 기관 귀	멀미	자기 수용 메커니즘의 방해. 이는 비정기적이거나 반복적인 움직임이 현기증, 어지럼증, 밸런스 문제(머리의 움직임을 동반한 느낌과 함께 불안정성이 느껴지는 경우)로 인해 발생한다. 구토 증세와 연결된다. 마사지: 반사요법 명시.	내이 반사 (2, 3 구역)	• 목, 목구멍(이완 근육, 순환)(모든 부위) • 엄지발가락(머리, 모든 부위), 모든 발가락(청력을 좋게 만드는 것에 대해서는 특히 2–3번째) • 횡격막(이완, 진정), 위(구토)		전체 척추, 특히 경부, C1(신경 전달)
감각 기관 귀	이명	울리거나 바삭거리거나 그르렁 하는 소리가 귀에서 나는 것. 이는 의약물, 부상,신경 손상 등의 다양한 원인으로 인해 발생 가능하다. 마사지: 반사요법 명시.	내이 반사 (2, 3 구역)	• 목, 목구멍(이완 근육, 순환)(모든 부위) • 엄지발가락(머리, 모든 부위), 모든 발가락(청력을 좋게 만드는 것에 대해서는 특히 2–3번째)		전체 척추, 특히 경부, C1(신경 전달)
감각 기관 귀	현기증, 어지럼증, 밸런스 문제	현기증, 어지럼증, 밸런스 문제(머리의 움직임으로 인한 불안정한 느낌)을 유발하는 귀의 자기 수용 메커니즘 손상. 규명되지 않은 밸런스 문제는 긴장, 놀람, 방향 감각 상실로 이어질 수 있다. “청력, 청력 손상”과 “멀미” 항목 참고. 마사지: 반사요법 명시.	내이 반사 (2, 3 구역)	• 목, 목구멍(이완 근육, 순환)(모든 부위) • 엄지발가락(머리, 모든 부위), 모든 발가락(청력을 좋게 만드는 것에 대해서는 특히 2–3번째) • 이완 기술(이완, 진정)		전체 척추, 특히 경부, C1(신경 전달)
호흡계	아데노이드 (인두편도)	림프계의 일부. 비강 뒤쪽에 위치해 있다. 확장은 호흡을 방해할 수 있다. 마사지: 반사요법 명시.	머리(머리 모든 부위에 대한 엄지발가락)	• 내분비계, 특히 뇌하수체(세포 성장 조절), 부신 피질(감염 저항) • 림프계 • 작은 발가락: 머리의 부위와 상응.		전체 척추, 경부, 흉부 위쪽

호흡계	알러지성 비염, 건초열	면역 체계의 알러지성 반응은 꽃가루나 먼지를 포함한 다양한 종류의 물질에의 민감성을 나타낸다. 코의 점막은 코막힘을 유발하며 코피를 낼 수 있다. 공통적인 증상은 울혈, 맑은 콧물, 눈물이 나거나 충혈되고 가려운 눈, 기침 및 재채기가 있다. 마사지: 반사요법 명시.	• 머리(엄지 발가락 및 모든 발가락이 비강의 배출을 도움) • 가슴/폐(호흡 진정) • 기관 • 기관지	• 내분비계, 특히 부신 피질(감염 저항), 뇌하수체(열 저항) • 림프계(해독), 특히 비장 (감염 저항) • 회맹판(막 정상화) • 횡격막, 복강 신경총 (이완, 호흡 진정) • 모든 이완 기술 (휴식 증진)	전체 척추, 경부, 흉부 위쪽
호흡계	천식	기관지의 근육 경련으로 인해 발생하는 폐 기관 질환으로 종종 과도한 막 분비가 호흡의 순환을 억제한다. 마사지: 반사요법 명시	가슴/폐(호흡 진정)	• 내분비계, 특히 부신 피질 (아드레날린 분비) • 회맹판(막 조절) • 횡격막, 복강 신경총 (이완, 호흡 진정)	전체 척추, 경부, 흉부 위쪽
호흡계	기관지 확장	반복적인 폐 감염, 급성 기관지염, 폐렴, 및 기관지의 구조적 변화(영구적이며 광범위함)를 유발하는 기타 요소들로 인한 질환. 기관지는 막을 이동할 수 없으며 폐의 향후의 감염 및 구조적 변화의 위험성이 증가하게 된다. 비가역성이 불가하다. 자주 녹색이나 노란색, 또는 혈액(객혈)을 동반한 기침이 증상으로 나타난다. 특히 기대 있을 때 심하게 나타난다. 마사지: 반사요법 명시. 환자가 편안한 자세로 있게 한다.	• 가슴/폐(호흡 진정) • 기도 • 기관지	• 내분비계, 특히 부신 피질 (감염 저항) • 림프계(해독), 특히 비장 (감염 저항) • 회맹판(막 조절) • 횡격막, 복강 신경총(이완, 호흡 진정)	전체 척추, 경부, 흉부 위쪽
호흡계	급성 기관지염	감염성 호흡 질환으로, 폐의 바이러스 공격으로 발생하며 종종 독감이나 감기와 연관을 갖는다. 급성 기관지염은 기도와 소엽세기관지 간의 호흡계의 감염이나 염증으로 나타난다. 염증이 소엽세기관지와 폐포에 존재할 경우, 기관지폐렴의 발병이라 진단한다. 염증은 병원체, 흡연, 박테리아, 세균, 매연, 오염 물질 및 기타 규명되지 않은 해로운 물질로 유발될 수 있다.	• 가슴/폐(호흡 완화) • 기도 • 기관지	• 내분비계, 특히 부신 피질 (감염 저항) • 림프계(해독), 특히 비장 (감염 저항) • 회맹판(막 조절) • 횡격막, 복강 신경총 (이완, 호흡 진정)	전체 척추, 경부, 흉부 위쪽

신체 체계	불균형	정의/참고	직접적 반사 작용	도움 반사 작용	참고 부위	척추 관련 부분 (신경 전달)
		증상에는 지속적인 기침(폐의 막), 천명, 가슴 통증, 목 붓기, 코막힘, 두통, 피로, 미열, 근육통이 있다. 마사지: 반사요법 명시. 반면 순환 마사지는 급성 단계에서 금해야 한다.				
호흡계	만성 기관지염	만성 기관지염은 장기간 기관지와 소엽제기관지가 감염되거나 되지 않은 경우 자극을 받은 상태를 말한다. 자극은 기관지 라인을 영구적으로 변화시킨다. 급성 기관지염과 마찬가지로, 자극에는 1차 및 2차적 흡연, 매연, 오염 물질, 화학 물질이 포함되어 있다. 증상 및 신호는 점진적으로 나타난다. 지속적인 기침(특히 아침)은 두껍고 맑은 가래를 유발한다. 기관지염은 감기나 독감을 수반하며 폐렴으로 발전할 수 있다. 비록 비흡연자에게서도 발병할 수 있으나, 약 15%의 흡연자에게서 이러한 질환이 발병한다. 병의 진행은 늦춰질 수는 있으나 비가역 반응을 보이지는 않는다.	• 가슴/폐 (호흡 완화) • 기도 • 기관지	• 내분비계, 특히 부신 피질 (감염 저항) • 림프계(해독), 특히 비장 (감염 저항) • 회맹판(막 조절) • 횡격막, 복강 신경총 (이완, 호흡 진정)		전체 척추, 경부, 흉부 위쪽
호흡계	흔한 감기	위쪽 호흡계를 통해 바이러스 감염이 쉽게 전파된다. 일반적으로 코의 점막에서 시작되며 비강, 인두, 호흡계로 전파된다. 증상에는 비강 및 코막힘, 두통, 기침, 목 부음, 비루가 나타난다. 200개 이상의 바이러스가 일반적인 감기를 야기한다고 알려져 있으며, 이들은 2일에서 2주까지 지속된다. 마사지: 반사요법 명시.	• 가슴/폐 (호흡 완화) • 기도 • 기관지	• 내분비계, 특히 부신 피질(감염 저항), 뇌하수체(열 저항) • 림프계(해독), 특히 비장 (감염 저항) • 머리(엄지발가락 및 모든 발가락. 비강의 배출) • 회맹판(막 정상화) • 횡격막, 복강 신경총 (이완, 호흡 진정) • 모든 이완 기술 (휴식 증진)		전체 척추, 경부, 흉부 위쪽
호흡계	크루우프	어린이에게 나타나는 바이러스성 감염(일반적으로 3달에서 5살까지). 후두, 기도, 기관이 붉게 부어 오른다. 성문이 막히며 호흡이 어려워 진다.	• 가슴/폐 (호흡 완화) • 기도 • 기관지	• 내분비계, 특히 부신 피질(감염 저항), 뇌하수체(열 저항) • 림프계(해독), 특히 비장 (감염 저항)		전체 척추, 경부, 흉부 위쪽

		증상에는 "닫힌 소리"의 기침이나 고음의 들숨이 나타난다. 습도가 충분한 공기가 도움이 된다. 마사지: 반사요법 명시		• 머리(엄지발가락 및 모든 발가락. 비강의 배출) • 회맹판(막 정상화) • 횡격막, 복강 신경총(이완, 호흡 진정) • 모든 이완 기술 (휴식 증진)	
호흡계	기종	"부풀어 오른"을 의미하는 폐쇄성 폐 질환. 폐포가 늘어나며 탄성을 잃고 서로 결합해 버린다. 이 과정은 모세 혈관을 파괴하며 표면을 하강시키고, 산소와 이산화탄소의 교환을 저해한다. 유전적 요인 역시 기종에 영향을 미치는 요인이다. 흡연(사례의 80%)과 오염 물질의 노출(채석, 석탄, 농작물 먼지)역시 주요한 원인이 된다. 증상에는 호흡이 짧아지고 만성적인 마른 기침, 호흡 감염이 의심되는 것 등이 있다. 만성적인 기관지염과 기종은 함께 만성 폐쇄성 폐질환(COPD)이라 진단된다. 장기적인 위험성에는 폐부종, 오른쪽 심장 기능 저하가 있다. 마사지: 반사요법 명시. 급성 호흡계 감염인 경우 의사의 자문을 구한다. 환자가 최대한으로 편안하게 있을 수 있는 자세를 취하게 한다.	• 가슴/폐(호흡 완화) • 기도 • 기관지	• 내분비계. 특히 부신 피질 (아드레날린이 호흡을 진정시킴) • 림프계(해독) • 신장(수분 밸런스) • 회맹판(막 정상화) • 횡격막, 복강 신경총(이완, 호흡 진정) • 모든 이완 기술(휴식 증진)	전체 척추, 경부, 흉부 위쪽
호흡계	인플루엔자	공기 중 바이러스를 흡입하면서 호흡계에 발생하는 바이러스성 감염. 일반적으로 증상이 사라진 후 며칠이 지나고 나서도 감염될 수 있다. 증상에는 3일 정도 지속되는 고열(102도 이상), 근육 및 관절통, 부어 오르는 림프절, 피로 또는 불안감이 있다. 콧물과 마른 기침, 재채기 역시 동반될 수 있다. 증상은 10일 이상 지속된다. 폐렴이나 급성 기관지염을 앓고 있는 환자들에게 그 위험이 높다.	• 가슴/폐(호흡 완화) • 기도 • 기관지	• 내분비계. 특히 부신 피질(아드레날린이 호흡을 진정시킴) • 림프계(해독) • 신장(수분 밸런스) • 회맹판(막 정상화) • 횡격막, 복강 신경총(이완, 호흡 진정) • 모든 이완 기술(휴식 증진)	전체 척추, 경부, 흉부 위쪽

신체 체계	불균형	정의/참고	직접적 반사 작용	도움 반사 작용	참고 부위	척추 관련 부분 (신경 전달)
호흡계		이러한 바이러스들은 위를 공격하지는 않는다. "위장 독감"이란 식중독이나 로터 바이러스로 인한 위장염을 말한다. 마사지: 아급성 상태에서의 반사요법 명시.				
호흡계	후두염	자극(흡연 또는 종양), 감염, 과다 사용으로 인해 발생한 성대의 염증. 증상에는 후두의 붓기로 인해 발생한 목소리 손상 및 쉰 목소리가 있다. 마사지: 반사요법 명시. 종양의 결과인 경우, 구체적인 건강 문제를 참고한다.	• 목구멍, 머리(엄지 발가락 전체, 특히 "목") • 가슴/폐(호흡 완화) • 기도 • 기관지	• 내분비계, 특히 부신 피질(감염 저항), 뇌하수체(열 저항) • 림프계(해독), 특히 비장 (감염 저항) • 회맹판(막 정상화) • 횡격막, 복강 신경총(이완, 호흡 진정) • 모든 이완 기술 (휴식 증진)		전체 척추, 경부, 흉부 위쪽(호흡계의 막)
호흡계	과도한 콧물	점액은 막의 분비물로, 이 막은 체강을 덮어 신체를 보호해 준다. 코의 점막은 점액을 분비하여 코를 촉촉하게 하고 먼지와 박테리아를 잡아내며 외부 물질과 병원균으로부터 신체를 보호해 준다. 점막은 신체의 다른 부위에도 존재한다. 마사지: 반사요법 명시. 구체적인 건강 문제 참고	회맹판(막 정상화)	• 가슴/폐(막힘 증상 완화) • 머리(막힘 증상을 완화하는 엄지발가락 및 작은 발가락의 미세한 정도 및 발가락 끝의 비강 배출)		전체 척추, 경부, 흉부 위쪽
호흡계	흉막염, 늑막염	늑막은 각 폐를 덮고 있으며 가슴속에 직접적으로 붙어 있다. 흉막염은 늑막의 염증을 나타낸다. 찌르는 듯한 통증이 막이 부어 오름과 동시에 서로를 마찰하면서 발생한다. 일반적으로 폐렴 등 폐의 감염으로 인한 제한적인 움직임으로 인해 상처가 나서 발생한다. 마사지: 반사요법 명시.	• 가슴/폐(호흡 완화) • 기도 • 기관지	• 내분비계, 특히 부신 피질(감염 저항), 뇌하수체(열 저항) • 림프계(해독), 특히 비장 (감염 저항) • 회맹판(막 정상화) • 횡격막, 복강 신경총(이완, 호흡 진정) • 모든 이완 기술 (휴식 증진)		전체 척추, 경부, 흉부 위쪽

호흡계	폐렴	폐의 감염으로 박테리아, 바이러스 기타 병원균(마이코플라즈마, 주폐포자충, 클라미디아, 리케차, 폐결핵 간균)으로 인해 발생한다. 폐의 감염은 백혈구와 막, 폐의 체액을 죽이며 이는 호흡을 어렵게 한다. 감염은 상처 및 늑막염으로 이어질 수 있다. 증상에는 마른 기침, 고열, 호흡 시의 통증과 어려움, 피로가 있다. 사례가 경미하거나 심각한 경우에 따라 깊이 주의를 기울일 필요가 있다. (24시간 내에 사망을 유발할 수 있음) 마사지: 아급성 상태에서의 반사요법 명시. 다른 마사지와 마찬가지로, 매우 유용하다. 급성인 경우 의료진과 함께 작업하는 것을 추천한다.	• 가슴/폐(호흡 완화) • 기도 • 기관지	• 내분비계, 특히 부신 피질(감염 저항), 뇌하수체(열 저항) • 림프계(해독), 특히 비장 (감염 저항) • 머리(엄지발가락 및 모든 발가락. 비강의 배출) • 회맹판(막 정상화) • 횡격막, 복강 신경총(이완, 호흡 진정) • 모든 이완 기술 (휴식 증진)	전체 척추, 경부
호흡계	축농증	부비강의 염증. 이는 알러지(건초염 포함)나 신체 구조(격막이나 폴립의 휘어진 현상), 감염(박테리아, 바이러스, 세균)으로 인해 발생할 수 있다. 증상에는 코막힘이나 콧물, 두통, 해당 부위의 이완, 안면 통증 및 치통이 나타난다. 피로가 일반적인 증상이다. 감염은 열, 오한, 점액질을 생산할 수 있다. 마사지: 만성 및 비감염성 비강염에 대한 반사요법 명시. 특히 환자가 반듯이 누운 자세에서 충분한 휴식을 취할 수 있다.	• 엄지발가락 (머리 부분의 전체 360°). 미세한 수준의 작은 발가락들 • 비강 반사 작용 (발가락 끝) (비강 배출)	• 내분비계, 특히 부신 피질(감염 저항), 뇌하수체(열 저항) • 림프계(해독), 특히 비장 (감염 저항) • 머리(엄지발가락 및 모든 발가락. 비강의 배출) • 회맹판(막 정상화) • 횡격막, 복강 신경총(이완, 호흡 진정) • 모든 이완 기술 (휴식 증진)	전체 척추, 경부
호흡계	폐결핵 (TB)	마이코박테리아 결핵 미생물로 인해 유발되는 전염성 높은 공기 중의 질병이다. 일단 흡입하여 폐포로 들어가게 되면 신체는 덩이줄기(보호성 섬유벽)로 감염 부위를 둘러싼다. 덩이줄기에는 고름이 차며 박테리아가 폐에 위치하게 된다(그리고 림프절, 신장, 뼈 및 기타 신체 부위로 전파될 수 있다. 증상에는 객혈, 피로, 체중 감소, 야간의 식은땀 등이 있다. 전염은 TB가 활동적으	• 가슴/폐 (호흡 완화) • 기도 • 기관지	• 내분비계, 특히 부신 피질 (감염 저항), 뇌하수체(열 저항, 총괄 기관) • 림프계(해독), 특히 비장 (감염 저항) • 머리(엄지발가락 및 모든 발가락. 비강의 배출) • 회맹판(막 정상화) • 횡격막, 복강 신경총(이완, 호흡 진정)	전체 척추, 경부, 흉부 위쪽

신체 체계	불균형	정의/참고	직접적 반사 작용	도움 반사 작용	참고 부위	척추 관련 부분 (신경 전달)
		로 나타나는 사람이 재채기를 하거나 기침을 하여 가래를 공기 중으로 분출할 경우 나타난다. 장시간 햇빛에 노출시키는 것이 병원균을 죽이는 유일한 방법이라고 알려져 있다. (Werner p.345) 참고: TB는 전세계적으로 3명중 1명이 앓고 있다. 이 비율은 미국에서 최근 이민 수가 늘어나면서 점점 증가하고 있다. 마사지: 반사요법 명시. 질병의 모든 단계에서 의료진의 도움이 적극적으로 필요하다.		• 모든 이완 기술 (휴식 증진)		
소화계	맹장염	맹장에 염증이 발생한 것으로, 일반적으로 충수(맹장에 붙어 있는 손가락 모양의 작은 기관)에 발생한다. 염증은 딱딱한 대변이나 림프관 염증으로 인해 맹장의 열린 부분이 막히면서 생겨나는 감염에서 유발될 수 있다. 비정상적인 배수 기능 역시 감염이나 염증으로 이어질 수 있으며, 이는 탈장을 일으키는 체내흡착 및 농양을 야기할 수 있으며, 이를 무시할 경우 복막염이 발생한다. 다음과 같은 증상이 있다: 특히 오른쪽 아래 부분(전체 사례 중 50%)에 일반적인 복부 통증이 느껴진다. 반복적인 통증이 열, 변비, 설사, 구토, 음식에 대한 혐오 반응과 함께 심하게 나타난다. 마사지: 급성 맹장염의 경우 즉각적인 의료진의 치료가 필요하다. 수술 후의 마사지는 진정 및 회복에 도움이 된다.	• 회맹판(신체 및 맹장의 반사 작용과 동일한 부위) • 반흔 조직에 대한 수술 후의 증상	• 횡격막(이완) • 부신 피질(감염 저항)		척추 전체, 요추 (L2)
소화계	콜레스테롤	간에서 생산된 스테롤에서 세포로 전달되는 것은 3가지의 지질단백질이다. 저밀도 지질단백질, 고밀도 지질단백질, 트리글리세라이드가 바로 그것이다. LDL은	간(2–5 구역)(콜레스테롤 제조)	내분비계, 특히 갑상선(간의 콜레스테롤 활동 조절, 신진 대사)		척추 전체, 흉부, T5(간)

		콜레스테롤을 세포로 전달한다. HDL은 세포에서 콜레스테롤을 이동시킨다. 세포들이 더 이상 콜레스테롤을 필요로 하지 않을 경우, 과도한 콜레스테롤이 동맥에 축적되며 아테롬성 동맥 경화증의 원인이 된다. 이는 담석의 주요 요소이다. 마사지: 반사요법 명시				
소화계	간경변	정상적인 간세포의 조직이 흩어지거나 기능 결함이 생기는 만성적이거나 급성 질환. 반흔 조직이 간으로 향하는 혈류를 억제하며 정상 세포를 대체하면서 기능이 손상된다. 초기 증상으로는 구토, 구역질, 식욕 감퇴, 체중 감소가 있다. 많은 체계적 기능 역시 손상된다. 병이 어느 정도 진행된 후의 증상으로는 근소모, 황달, 각혈, 정신력 약화 등이 있다. 가장 흔한 원인은 알코올중독이나 간염이 있다. 마사지 명시.	간 (2-5 구역)	내분비계, 특히 췌장(간에서 인슐린이 글루코오스를 글리코겐으로 변화시킴)		척추 전체, 흉부, T5(간)
소화계	변비	배변이 어렵거나 배변 활동을 주기적으로 하지 못 하는 것. 등 통증이나 두통이 나타날 수 있다. 변비와 설사는 몇몇 의약품의 부작용으로 나타날 수 있다. 기능적인 손상은 비활동성(정적인 일상 생활, 노인, 자리보전)과 식단(액체나 섬유질 섭취 부족)에서 기인할 수 있다. 손상은 막힘이나 차단으로부터 발생 가능하다. (흡착, 종양, 내장 막힘, 게실염, 탈장) 마사지: 반사요법 명시	• 대장(회맹판, 굴곡 및 S자 결장을 포함한 전체 기관) • 직장	• 간, 담낭(윤활) • 부신 피질(근긴장) • 횡격막, 복강 신경총(이완)		척추 전체(이완), 요추, L1(대장), 천골, 미골(직장)
소화계	당뇨, 고혈당, 저혈당	당뇨는 탄수화물, 지방, 단백질의 신진 대사가 한쪽으로 치우쳐 있거나 방해됨으로 인해 과혈당증, 지나치게 많거나 높은 혈액 글루코오스가 대표적으로 나타나는 신진 대사 장애의 총칭이다. 3개의 카테고리가 있다. • 1타입 20세 이전에 일반적으로 보이는	췌장(인슐린을 분비하여 혈당 조절)	• 뇌하수체(총괄, 내분비계 조절) • 부신 피질(췌장으로의 호르몬 전달을 통제) • 소화체계, 특히 간. (신체가 에너지를 필요로 할 때까지 글리코겐을 저장함), 췌장	붓기가 있는 경우 발에 대해서는 손이 참고할 만한 부위	척추 전체(기관, 샘, 다리를 포함한 신체 부위의 신경 전달 증진), C1(뇌), C1(뇌하수체), T3(폐) T5(간)

신체 체계	불균형	정의/참고	직접적 반사 작용	도움 반사 작용	참고 부위	척추 관련 부분 (신경 전달)
		자가면역 질환. 혈당의 극단적인 유입 • 2타입 식단, 운동, 필요한 경우 약물로도 예방 및 치료, 조절할 수 있음. 탄수화물의 비중이 높은 식단을 평생 유지하였거나 비만, 비활동성, 스트레스는 췌장을 손상시키는 원인이다. • 3타입 임신성 당뇨병, 췌장의 손상으로 인해 발생한 2차성 당뇨병. 다음과 같은 초기 증상이 있다: 과도한 갈증, 소변을 자주 봄, 식욕 증가, 체중 감소, 구토 및 구역질. 저혈당은 주로 당뇨에 선행하는 질환이다. 혈액 글루코오스가 감소하면 어지럼증, 혼란스러움, 두통, 배고픔, 오한, 땀, 창백함이 나타난다. 글루코오스가 함유된 음식(오렌지 주스)은 신체 및 증상 간의 균형을 조절한다. 의학 치료 및 생활 습관 변화가 필요하다. 마사지: 반사요법 명시. 감각이 둔화된 곳(신경성), 붓거나 상처를 입은 곳, 기타 발 상태를 환자가 보고하도록 하여 확인한다. *참고: 당뇨 환자들은 자신의 혈당 수치를 잘 점검해야 하며 반사요법을 행할 경우 정기적인 의료 검진을 받는 것이 매우 중요하다. 정기적인 반사요법은 신체의 전체적인 기능을 증진시킬 수 있다는 것이 알려져 있으며, 이는 신진 대사 및 혈당 수치에 영향을 미칠 수 있다.*		• 뇌, 엄지발가락 및 모든 발가락(신체의 중앙 통제) • 횡격막, 복강 신경총(이완, 및 깊은 호흡을 촉진) • 림프계(잠재적 부종) • 신장(과도한 당을 줄여 줌) • 발 전체, 다리 아래쪽의중앙 및 후방 반사 작용 (순환)		T5(복강 신경총, 간) T7(췌장) T9(부신 피질) T10, T11(신장) L4(등 아래쪽 근육, 좌골 신경) L5(다리 아래쪽, 발목, 발)
소화계	설사, 위장염, 위염, 출혈성 장염, 장염.	설사는 물기가 많은 대변이 갑작스럽거나 복부의 통증을 유발하며 빠져나가는 것으로, 구토 증세와 함께 나타날 수 있다. 이는 의약품, 식중독, 박테리아, 원생동물문, 위장염의 증상이다. 설사는 독감이나 인플루엔자를 유발하는 바이러스와	대장, 회맹판, 만곡, S자 결장	• 간(담즙의 양 조절) • 내분비계, 특히 부신 피질(근긴장, 수분 밸런스) • 횡격막, 복강 신경총(이완)		척추 전체, 흉부 T6(위) L1(대장) L4(등 아래쪽 근육, 좌골 신경) L5(다리 아래쪽,

	이질	헷갈려서는 안 된다. 위장염은 위장(GI)의 염증, 자극, 감염을 일컫는 일반적 용어다. 위염은 위에 나타나는 증상이다. 출혈성 장염(짓무름으로 인한 급성 장염, 또는 다발성 위장 짓무름이라고도 알려져 있음)은 피를 흘리거나 구토, 설사가 증상으로 나타나며 이는 체내의 수분을 부족하게 한다. 장염은 내장에서 발생한다. 위장염은 위와 장 모두에서 발생한다. 이질은 원생동물군 감염으로 인해 발생하는 설사로, 의료적 치료가 필요하다. 마사지: 반사요법 명시			발목, 발)
소화계	게실 질환, 게실증, 게실염	게실(내장 벽의 작은 주머니)의 염증. 대부분 S자 결장에서 발생한다. 게실증은 여러 개의 게실이 존재할 때의 증상이다. 염증이 발생한 경우는 게실염이라 한다. 마사지: 반사요법 명시.	대장(염증 발생 부위)	• 간, 담낭(윤활 작용을 위한 담즙) • 뇌하수체(총괄 기관), 부신 피질(염증 저항성) • 횡격막, 복강 신경총(이완)	척추 전체, 흉부, 요추, 천골
소화계	담석, 담낭 질환	담낭 안에서 담즙의 염분 또는 콜레스테롤로 인해 생겨난 돌멩이로, 쓸개 주머니관에 박혀 있다. 증상으로는 담낭 부위의 통증, 구토, 구역질, 열이 있다. 담석은 요도를 통과할 수 있다. (일반적으로 고통스럽다)저지방 식단 및 가정 치료가 담석 분해를 도울 수 있다. 담낭을 제거하는 수술은 매우 심각한 경우에만 행한다. 마사지:반사요법 명시. 특히 돌이 지날 때 통증이 유발되는 경우	담낭	• 간, 갑상선(콜레스테롤 수치) • 부신 피질(스트레스) • 횡격막, 복강 신경총(이완)	척추 전체, 흉부 T4(담낭) T5(간) T10, T11(신장) T11(요관) 요추, L3(방광)

신체 체계	불균형	정의/참고	직접적 반사 작용	도움 반사 작용	참고 부위	척추 관련 부분 (신경 전달)
소화계	치은염, 치주 질환	치은염(공식 명칭은 농루증)은 박테리아가 치아 사이에 낀 음식 축적물에서 생존 및 증식하면서 잇몸을 공격하고, 염증이나 잇몸 출혈을 유발하는 것이다. 원인으로는 잘못된 양치질, 잇몸의 잘못된 사용, 좋지 못한 구강 위생상태, 부적절한 영양 및 식단으로 인한 신체 화학작용이 있다. 이 단계에서 치은염은 구강 위생만으로 쉽게 좋아질 수 있다. 치은염은 치주 질환으로 발전하여 치아 및 뼈를 손상시킬 수 있다. 마사지: 반사요법 명시	• 엄지발가락(발가락 충전재의 중간 부분 세 번째) (모든 발가락의 모든 부위) • 엄지발가락 (앞니)(1구역) • 2번째 발가락 (앞니, 송곳니) (2구역) • 3번째 발가락 (소구치)(3구역) • 4번째 발가락 (어금니)(4구역) • 5번째 발가락 (사랑니)(5구역)	• 내분비계, 특히 부신 피질 (감염 저항) • 림프계, 특히 비장(감염 저항)		척추 전체, 경부, C3(치아), C4(입)
소화계	치질	항문과 직장에 정맥류성 정맥이 팽창된 것. 이는 내부 및 외부에서 나타날 수 있다. 증상으로는 출혈 및 가려움증이 있다. 특히 혈이 생겼을 경우 통증을 유발하는데, 이 경우 수술로 제거한다. 원인으로는 변비나 임신이나 출산 중의 압력이 있다. 수분 섭취를 늘이거나 섬유소 섭취량 증가, 운동과 같은 식단 및 생활 습관 변화는 근원을 예방할 수 있다. 대변 유화제도 도움이 된다. 마사지: 반사요법 명시.	직장, S자 결장	• 대장(소화) • 담낭(담즙 또는 윤활제) • S자 결장(제거를 도와 줌) • 부신 피질(근긴장) • 횡격막(진정)		척추 전체(진정, 임신), 요추, 천골, 미골
소화계	탈장: 대퇴부, 서혜부, 열공, 방제	탈장은 구멍을 의미한다. 이는 구성 요소(근육, 기관, 구조)가 일반적인 상태에서 튀어나와 있는 작은 구멍이나 틈새를 의미한다. 환납성탈장은 부드럽게 밀어 넣으면서 치료할 수 있다. 탈장은 원인이 되는 활동	대퇴 탈장: 성기 및 골반(성기 반사 부위의 앞쪽이나 뒤쪽 부위에서 나타남) 서혜부 탈장: 성기	• 내장(근육을 포함한 부위로의 혈액 및 신경 전달 개선) • 부신 피질(근긴장) • 이완 기술,특히 횡격막과 복강 신경총		척추 전체 및 구체적 탈장으로 자극을 받은 부위, 흉부, 요추, 천골, 미골(모두 소화 및 제거에

		및 부위의 반복적 사용으로 인해 확장되는 경향이 있다. 구멍의 크기가 작은 경우 외과적 치료로 도움을 받을 수 있다. 감돈 탈장과 같은 몇몇 탈장은 위험하고 즉각적인 수술이 필요하다. 탈장에는 여러 종류가 있다. 대퇴 탈장은 대퇴륜의 작은 구멍 또는 틈(일반적으로 여성의 경우)이며, 소장이 이 부분을 통해 돌출된 것을 의미한다. 서혜부 탈장은 가장 일반적인 종류의 탈장이다. 이는 서혜륜의 작은 구멍이나 틈(남성)에서 서혜부 관이 음낭(남성) 또는 음순(여성)에까지 확장되는 것이다. 이 구멍을 통해 소장이 돌출되어 있다. 열공 탈장은 위장의 일부가 횡격막의 식도열공 구멍을 통해 위쪽 방향으로 돌출되어 있는 작은 구멍이나 틈새를 의미한다. 일반적으로 물건을 들어올리면서 압박을 받는 남성의 경우에 나타난다. 배꼽 주위의 탈장은 백선의 작은 구멍이나 틈새로 내장이 약간 돌출된 것을 의미한다. 일반적으로 갓난아기에게 발생하는 이 탈장은 주로 여성이 한 번쯤 겪는 질환이다. 마사지: 반사요법 명시. 반면 마사지와 같은 도수치료는 부위에 따라 제한된다.	에서 전립선(남성), 또는 자궁(여성)(전립선/자궁 반사는 음낭/음순과 동일한 부위에서 나타남) 열공 탈장: • 식도, • 횡격막, 위(특히 1, 2구역) 배꼽 주위의 탈장: 소장. 특히 중앙 부분		영향)
소화계	딸꾹질(신경계의 딸꾹질 참고)				
소화계	소화 불량, 위장 긴장, 고창, 가스 통증	소화 기능의 결함. 원인이 되는 요소들은 많으며, 여기에는 스트레스, 과식, 적절치 못한 음식 조합, 음식에 대한 알러지, 박테리아, 건강 문제 등이 해당된다. 때때로 위장이 놀라는 경우는 의학 전문의들이 제시할 수 있는 더욱 심각한 원인과는 차이가 있다. 건강 문제에는 역류성식	전체 소화계 • 위(위액) • 간, 담낭(소화) • 췌장(소화) • 소장(소화)	• 내분비계, 특히 뇌하수체 • 횡격막(진정)	척추 전체, 흉부, 요추, 미골, 천골

신체 체계	불균형	정의/참고	직접적 반사 작용	도움 반사 작용	참고 부위	척추 관련 부분 (신경 전달)
		도염, 결장, 췌장, 위, 게실의 암, 과민성 대장 증후군 등이 있다. 증상으로는 속쓰림, 구토, 고창(내장의 과도한 가스), 저림이 있다. 마사지: 반사요법 명시. *참고: 소화를 최적화하는 반사는 동일하다. 여기에는 엄지발가락 반사(치아, 침샘)와 식도 반사가 포함된다.*				
소화계	염증성 장질환, 크론병	입에서 항문까지의 모든 부위에 영향을 줄 수 있는 진행성의 염증 상태를 의미. 크론병은 종종 GI관의 다양한 부위에 영향을 줄 수 있다. 궤양은 반흔 조직을 생산하고 생산된 반흔 조직은 부분적으로 장을 막을 수 있다. 유전적 요인이 있을 수 있다. 증상에는 복부, 특히 회장의 통증(오른쪽 아래 부분), 저림 증상, 설사, 직장 통증이 있다. 식습관 및 보조 영양분 섭취, 스트레스 조절이 큰 도움이 된다. 증상에 더욱 복잡해지게 되면 의학적 치료를 받는 거싱 도움이 된다. 마사지: 반사요법 명시.	대장	• 위, 간, 담낭, 췌장을 포함한 전체 소화계 • 소장 및 대장(근육을 포함한 부위로의 혈액 및 신경 전달을 증진) • 뇌하수체(총괄), 부신 피질(근긴장,스트레스) • 이완 기술,특히 횡격막과 복강 신경총		척추 전체, 흉부, 요추, 천골, 미골(직장 및 항문)
소화계	염증성 장질환(IBS), 경련성 또는 과민 결장, 대장 점액, 기능성 장질환	소화계의 기능적 문제를 보이는 증상의 총체로, 특히 결장의 경우가 해당. 이 부위에서 연동 작용과 배변 활동이 제대로 이루어지지 않으며 비정기적이다. 증상에는 복부 통증, 구토, 가스, 변비, 설사가 있다. 추가적 반사 작용에 대해서는 건강 문제를 참고하도록 한다. 때로 궤양성 대장염과 헷갈릴 수 있다. 식습관 및 보조 영양 섭취, 스트레스 조절이 큰 도움이 된다. 마사지: 반사요법 명시.	대장	• 위, 간, 담낭, 췌장을 포함한 전체 소화계 • 소장 및 대장(근육을 포함한 부위로의 혈액 및 신경 전달을 증진) • 뇌하수체(총괄), 부신 피질(근긴장, 스트레스) • 이완 기술, 특히 횡격막과 복강 신경총		전체 척추, 흉부(T12), 소장, 요추(L1) 대장, 천굴, 미골(직장, 항문)

소화계	황달	활달의 어원은 프랑스어로 '노랑'을 뜻하는 jaune이다. 이는 간이나 담낭의 불균형으로 나타나며, 담즙이 소화를 위해 간을 빠져나갈 수 없고 지방이나 지방 용해 비타민의 흡수가 불가능한 경우이다. 증상으로는 피부가 노랗게 뜨거나 눈의 공막(하얗게 뜸) 증상, 혈류를 통해 신체 전체의 빌리루빈 축적으로 인한 점막이 있다. 소변 색깔도 어둡다. 변의 무게가 가볍다. 마사지: 반사요법 명시.	간, 담낭	내분비계, 특히 부신 피질(근긴장)과 갑상선(피부)	척추 전체, 흉부. 특히 T4, T5
소화계	구토	위가 놀란 느낌. 점진적이거나 급작스럽게 나타날 수 있다. 구체적인 반사 작용에 대해서는 건강 문제를 참고하도록 한다. 마사지: 반사요법 명시.		• 간, 담낭(소화) • 위(소화) • 횡격막, 복강 신경총(진정)	척추 전체, 흉부, T9(위)
소화계	역류성 식도염	개방된 식도괄약근을 통해 위산을 토해내는 것으로, 이는 속쓰림, 염증, 또는 식도의 궤양을 유발할 수 있다. 반듯이 앉는 것은 증상을 완화할 수 있다. 똑바로 눕거나 몸을 굽히는 것은 증상을 아고하시킨다. 열공 탈장, 비만으로 인해 발생 가능하다. 생활 습관 및 식습관의 변화가 필요하다. 마사지: 반사요법 명시.	식도, 기도	• 위 • 내분비계, 특히 뇌하수체(총괄)부신 피질(염증, 근긴장) • 횡격막, 복강 신경총(이완, 감정의 균형)	척추 전체, 흉부, (T1) 식도, 기도, (T6) 위
소화계	치통 예방에 대한 치아와 잇몸	구강 위생은 치아 및 잇몸을 전체적으로 건강하게 유지하는 일일 습관이다. 치아 및 잇몸의 통증은 건강 문제를 나타낸다. 치통의 원인을 진단하여 불편함을 완화하는 것이 중요하다. 원인에는 부상, 이가 썩음, TMJD, 치아로 전달되는 얼굴 신경의 손상이 있다. 마사지: 반사요법 명시.	• 엄지발가락(발가락 충전재의 중간 부분 세 번째) (모든 발가락의 모든 부위) • 엄지발가락(앞니)(1구역) • 2번째 발가락(앞니, 송곳니)(2구역) • 3번째 발가락(소	• 목(신경 및 혈액 전달) • 횡격막(진정) • 이완 기술	척추 전체, 경부

신체 체계	불균형	정의/참고	직접적 반사 작용	도움 반사 작용	참고 부위	척추 관련 부분 (신경 전달)
			구치)(3구역) • 4번째 발가락 (어금니)(4구역) • 5번째 발가락 (사랑니)(5구역)			
소화계	펩신성 위궤양 (PUD)	일반적인 치유 과정을 거치지 않는 점막의 붓기 또는 병변. 펩신성 궤양은 위나 십이지장(소장의 중심부에 위치)에 나타난다. 증상에는 소화 불량(부풀어 오름, 가스, 트림, 식사 후 구토)과 식사 중간의 지엽적 통증으로 인한 쓰림이나 갉는 듯한 증상이 있다. 원인에는 위의 화학 작용의 불균형을 야기하는 스트레스가 있다. 주로 적정 수준의 위액 유지(펩신, 염산)로 나타난다. 이는 점막을 약화한다. 헬리코박터 파일로리 박테리아가 궤약 재발을 유발하며 약화된 구조의 감염을 유발한다. 마사지: 반사요법 명시.	위 또는 십이지장	• 내분비계, 특히 부신 피질 (스트레스) • 횡격막, 복강 신경총(이완) • 이완 기술		척추 전체, 흉부, 위(T6), 십이지장(T7)
소화계	궤양성 대장염	대장의 진행성 염증 또는 궤양. 현재 이는 시간을 둔 활동이나 차도와 함께 나타나는 자가 면역 상태라고 인지된다. 증상에는 복부 통증 및 저림 증상, 대변에 혈액이나 고름이 섞여 있는 경우, 식욕 감퇴, 미열이 있다. 감염 여부를 결정하기 위해서는 의료적 도움이 필요하다. 기타 신체의 체계 역시 영향을 받을 수 있으며, 이 경우 영양 결핍, 간 염증, 빈혈증, 신장 결석, 탈수 증상이 나타난다. 때로 과민성 대장 증후군과 헷갈릴 수 있다. 마사지: 반사요법 명시.	대장	• 배, 간, 담낭(윤활 작용을 위한 담즙), 췌장을 포함한 전체 소화계 • 소장 및 대장(근육을 포함한 부위에 혈액 및 신경 전달 촉진, 회맹판은 윤활 작용을 위한 점액 조절) • 뇌하수체(총괄)부신 피질(근긴장, 스트레스, 감염 저항) • 이완 기술, 특히 횡격막과 복강 신경총		척추 전체, 흉부, T12(소장), 요추, L1(대장), 천골, 미골(직장, 항문)

비뇨기	무뇨증	소변이 신장에서 생산되는 것이 막힌 것. 마사지: 반사요법 명시.	신장	• 비뇨기(수뇨관, 방광) • 부신 피질(근긴장), 뇌하수체(총괄) • 척추 하부	척추 전체, 흉부, 천골
비뇨기	야뇨증	수면 중 소변이 나오는 것을 조절하지 못 하는 것. 마사지: 반사요법 명시.	비뇨기(신장, 수뇨관, 방광)	• 부신 피질(근긴장, 신장 조절) • 횡격막(이완 및 밸런스)	척추 전체, 흉부, T9(부신 피질), T10, T11(신장, 수뇨관), 요추, L3(방광)
비뇨기	방광염	요로 감염의 복합적 증상. 마사지: 반사요법 명시.	방광	• 비뇨기(신장, 수뇨관, 방광) • 부신 피질(감염 저항, 근긴장), 뇌하수체(총괄) • 림프계, 특히 비장(감염 저항) • 횡격막(이완)	척추 전체, 흉부, T9(부신 피질), T10, T11(신장, 수뇨관), 요추, L3(방광)
비뇨기	간질성 방광염(IC)	방광의 만성적 염증으로, 방광에 상처가 나거나 작아지거나, 탄력이 줄어드는 것. (방광의 기능 저하) 출혈이 있는 작은 부위(아주 작은 출혈 부위)가 방광벽에 발생할 수 있다. 때로 궤양이 방광벽에 나타나기도 한다. 마사지: 반사요법 명시.	방광	• 비뇨기(신장, 수뇨관) • 부신 피질(감염 저항, 근긴장), 뇌하수체(총괄) • 횡격막(이완)	척추 전체, 흉부, T9(부신 피질), T10, T11(신장, 수뇨관), 요추, L3(방광)
비뇨기	배뇨 곤란	소변의 통과가 어렵거나 통증이 유발되는 경우로 나타나는 소변 활동 기능 저하. 마사지: 반사요법 명시.	비뇨기(방광, 신장, 수뇨관)	• 부신 피질(근긴장), 뇌하수체(총괄) • 횡격막(이완)	척추 전체, 흉부, T9(부신 피질), T10, T11(신장, 수뇨관), 요추, L3(방광)
비뇨기	실금	소변 배출을 조절할 수 없는 것. 근긴장 손상, 임신, 자궁 절제로 인해 발생할 수 있다. 중년 여성에게 나타난다. 마사지: 반사요법 명시.	방광	• 비뇨기(신장, 수뇨관) • 부신 피질(근긴장), 뇌하수체(총괄)	T9(부신 피질), T10, T11(신장, 수뇨관), 요추, L3(방광), 천골, 미골
비뇨기	신장 결석, 신결석증	결정으로 된 축적물이 신장 내 작은 돌멩이를 만든 것. 작은 결석은 그 어떤 증상도 보이지 않을 수 있다. 결석의 크기는 매우 다양하게 나타난다. 수뇨관을 지나는 큰 결석은 신산통이라 부르는 극심한	신장	• 비뇨기(수뇨관), 방광(결석이 지나는 것을 도움) • 부갑상선(칼슘 밸런스 조절), 부신 피질(근긴장), 뇌하수체(총괄)	척추 전체, 흉부, T9(부신 피질), T10, T11(신장, 수뇨관), 요추, L3(방광)

신체 체계	불균형	정의/참고	직접적 반사 작용	도움 반사 작용	참고 부위	척추 관련 부분 (신경 전달)
		통증을 유발한다. 구토 및 구역질이 나타날 수 있다. 열과 오한이 있는 경우는 감염을 나타낼 수 있다. 등에서 생식기까지 발현되는 통증이 있을 수 있다. 마사지: 반사요법 명시.		• 횡격막(이완)		
비뇨기	신염, 브라이트 병	신장의 네프론에 발현된 염증이나 감염 증상. 마사지: 반사요법 명시.	신장	• 비뇨기(수뇨관, 방광) • 부신 피질(감염 저항) • 림프계, 특히 비장(감염 저항)		척추 전체, 흉부, T9(부신 피질), T10, T11(신장, 수뇨관), 요추, L3(방광)
비뇨기	요독증	혈액 내 질소 함유 물질이 축적되는 것으로 나타나는 유독성 증상. 마사지: 반사요법 명시.	신장	• 비뇨기(수뇨관, 방광) • 부신 피질(감염 저항), 뇌하수체(총괄) • 간(해독)		척추 전체, 흉부, T9(부신 피질), T10, T11(신장, 수뇨관), 요추, L3(방광)
비뇨기	요로 감염 (UTI)	아래쪽 요로를 따라 나타나는 감염. 특히 요도(요도염)과 방광(방광염)에서 나타난다. 신장 감염을 막기 위해서는 의학적 도움이 필요하다. 마사지: 반사요법 명시.	• 신장 • 부신 피질(감염 저항, 근긴장)	• 비뇨기(수뇨관, 방광) • 횡격막(이완)		척추 전체, 흉부, T9(부신 피질), T10, T11(신장, 수뇨관), 요추, 천골, 미골
생식기	가슴의 멍울	가슴의 림프 조직이 붓는 것. 마사지: 반사요법 명시. 암이 있는 경우 의사와 검진한다.	가슴/폐	• 림프계(가슴) • 뇌하수체(외부 세포의 생장)		척추 전체, 흉부
생식기	월경 불순, 생리통	월경 불순은 월경 시 통증이 있는 것으로, 주로 한달 중 1일 이상 활동이나 의약품 개선을 필요로 한다. 10대 후반이나 20대 초반의 여성에게 영향을 미치며, 나이를 먹어감에 따라 진정된다. 일반적으로 임산 중에는 영향을 받지 않는다. 자궁 근육은 벽 쪽에 기대기 위해 수축한다. 수축이 연장되면 산소 전달을 줄이면서 통증을 유발하는 국소 빈혈을 야기하는데, 이는 통증-경련의 반복을 유발한다.	• 생식기(자궁, 난소, 난관) • 자궁 내측 • 다른 증상에 대한 다른 반사 작용	• 내분비계, 특히 뇌하수체(총괄), 부신 피질(호르몬 밸런스), 갑상선(제3난소) • 횡격막(이완) • 다른 증상에 대한 다른 반사 작용.		척추 전체, 요추, 천골

		또한 통증은 늘어난 자궁 인대로부터 발생할 수 있으며, 경련을 통해 자극을 받을 수 있다. 다른 증상으로는 두통, 설사, 변비, 구토, 구역질, 소변을 자주 보는 것 등이 있다. 월경 불순은 자궁 내막증, 섬유근종, 골반염증 질환과 같은 다른 상황에서도 증상으로 나타날 수 있다. 마사지: 반사요법 명시			
생식기	자궁 내막증	자국 외벽 쪽에서 자궁 내막 세포의 주입 및 생장으로, 월경 주기에 따라 붓고 수축하기를 반복한다. 월경통과 불임이 증상으로 나타난다. 마사지: 반사요법은 보조적 치료 및 통증과 불편함을 완화하는 체계로 명시된다.	• 생식기(자궁, 난소, 난관) • 자궁 내측 • 다른 증상에 대한 다른 반사 작용	• 척추 전체 • 내분비계, 특히 뇌하수체 (총괄 기관 및 비정상적 생장)	척추 전체, 요추, 천골
생식기	배란기: 초경	초경이란 월경이 처음 시작되는 것을 말한다. 초경 후 배란이 시작된다. 월경 주기는 약 28일을 주기로 반복된다. 이 주기 동안 뇌하수체, 난소, 자궁, 질에서 호르몬 변화가 나타난다. 마사지: 월경 전 신체 화학 작용을 정상화하고 균형을 잡는 데 반사요법이 명시된다. 이 경우 어린 소녀의 월경 주기는 신체의 적응 및 변화, 성숙에 따라 평생의 주기로 자리잡는다.	• 생식기(자궁, 난소, 난관) • 자궁 내측(다리 중앙)	• 내분비계, 특히 뇌하수체(총괄)부신 피질(호르몬 밸런스), 갑상선(제3난소) • 자궁 내측(다리 중앙) • 횡격막(이완)	척추 전체, 요추, 천골
생식기	배란기: 폐경	난소가 월경 주기를 시작할 충분한 호르몬 생산을 영구적으로 멈추는 것. 폐경 또는 월경의 멈춤은 공식적으로 월경이 1년 동안 완전히 멈췄을 때 진단된다. 평균 진행 시작 연령은 47.5세이며, 완전히 멈추는 평균 연령은 51.4세이다. (Werner, p.483) 마사지: 반사요법 명시.	생식기(자궁, 난소, 난관)	• 내분비계, 특히 뇌하수체(총괄), 부신 피질(호르몬 밸런스, 에스트로겐 분비), 갑상선(제3난소) • 자궁 내측(다리 중앙) • 횡격막(이완)	척추 전체, 요추, 천골

신체 체계	불균형	정의/참고	직접적 반사 작용	도움 반사 작용	참고 부위	척추 관련 부분 (신경 전달)
생식기	배란기: 폐경 전후 증후군, 일과성 열감	폐경 전후 증후군은 폐경이 발생하기 전 호르몬 분비가 줄어드는 시기를 말한다. 증상으로는 열감, 야간에 식은땀을 흘림, 불면증, 기분의 두드러진 변화, 집중력 및 기억력 감퇴, 성욕 감퇴, 질이 마르는 느낌이나 가려운 느낌 등이 있다. 장기적으로는 골다공증, 심혈관 건강, 암(결장, 가슴, 난소), 중앙 신경계 기능(우울증, 기분, 불면증, 단기 기억상실)과 관련된 문제들이 발생한다. 마사지: 반사요법 명시.	• 생식기(자궁, 난소, 난관) • 자궁 내측 (다리 중앙)	• 내분비계, 특히 뇌하수체(총괄), 부신 피질(호르몬 밸런스, 에스트로겐 분비), 갑상선(제3난소) • 자궁 내측(다리 중앙) • 횡격막(이완)		척추 전체, 요추, 천골
생식기	섬유 낭성 질환	모유 생산샘의 변화로 인해 가슴에서 자라나는 작은 덩어리진 양성 낭종. 가슴에서 발생하는 가장 흔한 질환이다. 마사지: 반사요법 명시.	가슴/폐	• 림프계(가슴) • 뇌하수체(외부 세포의 생장을 통제)		척추 전체, 흉부
생식기	유섬유 종양, 평활근종	양성 종양이 자궁 또는 자궁 주변의 이완 근육이나 연결 조직에서 자라는 것. 증상이 나타나지 않거나 월경 시 혈액의 양이 많고, 골반 조직의 압력으로 인한 불편함이 나타날 수 있다. 다른 인구보다도 미국 흑인 인구에게 더 자주 나타난다.여성 인구 중 20-30%가 35세 이상이다. 마사지: 반사요법 명시.	• 생식기(자궁, 난소, 난관) • 자궁 내측(다리 중앙)	• 내분비계, 특히 뇌하수체(총괄), 부신 피질(호르몬 밸런스,에스트로겐 분비), 갑상선(제3난소) • 자궁 내측(다리 중앙) • 횡격막(이완)		척추 전체, 요추, 천골
생식기	자궁 절제술	자궁을 제거하거나 때로는 난소나 난관을 절제하는 것. 마사지: 반사요법 명시.	• 생식기(자궁, 난소, 난관) (반흔 조직) • 자궁 내측(다리 중앙)	• 내분비계, 특히 뇌하수체(총괄), 부신 피질(호르몬 밸런스, 에스트로겐 분비), 갑상선(제3난소) • 자궁 내측(다리 중앙) • 횡격막(이완)		척추 전체, 요추, 천골
생식기	무기력증	성적 만족을 위한 발기가 되지 않거나 지속되지 않는 것, 또는 수정이 불가능한 것. 마사지: 반사요법 명시.	생식기(고환, 전립선)	• 내분비샘 • 횡격막, 복강 신경총 (스트레스 및 긴장 완화)		척추 전체, 요추, 천골

생식기	불임	아기를 가질 수 있는 기능의 감소. 불임은 아이를 낳을 수 있는 환경을 아예 만들 수 없는 것을 의미한다. 마사지: 반사요법 명시.	생식기(난소, 난관, 자궁)	• 내분비계, 특히 뇌하수체(총괄), 부신 피질(성호르몬), 갑상선(제3난소) • 횡격막(이완)	척추 전체, 요추, 천골
생식기	유방 절제술	가슴 내 암성 종양을 제거하기 위한 외과적 시술. 표준적 의학적 치료의 한 측면으로, 다른 치료에는 방사능 치료나 화학요법이 있다. 다음과 같은 절차가 포함된다. • 단순 유방 절제술(가슴만 절제함) • 급성 유방 절제술 (가슴, 대흉근, 소흉근, 액와림프절 절제) • 급성 유방 절제술(가슴, 대흉근, 소흉근, 액와림프절을 절제하되 가슴 근육은 유지) • 확장형 급성 유방 절제술(가슴, 대흉근 및 소흉근, 액와림프절, 흉골 옆의 내유림프절 절제) 마사지: 반사요법은 치료 중 의료진의 일부로써 개입할 수 있다. 건강 관리를 위해 모든 의료진이 모든 치료에 대해 알 수 있게 유지한다.	수술에 따라 특정한 반사 작용이 나타난다. 일반적으로 다음과 같은 부위에서 근육 및 연조직을 이완하고 반흔 조직에 대처한다. • 가슴, 등 • 어깨, 팔 • 5구역(후방 근육, 팔, 어깨 인접 부위)	• 내분비계(체내 화학 작용 밸런스), 특히 뇌하수체(외부 생장), 부신 피질(스트레스, 근긴장, 염증), 송과체(휴식, 수면) • 전체 소화계(소화 및 제거) • 림프계 • 목과 모든 발가락의 바닥 부분(이완, ROM 지원) • 발가락 회전(이완) • 횡격막, 복강 신경총(이완, 스트레스, 깊은 호흡) • 이완 기술(이완, 휴식, 회복, 감정의 진정)	척추 전체
생식기	입덧 (구토증 및 멀미 참고)	일반적으로 임신 초기에 나타나는 구역질 증상. 마사지: 반사요법 명시.	모든 샘	• 횡격막, 복강 신경총(이완) • 내분비계 • 소화계(전체 신체 체계, 특히 위의 경우 소화샘 분비 균형을 맞춤)	척추 전체, 흉부
생식기	난소 낭종	난소에서 자라나는 외부 생장. 마사지: 반사요법 명시.	난소	• 생식기(난소, 난관) • 내분비계, 특히 뇌하수체(외부 세포의 성장 통제)	척추 전체, 요추
생식기	임신 중 산전 간호	태아를 잉태하고 있는 여성의 상태. 신체 활동을 필요로 하는 여성의 상태로는 인대의 이완, 근육 경련, 등 아래쪽의 통증, 구토, 피로, 운동 부족, 부종, 소화 불량, 임신에 따라 발생하는 기타 증상이 있다. 여기에는 임신성 당뇨 및 임신성 고혈압(PIH)가 있다. 심도 있는 치료를 위해서는 전문적인 의사에게 자문을 구해야 한다.	• 생식기(자궁, 난소, 난관) • 내분비계(호르몬 밸런스) • 횡격막, 복강 신경총(이완, 깊은 호흡)	• 발 전체(신체 전체) • 방광 • 소화계 • 횡격막 및 이완 기술(이완)	척추 전체, 요추, 천골, 미골

신체 체계	불균형	정의/참고	직접적 반사 작용	도움 반사 작용	참고 부위	척추 관련 부분 (신경 전달)
		신체 활동: 마사지와 마찬가지로 반사요법은 각 3개월마다 구체적인 주의사항과 함께 임신 중 모든 단계에 명시될 수 있다.	• 임신 중 개입할 수 있으며 각 건강 상태나 문제에 따라 독자적인 영향력을 행사할 수 있는 기타 모든 신체 체계			
생식기	월경 증후군 (PMS)	배란 및 월경 사이에 나타나는 증상의 총체. 여성에게 나타나는 신체 및 감정적 증상이 150개 이상의 카테고리로 묶여 있다. 부풀어 오르거나 가슴이 부드러워지는 현상, 여드름, 식욕 증진, 소화계 이상, 불면증, 두통 등이 신체 증상으로 나타난다. 감정 증상에는 짜증이나 우울, 긴장, 혼란, 기분의 급작스러운 변화 등이 있다. 비록 원인은 불명이지만, 호르몬 불균형과 영양 불균형, 신경 전달 물질의 불균형, 유전, 스트레스, 문화적 기대감이 요인으로 나타난다고 본다. 신체 활동: 반사요법 명시.	생식기, 자궁, 난소(에스트로겐과 프로게스테론 밸런스), 난관	• 내분비계(호르몬 밸런스), 특히 뇌하수체(총괄), 갑상선 (제3난소, 신진 대사) • 횡격막, 복강 신경총(이완) • 림프계(유동액) • 신장(수분 밸런스) • 횡격막 및 이완 기술(이완) • 소화계와 같은 기타 체계는 각 건강 상태 또는 문제에 따라 작용할 수 있음.		척추 전체, 요추, 천골
생식기	확장형 전립선	전립선샘의 염증 또는 확장(남성 한정). 신체 활동: 반사요법 명시. 암이 있는 경우 의사에게 검진을 받는다.	• 전립선 • 전립선 내측 (다리 중앙)	• 생식기(고환, 성기) • 내분비계, 특히 뇌하수체 (외부 조직 생장), 부신 피질 (성호르몬) • 방광(소변 도움)		척추 전체, 요추, 천골, 미골

출처: *The Foct Book*(1999), *Foot Injuries*(2004), *Foot Owners Manual*(2000), *Foot Surgery*(2003). Publications by The StayWell Company(www.krames.com), Fritz, Paholsky, and Grosen bach(1999). *Mosby's Basic Sceince for Soft Tissue and Movement Therapies*. St Louis: Mosby. lvker, (1995). *Sinus Survival: The Holistic Medical Treatment for Allergies, Asthma, Bronchitis, Colds, and Sinusitis*. New York: G. P. Putnam's Sons. Marquardt(1984). *Reflex Zone Therapy of the Feet*(Trans. Ann Callard Lett). Rochester, BT: Healing Arts Press. Smith, Davis, and Dennerll(1991). *Medical Terminology: A Programmed Text*(6th ed.). Albany, NY:Delmar Publishers, Inc. WebMD.com Werner(2009). *A Massage Therapist/s Guide to Pathology*(4th ed.) Baltimore: Lippincott Williams & Wikins.

용어사전 (Glossary)

생물학적 및 의학적 용어 (Biological and Medical Terms)

가로 방향(Transverse) – 횡단. 신체의 안쪽과 뒤쪽을 잇는 가상의 가로선이다.

가로무늬근(Muscle, Striated) – 수많은 세포핵과 함께 길고 어둡거나 가볍고 실린더 모양으로 구성된 근섬유.

각질층(Stratum Corneum) – 머리카락과 손톱이 만들어지는 상피의 표면 층.

간(Liver) – 500개 이상의 기능을 하는 신체에서 가장 큰 분비샘. 소화의 2차적 기관으로써 간은 담즙을 생산하며 혈액의 글루코오스 수준을 유지하도록 돕는다. 신체의 해독 작용을 하며 요소 및 단백질을 생산하며 오래 된 적혈구를 파괴하고 지방 용해성 비타민을 저장한다.

갈퀴 모양의 발가락(Claw Toe) – 망치족지 참고.

감각 뉴런(Sensory Neurons) – 구심 뉴런 참고.

감각 수용기(Sensory Receptors) – 촉각이나 자극의 인지를 가능하게 하는 전문 신경 세포. 여기에는 화학 수용체, 광수용체, 기계적 수용체가 포함된다.

감각 체계(Sensory System) – 감각 체계 참고.

건강 패러다임(Wellness Paradigm) – 질병과 건강에 대한 개념적 모형.

건막류(Bunion) – 엄지발가락 관절의 점액낭의 두께 및 염증. 이는 일반적으로 발가락의 돌출 및 관절의 확장과 연관되어 있으며, 일반적인 배열에서 약간 측면을 향하고 있다.

건선(Psoriasis) – 과다 활동 세포로 인한 만성적 상황으로 은색 비늘로 덮인 분홍색, 또는 빨간 자국. 가렵거나 아플 수 있다. 스트레스나 감염이 원인이 된다.

고려(Consideration) – 선택 사항에 대한 심사숙고

고환(Testis (sing.), Testes (pl.)) – 생식을 위한 성숙 세포(정자)를 방출하는 남성의 분비샘.

골격계(Skeletal System) – 골격계 참고.

골격계(System, Skeletal) – 뼈와 힘줄, 관절, 그리고 보조 구조로 구성되어 있는 살아 있는 조직.

골격근(Muscle, Skeletal) – 뼈에 부착되어 있는 가로무늬근으로, 의식적이거나 자발적인 통제로 움직인다.

골지체[Golgi Body(Golgi Apparatus)] – 이 구조는 세포의 조합 지점이다. 골지체는 물질을 저장하고 이 물질이 세포에 적합하게 적용되도록 변경해 준다.

과분비(Hypersecretion) – 호르몬의 과다 방출.

관절(Joint) – 두 뼈 사이의 접합 부위

광수용체(Photoreceptor) – 빛에 반응하는 전문 세포. 여기에는 눈의 부수 기관인 망막, 로드와 콘, 렌즈가 포함된다.

교감부(Sympathetic Division) – 느낌에 대한 신체 반응(교감)을 통제하는 자율 신경계의 일부. 공포, 싸움, 또는 비행에 대한 경고 반응을 보인다.

구멍(Cavity (sign.), cavities (pl.)) – 신체 내의 비어 있는 부위

구성물(Compound) – 일반적인 방식으로는 분리할 수 없는 2개 이상의 요소로 구성된 물질

구심 뉴런(Afferent Neurons) – 입에서 시작하여 항문에서 끝나는 긴 관. 이는 음식 섭취, 소화, 흡수 및 제거되는 과정이 일어나는 통로다.

굳은살(Callus) – 일반적으로 발바닥이나 손바닥에 나타나는 피부 각화 현상. 지속적으로 손이나 발에 압박을 주면 자주 생겨난다.

근긴장(Muscle Tone) – 건강한 상태이며 활동할 준비가 되어 있는 상태. (수축 및 팽창)

근막(Fascia) – 거칠고 섬유로 이루어진 연결 조직. 이는 피부 아래 근육과 피부를 엮어 주고 근육 간의 연결을 지탱하며 기관을 지지한다.

근육 경련(Muscle Spasm) – 근육의 비자발적 움직임.

근육(Muscle) – 수축과 팽창을 반복하는, 혈액으로 가득 찬 섬유 다발. 세 가지의 근육에는 심근(심장), 이완 근육, 및 골격근이 있다.

근육계(Muscular System) – 근육계 참고.

근육계(System, Muscular) – 신체를 자발적으로나 비자발적으로 움직이는 전문 조직.

근조직(Tissue, Muscular) – 수축을 위한 근섬유로 구성된 전문 조직. 심혈관, 골격, 이완근의 세 가지 종류가 있다.

기계적 자극 수용기(Mechanoreceptors) – 청각 및 밸런스를 생산하는 특수 세포. 외이, 중이, 내이는 모두 함께 청각을 만들어 낸다. 내이의 연결 통로 및 반순환계는 균형 감각을 잡는다.

기계적 장벽(Mechanical Barrier) – 보호에 진입하는 데 장벽이나 장애물을 만드는 재료. 피부는 신체의 기계적 장벽이다. 밴드는 병원체로부터 신체를 보호해 준다. 이는 약물이나 거품제 등과 같은 화학적 장벽과 대조된다.

기관(Organ) – 두 개 이상의 전문 조직이 기관을 형성하는데, 이는 신체의 전문 기능을 수행한다. 간과 심장은 기관이다.

기관지[Bronchi (pl.), bronchus (sign.)] – 기도에서부터 나무 모양의 폐 가지로 공기가 지나는 두 개의 일차적 기관 중 하나

기도(Trachea) – 폐로 이어지는 통로.

기원(Origin) – 근육이 뼈에 부착되어 있는 지점이나 기타 고정되어 있는 지점.

기저층(Stratum Basale) – 박리에 대해 반응하는 상피 아래의 층.

긴장 과다(Hypertonic) – 일반적인 경우 이상의 긴장

긴장 저하(Hypotonic) – 일반적인 경우 이하의 긴장

난관(Oviducts) – 난소에서부터 난자를 자궁으로 운반하는 관. 나팔관이라고도 불린다.

난소[Ovary (sign.), ovaries (pl.)] – 여성의 분비샘으로 생식을 위한 성숙 세포(난자)를 방출한다.

날숨(Exhalation) – 숨을 내쉼. 코를 통해 산소가 없는 공기와 노폐물을 방출하는 것.

내분비계(Endocrine System) – 내분비계 참고.

내분비계(System, Endocrine) – 화학 물질을 직접 혈류에 분비해는 호르몬샘의 집합. 이 화학 물질들은 신체의 생리학적 변화를 유발하는 전달 물질이다.

내분비샘(Endocrine Glands) – 호르몬을 직접적으로 혈류나 림프에 분비하며 신체 전체를 순환하는 관이 없는 샘

내장(Viscus (sing.), Viscera (pl.)) – 신체의 내부 기관으로, 몸통에 위치해 있다. 예로 심장, 간, 장이 있다.

내향형 발톱(Ingrown Nail) – 적절치 못한 컷팅으로 인해 발톱이 살을 파고들며 자라는 현상

내호흡(세포 호흡)[Internal Respiration(Cellular Breathing)] – 조직의 가스 교환. 여기에서 세포는 산소를 사용하여 이산화탄소를 생산한다.

네프론(Nephrons) – 소변을 만들어 내는 각 신장의 미세한 단위.

농가진(Impetigo) – 농포가 형성되는 곳의 박테리아 감염으로 인한 고도의 감염성 질환. 어린이들에게 자주 발생한다.

뇌(Brain) – 신체의 생명의 중심이 된다. 두개골로 보호되어 있으며, 중앙 신경계의 일부이다.

뉴런(Neuron) – 신경 참고.

단백질(Protein) – 아미노산으로 이루어진 거대 분자. 몇몇 단백질은 특수한 기능을 하기도 한다. 근육, 인대의 콜라겐, 힘줄, 머리카락, 그리고 손톱이 여기에 속한다. 기타 단백질로는 효소 및 화학 반응을 촉진하는촉매가 있다.

담낭(Gallbladder) – 지방 소화를 위한 담즙에 기여하는 소화의 이차적 기관.

대장(Large Intestine) – 소화할 수 없는 재료가 소장을 지나고 이 5피트의 관으로 진입한다. 여기에서 배설 준비를 한다. 대장에는 맹장, 결장, 직장, 항문이 포함된다.

두드러기[Urticaria (Hives)] – 빨갛고 부풀어 오르는 자국이 나타나는 알러지 반응으로, 가려움증이 유발된다.

들숨(Inhalation) – 숨을 들이 마심. 산소가 풍부한 공기를 코나 입을 통해 마시는 것.

땀샘[Sweat (Sudoriferous) Gland] – 땀을 분비하는 피부의 분비샘. 신체에 약 3백만 개가 존재한다. 특히 손바닥과 발바닥에 많다.

렌즈(Lens) – 망막에서 빛에 초점을 맞추는 눈의 구조

로드(Rods) – 야간 시야나 흑백 시야, 움직임을 감지하게 하는 광수용체이다. 시신경은 로드와 콘으로부터 뇌로 신호를 전달한다.

리보 핵산[Ribonucleic Acid(RNA)] – 이 화학 물질은 세포핵으로부터 나머지 세포에 지시 사항을 전달한다. RNA는 세포의 메신저이다. 이것은 단백질 합성을 지시하며 세포 내에 나타나는 화학 반응에 관여한다. (신진 대사)

리보솜(Ribosomes) – ER에 함유되어 있는 구조. 기능은 단백질을 제조하는 것이다.

리소솜(Lysosome) – 세포의 폐기물을 저장하는 순환 구조. 이 구조는 소화 효소와 소화하고 남거나 손상된 세포의 부분을 담고 있다.

림프(Lymph) – 깨끗하고 투명한 무색의 체액으로 신체 전체 및 장에 위치한 림프관에서 발견된다. 신체가 질병에 맞서 싸우는 데 있어 주요한 기능을 수행한다.

림프계(Lymphatic System) – 림프계 참고.

림프계(System, Lymphatic) – 질병으로부터 신체를 방어하고 과도한 유동액과 지방을 혈액으로부터 수집하거나 되돌려 보내는 신체의 유지 체계.

림프관(Lymphatic Vessels) – 림프액을 전달하는 관.

림프구(Lymphocytes) – 림프 세포 또는 백혈구.

만성 상태(Chronic Condition) – 지속적인 건강 상태로, 일반적으로 지속성이 길고 심각한 상태.

말기 환자 간병(Palliative Care) – 치유의 효과 없이 불편한 증상의 강도를 줄여주거나 완화하는 것.

말초 신경계(Peripheral Nervous System) – 말초 신경계 참고.

말초 신경계(System, Peripheral Nervous) – 중앙 신경계의 지엽적인 외부에 위치한 기관, 근육, 분비샘, 피부 및 기타 구조 간에 자극을 전달하는 뉴런의 집합체.

망막(Retina) – 시각에 대한 감각 수용기인로드와 콘을 함유한 광수용체. 시신경은 망막에 위치해 있으며, 로드와 콘으로 자극된 신경을 뇌로 전달한다.

망치족지(Hammer Toe) – 변형된 발가락. 특히 검지발가락에 해당되며 첫 번째 마디뼈와 두 번째와 세 번째 마디뼈의 영구적인 굴곡이 나타난다.

맹장(Appendix) – 맹장에서 대장이 연장된 밀접 부분.

맹장(Cecum) – 소장이 대장이 되는 회장에서 형성된 주머니 모양의 구조.

메드스파[Medspa(Medispa)] – 의학 스파. 의료 환경에서 행하는 스파나 의사 또는 치과 의사 및 기타 건강 전문가의 자문에 따라 행하는 스파. 일반적으로 치료 서비스(마사지, 반사요법, 림프 순환 등)와 스파 서비스를 제공한다. 여기에는 결장 클리닝, 수치료법, 손톱 관리, 미용 등이 포함된다.

면역(Immunity) – 신체나 조직이 다양한 감염성 유기체나 외부 세포에 저항할 수 있는 능력.

명시(Indication) – 세션이나 치료, 또는 행위를 진행하기에 알맞은 상황을 말한다.

모르톤 신경종(Morton's Neuroma) – 신경종은 신경 세포로 구성된 모든 종류의 종양을 일컫는 옛날 용어이다. 오늘날, 신경의 압박 및 자극으로 인한 신경의 농밀화 또는 확장이 신경종을 결정한다. 가장 흔히 발생하는 신경종은 모트론 신경종으로, 이를 설명한 미국의 외과의사인 Thomas George Morton의 이름을 땄다. 모르톤 신경종(때때로 중족골 사이의 신경종이라 불리기도 함)은 발의 중족골 사이 세 번째 및 네 번째 발가락 바닥에서 발생한다. 신경종은 발의 다른 부위에서도 발생할 수 있다.

모세 림프관(Lymphatic Capillaries) – 모세 혈관 참고.

모세 혈관[Capillary (sign.), capillaries (pl.)] – 신체

전체의 네트워크를 형성하는 순환계의 일부인 작은 혈관. 모세 혈관은 소동맥(가장 작은 동맥)에서 소정맥(가장 작은 정맥)까지 혈액을 운반한다. 산소와 폐기물의 교환이 일어나는 곳이다. 림프계의 모세 혈관은 림프계 혈관 중에서 가장 작다. 이들은 조직의 체액을 모아서 더욱 넓은 림프 혈관을 형성한다.

무사마귀(Wart, Plantar) – 고도의 감염성 바이러스 감염. 내부 바이러스가 외부로 발현된 것으로, 일반적으로 발바닥에 나타난다. (따라서 무사마귀라 불림) 손바닥에도 나타날 수 있다.

무좀(Athlete's Foot(tineas pedis)) – 습한 곳에 있는 발에 발현되는 감염성 곰팡이 감염으로, 발가락이나 발바닥 쪽에 나타난다. 감염될 수 있다. 대부분 발에서 나타나며, 손에는 거의 나타나지 않는다.

미토콘드리아(Mitochondria) – 세포의 에너지 발생기 또는 발원지이다. 기능은 음식으로부터 얻은 ATP 에너지를 방출하는 것이다.

바이러스(Viruses) – 동물에 한해 성장할 수 있는 작은 유기체. 약 200여 개의 바이러스가 인간의 질병을 유발한다.

박테리아[Bacterium (sign.), bacteria (pl.)] – 단세포 유기체로, 신체 내부나 외부에서의 감염을 유발할 수 있다. 감염의 심각성은 박테리아의 종류에 따라 다르게 나타난다.

반사 행위(Reflexive action) 신체 내외부에 감각 자극을 통한 자동, 또는 비자발적 반응.

반사(신경)[Reflex(nerve)] – 생리학에서 신체의 내외부를 변화시키는 자동 비자발적 반사. 반사 작용은 신체가 항상성을 유지하도록 도와 준다.

반사궁(Reflex Arc) – 신경계의 반응 메커니즘으로, 척수와 척추 신경이 있다.

방광(Urinary Bladder) – 탄력성 있는 근육성 기관으로 소변을 저장하고 배뇨 과정을 돕는다. 팽창력이 매우 뛰어나다.

배란(Ovulation) – 정기적인 성숙 단계로, 다음 월경 12일에서 14일 전 난자를 방출하는 것.

배면 구멍(Cavity, Dorsal) – 신체의 배면이나 측면에 위치하고 있는 이 부분은 두개강과 척추강을 포함한다.

배변[Defecate (v.), defecation, (n.)] – 체내에서 대변을 배출하는 것 (추출과 다른 개념)

배출[Excrete (v.), excretion (n.)] – 신진 대사의 잔여물을 신체에서 없애는 것이다. (배설과 헷갈리지 말것.)

병리학(Pathology) – 질병이나 질환, 불균형의 특성과 원인, 영향을 연구하는 학문.

병원체(Pathogens) – 병을 유발할 수 있는 미생물.

보조 치료, 보조 건강 요법(Supportive Therapy, Supportive Wellness Practices) – 건강 개선을 목적으로 진행하는 행위.

복부 골반의 구멍(Cavity, Abdominopelvic) – 복부 및 골반의 구멍으로 이루어져 있다.

복부 구멍(Cavity, Ventral) – 복부 또는 신체 앞면에 위치해 있는 이 부분은 흉부(또는 가슴)구멍과 복부 및 골반 구멍으로 이루어져 있다. 횡격막은 흉부 구멍과 복부 및 골반 구멍을 분리한다.

봉합(Suture) – 두개골과 같이 움직일 수 없는 뼈나 관절을 통합하는 선.

부골(Tarsal) – 함께 발목을 형성하는 발의 7개 뼈 중 하나. 이 뼈는 종골, 사면, 주상골, 주사골, 그리고 세 개의 설상골(후방, 중앙, 안쪽)으로 구성되어 있다. (수근골은 손에 위치)

부골-중족골 관절(Tarso-Metatarsal Joint)(TMJ) – 각 중족골 및 인접한 뼈의 중심부 끝 부분에서 형성된 관절. 다섯 개의 TMJ가 있다. 1, 2, 3 중족골은 각각 설상골에 연결되어 있다. 4와 5 중족골은 주사골에 인접한다.

부교감부(Parasympathetic Division) – 자율 신경계의 일부로, 느낌에 대한 신체 반응의 밸런스를 잡는다. 항상성 및 이완이 주요 반응이다.

부비강(Sinus) – 두개골의 점막과 나란히 놓인 공기 구멍.

부속골격(Skeleton, Appendicular) – 어깨와 상지(팔과 손), 그리고 골반띠(다리와 발)로 구성된 골격.

분자(Molecule) – 요소 또는 구성물의 특성을 가진 가장 작은 단위의 물질.

비뇨기(System, Urinary) – 신장, 수뇨관, 방광으로 구성. 이들은 노폐물을 수집하고 배출한다.

비듬(Dandruff) – 각화 현상이 빠르게 일어나면서(세포 분열 과다)가려움증이나 벗겨지는 등의 현상을 유발하는 것.

비자발적 근육(Involuntary Muscle) – 근육의 세 가지 종류 중 하나인 비자발적 근육은 자동적으로 기능을 수행한다.

빈창자(Jejunum) – 손가락 모양의 융모와 함께 소장에 자리잡은 3피트 부위로, 영양소를 흡수한다(설탕, 아미노산, 지방)

뼈(Bone) – 가장 견고한 연결성 조직으로, 신체를 지탱하는 구조이다.

사용 금지(Contraindication) – 세션이나 치료, 행위를 하기에 부적절하거나 건강에 좋지 않은 경우

사춘기(Puberty) – 인간이 자손을 생산할 역량을 갖추게 되는 성숙 단계.

산성막(Acid Mantle) – 피지샘은 피부에 이러한 코팅막을 형성하여 박테리아를 예방하거나 죽인다.

삽입(Insertion) – 근육을 뼈에 붙이는 것

상동(Homologous) – 샘이나 기관, 또는 기능의 활동 변화를 유발하는 신체 부위에서 발현된 화학 물질.

상처(Scar) – 피부나 신체 내부의 일부에 남은 표식으로, 부상이나 손상, 붓기 또는 수술이 치유된 표시이다. 상처는 처음에 빨갛거나 보라색을 띠지만, 시간이 지남에 따라 치유되면서 하얗거나 빛나게 되기도 한다.

상태 유지(Condition Management) – 변화 과정을 겪을 수 없지만 상황이 허락하는 한 최대한 효과적으로 있고 싶어하는 환자들을 돕는 것(영구적인 치유)

상피 조직[Tissue, Epithelial(Epithelium)] – 신체 전체와 내부 구멍에 걸친 막을 형성. 일차적인 기능은 수분을 유지하고 박테리아의 침투나 부상을 예방하는 것이다. 피부는 신체 외부의 상피 조직이다. 내부적으로 상피 조직은 호흡계나 소화계에서 발견된다. 분비샘도 상피 세포의 일부이다.

생리학(Physiology) – 신체 기능 연구.

생리학적 모형(Physiological Model) 신체 및 신체 일부의 기능에 초점을 맞춘 패러다임. 해부학적 모형도 참고.

생물 역학(Biomechanics) – 역학적 개념, 움직임, 및 행위를 살아 있는 유기체에 적용하는 것.

생식 계통(Reproductive System) – 생식 계통 참고.

생식 계통(System, Reproductive) – 남성과 여성에 따라 다르게 나타나는 이 체계는 인간이 생식 활동을 할 수 있게 한다. 남성의 경우 고환, 요도, 음경으로 구성되어 있고 여성의 경우 난소, 자궁, 질로 구성되어 있다. 여성은 태아가 세상에 태어날 때까지 태아의 성장을 담당하기도 한다.

생식 세포(Gamete) – 재생을 위한 염색체를 포함한 성숙한 세포(여성의 난자, 남성의 정자)

생식(Reproduction) – 기관, 세포, 동물 또는 식물이 자손을 탄생시키는 과정.

생식샘(Gonads) – 생식 세포를 방출하는 샘(여성의 난자, 남성의 정자)

서혜부(Inguinal Region) – 허벅지와 몸통 간의 저하. 여기에는 서혜인대, 림프관, 서혜부 신경, 근육 구조 등이 해당된다.

섬유 연결 조직(Tissue, Fibrous Connective) – 중요한 기능을 수행함과 동시에 신체의 빈 부분을 채우는 조직. 섬유 연결 조직에는 힘줄, 인대, 연골, 근막, 뼈가 있다.

세기관지(Bronchioles) – 기관지의 작은 가지를 말하며, 폐포 공기주머니로 연결된다.

세포(Cell) – 유기체의 기본 구조. 핵과 세포질로 구성되어 있으며 막으로 둘러싸여 있다.

세포염(Cellulitis) – 급성 박테리아 감염으로, 홍반, 통증, 열, 그리고 주로 하지의 붓기로 나타난다. 원인으로는 당뇨 합병증, 순환 저하 및 피부 손상으로 침투한 바이러스 등이 있다.

세포질 망상 구조[Endoplasmic Reticulum(ER)] – 이 막 체계는 세포의 세포질 내 핵과 가지와 연결되어 있다. 이는 관으로 구성되어 있으며 지방 및 단백질 활동에 개입한다.

세포질(Cytoplasm) – 플라즈마 막 안에 위치하며 세포의 외부를 감싸는 물질. 세포의 모든 다른 구조들은 묶여 있는 상태이다.

세포핵(Nucleus) – 세포 뇌의 통제 센터이다. 세포 중심의 큰 원 모양의 구조가 일반적이며, 소포체와 함께 지속적이다. 세포핵에는 염색체가 함유되어 있는데, 이는 모든 세포 활동을 지시한다.

센터, 센터링(Center, Centering) – 일시적인 긴장이나 걱정을 밀어 놓아 완전히 환자에게만 집중하는 행위

소변 배출(Urination) – 방광에 들어 있는 소변을 몸 밖으로 빼내는 것.

소성결합조직(Tissue, Loose Connective) – 신체의 상피 조직 아래 또는 신체 전체에 걸쳐 위치한 조직. 지방질 조직이 소성결합조직의 일부이다.

소장(Small Intestine) – 위를 떠난 음식이 유입되는 10피트의 관으로 소화 및 영양분 흡수를 담당한다.

소화(Digestion) – 인간의 소화는 입에서는 기계적으로, 장에서는 화학적으로 이루어지며, 장에서는 흡수가 가능한 형태로 변형된다. 세포의 섭식 및 소화는 음식(생명에 필요한 화학 물질)이 플라즈마 막에 침투하여 음식을 에너지로 만들어 신진 대사를 하는 것을 의미한다.

소화계(Digestive System) – 소화계 참고

소화계(System, Digestive) – 섭취, 소화 흡수, 제거를 수행하는 신체의 유지 체계.

수뇨관(Ureter) – 신장으로 연결되어 있는 길고 가는 관으로, 신장에서부터 소변을 흡수하여 방광으로 전달한다. 신체에는 두 개의 수뇨관이 있다.

수상 돌기(Dendrite) – 다른 뉴런으로부터 정보를 수용하고 뉴런의 세포체에 신호를 전달하는 뉴런의 연결 부위.

수용기(Receptors) – 구체적인 행위에 반응한 전문 신경 세포.

수정관(Vas Deferens) – 정자를 사정관으로 이동시키는 관으로, 체내 깊숙이 있는 요도를 비운다.

수포(Blister) – 신발의 문지름이나 마찰로 인한 피부 자극. 수포는 자극을 받은 피부에서 빨갛게 발현되거나 안에 물기가 찰 수 있다. 수포의 경우는 터트려서는 안되며, 자가적으로 치유가 되게 하여 감염을 예방해야 한다.

습진(Eczema) – 가려움증을 유발하는 과도한 세포 분열 상태. 화학 물질에 대한 민감성(화장품, 세제, 섬유, 비누), 열, 건조한 상태가 원인이 될 수 있다.

식도(Esophagus) – 위로 이어지는 통로이다. 9에서 10인치 정도 되는 관이며, 조임근이 주기적으로 음식을 인두에서 위로 전달한다.

신경 교질세포(Neuroglial Cell) – 뉴런을 지원, 보호하며 뉴런에 영양을 공급하는 특수 세포.

신경 조직(Tissue, Nerve) – 신체의 모든 신경을 형성. 자극에 반응하고 정보(자극)을 신체의 한 부분에서 다른 부분으로 전달하는 전문 조직이다.

신경(Nerve) – 자극을 전달하는 특수 세포. 함께 기능하는 신경은 신경계로서 신체와 뇌 간에 정보를 전달하는 커뮤니케이션 메커니즘의 역할을 수행한다. 뉴런이라고도 불린다.

신경계(Nervous System) – 신경계 참고.

신경계(System, Nervous) – 신체의 커뮤니케이션 체계. 중앙 신경계(뇌, 척수, 뇌막)와 말초 신경계로 구성되어 있다.

신근막(Renal Fascia) – 신장이 제 위치에 고정되도록 하는 연결 조직.

신우(Renal pelvis) – 신장의 내부 또는 구멍. 수뇨관으로 이어진다.

신장 수용기(Stretch Receptor) – 조직이 움직임의 역량에 다다랐을 때 그와 소통하는 전문 신경. 신장 수용기는 근육, 폐, 위 및 기타 내부 기관에 위치해 있다.

신장(kidney) – 척추 양쪽 허리의 약간 위쪽에 위치한 콩 모양의 두 기관 중 하나.

신장(Renal) – 신장의 라틴어.

신장수질(Renal Medulla) – 신장의 반지름 방향으로 가로 또는 평행하는 중간 부위.

신체의 관(Vascular Elements) – 혈관계의 동맥, 정맥, 모세 혈관.

신피질(Renal Cortex) – 혈관과 집합세관을 포함하는 신장의 외부에 위치한 난알 모양의 층.

실금(Incontinence) – 비자발적인 소변

심근(Muscle, Cardiac) – 심장 근육. 가로무늬근과 이완근으로 구성되어 있으며, 자발적인 조절과 함께 비자발적 수축 현상이 일어나도록 한다.

심장 근육(Cardiac Muscle) – 세 가지 근육 중 하나인 심장 근육은 비자발적으로 작용하는 심장 근육이다. (참고. 자동적)

심장 주기(Cardiac Cycle) – 심장 박동; 심장의 수축과

이완이다.

심장(Heart) – 콘 모양의 근육으로, 신체 전체에 혈액을 전달하는 4개의 방으로 이루어져 있다.

심혈관계(Cardiovascular System) – 심혈관계 참고.

심혈관계(System, Cardiovascular) – 신체를 유지하는 체계 중 하나. 심장(혈액 펌프)및 혈관계(혈액을 신체로 전달)로 구성되어 있다.

십이지장(Duodenum) – 췌장 분비 및 담즙을 수용하는 소장의 첫 10인치 부위. 이 곳에서는 소화를 위한 소화 효소를 분비한다.

안정(Stabilize) – 고정 또는 움직이지 않는 자세를 유지하는 것. 반사요법에서 발은 일반적으로 수직으로 놓여야 한다.

압력(Pressure) – 손가락, 손 또는 장비로 가하는 힘.

액와[Axilla (n.), Axillary (adj.)] – 겨드랑이. 이 곳에는 림프가 풍부하다.

에너지 모델(Energy Model) – 신체를 생체전자학적 에너지의 네트워크 장으로 보는 패러다임이다. 건강은 자연적 흐름 및 밸런스의 결과이다. 질병은 흐름이 너무 느리거나 빠른 경우 발생한다.

엔도르핀(Endorphins) – 이 호르몬의 주요한 기능은 통증 완화이다. 이 호르몬은 기분에 영향을 주며 적당한 정도의 행복감을 선사한다.

여드름(Acne) – 피지가 피부로 돌출되는 것. 피부의 박테리아는 피부에 자극을 주며 피지 분비선 안이나 근처에 여드름을 만들어 낸다.

연결 조직(Connective Tissue) – 신체에서 가장 풍부하게 자리잡고 있는 조직.신체의 모든 부분에 퍼져 있으며, 연결 부위는 1) 신체와 부위를 묶고 이를 지탱해 주고 2) 빈 공간을 메워 주며 3) 혈구를 생산하고 4) 지방을 저장한다. 연결 조직 세포는 체액에서 반체액 및 고체에 이르기까지의 조합을 통해 분리된다.

연결 조직(Tissue, Connective) – 신체의 다양한 부분을 연결 및 지지하는 전문세포의 집단. 기능에 따라 특징을 갖는다.

연골(Cartilage) – 코, 외이, 갈비뼈 끝, 장골 및 기관을 형성하는 연결 조직의 종류

연조직(Soft Tissue) – 피부, 근막, 근육, 힘줄, 인대와 관절낭.

염색체(Chromosomes) – 길고 가는 실 같은 구조이며, DNA로 구성되어 있다. 염색체는 모든 세포의 활동을 지시한다.

영양 호르몬[Tropic (Trophic) Hormones] – 다른 내분비샘에 영향을 미치는 호르몬.

외분비샘(Exocrine Glands) – 관을 통해 직접적으로 구체적인 부위에 호르몬을 분비하는 샘.

외피 체계(System, Integumentary) – 피부(와 구성 요소), 손톱과 머리카락을 포함한 신체의 체계.

외호흡[External Respiration(Expiration, Lung Breathing)] – 코와 입이 산소가 풍부한 공기를 받아들여 폐로 보내고, 산소는 폐포라 불리는 특수한 기관을 지나 폐에 도착한다. 이 곳에서 산소가 풍부한 혈액이 체내 전체를 돌게 된다.

요도(Urethra) – 방광에서부터 신체 외부로 연결되는 관 모양의 기관으로, 소변이 몸 밖을 빠져나가게 하는 역할을 한다.

요소(Element) – 화학적 수단으로 분리될 수 없는 가장 기본적인 물질

운동 뉴런(Motor Neurons) – 원심성 뉴런 참고.

원심성 뉴런(Efferent Neuron) – 중앙 신경계에서 신경 근육 및 내분비계로 자극을 전달하는 말초 신경계의 특수 뉴런.

원자(Atom) – 화학 반응에 개입하는 가장 작은 형태의 구성 요소.

원형질 막(세포막)[Plasma Membrane (Cell Membrane)] – 세포의 내부와 외보를 구별하는 외부 보호막 또는 피복. 지방질로 이루어져 있고 물에 용해되지 않는다. 지방질의 구조는 세포 내 유동액이 적절한 밸런스를 유지하도록 한다. 원형질 막은 어떤 물질이 침투할 수 있고(물 등)어떤 것이 세포를 빠져나가는지(노폐물)를 결정한다.

월경(Menstruation) – 수정이 일어나지 않은 경우 자궁의 내용물(혈액 조직, 세포 잔여물)이 약 28일을 주기로 자궁으로부터 분해되어 나오는 것.

위(Stomach) – 음식을 받아들여 2차 기관과 함께 음식을 분해하고 유용한 영양소를 만드는 효소 및 기타 물질에

기여한다.

위축증(Atrophy) – 영양 결핍으로 인한 근육 조직 크기 감소.

유독성(Toxicity) – 독성이 존재하는 정도.

유미즙(Chyme) – 위에서 부분적으로 소화된 음식의 조합

유전자(Gene) – 인간의 자라나는 방식을 결정하는 코딩을 포함한 광범위한 핵산. 각 부모는 독특한 자손을 생산하는 유전자에 기여한다.

의도(Intention) – 목적, 행위의 이유

이론(Theory) – 관련 원칙, 법칙, 그리고 방법(행위)의 집합으로 어떤 것이 작용하는 양상이나 그 이유를 설명하기 위함이다.

이완근(Muscle, Smooth) – 가로무늬근이 없는 경우 이완근이라 부른다. 내장에서 발견되는 이완근의 기능은 의식적 통제 없이도 자동적으로 기능을 하는 것이다.

인대(Ligament) – 뼈와 뼈가 접합하여 뼈를 지탱하게 하는 강한 연결 조직

인두(Pharynx) – 음식이 입에서부터 식도로 지나는 목구멍.

일반적 수용기(General Receptor) – 피부, 근육, 관절, 내장 기관에 위치한 감각 수용기.

임파상기관(Lymphoid Organs) – 비장, 가슴샘, 림프절,적골수와 같은 림프구를 포함하는 기관

자궁(Uterus) – 텅 빈 배 보양의 근육으로 이루어진 기관으로 태아를 위한 영양을 공급하며 아기집 역할을 한다.

자극 체계(System, Sensory) – 신경계가 통합하고 그에 따라 반응을 보이는 정보(시각, 후각, 청각, 미각, 촉각)을 인지.

자기 수용(Proprioception) – 공간에서의 운동감각 또는 신체 위치의 감각.

자기 수용기(Proprioceptor) – 관절, 인대, 힘줄에 위치한 수용기를 일컫는 말로 스트레칭, 압력, 통증에 반응하여 사지의 위치 및 움직임에 대한 신체의 반응을 돕는다.

자발적 근육(Voluntary Muscle) – 세 가지의 근육 중 하나인 자발적 근육(골격근이라고도 불림)은 뼈에 부착되어 의지로 움직일 수 있도록 해 준다.

자율 신경계(System, Autonomic Nervous) – 이 자율 통제 체계는 말초 신경계의 기능이다. 비자발적 반응 기능을 자동적으로 유지한다.

잔여물(Deposit) – 일반적으로 자연적 과정을 거치며 층에 남는 물질을 말한다. 반사 치료학에서 이 용어는 반사 치료사가 조직에서 느껴지는 무언가를 의미한다. 잔여물은 크기, 지속성, 운동성, 민감성에 따라 촉진이 가능하다.

저분비(Hyposecretion) – 호르문의 불충분한 방출

전립선(Prostate) – 남성의 방광 아래 요도 위쪽을 감싸는 단일의 분비샘.

정맥[Artery (sign.), arteries (pl.)] – 적혈, 산호 및 영양소가 풍부한 혈액이 찬 관으로 심장에서 신체 전체로 퍼져 나간다.

정맥(Vascular System) – 산소가 빠져나간 혈액과 세포 노폐물로 찬 혈관으로 온몸에서 심장으로 이동한다.

조직(Tissue) – 구체적 기능을 수행하는 특수 포의 집단.

종골(Calcaneus) – 뒤꿈치. 발목 뼈 중에서 가장 크며, 목말뼈와 인접하고 있다. 신체의 무게를 지탱한다.

종골[Spur, Heel (or Calcaneal)] – 종족에 위치한 날카로운 외골증. 외골증은 뼈의 표면으로부터 뼈가 과다 성장한 것으로 근육 유착 부위의 골화를 유발한다. (근육이 뼈로서 단단해지는 현상). 주로 통증을 유발한다.

주의(Caution) – 위험을 피하기 위한 사려 깊은 생각

중간 뉴런(Interneuron) – 중앙 신경계의 다양한 부위 간의 신경 충동을 수행하는 특수 뉴런.

중앙 신경계(Central Nervous System) – 중앙 신경계 참고

중앙 신경계(System, Central Nervous) – 신체를 통제하는 모든 신경의 중심. 기관으로는 뇌, 척수, 뇌막이라 불리는 전문 보호 기관이 있다.

중족골(Metatarsals) – 발등을 형성하는 발의 다섯 개의 긴 뼈. 이 다섯 개의 뼈는 부골의 위에 위치한다. 중심부 끝족에서 부골이 시작되며, 말단 끝 쪽에서 발볼이 형성된다. 부골 및 중족골은 함께 발의 종단 및 횡단 아치를 형성한다.

중족골–지골 관절[Metatarso–Phalangeal Joint

(MPJ)] – 엄지발가락 바닥에 위치한 관절. 중자골이 이 관절에 위치할 수 있다. 각 지골 및 중족골에 있는 관절을 중족골-지골 관절(MPJ)이라 한다. 다섯 개의 MPJ가 존재한다. 엄지발가락의 MPJ는 반사요법에서 가장 많이 반영되는 부분이다.

중축 골격(Skeleton, Axial) – 두개골, 설골, 척추, 갈비뼈, 흉골을 포함한 중앙 골격.

지골(Phalanges) – 발가락과 손가락뼈를 부르는 용어. 엄지발가락에는 두 개의 지골이 있다. 다른 발가락은 3개.

지방 조직(Adipose Tissue) – 지방 세포로 구성된 조직

지질(Lipid) – 지방질

진단(Diagnose) – 진단이란 통찰을 통해 아는 것을 의미한다. 기술적인 방법을 사용하여 치료의 논리를 세우기 위해 질병의 근원 및 성격을 알아내는 것이다. 치료 방법을 처방하고 병을 규명하는 데에는 오직 의사들만이 그 승인을 받았다.

진정, 진정된 상태(Sedate, Sedating) – 긴장을 푼 상태.

진행 상황(Progressive Condition) – 지속될 것으로 예상되는 의학적 상황 및 개선 또는 감소를 향한 변화.

처방(Prescribe) – 행위의 단계 규명.

척수(Spinal Cord) – 중앙 신경계의 일부로, 뇌의 바닥에서 두개골을 따라 척추로 이어지는 부위.

척수분절(Spinal Segment) – 척추의 척추뼈는 네 가지 부위로 나뉜다. 여기에는 경추, 흉추, 요추, 천골-미골 부위가 있다. 척추분절로도 알려져 있다.

척추 기둥(Vertebral Column) – 척추 전체를 형성하는 26개의 척추뼈.

척추 부위(Vertebral Segment) – 척추 부위 참고.

체신경계(Somatic Nervous System) – 말초 신경계의 이 신경계는 자극에 반응한다.

촉진(Palpate) – 발견을 목적으로 만지거나 느낌을 주는 것.

축색 돌기(Axon) – 세포에서부터 신호를 전달하는 뉴런의 연장선

췌장(Pancreas) – 내분비샘과 외분비샘을 종칭하는 말. 외분비샘과 2차 소화 기관에 따라 췌장은 효소가 풍부한 췌장액을 분비하며 이는 탄수화물, 지방, 단백질을 소화시킨다. 췌장에는 랑게르한스섬이 포함되어 있는데, 이는 내분비 호르몬 인슐린과 글루카곤을 생산 및 방출하는 전문 세포이다.

치료(Therapy) – 특수 기술 또는 경험을 사용하는 이론의 적용 또는 응용. 헬스케어와 건강 분야에서의 목적은 이로운 결과를 도출하는 것이다.

치료(Treat, Treatment) – 계획을 목적에 맞게 시행하는 과정이나 그 계획.

치료상의 변화(Therapeutic Change) – 신체, 감정, 정신 상태에도 영향을 줄 수 있는 개인의 신체 형태 또는 기능의 긍정적 변화.

치유 위기(Healing Crisis) – 종종 증상의 악화로 선행되며, 인물이 나아지거나 치유되었다고 느끼는 즉시 일어나는 변화로 나타난다.

치유(Cure, Curative) – 건강을 회복하는 것

치유(Heal, Healing) – 전체적인 건강을 되찾는 것.

코(Nose) – 콧구멍이 지나는 자리(코 외부)와 비강(코 내부).

콘(Cones) – 낮 시간대의 시야를 가능하게 하는 광수용기. 콘은 색깔과 세부적인 사항을 인지한다.

탄력(Tone, Tonic, Tonify) – 반응에 대한 자연적 준비 상태. 이 상태는 지나치게 수축 상태이거나 이완된 상태가 아니다.

탄수화물(Carbohydrate) – 당, 글리코겐, 녹말을 포함한 화학 물질 집단. 빠른 에너지를 제공한다.

태아(Fetus) – 인간의 경우 태아란 출산 후 8주까지의 유아를 말한다.

통증(Pain) – 사람이 불편하거나 스트레스, 또는 고통을 겪게 되는 감각이나 인지.

통풍(Gout) – 과도한 양의 혈액의 요산으로 나타나는 신진 대사 관련 질병. 관절 주변에 축적된 요산은 관절의 통증을 수반한 염증을 유발하며 특히 하지에서 나타난다. (엄지발가락 포함)

특수 수용기(Special Receptor) – 특정 기능을 수행하는 수용기이다. 화학 수용체(미각 및 후각에 대한 입과 코), 광수용체(시각에 대한 눈), 기계적 수용체(청각 및 균형에 대한 귀)가 있다.

티눈(Corn) – 발가락 끝이나 발가락 사이의 표피 각화 현상. 이는 잘 맞지 않는 신발을 신었거나 발에

해부학적인 변화가 있었던 경우 유발된다. (망치족지)

패러다임(Paradigm) – 무언가에 대한 양상, 모형이나 관점.

폐(Lungs) – 가슴에 위치한 스폰지 같은 기관으로 호흡 작용이 일어나게 돕는다.

폐포[Alveoli (pl.), alveolus] – 산소와 이산화탄소의 교환이 일어나는 작은 공기주머니

표피(Epidermis) – 피부의 얇은 외부 부위이다. "피부 위쪽"을 의미.

프로토콜(Protocol) – 과정에 개입하는 각 절차의 설명.

피부 기관(Integumentary System) – 피부 기관 참고.

피부(Dermis) – 혈관, 감각 수용기, 피지샘, 모근 및 기타 구조를 포함하는 두꺼운 부위

피부염(Dermatitis) – 단어 그대로 "피부의 염증"을 의미한다. 염증 시 홍반이나 가려움증, 통증이 나타난다. 원인에 따라(병원체, 알러지 반응) 갑작스럽거나 단기 또는 장기, 만성적으로 발현될 수 있다.

피지(Sebum) – 케라틴, 지방, 세포 잔여물로 구성된 피지샘의 기름기 있는 분비물. 땀과 섞일 경우 축축하고 기름기 있는 산성의 막을 형성한다. 이는 피부가 건조해지는 것을 예방하고 박테리아와 곰팡이에게 어느 정도 피해를 준다.

피지샘(Sebaceous Glands) – 기름기 있는 분비물인 피지를 생산하는 피부의 분비샘. 몸 전체의 모 근처에 위치해 있는 피지샘은 손바닥과 발바닥에는 존재하지 않는다.

피하지방층(Subcutaneous Layer) – 지방 조직으로 구성된 피부와 근육 사이에 피부층. 신체를 단열하기 위해 연결 조직을 이완한다.

항상성(Homeostasis) – 신체의 밸런스를 성취하여 치유, 건강을 지지하는 것이다. 자동적이며 자가 규제적인 메커니즘은 외부의 환경과 상관 없이 상대적으로 일정하게 유지된다.

해부학(Anatomy) – 신체의 구조.

해부학적 모델(Anatomical Model) – 신체 및 신체 부위 구조를 대하는 패러다임. 생리학적 모델 참고.

핵산(Nucleic Acids) – 생명에 필수적인 구체적 기능을 수행하는 거대 분자.

핵소체(Nucleolus) – 세포핵 안의 구 모양 구조. RNA가 핵소체에서 형성된다.

혈관계(System, Vascular) – 심혈관계의 혈관 네트워크(동맥, 모세 혈관, 정맥). 혈액을 심장으로부터 온몸으로 전달한다.

혈류 조직(Tissue, Blood) – 액체 혈장에 함유된 적혈구와 백혈구로 구성된 연결 조직.

혈압(Blood Pressure) – 혈액이 신체로 전달되면서 동맥에 유발되는 압박

협력 작업(Alimentary Canal) – 분야나 기술에 있어 밀접하게 연관된 직업.

호흡(Respiration) – 산소가 풍부한 공기를 코나 입으로 흡입하고 이산화탄소와 노폐물이 함유된 공기를 내보내는 과정. 산소와 이산화탄소의 교환 과정을 말한다.

호흡계(Respiratory system) – 호흡계 참고.

호흡계(System, Respiratory) – 산소를 호흡하고 이산화탄소를 제거하는 폐와 보조 구조로 구성되어 있다.

화상(Burn) – 열, 방사능, 화학 물질 및 전기 장치로 발생한 상피의 손상. 화상을 입은 부위의 깊이 수준으로 화상의 심각성을 결정한다.

화학 수용체(Chemoreceptor) – 화학 물질에 반응하는 특수 세포(감각 수용기). 후각 세포는 냄새에 반응하며 미뢰는 후각과 맛에 반응한다.

회맹판(Ileocecal Valve) – 일방향적 밸브로, 대장에서 소장으로의 역류를 예방하는 장치다. 밸브의 기능이 저하되는 경우 알러지가 발생할 수 있다.

회복 불능 상태(Terminal Condition) – 생명을 단축시키는 건강 상태.

회장(Ileum) – 림프관을 포함한 소장의 6–7피트 구간.

후두(Larynx) – 목소리가 나오는 곳

흉막(Pleura) – 호흡 시 마찰을 예방하는 축축하고 미끄러운 부드러운 막.

흉부 및 가슴 구멍(Cavity, Thoracic or Chest) – 기관, 식도, 흉선, 폐, 심장으로 이루어져 있다.

흑색종(Melanoma) – 흑색종 또는 악성 흑색종은 피부암의 위험한 형태이다.

힘줄(Tendon) – 근섬유라 불리는 전문 연결 조직으로, 근육을 뼈에 연결하여 움직임을 가능하게 한다.

DNA(Deoxyribonucleic Acid) – 유전자로 구성된 2중 구조. 각 스트랜드의 구체적인 배열이 유전 코드를 결정한다.

S자 결장(Sigmoid Flexure) – 대장에서 직장이 되는 S 모양의 커프.

신체 방향 및 움직임 (Body Orientation and Movement)

과신장(Hyperextend, Hyperextension) – 신체가 움직일 수 있는 일반적 능력 이상으로 뻗어 나간 것.

관상면(Coronal Plane) – 신체의 후방을 지나는 수직의 가상의 선. 관상면은 신체의 앞과 뒤와 병렬을 이룬다. 예: 얼굴은 액면 또는 관상면이다. 동의어: 액면.

교차 섹션(Cross-Section) – 횡단면 참고.

굴곡(Flex, Flexion) – 관절의 각도를 감소시키는 것. 구부린 상태에서 앞으로 움직이는 것이다. 반대말은 확장.

내전(Adduct, Adduction) – 중앙을 향한 방향. 반대는 외전.

내전(Invert, Inversion) – 말단 쪽 발(지골)을 중앙을 향해 안쪽으로 움직이는 것(내전). 발바닥은 안쪽을 향한다. 반대말은 외전.

동양의 해부학적 자세(Eastern Anatomical Position) – 동양의 해부학적 자세에 놓인 사람은 똑바로 선 상태에서 머리와 눈, 발가락이 전방을 향한다. 팔과 손은 공중에 쭉 뻗은 채로 둔다. 손바닥은 앞을 가리키며 엄지손가락은 중앙에 닿는다.

등 부분(Dorsal, Dorsum) – 신체나 발의 뒷부분. 예: 물고기의 등쪽 지느러미는 등에 위치해 있다. 발의 등 부분은 발의 윗부분이다. 동의어: 후방.

말단(Distal) – 중앙에서 떨어진 부분. 예: 발가락은 발목의 말단 부위이다. 반대: 중추.

면(Plane) – 모든 방향으로 뻗어 나가는 신체 전체의 가상의 표면. 해부학적 구조의 위치를 알 수 있는 참고로써 사용한다. 면의 개수는 무한하다. 예: 반사요법의 자세에서 종단면 및 횡단면은 기관, 분비샘, 조직 및 신체 일부의 위치를 알아내는 지표이다. 신체 면 참고.

반듯이 눕기(Supine) – 마사지 테이블 등에서 얼굴을 위쪽으로 놓은 채로 눕는 것.

반사요법 자세(Reflexology Position) – 반사요법 자세를 취한 사람은 똑바로 선 상태에서 머리와 눈, 발가락을 앞으로 향하게 하고 팔을 양쪽에 똑바로 편 상태로 두며 손등이 전방을 향하게 한다.

발바닥 굴곡(Plantar Flex, Plantar Flexion, Plantarflexion) – 발이 뒤쪽을 향해 움직이면서 발목이 팽창(관절의 각도 연장)하는 것. 반대 작용: 배측 만곡.

발바닥(Plantar) – 발의 밑바닥. 예: 발바닥근막염은 발바닥 표면의 근막에 염증이 발생한 것이다.

방향(Orientation) – 발현하는 지점. 다른 자세와 관련이 있는 자세.

배쪽(Ventral) – 앞쪽 참고.

배측 만곡(Dorsiflex, Dorsiflexion) – 발목은 발을 앞으로 움직임에 따라 구부러진다. (관절의 각도를 짧게 함) 이와 반대되는 작용: 족저 반사.

사지(Extremity, Extremities) – 인간의 팔과 다리. 예: 동상을 예방하기 위해 낮은 온도로부터 사지를 보호해야 한다.

상지(Extremity, Upper) – 어깨, 팔, 앞팔, 팔목, 손을 포함하는 신체의 윗부분.

생리학(Physiology) – 신체 일부의 기능.

수직(Erect) – 똑바로 선 상태. 예: 사람이 양 발로 버티고 똑바로 서 있는 것.

수평면(Horizontal Plane) – 횡단면 참고.

신체의 면(Body Plane) – 모든 방향으로 뻗어 나가는 가상의 선이나 표면. 신체의 면은 신체와 기관, 또는 조직을 구체적인 섹션으로 나누어 해부학적 구조의 위치를 쉽게 알 수 있도록 해 준다. 무한히 많은 신체의 면이 존재한다. 면 참고.

아래쪽(Inferior) – 발이나 손 앞쪽 아래 부분. 예: 발은 다리의 아래쪽에 위치해 있다. 중족골은 족근골의 아래에 위치해 있고, 머리 반사는 심장 반사의 아래에 위치한다.

액면(Frontal Plane) 관상면 참고.

엎드린 자세(Prone) 마사지 테이블 등에서 얼굴을 바닥으로 향해 눕는 것.

역반응(Opposing Action) – 반대되는 움직임.

외전 운동(Supinate, Supination) – 위를 향하게 한 자세. 발을 위와 안쪽으로 돌리는 것이다. 발은 내전하고 발바닥을 굽히며 뒤집힌다.

외전(Abduct, Abduction) – 중앙에서 바깥쪽 방향. 반대는 내전.

외전(Evert, Eversion) – 발을 중앙에서 후방으로 움직이는 것(외전). 발바닥은 외측을 향한다. 이에 반대말은 내전.

움직임(Move, Movement) – 특정 자세에서 다른 자세로 변경하는 것.

움직임의 범위(Range of Motion)(ROM) – 관절이 움직일 수 있는 일반적 기능. 움직임의 일반적 범위를 초과하는 것은 관절의 손상을 유발할 수 있다.

원회전(circumduct, circumduction) – 원으로 둥글게 도는 것(360도). 예: 팔 전체를 원으로 돌리는 것이다. 발 역시 원으로 돌 수 있다.

위쪽(Superior) – 머리의 앞쪽 또는 위. 예: 심장은 신체 횡격막의 위쪽에 위치한다. 심장 반사는 목 반사의 위쪽에 위치한다.

전방(Anterior) – 신체의 앞쪽. 예: 눈, 코, 입은 머리 앞쪽에 위치해 있다. 동의어: 배면.

정중시상면(Midsagittal Plane, Median Plane) – 수직의 가상 면으로, 신체의 전방과 후방 정가운데에 위치하며 신체의 앞과 뒤를 구분한다. 다른 정중면들은 정중시상면과 평행을 이룬다. 예: 척추 반사는 정중시상면을 따라 위치해 있다. 척추 반사의 오른쪽 절반 부분은 오른쪽 발에, 왼쪽 절반 부분은 왼쪽 발에 위치한다.

중간(intermediate) – 반대되는 두 대상의 가운데. 예: 중간부 설상골은 안쪽 및 바깥쪽 설상골 사이에 있다.

중립 자세(Neutral position) 신체(근육, 관절 등)가 굽혀지거나 팽창되지도 않은 이완된 상태.

중심부(Proximal) – 중앙선과 인접한 근처. 예: 발뒤꿈치는 발의 아치보다 발목에 더 인접해 있다. 중심부 어깨 반사는 침전물을 함유한다. 반대말: 말단.

중앙 회전(Medial Rotation) – 발, 다리, 허벅지를 중앙부를 향해 움직이는 것.

중앙(Medial) – 중앙선을 향한 움직임. 예: 엄지발가락은 가장 중앙에 위치한 발가락이다.

중앙면(Medial Plane) – 정중시상면 참고.

중앙선(Midline) – 머리부터 발까지를 나누는 가상의 선. 이는 해부학적 및 반사요법 자세를 취한 신체의 가장 중앙이 되는 지점이다. 오른쪽과 왼쪽 손발을 따라 오른쪽과 왼쪽으로 구분된다. 예: 다섯 개의 구역이 중앙선 오른쪽과 왼쪽에 위치한다.

측면 회전(Lateral Rotation) – 발, 다리, 허벅지를 중앙부의 바깥쪽으로 움직이는 것.

측면(Lateral) – 중앙의 바깥쪽. 예: 가장 측면에 있는 발가락은 5번째 지골이다.

하지(Extremity, Lower) – 엉덩이, 허벅지, 발목, 발을 포함하는 신체의 아래 부분.

해부학(Anatomy) – 신체의 구조.

해부학적 자세(Anatomical Position) – 해부학적 자세를 취한 사람은 똑바로 서 있으며, 머리와 눈, 발은 앞을 향하고 팔은 양쪽에 똑바로 편 상태이며 손바닥은 앞을 향한다. 방향적 용어는 해부학적 자세에 관련되어 있다.

확장(Extend, Extension) – 관절의 각도를 증가시키는 것. 똑바로 선 상태에서 앞으로 움직이는 것이다. 반대말은 굴곡.

회내전(Pronate, Pronation) – 아래쪽을 향해 취하는 자세. 발을 아래쪽과 바깥쪽으로 돌리는 것이다. 발은 외전하고 배측 만곡한 뒤 외전한다.

회전(Rotate, Rotation) – 신체 부위를 내전하거나 외전하는 것.

횡단면(Transverse plane, Horizontal plane, Cross-Section) – 바닥과 평행을 이루며 신체를 수평으로 가로지르는 가상의 면. 횡단면은 각각 평행을 이룬다. 허리의 횡단면을 주로 참고한다. 허리 아래나 땅을 향해 위치한 구조는 아래쪽에 위치하며, 나머지는 위쪽에 위치한다고 일컫는다. 머리는 발의 위쪽에 있다.

후방(Posterior) – 신체의 뒷부분. 예: 아킬레스건은 신체의 후방에 위치해 있다. 물고기의 배면 지느러미는 등에 위치해 있다. 동의어: 등쪽.

반사요법 및 신체 활동 용어
(Reflexology and Bodywork Terms)

이 용어사전은 반사요법이나 반사요법사에게 특별한 의미를 갖는 용어들을 요약한 것이다.

가이드라인(Guideline(s)) – 발의 뼈 구조에 기반한 발의 가상 선으로, 신체의 부분을 나누는 기준이자 발의 반사 지점 위치를 알 수 있다. 가이드라인에는 머리와 목, 횡격막, 허리, 골반, 그리고 종단 힘줄이 있다.

간접 반사(Indirect Reflex) – 보조 반사 참고.

골반 가이드라인(Pelvic Guideline) – 종골에 위치한 가상의 횡단 가이드라인으로, 발뒤꿈치 반사 부위에서 골반을 나타낸다.

공막학(Sclerology) – 눈의 백색이나 적색 라인을 연구하는 학문.

공막학자(Sclerologist) – 공막학을 행하는 자.

관련 부위(Referral Area) – 또 다른 특정 해부학적 부위에 상응하는 신체의 해부학적 부위. 관련 부위는 상응하는 부위 대신, 또는 그에 추가적으로 작용한다.

구역 이론(Zone Theory) – 신체의 수직적 구분이 10개의 동일한 구역(그리고 3개의 횡단 구역)으로 나뉜다는 개념. 이는 기관, 분비샘, 조직, 그리고 발과 손 내의 신체 일부를 알아낼 수 있는 해부학적–지형학적 도움을 준다. 구역 내에서의 반사요법의 적용은 구역 내 그에 상응하는 기관, 분비샘, 조직, 그리고 신체 일부에 영향을 준다.

구역 치료(Zone Therapy) – 한 세기 가량 지속된 치료 방법으로, 자오선의 단순화된 형태에 기반하고 있으며 치료자는 반사요법적 기술을 적용하여 기관, 분비샘, 조직, 그리고 신체의 일부에 상응하는 구역을 감지해 낸다.

구역(Zone) – 10개의 동일한 가상의 수직선 내의 부위로, 머리에서 사지(발가락, 손가락)까지 이르는 신체를 횡단하며 구분한 것이다. 중앙선을 기점으로 다섯개의 구역이 신체의 왼쪽과 오른쪽에 위치한다. 각각의 구역의 크기와 모양은 다양하게 나타난다.

내구성(Duration) – 기술이나 세션이 지속되는 동안 가해지는 촉각.

드래그(Drag) – 피부에 가해지는 인력의 정도로 나타나는 촉각.

림프 이론(Lymphatic Theory) – 림프의 움직임을 용이하게 하는 반사요법 기술로, 질병으로부터 신체를 보호하는 림프계의 기능을 지원한다.

매체(Medium) – 매체 또는 윤활제는 촉각에 영향을 주기 위해 적용된다. 매체에는 파우더, 젤 , 로션이 있다.

머리/목 가이드라인(Head/Neck Guideline) – 목과 머리의 반사 부위를 신체의 흉부와 구분하는 중심부 지골 아래의 횡단 가이드라인.

미세반사 부위(Microreflex Area) – 신체 전체를 반영하는 반사 지점으로 이루어진 신체의 작은 부위. 예를 들어, 오른발과 왼발에 위치한 반사 지점은 신체의 오른쪽과 왼쪽을 상징한다. 이는 발이 신체에 대한 미세반사 부위임을 의미한다. 다른 미세반사 부위에는 양손, 양 귀, 그리고 양 눈이 있다.

바이오홀로그래픽 이미지(Bioholographic Image) – "홀로그래프"는 전적으로 저자가 작성한 문서이다. 바이오란 "생명"을 의미하는 말이다. 반사요법에서 바이오홀로그래픽 이미지는 양 발이 함께 신체 전체의 3차원적인 그래프(작성된 기록)를 묘사하는 것이다. 신체의 바이오홀로그래픽 이미지는 양발과 양손, 그리고 양 귀로 대표된다.

반사 지도[Reflex map(s)] – 반사 부위를 보여 주는 지도(그림, 다이어그램, 차트). 반사 지도는 발, 손, 눈, 귀 그리고 신체의 기타 부위를 나타낸다.

반사 치료(Reflex Therapy) – 특정 기술을 통해 반사 반응을 이끌어 내는 반사 자극을 가하는 행위. 전체 신체에 걸친 치유를 촉진한다.

반사(Reflex) – 반사요법에서 발이나 손, 또는 귀 조직에 위치한 잘 정립된 부위는 작은 사이즈에서(바늘 크기) 큰 사이즈(앞발 또는 종골을 덮는 크기)에 이르기까지 다양하게 나타난다. 각각의 반사 부위는 특정 기관, 분비샘, 신체 일부와 관련이 있다. 반사 반응이 나타날 때(일반적으로 도수를 통한 압력) 자동적, 비자발적인 반응이 그에 상응하는 기관과 분비샘, 그리고 신체의 일부에서 발현된다. 반사 행위의 효과는 반사 부위에서부터 멀리 떨어진 곳에서 발생할 수 있다.

반사궁 이론(Reflex Arc Theory) – 생리학적인 기반을 둔 이론이다. 이는 신경 이론과 관련이 있으며 반사궁을 신체의 반사 행위를 설명하는 데 사용한다.

반사요법 자세(Reflexology Position) – 반사요법 자세를 취한 사람은 똑바로 서서 머리와 눈, 발가락을 전방을 향하게 하고 팔은 양쪽에 똑바로 편 상태로 두며 손등이 전방을 향하게 두는 것이다.

반사요법(Reflexology) – 오늘날 반사요법이라 알려진 관행은 신체 활동의 독특한 형태이다. 이는 마사지 또는 발 마사지와 독립된 형태이다. 오늘날 반사요법의 일차 목적은 구체적인 기술을 규명 가능한 행위와 특정 반사 지점에 적용하여 신체의 밸런스와 정상화(항상성)을 유도하여 더 나은 건강을 얻을 수 있도록 하는 것이다.

방향(Direction) – 움직임의 과정이나 동선을 규명하는 촉각.

보조 반사(Helper Reflex) – 직접 반사의 최적 기능을 지원하는 반사(간접 반사라고도 한다) 예: 횡격막 반사는 심장 반사 및 심장 기관을 돕는다.

빈도수(Frequency) – 주어진 시간대에 기술이 반복되는 횟수로 정의되는 촉각.

뼈의 지표(Bony Landmark) – 경계나 위치를 나타내는 뼈의 고정된 특성. 다른 특성을 잡아낼 때 사용한다.

속도(Speed) 기술이 행해지는 촉각 자극의 속도. 속도는 느리거나 빠를 수 있으며, 다양하게 나타난다.

신경 이론(Nerve Theory) – 발 신경에 대한 압력은 신경계와 소통하며 신체에서 멀리 떨어져 있는 부분에서도 즉각적인 반응(반사궁)을 이끌어 낸다.

신체 반사요법 지도(Body Reflexology Maps) – 신체 전반의 반사 지점을 보여 주는 지도.

신체 반사요법(Body Reflexology) – 신체 전반에 걸쳐 위치한 반사 지점과 머리, 발, 손, 귀에 위치한 미세 반사지점에 반사요법의 원칙을 적용하는 관행.

압력의 정도(Depth of Pressure) – 손가락이나 엄지손가락으로 가하는 압력으로 정의되는 촉각 또는 반사 치료사의 손으로 환자의 발을 쥐는 힘. 압력은 가벼운 정도, 중간 정도, 강도가 센 정도로 나뉠 수 있다.

자기 수용기 이론(Proprioceptor Theory) – 반사요법 압력과 움직임 기술의 범위는 기계적 수용기를 활성화하는데, 이는 부교감 신경계가 신체 전체에 걸쳐 이완될 수 있도록 한다.

자오선 이론(Meridian Theory) – 신체의 자오선 체계를 따라 반사 지점(필수 에너지 지점)에 가하는 반사요법 기술. 이는 신체가 에너지 흐름의 밸런스를 정상화하는 데 도움을 주고 건강을 유지하게 한다.

자오선(Meridian) – 전통 동양 의학에 따른 12개의 필수 에너지힘이 지나는 통로 중 하나. 이 에너지는 생체 전위에너지(서부), 프라나(산스크리트), 기(중국, 일본)이라 알려져 있다. 아시아 의학에서 에너지의 밸런스를 맞추는 것은 건강의 기초가 된다.

종단 지역(Longitude, Longitudinal Zones) – 수직 방향. 머리 위쪽에서 발가락과 손가락 끝 사이의 거리에 달하는 가상의 수직선이다.

종단 힘줄 가이드라인(Longitudinal Tendon Guide-line) – 반사 치료사에게는 종단 힘줄이라고 알려진 장업침굴근이며, 발의 지골에 위치해 있다. 유일한 종단 지표이다.

지표(Landmark) – 뼈 지표 참고.

직접 반사(Direct Reflex) – 특정 기관, 분비샘, 신체의 일부에 상응하는 반사 반응. 예: 심장의 반사는 심장 기관에 대한 반사 작용이다.

진동 의약품(또는 에너지 의약품)[Vibrational Medicine (or Energy Medicine)] – 다양한 형태의 치료나 "의약품"을 포괄하는 용어로, 인간 에너지 체계의 다차원적인 밸런스와 조화를 복구하면서 건강을 회복하고자 하는 것.

차크라(Chakra) – 고유의 에너지 체계를 형성하기 위해 결합하는 신체의 수많은 주요 및 부수적 에너지 중심부 중 하나를 일컫는 말.

청각 반사(Auricular Reflexes) – 귀에 위치한 반사 작용.

청각 반응 지도(Auricular Reflex Map) – 왼쪽과 오른쪽 귀에 위치한 반사 작용을 보여주는 지도.

청각 치료(Auriculotherapy) – 귀의 압력 지점과 신체의 다른 부분의 영향의 관계에 개입하는 행위.

청각 치료사(Auriculotherapist) – 청각 치료를 행하는 자.

촉각 자극(Quality of Touch) – 촉각 자극은 신체 활동의 형태를 차별화하는 것을 설명한다. 매체, 드래그, 방향, 속도, 리듬, 빈도수, 내구력 및 압력의 정도 참고.

충혈(Congestion) – 결정화된 잔여물, 무기질의 미네랄 염분, 독성, 유동액, 그리고 일반적으로 반사 지점에 위치한 부산물을 의미하는 전통적 용어로, 흐름을 방해한다.

필수 에너지 지점(Vital Energy Point(s)) – 바늘 크기 만한 작은 부위로 침술 지점을 포함하며 발, 손, 귀를 포함한 몸 전체에 위치해 있다. 이 지점은 체내 에너지 흐름을 규제하고 따라갈 수 있는 수단을 제공한다. 지점은 육안으로 볼 수 없으나, 몇몇 사람들과 기계는 그 존재를 감지하며 그 지점을 통해 에너지 흐름의 양을 결정한다.

해부학적 지표(Anatomical Landmark) – 뼈와 같이 해부학적 조직을 기반으로 한 가이드라인.

해부학적-지형학적 도움(Anatomical-Topographical Aid) – 해부학은 몸의 구조이다. 지형학은 지역의 특성을 세밀하게 묘사한 것이다. 반사요법에서 신체와 발의 횡단 구역 및 종단 구역은 발의 정확한 발현과 함께 신체의 구조가 발현되는 양상을 만들어 낸다.

허리 가이드라인(Waist Guideline) – 다섯 번째 중족골두 중심에 위치한 수평 가이드라인으로, 발 중앙을 가로질러 수평으로 뻗어 있다. 허리 반사와 상응한다.

현대 포괄 이론(Contemporary Inclusive Theory) – 반사요법은 많은 필수 에너지 지점, 반사 지점 및 신체 체계가 동시다발적으로 작용하면서 손발을 사용함에 따라 효과를 보인다.

홍채 진단학(Iridology) – 눈의 홍채를 연구. 종사자는 홍채를 건강 상태를 결정하는 장치로 진단한다.

홍채 진단학의 반사 지도(Iridology Reflex Map) – 오른쪽과 왼쪽 눈 홍채에 반사 위치를 보여 주는 지도.

홍채 진단학자(Iridologist) – 홍채 진단학을 행하는 자.

횡격막 가이드라인(Diaphragm Guideline) – 중족골의 중심부 아래의 횡단 가이드라인. 횡격막 반사 지점이기도 하다.

횡단 지표(Transverse Landmark) – 발 중앙과 말단 사이를 수평으로 가로지르는 해부학적 조직에 기반한 가이드라인.

S자 결장 반사(Sigmoid Colon Reflex) – 오른쪽 발에 위치한 S자 결장의 특정 반사는 골반 반사의 45° 각도를 유지한다.

반사요법 기술 및 용어

(Reflexology Techniques and Terms)

이 용어사전은 주요 기술 및 간략한 설명을 제공한다.

고정 손(Hand, Stabilizing) – 발을 단단히 붙잡고 있는 손으로, 일반적으로 똑바로 된 상태이다. 발은 고정되어 있거나 움직일 수 있다. 고정 참고.

다방향적 손가락 작용, 다방향적 엄지 워킹(Multidirectional Fingerwork, Multidirectional Thumbwalking) – 여러 방향으로 반사 부위를 왔다 갔다 하는 것으로, 360도로 관련 부위를 자극한다. 엄지손가락 및 기타 손가락은 모든 방향에서의 반사 작용을 행할 수 있다.

듀얼 기술(Dual Techniques) – 두 엄지손가락이나 종종 양손이 양발에 동시에 기술을 적용하는 것.

발 아래로 걷기, 발 아래로 행하기(Walk Down the Foot, Walk Down the Foot) – 발뒤꿈치나 발목을 향해 움직이는 기술을 설명하기 위해 사용한 용어.

발 위로 걷기, 발 위로 행하기(Walk Up the Foot, Walk Up the Foot) 발가락을 향해 움직이는 기술을 설명하기 위해 사용한 용어.

보조 손(Hand, Helping) – 고정 손 참고.

손 들기(Hand, Holding) – 고정 손 참고.

손가락 롤링(Finger Roll(ing)) – 엄지 롤링 참고.

손가락 워킹(Finger Work(ing)) – 엄지 워킹 참고.

손으로 지지하기(Hand, Supporting) – 고정 손 참고.

압력과 굽히기(Press-and-Flex) – 발을 고정한다. 엄지나 다른 손가락을 반사 부위에 위치시키고 압력과 굽히는 힘을 유지하거나 발을 엄지 또는 손가락의 앞쪽을 향해 움직인다.

양손 엄지 워킹(Two-Handed Thumbwalking) – 양손으로 발을 고정하고 동시에 엄지 워킹을 행한다.

엄지 롤링[Thumb Roll(ing)] – 엄지(또는 손가락)압력으로 반사요법을 형성한다. 엄지의 옆면이나 끝은 피부와의 접촉을 유지하며 회전 또는 굴리면서 압력을 발생시킨다.

엄지 워킹(Thumbwalk(ing)) – 엄지(또는 손가락)압력으로 반사요법을 형성한다. 엄지(또는 손가락 끝)를 피부에서 올리고 내리며(팽창 및 굽힘) 동일한 정도의 압력을 발생시킨다. 엄지(또는 손가락은) 각각의 대체 압력과 함께 앞으로 움직인다. 움직임은 재봉틀이나 자벌레의 움직임과 비슷하다.

원형 마찰(Circular Friction) – 발을 고정하고 엄지손가락이나 손가락을 반사 부위에 둔 채로 손가락을 반사 부위에서 원형을 그리면서 회전시킨다.

작업 손(Hand, Working) – 반사요법 기술을 행하는 손.

한쪽 손의 엄지 워킹(Single Handed Thumbwalking) – 한쪽 손으로 엄지 워킹을 하며 다른 쪽 손은 발을 고정한다.

반사요법 반사 부위 (Reflexology Reflexes)

이 용어사전은 전문 반사 치료사가 알아야 할 반사 부위의 리스트이다. 반사 치료사는 반사요법을 사용하여 해당 부위를 알아내고 이에 치료를 적용해야 하는 방법을 알아야 한다. 각 반사 부위는 참고가 되는 신체 일부의 반사 부위이다. 예를 들어, 뇌의 반사 부위는 뇌에 대한 반사를 나타내는 것이다.

가슴(Chest)
간 만곡부(Hepatic Flexure)
간(Liver)
갈비뼈(Ribs)
갑상샘(Thyroid Gland)
겨드랑이(Axilla)
경추 반사(Cervical Spinal Reflex)
고환(Testis)
골반(Pelvis)
귀(Ear)
기관지(Bronchi)
기도(Trachea)
난관(Oviduct)
난소(Ovary)
뇌(Brain)
뇌하수체(Pituitary Gland)
눈(Eye)
늑간근(Intercostal Muscles)
다리(Leg)
담낭(Gallbladder)
대장(Large Intestine)
두개골(Skull)
등(Back)
만성 고환(Chronic Testis)
만성 난소(Chronic Ovary)
만성 자궁(Chronic Uterus)
만성 전립선(Chronic Prostate)
만성 좌골(Chronic Sciatic)
말초 신경계(Peripheral Nervous System)
맹장(Appendix)
머리(Head)
목(Neck)
무릎(Knee)
방광(Bladder)
복강 신경총(Solar Plexus)
부갑상샘(Parathyroid Glands)
부비강(Sinus)
부신 피질샘(Adrenal Gland)
비장(Spleen)
비장결곡(Splenic Flexure)
상행 결장(Ascending Colon)

서혜부 림프절(Inguinal Lymph Nodes)
성기 림프절(Groin Lymph Nodes)
성기(Groin)
소장(Small Intestine)
송과샘(Pineal Gland)
수뇨관(Ureter)
수정관(Vas Deferens)
상하부 분비샘(Hypothalamus Gland)
식도(Esophagus)
신장(kidney)
심장(Heart)
십이지장(Duodenum)
액와샘(Axilla Lymph Nodes)
어깨(Shoulder)
어깨띠(Shoulder Girdle)
얼굴(Face)
엉덩이(Hip)
요도(Urethra)
요추 반사(Lumbar Spinal Reflex)
위(Stomach)
인두(Pharynx)
입(Mouth)
자궁(Uterus)
적골수(Red Bone Marrow)
전립선(Prostate)
좌골 신경(또는 좌골 반사)[Sciatic Nerve(or Sciatic Reflex)]
직장(Rectum)
척수(Spinal Cord)
척추(Spinal)
천골/미골 (또는 미골/천골) 척추 반사[Sacrum/Coccyx(or Coccyx/Sacral), Spinal Reflex]
췌장(Pancreas)
치아(Teeth)
코(Nose)
팔(Arm)
팔꿈치(Elbow)
페이에르판(Peyer's Patch)
편도선(Tonsils)
폐(Lungs)
하행 결장(Descending Colon)
항문(Anus)
혀(Tongue)
회맹판(Ileocecal Valve)
횡격막(Diaphragm)
횡행 결장(Transverse Colon)
후두부(Occipital Ridge)
흉관(Thoracic Duct)
흉선(Thymus Gland)
흉추 반사(Thoracic Spinal Reflex)
S자 결장(Sigmoid Colon)
S자형 만곡(Sigmoid Flexure)

비즈니스 및 관행 용어
(Business and Practice Terms)

관행 범위(Scope of Practice) – 기반 지식, 기술, 그리고 행위의 척도.

기밀(Confidentiality) – 신뢰 또는 비밀로 정보를 유지하는 것.

림프 순환(Lymphatic Drainage) – 근골격의 영향력과 호흡의 작용, 또는 반복적인 수동적 관절의 움직임을 통해 압력을 적용하여 림프를 세포 내 공간과 림프 모세혈관으로 움직이는 것.

마사지 치료(Massage, Massage Therapy) – 특정 기술을 신체의 연조직에 적용하여 치유적 결과를 이끌어 내는 과학.

방 설정(Room Setup) – 목표를 충족하기 위해 기능적으로나 미적으로 방을 구성하는 방법.

부기(Bookkeeping) – 사업의 회계 및 교환 기록을 보관하는 방법.

비즈니스 계획(Business Plan) – 시작 방법, 작동 방법, 그리고 비즈니스 운영 방법을 설명한 서면 문서.

비즈니스(Business) – 산업 또는 무역의 관행.

세션 목표(Session Objective, Objective) – 세션의 이상적 결과 및 목표. 일반적으로 SOAP 플랜의 일부로 임상학적 설정에서 사용된다.

세션 설계(Session Design) – 반사요법 세션의 구조 및 조직.

세션(Session) – 특정 목표를 성취하기 위해 체계적이며 반복적인 양상으로 구성된 반사요법.

센터링(Center, Centering) – 자극을 점검하고 특정 부위의 집중된 정도를 판단하는 것.

스트레칭(Stretch, Stretches, Stretching) – 근육, 힘줄, 인대를 휴식 지점이나 과신장 상태에서 늘리는 행위.

시아츠(Shiatsu) – 일본의 지점 압박 마사지.

신체 메커닉(Body mechanics) – 신체가 휴식을 취하거나 움직일 때, 그리고 작업을 할 때 인간이 기계적인 원칙과 행위를 도입하여 판단하는 것.

아로마테라피(Aromatherapy) – 치료를 목적으로 향기를 사용하는 과학.

에센셜 오일(Essential Oils) – 추출 증류 과정을 통해 식물로부터 추출한 오일. 이는 식물의 고유 특성을 유지한다. 최고의 에센셜 오일은 유기농 식물에서 추출한 것이며, 첨가물이나 희석이 되지 않은 것이다.

윤리(Ethics) – 사람이 살아가는 데 필요한 원칙, 신념, 도덕.

의도(Intention) – 개인이 하려고 하거나 성취하고자 하는 것.

이력서(Resume) – 개인에 대한 개인 정보 및 직업 정보가 나타나 있는 복합 문서. 주로 구직 시 사용된다.

인체 공학(Ergonomics) – 개인의 해부학적, 생리학적, 그리고 심리학적 특성에 따라 안전과 건강, 효율성을 개선하기 위해 적합한 직업을 배정하는 과학.

자가 치료(Self-Care) – 개인의 필요를 나타내는 과정.

자세(Posture) – 사람이 공간 내에서 신체를 유지하거나 움직이는 방법.

전문 경계(Professional Boundary) – 치료사-환자의 전문 관계에서 반사 치료사의 사적 영역을 유지하는 것.

전문 발전 계획(Professional Development Plan) – 특정 목표를 달성하기 위해 커리어를 발전시키는 방법을 설명한 서면 문서.

지렛대(Leverage) – 막대기를 사용하여 신체의 상태를 맞추는 것. 이는 최소한의 노력을 통해 힘을 가하는 방법이다. 막대기란 견고한 막대로 받침대 역할을 하거나 기계를 작동시키는 것이다.

지압(Acupressure) – 특정 기술로 필수 에너지 지점을 누르는 과학으로, 치유를 촉진하기 위해 반사적 행위를 유도한다.

차트(Chart, Charting) – 반사요법 세션을 문서화하는 방법. 세션의 문서화 과정을 의미한다.

최고의 실행 기준(Best practice Standards) – 서비스를 수행하고 비즈니스를 운영하는 전문 원칙, 방법, 절차, 과정. "좋은 실행 기준"과 "최고의 실행 기준" 단계가 있다.

침술학(Acupuncture) – 전통 동양 의학 방식으로, 바늘을 필수 에너지 지점에 삽입하여 체내 에너지의 밸런스를 맞춘다.

평가(Assess, Assessment) – 체계적인 방식으로 발을 촉진하여 반사 부위의 상태를 진단하는 것. 일반적으로 환자의 건강을 점검하는 과정이 포함된다.

프로토콜(Protocol) – 과정 중 시행하는 절차의 설명.

항상성(Homeostasis) – 몸의 밸런스를 통해 건강, 치유를 지원하는 것.

환자(Client) – 신체 활동을 받는 사람.

환자(Patient) – 승인된 전문 의료진 즉, 의사, 치과 의사, 카이로프랙터의 치료를 받는 사람.

회계(Accounting) – 제정적 상태를 갖추고 지역, 주, 그리고 연방 비즈니스 및 세금 관련 조건을 충족하기 위한 서면 보관 기록.

CARE 노트(CARE Note) – 반복적 기록을 통한 문서화. CARE는 환자의 상태, 행한 행위, 환자의 반응 및 평가를 나타낸다.

PROM – 문제 기반의 의료 기록, 즉 차트 접근에 대한 두문자.

SOAP – 주관적, 객관적, 부석 및 계획의 두문자어로 기록 보관의 방법이다.

SOAP 노트(SOAP Note) – 주관적, 객관적, 분석, 그리고 계획에 기반한 환자의 문서화.

참고문헌 (Bibliography)

반사요법 치료: 전문적 수준을 향한 단계별 가이드는 개별 인터뷰, 개별 반응, 논문, 개별적 수집 및 전자 문헌으로부터 인용을 하였다. 이 참고 문헌은 논의된 기타 모든 작업의 총체이다. 작업은 주제에 따라 정보의 범주로 구성되었다.

- "일반적 흥미"에는 해부학과 생리학, 특별 주제, 사전 그리고일반적 참고 작업을 포함한 광범위한 주제의 원 출처를 포함한다.
- "사업, 윤리, 철학, 의도" 에는 이에 해당하는 작업이 포함되어 있다.
- "반사요법, 마사지, 그리고 신체 활동의 기타 형태"는 (일반적으로) 반사 치료사나 마사지 치료사, 그리고 시아츠 치료사나 청각 치료사 등의 반사 부위 테라피스트가 기술하였거나 이들을 위해 기술된 문헌을 포함한다.
- 반사요법 및 신체 활동과 관련된 원칙은 "관련 관행"에 목록화 되어 있다. 여기에는 아시아 의학, 아로마테라피, 요가, 그리고 전체론적 치료사들의 흥미에 맞는 기타 연구가 포함되어 있다.

일반적 흥미 (General Interest)

Balch, Phyllis A. and Balch, James F. (2000). *Prescription for Nutritional Healing*. NY: Avery. ISBN: 1-58333-077-1

Batmanghelidj, F. (1995). *Your Body's Many Cries for Water*. Vienna, VA: Global Health Solutions, Inc. ISBN: 0-9629942-3-5

Chalker, Rebecca and Whitmore, Kristene E. (1991). *Overcoming Bladder Disorders*. New York: HarperCollins Publishers. ISBN: 0-06-016277-5

Fremgen, Bonnie F. (2002). *Medical Law and Ethics*. Upper Saddle River, NJ: Prentice Hall. ISBN: 0-8359-5138-3

Gaer, Joseph. (1956). *How the Great Religions Began*. New York: New American Library. ISBN: None assigned as the book predates the system.

Ganeri, Anita. (1997). *Funny Bones and Other Body Parts*. New York: Simon and Schuster. ISBN: 0-689-81187-X

Glanze, Walter D., Anderson, Kenneth N., and Anderson, E. Lois (Eds.). (1996). *The Signet Mosby Medical Encyclopedia* (rev. ed.). New York: Penguin Group. ISBN: 0-451-18409-2

Gray, Henry. (1978). *Gray's Anatomy: The Classic Collector's Edition*. New York: Bounty Books. (15th English edition.) ISBN: 0-517-223651

Kapit, Wynn, and Elson, Lawrence M. (1977). *The Anatomy Coloring Book*. New York: Harper & Row. ISBN: 0-06-453914-8

Mader, Sylvia S. (2001). *Understanding Human Anatomy & Physiology* (4th ed.). New York: McGraw-Hill Higher Education. ISBN: 0-07-290756-8

Seiger, L., Vanderpool, K., and Barnes, D. (1995). *Fitness and Wellness Strategies*. Madison, WI: Brown & Benchmark.

Stone, Robert J. and Stone, Judith A. (2000). *Atlas of Skeletal Muscles*. New York: McGraw Hill Higher Education. ISBN: 0-07-116992-X

The American Heritage Dictionary (Office Edition) (1983). Boston: Houghton Mifflin Company. ISBN: 0-440-10068-2

Thomas, Clayton L., ed. (1977). Taber's *Cyclopedic Medical Dictionary*, (13th ed.). Philadelphia: F. A. Davis Company. ISBN: 0-8036-8304-9

www.Biography.com

www.webmd.com

사업, 윤리, 철학, 의도 (Business, Ethics, Philosophy, Intention)

Benjamin, Ben E. and Moe, Cherie. (2004). *The Ethics of Touch*. Tucson, AZ: SMA, Inc. ISBN: 1-882908-40-6 (www.sohnen-moe.com)

Emoto, Masaru. (2001). *The Hidden Messages in Water*. New York: Atria Books. ISBN: 978-0-7432-8980-1

Fritz, Sandy. (2004). Business considerations for a career in therapeutic massage. In *Fundamentals of Therapeutic Massage*. St. Louis, MO: Mosby, Inc. ISBN: 0-323-02026-7

Internal Revenue Service (www.irs.gov)

Intuit, Inc. (www.intuit.com), makers of Quicken Home Business Products, Quickbooks, and TurboTax tax preparation software and training tools.

Nachmanovitch, Stephen. (1990). *Free Play: Improvisation in Life and Art*. Los Angeles: Jeremy P. Tarcher, Inc. ISBN: 0-87477-578-7

Small Business Administration (www.sba.org), the national source for information for small business on a variety of subjects, including advertising, accounting, business plans, marketing, and more.

Sohnen-Moe, Cherie. (1997). *Business Mastery: A Guide for Creating a Fulfilling, Thriving Business and Keeping It Successful* (3rd ed.). Tucson, AZ: SMA, Inc. ISBN: 0-9621265-4-3 (www.sohnen-moe.com)

The Business of Massage: The Complete Guide to Establishing Your Massage Career (2002). Evanston, IL: American Massage Therapy Association. ISBN: 1-929947-06-2. (www.amtamassage.org)

Tomio, Shifu Nagaboshi. (1994). *The Bodhisattva Warriors*. York Beach, ME: Samuel Weiser. ISBN: 0-87728-785-6

Upledger, John E. (1997). *Your Inner Physician and You*. Berkeley, CA: North Atlantic Books. ISBN: 1-55643-246-1

반사요법 마사지, 그리고 신체 활동의 기타 형태 (Reflexology, Massage, and Other Forms of Bodywork)

Arnold, Moss. (2000). *Chi-Reflexology: Guidelines for the Middle Way*. Self-published by Moss M. Arnold. PO Box 158, Hazelbrook NSW 2779 Australia. ISBN: 0-64-639140-2

Bean, Roy E. (1975). *Helping Your Health with Pointed Pressure Therapy*. West Nyack, NY: Parker Publishing Company, Inc. ISBN: 0-13-386391-3

Benjamin, Patricia J. (2010). *Tappan's Handbook of Healing Massage Techniques* (5th ed.). Upper Saddle River, NJ: Pearson Education, Inc. ISBN: 0-13-514223-7

Byers, Dwight. (2004). *Better Health with Foot Reflexology*. St. Petersburg, FL: Ingham Publishing. ISBN: 1-891130-00-5

Carter, Mildred. (1975). *Hand Reflexology: Key to Perfect Health*. West Nyack, NY: Parker Publishing Company, Inc. ISBN: 0-13-383604-5

Carter, Mildred and Webb, Tammy. (1994). *Body Reflexology: Healing at Your Fingertips* (rev. and updated ed.). West Nyack, NY: Parker Publishing Company, Inc. ISBN: 0-13-299736-3

Chollar, Linda. (2008). Science validating the concept of reflexology. In *Reflexology Across America: RAA News Magazine* (Summer, p. 13).

Dougans, Inge with Suzanne Ellis. (1992). *The Art of Reflexology*. Rockport, MA: Element Books Inc. ISBN: 1-85230-236-4

Fritz, Sandy. (2004). *Fundamentals of Therapeutic Massage*. St. Louis, MO: Mosby, Inc., pp. 465–67. ISBN: 0-323-02026-7

Fritz, Sandy, Paholsky, Kathleen Maison, and Grosenbach, M. James. (1999). *Mosby's Basic Science for Soft Tissue and Movement Therapies*. St. Louis, MO: Mosby, Inc., pp. 487–90. ISBN: 0-323-00284-6

Goodman, Saul. (1990). *The Book of Shiatsu: The Healing Art of Finger Pressure*. New York: Avery Publishing Group, Inc. ISBN: 0-89529-454-0

Hill, Deborah Ardell. (1999). *Spiritual Reflexology: Spiritual Gifts of the Body*. Sacramento, CA: DAH Enterprises. ISBN: 0-9672068-0-4

Ingham, Eunice. (1984). *Stories the Feet Can Tell Thru Reflexology; Stories the Feet Have Told Thru Reflexology* (revised ed. by Dwight C. Byers). St. Petersburg, FL: Ingham Publishing. ISBN: 0-9611804-3-9

Issel, Christine. (1993). *Reflexology: Art, Science, and History*. Sacramento, CA: New Frontier Publishing. ISBN: 0-9625448-2-5

Marquardt, Hanne. (1984). *Reflex Zone Therapy of the Feet: A Textbook for Therapists* (Ann Callard Lett, Trans.) Rochester, VT: Healing Arts Press. ISBN: 0-89281-234-6

McMinn, Robert M. H., et al. (1995). *McMinn's Functional and Clinical Anatomy*. London: Mosby. ISBN: 0-7234-0967-6

Namikoshi, Toru. (2000). *The Complete Book of Shiatsu Therapy*. Tokyo: Japan Publications, Inc. Distributed in the United States through Oxford University Press. ISBN: 0-87040-461-X

Oleson, Terry. (1998). *Auriculotherapy Manual: Chinese and Western Systems of Ear Acupuncture* (2nd ed.). Los Angeles: Health Care Alternative, Inc. ISBN: 0-9629415-5-7. Ear chart also available.

Research Analysis Document: An Independent Analysis of Over 300 Reflexology Research Studies from Around the World. (2001). Compiled and published by the International Council of Reflexologists. Paris, Ontario: International Council of Reflexologists, September. ISBN: 0-9730046-0-6

Saul, Helen. (2002). *Healing with Acupressure*. New York: Keats Publishing. ISBN: 0-658-01239-8

Serizama, Katsusuke. (1991). *Tsubo: Vital Points for Oriental Therapy*. New York: Japan Publications, Inc. ISBN: 0-87040-350-8

Stormer, Chris. (2005). *Language of the Feet*. Abingdon, Oxon: Bookpoint Ltd. ISBN: 0-0340-64345-5

Tan, Ko. (2006). *Traditional Chinese Medicine Simplified*. West Conshohocken, PA: Infinity Publishing. ISBN: 0-7414-2936-5

Tibshraeney-Morten, Lilian. (2002). The interface of reflexology, massage and the 12 meridians and 5 elements (reference aid). Seminole, FL: JLM Educational Training.

Tibshraeney-Morten, Lilian. (2008). *Moving the Energy: Reflexology and Meridian Therapy*. Seminole, FL: JLM Publishing. ISBN: 0-9768922-2-7

Werner, Ruth. (2002). *A Massage Therapist's Guide to Pathology* (4th ed.). Baltimore: Lippincott Williams & Wilkins. ISBN: 0-7817-6919-1

Wile, Jay L. (2006). *Exploring Creation with General Science*. Anderson, IN: Apologia Educational Ministries, Inc. ISBN: 1-932012-06-0

Wolfe, Frankie Avalon. (2006). *The Complete Idiot's Guide to Reflexology* (2nd ed.). New York: Alpha Books. ISBN: 1-59257-529-3

www.AmericanAcademyofReflexology.com

www.apple-a-day-press.com

www.fjmreflexology.com. Official U.S. website of Father Josef Method of Reflexology.

www.PainFreePath.com. Jesus Manzanares, MD (U.S. website).

www.ReflexologyResearch.net

관련 관행 (Allied Practices)

Bienfield, Harriet, and Korngold, Efrem. (1991). *Between Heaven and Earth: A Guide to Chinese Medicine*. New York: Ballantine Wellspring. ISBN: 0-345-37974-8

Chang, Stephen T. (1992). *The Great Tao*. San Francisco: Tao Publishing. ISBN: 0-942196-01-5

Chia, Mantak. (1989). *Chi Self-Massage: The Taoist Way of Rejuvenation*. Huntington, NY: Healing Tao Books. ISBN: 0-935621-01-6

Doeser, Linda. (1998). *The Fragrant Art of Aromatherapy*. New York: Barnes & Noble Books. ISBN: 0-7607-0934-3

Eden, Donna, and Feinstein, David. (1998). *Energy Medicine*. New York: Jeremy P. Tarcher/Putman. ISBN: 1-58542-021-2

Gerber, Richard. (2000). *Vibrational Medicine for the 21st Century*. New York: HarperCollins Publishing, Inc. ISBN: 0-688-16403-X

Khangkar, Dolkar. (1998). *Tibetan Medicine: The Buddhist Way of Healing*. New Delhi, India: Roli Books Pvt. Ltd. and Lustre Press Pvt. Ltd.. ISBN: 81-7436-058-1

Lavabre, Marcel. (1990). *Aromatherapy Workbook*. Rochester, VT: Healing Arts Press. ISBN: 0-89281-346-6

Radha, Swami Sivananda. (1987). *Hatha Yoga: The Hidden Language*. Porthill, NC: Timeless Books. ISBN: 0-931454-12-3

Schiller, Carol, and Schiller, David. (1994). *500 Formulas for Aromatherapy: Mixing Essential Oils for Every Use*. New York: Sterling Publishing Company, Inc. ISBN: 0-8069-0584-0

Schnorrenberger, Claus C. (2003). *Chen-Chiu The Original Acupuncture: A New Healing Paradigm: The Far Eastern Challenge of Needle and Moxa Therapy: Model for an Improved Medicine*.

(Translated from the German edition published in October 1975 by Aurum Verlag GmbH, Freiburg, Germany.) Somerville, MA: Wisdom Publications.

Schwarz, Jack. (1980). *Human Energy Systems*. New York: Aletheia Foundation. ISBN: 0-525-48301-2

Shutes, Jade and Weaver, Christina. (2008). *Aromatherapy for Bodyworkers*. Upper Saddle River, NJ: Pearson Education, Inc. ISBN: 10-13-173737-6

Valnet, Jean. (1990). *The Practice of Aromatherapy: A Classic Compendium of Plant Medicines and Their Healing Properties*. (Edited by Robert Tisserand.) Rochester, NY: Healing Arts Press. ISBN: 0-89281-398-9

Vishnudevananda, Swami. (1960). *The Complete Illustrated Book of Yoga*. New York: Bell Publishing Company, Inc. ISBN: None assigned.

Worwood, Valerie Ann. (2000). *Aromatherapy for the Healthy Child*. Novato, CA: New World Library. ISBN: 1-57731-095-0

찾아보기 (Index)

ㄱ

가로면 114
가쪽번짐 118
각질층 187
갈고리발가락 192
갈비뼈 반사점 206
감각수용기 188
결합조직 124
경락 이론 21
경추 204
경추 반사점 204
고유수용기 24
고유수용성 감각 247
고지혈증 완화 361
골 표적 138
골격기관 169, 200
골반 기준선 143
골지체 165
공막학 45
관상면 114
관절 207
굳은살 191
귀 285
균형 287
근경련 222
근긴장도 222
근위 115
근육조직 166
기관 169
기저층 187
기준선 138
긴장성 두통 256
긴장완화를 위한 반사요법 79

ㄴ

난관 385
난소 324
내분비기관 312
내이 286
내향성 발톱 192
넙다리뼈 200
노폐물 23, 368
뇌신경 244
눈 280
뉴런 239
늑간근 300

ㄷ

단백질 164
당뇨병 323
대장 352
독성 노폐물 368
독소 368
두개골 201
두개천골 치료법 55
뒤침 119
드래그 149
등쪽체강 167

ㄹ

라이트 테라피 56
라제스 8
레이키 56
룸 셋업 74
리듬 149
리보솜 165
리소좀 165
릴랙세이션 테크닉 194
림프 21, 169
림프 도수 마사지 99, 134
림프관 334
림프구 335
림프액 340
림프절 338

ㅁ

마사지 99
마사지 테라피 52
만성피로증후군 65
말기 발병상태 66
말초신경계 244
망막 282
망치발가락 192
맞춤형 신발 66
매질 148
머리 반사점 205
면역 334
명현반응 68

모음 116
목 반사점 205
몰톤의 신경종 193
무사마귀(193
무좀 191
무지외반증 191
물 163
뮤직 테라피 56
미각 283, 284
미용술 55
미추골/천골 반사점 204
미토콘드리아 165

ㅂ
반사 10
반사요법 4
발 반사요법 34
발 반사점 41
발꿈치 127
발바닥 굽힘 117
발의 구조 124
발의 뼈 125
방광 369
방향 149
배란 388
배쪽체강 167
벌림 117
변비 361
보조 웰니스 방법 64
보조수 139
봉와직염 192
봉합 201
부드럽고 지속적인 입력 152
부비강 201, 299
부비강 반사점 205
부속골격 201
분변실금 361
불수의근 조직 220
비뇨기관 368
빈도 149
뼈 201

ㅅ
상처 193
상피조직 166
생식세포 384
샤머니즘 56
섬유성결합조직 166
세션 마무리 82
세션 진행 76
센터링 148
셀프케어 104
소성결합조직 166
소요시간 149
소장 352
소포체 165
소화기관 169, 348
속도 149
손 동작 6
손 바닥점 42
손가락 테크닉 148
손과 발의 경락점 34
수용기 23
수의근 조직 220
수정체 281
수포 191
스툴 106
스트레스 21
스트레칭 107
시스템바이시스템 194
시아추 55
식도 350
신경 131
신경 이론 22
신경과민 246
신경교질세포 239
신경조직 166
신경차단 30
신장 369
신장 수용기 280
신장결석 370
신체 반사요법 47
신체역학 104
실금 372
심근 221
심혈관기관 169
쓸개 357

ㅇ
아로마테라피 53, 99
아치 127
아킬레스 131
안쪽번짐 118
압의 깊이 149
얼굴 반사점 249
엄지 테크닉 148
엎침 119
에센셜 오일 54
에스테티션 트레이닝 56
엔도르핀 312
연관 부위 172
완화치료 65
외이 285
외피 기관 168
요관 369
요추 반사점 204
우울증 21
움직임 114
원위 115
월경 388
웰니스 패더라임 64
위 351
유미즙 351
유선 388

이집트의 반사요법 8
인대 124, 200
인두 350
인체공학 104
임신 388

ㅈ

자궁 385
자율신경계 244
장기 168
장심 127
적골수 339
전립선 386
전족부 125
점진적인 발병상태 66
정관 386
정중면 114
족근골 127
족저건막염 192
족저근막염 66
존 테라피 10, 11, 24
존바이존 반사요법 170, 194
종단힘줄 기준선 142
종자골 125, 127
좌골신경 131, 246
좌골신경 반사점 256
중이 286
중족부 125
중추신경계 241
중축골격 201
지골 127
지라 335
지렛대의 원리 104
지압 55, 99
지질 164
진피 187
집중 148

ㅊ

차크라 토닝 55
차트 82
척수 243
척추 반사점 249
척추질환 201
청각 285
체강 166
체성신경계 244
촉진 152
축추 205
치아 351
치유 150
침술 55

ㅋ

컨디션 매니지먼트 66
컴프레션 테라피 12
케라틴 187

ㅌ

탄수화물 164
터치 148
통증 150
통풍 192
트리트먼트 55
티눈 192

ㅍ

편두통 256
폄 117
표피 186
풋 롤러 66
피부 280
피부암 192
피하지방층 188

ㅎ

하이드레이션 66
핵소체 165
혀 진단법 45
현대 통합 이론 24
혈관계 131
혈액조직 166
호흡 298
호흡기관 169
호흡요법 55
홍채 진단법 44
화상 191
환추 205
횡경막 300
횡경막 기준선 142
후각 284
후두부 능선 반사점 205
후족부 125
흉선 반사점 339
힐링 터치 56
힘줄 124, 200